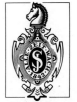

Kinderradiologie 1

Bildgebende Diagnostik

Herausgegeben von W. Schuster

Bearbeitet von

G. Benz-Bohm · G. Delling · Th. Diehm · U. Dörr · K. D. Ebel
D. Färber · C. P. Fliegel · I. Greinacher · H. Hauke · H. W. Hayek
A. E. Horwitz · I. Joppich · H. Kemperdick · M. Meradji
H. C. Oppermann · Th. Riebel · R. Schumacher · W. Schuster
H. Singer · H. Traupe · F. K. Trefz · J. Tröger · E. Willich
M. Zieger

Mit 802 Abbildungen in 1533 Einzeldarstellungen

Springer-Verlag Berlin Heidelberg New York
London Paris Tokyo Hong Kong

Professor Dr. W. Schuster
Klinikum der Justus-Liebig-Universität Gießen
Medizinisches Zentrum für Radiologie
Röntgenabteilung Pädiatrie
Feulgenstraße 12

D-6300 Gießen

ISBN 3-540-15943-6 Springer-Verlag Berlin Heidelberg New York
ISBN 0-387-15943-6 Springer-Verlag New York Berlin Heidelberg

CIP-Titelaufnahme der Deutschen Bibliothek
Kinderradiologie / hrsg. von W. Schuster. -
Berlin ; Heidelberg ; New York ; London ; Paris ; Tokyo ; Hong Kong : Springer.
NE: Schuster, Werner [Hrsg.]
1. Bildgebende Diagnostik / bearb. von G. Benz-Bohm ... 1990
   ISBN 3-540-15943-6 (Berlin ...)
   ISBN 0-387-15943-6 (New York ...)
NE: Benz-Bohm, Gabriele [Mitverf.]

Dieses Werk ist urheberrechtlich geschützt. Die dadurch begründeten Rechte, insbesondere die der Übersetzung, des Nachdrucks, des Vortrags, der Entnahme von Abbildungen und Tabellen, der Funksendung, der Mikroverfilmung oder der Vervielfältigung auf anderen Wegen und der Speicherung in Datenverarbeitungsanlagen, bleiben, auch bei nur auszugsweiser Verwertung, vorbehalten. Eine Vervielfältigung dieses Werkes oder von Teilen dieses Werkes ist auch im Einzelfall nur in den Grenzen der gesetzlichen Bestimmungen des Urheberrechtsgesetzes der Bundesrepublik Deutschland vom 9. September 1965 in der Fassung vom 24. Juni 1985 zulässig. Sie ist grundsätzlich vergütungspflichtig. Zuwiderhandlungen unterliegen den Strafbestimmungen des Urheberrechtsgesetzes.

© Springer-Verlag Berlin Heidelberg 1990
Printed in Germany

Produkthaftung: Für Angaben über Dosierungsanweisungen und Applikationsformen kann vom Verlag keine Gewähr übernommen werden. Derartige Angaben müssen vom jeweiligen Anwender im Einzelfall anhand anderer Literaturstellen auf ihre Richtigkeit überprüft werden.

Die Wiedergabe von Gebrauchsnamen, Handelsnamen, Warenbezeichnungen usw. in diesem Werk berechtigt auch ohne besondere Kennzeichnung nicht zu der Annahme, daß solche Namen im Sinne der Warenzeichen- und Markenschutz-Gesetzgebung als frei zu betrachten wären und daher von jedermann benutzt werden dürfen.

Reproduktion der Abbildungen: Gustav Dreher GmbH, Stuttgart
Satz, Druck und Bindearbeiten: Appl, Wemding
2122/3130-543210 - Gedruckt auf säurefreiem Papier

Mitarbeiterverzeichnis

G. BENZ-BOHM, Frau Professor Dr., Radiologisches Institut und Poliklinik der Universität, Abteilung Kinderradiologie, Joseph-Stelzmann-Straße 9, D-5000 Köln 51

G. DELLING, Professor Dr., Institut für Pathologie der Universität, Martinistraße 52, D-2000 Hamburg 20

TH. DIEHM, Dr., Klinikum der Stadt Mannheim, Institut für klinische Radiologie, Kinderradiologie, Theodor-Kutzner-Ufer, D-6800 Mannheim 1

U. DÖRR, Dr., Katharinenhospital der Stadt Stuttgart, Radiologisches Institut, Kriegsbergstraße 60, D-7000 Stuttgart 1

K. D. EBEL, Professor Dr., Krankenanstalten der Stadt Köln, Kinderkrankenhaus, Radiologische Abteilung, Amsterdamer Straße 59, D-5000 Köln 60

D. FÄRBER, Professor Dr., Städtisches Krankenhaus München-Schwabing, Kinderklinik und -Poliklinik der Technischen Universität, Röntgenabteilung, Kölner Platz 1, D-8000 München 40

C. P. FLIEGEL, Professor Dr., Basler Kinderspital, Abteilung Röntgen- und Ultraschalldiagnostik, Römergasse 8, CH-4005 Basel

I. GREINACHER, Frau Dr., Klinikum der Johannes Gutenberg-Universität, Kinderklinik und Kinder-Poliklinik, Röntgenabteilung, Langenbeckstraße 1, D-6500 Mainz

H. HAUKE, Professor Dr., Olgahospital, Pädiatrisches Zentrum, Radiologisches Institut, Bismarckstraße 8, D-7000 Stuttgart 1

H. W. HAYEK, Dr., Kinderkrankenhaus Wilhelmstift, Liliencronstraße 130, D-2000 Hamburg 73

A. E. HORWITZ, Dr., Universitäts-Kinderklinik, Röntgenabteilung, Josef-Schneider-Straße 2, D-8700 Würzburg

I. JOPPICH, Professor Dr., Klinikum der Stadt Mannheim, Kinderchirurgische Klinik, Theodor-Kutzner-Ufer, D-6800 Mannheim 1

H. KEMPERDICK, Professor Dr., Medizinische Einrichtungen der Universität, Institut für Diagnostische Radiologie, Kinderradiologie, Moorenstraße 5, D-4000 Düsseldorf 1

M. MERADJI, Dr., Academisch Ziekenhuis, Sophia Kinderziekenhuis,
Afdeling Kinderradiologie, Gordelweg 160, NL-3038 GE Rotterdam

H. C. OPPERMANN, Privatdozent Dr., Klinikum der Christian-Albrechts-Universität,
Kinderklinik, Abteilung Allgemeine Pädiatrie, Schwanenweg 20, D-2300 Kiel 1

TH. RIEBEL, Privatdozent Dr., Rudolf-Virchow-Krankenhaus, Kinderklinik,
Abteilung Pädiatrische Radiologie, Augustenburger Platz 1, D-1000 Berlin 65

R. SCHUMACHER, Professor Dr., Klinikum der Johannes Gutenberg-Universität,
Kinderklinik und Kinder-Poliklinik, Röntgenabteilung, Langenbeckstraße 1,
D-6500 Mainz

W. SCHUSTER, Professor Dr., Klinikum der Justus-Liebig-Universität,
Medizinisches Zentrum für Radiologie, Röntgenabteilung Pädiatrie,
Feulgenstraße 12, D-6300 Gießen

H. SINGER, Professor Dr., Leopoldstraße 108a, D-8000 München 40

H. TRAUPE, Professor Dr., Universitäts-Klinikum Steglitz,
Abteilung für Röntgendiagnostik, Hindenburgdamm 30, D-1000 Berlin 45

F. K. TREFZ, Privatdozent Dr., Universitäts-Kinderklinik, Im Neuenheimer Feld 150,
D-6900 Heidelberg

J. TRÖGER, Professor Dr., Klinikum der Ruprecht-Karls-Universität,
Strahlenklinik, Abteilung für Pädiatrische Radiologie, Im Neuenheimer Feld 153,
D-6900 Heidelberg 1

E. WILLICH, Professor Dr., Klinikum der Ruprecht-Karls-Universität, Kinderklinik,
Abteilung für Pädiatrische Radiologie, Im Neuenheimer Feld 153,
D-6900 Heidelberg 1

M. ZIEGER, Dr., Olgahospital, Pädiatrisches Zentrum, Radiologisches Institut,
Bismarckstraße 8, D-7000 Stuttgart 1

Vorwort

Die bildgebende Diagnostik bei Erkrankungen im Kindesalter hat sich in den letzten Jahren entscheidend gewandelt. Neue Untersuchungsverfahren, wie die Computertomographie, die Kernspintomographie, insbesondere aber die Weiterentwicklung der Sonographie, haben das Spektrum der diagnostischen Möglichkeiten erheblich erweitert.

Diese technologischen Neuentwicklungen haben auch die medizinische Diagnostik im Kindes- und Jugendalter ganz wesentlich bereichert. Gleichzeitig bergen sie jedoch die Gefahr der Überbewertung ihrer diagnostischen Aussagen in sich.

Die konventionelle Röntgendiagnostik hat durch den Einsatz der neuen bildgebenden Verfahren in manchen Bereichen an Wertigkeit verloren, sie ist jedoch weiterhin von grundlegender Bedeutung im Rahmen der bildgebenden Untersuchungsmethoden.

Da aus dem deutschsprachigen Raum in den letzten Jahren nur Monographien über Teilgebiete der pädiatrischen Röntgendiagnostik vorliegen, soll ein in zwei Bände gegliedertes Werk nach mehr als 15 Jahren einen aktualisierten Gesamtüberblick der Kinderradiologie vermitteln. Hauptanliegen ist dabei, die Qualität der bildgebenden Diagnostik im Kindesalter zu verbessern. Denn nur durch fundierte Sachkenntnis kann die richtige Indikation zur richtigen Zeit gestellt, das geeignete bildgebende Verfahren angewendet werden, um unter Berücksichtigung aller strahlenhygienischen Maßnahmen das angestrebte Untersuchungsziel zu erreichen.

Obwohl die pädiatrische Radiologie in Deutschland auf eine traditionsreiche Vergangenheit zurückblickt, konnte bisher das Ziel, alle Kinder und Jungendliche bei entsprechender Indikationsstellung einer fachkundigen bildgebenden Diagnostik zuzuführen, nicht erreicht werden.

Die Durchführung radiologischer Untersuchungen bei Kindern erfordert nämlich spezielle Kenntnisse der gegenüber Erwachsenen oft sehr unterschiedlichen Krankheitsbilder und eingehende Erfahrungen in der Wertigkeit der verschiedenen Untersuchungsverfahren. Dabei müssen die jeweiligen Qualitätsanforderungen und alle Möglichkeiten zur Reduzierung der Strahlenbelastung beachtet und erfüllt werden.

Bei der Planung dieses Werkes war es das Ziel von Herausgeber und Autoren hierzu einen Beitrag zu leisten.

Selbst bei dem Konzept einer Gesamtübersicht der *Kinderradiologie* mußten aber erhebliche Einschränkungen in der Bearbeitung des umfangreichen Stoffgebietes in Kauf genommen werden. Weniger bedeutsame Krankheitsbilder konnten nur kurz, einige überhaupt nicht berücksichtigt werden.

Die Bände besitzen den Charakter eines Lehrbuches und Nachschlagewerkes für Klinik und Praxis. Dabei werden nicht nur Kinderradiologen, Allgemeinradiologen, Kinderärzte und Kinderchirurgen, sondern auch Ärzte der Nachbardisziplinen angesprochen, die sich mit bildgebender Diagnostik des Kindesalters, wenn auch bestimmter Organsysteme, beschäftigen. Nicht zuletzt gehören dazu auch Ärzte für Allgemeinmedizin, die täglich mit diagnostischen Problemen bei Kindern konfrontiert werden und in diesem Werk Richtlinien für die entsprechende Indikation, Untersuchungsmethode, die Belastung des Kindes und die erreichbare Information erhalten.

Die Gliederung des Werkes erfolgt nach Organen bzw. Geweben, wobei innerhalb dieser Kapitel aus kinderradiologischer Sicht Wachstum und Entwicklung, Normvarianten sowie die Systematik der Erkrankungen abgehandelt werden.

Bei der Abfassung der verschiedenen Krankheitsbilder stehen neben einer Darstellung der wichtigsten klinischen Befunde die radiologische Symptomatik, ihre Differentialdiagnostik und die Bildanalyse im Vordergrund. Besondere Berücksichtigung findet in allen Kapiteln die Wertigkeit der Ultraschalldiagnostik, die im Kindesalter in den letzten Jahren zunehmend an Bedeutung gewonnen hat. Ein „diagnostisches Flußdiagramm" soll bei den Erkrankungen Richtlinien für eine sinnvolle Reihenfolge des diagnostischen Vorgehens aufzeigen.

Der Textanteil wurde bewußt kurz, prägnant und teilweise stichwortartig gestaltet, da er bei der großen Fülle des Stoffgebiets durch eine großzügige Zahl von Abbildungen mit informativen Skizzen und Legenden ergänzt wird.

Wie bei der Abfassung des umfangreichen Stoffes, konnten bei den einzelnen Kapiteln auch nur die wichtigsten Literaturangaben berücksichtigt werden. Die Autoren haben sich daher auf die Angaben neuerer Literaturquellen, weiterführender Übersichtsarbeiten, Monographien und Bücher beschränkt.

Der Herausgeber schuldet allen Mitarbeitern dieses Werkes für ihre wertvollen Beiträge größten Dank. Alle Autoren haben sich bei der Abfassung der unterschiedlichen Kapitel bemüht, sich der Konzeption des Werkes anzupassen. Zahlreiche Kollegen haben wertvolle Abbildungen zur Verfügung gestellt. Ihnen wird in den entsprechenden Legenden gedankt.

Herrn Prof. Dr. med. H.-W. RAUTENBURG, Gießen, danke ich, daß er die Beiträge für das Kapitel *Herz und große Gefäße* konzipiert und redaktionell bearbeitet hat.

Ganz wesentlicher Dank gebührt meiner Sekretärin, Frau I. KLAHOLZ, und meiner Mitarbeiterin, Frau Ing. B. SCHORN, die mir während der gesamten Zeit der Bearbeitung des Werkes in vielfacher Weise mit großer Umsicht und Geduld geholfen haben. Frau KLAHOLZ hat nicht nur die umfangreiche Korrespondenz mit den Autoren und dem Verlag erledigt, sondern auch zahlreiche Entwürfe für Manuskripte bis zur Druckreife umgeschrieben. Frau SCHORN hat mich mit Sachkenntnis und Fleiß bei der redaktionellen Bearbeitung der Beiträge und der Erstellung des Sachregisters unterstützt.

Dem Springer-Verlag gilt mein Dank für die hervorragende Gestaltung der beiden Bände, wobei ich besonders Hernn W. BERGSTEDT und Frau I. C. LEGNER erwähnen möchte, die die Planung des Werkes entscheidend angeregt haben und die Fertigstellung der Manuskripte mit wertvollem Rat und Kritik verfolgten. Frau D. GROSSHANS hat für die ausgezeichnete Wiedergabe der Abbildungen gesorgt, die für ein solches Werk von größter Bedeutung sind. Herr W. BISCHOFF war für die Herstellung der Bände verantwortlich. Ihm danke ich für vielfältigen Rat während der Fertigstellung des Werkes und für die rasche Drucklegung.

Gießen   W. SCHUSTER

Inhaltsverzeichnis

Bildgebende Diagnostik in der Kinderradiologie
W. Schuster (Mit 21 Abbildungen) 1

Nuklearmedizinische Untersuchungen in der Kinderradiologie
K. D. Ebel (Mit 24 Abbildungen) 17

Skelett

1 Skelettentwicklung (Wachstum, Reifung des Skeletts, Knochenalter- und Endgrößenbestimmung)
  H. Kemperdick (Mit 11 Abbildungen) 39

2 Angeborene Extremitätenfehlbildungen
  M. Meradji (Mit 29 Abbildungen) 60

3 Traumatische Veränderungen 78

3.1 Knochenverletzungen
    D. Färber und H. Singer (Mit 97 Abbildungen) 78

3.2 Aseptische Osteochondronekrosen
    D. Färber und H. Singer (Mit 7 Abbildungen) 136

4 Entzündliche Knochenerkrankungen
  J. Tröger (Mit 19 Abbildungen) 144

5 Knochentumoren
  Th. Riebel und G. Delling (Mit 60 Abbildungen) 157

6 Stoffwechselstörungen des Skelettes, sekundäre Osteopathien einschließlich renaler Osteopathie
  I. Greinacher (Mit 31 Abbildungen) 223

7 Skelettdysplasien (Osteochondrodysplasien)
  I. Greinacher (Mit 34 Abbildungen) 258

8 Skelettveränderungen bei Leukosen und anderen Erkrankungen des hämatopoetischen Systems 304

8.1 Skelettveränderungen bei Leukosen
    G. Benz-Bohm (Mit 10 Abbildungen) 304

8.2 Skelettveränderungen bei Anämien
    G. Benz-Bohm (Mit 6 Abbildungen) 313

8.3 Langerhanszell-Histiozytose (Histiozytose X)
    G. Benz-Bohm und A. E. Horwitz (Mit 9 Abbildungen) 320

Schädel
H. W. Hayek (Mit 80 Abbildungen) 327

Gehirn und Rückenmark
H. Traupe (Mit 79 Abbildungen) 387

Wirbelsäule
C. P. Fliegel (Mit 84 Abbildungen) 453

Becken

1　Das Hüftgelenk
　　M. Zieger (Mit 27 Abbildungen) 509

2　Hüftgelenkserguß
　　U. Dörr (Mit 7 Abbildungen) 531

3　Morbus Perthes
　　H. Hauke (Mit 17 Abbildungen) 537

Gelenke
I. Joppich und Th. Diehm (Mit 22 Abbildungen) 553

Weichteile
R. Schumacher (Mit 14 Abbildungen) 571

Kindergynäkologie
E. Willich (Mit 49 Abbildungen) 585

Thoraxdiagnostik in der neonatalen Intensivmedizin
H. C. Oppermann (Mit 46 Abbildungen) 639

1　Katheter und Drainagen 640

2　Pulmonale Erkrankungen 649

3　Barotraumen 660

4　Pleuraerkrankungen 669

5　Kongenitale Zwerchfellhernien 673

6　Schädelsonographie bei akut erkrankten Neugeborenen und Säuglingen
　　F. K. Trefz (Mit 19 Abbildungen) 683

Sachverzeichnis 695

Inhaltsverzeichnis Band 2

Thorax

1 Untersuchungstechnik und Röntgenanatomie der Thoraxorgane
   F. BALL (Mit 22 Abbildungen)

2 Trachea und Bronchien
   E. SCHIRG (Mit 72 Abbildungen)

3 Pneumonieformen

3.1 Die akuten Pneumonien
   I. SPITZMÜLLER (Mit 37 Abbildungen)

3.2 Mukoviszidose
   H. HELWIG (Mit 10 Abbildungen)

4 Die Lungentuberkulose
   F. BALL (Mit 12 Abbildungen)

5 Die invasiven Lungenmykosen
   F. BALL (Mit 4 Abbildungen)

Mediastinum
E. WILLICH (Mit 47 Abbildungen)

Herz und große Gefäße

1 Allgemeine Bemerkungen zur Radiologie des kindlichen Herzens
   H. W. RAUTENBURG und K.-J. HAGEL (Mit 14 Abbildungen)

2 Angeborene Herz- und Gefäßfehler
   H. W. RAUTENBURG und M. REITHER (Mit 102 Abbildungen)

3 Erworbene Herzerkrankungen
   H. W. RAUTENBURG und M. REITHER (Mit 7 Abbildungen)

4 Kardiomyopathien
   H. W. RAUTENBURG und M. REITHER (Mit 2 Abbildungen)

5 Herzrhythmusstörungen
   H. W. RAUTENBURG und M. REITHER (Mit 2 Abbildungen)

6 Echokardiographie
   G. RUPPRATH (Mit 69 Abbildungen)

7 Videovolumetrie
   J. H. BÜRSCH (Mit 6 Abbildungen)

8 Videodensitometrie
   J. H. BÜRSCH (Mit 5 Abbildungen)

9 Digitale Angiokardiographie
   J. H. BÜRSCH (Mit 5 Abbildungen)

Gastrointestinaltrakt

1 Untersuchungstechnik des Magen-Darm-Traktes
  D. Emons (Mit 17 Abbildungen)

2 Bauchwand
  D. Emons (Mit 14 Abbildungen)

3 Ösophagus
  E. Willich (Mit 44 Abbildungen)

4 Magen
  M. A. Lassrich (Mit 46 Abbildungen)

5 Duodenum
  M. A. Lassrich (Mit 49 Abbildungen)

6 Entzündungen des Magens und des Duodenums
  M. A. Lassrich (Mit 30 Abbildungen)

7 Dünndarm
  M. A. Lassrich (Mit 91 Abbildungen)

8 Fehlbildungen des Dickdarms
  K. D. Ebel (Mit 28 Abbildungen)

9 Entzündliche Veränderungen und Tumoren des Dünn- und Dickdarms
  B. Stöver (Mit 38 Abbildungen)

Intraabdominelle Organe

1 Leber und Gallenwege
  H. Tschäppeler (Mit 27 Abbildungen)

2 Milz
  H. Tschäppeler (Mit 5 Abbildungen)

3 Pankreas
  H. Tschäppeler (Mit 6 Abbildungen)

4 Nebennieren
  H. Tschäppeler (Mit 10 Abbildungen)

Urogenitaltrakt

1 Untersuchungstechnik
  V. Klingmüller (Mit 21 Abbildungen)

2 Niere und ableitende Harnwege
  J. Tröger (Mit 40 Abbildungen)

Fremdkörperinkorporation
A. Förster (Mit 51 Abbildungen)

Sachverzeichnis

Bildgebende Diagnostik in der Kinderradiologie

W. Schuster

INHALT

1	Allgemeiner Überblick	1
2	Konventionelle Röntgendiagnostik	2
2.1	Gerätetechnische Möglichkeiten	2
2.2	Durchleuchtungsuntersuchungen	6
2.3	Indikationsstellung	9
3	Ultraschalldiagnostik im Kindesalter	9
4	Computertomographie und Kernspintomographie	13
Literatur		16

1 Allgemeiner Überblick

Fast explosionsartig sind in den letzten Jahren bildgebende Verfahren in der Radiologie weiterentwickelt worden, die die medizinische Diagnostik geradezu revolutioniert haben. Diese technologischen Neuentwicklungen eignen sich ganz besonders für die Diagnostik in der Pädiatrie, da sie z. T. mit keiner ionisierenden Strahlung verbunden sind und nichtinvasiven Charakter haben [4, 14].

Im Vordergrund steht die Sonographie, die z. B. auf dem Gebiet der Harnwegsdiagnostik zu einer deutlichen Einschränkung röntgenologischer Untersuchungsverfahren geführt hat.

Die Sonographie hat sich in den letzten Jahren ständig neue Gebiete der Diagnostik erschlossen, wenn man an die Untersuchungen des Hirnschädels bei Säuglingen, die hypertrophe Pylorusstenose, die Invagination, die Restharnbestimmung, die Möglichkeiten der Echokardiographie, der Thoraxsonographie, der Weichteildiagnostik und nicht zuletzt der angeborenen Hüftdysplasie denkt, um nur einige Schwerpunkte herauszuheben.

Neben der konventionellen Röntgendiagnostik hat aber auch die Computertomographie und neuerdings schon die Kernspintomographie einen festen Stellenwert in der morphologischen Diagnostik des Kindesalters gewonnen.

Die Integration dieser neuen Technologien in die Gesamtheit der bildgebenden Verfahren birgt die Gefahr der Überbewertung ihrer diagnostischen Möglichkeiten. Nur wer die Wertigkeit der verschiedenen Untersuchungsmethoden kennt, kann zum richtigen Zeitpunkt die richtige Indikation fachgerecht stellen und damit zu einer aussagekräftigeren Diagnostik beitragen.

Wegen ihrer Risikolosigkeit, breiten Anwendungsmöglichkeit und hohen diagnostischen Aussagekraft, wurde die Sonographie für den pädiatrischen Patienten zum bildgebenden Untersuchungsinstrument der ersten Wahl. Insbesondere die Entwicklung leistungsfähiger Geräte mit höherfrequenten Schallköpfen, neuerdings die Computer-Sonographie, haben das diagnostische Spektrum im Kindesalter erweitert und sicherer gemacht.

Dies soll anhand einiger statistischer Auswertungen dokumentiert werden. Während in der Röntgenabteilung Pädiatrie des Medizinischen Zentrums für Radiologie der Universität Gießen im Jahre 1980 noch mehr als 25000 Röntgenleistungen bei etwa 12000 Patienten durchgeführt wurden, waren es im Jahre 1986 nur noch rund 14000 Röntgenleistungen bei rund 6500 Patienten. 1979 wurde in der Abteilung die Ultraschalldiagnostik begonnen. Die Zahl der Patienten und damit auch der Leistungen stieg in den darauffolgenden Jahren rapide an. Während 1980 735 Ultraschalluntersuchungen des Abdomens durchgeführt wurden, waren es 1985 bereits über 4000. 1987 wurden bei 5500 Kindern sonographische Untersuchungen des Abdomens einschließlich Niere und Blase vorgenommen. Bei rund 3500 Neugeborenen und Säuglingen wurde eine Schädelsonographie und bei 3000 Säuglingen eine Hüftsonographie ausgeführt. Insgesamt betrug die Zahl der Ultraschalleistungen im Jahre 1987 in dieser Abteilung mehr als 71000, diejenige der Röntgenuntersuchungen 16000. 1988 ergab sich eine weitere Steigerung der Ultraschalluntersuchungen.

Eine statistische Auswertung und Gegenüberstellung der wichtigsten Untersuchungen von 15 Kinderradiologischen Abteilungen in der Bundesrepublik und West-Berlin der Jahre 1980 und 1985 untermauern diese Angaben aus der oben beschriebenen Abteilung.

Die Zahl der Ausscheidungurographien hatte sich von 1980-1985 um die Hälfte reduziert. Bei den Miktionszystourethrographien war ein Rückgang um 20% zu verzeichnen. Die Magen-Darm-Passagen haben ebenfalls etwa um die Hälfte abgenommen. Demgegenüber haben die Abdomensonographien in diesen Abteilungen im gleichen Zeitraum um das 5fache zugenommen.

Die konventionelle Röntgendiagnostik behielt ihren festen Stellenwert in der Thorax- und Skelettdiagnostik. In diesen Bereichen war kein Rückgang der Untersuchungsfrequenz zu verzeichnen.

2 Konventionelle Röntgendiagnostik

Die Kinderradiologie stellt besonders hohe Anforderungen an die Strahlenhygiene. Die röntgentechnische Entwicklung hat dem Radiologen auch auf diesem Gebiet in den letzten Jahren eine Vielzahl von Möglichkeiten eröffnet, die Strahlendosis bei den Untersuchungen zu senken. Die Notwendigkeit zur Reduktion der Strahlenbelastung bei Röntgenuntersuchungen von Kindern bleibt eines der vorrangigsten Ziele [2].

Die erhöhte Sensibilität des kindlichen Organismus gegenüber ionisierender Strahlung resultiert aus verschiedenen Ursachen:
1. Tierexperimente lassen eine höhere Sensibilität des jungen Organismus ionisierender Strahlung gegenüber vermuten (hohe Wachstumsintensität → größere Schädigungsmöglichkeiten).
2. Die kleineren Körpermaße bedingen zwangsläufig eine höhere Volumendosis.
3. Ein größerer Anteil des aktiven Knochenmarks wird getroffen.
4. Eine höhere Gonadendosis resultiert aus einem größeren Streustrahlenanteil. Wegen der kleineren Körpermaße liegen die Gonaden auch häufiger im Nutzstrahlbündel.
5. Es ist zu bedenken, daß wegen der langen Lebenserwartung auch mit einer größeren Summation kleinerer Dosen zu rechnen ist.

Da heute schon die Hälfte der jährlichen Strahlenbelastung durch die medizinisch-diagnostische Anwendung von ionisierender Strahlung verursacht ist, ist nicht nur an eine individuelle Schädigung der untersuchten Personen, sondern auch an eine evtl. verborgene Genschädigung zu denken, die sich erst in kommenden Generationen auswirken kann.

Zur Verminderung der Strahlenbelastung in der diagnostischen Radiologie sind mehrere Wege beschreitbar. Grundsätzlich lassen sie sich in gerätetechnische und untersuchungstechnische Möglichkeiten einteilen [7, 12, 13, 14].

Aus methodischen Gründen sollen sie getrennt besprochen werden. Es ist daher aber immer zu bedenken, daß erst die Kombination verschiedener Möglichkeiten zu einer medizinisch notwendigen Dosisreduktion führt.

2.1 Gerätetechnische Möglichkeiten

Über 50% der Aufnahmen ohne Durchleuchtung in unserer Abteilung betreffen in den letzten Jahren die Thoraxorgane, 35% Skelettabschnitte und jeweils 4% Ausscheidungsurographien und Untersuchungen der Abdominalorgane ohne Kontrastmittel.

a) Zur Anfertigung der Aufnahme sind Hochleistungsgeneratoren und -röhren mit Doppelfokus zu fordern, die mit kürzesten Schaltzeiten arbeiten können (maximal 5-8, minimal 1 ms).

b) Bezüglich der Filterung sind mindestens 3 mm Aluminium-Gleichwert erforderlich. Dadurch wird ein wesentlicher Anteil der nichtbildgebenden weichen Strahlung herausgefiltert.

c) Zu einer wesentlichen Dosiseinsparung führte die Einführung der neuen Film-Folien-Systeme aus „seltenen Erden". Hierbei kann der Verstärkungsfaktor gegenüber der „Universalfolie" bis zum Faktor 8 reichen. Dabei ist allerdings im höheren Verstärungsbereich mit einer deutlich schlechteren (bis zu 25%) Auflösung zu rechnen. Im sog. Spezialbereich (Faktor 2) haben die neuen Film-Folien-Systeme eine zumindest gleiche, wenn nicht bessere Auflösung. Deshalb sollten diese Systeme aus Gesichtspunkten des Strahlenschutzes generell in der Kinderradiologie verwendet werden.

Grundsätzlich muß aber darauf hingewiesen werden, daß immer das Film-Folien-System gewählt werden sollte, mit dem die gestellte Frage (Lungenparenchym, Skelettfeindiagnostik, Angiographie, etc.) bei entsprechender Dosiseinsparung noch beantwortet werden kann. Eine größtmögliche Detailerkennbarkeit in Fällen, in denen sie nicht erforderlich ist, stellt nicht nur einen Luxus dar, sondern bedeutet für den Patienten eine deutlich höhere Strahlenbelastung, als sie bei der entsprechenden Untersuchung nötig wäre [1, 3, 6, 10].

Die kurzen Generatorschaltzeiten sind erforderlich, um die Bewegungsunschärfen, die wegen der hohen Atem- und Herzfrequenz im Thoraxbereich im Kindesalter auftreten, zu vermeiden. Es besteht

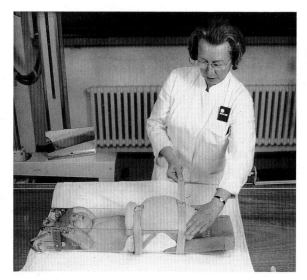

Abb. 1. Fixierung eines Säuglings in der Babixhülle

jedoch beim Einsatz der Film-Folien-Systeme aus dem höheren bis höchsten Verstärkungsbereich die Möglichkeit, daß die Schaltzeiten so kurz werden, daß sie an die untere Grenzzeit der Generatoren stoßen.

d) Generell sind zur Vermeidung von unnötigen Wiederholungsuntersuchungen mit vermeidbarer Strahlenbelastung die kleinen, oft nicht kooperativen Patienten ausreichend zu fixieren. Nur so sind reproduzierbare, standardisierte Untersuchungen durchzuführen. Hierzu haben sich die Babixhüllen bestens bewährt (Abb. 1). Das Fixieren selbst mag zwar für die Kinder zunächst unangenehm sein (ebenso wie für die oft anwesenden Mütter). Die kleinen Patienten beruhigen sich aber in der Regel sehr rasch, sobald sie sich weich und fest gelagert fühlen. Ähnliche Fixierungsmöglichkeiten können auch an einem speziellen Kinderdurchleuchtungsgerät (Infantoskop) benutzt werden (Abb. 2). Die Hüllen ermöglichen neben der exakten Lagerung auch einen raschen und sicheren Positionswechsel, wodurch die Untersuchungsabläufe wesentlich beschleunigt werden können (Abb. 3a, b).

Eine weitere, besonders am Rastertisch gut einsetzbare Einrichtung zur Fixierung sind straff spannbare Plastikfolien (Kompressorien)). Damit kann bei Säuglingen und Kleinkindern eine exakte Ruhigstellung für Becken-, Extremitäten- sowie Schädelaufnahmen und Ausscheidungsurographien erreicht werden. Trotz der Fixierung können die kleinen Patienten durch die Klarsichtfolie gut beobachtet werden (Abb. 4).

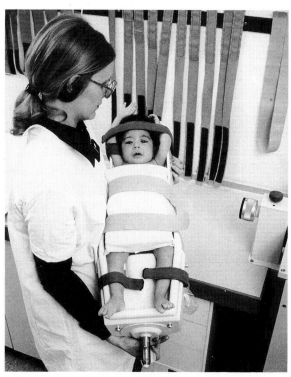

Abb. 2. Fixierung eines Säuglings zur Durchleuchtungsuntersuchung

Eine „Nebenwirkung" dieser Fixierungsmöglichkeiten ist weiterhin der Fortfall einer Halteperson, für die damit eine eventuelle Strahlenbelastung durch Streustrahlen entfällt.

e) Die Röntgenaufnahmen der Brustorgane können an einem Thoraxstativ für Kinder (Thorakomat) durchgeführt werden. Es besitzt eine Aufhängevorrichtung für Babixhüllen. Daneben ist eine frei einstellbare Meßkammer mit Bestimmung der Dominante vorhanden, die die Voraussetzung für die korrekte automatische Belichtung bei Kindern aller Altersstufen darstellt (Abb. 5).

Daneben verwenden wir eine atem- und herzphasengesteuerte Aufnahmeautomatik. Diese ist nötig, da nur eine in guter Inspiration angefertigte Thoraxaufnahme eine korrekte röntgenologische Beurteilung der Brustorgane zuläßt. Die Aufnahme wird über eine Thermistorsonde, die im Atemstrom angebracht wird (vor der Nase oder an der Unterlippe) gesteuert. Ausgelöst wird die Aufnahme von der Automatik aber erst dann, wenn in die definierte Atemphase (Inspiration oder Exspiration) die Herzsystole fällt. Somit ist es möglich, in über 90% eine Aufnahme in optimaler Atemphase anzufertigen.

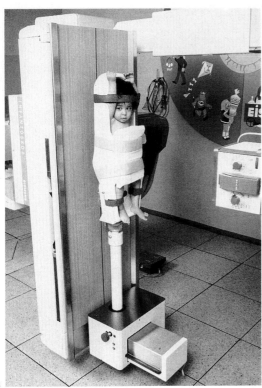
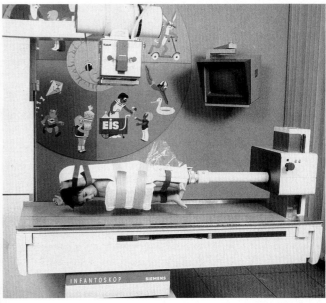

Abb. 3a, b. Durchleuchtungsuntersuchung eines Säuglings in unterschiedlichen Positionen

Je nach Fragestellung (z. B. Fremdkörperaspiration) ist die Umschaltung von Inspirations- auf Exspirationsphase möglich. Dann können im positiven Fall die Verschiebung des Mediastinums und die Überblähung der betroffenen Lunge berücksichtigt werden (Abb. 6a, b). Eine Durchleuchtung mit evtl. noch deutlich höherer Strahlenbelastung ist in der Regel nicht nötig.

f) Zusatzfilterung: Trotz Einführung der Hüftsonographie sind zur Sicherung der Diagnose bei schweren Dysplasien und Luxationen nach wie vor Beckenaufnahmen im Säuglingsalter indiziert. Bei diesen Aufnahmen liegen besonders die weiblichen Gonaden im Nutzstrahlbündel, da sie wegen ihrer Lagevariabilität nicht sicher abgedeckt werden können. Wir verwenden deshalb eine fokusnahe Blende (2 mm Pb auf einem Aluminiumträger), die in eine Halterung unter der Blende an der Röntgenröhre bei Bedarf eingeschoben wird. Mittels des Lichtvisiers läßt sie sich gut auf das durch ein Kompressoirum im Beckenbereich fixierte Kind projizieren [7, 8, 9].

Bei noch sehr jungen Säuglingen ist darüber hinaus über die Feldblende eine laterale Einblendung auf die Beckenmaße möglich. Zusätzlich filtern wir bei diesen Aufnahmen mit 0,1 mm Molybdän. Dadurch erscheint die Knochenzeichnung zwar etwas unscharf und verwaschen, weil der Kontrast vermindert ist, die Beantwortung der Frage nach einer Hüftgelenksdysplasie ist aber aufgrund der für die Diagnose wichtigen abgebildeten Skelettabschnitte eindeutig möglich. Durch die Zusatzfilterung gelingt es, die Haut- und Gonadendosis etwa um die Hälfte zu verringern (Abb. 7).

g) Zu den Selbstverständlichkeiten einer korrekten Untersuchungstechnik gehören das Einblenden

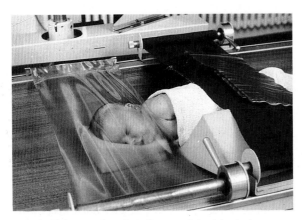

Abb. 4. Fixierung eines Säuglings zur Schädelaufnahme

Abb. 5. Fixierung eines Säuglings in der Babixhülle zur Thoraxaufnahme

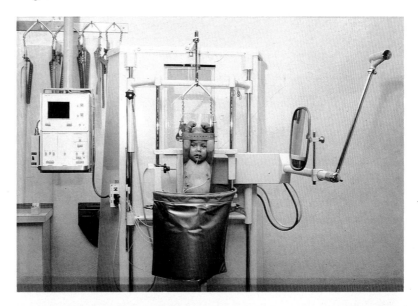

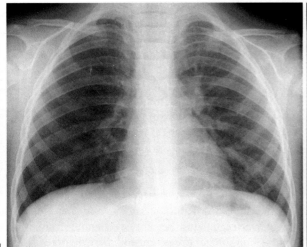
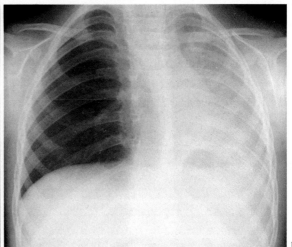

Abb. 6a, b. 2jähriges Kind mit Erdnußkernaspiration. **a** Inspirationsaufnahme, **b** Exspirationsaufnahme

des Feldes auf dem bildwichtigen Bereich, ein möglichst geringer Abstand vom Patienten zum Film (geometrische Vergrößerung so gering wie möglich) und eine Lagerung des Patienten in einer Weise, daß z. B. bei Extremitätenaufnahmen (Handskelett) das Nutzstrahlenbündel nicht noch andere Körperteile trifft.

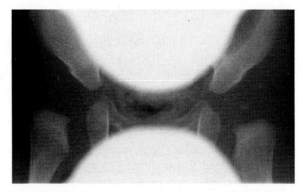

Abb. 7. Beckenaufnahme eines 3 Monate alten Säuglings mit fokusnaher Blende; Pfannendachdysplasie beiderseits

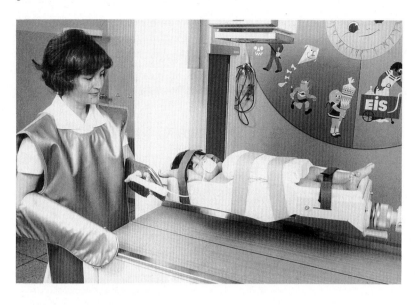

Abb. 8. Magen-Darm-Passage bei einem Säugling am Durchleuchtungsgerät. Das Kontrastmittel wird über eine Sonde mit Sauger instilliert

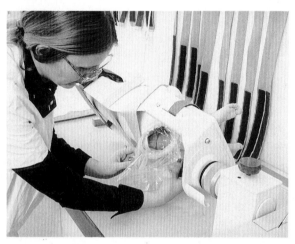

Abb. 9. Anbringen eines Einmalplastikbeutels um die Öffnung der Sitzfläche einer Säuglingsmulde zur Miktionszystourethrographie

2.2 Durchleuchtungsuntersuchungen

Wir führen alle Durchleuchtungsuntersuchungen mit einem speziellen Untersuchungsgerät für Kinder (Infantoskop) durch. Es ist ein Obertischgerät, dessen Dimensionen auf die Größenbereiche der Kinder abgestimmt sind und dessen freie Zugänglichkeit guten Kontakt mit den Kindern ermöglicht (Abb. 8).

Der Lagerungstisch kann in alle erforderlichen Richtungen und Positionen ferngesteuert werden (Abb. 3a, b; 10a, b).

Das Kernproblem für ein Kindergerät ist die Lagerung, Fixierung und Einstellung der Säuglinge und Kleinkinder, von denen keine aktive Mitarbeit zu erwarten ist. Daher wurden Hüllen und Mulden entwickelt, die mit einem einfachen Handgriff am Gerät ausgetauscht werden können [13]. Für alle Altersklassen wurden z. B. für die Miktionszystourethrographien und Kolonkontrasteinläufe Sitzhüllen und -mulden konstruiert, in deren Sitzfläche sich eine genügend große Öffnung befindet, durch die der vorher gelegte Blasenkatheter oder das Darmrohr herausgeleitet werden können. Ein Einmalplastikbeutel, der um die Öffnung herum leicht angebracht werden kann, vermeidet Verschmutzungen während der Untersuchungen. Außerdem kann die Entleerung des Kontrastmittels in diesen Plastikbeutel erfolgen und bei entsprechender Indikation unter Durchleuchtungskontrolle beobachtet werden (z. B. Defäkographien) (Abb. 9).

In allen Hüllen und Mulden können die Kinder durch Gurte oder Haltetücher mit Klettverschluß so fixiert werden, daß sie im Strahlengang um 360° gedreht werden können (Abb. 3b).

Durch die Lagerung und Fixierung der Patienten in Hüllen bzw. Mulden können auch die diagnostischen Möglichkeiten bei diesem Gerät erweitert werden. Die Patientenlagerung kann neben der an konventionellen Geräten üblichen Kippung in Horizontal- bzw. Kopftieflage zunächst um die Bildverstärkereinheit gedreht werden, so daß die Patienten in der Hülle in Bauch- und Rückenlage im horizontalen Strahlengang untersucht werden können (Abb. 10a–d).

Neben dem von uns verwendeten Infantoskop (Siemens) hatte die Röntgenindustrie noch zwei weitere spezielle Kinderuntersuchungsgeräte ent-

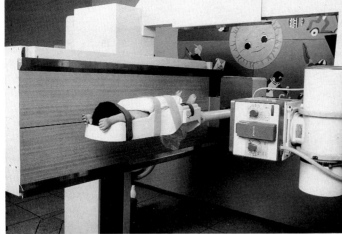
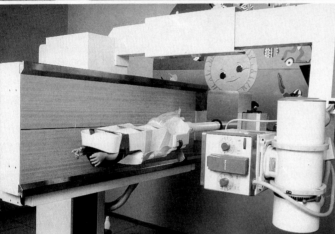
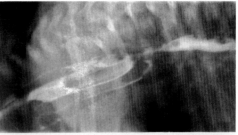
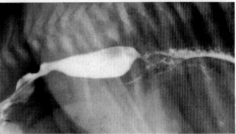

Abb. 10a–d. Durchleuchtungsuntersuchung eines Säuglings in horizontalem Strahlengang zur Darstellung einer ösophagotrachealen Fistel. **a** Rückenlage, **b** Bauchlage. **c, d** In der Bauchlage läßt sich die ösophagotracheale Fistel einwandfrei darstellen

wickelt: Pediatrix (CGR) und Diagnost 73 P (Philips). Diese Geräte bieten ähnliche Möglichkeiten, wie sie von dem Infantoskop beschrieben worden sind. Leider hat jedoch die Röntgenindustrie die Produktion dieser speziellen Kinderuntersuchungsgeräte eingestellt. Es ist aber nach wie vor möglich, an den verschiedensten Untersuchungsgeräten die entsprechenden Hüllen und Mulden anzubringen, so daß die beschriebene Untersuchungstechnik, wie oben dargestellt, ausgeführt werden kann.

Folgende dosisreduzierende Maßnahmen sind bei allen Durchleuchtungsuntersuchungen eine Selbstverständlichkeit:

1. Die Bildverstärkerfotographie wird ausschließlich und konsequent angewendet. Das ist möglich, weil für alle Untersuchungen mit positiven Kontrastmitteln Direkt- und Indirektaufnahmen gleichwertige diagnostische Aussagen ermöglichen.

2. Die Dosis am Bildverstärkereingang kann bei der Indirektaufnahme von den üblicherweise eingestellten 80–100 µR/Bild auf 40–45 µR/Bild für die 100-mm Kamera gesenkt werden, ohne daß das verstärkte Rauschen und die etwas erhöhte Unschärfe die Sicherheit der Diagnose gefährden (Abb. 11a, b; 12a–c).

3. Die Einrichtungen, die zur automatischen Zielaufnahme notwendig sind, führen bei den konventionellen Geräten zu erheblichen geometrischen Vergrößerungen und zu einer gerätebedingten Schwächung des Röntgenstrahls hinter dem Patienten. Während der Wegfall absorbierender Schichten zu einer Einsparung der Röntgendosis von ca. 15% führen kann, sind die Einsparungen an Dosis durch die Möglichkeit, die geometrischen Vergrößerungen auf Werte wenig über 1 zu senken, wesentlich größer. Insgesamt resultiert dadurch eine Dosiseinsparung um einen Faktor 3. Dieser Gewinn ist nur wenig von den Dimensionen der untersuchten Kinder abhängig.

Die geringe Entfernung zwischen Patient und

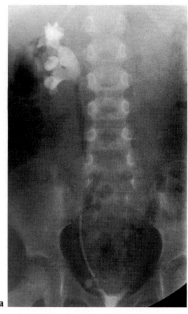
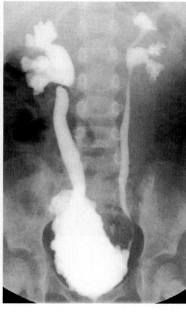

Abb. 11a, b. Miktionszystourethrographie. 100 mm-Bildverstärkeraufnahmen. Beidseitiger Reflux bei neurogener Blase

Empfänger hat weiter zur Folge, daß ein zwar kleiner, aber merklicher Streustrahlenanteil, trotz des Streustrahlenrasters den Bilderverstärker mit belichtet.

Das erniedrigt die Strahlenbelastung des Patienten noch einmal, da die Belichtungsautomatik vom Licht des Bildverstärkerausgangs gesteuert wird. Der geringe Streustrahlenanteil vermindert die Bildqualität nicht merklich.

Säuglinge und Kleinkinder werden grundsätzlich ohne Benutzung des Streustrahlenrasters untersucht.

Abb. 12a–c. Magen-Darm-Passage bei einem Schulkind. 100 mm-Bildverstärkeraufnahmen. Morbus Crohn

4. Die Dosisleistung kann im Kindesalter auf 5 bis maximal 10 µR/s herabgesetzt werden.

Bei konsequenter Anwendung der beschriebenen Maßnahmen läßt sich z. B. bei einem MCU bei der Untersuchung mit dem Infantoskop die Dosis gegenüber einer Untersuchung mit einem konventionellen Untertischgerät und üblichen Film-Folien-Aufnahmen um etwa 70–80% reduzieren. Bei allen Kontrastmitteluntersuchungen sowohl des Magen-Darm-Traktes als auch des Urogenitaltraktes sollte am Durchleuchtungsgerät eine Zusatzfilterung (z. B. 0,1-mm-Molybdän-Zusatzfilter) verwendet werden, wodurch eine weitere Reduzierung der Strahlenbelastung um den Faktor 2 erreicht werden kann.

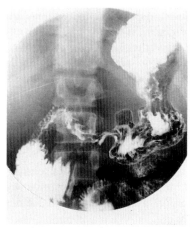
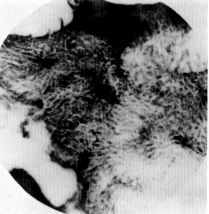
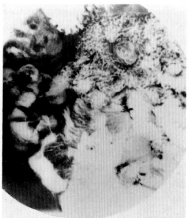

Eine weitere technische Einrichtung hilft, die Durchleuchtungszeit wesentlich zu verkürzen. Die während der Durchleuchtung angefertigten Bildverstärkeraufnahmen können mittels Bildspeicher aufgenommen werden und erscheinen automatisch auf dem Fernsehmonitor als Standbild. So erhält der Untersucher sofort Auskunft, ob die Aufnahme die gewünschte Durchleuchtungsphase richtig erfaßt hat. Weiterhin kann der Untersucher sofort am Speicherbild eine eingehendere Diagnostik vornehmen, anstatt diese während der Durchleuchtung durchführen zu müssen.

2.3 Indikationsstellung

Abschließend soll noch auf einige „Seitenaspekte" der Röntgendiagnostik hingewiesen werden, deren Beachtung den Patienten oft vor einer unnötigen Strahlenbelastung bewahren kann.

Der Arzt, der die Röntgenuntersuchung verlangt, sollte über die Möglichkeiten der röntgenologischen Diagnostik eine klare Vorstellung besitzen; dazu gehört ebenfalls eine eindeutige Indikationsstellung der Röntgenuntersuchung, wie sie auch in der seit 1. Januar 1988 gültigen Röntgenverordnung vorgeschrieben ist.

Wie bereits erwähnt, kann oft auf andere, aussagekräftigere und nicht so belastende Untersuchungen ausgewichen werden. So sollte z. B. bei Verdacht auf Kindesmißhandlung zur weiteren Frakturensuche, ebenso wie beim Frühstadium der Osteomyelitis statt der röntgenologischen Skelettuntersuchung ein Skelettszintigramm angefertigt werden.

Im Jahre 1978, vor Einführung der Sonographie in unserer Abteilung, entfielen 15% aller Untersuchungen auf Ausscheidungsurographien. Dieser Prozentsatz hat sich bis 1987 auf 3% reduziert. Rezidivierende Bauchschmerzen, ein häufiges Symptom im Kindesalter, führten früher oft zu einer Magen-Darm-Passage oder zu einer Ausscheidungsurographie. Heute wird bei diesen Kindern fast nur noch eine abdominale Ultraschalluntersuchung vorgenommen. Kontrolluntersuchungen nach Operationen am Harntrakt erfolgen fast ausschließlich sonographisch [14].

Trotz dieses Rückganges strahlenbelastender Untersuchungen im Kindesalter, sollte jedoch jeder kinderradiologisch tätige Arzt die dosisreduzierenden Maßnahmen kennen, um die Dosisbelastung gerade im Kindesalter so niedrig wie möglich zu halten.

3 Ultraschalldiagnostik im Kindesalter

Die vielfältigen diagnostischen Möglichkeiten der Sonographie im Kindesalter werden bei der Darstellung entsprechender Krankheitsbilder erörtert. Es sollen hier nur einzelne Schwerpunkte dieses diagnostischen Verfahrens aufgezählt werden.

Einer dieser Schwerpunkte ist die Untersuchung in der Neugeborenenphase.

Solange die große Fontanelle noch nicht ossifiziert ist, läßt sich das Gehirn in guter B-Bildqualität untersuchen. Im Vordergrund steht dabei die Beurteilung der Ventrikelweite und der Seitenventrikelkonfiguration (Abb. 13).

Insbesondere bei Frühgeborenen ist mit paraventrikulären Blutungen zu rechnen. Die Blutungshäufigkeit steigt mit der Unreife der Frühgeborenen. 70% der Kinder, die vor der 30. Schwangerschaftswoche geboren werden, erleiden eine Hirnblutung an typischer Stelle: im Bereich des Stratum germinale am Boden der Seitenventrikel. Schwere Blutungen brechen in die Seitenventrikel ein, und schwerste Blutungen greifen auf die periventrikuläre weiße Substanz über. Im Verlauf dieser schwersten Blutungen bilden sich mit dem Seitenventrikelsystem kommunizierende porenzephalische Zysten. Aufgrund einer hämorrhagischen Arachnoiditis der hinteren Schädelgrube kann sich in der weiteren Folge ein Hydrocephalus internus aresorptivus entwickeln (Abb. 14a-e). Ein solcher progressiver Hydrozephalus muß dringend mit einer Ventrikeldrainage versorgt werden. Wegen der hohen Komplikationsrate dieses Ventilsystems fällt der Entschluß hierzu nicht allzu leicht. Gegenüber der Verlaufskontrolle mittels Maßband (Kopfumfang) bzw. auf-

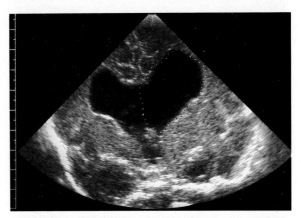

Abb. 13. Hirnsonographie bei einem Neugeborenen; koronare Ebene in Höhe des Foramen interventriculare. Posthämorrhagischer Hydrozephalus

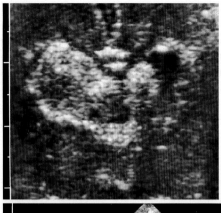
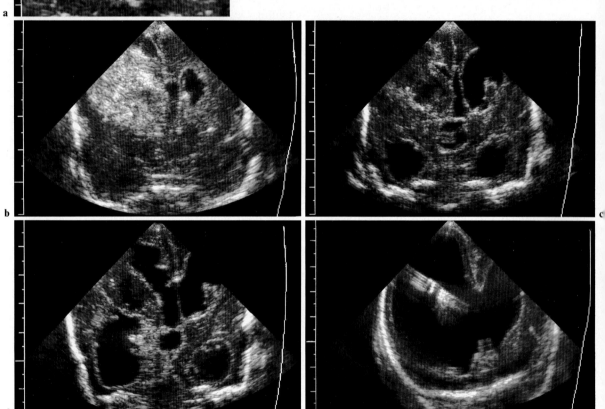

Abb. 14a-e. Frühgeborenes der 27. Schwangerschaftswoche mit viertgradiger Hirnblutung. Entwicklung eines Hydrozephalus mit großen Parenchymdefekten. Schließlich Versorgung mit einem ventrikuloperitonealen Shunt

wendiger zerebraler Computertomographie (Narkose, Strahlenbelastung) ermöglicht die Sonographie eine regelmäßige, kurzfristige und risikolose Kontrolle.

Die visuelle Beurteilung der Ventrikelgröße und die Ausmessung definierter Durchmesser bzw. aussagekräftiger Querschnittsflächen der Seitenventrikel in Höhe der Foramina interventricularia Monroi sind mit ausreichender Genauigkeit und Reproduzierbarkeit möglich, um daraus eine Operationsindikation abzuleiten. Die Seitenventrikelquerschnittsfläche an genannter Stelle überschreitet in der Neugeborenenperiode 0,5 cm^2 nicht.

Kinder mit gröberen Hirnmißbildungen (Holoprosenzephalie, kompletter Balkenmangel, Mikrozephalus) fallen meist schon durch ihren eigenartigen Aspekt klinisch auf, woraus sich die Indikation zur Hirnsonographie ergibt.

Auch Fehlbildungen im Bereich des Magen-Darm-Traktes sind oftmals schon im Neugeborenenalter sonographisch zu diagnostizieren. Bei einer Analatresie kann der Abstand zwischen Anal-

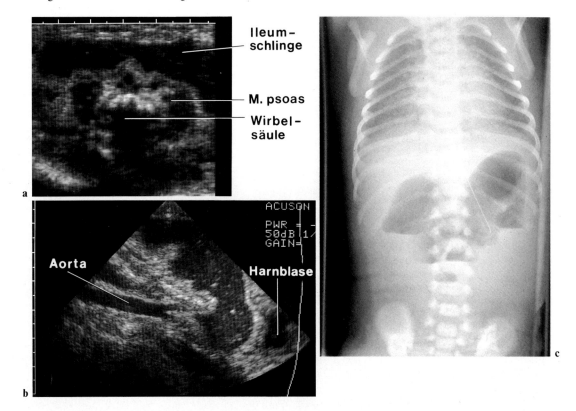

Abb. 15 a–c. Abdomensonogramm eines Neugeborenen mit Atresie des distalen Ileum. **a** Transversalschnitt des Unterbauchs. Deutlich erweiterte, flüssigkeitsgefüllte Darmschlinge. **b** Frontale Ebene; dieselbe Darmschlinge in ihrer topographischen Beziehung zu Aorta und Harnblase. **c** Abdomenübersichtsaufnahme desselben Kindes. Erweiterte Darmschlingen im Oberbauch mit zahlreichen Spiegelbildungen

egestorius, umgeben von dem stark verdickten Pylorusmuskel, sehen. Trotz Hyperperistaltik kann keine Passage von Mageninhalt in das Duodenum beobachtet werden. Eine sichere hypertrophe Pylorusstenose liegt ab einem Gesamtdurchmesser des Pylorus von 14 mm vor (Abb. 16).

Läßt sich eine Stenose im Bereich des Magenausgangs ausschließen, so kann im gleichen Untersuchungsgrübchen und blind endendem Rektum bestimmt werden. Darmobstruktionen in höher gelegenen Bereichen zeigen eine Erweiterung der prästenotischen Darmabschnitte (Abb. 15 a–c).

Bei Erbrechen nach den ersten zwei bis drei Lebenswochen, besteht oft der Verdacht auf eine hypertrophe Pylorusstenose. Wegen des meist zu Beginn der Erkrankung noch nicht typischen klinischen Erscheinungsbildes ist eine bildgebende Diagnostik indiziert. Die früher übliche Röntgenuntersuchung kann heute durch eine entsprechende sonographische ersetzt werden. Als Kontrastmittel wird Tee verwendet. Die Pylorusregion befindet sich in unmittelbarer Nähe der Gallenblase. Bei einer hypertrophen Pylorusstenose kann man im Längsschnitt den elongierten, eingeengten Canalis

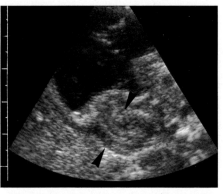

Abb. 16. Abdomensonogramm. Oberbauchschrägschnitt bei einem 8 Wochen alten Säugling. Deutlich verlängerter Canalis egestorius und hypertrophierte Pylorusmuskulatur *(Pfeile)*

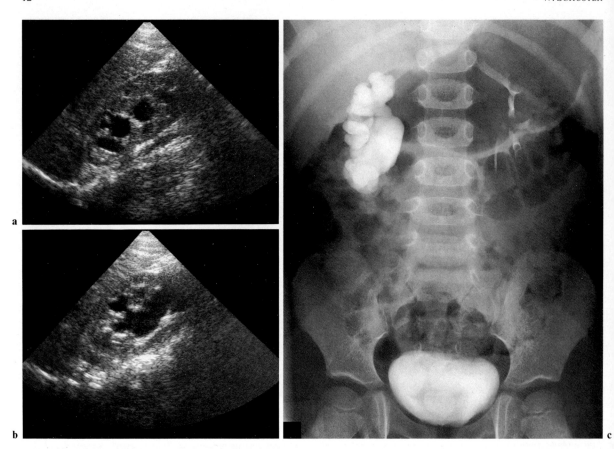

Abb. 17a–c. Abdomensonogramm bei 3jährigem Kind mit rezidivierenden Harnwegsinfektionen. Deutlich erweiterte Kelche (**a**) und dilatiertes Pyelon (**b**) mit Parenchymverschmälerung. **c** Ausscheidungsurographie desselben Kindes. Deutlich erweitertes Nierenbeckenkelchsystem rechts

chungsgang die Kardiaregion untersucht werden, um einen gastroösophagealen Reflux oder eine Hiatushernie zu erkennen. Der Ösophagus, der präaortal durch das Zwerchfell tritt, wird an dieser Stelle im Längsschnitt eingestellt. Ein Reflux bildet sich eindeutig ab, wenn Mageninhalt im Ösophagus nach kranial „perlt".

Kindliche Bauchschmerzen haben vielfältige Ursachen und sind meist funktionell bedingt. Gelegentlich können sich jedoch dahinter gravierende Erkrankungen verbergen. Die Sonographie ist hier die Suchmethode, um organische Erkrankungen von funktionellen zu differenzieren (Abb. 17a–c).

Die Invagination, bevorzugt im Säuglings- oder frühen Kleinkindesalter auftretend, oftmals mit akutem Erkrankungsbeginn, kolikartigen Bauchschmerzen oder Erbrechen, kann sonographisch zweifelsfrei diagnostiziert werden (Abb. 18a, b). Bei einem positiven Befund gelingt gerade in der frühen Phase meist die röntgenologische Reposition.

Ein weiterer Schwerpunkt zu sonographischen Untersuchungen stellen die häufigen Harnwegsinfektionen im Kindesalter dar. Sie können mit einer Reihe uncharakteristischer Symptome einhergehen. Durch die Ultraschalluntersuchung gelingt es, operationsbedürftige Erkrankungen von anderen zu differenzieren (Abb. 17a, b). Insbesondere die diagnostischen Verlaufsbeobachtungen von Harntransportstörungen haben einen besonders hohen Stellenwert. Dies gilt vor allem für die postoperative Phase, so daß Röntgenuntersuchungen hier nur noch selten erforderlich sind.

Weitere Schwerpunkte der sonographischen Diagnostik stellen stumpfe Bauchtraumen und Bauchtumoren dar (Abb. 19a–f).

Die seit einigen Jahren von GRAF eingeführte Hüftsonographie erlaubt eine Frühdiagnose der Hüftausreifungsstörungen und Hüftdysplasien bereits in der Neugeborenenperiode (Abb. 20a, b). Strahlenbelastende Röntgenuntersuchungen des Beckens, die immer erst wegen der dann ausreichenden Ossifikation nach dem dritten Lebensmo-

Abb. 18. a Abdomensonographie bei einem 6 Monate alten Säugling mit kolikartigen Bauchschmerzen. Unterbauchlängsschnitt paramedian links. Bis in das kleine Becken läßt sich eine Raumforderung darstellen, die im Querschnitt die typische Kokarde zeigt. **b** Beim Kolonkontrasteinlauf zeigt sich im Sigma ein „Krebsscherenphänomen"

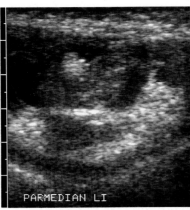
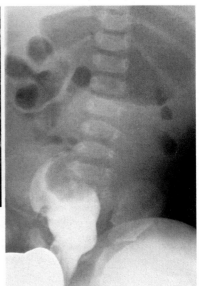

nat durchgeführt wurden, können fast völlig eingespart werden [5].

Ein weiteres, herausragendes, bisher nicht erwähntes Gebiet stellt die kardiologische Diagnostik dar, auf dem der Ultraschall neue Erkenntnisse der Physiologie und Pathophysiologie des Herzens liefert. Angeborene Fehlbildungen des Herzens und der großen Gefäße sind mit Hilfe der Echokardiographie bereits in der Neugeborenenperiode zu erkennen.

Diese wenigen Aspekte der Ultraschalldiagnostik im Kindesalter mögen nur einen Eindruck von den Möglichkeiten, die der Ultraschall in der bildgebenden pädiatrischen Diagnostik eröffnet hat, geben.

Der Ultraschall führte in der Kinderradiologie zu einer gravierenden Veränderung des Untersuchungsablaufs: Postoperative Kontrollen bei onkologischen Patienten und nach Korrektur von Harntransportstörungen haben die Zahl der röntgenologischen Untersuchungen entscheidend reduziert. Weitere Bereiche werden sich diesem diagnostischen Instrument öffnen, wie kürzlich die Diagnostik von Konduktorinnen der progressiven Muskeldystrophie durch den Ultraschall der Beinmuskulatur.

Ein Schwerpunkt der pädiatrischen Tätigkeit ist die Prävention und Früherkennung von Erkrankungen - kurz das Ziel des Vorsorgeprogramms. Wir führen seit Mitte 1983 bei allen Neugeborenen aus dem Klinikum auf freiwilliger Basis ein sonographisches Screening-Programm durch. Dabei werden der Hirnschädel, die Nieren und die Hüftgelenke untersucht. Inzwischen überblicken wir die Untersuchungen von mehr als 7000 Neugeborenen. Auf diese Weise ist bei klinisch gesunden Neugeborenen eine Frühdiagnose von Fehlbildungen und geringfügigen Blutungen des Gehirns, Mißbildungen der Nieren und ableitenden Harnwege und Hüftausreifungsstörungen möglich. Z. Zt. erfolgt eine differenzierte Auswertung aller diesbezüglich vorliegenden Befunde. Erste Ergebnisse dieses Screening-Programms zeigen, daß bei 1:250 Neugeborenen eine therapiebedürftige Harntransportstörung aufgrund einer subpelvinen oder prävesikalen Ureterstenose vorliegt. Dank der jetzt früh eingeleiteten Therapie hoffen wir, Spätschäden, wie wir sie bei älteren Patienten immer wieder sehen müssen, vermeiden zu können (Abb. 21a, b).

4 Computertomographie und Kernspintomographie

Da dem Kinderradiologen diese Großgeräte in der Regel nicht unmittelbar zur Verfügung stehen, besteht die wesentliche Aufgabe, ja die Verpflichtung, die Indikationen zur Anwendung dieser bildgebenden Verfahren zu beherrschen und sie in der sachlich richtigen Reihenfolge einzusetzen.

Die Computertomographie hat im Kindesalter, ebenso wie im Erwachsenenalter, ihren festen Stellenwert im Rahmen der bildgebenden Diagnostik erhalten. Insbesondere der Verdacht auf intrazerebrale und abdominelle Tumoren stellt die wesentliche Indikation dar. Entsprechend sind Angiographien in diesen Bereichen rückläufig. Vor der Durchführung der Computertomographie ist jedoch praktisch stets die konventionelle Röntgendiagnostik und insbesondere die Sonographie vorge-

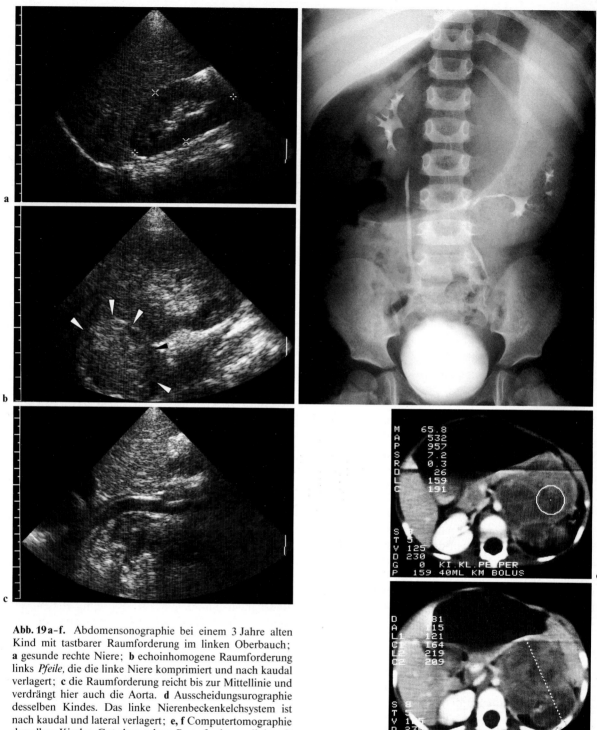

Abb. 19a–f. Abdomensonographie bei einem 3 Jahre alten Kind mit tastbarer Raumforderung im linken Oberbauch; **a** gesunde rechte Niere; **b** echoinhomogene Raumforderung links *Pfeile*, die die linke Niere komprimiert und nach kaudal verlagert; **c** die Raumforderung reicht bis zur Mittellinie und verdrängt hier auch die Aorta. **d** Ausscheidungsurographie desselben Kindes. Das linke Nierenbeckenkelchsystem ist nach kaudal und lateral verlagert; **e, f** Computertomographie desselben Kindes. Gut abgrenzbare Raumforderung links mit nur geringem Enhancement nach Kontrastmittelgabe

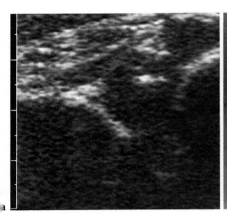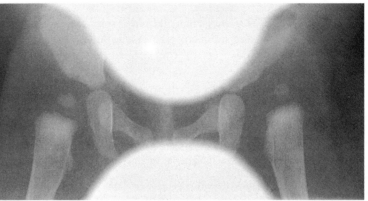

Abb. 20. a Hüftsonographie bei einem 5 Monate alten Säugling. Abgerundeter ossärer Erker, echodichter knorpeliger Erker, lateralisierter Hüftkopf: Hüftdysplasie. **b** Beckenübersichtsaufnahme desselben Säuglings. Hüftdysplasie links mit Lateralisation des linken Femurs

schaltet (Abb. 19 a–f). In einer Reihe von Fällen liefert die Ultraschalldiagnostik hier bereits die definitive Diagnose (z. B. Wilmstumor, Neuroblastom). Zur Abgrenzung gegenüber den Nachbarorganen ist die Computertomographie jedoch gelegentlich aussagekräftiger. Auch zur genauen Dichtebestimmung bestimmter Tumoren ist die Computertomographie natürlich der Sonographie überlegen.

Die Kernspintomographie hat im Kindesalter ihre Bedeutung vor allem bei Erkrankungen des Zentralnervensystems bewiesen. Insbesondere bei Fehlbildungen des Gehirns in der hinteren Schädelgrube, Tumoren des ZNS, degenerativen Erkrankungen ist sie der Computertomographie eindeutig überlegen. Auch bei bestimmten Skeletterkrankungen, z. B. Hüftkopfnekrosen, sind kernspintomographische Untersuchungen indiziert und stellen bereits jetzt eine Bereicherung der diagnostischen Möglichkeiten dar. Ob dies aber auf dem Sektor der Thorax- und Abdominaldiagnostik so sein wird, ist derzeit Gegenstand experimenteller und präklinischer Prüfungen.

Die Durchführung der bildgebenden Diagnostik bei Kindern bedarf wegen der unterschiedlichen Erkrankungen gegenüber dem Erwachsenenalter und der Schwierigkeiten bei der Untersuchung spezieller Kenntnisse und Erfahrungen, um den besonderen Gegebenheiten des Kindesalters gerecht zu werden. Der Kinderradiologe muß in enger Zusammenarbeit mit dem Kliniker die Reihenfolge der

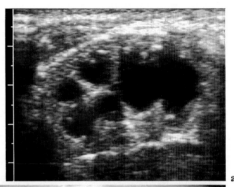
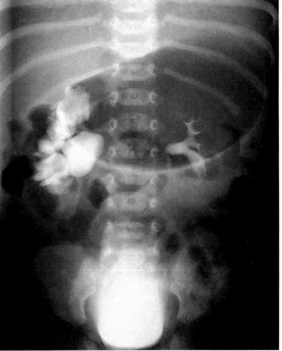

Abb. 21. a Nierensonogramm bei einem Neugeborenen. Ultraschall-Screening: hydronephrotisch erweiterte rechte Niere. **b** Ausscheidungsurographie desselben Kindes. Hydronephrose rechts: Ureterabgangsstenose

Untersuchungen festlegen und die jeweilige Indikation unter Kenntnis des klinischen Befundes selbst stellen. Nur dann ist es möglich, eine rasche und zuverlässige Klärung des entsprechenden Krankheitsbildes zu erreichen.

Literatur

1. Bregula W, Schmidt T (1981) Bedeutung der Seltene-Erden-Folien für die Dosisreduktion in der Röntgendiagnostik. Elektromedica 49: 189
2. Ebel K, Willich E (1979) Die Röntgenuntersuchung im Kindesalter, 2. Aufl. Springer, Berlin Heidelberg New York
3. Fendel H (1976) Die 10 Gebote des Strahlenschutzes bei der Röntgendiagnostik im Kindesalter. Pädiatr Prax 17: 399
4. Frommhold W, Gerhardt P (1985) Die klinische Wertigkeit neuer bildgebender Verfahren. Thieme, Stuttgart New York
5. Graf R (1986) Sonographie der Säuglingshüfte. Enke, Stuttgart
6. Hagemann G, Töllner D, Saure D, Freyschmidt J (1976) Neue Verstärkerfolien in der klinischen Radiologie. Fortschr Röntgenstr 124: 483
7. Heinrich H, Schuster W (1961) Reduction of dose by filtration in pediatric fluoroscopy. Ann Radiol 19: 57
8. Kalender W, Reither M, Schuster W (1979) Reduction of dose in pelvic examinations of infants using modern X-ray techniques. Pediatr Radiol 8: 233
9. Krepler P, Vana N, Havranek C (1977) Dosimetric studies in the radiological examination of the hip in young infants with a spezical fenestration method of gonad protection. Pediatr Radiol 5: 231
10. Lissner J (1982) Qualitätssicherung in der Röntgendiagnostik. Röntgenpraxis 35: 360
11. NCRP (1981) Radiation protection in pediatric radiology. NCRP Report 68
12. Schuster W, Schorn B (1977) Möglichkeiten und Grenzen des Strahlenschutzes in der Kinderradiologie. In: Rausch L, Messerschmidt O, Möhrle G, Zimmer R (Hrsg) Strahlenschutz in Forschung und Praxis XVII. Thieme, Stuttgart
13. Schuster W (1979) Röntgenuntersuchungstechnik am Infantoskop. Der Kinderartz 9: 1279
14. Schuster W (1988) Fortschritte der bildgebenden Diagnostik in der Kinderradiologie. In: Gockel HP (Hrsg) Jahrbuch der Radiologie 1988. Regensburg & Biermann, Münster

Nuklearmedizinische Untersuchungen in der Kinderradiologie

K. D. Ebel

INHALT

Einleitung		17
1	Hirn	18
1.1	Die statische Hirnszintigraphie	18
1.2	Die zerebrale Sequenzszintigraphie	18
1.3	Die zerebrale Emissionscomputertomographie (SPECT)	18
1.4	Die Liquorraumszintigraphie	18
2	Schilddrüse	19
3	Lunge	20
3.1	Die Perfusionsszintigraphie	20
3.2	Die Ventilationsszintigraphie	20
4	Nieren und ableitende Harnwege	22
4.1	Die Perfusionsszintigraphie	22
4.2	Die Funktionssequenzszintigraphie	22
4.3	Die Nierenclearance	23
4.4	Das Isotopennephrogramm mit Diurese	23
4.5	Die Radionuklid-Miktionszystographie	24
4.6	Die statische Nierenszintigraphie	27
5	Skelett	27
5.1	Das Knochenmark	31
6	Onkologie	31
7	Magen-Darm-Kanal und Abdominalorgane	32
7.1	Der Nachweis eines gastroösophagealen Refluxes	32
7.2	Der Nachweis einer Blutungsquelle im Darm	33
7.3	Die statische Leber-Milz-Szintigraphie	35
7.4	Die Gallenwege	35
8	Die Angiokardiographie zur Bestimmung eines Links-rechts-Shunts	36
9	Die Lymphographie	36
Literatur		37

Einleitung

Die Entwicklung kurzlebiger Radionuklide (Tabelle 1), geeigneter Radiopharmaka und die Konstruktion moderner Gammakameras in Verbindung mit Rechnern zur quantitativen Auswertung erlauben die Durchführung von nuklearmedizinischen Untersuchungsmethoden bei Kindern jeder Altersstufe. Die Strahlenbelastung liegt im Vergleich mit Röntgenuntersuchungen in einer vertretbaren Größenordnung, einige Methoden sind sogar mit einer wesentlich geringeren Dosisbelastung verbunden, so daß sich schon aus diesem Grunde die Indikation für ihre Anwendung anbietet.

Die allgemeinen Indikationen und die Vorteile nuklearmedizinischer Untersuchungen lassen sich in 4 Punkten zusammenfassen:

1. Durch die Empfindlichkeit einiger Verfahren sind diagnostische Aussagen wesentlich früher verfügbar als bei Röntgenuntersuchungen. Ein typisches Beispiel ist die Skelettszintigraphie:
Eine Osteomyelitis kann 1–2 Tage nach Krankheitsbeginn diagnostiziert werden, Tumormetastasen im Skelett und aseptische Nekrosen lassen sich Wochen bis Monate vor der röntgenologischen Nachweisbarkeit erkennen.

2. Die Methoden sind nichtinvasiv, einfacher und/oder harmloser, wie z. B. der Nachweis eines blutenden Meckelschen Divertikels oder eines vesikoureteralen Refluxes.

3. Die Ergebnisse sind genauer und/oder spezifischer:
Beispiele sind die Untersuchung der seitengetrennten Nierenclearance, der spezifische Nachweis von Nierengewebe, von dem RES in Leber, Milz und Knochenmark sowie die Untersuchung der Lungendurchblutung und der Lungenventilation.

4. Bei fast allen Verfahren – und das ist der *entscheidende Vorteil* der Nuklearmedizin – lassen sich Aussagen über die Funktion erhalten, z. B. bei Untersuchungen der Nieren, der Lungen, der Gallenwege, des Herzens und auch des Skelettes.

Um die hervorragenden diagnostischen Möglichkeiten der nuklearmedizinischen Methoden für die Pädiatrie optimal zu gestalten, ist eine enge Zusam-

Tabelle 1. (Aus Ebel [8])

^{99m}Technetium	HWZ	6	Stunden
^{123}Jod	HWZ	13	Stunden
^{81m}Krypton	HWZ	13	Sekunden
^{191m}Iridium	HWZ	5	Sekunden
^{195m}Gold	HWZ	30	Sekunden
^{113m}Indium	HWZ	1,6	Stunden

Halbwertszeiten (HWZ) moderner Nuklide

menarbeit des Nuklearmediziners mit dem Pädiater erforderlich
- zur genauen Information über das Krankheitsbild und die klinische Fragestellung,
- zur Hilfestellung bei Injektionen und beim Katheterisieren der Blase und
- bei der nicht selten erforderlichen Sedierung von Säuglingen und Kleinkindern.

Es hat sich bewährt, alle Vorbereitungen (Legen einer Infusion, eines Blasenkatheters, die Gabe von Irenat und ggf. Sedativa) außerhalb der nuklearmedizinischen Abteilung von dem Kliniker durchführen zu lassen. Während der Untersuchung mit der Gamma-Kamera ist eine Fixierung der Kinder häufig erforderlich; hierzu ist ein Sortiment von Sandsäcken verschiedener Größe mit abwaschbarem Überzug nützlich. Säuglinge kann man fest in ein Bettuch einwickeln. Sehr wichtig ist eine erfahrene und geduldige medizinisch-technische Assistentin, die das Kind während der ganzen Untersuchung betreut.

1 Hirn

1.1 Die statische Hirnszintigraphie

Diese Methode kommt bei Kindern praktisch nicht mehr zur Anwendung.

Computer- und Kernspintomographie ermöglichen eine ausgezeichnete morphologische Diagnostik. Bei noch offener großer Fontanelle ist die Ultraschalluntersuchung des Schädelinnenraumes die Methode der Wahl.

1.2 Die zerebrale Sequenzszintigraphie

Mit dieser Untersuchung können stärkere Abweichungen der normalen Hirndurchblutung - insbesondere Seitendifferenzen - festgestellt werden.

Indikationen: akute arterielle Verschlüsse und Infarkte, subdurale (Blut-) Ergüsse, arteriovenöse Mißbildungen, zerebrovaskuläre Komplikationen bei Herzfehlern (spontan oder nach einem Herzkatheter auftretend). Bei einem Hirnödem läßt sich eine allgemeine Minderdurchblutung, bei einem Hirntod eine fehlende Hirndurchblutung nachweisen [29].

1.3 Die zerebrale Emissionscomputertomographie (SPECT)

Eine neue Untersuchungstechnik zum Studium funktioneller Durchblutungsstörungen (Epilepsie, zerebro-vaskuläre Erkrankungen etc.) ist die *zerebrale Emissions-Computer-Tomographie* (SPECT = Single-Photon-Emissions-Computertomography) mit 99m Technetium-Hexamethylpropyleneamine Oxime (HMPAO). Über die Anwendung dieser Methode im Kindesalter ist noch wenig bekannt [7]. Die *Positronen-Emissions-Tomographie* (PET) mit 11-C, 15-O, 13-N oder 18-F erfaßt den Stoffwechsel im Organismus und wird in erster Linie zur Untersuchung des Gehirns eingesetzt. Metabolische Störungen z. B. des Glukosestoffwechsels finden sich bei Epileptikern und können in bestimmten Fällen eine chirurgische Therapie indizieren.

1.4 Die Liquorraumszintigraphie

Störungen der Liquorzirkulation können durch Injektion von ^{111}In-DTPA oder ^{99m}Tc-DTPA lumbal, subokzipital oder bei entsprechender Fragestellung auch intraventrikulär untersucht werden. Im Kindesalter kommt diese Methode nur selten zur Anwendung. Eine *Indikation* ist der Verdacht auf eine Liquorfistel. Hier werden nach intralumbaler Injektion Aufnahmen in anteriorer- und seitlicher Projektion sowie Spätaufnahmen nach 24 Std. angefertigt. Gleichzeitig werden Nasen- bzw. Ohrtampons eingelegt und anschließend gemessen [22].

Zur Funktionsprüfung eines Shunts bei Hydrozephalus wird ^{99m}Tc-Pertechnetat in das Shuntreservoir injiziert und der Abfluß mit der Kamera kontrolliert [33].

Bei einer genauen Diagnostik von Shuntkomplikationen ist jedoch die Untersuchung mit nichtionischen Röntgenkontrastmitteln (Valvographie) mit Funktionsprüfung des gesamten System zuverlässiger [4].

Eine quantitative Aussage über den Liquorfluß durch den Shunt läßt sich nach Instillation von ^{111}In-DTPA durch ein Rickham-Reservoir in das Ventrikelsystem gewinnen ("Clearance"). Durch Messung der Aktivität über 24 Std. ergibt sich eine fallende Zeit-Aktivitätskurve, die normalerweise in 4 Std. steil abfällt. Gleichzeitig läßt sich messen, ob das Ableitsystem überhaupt benutzt wird [18].

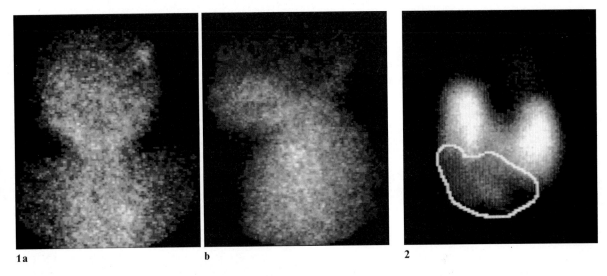

2 Schilddrüse

Die nuklearmedizinische Schilddrüsendiagnostik im Kindesalter wird in erster Linie zur Abklärung einer Hypothyreose benötigt. Diese erfolgt mit der In-vitro-Diagnostik.

Die Schilddrüsenszintigraphie ist zur morphologischen Diagnostik bei folgenden Indikationen durchzuführen [11]:

- Lokalisation von dystopem Schilddrüsengewebe (Zungengrundstruma etc) (Abb. 1),
- Differentialdiagnose von Tumoren im Bereich des Halses und oberen Mediastinums (retrosternale Struma),
- palpale Knoten in der normalen oder vergrößerten Schilddrüse,
- bei Versagen der Therapie einer Hyperthyreose zum Ausschluß eines autonomen Adenoms,
- bei der Neugeborenenstruma gelegentlich zur Differentialdiagnose eines Tumors (meistens Teratom) (Abb. 2).

Abb. 1a, b. Szintigraphie der Schilddrüse mit Technetium-Pertechnetat, 3 Wochen altes Kind. **a** Ventrale Aufzeichnung. **b** Seitliche Aufzeichnung. *Diagnose:* Keine Anreicherung im Schilddrüsengewebe, Athyreose

Abb. 2. Szintigraphie der Schilddrüse mit Technetium-Pertechnetat bei Tumorverdacht. Fehlende Aktivitätsanreicherung in den kaudalen Schilddrüsenlappen? Histologische *Diagnose:* Rhabdomyosarkom, 8jähriges Mädchen

Als Radionuklid kommt in der Regel ^{99m}Tc-Pertechnetat zur Anwendung, evtl. ^{123}J. Die Anwendung von ^{131}J ist im Kindesalter nicht zu rechtfertigen. Bei der Suche nach Schilddrüsengewebe im Mundbereich mit Tc-Pertechnetat wird zur Unterdrückung der Speicheldrüsenaktivität die Gabe von Atropin empfohlen (Tabelle 2, 3).

Tabelle 2. Radiologische Einheiten

Aktivität	Becquerel	(Bq) 1 = 1 Zerfall/Sekunde 1 MBq = 27 µCi 37 MBq = 1 mCi
Energiedosis	Gray	(Gy) 1 = 1 Joule/kg 1 Gy = 100 Rad (rd) 1 mGy = 100 mrd
Äquivalentdosis	Sievert	(Sv) 1 = 1 Joule/kg 1 Sv = 100 rem 10 µSv = 1 mrem
Ionendosis	Coulomb /kg	(C/kg) 1 = 3876 Röntgen (R) 0,258 C/kg = 1000 R

Tabelle 3. Schilddrüsenszintigraphie

Dosierung und Strahlenbelastung (Nach KAUL [20])

Alter Jahre	Dosis MBq ^{123}Jod	Energiedosis mGy Schilddrüse	Dosis MBq ^{99m}TcO$_4$	Energiedosis mGy Schilddrüse
Neugeb.	1,04	44,8	5,2	4,8
1	2,2	66	11,1	3,9
5	3,2	44	15,9	3,4
10	4,5	37	22,6	3,1
15	6,3	36	31,5	3,0

3 Lunge

Perfusions- und Ventilationsszintigraphien sind in jeder Altersstufe durchführbar. Erfahrungen mit radioaktivmarkierten Aerosolen liegen im Kindesalter noch nicht vor (Tabelle 4).

Tabelle 4. Nuklearmedizinische Untersuchungen der Lungen (Aus EBEL [8])

Perfusion	Ventilation	
^{99m}Technetium MAA	^{133}Xenon	^{81m}Krypton
Hum. Albumin Partikel	Edelgas	Edelgas
HWZ 6 Stunden	HWZ 5 Tage	HWZ 13 s
Lunge 5 mGy	5 mGy[a]	0,3 mGy/min

[a] Deutlich höhere Strahlenbelastung der Trachealschleimhaut

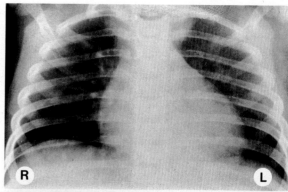

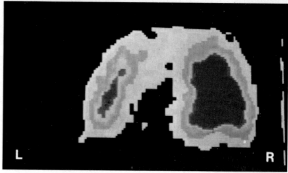

Abb. 3a, b. Ventilationsszintigraphie nach chronischer Atelektase wegen Fremdkörperaspiration im linken Oberlappen. a Röntgenaufnahme nach Behandlung: Kein wesentlicher krankhafter Befund. b Ventilationsszintigraphie: Erhebliche Unterbelüftung der linken Lunge (Aus EBEL [8])

3.1 Die Lungenperfusionsszintigraphie

Es werden kleine Albuminpartikel, die mit ^{99m}Tc markiert sind, intravenös injiziert. Sie verstopfen für einige Stunden etwa eine von 10 000 Lungenkapillaren, dadurch entsteht ein statisches Bild der Lunge ohne Beeinträchtigung der Funktion (Kontraindikation bei schweren Lungenerkrankungen mit pulmonaler Insuffizienz).

3.2 Die Ventilationsszintigraphie

Bei Kindern empfiehlt sich die Untersuchung mit ^{81m}Krypton (HWZ s. Tabelle 1).

Hiermit ist ein sehr empfindliches Verfahren zum Nachweis von lokalen Ventilationsstörungen bei minimaler Strahlenbelastung gegeben.

Die Verwendung von ^{133}Xenon zur Ventilationsszintigraphie ist für Kinder wegen der wesentlich höheren Strahlenbelastung nicht zu empfehlen. Die gesetzlichen Auflagen bei der Verwendung dieser Substanz sind umständlich und kostspielig.

Die *diagnostischen Aussagen* beider Methoden sind unterschiedlich:

Bei einer normalen Perfusionsszintigraphie – etwa analog einer Lungenangiographie – ist in der Regel die Ventilation ebenfalls unbeeinträchtigt.

Bei einer verminderten Perfusion wird reflektorisch auch die Ventilation gedrosselt.

Bei primären Gefäßanomalien wie Lungenarterienhypoplasien oder -aplasien sowie bei Embolien kann das Bild der Ventilationsszintigraphie normal sein, dagegen findet sich ein entsprechender Ausfall der Perfusion. Hier liegt dann eine sogenannte Totraumventilation vor. Der röntgenologische Nachweis von lufthaltigem Lungengewebe bedeutet also nicht, daß es sich um funktionsfähiges Lungengewebe handelt. Die hohe Empfindlichkeit szintigraphischer Methoden läßt sich auch zum Ausschluß chronischer pulmonaler Erkrankungen nutzen, so daß dann eingreifende Untersuchungen, wie Bronchographien, überflüssig werden [16, 34].

Der besondere Vorteil dieser nuklearmedizinischen Methoden ist der Nachweis regionaler Veränderungen, eine aktive Mitarbeit des Patienten ist nicht erforderlich. Wegen der extrem kurzen Halbwertzeit des Krypton wird bei normaler Atmung kein Äquilibrium erreicht. Die Methode stellt die Ventilation und nicht das Lungenvolumen dar. Obstruierte Bezirke (Airtrapping) erscheinen als nicht ventiliert.

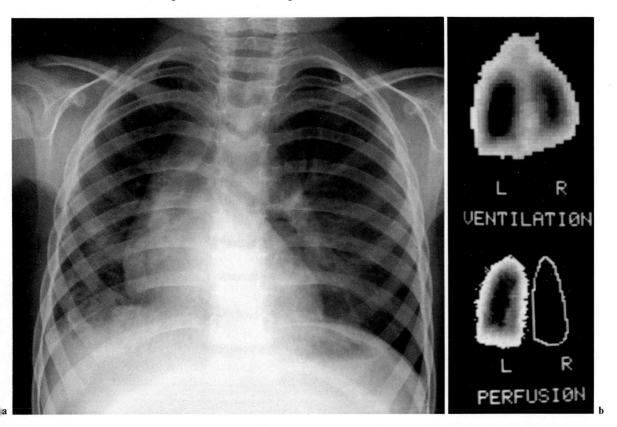

Indikationen:
- Chronische Lungenerkrankungen wie Mukoviszidose, Asthma bronchiale und chronische Pneumonien, Bronchiektasen, (Ausdehnung der Prozesse, Kontrolle des Therapieeffektes) (Abb. 5),
- Mißbildungen,
- Transparenzunterschiede,
- Gefäßanomalien (Abb. 4),
- Ausmaß der Parenchymschädigung bei bronchopulmonaler Dysplasie,
- prä- und postoperative Lungenfunktion,
- Zustand nach chronischer Fremdkörperaspiration (Abb. 3).

Abb. 4a, b. Ventilations- und Perfusionsszintigraphie bei Verdacht auf Lungenhypoplasie rechts. a Röntgenaufnahme: Erhebliche Verlagerung des Mittelschattens nach rechts, nur geringfügige Darstellung der zentralen Gefäße im Hilusbereich rechts. b *Oben:* Ventilationsszintigraphie mit ^{81m}Krypton: Rechte Lunge kleiner aber gleichmäßig belüftet. *Unten:* Perfusionsszintigraphie: Rechte Lunge nicht perfundiert. *Diagnose:* Lungenhypoplasie bei Aplasie der rechten Arteria pulmonalis

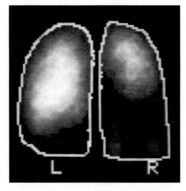

Abb. 5. Ventilationsszintigraphie bei einem 12jährigen Mädchen mit schwerem Asthma bronchiale. Erhebliche Ventilationsausfälle links basal und rechts im Mittel- und Untergeschoß. Röntgenologisch war kein krankhafter Befund zu erheben

4 Nieren und ableitende Harnwege

Für die nuklearmedizinschen Untersuchungen stehen 3 verschiedene Radiopharmaka zur Verfügung:
1. Das ^{99m}Tc-DTPA (Diethylenetriamine pentaacetic acid) für das Isotopennephrogramm. Hiermit wird die glomeruläre Filtrationsrate bestimmt, die Ausscheidung erfolgt wie bei den Röntgenkontrastmitteln.
2. Das ^{99m}Tc-DMSA (Dimercaptosuccinic acid) für die statische Nierenszintigraphie. Es wird in den proximalen Tubuli gespeichert und ergibt eine sehr gute statische Darstellung der Nieren mit einer relativ hohen Strahlenbelastung (Tabelle 5). Die Seitenverteilung ist funktionsabhängig, so daß hier eine relative Angabe über die Funktion der einzelnen Niere zu erhalten ist.
3. Das ^{123}J-Orthojod-Hippuran für die seitengetrennte Nierenclearance, es wird zu 80% tubulär sezerniert und hat einen vergleichbaren Ausscheidungsmechanismus wie die Paraaminohippursäure. Dies ist mit Abstand die wichtigste Methode. Ihr großer Vorteil liegt in der Möglichkeit, die Gesamtclearance und die seitengetrennte Nierenleistung zu bestimmen.

Tabelle 5. Strahlenbelastung bei der Nierenszintigraphie in mGy bei einem 5jährigen Kind

	^{99m}Tc-DTPA	^{99m}Tc-DMSA	^{123}J-Hipp	i.v.-Urogramm
Nieren	1	16	0,3	5
Blase	12		6	
Testes	0,9	0,3	0,3	0,2 (Bleischutz)
Ovarien	0,5	0,5	0,4	1,5–6

Im Kindesalter sollte das ^{131}J-Isotop nicht mehr benutzt werden, da es im Vergleich zum ^{123}J bei einer vertretbaren Dosis eine schlechtere Bildqualität und Zählratenstatistik liefert, eine trotz Schilddrüsenblockade wesentlich höhere Schilddrüsenbelastung mit sich bringt, und die Strahlenbelastung des Patienten durch β-Strahlung zusätzlich erhöht wird. Tabelle 5 zeigt die Strahlenbelastung der erwähnten Untersuchung im Vergleich zu einem intravenösen Urogramm. Die relativ hohe Blasenbelastung bei Isotopenuntersuchungen läßt sich deutlich reduzieren, wenn man für häufige Blasenentleerungen des Patienten sorgt. Aus den Werten geht außerdem hervor, daß durch ^{99m}Tc-DMSA eine hohe Strahlenbelastung der Nieren stattfindet, so daß diese Substanz möglichst vermieden werden sollte.

4.1 Die Perfusionsszintigraphie

Durch bolusartige Injektion der Aktivität wird die Durchblutungsphase der Nieren unmittelbar nach der Injektion des Radionuklids aufgezeichnet (mit dem Rechner Bilder im 2-Sek.-Abstand für etwa 30 Sek.). Anschließend wird die Untersuchung als Funktionssequenzszintigraphie oder als statisches Szintigramm (DMSA) fortgesetzt.

Indikationen: Durchblutungsstörungen nach Trauma, Operationen, Transplantationen, Nierenversagen, Nierenarterienstenose (Abb. 6).

4.2 Die Funktionssequenzszintigraphie

Diese Methode kann vom Neugeborenenalter an eingesetzt werden und ist wesentlich empfindlicher als das i.v.-Urogramm. Mit ^{99m}Tc-DTPA wird die glomeruläre Funktion untersucht, die Zeitaktivitätskurven der erhaltenen Isotopennephrogramme können auch quantitativ ausgewertet werden [27].

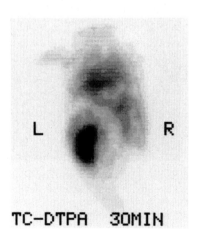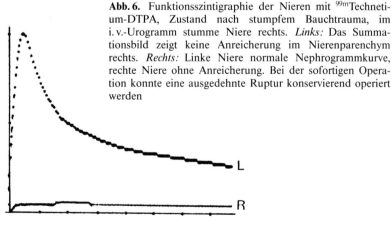

Abb. 6. Funktionsszintigraphie der Nieren mit ^{99m}Technetium-DTPA, Zustand nach stumpfem Bauchtrauma, im i.v.-Urogramm stumme Niere rechts. *Links:* Das Summationsbild zeigt keine Anreicherung im Nierenparenchym rechts. *Rechts:* Linke Niere normale Nephrogrammkurve, rechte Niere ohne Anreicherung. Bei der sofortigen Operation konnte eine ausgedehnte Ruptur konservierend operiert werden

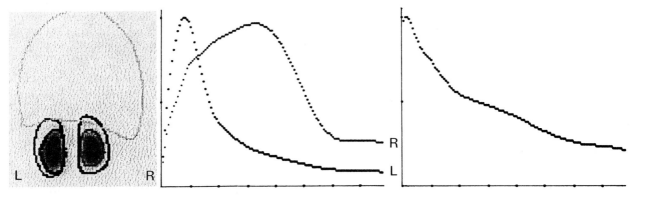

Abb. 7. ^{123}J-Hippuran-Clearance 7 Monate später (gleicher Patient wie Abb. 6): Normale Gesamtclearance, Leistungsanteil der rechten Niere 32%, die Nephrogrammkurve zeigt einen noch atypischen Verlauf mit verspätetem Maximum

4.3 Die Nierenclearance (Abb. 7)

Die ideale Untersuchung bei Kindern ist die Nierenclearance mit ^{123}J-Hippuran [23].

Hiermit können im Anschluß an die Funktionssequenzszintigraphie mit einem entsprechenden Rechnerprogramm die Gesamtclearance und die seitengetrennte Nierenfunktion bestimmt werden. Mit zunehmender Verfügbarkeit des ^{123}J-Hippuran sollten Funktionssequenzszintigraphien mit Technetium-DTPA nur noch in Ausnahmefällen durchgeführt werden. Die Clearanceuntersuchung dauert 28 Min und erfordert 2 Blutentnahmen. Bei einem exakt liegendem Dauertropf kann dessen Kanüle sowohl zur Injektion der Aktivität - je nach Alter mindestens 4,5, max. 13 MBq ^{123}J-Hippuran - als auch für die Blutentnahmen verwendet werden. Normalwerte s. Tabelle 6.

Indikationen:

- Nachweis funktionsfähigen Nierenparenchyms bei verminderter Funktion bei Neugeborenen, bei Niereninsuffizienz, bei stummer Niere, nach Trauma;
- Mißbildungen;
- chronisch-rezidivierende Harnwegsinfektionen mit und ohne vesikoureteralen Reflux
- präoperativ und Verlaufskontrollen.

Wegen der Schwierigkeiten der Blutentnahme und der niedrigen Absolutwerte bei Kindern in den ersten 6 Lebensmonaten ist die Bestimmung der Gesamtclearance in dieser Altersgruppe schwierig und ungenau. Die Methode ist jedoch in jedem Alter für die Ermittlung der Leistungsanteile beider Nieren wertvoll.

4.4 Das Isotopennephrogramm mit Diurese

In der Kinderurologie ist die Differenzierung zwischen einer Obstruktion und einer Dilatation ohne Abflußbehinderung im Bereich der oberen ableitenden Harnwege von großer Bedeutung. Sonographisch ist diese Unterscheidung nicht möglich, mittels eines Diureseurogramms gelingt sie nur qualitativ. Nuklearmedizinisch läßt sich der Grad einer Obstruktion auch quantitativ bestimmen. Dies ist besonders wertvoll für Verlaufsbeobachtungen bei konservativer Behandlung und zur Kontrolle eines operativen Erfolges [10, 21, 23].

Die Abb. 8a, b erläutert das Prinzip des Verfahrens:

Tabelle 6. Normwerte der ^{123}Jod-Hippuran-Clearance (Nach BERBERICH u. STEINSTRÄSSER [3]

Alter	Faktor
6 Monate	1,46
1 Jahr	1,31
1,5 Jahre	1,24
2 Jahre	1,19
2,5 Jahre	1,16
3 Jahre	1,13
4 Jahre	1,07
5 Jahre	1,0
6 Jahre	0,96
7 Jahre	0,92
8 Jahre	0,88
9 Jahre	0,88
10 Jahre	0,89
11 Jahre	0,9
12 Jahre	0,9
13 Jahre	0,91
14 Jahre	0,92

Normalwert bei Erwachsenen (25 Jahre) = 550 ± 150 ml/min
Für die bei Kindern ermittelten Werte gibt es einen Korrekturfaktor, die Multiplikation muß bei normaler Clearance den Wert von mindestens 400 ml/min ergeben.

Abbildung 8a zeigt gestrichelt eine normale Isotopennephrogrammkurve. Die durchgezogene Linie entspricht einer Kletter- oder Akkumulationskurve. Sie bedeutet lediglich, daß die Aktivität im Hohlsystem einer Niere verzögert abfließt (Dilatation) und kann nicht als Beweis für eine Obstruktion gewertet werden. Bei einer anschließend durch Lasix erzeugten Diurese und Fortschreibung der Zeitaktivitätskurven lassen sich die Abflußverhältnisse quantitativ ermitteln (Abb. 8b).

Die Befunde bei einer Nierenbeckenabgangsstenose eines 7jährigen Knaben demonstrieren die

Abb. 9a–d. Präoperativ stellt sich im i. v.-Urogramm die Hydropnephrose links dar (Abb. 9a). Die Quantitative Bestimmung der Obstruktion nach der Clearance mit Seitentrennung (Abb. 9c, d) ergibt eine dekompensierte Abflußstörung. Postoperativ wird in der Regel kein Kontrollurogramm durchgeführt, da die Dilatation des Hohlsystems kaum geringer wird (Abb. 9b). Entscheidend ist der gute Harnabfluß. Die Nephrogrammkurve während der postoperativen Clearance bleibt praktisch unverändert, aber nach Lasixbelastung zeigt sich jetzt der gute Auswascheffekt, die Obstruktion ist beseitigt (Abb. 9e, f)!

4.5 Die Radionuklid-Miktionszystographie (Abb. 10)

Bei dieser Methode erfolgt die Einführung der Aktivität – 20-40 MBq ^{99m}Tc-Pertechnetat – wie bei der röntgenologischen Refluxprüfung *direkt* durch einen dünnen Blasenkatheter und anschließender Instillation von physiologischer Kochsalzlösung bis zum Einsetzen der Miktion. Das Verfahren eignet sich als Screening-Methode bei der Suche nach einem vesikorenalen Reflux und bei den häufigen Kontrollen während und nach der Therapie eines Refluxes. Auch eine quantitative Auswertung ist möglich. Ein ganz entscheidender Vorteil ist die minimale Strahlenbelastung der Gonaden, sie beträgt bei Knaben etwa 10 mGy und bei Mädchen 20 mGy [24, 36].

Im Anschluß an eine Funktionssequenzszintigraphie bzw. Clearance kann man eine *indirekte* Radionuklid-Miktionszystographie durchführen.

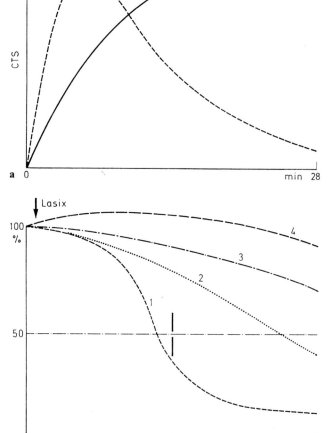

Abb. 8a, b. Methode zur nuklearmedizinischen Differenzierung zwischen Obstruktion und Dilatation (ohne Obstruktion) der ableitenden Harnwege. **a** Isotopennephrogramm ----- normale Kurve, ——— Kletterkurve. **b** Verläufe der Kletterkurve nach Lasix-Gabe. *1*=normal, Aktivität innerhalb 10′ unter 50%; *2*=kompensierte Obstruktion, Aktivität innerhalb 20′ unter 50%; *3, 4*=dekompensierte Obstruktion, Aktivität nach 20′ um weniger als 50% reduziert. (Aus EBEL [8])

Abb. 9a–f. Dekompensierte Nierenbeckenabgangsstenose bei einem 7jährigen Jungen. **a** i. v.-Urogramm, 15 min nach Lasix: Starke Dilatation des linken Hohlsystems, kein Auswascheffekt, rechte Seite vollständig ausgewaschen. **b** Kontrolluntersuchung unter gleichen Bedingungen postoperativ 15 min nach Lasix: Geringfügiger Auswascheffekt, Dilatation unverändert. **c** Nephrogrammkurven einer Clearance mit ^{123}J-Hippuran präoperativ bei dem gleichen Patienten. Kletterkurve der linken Niere, rechts normale Nephrogrammkurve. **d** Nach Lasixgabe in 20 min 30%ige Verminderung der Ausgangsaktivität links entsprechend einer dekompensierten Abgangsstenose. Kontrolluntersuchung postoperativ korrespondierend zu dem i. v.-Urogramm Abb. 9. **e** Clearancekurven identisch mit den präoperativen, **f** nach Lasix innerhalb von 20 min deutlich mehr als 50% Auswascheffekt über der linken Niere. Die Obstruktion ist im wesentlichen beseitigt. Der Befund ist wesentlich aussagekräftiger als das postoperative i. v.-Urogramm. (Aus EBEL [8])

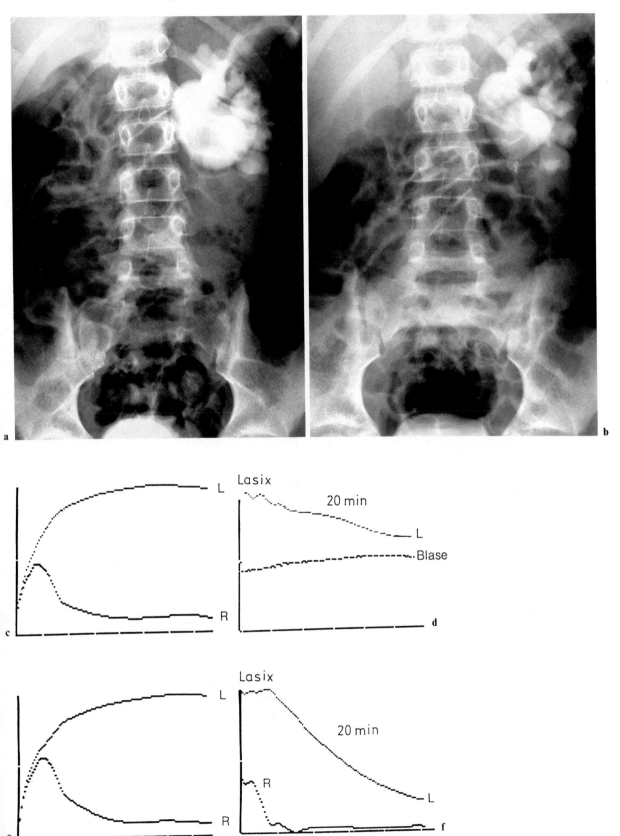

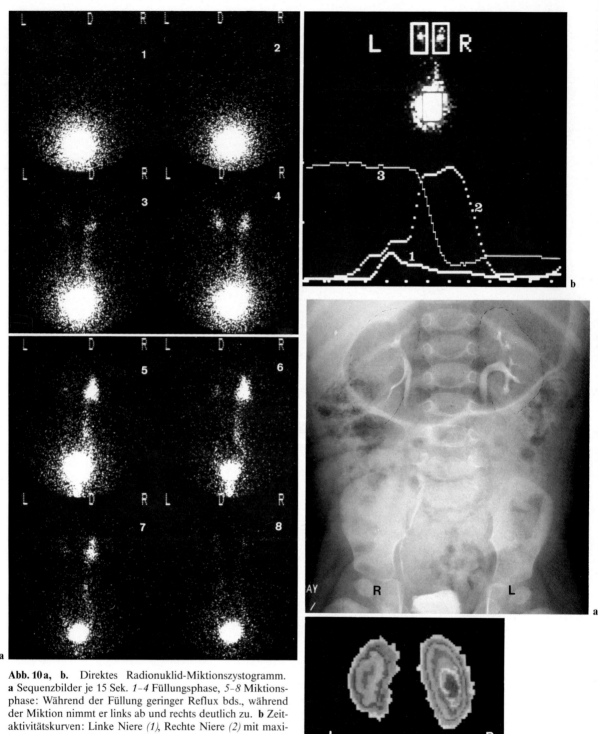

Abb. 10 a, b. Direktes Radionuklid-Miktionszystogramm. **a** Sequenzbilder je 15 Sek. *1–4* Füllungsphase, *5–8* Miktionsphase: Während der Füllung geringer Reflux bds., während der Miktion nimmt er links ab und rechts deutlich zu. **b** Zeitaktivitätskurven: Linke Niere *(1)*, Rechte Niere *(2)* mit maximalem Reflux während der Miktion, die am steilen Abfall der Blasenkurve *(3)* erkennbar ist. (Aus EBEL [8])

Abb. 11. a i.v.-Urogramm: Verdacht auf Raumforderung im Bereich der mittleren Kelchetage der rechten Niere. **b** Statische Nierenszintigraphie mit Tc-DMSA. Die rechte Niere zeigt eine vermehrte Aktivität im Bereich der vermuteten Raumforderung. *Diagnose:* Regionale Hypertrophie des Nierengewebes, kein Tumor

Nachdem die Blase sich mit Aktivität stark gefüllt hat, veranlaßt man das Kind zu einer spontanen Miktion. Während der Miktion werden mit ROI-Technik die Aktivitäten über Nieren und Blase aufgezeichnet und ausgewertet. Die Methode ist wesentlich zeitaufwendiger als die oben beschriebene direkte Methode, sie ist der letzteren auch an Zuverlässigkeit deutlich unterlegen [25].

4.6 Die statische Nierenszintigraphie

Zur morphologischen Diagnostik der Nieren wird heute an erster Stelle die Sonographie eingesetzt. Bei der statischen Nierenszintigraphie hat sich ^{99m}Tc-DMSA bewährt. Die Aufzeichnung erfolgt 3–4 Std. nach Injektion.

Indikationen: Lokale Defekte wie Narben im Nierenparenchym, unklare morphologische Befunde im i. v.-Urogramm wie z. B. die Differentialdiagnose zwischen einer Raumforderung und einer Hyperplasie von Nierengewebe (Abb. 11). Die Seitenverteilung der Aktivität kann auch zur Bestimmung der relativen Funktionsanteile der Nieren benutzt werden.

5 Skelett

Bei der Skelettszintigraphie wird intravenös eine knochenaffine Phosphatverbindung injiziert, die mit ^{99m}Tc markiert ist. Meist wird Methylen-Diphosphonat (MDP) verwendet.

Die Dosierung richtet sich nach der Berechnung von Webster et al. [35]: Ausgehend von dem *Körpergewicht* oder dem *Alter* wird ein Faktor errechnet, mit dem die Erwachsenendosis multipliziert wird (s. Tabelle 7).

Die Intensität der Einlagerung dieses Radiopharmakons ist abhängig von der Durchblutung des Knochens und der Intensität des Knochenstoffwechsels. Besonders intensiv reichert sich die Aktivität in den Wachstumszonen an. Die Methode ist sehr empfindlich und daher unspezifisch, die endgültige Diagnose muß im Zusammenhang mit der Klinik und ggf. mit dem Röntgenbefund erfolgen. Etwa 40% der verabreichten Aktivität werden innerhalb von 4 Std. über die Nieren ausgeschieden. Deshalb wird die Strahlenbelastung durch reichliches Trinken, häufige Blasenentleerungen und noch wirksamer durch die Gabe von Lasix – 0,3 mg/kg zugleich mit der Aktivität intravenös vermindert. Ist die Lokalisation des verdächtigen Skelettabschnittes bekannt, wird eine 3-Phasen-Szintigraphie durchgeführt [15]:

1. Perfusionsphase direkt am Anschluß an die Injektion der Aktivität.
2. Durchblutungsphase oder Weichteilphase im Anschluß an die Phase 1.
3. Spätphase nach 2–3 Std.

Reine Weichteilprozesse zeigen eine lokalisierte, vermehrte Aktivitätsanreicherung nur in den ersten beiden Phasen, ist die vermehrte Anreicherung auch in der 3. Phase nachweisbar, handelt es sich um einen Prozeß im Knochen selbst.

Für kleine Objekte (Hüftgelenk!) ist ein Pinhole-Kollimator erforderlich.

Die Strahlenbelastung für die Gonaden beträgt bei einem 5jährigen Mädchen ca. 0,5 mGy, die Wachstumszonen erhalten mindestens die 10fache Dosis.

Indikationen:
- Osteomyelitis. Die Szintigraphie ermöglicht eine Frühdiagnose 1–2 Tage nach Erkrankungsbeginn (Abb. 12).
- Trauma. Die wichtigste Indikation ist die Kindesmißhandlung (battered-child-Syndrom). Mit einer Skelettszintigraphie können sämtliche alten und frischen Knochenverletzungen lokalisiert und dann durch gezielte Röntgenaufnahmen dokumentiert werden (Abb. 13).
Schädelfrakturen werden besser primär röntgenologisch untersucht [17].
- Unklare Schmerzen im Bewegungsapparat, Knochenverletzungen an röntgenologisch schwer zu-

Tabelle 7. Dosierung der Aktivität im Kindesalter (Nach Webster et al. [35])

Körpergewicht (kg)	5	10	15	20	25	30	35	40	50	60
Faktor $M^{2/3}$	0,17	0,27	0,36	0,43	0,50	0,57	0,63	0,69	0,80	0,90

Alter, Jahre (X)	0	1	2	3	4	5	6	8	10	12	15
Faktor $\frac{X+1}{X+7}$	0,14	0,25	0,33	0,40	0,45	0,50	0,54	0,60	0,65	0,69	0,73

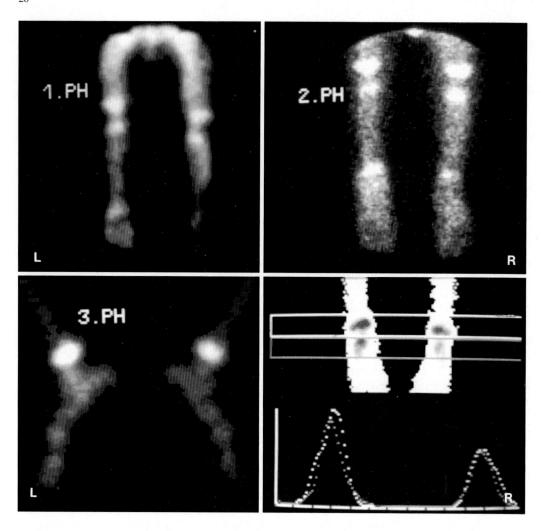

Abb. 12. 3-Phasen-Skelettszintigramm bei Osteomyelitits. *1. Phase:* Das Summationsbild der Sequenzaufnahmen zeigt eine vermehrte Anreicherung im Bereich des linken oberen Sprunggelenkes und der distalen Tibia. *2. Phase:* In der Weichteilphase verstärkt sich dieser Befund. *3. Phase:* Nach 2 Std.: Vermehrte Anreicherung vor allem in der distalen Tibia mit reaktiv leicht vermehrter Anreicherung im Bereich des ganzen linken Fußskeletts. *Unten rechts:* Szintimetrie: Deutlich vermehrte Aktivität über der linken distalen Tibia und reaktiv auch im Bereich der linken Fußwurzelknochen

gänglichen Regionen (Wirbelsäule) und das Polytrauma sind weitere Indikationen (Abb. 14).
- Gutartige Tumoren und tumorähnliche Erkrankungen - Osteoidosteom, fibröse Dysplasie, Histiozytosis X. Bei der Histiozytosis X findet man häufig multiple Herde, jedoch ist die Szintigraphie weniger sensibel als die Röntgenuntersuchung; die Befolgung der Regel, das ganze Skelett aufzuzeichnen und nicht nur die primär verdächtige Region, ist daher bei diesem Krankheitsbild unerläßlich.
- Maligne Knochentumoren und Knochenmetastasen anderer Tumoren - Osteosarkome, Ewing-Sarkome und die seltenen Chondrosarkome. Metastasen kommen häufig bei Neuroblastomen vor, selten bei M. Hodgkin und Non-Hodgkin-Lymphomen (Abb. 17). Auch bei Leukämien können Knochenherde auftreten. Die Szintigraphie dient bei Knochentumoren vor allem zur Feststellung der Ausdehnung des Tumors im Knochen und Knochenmark, dem Nachweis von Metastasen im Skelett, in den Lymphknoten und ggf. auch in der Lunge und der quantitativen Messung der Aktivitätsanreicherung im Vergleich zur gesunden Seite. Mit dieser *Szintimetrie* läßt sich auch die Effektivität der Tumorbehandlung ermitteln.

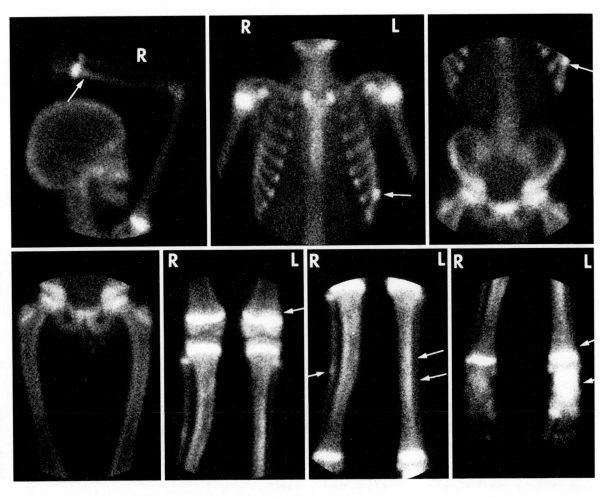

- Aseptische Nekrosen, vor allem der M. Perthes. Schon wenige Wochen nach Beginn er Erkrankung zeigt sich im Szintigramm die typische Minderbelegung des Hüftkopfes, während der röntgenologische Befund erst nach Monaten erkennbar wird [14], Abb. 15). Die Nekrose ist mit der Kernspintomographie ebenfalls sehr gut nachweisbar.

Differentialdiagnostisch kommt ein septischer Gelenkerguß mit Ischämie und eine Nekrose bei Hämophilie in Frage. Positive Befunde sind auch bei der Osteochondrosis dissecans am distalen Femur und bei Morbus Schlatter zu erwarten.

Ein Nachteil der geringen Spezifität der Skelettszintigraphie ist die Unmöglichkeit, floride Entzündungen von Reparationsvorgängen und anderen nichtentzündlichen Knochenprozessen zu differenzieren. Bei Kindern ist dieses Problem bei der Frage nach der klinischen Heilung einer Osteomyelitis von Bedeutung. Anscheinend kann die Diagnose einer

Abb. 13. Skelettszintigraphie bei Verdacht auf Mißhandlung (Battered-Child-Syndrom). Multiple Zonen umschriebener vermehrter Aktivitätseinlagerungen *(Pfeile)*, die dann gezielt röntgenologisch dokumentiert werden konnten. *Diagnose:* Ausgedehnte Skelettverletzungen bei Mißhandlung

noch floriden Entzündung mit Hilfe von Technetiummarkierten Leukozytenantikörpern (von Mäusen) oder mit Technetium-Nanokolloid (aus Humanserumalbumin) gestellt werden [5].

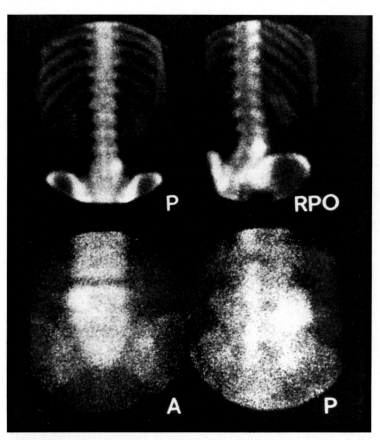

Abb. 14. Skelettszintigraphie bei einem 10jährigen Knaben mit unklaren Schmerzen im Bereich der unteren LWS. *Oben (links):* Vermehrte Aktivität im 5. LWK rechts, ebenso bei der Schrägaufnahme *(rechts)* Unten: *a*=anterior, *p*=posterior Aufnahmen mit Pinhole-Kollimator. Röntgenologisch fand sich dort eine Sklerosierung der Bogenwurzel und linksseitig eine Unterbrechung der Interartikularportion (Spondylolyse). Der Befund rechts ist als Überlastungssymptom zu deuten. (Aus EBEL u. TREVES [9])

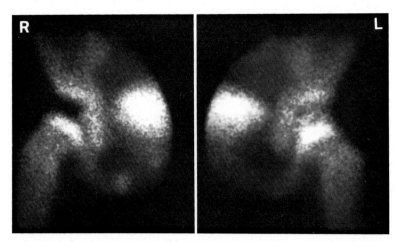

Abb. 15. Skelettszintigramm mit ^{99m}Tc-MDP bei einem 6jährigen Knaben mit Schmerzen in der rechten Hüfte seit 4 Wochen. Aufzeichnung mit Pinhole-Kollimator: Fehlende Aktivität im rechten Hüftkopf lateral. Typisch für Morbus Perthes. Röntgenologisch kein krankhafter Befund. (Aus EBEL [8])

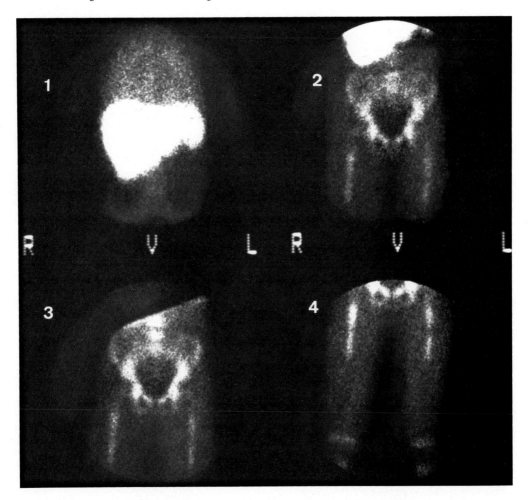

Abb. 16. Knochenmarkszintigraphie bei 12jährigem Knaben mit aplastischer Anämie. Starke Anreicherung in Milz und Leber *(1)*, die bei *(3)* abgedeckt wurden. Normale Darstellung des Knochenmarkes in Becken und Oberschenkeln *(2, 4)*

5.1 Das Knochenmark

Die Untersuchung des Knochenmarkes mit ^{99m}Tc-"Nanocoll" oder Schwefelkolloid im Kindesalter kann die Verdrängung des aktiven Markes durch malignes Tumorgewebe und den Effekt der Therapie nachweisen [31]. Gleichzeitig stellt sich das retikuloendotheliale System dar (Abb. 16) (s. Kap. Leber und Milz); bei der Fanconi-Anämie findet man im Gegensatz zur aplastischen Anämie eine weitgehende Reduzierung der Knochenmarksaktivität. Die Dosierung richtet sich nach der Websterregel (Tabelle 7), die Erwachsenendosis beträgt 370 MBq.

Ausgezeichnete diagnostische Möglichkeiten bieten bei Knochenmarksprozessen (Leukämie, Tumorausdehnung und -metastasen) die Kernspintomographie (s. Kap. 8, Skelettveränderungen bei Leukosen und anderen Erkrankungen des hämatopoetischen Systems).

6 Onkologie

In der pädiatrischen Onkologie wird vor allem die Skelettszintigraphie (s. o.) bei Knochentumoren und zum Nachweis von Knochenmetastasen der entsprechenden Tumoren verwendet. Ein selten benutztes Radionuklid ist ^{67}Ga-Citrat zum Nachweis von Entzündungsherden und von Tumoren und Tumormetastasen des lymphatischen Systems. Auch Knochentumoren und ihre Metastasen sowie leukämische Herde speichern ^{67}Ga-Citrat [6] (Abb. 17). Auf die Möglichkeiten der Kernspintomographie

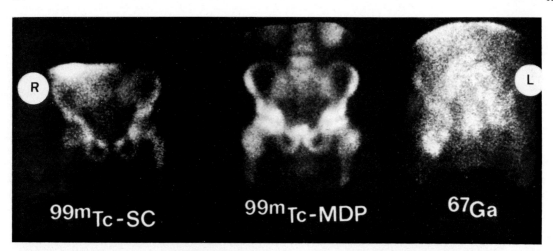

Abb. 17. Untersuchungen bei einem 14jährigen Knaben mit M. Hodgkin Stadium IIA mit Schmerzen im rechen Oberschenkel und derben Lymphknoten in der rechten Leiste. *Links:* Knochenmarkszintigraphie mit Tc-Schwefelkolloid: Verminderte Aktivität im rechten proximalen Oberschenkel. *Mitte:* Szintigramm mit ^{99m}Tc-MDP: Gering vermehrte Aktivität in den gleichen Regionen. *Rechts:* Szintigramm mit ^{67}Ga-Citrat Vermehrte Aktivität ebenfalls im rechten Femur und in inguinalen und iliakalen Lymphknoten. Hinweis auf ein Rezidiv des M. Hodgkin (Aus EBEL u. TREVES [9])

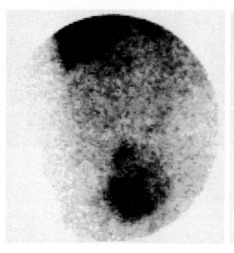
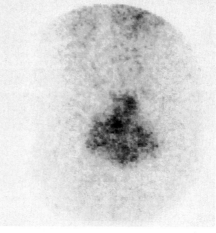

Abb. 18. Untersuchung mit ^{123}J-MIBG bei einem 10jährigen Mädchen mit einem Neuroblastom im kleinen Becken. *Links:* Aufnahme 6 Std. p.i.: Starke Anreicherung im Tumor, aber auch in der Leber. *Rechts:* 30 Std. p.i.: Die spezifische Tumoranreicherung bleibt im wesentlichen bestehen, die Untergrundaktivität hat deutlich abgenommen. In den übrigen Regionen waren keine Metastasen nachweisbar

wird ausführlicher im Kapitel 8, Skelettveränderungen bei Leukosen und anderen Erkrankungen des hämatopoetischen Systems, eingegangen. Ein echter Tumormarker für Phäochromozytome und Katecholamin-produzierende Neuroblastome einschließlich ihrer Metastasen ist das Jodmetabenzylguanidin (MIBG). Für diagnostische Zwecke sollte die Markierung mit ^{123}J verwendet werden, weil die Strahlenbelastung des normalen Nebennierenmarkes gegenüber dem mit ^{131}J markierten MIBG erheblich niedriger ist [28] (Abb. 18).

7 Magen-Darm-Kanal und Abdominalorgane

7.1 Der Nachweis eines gastroösophagealen Refluxes

Diese Fragestellung betrifft in erster Linie das Säuglingsalter, klinisch sind der Anlaß rezidivierendes Erbrechen und mangelndes Gedeihen, ungeklärte rezidivierende Pneumonien mit dem Verdacht auf unbemerkte Aspirationen. Die Kinder erhalten mit ^{99m}Tc markiertes Kolloid als Beimengung zur normalen Nahrung. Während einer einstündigen Daueraufzeichnung mit der Gammakamera werden auch kurzzeitige Refluxe aus dem Magen relativ zuverlässig registriert. Ein weiterer

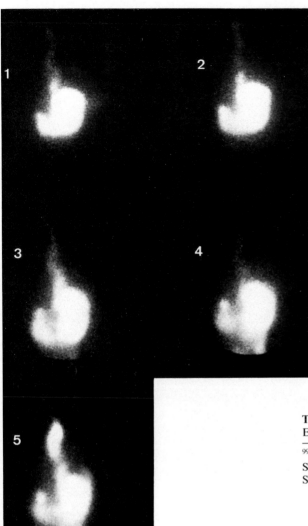

Abb. 19a, b. Untersuchung zum Nachweis eines gastro-ösophagealen Refluxes, 14jähriger Knabe. **a** Serienaufnahmen nach Trinken von Flüssigkeit mit ^{99m}Tc-Schwefelkolloid: Reflux auf Bild *1*, *3* und *5* – auf Bild *5* bis in den oberen Ösophagus! **b** Zeitaktivitätskurve über Kardia *(1)* und Ösophagus *(2)*: Mehrere Zacken (Refluxe) über der Kardia, am Ende auch über dem mittleren Ösophagus entsprechend **a** Bild *5*. (Aus EBEL u. TREVES [9])

Tabelle 8. Gastroösophagealer Reflux und Aspiration (Aus EBEL [8]

^{99m}Tc Schwefelkolloid in Milch oral	
Strahlenbelastung 5jähriges Kind Magen/Darm	3 mGy
Sensitivität bei 36 Kindern	76%[a]
Röntgenuntersuchung	48%[b]
Manometrie	38%
pH-Messung 24 Stunden	100%

[a] 2 Fälle mit Aspiration   [b] Keine Aspiration

Vorteil dieser Methode ist der Nachweis einer, wenn auch seltenen, Aspiration von Mageninhalt in die Lunge, womit die Ursache chronisch-rezidivierender Pneumonien zu klären ist. Die Sensitivität der Methode ist deutlich höher als die der Röntgenuntersuchung und der Manometrie [13] (s. Tabelle 8 u. Abb. 19).

Mit dieser Methode kann gleichzeitig die Magenentleerung während einer Stunde registriert werden, sie entspricht normalerweise einer Verminderung der Aktivität um 50%–70%. Die Strahlenbelastung des Magen-Darm-Traktes für ein 5jähriges Kind beträgt 3 mGy [33].

7.2 Der Nachweis einer Blutungsquelle im Darm

Die häufigste Ursache von Blutentleerungen mit dem Stuhl im Kleinkindesalter ist ein Meckelsches Divertikel mit ektoper Magenschleimhaut. Sie läßt sich sehr einfach durch Anreicherung von ^{99m}Tc-Pertechnetat nachweisen. Mit dieser Methode sind umständliche und nur selten erfolgreiche Magen-Darm-Passagen und die invasive Angiographie vermeidbar, ihre Sensitivität beträgt etwa 90%, falschpositive Ergebnisse betreffen andere pathologische

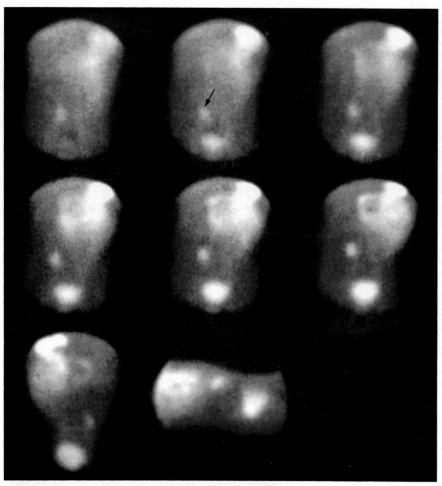

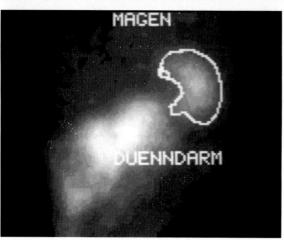

Abb. 20. Szintigraphie des Abdomens mit ^{99m}Tc-Pertechnetat bei einem 5jährigen Knaben mit Darmblutungen. Serienaufnahmen von 5 min. *Beginn links oben:* Schon nach 5 min umschriebene Aktivitätsanreicherung im rechten Unterbauch, die auf den weiteren Aufnahmen der oberen und mittleren Reihe deutlich zunimmt, gleichzeitig vermehrte Aktivität im Magen und oberen Dünndarm. *Untere Reihe links:* Dorsale, in der Mitte rechts seitliche Position. *Diagnose:* Blutendes Meckelsches Divertikel, operativ bestätigt (Aus EBEL u. TREVES [9])

Abb. 21. Gleiche Untersuchungstechnik wie Abb. 20 bei einem 1½jährigen Mädchen mit starker Blutentleerung aus dem Darm. Schon wenige Minuten nach der Aktivitätsgabe mäßige Anreicherung in der Magenschleimhaut, starke Aktivität im oberen Dünndarm. *Diagnose:* Ausgedehnte Dünndarmduplikatur mit Magenschleimhaut, die durch Ulzerationen zu den Blutungen geführt hat. Operativ bestätigt

Befunde im Darmbereich wie Entzündungen, Invagination, Hämangiome oder ektope Magenschleimhaut in anderen Bezirken wie gastrogene Zysten und Darmduplikaturen [30] (Abb. 20, 21).

Das Kind muß zur Untersuchung nüchtern sein und darf keine Barium-Reste im Magen-Darm-Trakt aufweisen. Statt des üblichen Perchlorats wird die Schilddrüse mit 50–100 mg KJ oder Lugolscher Lösung blockiert. Die Dosierung ist 1,8 MBq ^{99m}Tc-Pertechnetat/kg KG, die Strahlenbelastung für den Darm beträgt für ein 5jähriges Kind etwa 3 mGy.

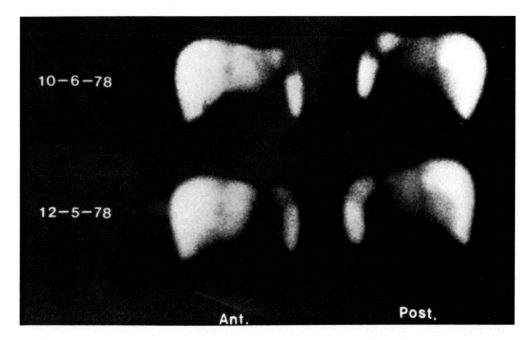

Zum Nachweis einer manifesten Blutung im Magen-Darm-Trakt eignen sich radioaktiv markierte Erythrozyten: nach in-vitro- oder in-vivo-Markierung mit ^{99m}Tc-Pertechnetat werden mit der Gammakamera Aufzeichnung des Abdomens über etwa 90 Min und gegebenenfalls auch Spätaufnahmen bis zu 36 Std. angefertigt. An der Blutungsstelle treten die markierten Erythrozyten in das Darmlumen oder die Bauchhöhle aus [2].

7.3 Die statische Leber-Milz-Szintigraphie

Nach Einführung der Sonographie wird die Szintigraphie von Leber und Milz mit ^{99m}Tc-Schwefelkolloid und ähnlichen Substanzen nur noch selten durchgeführt. Die Substanz wird im retikuloendothelialen System von Leber, Milz und Knochenmark gespeichert. Die Strahlenbelastung bei einem 5jährigen Kind beträgt für die Leber etwa 8 mGy und für die Milz 6 mGy.

Indikationen:
- Verdacht auf Milz- und Leberruptur nach einem stumpfen Bauchtrauma (Abb. 22).
- Ausdehnung von Tumoren und Tumormetastasen in der Leber, sofern die Sonographie keine ausreichenden Erkenntnisse liefert und eine Computertomographie nicht möglich ist.

Vergleichsuntersuchungen [19] zeigten, daß zum Nachweis von Milzrupturen die Szintigraphie der

Abb. 22. Leber-Milz-Szintigramm mit ^{99m}Tc-Schwefelkolloid (6.10.78) bei 8jährigem Knaben nach stumpfem Bauchtrauma: Breite Zone fehlender Aktivität in dem Milzszintigramm entsprechend einer Milzruptur. Kontrolle am 5.12.78 nach konservativer Behandlung: Weitgehende Normalisierung der Milzszintigraphie (Aus EBEL u. TREVES [9])

Sonographie deutlich überlegen ist. Bei Leberverletzungen waren beide Methoden etwa gleichwertig. Da die Computertomographie die zuverlässigste Methode ist, sollte man zumindestens bei polytraumatisierten Kindern mit Schädel-Hirn-Trauma sowohl die zerebrale als auch die abdominelle Computertomographie durchführen.

7.4 Die Gallenwege

Die Produktion und der Transport der Galle werden mit Imino-Diazetatverbindungen („IDA"), die mit ^{99m}Tc markiert sind, untersucht.

Indikationen: Therapieresistenter Ikterus im Neugeborenenalter, wenn mit Hilfe der Sonographie keine erweiterten Gallengänge nachweisbar sind.

Die Differentialdiagnose zwischen einer Gallengangsatresie und anderen Ursachen einer Cholestase muß durch sorgfältige Kombination von Klinik, Laborwerten, Sonographie, Nuklearmedizin und evtl. Biopsie geklärt werden [1, 12].

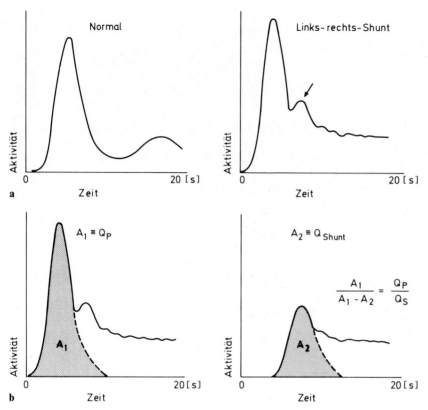

Abb. 23a, b. Nuklid-Angiokardiographie zur Bestimmung eines Links-rechts-Shunts. a *Linke Kurve:* Während der ersten Herzpassage Aufzeichnung über der Lunge mit normalem Kurvenverlauf. *Rechte Kurve:* Der 2. Gipfel *(Pfeil)* zeigt die Rezirkulation in der Lunge an, damit einen Links-rechts-Shunt. b Berechnung der Shuntgröße aus den erhaltenen Kurven. *A1* entspricht dem Lungendurchfluß, *A2* entspricht der Rezirkulation nach Subtraktion von A1 und entspricht dem Shunt. *Qp*= pulmonaler flow, *Qs*= systemischer flow, berechnet in counts x s (Aus TREVES [33])

Normal tritt die Aktivität 10 min nach Injektion in der Gallenblase auf, im Duodenum nach etwa 30 min. Die Dosierung ist etwa 2 MBq/kg KG, die kritische Strahlenbelastung tritt am Dickdarm auf und beträgt bei einem Säugling von 4 kg etwa 10,5 mGy.

8 Die Angiokardiographie zur Bestimmung eines Links-rechts-Shunts

Die Aktivität wird als Bolus mit kleinem Volumen intravenös – am besten in die V. jugularis – injiziert und mit der Kamera werden die ersten 30 Sek. der Herzpassage mit rascher Bildfolge aufgezeichnet (2 Bilder/Sek.). Normal zeigt die Aktivität nur eine kurze Anreicherung während der Lungenpassage. Eine „Region of Interest" (ROI) über der Lunge ergibt eine Zeitaktivitätskurve mit einem Maximum (Abb. 23). Eine Rezirkulation bedeutet einen Links-rechts-Shunt, der mit einem entsprechenden Rechnerprogramm quantitativ bestimmt werden kann. Die erforderliche Dosis mit ^{99m}TcO$_4$ beträgt mindestens 80–100 MBq, deshalb ist die Anwendung sehr kurzlebiger Radionuklide (Iridium oder Gold, s. Tabelle 1) günstiger [33].

9 Die Lymphographie

Bei Verdacht auf Lymphabflußstörungen sollten Untersuchungen mit Jodölen – konventionelle Lymphographie – möglichst vermieden werden, da sie die Situation verschlechtern können. Die Nuklid-Lymphographie ist dagegen in dieser Hinsicht ungefährlich, da nur eine geringe Menge – 0,2–0,5 ml – subkutan in den ersten Interdigitalraum beider Füße injiziert wird. Man verwendet Albuminpartikel („Nanokolloid"), die mit ^{99m}Tc markiert sind. Nach 1–2 Std. stellen sich die Lymphgefäße der Beine, die inguinalen und paraaortalen Lymphknoten dar [32] (Abb. 24).

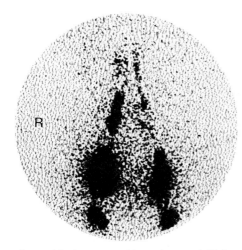
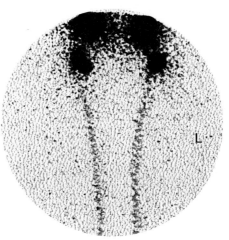

Abb. 24. Lymphographie der unteren Extremitäten mit Technetium-„Nanocoll". 11jähriges Mädchen mit Verdacht auf Lymphabflußstörung im rechten Bein. Nach 1 Std. zeigt sich einwandfreier Abfluß der Aktivität, die in die erste Interdigitalfalte beider Füße injiziert wurde. Kräftige Anreicherung in den inguinalen Lymphknoten, weiterer Abfluß in die paraaortalen Lymphwege. Normales Lymphogramm

Literatur

1. Abramson SJ, Treves S, Teele RL (1982) The infant with possible biliary atresia: Evaluation by ultra-sound and nuclear medicine. Pediatr Radiol 12: 1–5
2. Bauer R, Haluszczynski I, Langhammer H, Bachmann W (1983) In vivo/vitro labelling of red blood cells with ^{99m}Tc. Eur J Nucl Med 8: 218
3. Berberich R, Steinsträsser A (1984) Persönliche Mitteilung
4. Bliesener JA (1980) Die radiologische Funktionsdiagnostik des atrioventrikulären Shunts (Valvogramm).Radiologe 20: 394
5. Bostel F, Hauger W (1988) ^{99m}Tc-Nanokolloid: Klinische Ergebnisse im Einsatz eines neuen Entzündungsmarkers Röfo 149: 648–653
6. Botsch H (1985) Galliumszintigraphie. Springer, Berlin Heidelberg New York Tokyo
7. Cordes M, Rummeny E, Reissmann M, Fox K, Panitz N, Pfannenstiel P (1987) HM-PAO SPECT in der Diagnostik der cerebro-vasculären Erkrankung Der Nuklearmediziner 10: 93–97
8. Ebel KD (1986) Nuklearmedizinische Diagnostik in der Pädiatrie. Monatsschr Kinderheilk 134: 352–359
9. Ebel KD, Treves S (1985) Pädiatrische Nuklearmedizin. In: Hundeshagen H (Hrsg) Nuklearmedizin. Springer, Berlin Heidelberg New York Tokyo (Handbuch der medizinischen Radiologie, Bd XV/3, S 465–484)
10. Ebel KD, Bliesener JA, Gharib M (1988) Imaging of ureteropelvic junction obstruction with stimulated diuresis with consideration of the reliability of ultrasonography Pediatr Radiol 18: 54–56
11. Eissner D (1979) Schilddrüsenszintigraphie. In: Hahn K (Hrsg) Pädiatrische Nuklearmedizin, Bd 1, Kirchheim, Mainz, S 100
12. Eissner D, Hahn K, Baumann W, Peters H (1982) Hepatobiliäre Sequenz- und Funktonsszintigraphie in der Pädiatrie. Nuklearmedizin 5: 27–38
13. Fawcett HD, Hayden CK, Adams JC, Swischuk LE (1988) How useful is gastroesophageal reflux scintigraphy in suspected childhood aspiration? Pediatr Radiol 18: 311–313
14. Fotter R, Lammer J, Ritter G (1982) Szintigraphische 5-Jahres-Studie bei Kindern mit Morbus Perthes. Röfo 137: 141–146
15. Gilday DL, Paul DJ, Paterson J (1975) Diagnosis of Osteomyelitis in children by combined blood pool and bone imaging. Radiology 117: 331–335
16. Gonda S, Hegenbarth R, Hardt HvD (1982) Regional lung function studies in children with chronic obstructive airway diseases. Mod Probl Paediatr 21: 222–229
17. Greinacher I, Tröger J (1982) Das sog. „Battered-Child-Syndrom" aus der Sicht des Kinderröntgenologen. Radiologe 22: 342–351
18. Howman-Giles R, Mclaughlin A, Johnston I, Whittle I (1984) A radionuclide method of evaluation shunt function and CSF circulation in hydrocephalus. J Neurosurg 61: 604–605
19. Kaufman RA, Towbin R, Babcock DS, Gelfand MJ, Guice KS, Ooldham KT, Noseworthy J (1984) Upper abdominal trauma in children: Imaging evaluation. AJR 142: 449–460
20. Kaul A (1980) Strahlenexposition durch nuklearmedizinische Untersuchungen. In: Hahn K (Hrsg) Pädiatrische Nuklearmedizin, Bd 2, Kirchheim, Mainz, S 87
21. Koff SA, Thrall JH, Keyes JW Jr (1980) Assessment of hydroureteronephrosis in children using diuretic radionuclide urography. J Urol 123: 531–534
22. Lantz EJ, Forbes GS, Brown ML, Edward RL Jr (1980) Radiology of cerebrospinal fluid rhinorrhea. AJR 135: 1023–1030
23. Lauer O, Fendel H, Devens K, Langhammer H (1984) Atlas der nuklearmedizinischen Nierenfunktionsdiagnostik im Kindesalter. Wachholz, Nürnberg
24. Linden A, Schnippering HG, Ritzl F (1984) Quantitative Untersuchungsmethode zur Prüfung des vesikorenalen Refluxes bei Kindern. Nuccompact 15: 77
25. Majd M, Kass EJ, Belman AB (1985) Radionuclide cystography in children: Comparison of direct (retrograde) and indirect (intravenous) techniques. Ann Radiol 28: 322

26. O'Reilly PH, Lupton EW (19829 Nuclear medicine. In: O'Reilly PH, Gosling JA (eds) Idiopathic hydronephrosis. Springer, Berlin Heidelberg New York, p 49
27. Piepsz A, Dobbeleir A, Erbsmann F (1977) Measurement of separate kidney clearance by means of ^{99m}Tc-DTPA complex and a scintillation camera. Eur J Nucl Med 2: 173-177
28. Sauer J (1985) ^{123}J-Metabenzylguanidin (MIGB) zur Diagnostik beim Neuroblastom. Nuccompact 16: 97
29. Schober O, Galaske R, Heyer R (1987) Determination of brain death with ^{123}J-IMP and ^{99m}Tc-HM-PAO Neurosurg Rev 10: 19-22
30. Sfakianakis GN, Haase GM (1982) Abdominal scintigraphy for ectopic gastric mucosa: A retrospective analysis of 143 studies. AJR 138: 7-12
31. Siddiqui AR, Oseas RS, Wellmann HN, Doerr DR, Baehner RL (1979) Evaluation of bone-marrow scanning with ^{99m}Technetium Sulfur Colloid in pediatric oncology. J Nucl Med 20: 379-386
32. Sty JR, Starshak RJ (1982) Atlas of pediatric radionuclide lymphography. Clin Nucl Med 7: 428-433
33. Treves S (1985) Pediatric nuclear medicine. Springer, New York Berlin Heidelberg Tokyo
34. Vandevivere J, Spehl M, Dab I, Baran D, Piepsz A (1980) Bronchiectasis in childhood. Comparison of chest roentgenograms, bronchography and lung scintigraphy. Pediatr Radiol 9: 193-198
35. Webster EW, Alpert NM, Brownell GL (1974) Radiation doses in pediatric medicine and diagnostic X-ray procedures. In: James AE, Wagner HN, Cooke RE (eds) Pediatric nuclear medicine. Saunders, Philadelphia London Toronto, p 34
36. Willi U, Treves S (1983) Radionuclide voiding cystography. Urol Radiol 5: 161

Skelett

1 Skelettentwicklung (Wachstum, Reifung des Skeletts, Knochenalter- und Endgrößenbestimmung)

H. KEMPERDICK

INHALT

Einleitung		39
1	Reifung und Wachstum des Skeletts pränatal	39
1.1	Die chondrale Knochenbildung	40
1.2	Die desmale Knochenbildung	40
1.3	Ablauf der pränatalen Ossifikation	40
2	Reifung und Wachstum des Skeletts postnatal	42
2.1	Das Auftreten der sekundären Ossifikationszentren	43
2.2	Die Entwicklung der Apophysenkerne	45
2.3	Ausformung der sekundären Ossifikationszentren und Epiphysenfugenschluß	46
3	Knochenalterbestimmung	47
3.1	Grundlagen und Wertigkeit der Knochenalterbestimmung	48
3.2	Knochenalterbestimmungsmethoden	48
3.2.1	Grundsätzliches über verschiedene Methoden der Knochenalterbestimmung	48
3.2.2	Heute zu empfehlende Methoden	50
3.2.2.1	Die Methode nach GREULICH und PYLE	50
3.2.2.2	Die Methodik von TANNER, WHITEHOUSE und Mitarbeitern	52
3.2.2.3	Die Methodik nach DE ROO und SCHRÖDER	53
3.2.2.4	Skelettalterbestimmungsmethode nach THIEMANN und NITZ	53
3.2.2.5	Knochenalterbestimmung bei Früh- und Neugeborenen nach VON HARNACK	53
3.2.2.6	Knochenalterbestimmungsmethode nach SÉNÉCAL	54
3.2.2.7	Die Methode nach PYLE und HOERR	54
3.2.2.8	Die Methode von ERASMIE und RINGERTZ	54
4	Endgrößenbestimmung	55
4.1	Vorbemerkungen	55
4.2	Die Methode nach BAYLEY und PINNEAU	55
4.3	Die Methode von ROCHE, WAINER, THISSEN	56
4.4	Die Methode von TANNER und Mitarbeitern	57
Literatur		58

Einleitung

Für die röntgendiagnostische Beurteilung des kindlichen Skelettsystems ist die genaue Kenntnis der physiologischen Entwicklungsabläufe von Reifung und Wachstum des Skeletts eine unabdingbare Voraussetzung. Nur so ist es möglich, pathologische von physiologischen Befunden zu unterscheiden und physiologische Variationen zu erkennen.

Die Skelettentwicklung, die einen gesetzmäßigen Ablauf nimmt, ist auch ein sehr objektiver Parameter für die Entwicklung des Gesamtorganismus. Die normale Entwicklung hängt von vielen endogenen und teilweise auch exogenen Faktoren ab. Ist das normale Zusammenspiel dieser Faktoren gestört, treten in der Regel erkennbare, diagnostisch wichtige Veränderungen nicht nur der allgemeinen körperlichen Entwicklung, sondern auch der Entwicklung bzw. Reifung des Skelettsystems auf. Daher ist die Knochenalterbestimmung bei vielen klinischen Fragestellungen von großer Bedeutung für die Diagnostik. Basierend auf dieser Methode wurden auch die Endgrößenbestimmungsmethoden entwickelt, die insbesondere bei den Abweichungen von der normalen Körpergröße ihre Bedeutung erlangen und Entscheidungshilfen für therapeutische Maßnahmen sein können.

1 Reifung und Wachstum des Skeletts pränatal

Die normale Skelettentwicklung und -reifung geht in mehreren Ossifikationsstufen vor sich, die durch Perioden des Längenwachstums unterbrochen sind [3].

Zunächst wird das embryonale Skelett bis auf die bindegewebig präformierten Belegknochen (platte Schädelknochen, die meisten Gesichtsknochen, Klavikula) knorplig angelegt.

Sowohl bei den knorplig wie bindegewebig präformierten Skelettanteilen geht die Verknöcherung von einem Knochenkern aus. Die Verknöcherung bei den knorplig und bindegewebig präformierten Skelettanteilen verläuft jedoch verschieden.

Die knorplig präformierten Knochen verknöchern erst nach Einschmelzung des Knorpels sowohl vom zentral gelegenen Knochenkern her (enchondrale Ossifikation) als auch von der Peripherie her (perichondrale Ossifikation) [3]. Beim bindegewebig präformierten Belegknochen geht die Verknöcherung zwar auch von einem Ossifikationszentrum aus, jedoch läuft hier nur eine knöcherne Entwicklung aus Bindegewebe ab.

1.1 Die chondrale Knochenbildung

Die Knorpelgrundsubstanz ist das Mesenchym. Durch Verdichtung dieses Mesenchyms entstehen als Vorknorpel bezeichnete Zellanhäufungen [9]. Diese deuten die Gestalt des späteren Skelettanteils schon an. Zwischen den Vorknorpelzellen bildet sich hyaline Grundsubstanz. Der (hyaline-) Knorpel entsteht, der von Bindegewebe, dem Perichondrium, umgeben wird. Dieser Knorpel bildet das Modell des späteren Knochens. Da der Knorpel schrittweise von Knochengewebe ersetzt wird, werden die knorplig präformierten Knochen Ersatzknochen genannt. Sowohl enchondral wie perichondral erfolgt dieser Ersatz.

Der Knochenkern entsteht bei der enchondralen Knochenbildung durch Ablagerung von Kalksalzen im Knorpelinnern, den sog. Ossifikationszentren. Zuvor gelangen die Osteoblasten entlang von Gefäßen, die in den Knorpel hineinwachsen, in diesen. Das Größenwachstum des Knochenkerns wird durch Zellen, die den umgebenden Knorpel zerstören (Chondroblasten/Osteoklasten), ermöglicht. Während somit bei der enchondralen Osteogenese die Ossifikation im Innern des knorplig präformierten Knochens beginnt, verläuft die perichondrale oder periostale Knochenbildung von außen her. Dadurch entsteht an der Diaphyse ein Knochenmantel, der durch Apposition das Dickenwachstum des Knochens verursacht und der zu den Epiphysen hin in die Länge wächst. Der Markraum ist primär angefüllt mit Blutgefäßen, Mesenchymzellen, zugrundegehenden Knorpelzellen, Osteoblasten und Osteoklasten. Später entsteht daraus das hämoblastische Mark, das dann den sekundären Markraum ausfüllt. Im Metaphysenbereich des Knochens (Abb. 1) wächst der Säulenknorpel in Richtung der Epiphysen. Nach Verknöcherung der Epiphysen geht das Längenwachstum des Knochens vom hyalinen Knorpel der Epiphysenfuge aus. Beendet wird das Längenwachstum, wenn die Epiphysenfuge durch die Chondroklastentätigkeit abgebaut ist.

1.2 Die desmale Knochenbildung

Die bindegewebig präformierten Skelettanteile verknöchern durch das Auftreten von Osteoblasten, die aus Mesenchymzellen entstanden sind, im Bindegewebe. Nach Bildung der Knochengrundsubstanz durch die Osteoblasten werden Kalksalze abgelagert, die zu feinen Bälkchen ausgeformt werden. Der endgültige Knochen wird durch Resorption im Bereich der primären Ossifikationszentren durch Osteoklasten, die auch aus Mesenchymzellen hervorgehen, und gleichzeitige Apposition gebildet. Diese Knochen, die im Rahmen der desmalen Osteogenese entstehen, werden auch als Deckknochen bezeichnet.

1.3 Ablauf der pränatalen Ossifikation

Im 2. Fetalmonat, etwa ab der 6.–7. Woche, beim etwa 9 mm langen Embryo, beginnt die Verknöcherung des Skeletts mit dem Auftreten eines Kno-

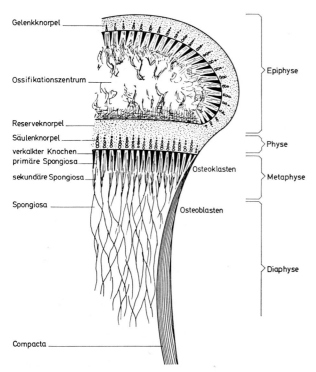

Abb. 1. Schema der Abschnitte am wachsenden Röhrenknochen. (Nach SCHMID [9])

chenkerns im mittleren Anteil der Klavikula, die bis auf die lateralen Anteile bindegewebig angelegt ist [2, 4, 9, 13]. Die Verknöcherungserscheinung an diesem bindegewebig präformierten Belegknochen kann auch schon in der fünften [11] oder sogar schon in der dritten [3] Embryonalwoche nachweisbar sein.

Auch an mehreren anderen Belegknochen, wie Ober- und Unterkiefer, sind Verknöcherungserscheinungen früher (6.–7. Embryonalwoche) zu beobachten als an den knorplig präformierten Skelettanteilen, deren Verknöcherung in der Regel mit dem dritten Fetalmonat beginnt.

Die Verknöcherung des fetalen Skeletts geht sehr rasch vonstatten. Bereits mit Ende des 3. Embryonalmonats ist das Skelett größtenteils knöchern angelegt. Zu diesem Zeitpunkt fehlen nur noch einige kleine Röhrenknochen an Händen und Füßen. Die nachfolgende Fetalperiode ist im wesentlichen gekennzeichnet durch Größenzunahme und Ausformung der Knochen. Abgeschlossen wird die pränatale Ossifikation im 8. oder 9. Fetalmonat mit der Mittelphalanx der 5. Zehe [10] (Abb. 2, 3).

Zu diesem Zeitpunkt sind alle primären, d. h. pränatal angelegten Ossifikationszentren vorhanden. Im Bereich der Röhrenknochen erstreckt sich die primäre Ossifikation auf die Diaphysen und Metaphysen. Die mehr als 800 Ossifikationszentren [10] bilden durch Verschmelzungsprozesse, die im 8. Fetalmonat beginnen, etwa 270 bei der Geburt angelegte Knochen [11]. In der Regel sind dann neben den Röhrenknochen der Extremitäten nur zwei Epiphysenkerne (distale Femur- und proximale Tibiaepiphyse) und zwei runde Knochen (Talus und Kalkaneus) angelegt, während die anderen Epiphysen und runden Knochen als sekundäre Ossifikationszentren postfetal in Erscheinung treten (Abb. 4).

Das *Auftreten der primären Ossifikationszentren des Armes* beginnt in der 6. bis 8. Schwangerschaftswoche mit der Anlage des Kernes von Humerus und Ulna [4, 5, 13] und endet durchschnittlich im 3.–4. Monat mit der Bildung der Phalangen. Sekundäre Ossifikationszentren im Bereich des Humeruskopfes sowie Os capitatum und hamatum im Handwurzelbereich erscheinen nur gelegentlich während der letzten Fetalmonate [7].

Am *Bein* treten in der Regel zuerst die Knochenkerne von Femur und Tibia in der 6.–12. Woche auf, während einzelne Phalangen evtl. erst in der 36. Woche der Fetalzeit sichtbar werden. Die Ossifikation der distalen Femurepiphyse beginnt während der letzten zwei Monate der Schwangerschaft.

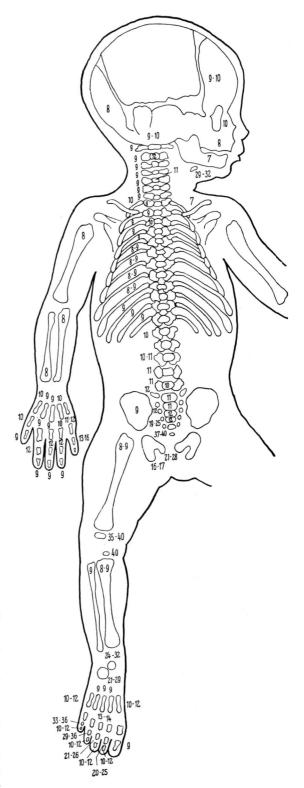

Abb. 2. Primäre Ossifikationszentren. Die Zahlen bedeuten die Schwangerschaftswochen, in denen die erste Knochenkernanlage in Erscheinung tritt. (Nach SCHMID [9])

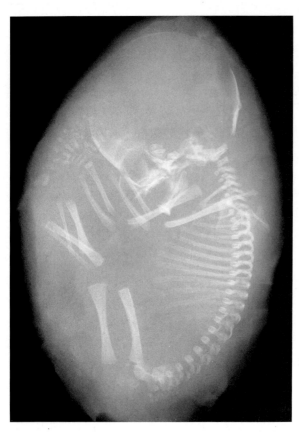

Abb. 3. Foet vor der 20. Schwangerschaftswoche

Dieses sekundäre Ossifikationszentrum ist bei allen reifgeborenen Mädchen und bei 96% der reifgeborenen Jungen vorhanden [5]. Der Knochenkern der proximalen Tibiaepiphyse hingegen ist nur bei etwa Zweidrittel der ausgetragenen Kinder vorhanden.

Die Ossifikation der *Becken*knochen beginnt im 3.–4. Fetalmonat im Darmbein. Im Sitzbein treten Knochenkerne im 4.–5. Fetalmonat auf und im Schambein im 6.–7. Fetalmonat [3].

Die Ausbildung der primären *Wirbel*anlagen beginnt in der Halsregion und endet nach kaudal fortschreitend im 2. Embryonalmonat. Am Ende dieses Monats beginnt auch die Verknöcherung der Wirbelsäule. Der erste Wirbelkörperkern tritt im 3. Fetalmonat im 12. Brustwirbel auf. Von dort aus schreitet die Ossifikation sowohl nach kranial wie kaudal fort [1, 4, 6]. Mit Ende des 4. Fetalmonats sind die Knochenkerne aller Wirbelkörper angelegt.

Die Verknöcherung des *Schädels* beginnt nach THEILER [12] an der Mandibula, der die Ossifikation der Maxilla unmittelbar folgt. Diese Vorgänge laufen in der 6.–8. Embryonalwoche ab. Die anderen Schädelknochen verknöchern ab der 9.–10. Embryonalwoche. Röntgenologisch können die ersten Verknöcherungen des Schädels nach dem 3. Fetalmonat nachgewiesen werden [8].

2 Reifung und Wachstum des Skeletts postnatal

Nach der intrauterinen Ossifikation verläuft postnatal die Skelettentwicklung und Reifung in weiteren drei Ossifikationsstufen, die durch Perioden des Längenwachstums unterbrochen sind [1]:

Entwicklung der Knochenkerne in den Epiphysen der kurzen und langen Röhrenknochen sowie Entwicklung der Hand- und Fußwurzelknochen = Auftreten der sekundären Ossifikationszentren;

Entwicklung der Apophysenkerne;

Knöcherner Epiphysenfugenschluß.

Durch das Längenwachstum kommt es nicht nur zu einer Größenzunahme der Röhrenknochen, sondern auch zu Formveränderungen der pränatal angelegten Diaphysen. Im frühen Säuglingsalter weisen die Röhrenknochen in Schaftmitte eine relativ dicke Kompaktaschale auf, in der die Kanäle der Blutgefäße (Nutritialkanäle) besonders deutlich zu erkennen sind [6]. Diese zeigen einen zunehmend schrägen Verlauf bei gleichzeitiger relativer Verdünnung der Kompakta in Schaftmitte.

Die Röhrenknochen der Mädchen verlängern sich schneller als die der Jungen [3]. Diese Wachstumsunterschiede betreffen jedoch nicht alle Röhrenknochenanteile in gleicher Weise. So ist der Tibiaschaft zwar bei Mädchen nach dem 2. Lebensjahr in der Regel etwas länger als bei Jungen, andererseits aber der Tibiakopf bei Jungen breiter [2].

Der Grad des Längenwachstums, das von den beiden Enden eines Röhrenknochens ausgeht, ist ungleichmäßig. Der Humerus z. B. wächst von seinem ellenbogennahen Anteil langsamer in die Länge als von seinem schulternahen Anteil. Am Femur geschieht 70% des Längenwachstums von seinem distalen Ende aus. Neben dem Längen- und Breitenwachstum des Röhrenknochens spielt auch die Modellierung des Knochens eine wichtige Rolle für die Erreichung seiner endgültigen Form. Während die Endanteile des Schaftes an Breite zunehmen, tritt eine zunehmende konzentrische Einengung der übrigen Schaftanteile auf, beginnend im metaphysennahen Bereich. Es konnte gezeigt werden, daß diese Modellierung im wesentlichen durch eine interne Resorption rund um die tief gelegenen Osteozyten herum bedingt ist [8].

Skelettentwicklung

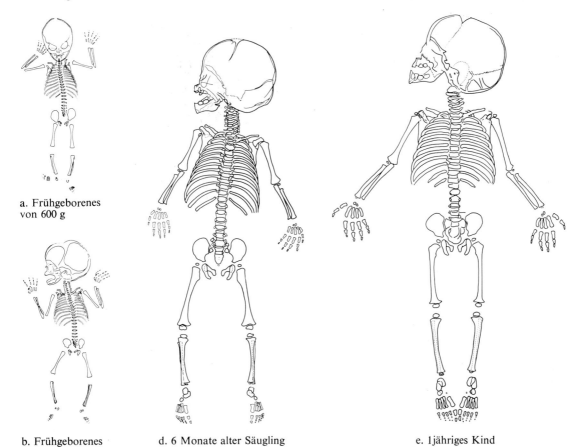

a. Frühgeborenes von 600 g

b. Frühgeborenes von 1000 g

d. 6 Monate alter Säugling

e. 1jähriges Kind

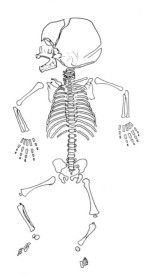

c. Neugeborenes

Abb. 4a–e. Das wachsende Skelett in verschiedenen, alters- und größenabhängigen Entwicklungsphasen, skizziert nach Radiogrammen des Skeletts. Deutlich werden die Differenzierungs- und Größenverhältnisse, ebenso wie die Form- und Proportionsverschiebungen. (Nach SCHMID [9])

2.1 Das Auftreten der sekundären Ossifikationszentren

Während pränatal vorwiegend primäre Ossifikationszentren auftreten, ist die postnatale Skelettentwicklung durch das Auftreten der sekundären Ossifikationszentren gekennzeichnet. Nur zwei sekundäre Ossifikationszentren sind schon pränatal vorhanden, nämlich der distale Femurepiphysenkern und der proximale Tibiaepiphysenkern. Das Vorhandensein der distalen Femurepiphyse ist konstanter als das des proximalen Tibiaepiphysenkernes, der nach TATAFIORE [7] nur in ⅘ der Fälle nachweisbar ist.

Die Ossifikation und Vergrößerung der Epiphysen geschieht durch den gleichen Prozeß der enchondralen Knochenbildung, der das Längenwachstum der Schäfte der Röhrenknochen bedingt. Dieser Vorgang läuft jedoch an den Epiphysen dreidimensional ab. Die Verknöcherung der Epiphysen geht vom Ossifikationszentrum aus in alle Richtungen der knorpelig angelegten Epiphyse. An der zur Gelenkfläche gelegenen Seite der Ossifika-

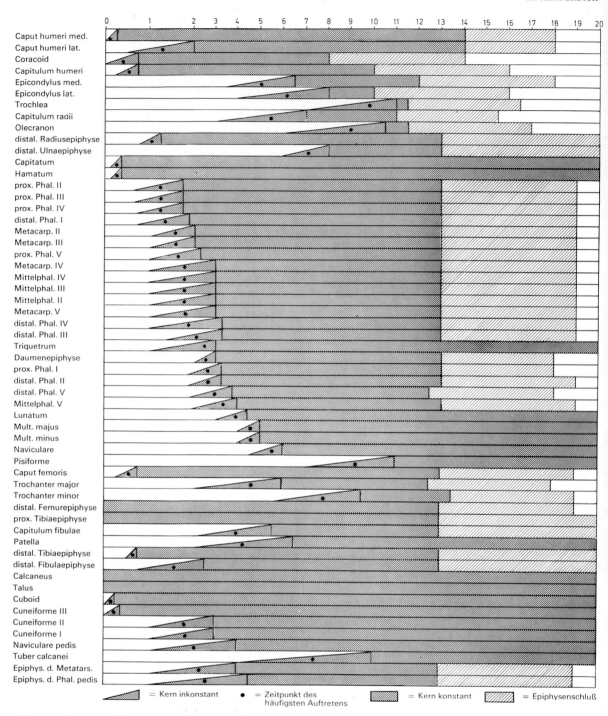

Abb. 5. Auftreten und Verschmelzen der selbständigen Knochen und Epiphysenkerne. Bei dieser Synopsis der Knochenkernentwicklung sind die selbständigen Knochenkerne und Epiphysenkerne berücksichtigt. Die Schwankungsbreite des Auftretens eines Ossifikationszentrums ist durch das keilförmige Feld, der häufigste Zeitpunkt des Erscheinens durch den schwarzen Punkt, die Periode des konstanten Vorhandenseins durch die dunkle homogene Säule symbolisiert. Der Epiphysenschluß (schraffierte Säule) erfolgt bei Mädchen durchschnittlich 1–2 Jahre früher als bei Jungen, ereignet sich also meist in den linken ⅔ der Säule. (Nach SCHMID [5])

tionszentren ist die Verknöcherungsgeschwindigkeit etwas größer als an der zur Diaphyse gerichteten Seite. Die Ossifikation schreitet bis zu den Rändern der Knorpelanlage fort. Dadurch verliert die Knorpelplatte zwischen Schaft und Epiphysenossifikationszentrum an Dicke bis sie vollständig zum Zeitpunkt des Epiphysenschlusses verschwindet. Auf der Gelenkseite der Epiphysen hingegen bleibt eine schmale Knorpelschicht als Gelenkknorpel erhalten [2]. Häufig treten während der Epiphysenossifikation multiple Ossifikationszentren auf, die später zu einem einzigen Zentrum verschmelzen. Vorübergehend können dadurch Ungleichmäßigkeiten der Dichte und Unregelmäßigkeiten der Randkonturen der Epiphysen auftreten. Die sekundären Ossifikationszentren treten mit relativ großer Regelmäßigkeit in der Reihenfolge auf [6]. Ihr Erscheinen ist der wertvollste und auch objektivste Indikator für die allgemeine Entwicklung [5]. Die Abb. 5 gibt eine Übersicht über das Auftreten und Verschmelzen der selbständigen Knochen- und Epiphysenkerne. Angegeben sind die Schwankungsbereiche des Auftretens der Ossifikationszentren, der häufigste Zeitpunkt des Erscheinens, die Periode des konstanten Vorhandenseins und der Epiphysenschluß. Sehr übersichtlich und detailliert ist die postnatale Skelettentwicklung der einzelnen Skelettanteile bei SWOBODA [6] dargestellt.

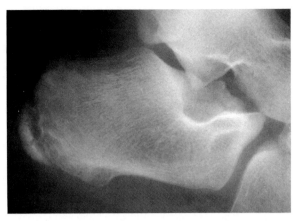

Abb. 6. Kalkaneusapophyse bei 10jährigem Jungen

2.2 Die Entwicklung der Apophysenkerne

Apophysen – Nebenkerne, die meist epi- oder metaphysennah auftreten – entwickeln sich an den oberen und unteren Extremitäten einschließlich des Schulter- bzw. Beckengürtels sowie der Wirbelsäule.

Wenn auch einzelne Apophysenkerne schon vor der Pubertät auftreten, wie z. B. das Olekranon (zwischen 9. und 12. Lebensjahr), die Tibiaapophyse (bei 9- bis 14jährigen) oder die Apophyse am Tuber Kalkanei (bei 8- bis 12jährigen Kindern) (Abb. 6), so sind die meisten Apophysen doch erst während der Pubertät (Pfannenrandapophyse der Skapula, Apophyse der Crista iliaca (Abb. 7), Apophyse am Tuber ischiadicum, Akromionapophyse, Apophysen an den Dornfortsätzen und den unteren und oberen Gelenkfortsätzen) oder sogar erst mit ihrem Ende (Klavikulaapophyse) nachweisbar.

Die Verschmelzung der Apophysen mit den Knochen, an denen sie sich entwickeln, setzt nach der Pubertät ein und ist meist spätestens mit dem 25. Lebensjahr abgeschlossen. Nur selten bleibt eine vollständige Verschmelzung aus und die Apophyse

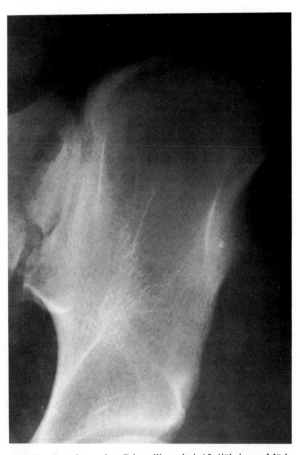

Abb. 7. Apophyse der Crista iliaca bei 15;4jährigem Mädchen

persistiert, wie es z. B. von der Apophyse der Crista iliaca beschrieben wurde [4].

Klinisch können die Apophysen, z. B. in der Traumatologie, Bedeutung erlangen, wenn sie als Knochenabsprengungen fehlinterpretiert werden und wenn eine Apophysitis auftritt (z. B.: Apophysistis Calcanei; M. Osgood-Schlatter im Bereich der Tibiaapophyse).

2.3 Ausformung der sekundären Ossifikationszentren und Epiphysenfugenschluß

Während der Wachstumsphase des Skeletts kommt es nicht nur zu einer zahlenmäßigen Vermehrung und kontinuierlichen Vergrößerung der sekundären Ossifikationszentren, sondern Epiphysen sowie Hand- und Fußwurzelknochen machen auch einen Gestaltwandel durch, der ein besonders guter Parameter für den Reifezustand des Skeletts und damit auch für den Entwicklungsstand des Kindes ist (Abb. 8 a, b). Das Os Hamatum im Karpalbereich z. B. ist zunächst als runder Knochenkern im Alter von etwa 3 Monaten zu erkennen und macht dann über eine ovoide Form einen zunehmenden Gestaltwandel durch, wobei in charakteristischer Weise im Alter von etwa 13;6 Jahren bei Jungen der Hamulus deutlich ausgeprägt erkennbar wird (Abb. 9 a, b). Insbesondere im Schulkindalter sind die Ausformungsvorgänge neben dem späteren Epiphysenfugenverschluß die wichtigsten Parameter zur Beurteilung der Skelettreife. Der gewöhnliche Zeitpunkt des Epiphysenfugenverschlusses geht aus Abb. 5 hervor.

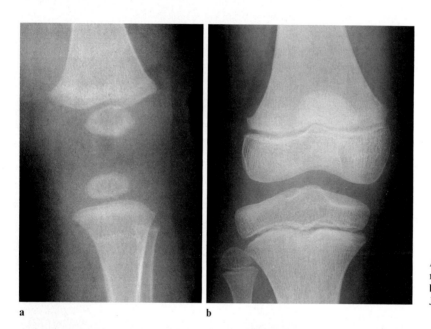

Abb. 8. a Kniegelenk ap bei 3,5 Monate altem weiblichen Säugling. **b** Kniegelenk ap bei 9;8 Jahre altem Jungen

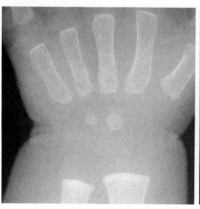
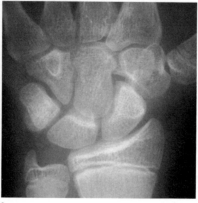

Abb. 9. a Karpalbereich bei einem 8 Monate alten männlichen Säugling. Das Os hamatum ist als rund-ovalärer Knochenkern abgrenzbar. **b** Karpalbereich bei einem 13;9jährigen Jungen. Deutlicher Gestaltwandel gegenüber der Säuglingszeit. Am Os Hamatum ist der Hamalus gut erkennbar

3 Knochenalterbestimmung

3.1 Grundlagen und Wertigkeit der Knochenalterbestimmung

Die Gesetzmäßigkeiten der Entwicklungsabläufe der Skelettentwicklung sind gut erforscht. Wenn auch die auf Röntgenbildern sichtbaren Reifungsprozesse weit davon entfernt sind fixiert zu sein und man individuell eine große Variabilität finden kann [7, 8, 12, 22], so ist doch erwiesen, daß sich bei der Mehrzahl der Menschen in verhältnismäßig konstanter Reihenfolge Epiphysen und andere Knochenkerne ausbilden, ebenso wie die Epiphysen in regelhafter Reihenfolge verschmelzen [33] und sich der Formwandel der Epiphysen, Karpalia und Tarsalia vollzieht.

Diese bekannten Gesetzmäßigkeiten der Ossifikationsverläufe ermöglichen die Bestimmung des Skelettalters als einem objektiven Kriterium der Gesamtentwicklung. Gerade wegen dieser Objektivität hat das Skelettalter als Entwicklungsparameter neben anderen wichtigen Kriterien, wie z. B. Zahnalter, Körperlänge, Proportionsalter, sekundäre Geschlechtsmerkmale, einen wichtigen Platz in der Pädiatrie erlangt. Zur Beurteilung des Entwicklungsstandes reicht das chronologische Alter nicht aus.

Außerdem scheint das Skelettalter ein verläßlicher Indikator für die Reifung anderer Körpersysteme zu sein [28]. Als beweisend wird z. B. die positive Korrelation mit dem Zahnalter, dem Zeitpunkt der Menarche und dem erreichten Prozentsatz der Erwachsenengröße angesehen [24]. Auch mit der Größe während des Wachstums in der Adoleszenz korreliert das Skelettalter gut [20].

Wichtig ist bei der Skelettalterbestimmung die Differenzierung zwischen Jungen und Mädchen, da die Mädchen gegenüber den Jungen in der Skelettentwicklung von der Geburt an vorauseilen [33] und auch das Wachstumsende etwa zwei Jahre früher eintritt als bei Jungen. Das durchschnittliche Ende des Wachstums liegt beim männlichen Geschlecht bei 21,2 Jahren und beim weiblichen bei 17,3 Jahren [26]. Allerdings wachsen Knaben nach dem 18. Lebensjahr in der Regel nur noch ca. einen Zentimeter.

Über die Ursachen der Tatsache, daß Mädchen den Jungen in der Skelettentwicklung voraus sind, gibt es verschiedene Vorstellungen und Hypothesen. Aufgrund von Untersuchungen bei Patienten mit Turner- und Klinefelter-Syndrom sind TANNER et al. [32] der Auffassung, daß das Y-Chromosom verantwortlich ist für die Geschlechtsunterschiede (bei Patienten mit XXY-Konstellation der Chromosomen entsprach die Skelettentwicklung derjenigen der normalen Jungen und bei XO-Konstellation derjenigen normaler Mädchen). Andere hingegen [9, 10] glauben, daß durch das X-Chromosom zumindest präpuberal eine Beeinflussung der Entwicklungszeiten stattfindet.

Sicherlich ist aber die Skelettentwicklung nicht nur genetisch vorherbestimmt, wenn auch die Vererbung einen wesentlichen Faktor darstellt. Wesentlichen Einfluß auf die Knochenreifung haben das Wachstumshormon, die Schilddrüsenhormone, die Androgene und die Östrogene [1]. Diese Hormoneinflüsse unterliegen individuellen Unterschieden. Im wesentlichen hormonell bedingt sein dürfte auch der bei Mädchen früher als bei Jungen einsetzende Pubertätswachstumsschub, der mit einer Beschleunigung der Skelettreifung einhergeht [17].

Eine wesentliche Rolle für die Skelettentwicklung spielen auch sozioökonomische Faktoren, rassische Unterschiede, Gewichtsverhalten sowie Krankheiten. Der Mechanismus der Beeinflussung der Skelettentwicklung durch diese Faktoren ist ebensowenig vollständig geklärt wie die erstaunliche Tatsache, daß nach Korrektur bzw. Behandlung von Erkrankungen oder Unterernährung ein sog. „catch up" (Aufholwachstum) stattfindet. Das Kind kann dann eine um das Vierfache beschleunigte Wachstumsrate und auch eine um das zwei- bis dreifache beschleunigte Rate der Skelettreifung zeigen. Ungelöst ist auch die Frage, warum das sog. „catch up" zeitlich begrenzt ist [21]. Auch die Ursache der unterschiedlichen Reaktion der einzelnen Skelettanteile der Hand auf chronische Unterernährung bzw. Diätkorrektur ist nicht genau bekannt. Mittel- und Endphalangen zeigen die stärkste, Kapitatum und Hamatum die geringste Reaktion, möglicherweise bedingt durch unterschiedliche Schnelligkeit des Wachstums der Knochen [4].

Trotz der Komplexität der Vorgänge, die sich in der Skelettentwicklung widerspiegeln und mancher ungelöster Probleme ist die Skelettalterbeurteilung heute ein unentbehrliches Hilfsmittel in der klinischen Diagnostik des Kindesalters.

Tabelle 1 [31] gibt einen Überblick über die wichtigsten Skelettreifungsstörungen.

Tabelle 1. Übersicht über die wichtigsten Skelettreifungsstörungen. Nach De Sousa u. Schuster [31]

Krankheit	Skelettreife	Krankheit	Skelettreife
Hyperpituitarismus	N oder (↓)	Klinefelter-Syndrom	N oder (↓)
Hypopituitarismus	↓↓	verspätete Pubertät	(↓), später N
Primordiale Zwerge	N oder (↓)	Pubarche präcox	(↑), später N
Pinealom	↑	Thelarche präcox	N oder (↑)?
Osteodystrophien	↑	Pubertas präcox	(↑), später N
Kraniopharyngiome	↓	M. Addison	(↓)
Hypothalamische Dysfunktion	↑ oder ↓	M. Cushing	(↓)
Exogene Fettsucht	N oder (↑)	adrenogenitales Syndrom	↑↑↑
Fehlernährung	(↓)	angeb. Hypothyreose	↓↓↓↓
Skelettdysplasien	meistens (↓)	erworbene Hypothyreose	↓
Hypergonadismus	↑↑	Hyperthyreose	(↑)
Eunuchoidismus		Hyperparathyreoidismus	(N)
(Hypogonadismus)	N oder (↓)	Hypoparathyreoidismus	(N)
Turner-Syndrom	N oder (↓)		

N = normal
(N) = wahrscheinlich normal
↑ = beschleunigt
(↑) = wahrscheinlich beschleunigt
↓ = verzögert
(↓) = wahrscheinlich verzögert

3.2 Knochenalterbestimmungsmethoden

3.2.1 Grundsätzliches über verschiedene Methoden der Knochenalterbestimmung

Die Unterschiedlichkeit der zahlreichen bisher mitgeteilten Skelettalterbestimmungsmethoden beruht sowohl auf der Auswahl verschiedener Skelettregionen als auch auf den differenten Beurteilungskriterien.

Die ideale Methode zur Skelettalterbestimmung mag die Untersuchung des Gesamtskeletts sein. Derartige Methoden, bei denen z. B. alle Gelenkregionen einer Körperhälfte [5] oder zumindest mehrere Skelettabschnitte geröntgt werden müssen, sind heute schon aus Strahlenschutzgründen nicht mehr vertretbar. Daher ist es umso wichtiger, daß man sich zur Skelettalterbestimmung auf die Untersuchung bestimmter Skelettregionen einigt. Dies ist leicht, wenn man weiß, daß in der Regel eine sehr gute Übereinstimmung des Reifungsgrades einzelner Skelettabschnitte besteht. Verglichen wurde beispielsweise bei gesunden 6- bis 15jährigen Jungen und Mädchen das Skelettalter der Hand mit dem des Knies [25]. Die durchschnittliche Differenz war gleich Null. Die Hälfte der Vergleiche lag innerhalb von +/− 0,2 Jahren. Diese Differenzen sind jedoch nicht größer als die, die bei wiederholter Bestimmung aufgrund der gleichen Röntgenaufnahme der Hand vorkommen. Auch die Fusion der Epiphysenfugen der Hand korrespondiert gut mit dem Verschluß aller anderen Epiphysenfugen.

Es bietet sich daher an, die Skelettalterbestimmung aufgrund einer Röntgenaufnahme der Hand durchzuführen, übereinkunftsgemäß der linken. Die Röntgenuntersuchung der Hand ist leicht und schnell durchführbar und geht mit einer nur geringen Strahlenbelastung einher, so daß auch Wiederholungsuntersuchungen vertretbar sind. Selbstverständlich kann es in Einzelfällen angezeigt sein, doch eine zweite Skelettregion zu röntgen, wie z. B. das Kniegelenk, da mitunter einmal eine größere Differenz zwischen Epiphysenfugenverschluß an Hand und Knie bestehen kann. Dies könnte Probleme z. B. bei der Behandlung des Großwuchses machen, spielt aber in der Praxis nur eine untergeordnete Rolle.

Während der ersten drei Monate des Lebens bleibt zur Reifebestimmung des Skeletts nur die Untersuchung von Knie- und/oder Fußgelenk, da zu diesem Zeitpunkt nur dort sekundäre Ossifikationszentren auftreten bzw. schon bei der Geburt angelegt sind. In diesem frühen Lebensalter beruht die Knochenalterbestimmung durchweg auf der Feststellung, ob ein bestimmter Knochenkern angelegt ist oder nicht und wie groß er ist. Diese Methodik könnte als gemischt quantitative bzw. numerale und metrische bezeichnet werden. Bei der Beurteilung der linken Hand reichen diese Kriterien jedoch nicht aus, da hierbei die reifungsbedingten Formveränderungen der Knochenkerne und auch der Epiphysenfugenverschluß keine Bewertung fänden. Neben dem Vorhandensein bzw. Auftreten eines Knochenkernes sind diese Kriterien aber gerade die wichtigsten bei der Bestimmung des Kno-

Skelettentwicklung

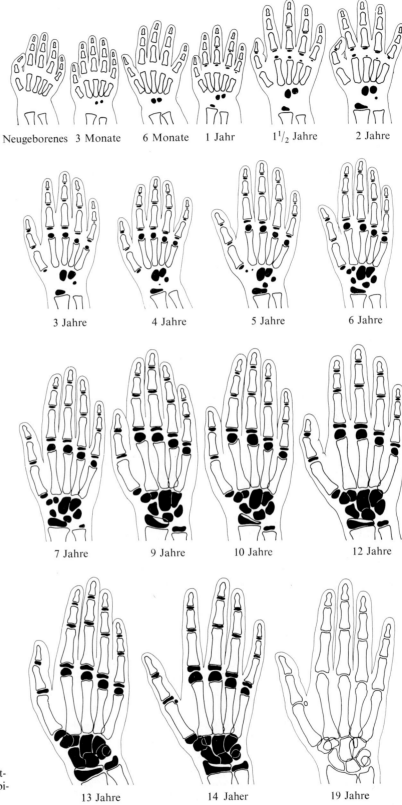

Abb. 10. Schema der Handskelettentwicklung (*schwarz*: Karpalia und Epiphysenkerne). (Nach SCHMID [29])

chenalters an der Hand, während die metrische Bestimmung der absoluten Größe keine Rolle spielt. Dies deshalb nicht, weil Skelettwachstum und -entwicklung weitgehend unabhängig voneinander fortschreiten [18] und die Größe zwar ein guter Indikator des Massenwachstums ist, aber nicht der eigentlichen Reifungsvorgänge. Wichtig kann jedoch sehr wohl die relative Größenbeziehung einzelner Skelettanteile der Hand zueinander sein. Den ungefähren Ablauf der Handskelettossifikation zeigt schematisch die Abb. 10 [29], jedoch ohne daß hierbei die Geschlechtsunterschiede zwischen Jungen und Mädchen berücksichtigt wären, die bei der exakten Knochenalterbestimmung unbedingt Beachtung finden müssen.

3.2.2 Heute zu empfehlende Methoden

3.2.2.1 Die Methode nach GREULICH *und* PYLE [14]. Basierend auf der Research-Studie der Brush-Foundation in Cleveland/Ohio wurden aufbauend auf den Vorarbeiten von TODD [37] von GREULICH u. PYLE [14] Altersstandards der Skelettreifung der linken Hand von Kindern ab einem Alter von drei Monaten erstellt. Die Intervalle zwischen den einzelnen Standards betragen im ersten Lebensjahr drei Monate, bis zum Alter von sechs Jahren durchschnittlich sechs Monate und dann in der Regel ein Jahr. Diese Altersstandards wurden aus je 1000 Röntgenaufnahmen von Kindern des gleichen Geschlechts und Alters ausgesucht. Dies geschah in der Weise, daß alle Filme vom relativ niedrigsten bis zum höchsten altersentsprechenden Status sortiert wurden und dann das am meisten zentral gelegene Beispiel ausgesucht wurde. Alle Kinder mußten gesund sein. Sie stammten aus weißen Familien, die in ökonomischer und bildungsmäßiger Hinsicht etwas über dem Durchschnittsniveau lagen. Auf diese Weise entstanden die im Atlas von GREULICH u. PYLE [14] enthaltenen 31 Standardbeispiele von Röntgenaufnahmen der linken Hand für Jungen und 29 für Mädchen. Jeweils auf der gegenüberliegenden Seite der Röntgenabbildungen ist das individuelle Knochenalter jedes einzelnen dargestellten Knochenkernes aufgelistet (Abb. 11a, b). Dies ist sinnvoll, da nicht immer alle Knochenkerne der Hand eines bestimmten Standards den gleichen Entwicklungsstand aufweisen. Außerdem sind jeweils die Charakteristika der wesentlichen Reifungsvorgänge gegenüber den nächst jüngeren Standards aufgeführt, wodurch man sich nochmals darüber informieren kann, worauf besonders zu achten ist, insbesondere wenn vom Anfänger in der Methodik die Unterschiede benachbarter Standards nicht ohne weiteres erkannt werden. Die Charakteristika des Gestaltwandels der einzelnen Knochenkerne sind noch einmal, jedoch wesentlich detaillierter, in Umrißzeichnungen und exakten Beschreibungen, in einem gesonderten Abschnitt des Bandes dargestellt.

Das praktische Vorgehen bei der Skelettalterbestimmung nach GREULICH u. PYLE [14] ist einfach. Zunächst wird die zu befundende Röntgenaufnahme der Hand mit dem Standardbeispiel des gleichen Geschlechts und des nächsten chronologischen Alters verglichen. Daraufhin erfolgt ein Vergleich mit den benachbarten jüngeren und älteren Standards. Ausgewählt wird der Standard, der der eigenen Röntgenaufnahme am meisten entspricht.

Bei jungen Kindern ist für die Beurteilung wesentlich das Vorhandensein bestimmter Karpal- und Epiphysenkerne. Mit Beginn der Pubertät und zunehmend in der Adoleszenz ermöglicht der Grad der Fusion der Epiphysen mit dem Schaft die erste Auswahl. In der dazwischen liegenden Altersperiode ist die Form- und Gestaltentwicklung der Kerne wichtig.

Wenn der Entwicklungsstand keinem Standard genau entspricht, sondern zwischen zweien liegt, sollte auch das Knochenalter interpoliert werden. Keine wesentlich exaktere Aussage über das Skelettalter gibt die detaillierte Bestimmung des Alters jedes einzelnen dargestellten Knochenkernes [19]. Es kann jedoch sinnvoll sein bei unterschiedlichem Reifegrad verschiedener Abschnitte des Handskeletts z. B. die großen Epiphysen (Radius und Ulna), die Karpalia sowie die Metakarpal- und Phalangealepiphysen getrennt zu beurteilen und einen Mittelwert zu berechnen, um so eine genauere Festlegung zu erreichen.

Zu beachten ist der Umstand, daß die Standards von GREULICH u. PYLE [14], die in den USA erstellt worden sind, nicht immer ohne Korrekturen auf andere Populationen zu übertragen sind. Für die meisten Bevölkerungsgruppen wird nach GREULICH u. PYLE [14] das Knochenalter zu niedrig bestimmt [2, 3, 13 und viele andere], so daß ein Ausgleich erforderlich ist.

Für Jungen zwischen 2 und 6 Jahren kann ein Ausgleich von +5 Monaten und für Jungen zwischen 6 und 10 Jahren sogar von 7 Monaten empfohlen werden [19]. Bei Jungen über 10 Jahren kann der Unterschied noch größer sein. Bei Mädchen dürfte ein Ausgleich von +8 Monaten nur bei den 6- bis 10jährigen erforderlich sein.

Skelettentwicklung

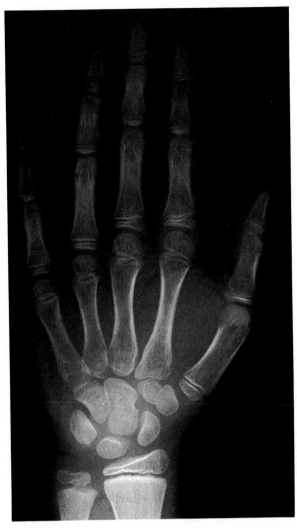

Abb. 11a. Linke Hand eines 10jährigen Jungen, entsprechend dem Standard 19 für Jungen nach GREULICH u. PYLE [14]

Abb. 11b. Skelettalter der einzelnen Knochenkerne und Auflistung der Reifungskriterien zum Standardbeispiel 19 für Jungen nach GREULICH u. PYLE [14]

Dist. Ende Radius:	10,2 Jahre	Prox. Phalanx I:	10,0 Jahre
Dist. Ende Ulna:	10,2 Jahre	Prox. Phalanx II:	10,0 Jahre
		Prox. Phalanx III:	10,0 Jahre
Kapitatum:	10,0 Jahre	Prox. Phalanx IV:	10,0 Jahre
Hamatum:	10,0 Jahre	Prox. Phalanx V:	10,0 Jahre
Triquetrum:	10,0 Jahre		
Lunatum:	10,3 Jahre	Mittelphalanx II:	9,6 Jahre
Skaphoid:	10,0 Jahre	Mittelphalanx III:	9,6 Jahre
Trapezium:	10,0 Jahre	Mittelphalanx IV:	9,6 Jahre
Trapezoid:	10,0 Jahre	Mittelphalanx V:	9,5 Jahre
Metakarpale I:	10,0 Jahre	Dist. Phalanx I:	10,0 Jahre
Metakarpale II:	10,0 Jahre	Dist. Phalanx II:	10,0 Jahre
Metakarpale III:	10,0 Jahre	Dist. Phalanx III:	10,0 Jahre
Metakarpale IV:	10,0 Jahre	Dist. Phalanx IV:	10,0 Jahre
Metakarpale V:	10,0 Jahre	Dist. Phalanx V:	10,0 Jahre

Pisiforme: 10,0 Jahre
Sesamoid des Adduktur pollicis[a]
Sesamoid des Flexor pollicis[a]

[a] Diese Zentren sind bei diesem Stand der Entwicklung noch knorpelig.

Ein Teil des Umrisses des volaren Randes der zum Kapitatum gerichteten Oberfläche des Skaphoid ist nun als eine ziemlich kräftige weiße Linie zu sehen. Eine leichte Einkerbung ist in der distalen Oberfläche des Trapezium im Bereich ihrer künftigen Artikulation mit dem Metakarpale I aufgetreten. Seine Oberfläche zum Skaphoid hin hat begonnen sich abzuflachen. Eine ähnliche, aber weniger stark ausgeprägte Abflachung ist an der Oberfläche des Trapezoid zum Skaphoid hin sichtbar. Die Ossifikation des Os Pisiforme hat begonnen, dessen unregelmäßiger zirkulärer Umriß undeutlich durch das Os Triquetrum hindurch gesehen werden kann.
Die Epiphyse des Metakarpale I hat eine leichte Einkerbung an ihrer künftigen Gelenkfläche. Die radiale Spitze dieser Epiphyse hat noch nicht den korrespondierenden Rand des Schaftes erreicht.
Der mehr proximale Teil der Gelenkfläche der distalen Phalanx des Daumens ist nun leicht konkav. Die proximalen Phalangealepiphysen des 2., 3., 4. und 5. Fingers sind noch nicht so breit wie ihre Schäfte. Die Epiphysen der Mittelphalangen haben sich in ihren zentralen Anteilen verdickt, winkelige proximale Oberflächen, und relativ abgeflachte distale Begrenzungen. Die Epiphysen der distalen Phalangen 2 bis 5 sind alle weiter als ihre Schäfte.

Bei sorgfältiger Durchführung der Methodik werden für den klinischen Gebrauch gut verwertbare Ergebnisse erzielt, die auch reproduzierbar sind, da der Intrabeurteiler-Fehler bei durchschnittlich etwa 2 Monaten liegt und der Interbeurteiler-Fehler bei durchschnittlich 3 Monaten.

Der Grenzbereich des Normalen bei der Bestimmung des Knochenalters in den einzelnen Altersstufen wächst mit zunehmendem Alter des Kindes. Tabelle 2 demonstriert den 2-Sigma-Bereich des Knochenalters nach GARN [11]. Ähnliche Bereiche sind im Atlas von GREULICH u. PYLE [14] angegeben.

Tabelle 2. Grenzbereich des Normalen bei Bestimmung des Skelettalters in den einzelnen Altersstufen. (Nach GARN [11])

Alter (in Jahren)		2-Sigma-Bereich des Skelettalters
Jungen	Mädchen	
0- 1	0- 1	+/−3 bis 6 Monate
2- 3	3- 4	+/−1 bis 1,5 Jahre
6-10	7-11	+/−2 Jahre
12-13	13-14	+/−über 2 Jahre

3.2.2.2 Die Methodik von TANNER, WHITEHOUSE *und Mitarbeitern* [35]. 1962 wurde von TANNER, WHITEHOUSE und Mitarbeitern [34] ein gegenüber der Methode von GREULICH u. PYLE [14] völlig anderes Verfahren zur Knochenalterbestimmung aufgrund von Röntgenaufnahmen der linken Hand vorgestellt, das 1975 als sog. TW 2-Methode überarbeitet [35] in Atlasform veröffentlicht wurde. Als Grundlage dienten Untersuchungen der Skelettreifung der linken Hand bei 3000 normalen britischen Jungen und Mädchen.

Den einzelnen Knochenkernen wird von ihrem ersten Erscheinen bis zu ihrem ausgereiften Zustand ein bestimmtes Stadium (A, B, C etc.) zugeordnet, das sich nach den ablaufenden Veränderungen der Gestalt richtet. Jedes dieser Stadien ist im röntgenologischen Beispiel dargestellt, verbal mit bis zu drei Kriterien detailliert beschrieben (z. B. für Stadium D der Ulna):

1. Der größte Durchmesser der Epiphyse hat die halbe Breite oder mehr der Metaphyse erreicht.
2. Die Epiphyse hat sich verlängert, so daß der Querdurchmesser jetzt deutlich größer ist als der Längsdurchmesser.
3. Die proximalen und distalen Kanten sind jetzt leicht abgeflacht, obgleich nicht notwendigerweise parallel.
(Bei vielen Kindern dieses Stadiums hat sich die mediale Hälfte der Epiphyse in der Längsrichtung weiter verbreitert als die laterale Hälfte, so daß die Epiphyse keilförmig aussieht, wobei die Spitze nach lateral schaut)

und noch zusätzlich durch Umrißzeichnungen skizzenhaft illustriert. Die absolute Größe der Knochen wurde hierbei durchweg ignoriert und im wesentlichen nur das Entwicklungsstadium berücksichtigt, weil dieses allen Kindern gemeinsam ist. Die Zahl der Stadien wurde so gewählt, daß die Unterschiede zwischen den Stadien nicht zu klein sind, weil dies nur Verwirrung stiften würde. Andererseits durften die Unterschiede auch nicht zu groß sein, weil dadurch eine zu große Ungenauigkeit entstanden wäre.

So bekamen Radius, Metakarpalia, Phalangen, Hamatum und Trapezium je 9, Ulna und der Rest der Karpalia je 8 Stadien. Stadium A bedeutet hierbei die Abwesenheit eines sichtbaren Knochens.

Jedem Stadium wurde für Jungen und Mädchen unterschiedlich ein sog. gewichteter Zahlenscore beigefügt. Über die Summe dieser Scores kann man das reale Skelettalter berechnen.

Die sog. biologische Wichtung wurde eingeführt, weil TANNER et al. [34, 35] der Ansicht sind, daß viele Knochen der Hand ziemlich genau die gleiche Information über die Reife geben. So sind z. B. die Fingerknochen weitgehend identisch. Daher erschien es nicht wünschenswert, einen simplen Durchschnittswert aller verfügbaren Knochen zu machen, weil dies den 19 Fingerknochen kollektiv ein viel größeres Gewicht geben würde als den sieben Karpalia sowie Radius und Ulna. Außerdem wurde festgestellt, daß die Karpalia differente und häufig schlechtere Informationen über die Reifeprozesse geben als die langen Knochen.

Deshalb wurden für die TW 2-Methode drei separate Scoring-Systeme aufgestellt:
1. RUS-Score = Für *R*adius, *U*lna und *S*hort-finger bones (= Metakarpal- und Fingerepiphysen). Hierbei werden Radius, Ulna sowie die Fingerstrahlen 1, 3 und 5 mit ihren 3 oder 4 Epiphysen gleich gewertet
2. Karpal-Score = Alle Karpalia, denen jeweils die gleichen Werte beigemessen werden
3. 20-Bone-Score = Eine Kombination der Methoden 1 und 2, wobei jeweils die halben Wertungen der RUS- und Karpal-Scores für die einzelnen Knochen gegeben werden

Bei den Methoden 1 und 3 wird den Knochen des zweiten und vierten Fingers das Gewicht 0 gegeben, d. h. daß die Finger nicht alle bewertet werden. Die biologische Wertung wurde integriert in die gewichteten Scores, die jedem Knochenstadium beigegeben wurden.

Da Mädchen und Jungen differente Scores für die gleichen Stadien haben, zeigt ein bestimmtes radiologisches Erscheinungsbild nicht die gleiche Reife bei beiden Geschlechtern an.

Ein bestimmtes Entwicklungsstadium (A, B, C usw.) gilt als erreicht, wenn bei zwei angegebenen Kriterien mindestens eins und bei drei angegebenen Kriterien mindestens zwei vorhanden sind.

Aus der Summe der so bestimmten Score-Werte wird der Gesamtscorewert gebildet. Jeder dieser Scores reicht von 0 (= unsichtbar) bis 1000 (= volle Reife). Den Reifescores sind tabellarisch in Abständen von 0,1 Jahren Knochenalter zugeordnet (Beispiel: Tabelle 3), wobei eine lineare Interpolation für einen bestimmten Score gemacht werden kann. Außerdem besteht die Möglichkeit der Benutzung von Perzentilenkurven, aus denen ersehen werden kann, um wieviel ein Kind von der 50. Perzentile, also dem durschnittlichen Knochenalter abweicht.

Am meisten gebräuchlich ist die RUS-Methode, deren Ergebnis auch die Grundlage für die Endgrößenbestimmungsmethodik nach TANNER et al. [35] bildet.

Die nach der Tanner-Methodik [35] bestimmten Skelettalterwerte stimmen besser mit dem tatsächlichen Reifestand der deutschen Kinder überein als

Tabelle 3. RUS (TW 2)-Knochenalter für die jeweils ermittelten Reifescore-Werte (Jungen) (Nach TANNER et al. [35])

Reifescore (Maturity Score)	Knochenalter (Bone „age")
330	11.0
334	11.1
337	11.2
340	11.3
342	11.4
346	11.5
349	11.6
352	11.7
354	11.8
358	11.9

die nach GREULICH u. PYLE [14] ermittelten. Bei der 20-Bone-Methode ist nur bei den 6- bis 10jährigen Mädchen eine Korrektur von +0,4 Jahren angezeigt, bei der RUS-Methode für Mädchen zwischen 6 und 10 Jahren eine Korrektur von +0,3 Jahren und über 10 Jahren von −0,5 Jahren [19]. Die Reproduzierbarkeit der bestimmten Skelettalterwerte ist sehr gut. Der Interbeurteiler-Fehler liegt durchschnittlich unter 2 Monaten und der Intrabeurteiler-Fehler bei etwa 3-4,5 Monaten.

3.2.2.3 Die Methodik nach DE ROO und SCHRÖDER [27].
Die Standardbeispiele von Röntgenaufnahmen der linken Hand, getrennt für Jungen und Mädchen, die in dem „Pocket Atlas of Skeletal Age" enthalten sind, basieren auf Untersuchungen bei holländischen Kindern. Für die Jungen beginnen die Standards mit einem Alter von einem Monat und 15 Tagen und setzen sich dann mit größer werdenden Abständen zwischen 3 Monaten und einem Jahr bis zum 18. Lebensjahr fort. Für Mädchen wurden Standards für das Alter von 3 Monaten bis zu 18 Jahren erstellt. Jedem Standard ist, ähnlich wie bei der GREULICH u. PYLE-Methode [14], auf der gegenüberliegenden Seite eine kurze Beschreibung, getrennt für Radius und Ulna, Karpalia, Metakarpalia und Phalangen, beigefügt: Beispiel für 3 Jahre, männlich:

Radius und Ulna: Die volaren und dorsalen Oberflächen der Radiusepiphyse können jetzt unterschieden werden.
Karpalia: Die Ossifikation des Lunatum hat begonnen.
Metakarpalia: Die Epiphysen der Metakarpalia 2, 3, 4 und 5 haben sich vergrößert, haben sich mehr gerundet und ihre Kanten sind etwas glatter geworden.
Phalangen: Die Ossifikation aller Epiphysen der Phalangen ist sichtbar, sehr klein in der distalen Phalanx des 2. Fingers.

Das Vorgehen bei der Skelettalterbestimmung kann in gleicher Weise erfolgen wie es für die GREULICH u. PYLE-Methode [14] angegeben wurde. Die Genauigkeit der Methode – Intrabeurteiler-Fehler durchschnittlich 1,3 Monate, Interbeurteiler-Fehler 3,3 Monate – ist gut. Jedoch ist auch diese Methode teilweise nur mit Korrekturen anwendbar, die z. B. bei 6- bis 10jährigen Jungen +5 Monate, bei 12- bis 15jährigen Jungen +8 Monate, bei 6- bis 10jährigen Mädchen +3 Monate und bei 12- bis 15jährigen Mädchen +5 Monate betragen.

3.2.2.4 Skelettalterbestimmungsmethode nach THIEMANN und NITZ [36].
1986 stellten THIEMANN und NITZ in der DDR einen Röntgenatlas der normalen Hand im Kindesalter vor, der auf Untersuchungen an 20 Medizinischen Einrichtungen der DDR bei gesunden Kindern basiert. In ähnlicher Weise wie bei GREULICH-PYLE [14] wurden auch hier Standards der Skelettentwicklung für Jungen und Mädchen getrennt ermittelt, die für Knaben und Mädchen von 0-18 Jahren reichen. Zunächst betragen die Altersunterschiede zwischen den Standards 3, dann 6 und schließlich 12 Monate. Zusätzlich werden auch Maßangaben für Handlänge sowie Höhe und Breite der Handwurzelknochen und der Epiphysen gemacht.

Für die Beurteilung des Reifegrades des Skeletts wird jedoch – wie heute allgemein anerkannt – nicht nur die Länge und Breite der einzelnen Knochen als ausschlaggebend angesehen, sondern vor allem die während der Reifung auftretenden charakteristischen Formveränderungen, zu denen auch der allmähliche Epiphysenverschluß gehört. Für die Beurteilung der Formveränderungen, für die den einzelnen Standards klare Skizzen beigefügt wurden, wurden weitgehend die Angaben von GREULICH und PYLE [14] sowie von TANNER et al. [34] verwendet.

3.2.2.5 Knochenalterbestimmung bei Früh- und Neugeborenen (nach VON HARNACK [15]).
Da in der Neugeborenenperiode noch keine sekundären Ossifikationszentren an der Hand angelegt sind, steht zur Knochenalterbestimmung nur der Unterschenkel mit seinen Kniegelenksepiphysen und Fußwurzelknochenkernen zur Verfügung. Zeitpunkt des Auftretens, wie auch Größe und Form der Kerne beim Neugeborenen, sind abhängig von der Schwangerschaftsdauer [16]. Beim reifen Neugeborenen sind im Bereich des Kniegelenks die distale Femurepiphyse und die proximale Tibiaepiphyse angelegt und im Fußwurzelbereich Talus und Kalkaneus.

Nach einer Röntgenaufnahme des linken Unterschenkels seitlich mit Knie und Fuß (Übertischauf-

Tabelle 4. Durchschnittlicher Knochenkerndurchmesser in Millimeter. (Nach VON HARNACK [15])

Tragzeit vollendete Wochen	Kalkaneus	Talus	distale Femurepiphyse	proximale Tibiaepiphyse
23	0			
24	1,2			
25	2,3			
26	3,2	0		
27	3,9	0,7		
28	4,5	1,2		
29	5,1	1,8		
30	5,6	2,3		
31	6,2	2,9		
32	6,7	3,5		
33	7,2	4,1	0	
34	7,7	4,6	0,8	
35	8,3	5,2	1,6	
36	8,8	5,7	2,3	
37	9,3	6,2	3,0	0
38	9,7	6,7	3,6	0,9
39	10,1	7,1	4,1	1,6
40	10,5	7,4	4,5	2,2
41	10,8	7,8	4,9	2,6
42	11,0	8,0	5,1	3,0
43	11,2	8,2	5,3	3,3

nahme ohne Raster!) läßt sich der mittlere Durchmesser der distalen Femurepiphyse, der proximalen Tibiaepiphyse, des Talus und des Kalkaneus leicht bestimmen (= Mittel aus größtem und kleinstem Durchmesser). Durch Vergleich mit einer tabellarischen Zusammenstellung der durchschnittlichen Knochenkerndurchmesser in Millimetern (Tabelle 4) ist der Reifegrad des Skeletts einfach zu bestimmen. Besteht keine Übereinstimmung im Alter der angelegten Kerne, muß das arithmethische Mittel gebildet werden.

3.2.2.6 Knochenalterbestimmungsmethode nach SÉ-NÉCAL. Auch die 1977 von SÉNÉCAL et al. [30] vorgestellte Methodik zur Ermittlung des Skeletalters anhand von Röntgenaufnahmen des Unterschenkels seitlich mit Knie und Fuß ist gut praktikabel und erbringt verläßliche Ergebnisse. Jedem der Kniegelenks- und Fußwurzelkerne werden hierbei bestimmte Reifestadien zugeordnet (0–2 für die distale Femurepiphyse, die proximale Tibiaepiphyse und das Cuboid; 0–5 für den Kalkaneus und 0–4 für den Talus). Nach Ermittlung der Summe der Reifepunkte läßt sich aus einer Tabelle das Knochenalter ablesen, wobei vorteilhaft ist, daß bei dieser Methode auch Zuordnungen zu Perzentilen (10., 50., 90.) möglich sind.

3.2.2.7 Die Methode nach PYLE und HOERR [23]. Der Methodik zur Knochenalterbestimmung nach PYLE u. HOERR [23] liegt die Beurteilung des Kniegelenkes, ab dem Alter von 3 Monaten für Jungen und 2,2 Monaten bei Mädchen in zwei Ebenen als radiologisches Beispiel dargestellt, zugrunde. Auf diese Weise ist eine Beurteilung bis zum 16jährigen Mädchen und bis zum 19jährigen Jungen möglich. Bei dieser Methode wird jedoch nicht rein metrisch nur die Größe der Kniegelenkskerne ermittelt. Ähnlich wie bei der Methode von TANNER u. WHITEHOUSE [35] spielt vielmehr das Größenverhältnis der Epiphysen zu den Metaphysen eine Rolle. Viel wesentlicher sind jedoch die Kriterien des Formwandels nicht nur der Epiphysen, sondern auch der Metaphysen von Femur, Tibia und Fibula sowie der Patella. Diese Reifekriterien sind minutiös schriftlich dargestellt und jedem Altersstandard beigegeben. Nur durch die Beachtung dieser teilweise eine ganze Druckseite ausfüllenden exakten Angaben über die Reifekriterien und die Modellierung des Knochens in einem bestimmten Entwicklungsstadium des Kniegelenkes ist es möglich, zu einer genauen Knochenalterbestimmung zu kommen. Diese ausgezeichnete Methode ist relativ zeitaufwendig und setzt außerdem Röntgenaufnahmen eines Kniegelenkes in zwei Ebenen voraus. Anwendung kann diese Methode u. a. zusätzlich zur Skelettalterbestimmung aufgrund einer Röntgenaufnahme der linken Hand finden, wenn z. B. bei der Großwuchsbehandlung in Einzelfällen festgestellt werden soll, ob Diskrepanzen zwischen Hand- und Knieentwicklung vorhanden sind, die Einfluß auf die therapeutischen Maßnahmen haben könnten.

3.2.2.8 Die Methode von ERASMIE und RINGERTZ [6]. Da nach Ansicht von ERASMIE u. RINGERTZ [6] bei Kindern im ersten Lebensjahr Skelettalterbestimmungsmethoden, die auf der Röntgenuntersuchung der Hand beruhen, wegen deren begrenzter Differenzierung in dieser Altersspanne nur von geringem Wert sind, entwickelten sie eine einfache Methode zur Bestimmung des Skelettalters aufgrund einer seitlichen Röntgenaufnahme des Fußwurzelbereiches bei einem Fokus-Filmabstand von 90 cm. Beim reifen Neugeborenen sind immer zwei Knochenkerne - Talus und Kalkaneus - angelegt. In der Regel treten vor Vollendung des ersten Lebensjahres noch vier weitere, manchmal sogar sieben Knochenkerne auf.

Die Methodik der Knochenalterbestimmung beruht auf der Größenbestimmung von Talus und

Kalkaneus und der Feststellung des Reifezustandes der anderen Ossifikationszentren durch Zuordnung von bestimmten Scores.

Zunächst wird die größte Länge und Höhe der beiden Knochen Talus und Kalkaneus gemessen und dann addiert. Diese Summe in Millimetern wird ebenso wie die Summe der Scorewerte für die anderen Fußwurzelknochen in Beziehung zum Gewicht des Kindes gesetzt und zwar anhand von Regressionslinien für die Größe wie auch die Scorewerte. Das hierfür erstellte Diagramm erlaubt auch das Ablesen der Abweichung vom Normalen in Standardabweichungen.

Die Score-Werte ergeben sich aus der Zuordnung von Zahlenwerten zu den Reifestadien A bis D von Kuboid, KuKoneiforme 3, distaler Tibiaepiphyse, distaler Fibulaepiphyse und evtl. noch anderen Fußwurzelknochen. Stadium A bedeutet dabei, daß noch kein Ossifikationszentrum zu erkennen ist, während Stadium B die früheste Ossifikation repräsentiert, d. h. daß gerade eine kleine Verkalkung zu sehen ist, die Konturen des Kernes aber noch unscharf sind. Im Stadium C ist der Kern gut erkennbar, hat glatte Ränder und der maximale Durchmesser ist kleiner als die Hälfte der Breite der distalen Tibiametaphyse. Stadium D wird gebraucht, wenn der Kern größer ist, d. h. daß der maximale Durchmesser mehr als die Hälfte der distalen Tibiametaphyse erreicht hat. Geschlechtsunterschiede werden nicht gemacht, da im Material von ERASMIE u. RINGERTZ [6] keine statistisch signifikante Differenz zwischen Jungen und Mädchen im ersten Lebensjahr festgestellt werden konnte. Wahrscheinlich sind die erstellten Regressionslinien nahezu gültig für weiße Kinder im nördlichen Europa und in Nordamerika.

4 Endgrößenbestimmung

4.1 Vorbemerkungen

Die Voraussage der Erwachsenengröße (auch prospektive Endgröße oder Wachstumsprognose) spielt in der Pädiatrie eine wichtige Rolle. Bei gesunden Kindern, die im Rahmen der Familie klein- oder hochwüchsig sind, hilft sie mit zu beurteilen, ob das Wachstum dem genetischen Potential entspricht oder ob zusätzliche pathologische Faktoren vorliegen könnten, die einer Abklärung bedürfen. Sehr oft ist sie von großem psychologischem Wert zur Beruhigung der Eltern und der Kinder selbst, z. B. bei der als Variante der Norm anzusehenden konstitutionellen Verzögerung des Wachstums und der Entwicklung [9]. Eine entscheidende Rolle spielt die Wachstumsprognose auch bei der Entscheidung über die hormonelle Behandlung der Klein- oder Großwüchsigen, wobei immer wichtig ist, welche Erwachsenengröße von dem Kind selbst und seinen Eltern akzeptiert wird.

Von Bedeutung für den klinischen Gebrauch sind eigentlich nur Methoden zur Endgrößenbestimmung, denen als ein wesentlicher Parameter das Knochenalter der Kinder zugrunde liegt. Im Normalfall sind Skelettreifung und Längenwachstum einander bedingende, gleichsinnig verlaufende Faktoren [4]. Wachstum und Pubertätsverlauf weisen eine bessere Korrelation zum Knochenalter als zum chronologischen Alter auf.

Wichtig ist die Feststellung, daß die Berechnung der zu erwartenden Endlänge ein lineares Fortschreiten von Skelettalter und Körpergröße voraussetzt [4]. Treten Erkrankungen ein, die eine Störung der Skelettreifung und des Längenwachstums bewirken, kann die Endgrößenberechnung ungültig werden. Grundsätzlich sollten bei Kindern mit chronischen Erkrankungen, Patienten während einer zytostatischen Therapie und z. B. bei oder nach Langzeittherapie mit Kortison keine Berechnungen durchgeführt werden.

4.2 Die Methode nach BAYLEY und PINNEAU [1]

Die Methode von BAYLEY u. PINNEAU [1] beruht auf Längsschnittuntersuchungen bei normal großen Kindern. Aufgrund der Berechnung der Korrelation des Skelettalters zum Prozentsatz der Endlänge wurden Tabellen erstellt, in denen der durchschnittliche Prozentsatz der endgültigen Körperlänge, die in den einzelnen Altersstufen erreicht wird, angegeben ist. Der Vorteil dieser einfach durchzuführenden Methode liegt in der Möglichkeit der differenzierten Beurteilung, je nachdem ob das Knochenalter gegenüber dem chronologischen Alter normal, akzeleriert oder retardiert ist [9]. Als akzeleriert werden alle die Kinder gewertet, die in ihrem Knochenalter das chronologische Alter um ein Jahr oder mehr übertreffen und als retardiert entsprechend alle die, deren Knochenreife ein Jahr oder mehr zurückliegt. Neben der aktuellen Größe wird bei dieser Methode das nach der Greulich- und Pyle-Methode [2] bestimmte Knochenalter verwendet. Die Genauigkeit der Voraussage steht und fällt mit der Exaktheit der Knochenalterbestimmung [9]. Die Methode nach BAYLEY u. PINNEAU [1] erfordert

Tabelle 5. Entwicklungsprognose aus dem Knochenalter. (Nach BAYLEY u. PINNEAU [1]): **a** Jungen; **b** Mädchen

Skelettalter Jahre und Monate	Skelettalter a Jungen			Skelettalter b Mädchen		
	AKZ	Normal	RET	AKZ	Normal	RET
6,0				68,0	72,0	73,3
6,6				70,0	73,8	75,1
7,0	67,0	69,5	71,8	71,2	75,7	77,0
7,6	68,5	70,9	73,8	73,2	77,2	78,8
8,0	69,6	72,3	75,6	75,0	79,0	80,4
8,6	70,9	73,9	77,3	77,1	81,0	82,3
9,0	72,0	75,2	78,6	79,0	82,7	84,1
9,6	73,4	76,9	80,0	80,9	84,4	85,8
10,0	74,7	78,4	81,2	82,8	86,2	87,4
10,6	75,8	79,5	81,9	85,6	88,4	89,6
11,0	76,7	80,4	82,3	88,3	90,6	91,8
11,6	78,6	81,8	83,2	89,1	91,4	92,6
12,0	80,9	83,4	84,5	90,1	92,2	93,2
12,6	82,8	85,3	86,0	92,4	94,1	94,9
13,0	85,0	87,6	88,0	94,5	95,8	96,4
13,6	87,5	90,2		96,2	97,4	97,7
14,0	90,5	92,7		97,2	98,0	98,3
14,6	93,0	94,8		98,0	98,6	98,9
15,0	95,8	96,8		98,6	99,0	99,4
15,6	97,1	97,6		99,0	99,3	99,6
16,0	98,0	98,2		99,3	99,6	99,8
16,6	98,5	98,7		99,5	99,7	99,9
17,0	99,0	99,1		99,8	99,9	100,0
17,6		99,4		99,95	99,95	
18,0		99,6		100,0		
18,6		100,0				

bei Anwendung der Originaltabellen eine etwas lästige Umrechnung von Zentimetern in Inch und umgekehrt. Vereinfacht läßt sich die Methode bei Verwendung der Tabelle 5a, b benutzen. Neben dem Knochenalter ist für akzellerierte, normale und retardierte Kinder, getrennt nach Jungen und Mädchen, der jeweils erreichte Prozentsatz der Erwachsenengröße angegeben. Mit der einfachen Formel:

$$\text{Endgröße} = \frac{\text{Istgröße (in cm)} \times 100}{\% \text{ der erreichten Reifehöhe}}$$

läßt sich schnell die Entwicklungsprognose stellen.

Bei gesunden Kindern, zu denen auch die mit familiärem Klein- und Hochwuchs zu zählen sind, liefert die Methode brauchbare Resultate. Nach ZACHMANN [8, 9] ist jedoch bei Knaben eine leichte Überschätzung der Erwachsenengröße zu beobachten, und zwar vorwiegend bei den früh reifenden, während bei Mädchen eine leichte Unterbewertung erfolgt. Die Methoden nach ROCHE-WAINER-THISSEN [3] und TANNER [5] erbringen allerdings bei normalen Kindern und solchen mit familiärem Hochwuchs exaktere Ergebnisse [8]. Diesen Methoden überlegen ist aber die Bayley- u. Pinneau-Methode [1] z. B. bei Kindern mit vorzeitiger Pubertät, Turner-Syndrom und primordialem Minderwuchs.

Die Fehlerbreite der Voraussage nimmt mit zunehmendem Alter des Kindes ab. In einer Untersuchungsgruppe von BAYLEY u. PINNEAU [1] lag z. B. die Fehlerbreite bei 8jährigen Jungen bei knapp 2,2 cm mit einer einfachen Standarddeviation von etwa 4,4 cm, während bei 13jährigen Jungen der durchschnittliche Fehler nur 0,25 cm mit einer einfachen Standarddeviation von etwa 1,8 cm lag.

4.3 Die Methode von ROCHE, WAINER, THISSEN [3]

Bei dieser Methode kann ebenfalls mit Hilfe des Knochenalters nach GREULICH u. PYLE [2] mittels einer Regressionsgleichung eine Endgrößenberechnung vorgenommen werden. Neben der Körperlänge (hier liegende Länge) werden aber zusätzlich auch das Gewicht des Kindes sowie die mittlere Elternlänge berücksichtigt. Nach Tabellen, die für Jungen und Mädchen getrennt sind, werden die liegende Länge, das Gewicht, die mittlere Elternlänge und das Knochenalter mit je nach Lebensalter unterschiedlichen Koeffizienten multipliziert, und dann die einzelnen Produkte und schließlich noch eine Konstante addiert. Der errechnete Endwert entspricht der Endgröße.

Für ein 9 Jahre und 2 Monate altes Mädchen z. B. wird folgende tabellarische Auflistung der Koeffizienten und der Konstante angegeben:

Alter Jahre	Monate	βRL (liegende Länge)	βW (Gewicht
9	2	0,875	−0,318

βMPS (mittlere Elternlänge)	βSA (Knochenalter)	βo (Konstante)
0,209	−2,104	40,442

Bei einer angenommenen liegenden Länge von 135 cm, einem Gewicht von 31 kg, einer mittleren Elternlänge von 173 cm und einem Knochenalter von 8.5 Jahren würde die Berechnung in folgender Weise durchzuführen sein:

	Positive Werte	Negative Werte
135 × (0,875) =	+118,125	
31 × (−0,318) =		− 9,858
173 × (0,209) =	+ 36,157	
8,5 × (−2,104) =		−17,884
Konstante =	40,442	
=	+194,724 166,982 cm	−27,742

Berechnet wird eigentlich die Größe im Alter von 18 Jahren. Wenn auch die Größenzunahme nach dem 18. Lebensjahr gering ist, so wird doch empfohlen, bei Jungen zur errechneten Größe 0,8 cm und bei Mädchen 0,6 cm hinzuzuaddieren.

Die Methode ist etwas weniger exakt bei Mädchen als bei Jungen, speziell in der Präpubertät und im frühen Adoleszentenalter. Die RWT-Methode tendiert jedoch bei Jungen zu einer leichten Überschätzung der Endgröße. Meist liegen die Vorhersagefehler bei unter 3 cm und 90% der Fehler sind geringer als 6 cm bei beiden Geschlechtern zwischen einem und sechzehn Jahren. Nach ZACHMANN [8] übertrifft die RWT-Methode [3] die Bayley- und Pinneau-Methode [1] bei normalen Jungen und Mädchen sowie bei Patienten mit familiärem Großwuchs in ihrer Genauigkeit, überschätzt jedoch andererseits die Endgröße stark bei Pubertas präcox und mäßig beim Turner-Syndrom und beim primordialen Minderwuchs.

4.4 Die Methode von TANNER und Mitarbeitern [5, 6, 7]

Ähnlich wie die RWT-Methode [3] beruht die Tanner-Methode von 1975 [5] auf einem auf Regressionsgleichungen basierendem Berechnungssystem aus aktueller Körpergröße, Skelettalter und chronologischem Alter, das bei den Mädchen die Menarche mit einbezieht. Das Körpergewicht des Patienten wird hierbei nicht berücksichtigt und die Elterngröße geht nur über einen zusätzlich berechneten empirischen Faktor (Konstante) ein. 1983 wurde von TANNER et al. [6, 7] eine weitere Serie von Gleichungen zur Errechnung der Erwachsenengröße (TW height prediction, Mark II) vorgestellt, die auf einer großen Zahl von normalen Kindern beruht und vor allem auch sehr große und sehr kleine Kinder berücksichtigt sowie auch Kinder mit sehr stark verzögertem Wachstum. Auch kann hierbei, falls bekannt, die Zunahme an Körperlänge und/oder Knochenalter im letzten Jahr Berücksichtigung finden. Dadurch soll insbesondere bei Mädchen über 8 Jahren und Jungen über 11 Jahren die Vorhersagegenauigkeit verbessert werden.

Für die Berechnung der Endgröße nach TANNER [5, 6, 7] darf nur der nach der Tanner-Rus-Methode [5] festgestellte Knochenalterwert verwendet werden. Alle in die Berechnung eingehenden Werte werden mit Koeffizienten, die je nach chronologischem Alter verschieden sind, multipliziert und dann addiert bzw. subtrahiert.

Für ein 12jähriges Mädchen vor der Pubertät ergeben sich in der Tabelle folgende Koeffizienten:

Alter (in Jahren)	Länge (cm)	chronologisches Alter (in Jahren)
12,0	0,83	−2,4

Knochenalter (RUS in Jahren)	Konstante	Standardabweichung, cm
−3,4	111	2,7

Bei einer jetzigen Größe von 165,2 cm und einem Knochenalter von 14,0 Jahren würde sich folgender Berechnungsmodus ergeben:

$165,2 \times 0,83 - 12,0 \times 2,4 - 14,0 \times 3,4 + 111,0 = 171,7$ cm.

Die Fehlerbreite läge hier unter Berücksichtigung der doppelten Standardabweichung bei $+/-5,4$ cm.

Allgemein wird von TANNER [5] die Fehlerbreite der Voraussage der Endgröße nach den Tabellen von 1975 für Jungen mit $+/-7$ cm bis zum Alter von 12 Jahren, mit $+/-6$ cm für das Alter von 13 und 14 Jahren, mit $+/-5$ cm im Alter von 15 Jahren und $+/-4$ cm im Alter von 16 Jahren angegeben. Bei Mädchen beträgt die Fehlerbreite bis zum Alter von 11 Jahren $+/-6$ cm; $+/-5$ cm beim Alter von 12 Jahren (vor der Menarche) und $+/-4$ cm beim Alter von 12 Jahren (nach der Menarche); $+/-4$ cm im Alter von 13 Jahren (vor der Menarche) und $+/-3$ cm im Alter von 13 Jahren (nach der Menarche) und schließlich $+/-2$ cm im Alter von 14 Jahren.

Für die Tabellen von 1983 liegt nach TANNER [6, 7] bei 95% der Kinder die Vorhersagegenauigkeit bei $+/-8$ cm für Jungen von 10 Jahren, verbessert sich dann auf $+/-6$ cm für 15jährige Jungen oder sogar auf $+/-4$ cm, falls die Zuwachsrate der Körperlänge bekannt ist. Für Mädchen vor der Menarche liegt die Vorhersagegenauigkeit bei $+/-6$ cm im Alter von 8 Jahren und verringert sich auf etwa 4 cm bei 13jährigen. Für Mädchen nach der Pubertät werden die Vorhersagen exakter.

Wie die RWT-Methode [3] ist die Tannersche Methode [5] der Endgrößenberechnung bei normalen Kindern und solchen mit familiärem Hochwuchs der Bayley- und Pinneau-Methode [1] überlegen [8].

Literatur

1 Reifung und Wachstum des Skeletts pränatal

1. Alexander B (1906) Die Entwicklung der knöchernen Wirbelsäule. Fortschr Röntgenstr Ergänzungsband 13
2. Benninghoff A, Goerttler K (1968) Lehrbuch der Anatomie des Menschen, Bd I. Urban & Schwarzenberg, München Berlin
3. Birkner R (1977) Das typische Röntgenbild des Skeletts. Urban & Schwarzenberg, München Wien Baltimore
4. Broman I (1927) Die Entwicklung des Menschen vor der Geburt. Bergmann, München
5. Caffey J (1978) Pediatric X-Ray diagnosis, 7th ed, Vol 2. Year Book Medical Publishers, Chicago London
6. Hartmann K (1937) Zur Pathologie der bilateralen Wirbelkörperfehlbildungen und zur normalen Entwicklung der Wirbelkörper. Fortschr Röntgenstr 55: 531
7. Hill AH (1939) Fetal age assessment by centers of ossification. Am J Phys Anthropol 24: 251
8. Markovits E (1956) Lehrbuch und Atlas der Röntgendiagnostik, Bd 1. Medica, Stuttgart Zürich
9. Schmid F (1973) Pädiatrische Radiologie, Bd 1. Springer, Berlin Heidelberg New York
10. Schmid F, Weber G (1955) Röntgendiagnostik im Kindesalter. Bergmann, München
11. Swoboda W (1969) Das Skelett des Kindes. Thieme, Stuttgart
12. Theiler K (1963) Embryonale und postnatale Entwicklung des Schädels. In: Diethelm L, Strnad F (red. von) Röntgendiagnostik des Schädels. Springer, Berlin Göttingen Heidelberg (Handbuch der medizinischen Radiologie, Bd VII/1)
13. Wolf HG (1963) Differenzierung der Extremitätenknochenkerne. Pädiat Prax 2: 89

2 Reifung und Wachstum des Skeletts postnatal

1. Birkner R (1977) Das typische Röntgenbild des Skeletts. Urban & Schwarzenberg, München Wien Baltimore
2. Caffey J (1978) Pediatric X-Ray diagnosis, 7th edn. Vol 2. Year Book Medical Publishers, Chicago London
3. Maresh MM (1955) Linear growth of the long bones of the extremities from infancy through adolescence. Am J Dis Child 89: 725
4. Petersen J (1952) Persistierende Apophyse am Beckenkamm. Unfallheilk 55: 109
5. Schmid F (1973) Pädiatrische Radiologie, Bd 1. Springer, Berlin Heidelberg New York
6. Swoboda W (1969) Das Skelett des Kindes. Thieme, Stuttgart
7. Tatafiore E (1953) L'importanza dell'età scheletrica nello studio delle alterazioni dell'accrescimento della prima infanzia. Infanzia 3: 19
8. Whalen JP, Winchester P, Krook L, Dische R, Nunez E (1971) Mechanisms of bone resorption in human metaphyseal remodeling: Roentgenographic and histologic study. Am J Roentgenol Radium Ther Nucl Med 112: 526

3 Knochenalterbestimmung

1. Bierich JR (1976) Die Bedeutung der radiologischen Skelettalterbestimmung für die Klinik. Radiologe 16: 381
2. Budliger H, Prader A (1976) Unpublizierte Daten der Züricher longitudinalen Wachstumsstudie. Mai 1972. Zit. n.: Eveleth PhB, Tanner JM: Worldwide variation in human growth. Cambridge University Press, Cambridge (1976)
3. Chan ST, Chang KSF, Hau HK (1961) Growth and skeletal maturation of chinese children in Hongkong. Am J Phys Anthropol 19: 289
4. Dreizen S, Snodgrasse RM, Parker GS, Carrie C, Spies TD (1954) Maturation of bone centers in hand and wrist of children with chronic nutritive failure. AM J Dis Child 87: 429
5. Elgenmark O (1946) Normal development of ossification centers during infancy and childhood: clinical, roentgenologic and statistical study. Acta Paediatr Scand (Suppl) 33: 1
6. Erasmie U, Ringertz H (1980) A method for assessment of skeletal maturity in children below one year of age. Pediatr Radiol 9: 225
7. Garn SM, Rohman CG (1960) Variability in order of ossification of bony centers of hand and wrist. Am J Phys Anthropol 18: 219
8. Garn SM, Rohman CG, Wallace DK (1961) Association between alternate sequences of hand-wrist ossification. Am J Phys Anthropol 19: 361
9. Garn SM, Rohman CG (1962) X-linked inheritance of developmental timing in man. Natura 196: 695
10. Garn SM, Rohman CG, Davis AA (1963) Genetics of hand-wrist ossification. Am J Phys Anthropol 21: 33
11. Garn SM, Rohman CG, Silverman FN (1967) Radiographic standards for postnatal ossification and tooth calcification. Med Radiogr 43: 45
12. Garn SM, Poznanski AK, Nagy JM (1971) The operational meaning of maturity criteria. Am J Phys Anthropol 35: 319
13. Greulich WW (1951) The growth and developmental status of Guamanian school children in 1947. Am J Phys Anthropol 9: 55
14. Greulich WW, Pyle SI (1959, reprinted 1966) Radiographic atlas of skeletal development of the hand and wrist. Stanford Univ.-Press, Stanford California
15. Harnack GA von (1960) Das übertragene, untergewichtige Neugeborene. Mschr Kinderheilkd 108: 412
16. Harnack GA von (1974) Reifebestimmung des Skeletts im Kindesalter. Z Geburtshilfe Perinatol 178: 237
17. Hewitt D, Acheson RM (1961) Some aspects of skeletal development through adolescence. I.: Variations in the rate and pattern of skeletal maturation of puberty. Am J Phys Anthropol 19: 321
18. Kelley HJ, Macy IG (1958) Roentgenographic appraisals of skeletal growth and development; reliability and influencing factors. Am J Roentgenol Radium Ther Nucl Med 80: 482
19. Kemperdick H (1981) Skelettalter-Bestimmung bei Kindern mit normalem und abweichendem Wachstumsverlauf. Fortschr Med 99: 152
20. Low WD, Chan ST, Chang KSF, Lee MMC (1964) Skeletal maturation of southern Chinese children. Child Dev 35: 1313
21. Prader A, Tanner JM, Harnack GA von (1963) Catch-up growth following illness or starvation. An example of developmental canalization in man. J Pediatr 62: 646
22. Pryor JW (1925) Time of ossification of the bones of the hand of male and female, and union of the epiphyses with the diaphyses. Am J Phys Anthropol 8: 401
23. Pyle SI, Hoerr NL (1969) A radiographic standard of references for the growing knee, 2nd edn. Thomas, Springfield

24. Roche AF (1965) Clinical applications of skeletal age assessments. Austr Paediatr J 1: 6
25. Roche AF, French NY (1970) Differences in skeletal maturity levels between the knee and hand. Am J Roentgenol Radium Ther Nucl Med 109: 307
26. Roche AF, Davila GH (1972) Late adolescent growth in stature. Pediatrics 50: 874
27. Roo T de, Schröder HJ (1976) Pocket Atlas of skeletal age. M Nijhoff, Med Div, The Hague
28. Schmid F (1970) Handskelettdiagnostik im Kindesalter. Folge 1: Norm und Variation der Ossifikation. Fortschr Med 88: 1206
29. Schmid F (1973) Pädiatrische Radiologie, Bd I. Springer, Berlin Heidelberg New York
30. Sénécal J, Grosse M-C, Vincent A, Simon J, Lefrèche J-N (1977) Maturation osseuse du foetus et du nouveau-né. Arch Fr Pédiatr 34: 424
31. Sousa F de, Schuster W (1975) Bestimmung des Knochenalters. Der Kinderarzt 6: 421
32. Tanner JM, Prader A, Habich H, Ferguson-Smith MA (1959) Genes on the y-chromosome influencing rate of maturation in man: skeletal age studies in children with Klinefelter's (XXY) and Turner's (XO) syndroms. Lancet 2: 141
33. Tanner JM (1962) Wachstum und Reifung des Menschen. Thieme, Stuttgart
34. Tanner JM, Whitehouse RH, Healy MJR (1962) A new system for estimating skeletal maturity from the hand and wrist, with standard derived from a study of 2600 healthy British children. Int Child Centre Paris
35. Tanner JM, Whitehouse RH, Marshall WA, Healy MJR, Goldstein H (1975) Assessment of skeletal maturity and prediction of adult height (TW 2-Method). Academic Press, London New York San Francisco
36. Thiemann H-H, Nitz I (1986) Röntgenatlas der normalen Hand im Kindesalter. VEB Georg Thieme, Leipzig
37. Todd TW (1937) Atlas of skeletal maturation. Part I: Hand. Mosby, St. Louis

4 Endgrößenbestimmung

1. Bayley N, Pinneau S (1952) Tables for predicting adult hight from skeletal age: revised for use with the Greulich-Pyle hand standards. J Pediat 40: 423
2. Greulich WW, Pyle SI (1959, reprinted 1966) Radiographic atlas of skeletal development of the hand and wrist. Stanford Univ Press, Stanford California
3. Roche AF, Wainer H, Thissen D (1975) Predicting adult stature for individuals. S Karger, Basel München Paris London New York Sydney
4. Stöver B (1983) Röntgenologische Aussagekraft des Handradiogramms. Röntgenpraxis 36: 119
5. Tanner JM, Whitehouse RH, Marshall WA, Healy MJR, Goldstein H (1975) Assessment of skeletal maturity and prediction of adult height (TW 2-method). Academic Press, London New York San Francisco
6. Tanner JM, Landt KW, Cameron N, Carter BS, Patel J (1983) Prediction of adult height from height and bone age in childhood. Arch Dis Child 58: 767
7. Tanner JM, Whitehouse RH, Cameron N, Marshall WA, Healy MJR, Goldstein H (1983) Assessment of skeletal maturity and prediction of adult height (TW 2-method), 2nd ed. Academic Press, London New York San Francisco Tokyo
8. Zachmann M (1981) Voraussage der Erwachsenengröße. Extracta paediatrica 5: 361
9. Zachmann M, Sobradillo B, Frank M, Frisch H, Prader A (1978) Bayley-Pinneau, Roche-Wainer-Thissen, and Tanner height predictions in normal children and in patients with various pathologic conditions. J Pediatr 93 (5): 749

2 Angeborene Extremitätenfehlbildungen

M. Meradji

INHALT

Einleitung		60
1	Aplasie und Hypoplasie der Gliedmaßen	61
1.1	Brachydaktylien	61
1.1.1	Größenminderung der distalen Phalangen (Brachytelephalangie)	61
1.1.2	Brachymesophalangie	61
1.1.3	Verkürzung der proximalen Phalangen	63
1.1.4	Kurze Metakarpalia	63
1.2	Strahlendefekte der Hände und Füße	63
1.2.1	Radiale und ulnare Strahlendefekte	63
1.2.2	Zentrale Hypoplasie der Hände und Füße	64
1.2.3	Die kongenitalen terminal-transversalen Defekte	64
1.2.4	Die Amniogenen Fehlbildungen	66
1.3	Aplasie und Hypoplasie der langen Röhrenknochen	66
1.3.1	Aplasie und Hypoplasie der Fibula	66
1.3.2	Hypoplasie und Aplasie des Femurs	66
1.3.3	Aplasie und Hypoplasie der Tibia	66
1.3.4	Humerusdefekte	66
2	Hyperplasie der Gliedmaßen	67
3	Segmentationsstörungen und Synostosen der Gliedmaßen	68
3.1	Hyperphalangie und Polydaktylie	68
3.2	Syndaktylie	68
3.3	Symphalangie	70
3.4	Karpal- und Tarsalsynostosen	70
3.5	Radioulnare Synostosen	71
4	Übrige Deformitäten der Gliedmaßen	71
4.1	Kongenitale Verbiegung der langen Röhrenknochen	71
4.2	Kongenitale Pseudoarthrose	71
4.3	Madelungsche Handgelenkdeformität	76
4.4	Fußdeformitäten	76
4.4.1	Klumpfuß	76
4.4.2	Pes plano valgus congenitus	76
4.4.3	Pes excavatus	76
4.4.4	Pes adductus congenitus	76
5	Anomalien der Gliedmaßen bei Fehlbildungssyndromen und chromosomalen Erkrankungen	77
Literatur		77

Einleitung

Fehlbildungen der Gliedmaßen kommen entweder isoliert oder in Kombination mit anderen Skelett- oder Organfehlbildungen vor. In vielen Fällen ist die Ätiologie solcher Erscheinungen genetisch oder exogen bedingt. Die Thalidomidembryopathie, mit Entwicklung von verschiedenen Typen von Phokomelien ist das klassische Beispiel eines exogen verursachten Fehlbildungs-Syndromes. Auch bestimmte Viruserkrankungen während der Schwangerschaft oder intrauterine mechanische Einwirkungen auf den Embryo, können verschiedenartige Fehlbildungen der Gliedmaßen herbeiführen. Nicht alle Gliedmaßenfehlbildungen lassen sich jedoch auf eine genetische oder exogene Ursache zurückführen, bei einer großen Anzahl bleiben die ätiologischen Ursachen unbekannt.

Allgemein lassen sich die angeborenen Anomalien des Skeletts teils morphologisch und teils ätiologisch klassifizieren. Aus praktischen Gründen wird die morphologische Klassifizierung in der Radiologie bevorzugt. Diese morphologische Klassifizierung hat den Nachteil und bringt die Gefahr mit sich, daß man zusammengehörige Befunde trennt bzw. nicht zusammengehörige vereint [13].

In diesem Kapitel sollen nur die Anomalien der Gliedmaßen, die isoliert oder in Kombination mit anderen Fehlbildungssyndromen vorkommen, erwähnt werden: die Osteochondrodysplasien. Dysostosen und die Skelettveränderungen bei Stoffwechsel-Erkrankungen werden in anderen Kapiteln dieses Buches erörtert.

Zum Zwecke einer übersichtlichen Darstellung werden die Fehlbildungen der Gliedmaßen in die folgenden fünf Gruppen eingeteilt:

1 Aplasie und Hypoplasie der Gliedmaßen
2 Hyperplasie der Gliedmaßen
3 Segmentationsstörungen und Synostosen der Gliedmaßen
4 Übrige Deformitäten der Gliedmaßen

5 Anomalien der Gliedmaßen bei Fehlbildungssyndromen und chromosomalen Erkrankungen.

1 Aplasie und Hypoplasie der Gliedmaßen

Aplasien und Hypoplasien der Gliedmaßen treten relativ häufig auf. Sie sind umfassend durch FRANTZ u. O'RAHILLY [5] erforscht und unter Berücksichtigung des embryonal-somatischen Ursprungs der Gliedmaßen klassifiziert. Diese Klassifizierung wurde 1974 durch KAY [11] vervollständigt und ein internationales Klassifizierungssystem ausgearbeitet. Grundsätzlich werden danach die Defekte der Extremitäten in fünf große Gruppen, nämlich transversale, longitudinale, terminale, interkalare und zentrale eingeteilt. Bezüglich der Einzelheiten dieses Klassifizierungssystems wird auf die entsprechende Literatur hingewiesen [5, 9, 11, 17].

Zu einer übersichtlicheren Darstellung dieser sich in mannigfaltigen Formen manifestierenden Fehlbildungen erscheint es sinnvoll, die Hypoplasien und Aplasien in drei große Kategorien einzuteilen:
1.1 Brachydaktylien
1.2 Strahlendefekte der Hände und Füße
1.3 Aplasie und Hypoplasie der langen Röhrenknochen

1.1 Brachydaktylien

Unter dem Begriff Brachydaktylie wird eine auffallende Verkürzung von Fingern oder Zehen verstanden. Diese Formen von Entwicklungsstörungen umfassen ein breites Spektrum von Fehlbildungen, variierend von minimaler Verkürzung der V. Mittelphalanx bis zum vollständigen Fehlen der Hand. Diese Fehlbildungen werden in manchen Fällen isoliert lediglich an den Händen angetroffen. Häufig werden jedoch auch ähnliche Entwicklungsstörungen an den Füßen gefunden, gelegentlich in Kombination mit anderen kongenitalen Anomalien.

Die Klassifizierung der zahlreichen Typen der Brachydaktylie ist schwierig. BELL [1] hat unter Berücksichtigung der anatomischen und genetischen Aspekte fünf Gruppen unterschieden (Typ A, B, C, D, E). Diese wurden später mit einigen Untergruppen vervollständigt [15]. Dennoch bleibt eine große Anzahl von Fehlbildungen der Finger und Zehen übrig, die sich nicht in die Bellsche Klassifizierung einordnen lassen. Da eine ausführliche Beschreibung der verschiedenen Brachydaktylien den Rahmen dieses Kapitels überschreitet, werden einige wichtige Brachydaktylien hier kurz erwähnt, wobei die Einteilung von POZNANSKY zu Grunde gelegt wird [15].

1.1.1 Größenminderung der distalen Phalangen (Brachytelephalangie)

Die Größe der distalen Phalangen ist beim normal entwickelten Menschen unterschiedlich. Die pathologische Verkürzung der Endphalanx kann auf nur einen einzigen Finger beschränkt sein, oder sich auf alle bzw. mehrere Finger erstrecken. Brachytelephalangie wird bei einer großen Anzahl von Fehlbildungssyndromen angetroffen. Die zugehörigen Finger- oder Zehennägel können hypoplastisch sein oder sogar vollständig fehlen [7], z. B. im Fall von Brachydaktylie Typ B (nach BELL) (Abb. 1). Die Form und das Ausmaß der Verkürzung der betroffenen Endphalangen sind unterschiedlich. Man findet z. B. eine kürzere und zugleich breitere Endphalanx des Daumens beim Apert Syndrom (Tabelle 1.2), Rubenstein-Taybi Syndrom (Tabelle 1.14) und 15 anderen Fehlbildungssyndromen, während beim Cornelia de Lange Syndrom (Tabelle 1.4), bei Trisomie 18 (Tabelle 1.18) und einigen anderen die verkürzte Endphalanx des Daumens dünn und schmal ist [15]. Auch im Falle der Verkürzung mehrer Phalangen ist zum Zwecke der Klassifizierung die Differenzierung zwischen einer breiten und einer schmalen dünnen Endphalanx von Bedeutung.

1.1.2 Brachymesophalangie

Die Verkürzung eines oder mehrerer Mittelphalanxknochen gehört zu den häufigsten Fingeranomalien und wird in vielfältigen Formen angetroffen. Diese, nach dem Klassifikationsschema von BELL, als Typ A bezeichnete Form von Brachydaktylie wird je nach der Lokalisation in folgenden Untergruppen eingeordnet:
Typ A1 Brachydaktylie (Brachymesophalangie II–V)
Typ A2 Brachydaktylie (Brachymesophalangie II und V)
Typ A3 Brachydaktylie (Brachymesophalangie V)
Typ A4 Brachydaktylie (Brachytelephalangie V)

Typ A1 und A2 Brachydaktylie werden selten beobachtet. Die Brachymesophalangie V (A3 Brachydaktylie) nimmt einen besonderen Platz ein, weil diese, auch als Klinodaktylie bezeichnete Anoma-

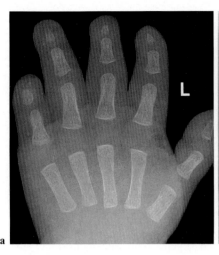
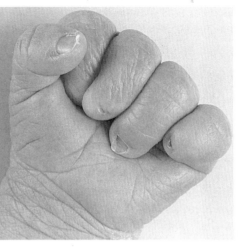

Abb. 1. B-Brachydaktylie mit Verkürzung der distalen Phalangen II bis IV **a** and hypoplastischen Fingernägeln **b**. Bei diesem weiblichen Säugling wurden außerdem eine Nierendysplasie, Hypothyreoidie und Epilepsie festgestellt

Abb. 2. Brachymesophalangie V bei einem 7jährigen Jungen mit Pankreasfibrose

Abb. 3. Taybi-Rubenstein Syndrom. Ein Säugling mit kurzen und breiten Daumen. Die proximalen und distalen Phalangen sind kurz und breit. Brachymesophalangie V

lie, einen der häufigsten Befunde bei vielen Fehlbildungs-Syndromen darstellt (Abb. 2, 3).

Die Dystelephalangie (Typ A4 Brachydaktylie) wird auch Kirner Deformität genannt und ist von den übrigen Brachydaktylie Typen zu unterscheiden. Im Gegensatz zu der Brachymesophalangie V ist hier die Deformität in der Endphalanx V lokalisiert und gekennzeichnet durch eine krallenartige nach radial und volar gekrümmte Endphalanx in der Höhe der Epiphyse. Die Ätiologie der Verände-

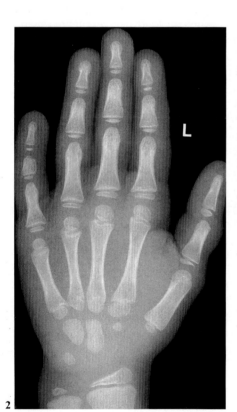
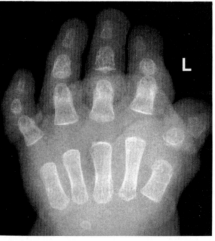

rung ist unbekannt. Das pathologische Bild ist durch KAUFMANN et al. [10] erforscht.

1.1.3 Verkürzung der proximalen Phalangen

Diese Anomalie tritt nicht isoliert auf. In den meisten Fällen wird sie in Kombination mit Verkürzung von anderen Handknochen beobachtet. In Fällen von Akrozephalosyndaktylie (Apert Syndrom, Tabelle 1.2) und Rubenstein Taybi Syndrom (Tabelle 1.14) wird häufig eine Verkürzung der proximalen V. Phalanx angetroffen (Abb. 3).

1.1.4 Kurze Metakarpalia

Eine Verkürzung der Metakarpalia und Metatarsalia wird isoliert oder in Kombination mit vielen kongenitalen Fehlbildungen gesehen. In den meisten Fällen tritt die Verkürzung in späterem Lebensalter auf und ist bei der Geburt nicht zu erkennen. Am häufigsten sind das Os metacarpale IV und selten auch das Metatarsale IV ein- oder doppelseitig verkürzt, zum Beispiel beim Typ E Brachydaktylie (nach BELL) (Abb. 4).

Abb. 4. a 8 Jahre und 9 Monate altes Mädchen mit Brachymetakarpalia (Brachydaktylie Typ E). **b** Gleiche Veränderungen sind an den Füßen zu sehen

1.2 Strahlendefekte der Hände und Füße

Strahlendefekte der Hände und Füße treten in mannigfaltigen Formen auf. Handelt es sich um das Fehlen von Fingern oder Zehen mit den zugehörigen Metakarpal- bzw. Metatarsalknochen, dann wird von Oligodaktylie gesprochen. Sind jedoch die Mittelhand- bzw. Mittelfußknochen erhalten, dann wird die Bezeichnung Perodaktylie gebraucht. Von den zahlreichen Formen der Strahlen-Defekte sollen hier nur die häufigeren Fehlbildungstypen erwähnt werden.

1.2.1 Radiale und ulnare Strahlendefekte

Radiale Strahlendefekte überwiegen die ulnaren. Sie sind in den meisten Fällen von einer Hypoplasie oder Aplasie des Radius oder der Ulna begleitet. Radiale Strahlendefekte treten meist doppelseitig auf, der Daumen und karporadiale Knochenelemente fehlen häufig. Charakteristisch ist, auch beim Bestehen einer Radiushypoplasie bzw. -aplasie, eine in maximaler Abduktion stehende Hand, während der Unterarm in der Regel ulnar abgebogen, verkürzt und plump ist (Abb. 5). Radiale Strahlendefekte sind meistens erbbedingte Anomalien und werden bei einer Reihe von Fehlbildungssyndromen verschiedener Ätiologie angetroffen. Als Bei-

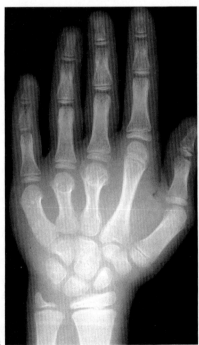
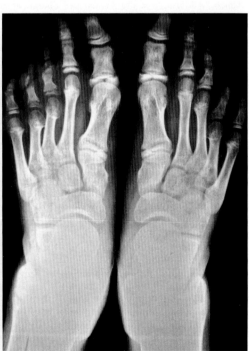

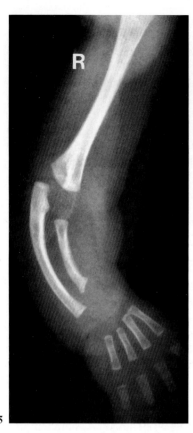
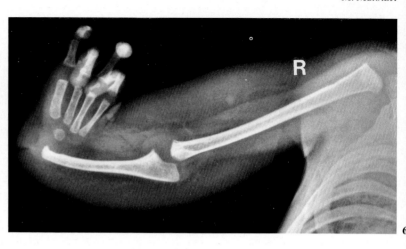

Abb. 5. Hypoplasie des Radius mit fehlendem Daumen bei einem Säugling mit Fanconi-Panmyelopathie

Abb. 6. Radiusaplasie mit Fehlen des Daumens bei einem Kind mit sogenanntem Vater Syndrom

spiele sind zu nennen: Holt-Oram Syndrom (Tabelle 1.7), Fanconi Panmyelopathie (Tabelle 1.5) (Abb. 5) und das sog. „Vater Syndrom" (Abb. 6), bei dem neben einer Fehlbildung des Radius, Wirbelanomalien, Anusatresie, Ösophagusatresie, tracheoösophageale Fistel und Mißbildungen den Urogenitalsystems gesehen werden [16]. Ähnliche radiale Strahlendefekte sind bei der Thalidomidembryopathie häufig beobachtet worden.

Im Gegensatz zu den radialen Strahlendefekten treten die ulnaren Defekte in der überwiegenden Mehrzahl sporadisch auf. Diese Defekte sind häufig doppelseitig oder werden in Kombination mit andersartigen Fehlbildungen der Gegenseite und Anomalien der unteren Gliedmaßen gefunden, so daß man solche Ulnadefekte auch als Teilerscheinung des Femur-Fibula-Ulna Komplexes bezeichnet [12].

1.2.2 Zentrale Hypoplasie der Hände und Füße

Die mit Aplasie oder Hypoplasie der mittleren Strahlen der Hände und Füße einhergehenden Fehlbildungen verursachen eine typische Deformierung und werden als Spalthand bzw. Spaltfuß bezeichnet. Bei dieser meist familiär auftretenden Anomalie liegt eine Aplasie des III. Fingers bzw. der III. Zehe vor, wobei auch die entsprechenden Mittelhand- oder Mittelfußknochen fehlen. Auch der II. und III. Strahl können in solchen Fällen nicht angelegt sein. Bei der sogenannten atypischen Spalthand handelt es sich um eine Hypoplasie des mittleren Handstrahles mit klein angelegten Mittelhandknochen. Diese nicht familiär vorkommende Anomalie wird gelegentlich bei einigen Fehlbildungssyndromen gesehen, z. B. Poland Syndrom (Tabelle 1.13) (Abb. 7), Mikroglossie Syndrom und fokale dermale Hypoplasie (Tabelle 1.6).

1.2.3 Die kongenitalen terminal-transversalen Defekte

Bei dieser Art von Fehlbildungen handelt es sich um das Fehlen eines kleineren oder größeren Teils der peripheren Extremitätenanteile. Je nach Umfang des Defektes spricht man von einer Aphalangie, wenn der Defekt auf die Phalangen beschränkt ist, oder von Adaktylie, wenn ein oder mehrere Finger oder Zehen fehlen. Bei stärkerer Ausprägung der Fehlbildung mit fehlender Anlage der Hände und Füße wird von Acheiropodie gesprochen (Abb. 8, 9). Fehlt eine ganze Extremität, dann wird der Ausdruck Amelie gebraucht. Die meisten peripheren Defekte sind sporadisch und einseitig, sel-

Abb. 7. Poland Syndrom. Atypische linksseitige Spalthand, der zweite und dritte Finger fehlen. Hypoplasie des Os Metakarpale II und III

Abb. 8. Einseitige Acheirie links mit rudimentär angelegten Metakarpalia

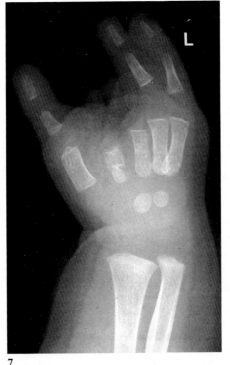
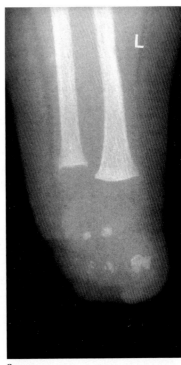

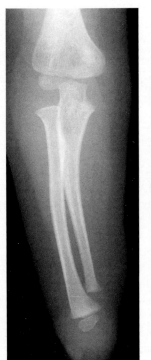
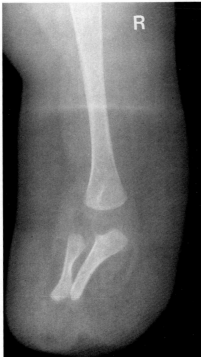
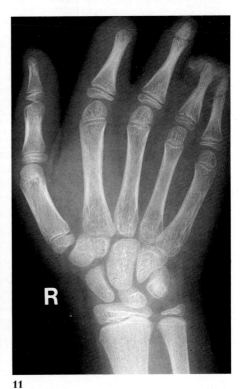

Abb. 9. 5jähriges Kind mit Acheirie. Terminale longitudinale Agenesie der linken Hand

Abb. 10. 7 Monate alter männlicher Säugling mit einseitiger kongenitaler Amputation unterhalb des Ellenbogens

Abb. 11. Amniogene Defekte. Beachte die partielle Amputation der II., III., IV. und V. Finger. Schnürfurche am Mittelfinger und Syndaktylie zwischen IV. und V. Finger mit rudimentär angelegten Mittelphalangen

ten doppelseitig. Vorwiegend betroffen sind der Unterarm, die Hand und die Finger des II.-V. Strahls.

1.2.4 Die Amniogenen Fehlbildungen

Die Amniogenen Fehlbildungen sind sehr mannigfaltig und variieren von einfachen Schnürfurchen bis zu einer vollständigen Amputation der Gliedmaßen (Abb. 10). Auf den Zusammenhang zwischen der Ruptur der amniotischen Membran und dem Auftreten von amniogenen Defekten hat TORPIN hingewiesen [20]. An den Händen sind vorwiegend der II. und IV. Strahl betroffen (Abb. 11) und an den Füßen die Großzehe. Auch werden gelegentlich Schnürfurchen am Unterschenkel mit partieller Einschnürung der Tibia gesehen.

1.3 Aplasie und Hypoplasie der langen Röhrenknochen

Aplasie und Hypoplasie der langen Röhrenknochen führen zu einer erheblichen Funktionsbeeinträchtigung der Extremitäten. Die Hände und Füße sind deformiert und es kommen verschiedenartige Strahlendefekte vor, insbesondere in den Fällen, wo die Hypoplasie oder Aplasie am distalen Teil der Extremität lokalisiert ist. An den langen Röhrenknochen wird die Fibulaaplasie bzw. -hypoplasie am häufigsten angetroffen, in abnehmender Häufigkeit die Aplasien bzw. Hypoplasien von Radius und Ulna, welche bereits im Rahmen der radialen und ulnaren Strahlendefekte abgehandelt wurden.

1.3.1 Aplasie und Hypoplasie der Fibula

Die Ausprägung und Schwere der Fibulaaplasien oder -hypoplasien ist unterschiedlich. Sie können mit einer ventralen oder medialen Verbiegung der benachbarten Tibia einhergehen, in solchen Fällen wird dann gelegentlich eine grübchenförmige Vertiefung der Haut an der Tibiakonvexität gefunden (Abb. 12). Andere begleitende Fehlbildungen sind Pes equinovarus, Fehlen von ein oder zwei Fußstrahlen, Synostosen oder Aplasien von tarsalen Knochenelementen und schließlich Entwicklungsverzögerung oder Verkürzung des Femurs an derselben Seite. Eine mehr lokalisierte Hypoplasie der Fibula proximal oder distal kann eine Valgus-Deformität der Knie bzw. Knöchel zur Folge haben.

Die leichten Formen der Fibulahypoplasie haben dagegen keine klinische Bedeutung und sind manchmal auch äußerlich nicht sichtbar.

1.3.2 Hypoplasie und Aplasie des Femurs

Eine Hypoplasie des Femurs tritt ausschließlich im proximalen Teil auf, deshalb wird in der angelsächsischen Literatur auch der Ausdruck „Proximal femoral local deficiency" gebraucht. Diese Fehlbildung kennt unterschiedliche Ausprägungsgrade: vom vollständigen Fehlen des Femurkopfes (Abb. 13) mit Anlage eines kurzen distalen Femurteils bis zu leichteren Formen der Hypoplasie, bei denen nur der Femurhals hypoplastisch ist, wodurch eine Coxa vara oder Pseudoarthrose bzw. Krümmung verursacht wird. LEVINSON u. OSNOF [14] haben versucht die diverse Typen von Femurhypoplasie in vier Gruppen A, B, C und D zu klassifizieren. Bei schweren Formen der Femurhypoplasie werden auch häufig sekundäre Veränderungen an Becken und Acetabulum gefunden. Die Femurhypoplasie kommt in der Mehrzahl der Fälle isoliert, ein- oder doppelseitig vor. Ihre Ätiologie ist unbekannt. Gelegentlich wurde sie bei Kindern von diabetischen Müttern und häufiger bei Thalidomidembryopathie beobachtet [9]. Ein vollständiges Fehlen des Femurs wird im Gegensatz zur Femurhypoplasie selten gesehen.

1.3.3 Aplasie und Hypoplasie der Tibia

Die Aplasien der Tibia sind als familiäre Fehlbildungen beschrieben und werden sehr selten beobachtet [4]. Bei der Tibiahypoplasie sieht man einen subtotalen Defekt distal (Abb. 14). Ein ähnlicher Fall wie der abgebildete, wurde durch FRIED et al. [6] beschrieben.

1.3.4 Humerusdefekte

Humerusdefekte (Hypoplasie bzw. Aplasie) werden gelegentlich bei komplizierten Fehlbildungen der oberen Extremitäten beobachtet, z. B. beim Holt-Oram Syndrom (Tabelle 1.7) oder in manchen Fällen von Thalidomidembryopathie. Auch beim rhizomelen Typ der Chondrodystrophia punktata ist eine stärkere Hypoplasie des Humerus und Femur zu finden.

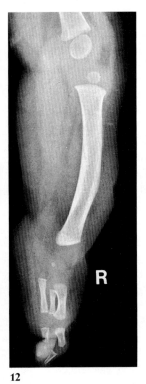 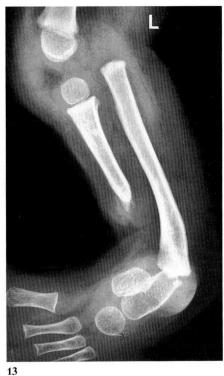 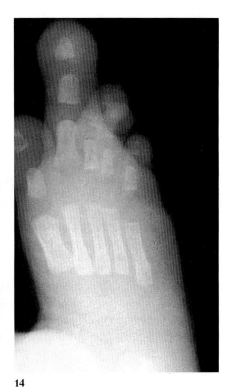

12 13 14

Abb. 12. Fibulaaplasie beiderseits mit Strahlendefekt IV und V und Spitzfüßen

Abb. 13. Hypoplasie des rechter Femurs mit Defekt am proximalen Ende

Abb. 14. Hypoplasie der Tibia mit starker Fußdeformität mit Fehlen des I. Strahles

Abb. 15. Riesenwuchs der zweiten Zehe rechts bei einem weiblichen Neugeborenen

2 Hyperplasie der Gliedmaßen

Kongenitale Vergrößerungen des Skeletts können ein einziges Knochenelement, einen Teil einer Extremität oder die ganze Extremität einseitig betreffen. Beim Krankheitsbild der Hemihypertrophie ist eine Körperhälfte vergrößert. Im allgemeinen ist die Knochenvergrößerung gleichzeitig von einer Weichteilhypertrophie begleitet. Neben den idiopathischen isolierten Formen der Knochenhyperplasie

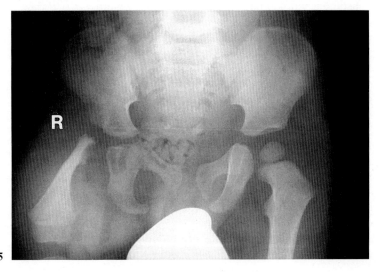

15

(Abb. 15), findet man auch sekundäre Hyperplasien bei anderen Grunderkrankungen, z. B. bei der Neurofibromatose, bei Lipomatose, Hämangiomen, Lymphangiomen, arteriovenösen Fehlbildungen und endokrinen Erkrankungen. Hyperämie ist auch verantwortlich für die lokale Verdickung des Knochens bei chronischen Entzündungen, bei Hämophilie und rheumatoider Arthritis.

3 Segmentationsstörungen und Synostosen der Gliedmaßen

Segmentationsfehler der Gliedmaßen sind relativ häufig und meistens erblich. Diese Anomalien gehen mit einer Hypersegmentation und Verdoppelung von Gliedmaßenteilen einher oder mit totaler oder partieller Synostose zweier benachbarter Knochenelemente. Die radiologische Untersuchung solcher Fehlbildungen ist diagnostisch von Bedeutung und für die chirurgische Korrektur wichtig.

3.1 Hyperphalangie und Polydaktylie

Unter dem Begriff Hyperphalangie versteht man im praktischen Sinn einen überzähligen dreigliedrigen Daumen (Triphalangie), wobei ein zusätzlicher Mittelphalanxknochen angelegt ist. Diese seltene Anomalie kann isoliert, ein- oder doppelseitig und in Kombination mit anderen Fehlbildungen gefunden werden, z. B. beim Holt-Oram Syndrom (Tabelle 1.7) oder Fanconi Syndrom (Tabelle 1.5). Die Bezeichnung Polydaktylie wird gebraucht wenn eine überzählige Anlage eines oder mehrerer Finger oder Zehen vorhanden ist, die rudimentär oder vollständig sein kann. Die Fehlbildung wird häufiger bei Schwarzen als bei Weißen gefunden. Je nach Lokalisation des überzähligen Gliedes an der radialen oder ulnaren Seite wird von einer präaxialen bzw. postaxialen Polydaktylie gesprochen. Bei der postaxialen Fehlbildung ist der überzählige Finger lateral an der Kleinfinger- oder Kleinzehenseite lokalisiert (Abb. 16). Diese Anomalie ist häufig beim Ellis von Creveld Syndrom, Laurence-Moon-Biedel Syndrom, bei Trisomie 13 (Tabelle 1.17), asphyxierender Thoraxdysplasie und beim Goltz Syndrom (fokal-dermale Hypoplasie, Tabelle 1.6) [15]. Die präaxiale Polydaktylie umfaßt diverse Typen von Daumenverdoppelung mit oder ohne überzähligen dreigliedrigen Daumen (Abb. 17). Auch die selten beobachteten Fälle von Verdoppelung des Zeigefingers und die autosomal dominant erbliche Polysyndaktylie gehören zu dieser Gruppe. Präaxiale Polydaktylie wird häufig beim Carpenter Syndrom (Tabelle 1.1), bei der Akrozephalosyndaktylie (Tabelle 1.2), beim Noak Syndrom, bei der Brachydaktylie Typ B (nach BELL) und gelegentlich beim Holt-Oram Syndrom (Tabelle 1.7) oder Fanconi Syndrom (Tabelle 1.5) beobachtet. Die seltene Verdoppelung proximaler Extremitätenabschnitte, wie der Ulna und Fibula, wird auch als Polydaktylie klassifiziert, weil hierbei meistens auch eine Überzahl von Fingern oder Zehen angelegt ist. Auch die selten vorkommende beidseitige Spiegelhand und der Spiegelfuß gehören zur Kategorie dieser Fehlbildungen.

3.2 Syndaktylie

Bei der Syndaktylie handelt es sich um eine nicht oder nur unvollkommene Trennung der Finger oder Zehen voneinander. Diese Anomalie kann geringfügig ausgeprägt sein als sog. Schwimmhaut, oder die Finger oder Zehen können vollständig miteinander verschmolzen sein, mit Fusion der phalangealen Knochenelemente (Abb. 18). In den meisten Fällen ist diese Anomalie erblich, aber auch sporadische Fälle kommen vor. Die Syndaktylie ist ein Charakteristikum des Apert Syndroms (Tabelle 1.2), Cornelia de Lange Syndroms (Tabelle 1.4) und der fokal-dermalen Hypoplasie (Tabelle 1.6) und vieler anderer Syndrome. Die Syndaktylien werden von Temtamy [19] in fünf Typen unterteilt:

Typ 1 wird auch Zygodaktylie genannt. Es handelt sich hier um eine Syndaktylie zwischen dem III. und IV. Finger und der II. und III. Zehe. In manchen Fällen tritt eine Fusion der zugehörigen Endphalanxknochen auf (Abb. 19).

Typ II ist eine Syndaktylie der III. und IV. Finger mit einer partiellen Duplikation des III. oder IV. Fingers als Schwimmhaut.

Abb. 16. Postaxiale Hexadaktylie der Füße

Abb. 17. Präaxiale Polydaktylie mit vollständiger Verdoppelung der distalen Phalanx

Abb. 18. Apert Syndrom mit kompletter Syndaktylie. Beachte die Verkürzung der proximalen Phalanx I. Synostosen zwischen proximalen und mittleren Phalangen II, III und IV und auch Synostose zwischen Os capitatum und hamatum

Abb. 19. Komplette Syndaktylie von III. und IV. Finger mit Verschmelzung der distalen Phalangen und Bildung einer Schwimmhaut zwischen den übrigen Fingern

Angeborene Extremitätenfehlbildungen

Typ III ist eine Syndaktylie zwischen Klein- und Ringfinger kombiniert mit einer kurzen Mittelphalanx.

Typ IV ist eine vollständige Syndaktylie aller Finger und Zehen, wie beim Apert Syndrom.

Typ V ist eine Syndaktylie mit gleichzeitigen Synostosen metakarpal und metatarsal.

3.3 Symphalangie

Symphalangie bezeichnet das Verschmelzen zweier benachbarter Phalangen in einem Finger oder einer Zehe. In diesem Fall ist dann das zugehörige interphalangeale Gelenk nicht angelegt. Je nach Lokalisation werden proximale oder distale Symphalangien unterschieden. Zusätzliche Fehlbildungen mit Verkürzung der Metakarpalia oder Metatarsalia und Verschmelzung der karpalen oder tarsalen Knochenelemente miteinander werden häufig gefunden. Symphalangien kommen häufig vor bei verschiedenen Typen von Brachydaktylie. Außerdem wird diese Anomalie gelegentlich beobachtet beim Poland Syndrom (Tabelle 1.13), Apert Syndrom (Tabelle 1.2), beim diastrophischen Zwergwuchs und einigen anderen Syndromen.

3.4 Karpal- und Tarsalsynostosen

Karpalsynostosen können isoliert oder auch als Teil einer komplizierten Fehlbildung auftreten. Bei den isolierten Formen handelt es sich in der Regel um eine Fusion von benachbarten Knochenelementen einer Reihe (Abb. 18), wie z. B. bei der Synostose von Os lunatum und triquetrum. Bei Fehlbildungssyndromen dagegen wird die Synostose nicht immer in einer Knochenreihe lokalisiert sein und können alle möglichen Typen von Synostosen auftreten. Auch am Fuß kommen gelegentlich isolierte Synostosen vor, z. B. zwischen Talus und Kalkaneus oder Kalkaneus und Os naviculare. Oder sie treten in Kombination mit Karpalsynostosen oder anderen Fehlbildungen auf. Während die karpalen Synostosen klinisch symptomfrei bleiben, treten bei tarsalen Synostosen im späteren Alter Schmerzen oder Bewegungseinschränkungen auf (Abb. 20). Die Ätiologie der karpalen und tarsalen Synostosen ist unbekannt. Wahrscheinlich entstehen sie, weil die Segmentation und Differenzierung des primitiven Mesenchyms ausgeblieben ist, deshalb fehlt hier auch die Bildung eines Gelenkes.

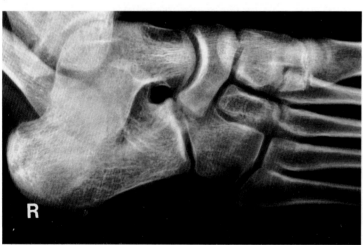

Abb. 20. Coalitio Kalkaneo-Navicularis bei einem 11jährigen Mädchen. Beachte die Brückenbildung zwischen beiden Fußwurzelknochen

Abb. 21. Synostosis Radio-Ulnaris beiderseits bei einem 3jährigen Mädchen als Zufallsbefund

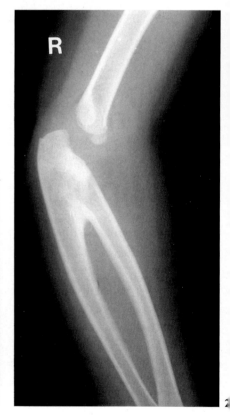

3.5 Radioulnare Synostosen

Eine radioulnare Synostose ist in der Regel bilateral [3]. Sie verhindert die Pronations-Supinations-Bewegung des Vorderarmes. Meist ist sie 2–6 cm vom Ellenbogengebiet lokalisiert (Abb. 21), deshalb wird in solchen Fällen von Synostosis radioulnaris proximalis gesprochen. Weiter distal gelegene Synostosen sind selten und werden, je nach Lokalisation, als Synostosis radioulnaris intermedia oder inferior bezeichnet. Radioulnare Synostosen scheinen häufiger sporadisch als familiär aufzutreten. Sie können von anderen zusätzlichen Fehlbildungen begleitet sein, wie Klumpfuß, kongenitale Hüftluxation, Hypoplasie des Daumens, Karpalsynostose und werden bei einigen Fehlbildungssyndromen beobachtet.

4 Übrige Deformitäten der Gliedmaßen

Die kongenitalen Fehlbildungen der Gliedmaßen haben in der Regel eine Deformierung und Funktionseinschränkung des betroffenen Gliedmaßenabschnittes zur Folge. Im folgenden Abschnitt werden diejenigen Deformierungen der Gliedmaßen einschließlich der Gelenke besprochen, die noch nicht erwähnt wurden, die aber klinisch und radiologisch von Bedeutung sind.

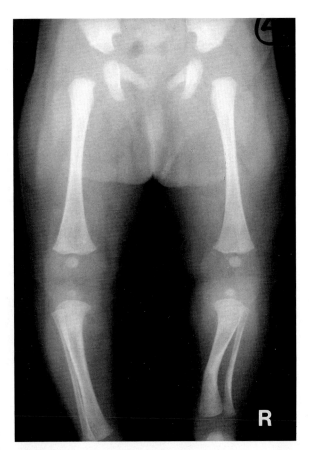

Abb. 22. Atypische posteriore Verbiegung der linken Tibia. Der 1½ Monate alte Säugling hatte auch einen Hakenfuß links

4.1 Kongenitale Verbiegung der langen Röhrenknochen

Die pränatale Verbiegung der langen Röhrenknochen der unteren Extremitäten ist im allgemeinen das Resultat einer intrauterin fehlerhaften Lage des Fötus [18]. Zusätzlich können auch Hüft- und Kniegelenksluxationen und Klumpfüße entstehen. Prognostisch sind diese Fälle günstig, in den meisten Fällen tritt eine Selbstaufrichtung auf (Abb. 22). Verbiegungen der langen Röhrenknochen der oberen Extremitäten können in einzelnen Fällen ebenfalls durch eine abnormale Lage des Fötus zustande kommen. In den meisten Fällen handelt es sich jedoch um eine primäre Hypoplasie oder um sekundäre Deformierungen bei Hypoplasie bzw. Aplasie oder Synostose und bei anderen Fehlbildungen der benachbarten Knochen.

Die kampomele Dysplasie ist gekennzeichnet durch eine typische Verbiegung der Ober- und Unterschenkelknochen. Charakteristisch für diese Erkrankung ist eine anguläre ante- und latero-Kurvation der Femura. Ähnliche Verbiegung findet man an Tibia und Fibula, wobei letztere hypoplastisch ist. Die gleichzeitig bestehende Aplasie oder Hypoplasie der Scapulae und typische Becken- und Wirbelveränderungen unterscheidet die kampomele Dysplasie von anderen Zuständen mit Verbiegungsdeformitäten [8]. Schwere Formen der Osteogenesis imperfecta und Hypophosphatasie können auch eine pränatale Verbiegung der langen Röhrenknochen hervorrufen (Abb. 23). Andere radiologische Skelettbefunde und klinische Symptome sowie chemische Untersuchungen sind für das Stellen der Diagnose wichtig.

4.2 Kongenitale Pseudoarthrose

Die angeborene Unterschenkelpseudoarthrose ist eine seltene Form von pathologischer Fraktur und entsteht auf Grund einer lokalen fibrösen Degeneration des Knochens meist in den ersten 18 Lebens-

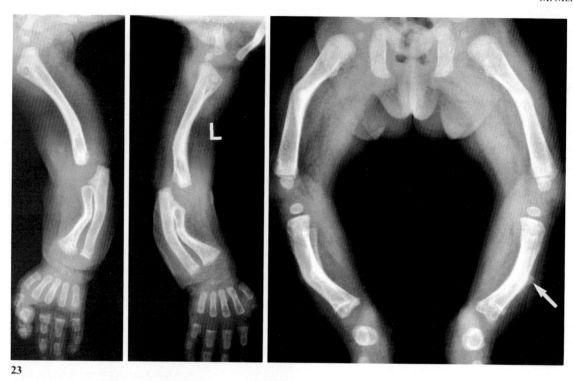

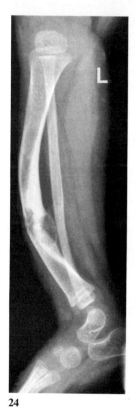
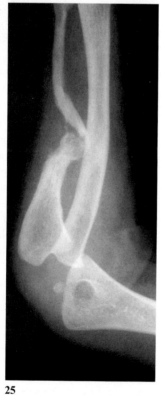

Abb. 23. 4 Monate alter Säugling mit der neonatalen Form der Hypophosphatasie; starke Verbiegungen und partielle Verkürzung der großen Röhrenknochen mit deutlicher Mineralisationsstörung des Skeletts. Beachte die diaphysären Knochensporne an der Fibula

Abb. 24. Linker Unterschenkel bei einem 1 Jahre und 8 Monate alten Mädchen mit M. Recklinghausen. Kongenitale Pseudoarthrose, Crus varum und antecurvatum, mit entsprechender Kortikalisverdickung dorsal und medial

Abb. 25. Kongenitale Pseudoarthrose der Ulna, beachte das hypoplastische distale Fragment der Ulna

monaten. Die Ursache dieser Erkrankung ist jedoch unbekannt. Auffallend ist, daß in vielen Fällen gleichzeitig eine Neurofibromatose Recklinghausen beobachtet wird. Das radiologische Bild stimmt mit dem klinischen Befund eines Crus varum et antecurvatum überein. Im Verkrümmungsgebiet ist die Markhöhle verengt. Die Verbiegung betrifft immer den Übergang vom mittleren zum distalen Drittel der Tibia. Die Tibia ist meistens hypoplastisch, häufig sind im Scheitel der Krümmung zystische Veränderungen zu finden (Abb. 24). Nach Auftreten der pathologischen Fraktur kommt es zur Dislokation der Fraktur-Fragmente mit Sklerosierung der beiden Frakturenden. In seltenen Fällen ist die Pseudoarthrose an der Fibula lokalisiert. Auch kongeni-

Angeborene Extremitätenfehlbildungen

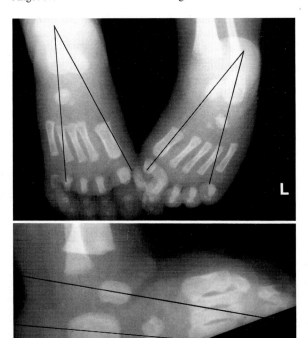

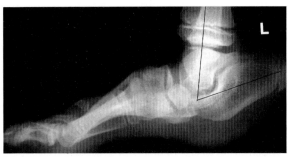

27

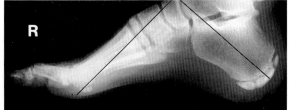

28

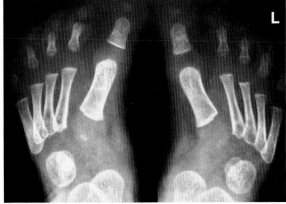

29

26

Abb. 26. Klumpfuß links. Beachte die pathologische Achsen (Talus, Kalkaneus), auf der seitlichen Aufnahme laufen die Achsen annähernd parallel

Abb. 27. Pes plano-valgus mit vertikalem Stand des Talus

Abb. 28. Pes excavatus rechts, bei einem 12jährigen Mädchen, siehe die deutliche Inflexion des Metatarsale I, Achsenwinkel 105°

Abb. 29. Pes adductus bei einem 1 Jahr und 8 Monate alten Jungen

Tabelle 1. Fehlbildungssyndrome mit Skelettabnormalitäten

Syndrome	Vererbung	Abnormalität an Gliedmaßen	Übrige Organfehlbildungen
1. Acrozephalopoly-Syndaktylie (Carpenter Syndrom)	autosomal rezessiv	leichte Syndaktylie der Hände und Füße, präaxiale Polydaktylie, Klinodaktylie, Brachymesophalangie, breiter Daumen	Akrozephalie, Schwachsinn, auffällige Fazies mit Epikanthus, eingezogene Nasenwurzel, Hypogenitalismus bei Knaben
2. Akrozephalosyndaktylie Typ I Apert Syndrom Typ II Apert-Crouzon Syndrom	sporadisch, Mutation eines autosomal dominanten Gens	totale Brachysyndaktylie der Hände und Füße, Symphalangie, Synonchie, karpale und tarsale Brachymesophalangie, Verkürzung der prox. Phalanx I	Akrobrachyzephalie, Synostose der Koronarnaht, Hypertelorismus, Oberkieferhypoplasie, flache Orbitae, Exophthalmus

Tabelle 1. Fortsetzung

Syndrome	Vererbung	Abnormalität an Gliedmaßen	Übrige Organfehlbildungen
3. Arthrogrypose	sporadisch	Zunahme des Karpalwinkels, Synostose der Handwurzel- und Fußwurzelknochen, Syndaktylie, Kamptodaktylie, Manus flexae, Klumpfuß, vertikaler Talus	Versteifung der Gelenke, Hüft-Luxationen, hypoplastische Muskulatur
4. Cornelia de Lange Syndrom	unbekannt	Hypoplasie der radialen und ulnaren Seite der Hand (kurze Daumen, Brachymetacarpie I, Klinodaktylie V), Monodaktylie, Mikromelie, Phokomelie der oberen Extremitäten, Fuß-Deformitäten, Syndaktylie II. und III. Zehe, Kirner Deformität	Minderwuchs, Mikrognathie, Hirsutismus
5. Fanconi-Anämie (Pancytopenie)	autosomal rezessiv	Reduktionsfehlbildungen des radialen Strahles, Brachymesophalangie V, selten Triphalangie I oder präaxiale Polydaktylie, Pes planus, Syndaktylie der Füße	Panzytopenie, hypoplastische Genitalia, Fehlbildungen der Rippen und Thorakalwirbel, Fehlbildungen der Nieren oder Harnwege
6. fokale dermale Hypoplasie (Goltz-Syndrom)	X-chromosomal dominant	häufig: Syndaktylie selten: präaxiale und postaxiale Polydaktylie, Spalthand und Spaltfuß, Adaktylie, Aplasie von Ulna und Radius oder Deformierung	dermale Hypoplasie, Hypo- und Hyperpigmentation, Dystrophie der Nägel, Skoliose, Mikrocephalie Kolobome der Iris, dysplastische Zähne
7. Holt-Oram-Syndrom	autosomal dominant	hypoplastische Daumen, dreigliedrige Daumen, Aplasie von Radius und Daumen, Brachymesophalangie V, radioulnäre Synostose, karpale Synostose	Herzfehler (Vorhofseptumdefekt und Ventrikelseptumdefekt), Deformierung des Schultergürtels
8. Bardet Biedl Syndrom	autosomal rezessiv	häufig: postaxiale Polydaktylie, Brachytelephalangie selten: Syndaktylie, Klinodaktylie, Brachymetakarpie	Retinitis pigmentosa, Adipositas, Hypogenitalismus, Schwachsinn
9. Marfan Syndrom	autosomal dominant	Arachnodaktylie und Klinodaktylie, grazile Röhrenknochen mit dünner Kortikalis, selten Fußdeformierungen	Linsenektopie, Myopie, Netzhautablösung, Aortenaneurysmata und Klappenanomalien
10. Möbius Syndrom	autosomal dominant	Syndaktylie, Brachydaktylie, Polydaktylie, ein- oder doppelseitiges Fehlen der Hand, Klumpfuß, Hüftluxation	angeborene Parese der Hirnnerven (VI-VII), geistige Entwicklungsstörung
11. Okulodentodigital Syndrom	autosomal dominant, selten rezessiv	Kamptodaktylie V, Klinodaktylie V, Syndaktylie (Hände und Füße)	schmale Nase, Mikrokornea, hypoplastische Zähne
12. Larsen Syndrom	dominant oder rezessiv	Dorsalluxation des Femurs gegenüber der Tibia, Hüftgelenksluxationen, Ellenbogenluxationen, Klumpfüße	prominierende Stirn

Tabelle 1. Fortsetzung

Syndrome	Vererbung	Abnormalität an Gliedmaßen	Übrige Organfehlbildungen
		und Klumphände, breite und kurze Endphalangen, Verkürzung der Metakarpalia doppele Ossifikationskern des Kalkaneus	
13. Poland Syndrom	sporadisch	einseitig hypoplastische Hand mit Syndaktylie, Brachyphalangie (Mittelphalangen bevorzugt), hypoplastischer Unterarm	Aplasie des sternalen Anteiles des M. pectoralis major auf der gleichen Seite wie der Handdefekt
14. Taybi-Rubenstein Syndrom	sporadisch	breite Daumen radial abweichend, abnormale Form der I. proximalen Phalanx (Dreieckform), Klinodaktylie V, gleiche Veränderung auch an der großen Zehe	flacher Pfannendachwinkel, geistige Entwicklungsstörung, hoher Gaumen, gelegentlich Wirbelfehlbildungen
15. Silver Russel Syndrom	sporadisch	Klinodaktylie V, asymmetrische Hände und Füße	intrauteriner Minderwuchs, leichte Form von Hemihypertrophie, eventuell Skoliose, großer Hirnschädel
16. Tricho-Rhino-Phalangeal Syndrom (Giedion Syndrom)	autosomal dominant	Zapfenepiphysen an Mittelphalangen der Hände und Füße (Periphere Dysostose von Type 12)	schütterer Haarwuchs, Birnen-Nase
17. Trisomie 13 Syndrom (Patau Syndrom)	sporadisch	postaxiale Polydaktylie der Hände und Füße (76%), selten Kontrakturen der Finger und Zehen, stark gewölbte Fingernägel, Triphalangie des Daumens, breiter Daumen	Lippen-, Kiefer- und Gaumenspalte, Mikrophthalmie, Mikrozephalie, tief sitzende dysplastische Ohren, Herzfehler
18. Trisomie 18 (Edwards Syndrom)	sporadisch	Klinodaktylie V (Brachymesophalangie V), überkreuzende Finger, Abweichen der Finger nach ulnar, hypoplastische Daumen, verkürzte große Zehe, Fußdeformitäten	hypoplastische Rippen, Mikrognathie, Herzfehler, Nierenfehlbildungen
19. Trisomie 21 Down Syndrom	Mutation	Klinodaktylie V (Brachymesophalangie V), Zunahme des Karpalwinkels)	Herzfehler (40–60%), Hypotonie, geistige Entwicklungsstörung, Hypoplasie der Schlüsselbeine, Beckendeformität (ausladende Beckenschaufeln, Coxae valgae)
20. Turner Syndrom	Mutation	Verkürzung der Metakarpalia III–V, Verkleinerung des Karpalwinkels, kurze Handwurzel mit Osteoporose, Klinodaktylie, Brachymetatarsie IV, Cubitus Valgus	Nierenfehlbildungen, gonadale Dysgenesie, Aortenisthmusstenose
21. Zellweger Syndrom	autosomal rezessiv	Kontrakturen, Kamptodaktylie V, peripatelläre Kalzifikationen, Fußdeformitäten	Nierenzysten, Leberfibrose, Hypotonie

tale Pseudoarthrosen anderer langer Röhrenknochen, nämlich Radius (Abb. 25), Ulna und Femur, werden gelegentlich gesehen.

4.3 Madelungsche Handgelenkdeformität

Die Madelungsche Deformität ist eine volare Subluxation der Hand. Diese tritt meistens zwischen dem 9. und 16. Lebensjahr und vorwiegend beim weiblichen Geschlecht auf und ist in 70% bilateral. Das radiologische Bild ist gekennzeichnet durch eine mehr oder weniger starke Neigung der distalen Gelenkflächen des Radius nach volar und nach ulnar. Dadurch wird die Ulna aus der abnormal flachen incisura ulnaris radii herausgedrängt und dorsal subluxiert.

4.4 Fußdeformitäten

Angeborene Deformitäten des Fußes gehören zu den häufigsten kongenitalen Fehlbildungen der Extremitäten und treten meistens doppelseitig auf. Sie sind in vielen Fällen die direkte oder indirekte Folge von Fehlpositionen der Fußwurzelknochen, selten kann auch eine Formanomalie eines Fußwurzelknochens Ursache solcher Deformierung sein. Von der Vielzahl der Fußdeformitäten sollen hier nur die wichtigsten kurz besprochen werden.

4.4.1 *Klumpfuß*

Der Klumpfuß ist die häufigste Fehlbildung unter den angeborenen Fußdeformitäten. Er wird bei 1:1000 Neugeborenen, ein- oder doppelseitig beobachtet und bei Knaben zweimal häufiger als bei Mädchen. Eine radiologische Untersuchung des Klumpfußes ist für die Darstellung der Fehlposition der Knochenelemente von Bedeutung. Neben der anterior-posterioren Aufnahme in Equinusstellung sind seitliche Röntgenaufnahmen in korrigierter Stellung nämlich Dorsal- und Plantarflexion von Interesse (Abb. 26). Bei einem normalen Fuß bildet die Achse des Talus mit der des Kalkaneus einen Winkel von 35-40 Grad. Beim Klumpfuß liegt der Kalkaneus supinatorisch unter dem Talus, deshalb ist der Achsenwinkel kleiner als 35 Grad. In extremen Fällen von Klumpfuß können die Achsen sogar parallel laufen. Auf der seitlichen Aufnahme ist die Situation ähnlich mit einem Kalkaneus-Talus-Achsenwinkel von 35-40 Grad beim normalen Fuß und verkleinertem Winkel bzw. parallel laufenden Achsen beim Klumpfuß. Die Messung des Achsenwinkels ist nicht nur von Bedeutung für die Dokumentation und Feststellung des Schweregrades, sondern auch für die Indikationsstellung zur Behandlung und für die Kontrolle des therapeutischen Resultates [2].

4.4.2 *Pes plano valgus congenitus*

Diese Deformität wird sowohl beim sonst gesunden Neugeborenen als auch als Begleitsymptom bei anderen kongenitalen Fehlbildungen, besonders Amyotonia congenita und Spina bifida, angetroffen. Klinisch ist dieser Typ von Plattfuß gekennzeichnet durch eine mehr oder weniger stark ausgebildete Konvexität der Sohle. Dadurch steht der Kalkaneus in Spitzstellung und ist der Vorfuß aufgebogen. In der seitlichen Röntgenaufnahme des Fußes fällt der vertikale Stand des Talus auf (Abb. 27), der Achsenwinkel zwischen Talus und Kalkaneus ist in solchen Fällen wesentlich größer als 40 Grad (normal 35-40). Die Artikulation zwischen Talus und Navicularis ist aufgehoben oder nach kranial verschoben.

4.4.3 *Pes excavatus*

Der Hohlfuß manifestiert sich klinisch durch eine Supinations-Stellung des Rückfußes und eine Pronation des Vorfußes. Als angeborene Anomalie wird dies unter anderem bei Fällen von Myelodysplasie und M. Friedreich angetroffen. Der Hohlfuß ist nicht selten erworben, z. B. nach einer durchgemachten Poliomyelitis. Die seitliche Röntgenaufnahme des Fußes zeigt in solchen Fällen einen Steilstand des Kalkaneus mit gleichzeitiger Inflexion des Vorfußes speziell des Metatarsale I (Abb. 28).

4.4.4 *Pes adductus congenitus*

Beim Pes adductus congenitus, auch Metatarsus varus congenitus genannt, handelt es sich um eine Adduktion des Vorfußes. Der Rückfuß kann entweder in Valgusstellung fixiert sein, oder, nicht fixiert, in Mittelstellung bzw. Valgusstellung stehen (Abb. 29). Eine supinatorische Einstellung des Rückfußes ist nicht möglich.

5 Anomalien der Gliedmaßen Fehlbildungssyndromen und chromosomalen Erkrankungen

Die Zahl der angeborenen Fehlbildungssyndrome und der chromosomalen Erkrankungen mit Abnormalitäten der Extremitäten ist groß. Die Veränderungen betreffen in den meisten Fällen die Hand und nur gelegentlich auch den Fuß. Es ist bemerkenswert, wie häufig die Hand als Spiegel des kongenitalen Fehlbildungs-Syndroms zum Zwecke der Diagnostik gebraucht werden kann, dennoch sind klinische und genetische Befunde sowie biochemische Untersuchungen ebenso wichtig und müssen selbstverständlich in die Diagnostik mit einbezogen werden.

Obwohl in den vorangegangenen Abschnitten bereits eine Vielzahl von Fehlbildungssyndromen mit Skelettveränderungen erwähnt wurde, werden vollständigkeitshalber die Abnormalitäten der Extremitäten bei dieser Art von Erkrankungen tabellarisch dargestellt (Tab. 1.1–1.21). Die wichtige Gruppe der Systemerkrankungen des Skeletts unter anderem auch die sog. Skelettdysplasien werden in einem anderen Kapitel abgehandelt.

Literatur

1. Bell J (1951) On brachydactyly and symphalangism. In: Penrose LS (ed) The treasury of human inheritances, vol 5. Cambridge University Press, Cambridge, pp 1–31
2. Bleck EE (1977) Congenital clubfoot. Pathomechanics, radiographic analysis and results of surgical treatment. Clin Orthop 125: 119–130
3. Cleary JE, Omer GE (1985) Congenital proximal radio-ulnar synostosis. Am J Bone Joint Surg 67: 539–545
4. Emami-Ahari Z, Mahloudji M (1974) Bilateral abscence of the tibias in three sibs. Birth Defects, Orig Art Ser Bd X/5: 197–200
5. Frantz CH, O'Rahilly R (1961) Congenital skeletal limb deficiencies. Am J Bone Joint Surg 43: 1202–1224
6. Fried K, Goldberg G, Mundel R, Reif (1977) Severe lower limb malformation associated with other deformities and death in infancy in two brothers. J med Genet 14: 352–354
7. Gorlin RJ (1977) Some disorders exhibiting brachytelephalangy birth defects. Orig Art Ser 13 (1): 243–257
8. Hall BD, Spranger JW (1980) Congenital bowing of the long bones. Eur J Pediatr 133: 131–138
9. Henkel L, Willert HG (1969) Dysmelia: A classification and a pattern of malformation in a group of congenital defects of the limbs. Br J Bone Joint Surg Br 51: 399–414
10. Kaufmann HJ, Thaillard WF (1961) Bilateral incurving of terminal phalanges of fifth finger. Am J Roentgenol 86: 490–495
11. Kay HW (1974) A proposed international terminology of the classification of the congenital limb deficiencies. Orthot Prosth 28: 33–41
12. Lenz W, Feldmann U (1977) Unilateral and asymmetric limb defects in man: Delineation of the femur-fibula-ulna complex. Birth Defects, Orig Art Ser 13 (1): 269–285
13. Lenz W, Majewski F (1981) Fehlbildungen der Gliedmaßen. In: Schinz HR, (Hrsg) Skelett, Weichteile und Gefäße. Thieme, Stuttgart New York (Lehrbuch der Röntgen-Diagnostik, 6. Aufl., Bd II/2), S 261–349)
14. Levinson ED, Osnoff MB (1977) Proximal femoral focal deficiency (PFFD). Rad 125: 197–203
15. Poznanski AK (1984) The hand in radiologic diagnosis, 2nd edn, vol 1. Saunders, Philadelphia
16. Quan L, Smith DW (1973) The VATER Association: vertebral defects, anal atresia, T. E fistula with esophageal atresia, radial and renal dysplasia: A spectrum of associated defects. J Pediatr 82: 104–107
17. O'Rahilly R (1951) Morphological patterns in limb deficiencies and duplications. Am J Anat 89: 135–193
18. Silverman FN (1985) Caffey's Pediatric X-ray diagnosis, 8th edn, vol 1. Year Book Medical Publisher, Chicago
19. Temtamy SA (1966) Genetic factors in hand malformations. Thesis. John Hopkins University, Baltimore Maryland
20. Torpin R (1965) Amniochorionic mesoblastic fibrous strings and amniotic hands. Am J Obstet Gynecol 91: 65–75

3 Traumatische Veränderungen

3.1 Knochenverletzungen

D. FÄRBER und H. SINGER

INHALT

1	Einleitung	78
1.1	Bedeutung und Möglichkeiten bildgebender Verfahren	78
1.1.1	Röntgen	79
1.1.2	Computertomographie	80
1.1.3	Szintigraphie	80
1.2	Typische röntgenologische Veränderungen	80
1.2.1	Der Wulstbruch	80
1.2.2	Der Grünholzbruch	81
1.2.3	Quer-, Spiral- und Schrägbrüche	82
1.2.4	Verletzungen der Epiphysenfugen	82
1.2.5	Traumatische Luxation	85
1.2.6	Wie alt ist die Fraktur?	85
1.2.7	Pathologische Fraktur	89
1.3	Stellenwert in der Gesamtdiagnostik	92
1.4	Hilfsmittel, Geräte und Materialien	94
2	Allgemeine röntgenologische Aufnahmetechnik	94
2.1	Vorbereitung, Lagerung, Verbände	94
2.2	Typische Fehler und Schwierigkeiten	95
3	Allgemeine röntgenologische Beurteilung	95
4	Spezielle radiologische Diagnostik	96
4.1	Geburtstraumatische Verletzungen	96
4.2	Hirn- und Gesichtsschädel	98
4.3	Schultergürtel, obere Extremität	101
4.3.1	Schultergürtel	101
4.3.2	Oberarm	102
4.3.3	Ellenbogengelenk	104
4.3.4	Unterarm	106
4.3.5	Hand	108
4.4	Wirbelsäule, Thorax und Becken	109
4.4.1	Wirbelsäule	109
4.4.2	Thorax	112
4.4.3	Becken	117
4.5	Untere Extremität	119
4.5.1	Hüftgelenk und Oberschenkel	119
4.5.2	Kniegelenknahe Brüche	121
4.5.3	Unterschenkel	124
4.5.4	Sprunggelenk	126
4.5.5	Fuß	127
5	Radiologische Verlaufskontrolle	128
5.1	Technik, Zeitpunkt, Frequenz	128
5.2	Wert radiologischer Befunde für Beginn und Art der Rehabilitation	130
5.3	Forensische Bedeutung	131
6	Kindesmißhandlung	131
6.1	„Battered-Child-Syndrom"	131
6.2	Röntgenbefunde	131
6.3	Diagnostik	133
6.4	Differentialdiagnose	133
Literatur		134

1 Einleitung

Die Entwicklung einer differenzierten radiologischen Diagnostik, die den besonderen anatomischen Gegebenheiten des kindlichen Skeletts und den klinischen Erfahrungen der Traumatologie des Kindesalters Rechnung trägt, ist neueren Datums. Noch vor 30 Jahren war das klinische Interesse für Knochenbrüche in der Pädiatrie nicht groß, in den früheren Lehrbüchern der Röntgendiagnostik des Kindesalters wurden die Frakturen gar nicht behandelt. Die in den letzten Jahren immer mehr zunehmende Motorisierung einerseits, sowie die vermehrte Aktivität bei Sport und Spiel andererseits haben zu einer deutlichen Zunahme kindlicher Verletzungen geführt. Entsprechende Behandlungszahlen werden an großen kinderchirurgischen Zentren belegt. Bei der Diagnose und vor allem der Therapie kindlicher Frakturen verdient der bekannte Satz: „Das Kind ist kein kleiner Erwachsener" besondere Bedeutung. Eine eingehende Behandlung des Themas „Knochenverletzung" aus kinderradiologischer Sicht ist nicht nur gerechtfertigt, sondern notwendig.

1.1 Bedeutung und Möglichkeiten bildgebender Verfahren

Die Standardeinstellungen aus der Erwachsenentraumatologie können grundsätzlich auf das Kindesalter übertragen werden. Bei der Durchführung in Klinik und Praxis ergeben sich jedoch häufig

Schwierigkeiten und Probleme: Lagerung, Fixierung, die kleineren Abmessungen, die mangelnde Fähigkeit oder Bereitschaft zur Mitwirkung bis zu massiver Abwehr verlangen, besonders bei den unteren Altersklassen, Abweichungen von den gewohnten Methoden und oft auch Ergänzungen der Technik und der Gerätschaften. Darüber hinaus sind Geschick und Erfahrung im Umgang mit Kindern (und auch mit deren Eltern!) unentbehrlich.

Dem weniger Erfahrenen kann die Beurteilung eines noch wachsenden Knochens im Röntgenbild erhebliche Schwierigkeiten bereiten. Durch Epiphysen und Apophysen ergeben sich deutliche Unterschiede. Je jünger das Kind ist, desto weniger ist das Skelettsystem röntgenologisch differenziert erkennbar.

Die wichtigste Voraussetzung für eine erfolgreiche Behandlung ist die genaue Diagnose, und diese stützt sich auf einen sorgfältig erhobenen klinischen Befund. Der röntgenologische Befund hat jedoch entscheidende Bedeutung. Nur er erlaubt es, eine Knochenverletzung – aber nicht die Verletzung der Extremität! – anatomisch exakt zu erfassen, und erbringt eine klinisch verwertbare Klassifizierung. Nach dem Anfangsbefund bietet die röntgenologische Kontrolle des Heilungsvorganges eine weitere wichtige Möglichkeit. Beeinflußt schon die Erstaufnahme die Indikation zu therapeutischem Handeln, so gilt das in besonderem Maße für eine eventuell erforderliche Reintervention, d. h. Stellungskorrektur. Vorbestehende Veränderungen, z. B. benigne oder maligne Tumoren, Systemerkrankungen (Osteoporose, Osteogenesis imperfecta, Rachitis usw.) sind nicht immer bekannt oder klinisch einfach zu erfassen. Sie können im Röntgenbild sichtbar werden und erlauben damit die Diagnose einer „pathologischen Fraktur". Der Abschluß einer Knochenbehandlung wird klinisch festgelegt, die maßgebliche Grundlage für diese Entscheidung liefert der Röntgenbefund, wobei die Besonderheiten der Knochenbruchbehandlung bzw. des kindlichen Kallus angemessen zu berücksichtigen sind. Entsprechendes gilt für die Übungs- und Belastungsstabilität, die weitgehend von den röntgenologisch darstellbaren Konsolidierungsvorgängen im Bruchbereich bestimmt werden. Die besondere Bedeutung der röntgenologischen Diagnostik für die Diagnose und Behandlung von Knochenverletzungen wird nicht dadurch eingeschränkt, daß man die Grenzen ihrer Aussagefähigkeit aufzeigt: Der radiologische Befund allein genügt nicht, um eine klinische Diagnose zu stellen. Das ist am Beispiel eines beiderseitigen Oberschenkelschaftbruches eindrucksvoll zu zeigen. Nicht die Frakturen als solche bestimmen den Therapieplan, d. h. die Reihenfolge der einzelnen Maßnahmen, sondern der häufig beträchtliche Blutaustritt, der bis zu 50% der zirkulierenden Blutmenge betragen kann.

1.1.1 Röntgen

Im Vordergrund der Diagnostik steht der erhobene Lokalbefund. Zur Bestätigung des Verdachtes auf eine Fraktur oder zum Beleg des Ausmaßes der Dislokation bei bereits klinisch sichtbarer Fraktur ist die Röntgenuntersuchung notwendig. In den meisten Fällen reicht die konventionelle Technik aus. Die Aufnahmen müssen in zwei aufeinander senkrecht stehenden Ebenen angefertigt werden, so meist in a. p. und seitlicher Projektion. Ist dies bei schweren Verletzungen nicht möglich, kann der Patient nicht optimal gelagert werden, dann darf in „Behelfstechnik" die Aufnahme in der der regulären Einstellung am nächstliegenden durchgeführt werden. Die zweite Ebene muß jedoch dann auf jeden Fall im rechten Winkel zu dieser ersten Aufnahme stehen. Bei Frakturen sind die benachbarten Gelenke mit abzubilden, lediglich bei epiphysennahen Brüchen darf von dieser Forderung abgewichen werden. Die routinemäßige Anforderung der Vergleichsaufnahme der gesunden Seite muß abgelehnt werden [36]: Nur selten ist die Beurteilung der Gegenseite von diagnostischem Wert. Besteht dennoch die Notwendigkeit, so ist auf jeden Fall darauf zu achten, daß die nichtbetroffene Seite in derselben Projektion wie die betroffene abgebildet wird. Wie oft die kontralaterale Seite mit angefordert wird, hängt von der Erfahrung des Beurteilers ab. Gelegentlich sind zusätzliche Schrägaufnahmen erforderlich, z. B. bei Frakturen im Bereich der distalen Tibia oder Phalangen; die Frakturlinien lassen sich damit deutlicher darstellen. In ganz seltenen Ausnahmefällen sind gezielte Aufnahmen notwendig. Die vermutete Frakturlinie wird unter Sicht am Zielgerät in der Position eingestellt, in der sie am deutlichsten bzw. die Überlagerung am geringsten ist (z. B. Frakturen des medialen Schlüsselbeinendes, distale Tibiafraktur usw.).

Bei bestimmten Frakturen ist die *konventionelle Tomographie* hilfreich, so z. B. bei manchen Wirbelfrakturen, bei Brüchen im Bereich des Tibiakopfes oder des Sprunggelenkes. Als ergänzende Untersuchung bei Mittelgesichtsbrüchen oder rhinobasalen Frakturen, die in die Nasennebenhöhlen hineinverlaufen, ist ihre Anwendung vorteilhaft [45].

1.1.2 Computertomographie

Mit Ausnahme des Schädelhirntraumas ist die Computertomographie als Primäruntersuchung kaum indiziert. Als ergänzende diagnostische Maßnahme dagegen hat sie ihre Domäne bei Verletzungen des Wirbelkanals [41, 58], des Kniegelenkes [39, 40, 47] (knöcherne Bandausrisse!), der Hüftpfanne [41] sowie des Sprunggelenks [13, 27].

1.1.3 Szintigraphie

Die bekannte und röntgenologisch bestätigte Fraktur stellt keine Indikation zu einer Skelettszintigraphie dar. Ihre Durchführung empfiehlt sich jedoch zur Aufdeckung okkulter Frakturen, so z. B. bei multitraumatisierten Patienten oder insbesondere als Suchmethode [54, 52] bei dem Verdacht auf das „Battered-child-Syndrom" (siehe unten!). Eine weitere Indikation ist der Nachweis bzw. Ausschluß einer Streßfraktur [16, 43].

Sind nach einem Trauma der Wirbelsäule die röntgenologischen Veränderungen nicht eindeutig – Normvarianten, degenerative Veränderungen oder eine ältere Fraktur können differentialdiagnostische Schwierigkeiten bereiten –, so ist die Indikation zu einer nuklearmedizinischen Untersuchung gegeben [31, 56]. Positive Befunde sind jedoch frühestens 24–48 Std. nach dem Unfallereignis zu erwarten. Zur Verwendung gelangen heute ausschließlich ^{99m}Tc-Phosphatverbindungen (Poly- oder Pyrophosphate) mit niedrigerer Strahlenbelastung.

1.2 Typische röntgenologische Veränderungen

Der Knochen des Kindes hat eine Reihe mit dem Wachstum zusammenhängender Eigenschaften, die im Röntgenbild zur Darstellung kommen und die Unterschiede zum Erwachsenenalter deutlich werden lassen. Sie sind umso ausgeprägter, je jünger das Kind ist. Epiphysen und Knochenkerne entwickeln sich nach einem bestimmten Zeitplan und werden dann röntgenologisch faßbar. So haben z. B. die Enden der langen Röhrenknochen in den einzelnen Altersgruppen einen unterschiedlichen, nicht röntgenfähigen Anteil an Knorpelsubstanz. Die größere Elastizität und Verformbarkeit des kindlichen Knochens, das dickere Periost und die breitere Kortikalis wirken bei den verschiedenen typischen Frakturformen des Kindesalters mit [50].

Man unterscheidet *vollständige* von den beim Kind wesentlich häufigeren *unvollständigen* Brüchen, d. h. solchen ohne Kontinuitätsunterbrechung. Bei unvollständigem Bruch bleibt der Periostschlauch weitgehend erhalten. Man spricht auch von einer „Infraktion", im amerikanischen Schrifttum als Buckle oder Torus fracture bezeichnet.

1.2.1 Der Wulstbruch

Der Wulstbruch entsteht durch Stauchung der Längsachse des Knochens, und zwar im Metaphysenbereich langer Röhrenknochen oder auch des Schlüsselbeins als klinisch meist harmlose Knochenverletzung, die stabil ist. Man erkennt sie röntgenologisch an einer Verwerfung der Kortikalis, die als Wulst (Abb. 1) radiologisch sichtbar wird, und an einer quer verlaufenden Spongiosa-Verdickung. Gewöhnlich besteht keine Achsenabweichung, eine Reposition ist weder nötig, noch wegen der Einstauchung der Knochensubstanz und der Gelenknähe möglich. Im Stadium der Ausheilung findet man häufig ein quer verlaufendes Skleroseband. Besonders typisch für das Kindesalter sind Wulstbrüche der distalen Metaphyse des Radius, der Tibia und des Femur. Gerade die Wulstbrüche der distalen Oberschenkelmetaphyse werden bei älteren Säuglingen und jungen Kleinkindern aufgrund des

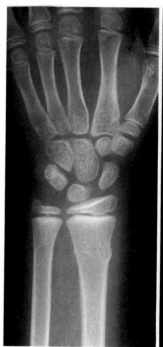
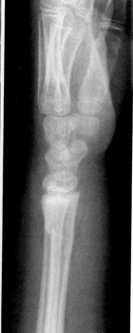

Abb. 1. Wulstbruch des Radius. Mädchen 8 Jahre

Knochenverletzungen

geringen klinischen und des diskreten röntgenologischen Befundes leicht übersehen.

1.2.2 Der Grünholzbruch

Der Grünholzbruch (Greenstick fracture) kann sich als Biegungsbruch im Bereich von Diaphyse und Metaphyse ereignen. Es handelt sich wie beim Wulstbruch um einen subperiostalen Bruch mit Achsenknickung, bei dem die Kortikalis nur an der Konvexität gebrochen ist (Abb. 2, 3). Bei geringer Achsenabweichung ist er klinisch und röntgenologisch ebenso wie der Wulstbruch wenig auffällig und wird gelegentlich bei der ersten Untersuchung nicht sofort erkannt (mögliches Zusammentreffen von flüchtiger Untersuchung und technisch mangelhaftem Röntgenbild!). Bei ungenügender Reposition kann die asymmetrische Kallusbildung zu einer bleibenden Verbiegung des Knochens führen. Es wird empfohlen, aus dieser unvollständigen eine vollständige Fraktur zu machen. Erst dann ist gewährleistet, daß die Fraktur nach zunächst erfolgreicher Reposition nicht wieder in die alte Fehlstellung zurückfedert. Ist auch die Kortikalis der anderen Seite nicht unterbrochen, so liegt eine *Biegungsfraktur* (Bending, Bowing fracture) [46] vor (Abb. 2, 3). Es sind fast ausschließlich die langen Röhrenknochen betroffen. Im Röntgenbild läßt sich eine mehr oder minder ausgeprägte Verbiegung nachweisen, ohne daß eine Unterbrechung der Kortikalis sichtbar ist. Entlang der konvexen Seite des Knochens finden sich jedoch Mikrofrakturen der Knochenrinde. Im Ausheilungsstadium wird an diesen Stellen eine Kallusreaktion röntgenologisch erkennbar.

Die *Spiralfissur der Tibia* (Abb. 86 a, b) (Toddler's fracture) ist eine Besonderheit des Kleinkindesalters [12]. Da keine Dislokation besteht und ein Lokalbefund fehlt, wird sie häufig übersehen. Das

Abb. 2. Grünholzbruch im mittleren Drittel von Tibia und Fibula. Knabe 1 Jahr und 2 Monate

Abb. 3. Gleicher Fall wie Abb. 2: 6 Wochen später

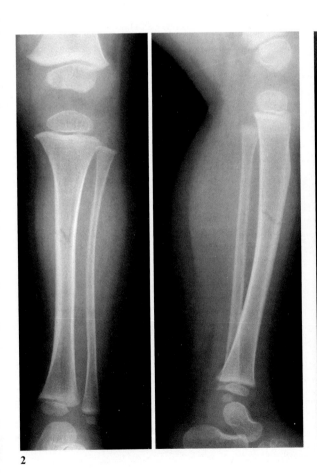

2

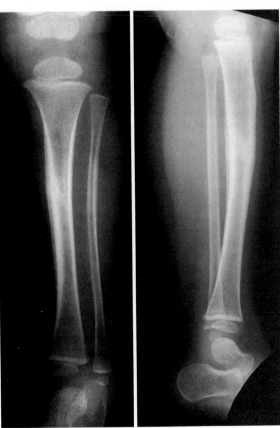

3

Kleinkind kann die Schmerzen nicht lokalisieren, weigert sich zu gehen und auf dem verletzten Bein zu stehen. Diese an sich vagen Feststellungen sollten den Verdacht auf eine derartige Verletzung lenken.

1.2.3 Quer-, Spiral- und Schrägbrüche

Quer-, Spiral- und Schrägbrüche stellen die Gruppe der vollständigen Brüche, d. h. die Kontinuität der Knochen ist unterbrochen, der Periostschlauch ist zerrissen, die Bruchenden sind disloziert. Im Einzelfall (z. B. bei einem Längsbruch) kann das Periost auch erhalten sein; dann liegt ein sog. subperiostaler Bruch vor, der wiederum zur Gruppe der unvollkommenen Brüche gehört. Es ist für den Knochen des Kindes charakteristisch, daß die Bruchenden beim Querbruch deutlich gezackt sind. Glatte Bruchenden sieht man unter pathologischen Bedingungen, z. B. bei gelähmten Extremitäten, bei eburnisierten Knochen als Zustand nach einer Osteomyelitis oder bei Sekundärfrakturen (s. S. 91).

1.2.4 Verletzungen der Epiphysenfugen

Verletzungen der Epiphysenfugen sind typisch für das Wachstumsalter [15]. In 15–20% aller Frakturen des Kindes sind sie mit betroffen. Grundsätzlich sind Wachstumsstörungen im Sinne einer Hemmung möglich, und zwar davon abhängig, ob entweder das Stratum germinativum mit verletzt, seine Blutversorgung unterbrochen oder durch Infektion (offener Bruch!) zerstört ist. Die Fuge schließt sich entweder total, z. B. bei der seltenen axialen Epiphysenkompression, oder partiell (in Folge einer epi-metaphysären Brückenbildung) mit einer Achsenfehlstellung als Folge. Diese Veränderungen sind röntgenologisch auf Spätaufnahmen zu erfassen und können bei einer Begutachtung große Bedeutung haben. Der Verlauf der Bruchlinie bzw. des

Tabelle 1. Klassifikationsmöglichkeiten von epi-metaphysären Frakturen im Kindesalter. (Nach Freyschmidt et al. [15])

		Art der Krafteinwirkung	Verletzung des Stratum germinativum	Prognose	Klassifikation n. Salter und Harris	Klassifikation n. Aitken
Epiphysenlösung		Zug	nein	sehr gut	I	
		Scherung				
		Zug + Druck	nein	sehr gut	II	I
Epiphysenfugenfraktur		Druck	ja	bei „wasserdichter" Reposition gut sonst zweifelhaft	III	II
		Druck und Zug				
		Druck und Zug	ja	bei „wasserdichter" Reposition gut sonst zweifelhaft	IV	III
		Druck	ja	absolut schlecht	V	

Bruchspaltes in Beziehung zur Epiphysenfuge und die Dislokation bilden die Grundlage verschiedener Klassifikationen der Epiphysenfugenverletzungen (z. B. nach AITKEN [1], SALTER u. HARRIS [44] u. a., s. Tabelle 1).

Die entsprechende Einordnung eines Röntgenbefundes gestattet in vielen Fällen eine auf das weitere Wachstum bezogene Prognose; allerdings nur mit Einschränkung, denn auch bei sogenannten reinen Lysen und Bandausrissen sind gelegentlich Wachstumsstörungen möglich, worauf v. LAER hingewiesen hat [30]. Bei Vergleich der Einteilungen von AITKEN und SALTER u. HARRIS ergibt sich folgendes (Tabelle 1):

Aitken 0 = Salter-Harris I: Reine Epiphysenlösung ohne Aussprengung eines metaphysären Fragmentes.

Aitken I = Salter-Harris II: Lösung der Epiphyse mit Aussprengung eines metaphysären Keiles. Häufigste Frakturform!

Aitken II = Salter-Harris III: Die Fraktur reicht durch die Epiphyse in das Gelenk hinein, es kommt zu einer teilweisen Lösung der Epiphyse.

Aitken III = Salter-Harris IV: Die Bruchlinie verläuft von der Metaphyse durch die Epiphysenfuge bis in die Epiphyse und das Gelenk hinein.

Aitken IV = Salter-Harris V: Kompression der Epiphysenplatte durch Stauchung der Epiphysenfuge in der Längsachse. Röntgenologisch oft schwer zu erkennen, jedoch mit schlechter Reparationsprognose.

Die eingeschränkte Beeinflußbarkeit in Bezug auf mögliche Wachstumsstörungen und die damit verbundene Einschränkung der Prognose haben zu einfacheren Einteilungen geführt. So unterscheidet MORSCHER nur zwischen Epiphysenlösungen und Epiphysenfraktur, VON LAER gemäß den therapeutischen Richtlinien zwischen Schaftfrakturen und Gelenkfrakturen. Schaftfrakturen entsprechen dann dem Typ Aitken I bzw. Salter-Harris I und II, Gelenkfrakturen Aitken II und III bzw. Salter-Harris III und IV. Im klinischen Alltag ist die Unterteilung zwischen Epiphyseolyse und Epiphysenfraktur immer noch gebräuchlich. *Epiphysenlösungen* in reiner Form sind sehr selten; sie kommen meist nur als Geburtstrauma vor [9]. Häufiger ist jedoch auch bei einer Epiphysenlösung im Säuglingsalter ein ganz kleiner metaphysärer Anteil mitabgesprengt, nach dem gesucht werden muß (Abb. 22). Dieser Kantenabbruch (Corner sign) führt in der Reparationsphase oft zu einer überschießenden Kallusbildung. Der aufgrund der Lokalisation von Schmerz und Schwellungen bestehende Verdacht auf eine Epiphysenlösung wird röntgenologisch durch die Dislokation der Epiphyse (Verschiebung oder Verschiebung + Kippung) bestätigt. Die durchaus mögliche Spontanreposition einer traumatisch gelösten Epiphyse ist zunächst schwer zu erkennen. Oft bleibt es bei einer nur auf die umschriebenen klinischen Zeichen gegründeten Verdachtsdiagnose, die erst später durch eine periostale Kallusreaktion bestätigt wird.

Epiphysenfrakturen kreuzen die Wachstumsfuge und beteiligen das Gelenk. Ihre genaue röntgenologische Darstellung ist von besonderer Bedeutung, da auch bei geringer Dislokation eine operative Behandlung angezeigt ist. Nicht immer genügt die Standardeinstellung in 2 Ebenen und weitere Aufnahmen, z. B. in den beiden Schrägdurchmessern, sind angezeigt. Im Zweifelsfall kann ein CT [13] hilfreich sein (näheres Abschn. 4).

Übergangsfrakturen sind Sonderformen der Epiphysenbrüche. Kurz vor Abschluß des Wachstums, aber auch bei jüngeren Patienten kann die Gelenkfraktur der distalen Tibia anders als beim Erwachsenen verlaufen: Die Wachstumsfuge ist in ihrem medialen Anteil schon teilweise geschlossen und so kommt es zu einem Abbruch des lateralen Epiphysenanteils als Ausdruck einer Epiphysenlösung. Gelegentlich ist zusätzlich ein metaphysärer Keil ausgesprengt (Two-, bzw. three plane fracture). Der Verlauf der Frakturlinie ist oft so kompliziert, daß sie auf den Übersichtsaufnahmen nur schwer zu erkennen ist. Vor einem etwaigen operativen Eingriff ist eine Abklärung durch eine Tomographie, besser noch durch eine Computertomographie zu empfehlen [5, 13, 29].

Apophysenabrisse, eine Sonderform der Epiphysenfugenläsion, scheinen nach der älteren Literatur früher recht selten gewesen zu sein; heute sind sie regelmäßig zu finden und gehören zu den operativ zu behandelnden Brüchen. Die Diagnose ist umso schwieriger, je jünger das Kind ist, da vor allem am Ellenbogen-Gelenk, der wichtigsten Lokalisation, die entsprechenden Knochenkerne erst im Laufe des Wachstums erscheinen und somit der Röntgendiagnostik nicht immer zugänglich sind. Die Indikation muß sich daher bei jungen Kindern auf den klinischen Befund der abnormen Beweglichkeit oder besser der Aufklappbarkeit des Gelenkes gründen.

Ermüdungsbrüche (Stress fracture) entwickeln sich am gesunden, normal aufgebauten Knochen als Folge von Überbeanspruchung und Überlastung, und zwar bevorzugt an der proximalen Tibia (Abb. 4, 5), der distalen Fibula sowie an den Meta-

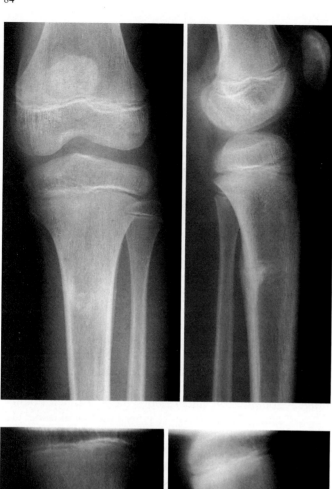

Abb. 4. Ermüdungsfraktur der proximalen Tibia. Knabe 11 Jahre

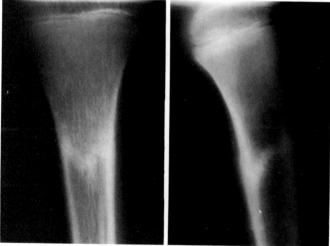

Abb. 5. Gleicher Fall wie Abb. 4 Tomogramm

tarsalknochen. Die klinischen Symptome sind häufig unbestimmt. Bei sorgfältiger Untersuchung lassen sich abhängig von der Lokalisation umschriebene Veränderungen wie Druckempfindlichkeit, Schwellung und Überwärmung feststellen. Es gelingt nicht immer, die charakteristischen röntgenologischen Veränderungen (Fraktur der Kortikalis, bandförmige intramedulläre Verdichtungszonen und linear, nicht unterbrochene periostale Reakti-

on) schon bei der ersten Untersuchung nachzuweisen [49]. Die Möglichkeit, daß der Röntgenbefund manchmal erst nach ein bis vier Monaten deutlich und damit typisch wird, schränkt die Bedeutung der Röntgenuntersuchung ein und erschwert die Differentialdiagnose gegenüber dem osteoiden Osteom und vor allem den malignen Tumoren. Tomographie bzw. Computertomographie [41] und Szintigraphie erlauben in solchen Fällen eine genaue Unter-

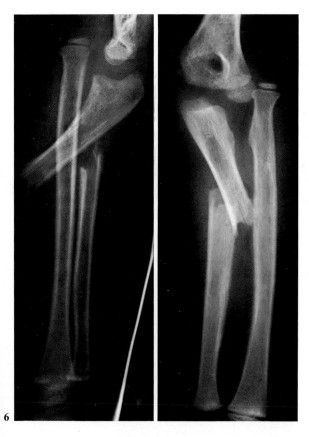
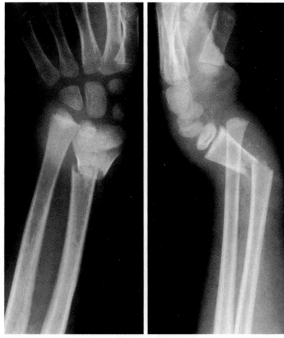

Abb. 6. Monteggia-Fraktur. Knabe 8 Jahre

Abb. 7. Galeazzi-Fraktur. Knabe 8 Jahre

scheidung, machen eine Biopsie jedoch nicht unbedingt überflüssig.

1.2.5 Traumatische Luxation

Im Kindesalter sind traumatische Luxationen wesentlich seltener als beim Erwachsenen. Bevorzugt sind das Ellenbogen-, das Schultergelenk und sehr selten das Hüftgelenk betroffen. Häufig ist die Luxation mit einer Absprengung kleiner gelenknaher Knochenteile verbunden. Auch bei einer klinisch reinen Luxation ist daher vor der Reposition immer eine Röntgenaufnahme angezeigt, um den Nachweis zu erbringen, daß die Absprengung unfallbedingt ist und damit der Verdacht entkräftet werden kann, daß sie Folge des Repositionsmanövers sei.

Bei einer *Radiusköpfchenluxation,* einer der häufigsten Gelenkverletzungen des Kleinkindesalters, ist eine routinemäßige Röntgenuntersuchung nur angezeigt, wenn eine zusätzliche Knochenverletzung vermutet wird oder nach der Reposition noch eine schmerzbedingte Einschränkung der Beweglichkeit vorliegt [61]. Eine Sonderstellung nehmen die *Monteggia-Fraktur* (Abb. 6) (Bruch des proximalen Ulnasegmentes und Luxation des Radiusköpfchens) sowie die *Galeazzi-Fraktur* (Abb. 7) (distale Radiusfraktur mit Luxation der Ulna im Karpoulnargelenk) als Kombinationsverletzungen ein.

1.2.6 Wie alt ist die Fraktur?

Eine *frische Fraktur* (bis zu einer Woche nach dem Trauma) ist bei vollständigen Brüchen klinisch unschwer zu erkennen. Bei unvollständigen Brüchen sind die klinischen Zeichen weniger ausgeprägt und damit gewinnt die röntgenologische Darstellung sehr an Bedeutung. Abgesehen von der genauen Lokalisation der Knochenverletzung sind die Umrisse der Bruchsegmente scharf abgezeichnet. Abhängig von der Lokalisation kann ein Bruchhämatom Muskelkonturen verwischen oder unterbrechen.

Die *heilende Fraktur.* Im Röntgenbild ist Kallus zu sehen, der beim Kind schneller als beim Erwachsenen und umso üppiger entsteht, je jünger das

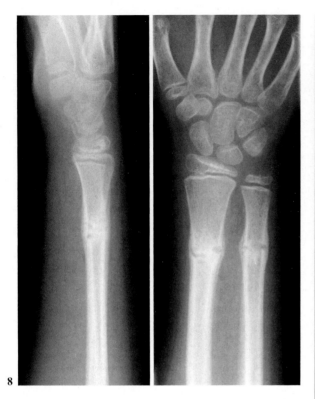

Abb. 8. Heilende Fraktur von Ulna und Radius. Mädchen 9 Jahre

Abb. 9. Abgeheilte Fraktur: Noch deutliche Verdickung durch Kallus, Markraum und Kortikalis jedoch wieder weitgehend durchgängig zu erkennen. Knabe 8 Jahre

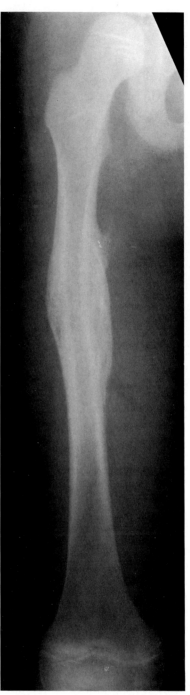

Kind ist. Die Fraktur ist in diesem Stadium meist weder übungs- noch belastungsstabil (Abb. 8). Diese Phase hat für die Verlaufskontrolle besondere Bedeutung, da während der Heilung häufig noch die Korrektur einer Fehlstellung notwendig und auch möglich ist. Der Kallus des Kindes ist, wie bereits erwähnt, besonders weich und kann dem weniger Geübten auf der Röntgenaufnahme eine Stabilität vortäuschen, die noch nicht erreicht ist. Bei einer Epiphysenlösung ohne Vorschiebung läßt sich anhand des während der Heilung auftretenden Kallus die zunächst eventuell unklare Diagnose sichern. Der gelegentlich auftretende Kugel- oder Reizkallus (Abb. 21 a, b) spricht für eine unterlassene oder ungenügende Ruhigstellung der Fraktur, wie sie z. B. beim Schlüsselbeinbruch (Abb. 20 a, b) ohne Nachteil hingenommen werden kann. Die kallöse Heilung als Maßstab für die Beurteilung ist von Alter, Bruchform und Heilverlauf abhängig, wiederholte oder ausgiebigere Repositionsmanöver, Weichteilschädigungen, Mehrfachverletzungen usw. verzögern die Heilung. Der knöcherne Durchbau erfordert auch nach einer stabilen Heilung noch längere Zeit, wiederum abhängig von Alter und Bruchform.

Die Angaben zur durchschnittlichen Ruhigstellung (Konsolidierungszeiten) sind nicht einheitlich.

Tabelle 2 a, b. Dauer der Ruhigstellung bei konservativer und operativer Behandlung. **a** Frakturen der oberen Extremitäten, Schultergürtel und Wirbelsäule **b** Frakturen des Beckens und der unteren Extremitäten

Tabelle 2a

Verletzung	Ruhigstellung Mindestdauer
subkapitale Humerusfraktur (einschl. Epiphysenlösung)	5 W.
Humerusschaftfraktur	6 W.
suprakondyläre Humerusfraktur a) Extensionsfraktur b) Flexionsfraktur	21 T. 21 T.
Abrißfraktur des Epicondylus med. humeri	25–28 T.
Abrißfraktur des Condylus lat. humeri	25–28 T.
Olekranon-Abrißfraktur	25–28 T.
Radiusköpfchenfraktur	28 T.
Monteggia-Fraktur	30–40 T.
Ellenbogenluxation	8–10 T.

Unterarmschaftfraktur
  proximales Drittel
  mittleres Drittel
  distales Drittel
	
	6 W.
	6–10 W.
	4–6 W.

Radiusepiphysenlösung	4 W.
Mittelhand- und Fingerfrakturen	3 W.
Klavikula- und Skapulafrakturen	14 T.
HWS-Fraktur inkl. Subluxation	6 W.
BWS-Fraktur	6 W.
LWS-Fraktur	6 W.

Tabelle 2b

Verletzung	Ruhigstellung Mindestdauer
isolierte Beckenfraktur	2–6 W.
Beckenringfraktur	6 W.
Hüftgelenkluxation entlastender Apparat für	2 W. 6 Mo.
Schenkelhalsfraktur entlastender Apparat für	6 W. 1 J.
Femurschaftfraktur proximales Drittel	6–8 W.
Femurschaftfraktur	bis 6 Jahre 6–8 W. ab 6 Jahre 6–11 W.
kniegelenknahe Femurfraktur inkl. Epiphysenlösung	4–6 W.
Kniegelenkfraktur	6 W.
Kniegelenkluxation	5 W.
Patellafraktur	5–6 W.
proximale Tibiaschaftfraktur	5–6 W.
Unterschenkelschaftfraktur	4–10 W.
fußgelenknahe Unterschenkelfraktur ohne Wachstumsfuge	4–8 W.
Fraktur im oberen Sprunggelenkbereich	4–6 W.
Malleolenfraktur	6 W.
Talusfraktur	4–6 W.
Kalkaneusfraktur	4 W.
Metatarsusfraktur	4 W.
Zehenfraktur	4 W.

Es ist daher zweckmäßig und empfehlenswert, innerhalb eines klinischen Arbeitsbereiches verbindliche Zeiten als Anhalt in Zusammenarbeit zwischen Kliniker und Röntgenologe festzulegen (Beispiel s. Tabelle 2, [53]).

Die *abgeheilte Fraktur* (Abb. 9). Sie kann radiologisch übungsstabil und klinisch belastungsstabil sein, und dennoch besteht die Gefahr der Refraktur, z. B. nach der meistens überflüssigen Metall-Osteosynthese am Unterarm oder Oberschenkel (s. unten).

Die Stelle einer *alten Fraktur,* die sich klinisch durch eine Muskelatrophie unterschiedlichen Grades noch einige Zeit manifestiert, ist röntgenologisch faßbar. Liegt der Bruch noch nicht allzu lange zurück, d. h. nur einige Monate und nicht Jahre, so kann man die Verdickung der Kortikalis noch sehen. Am längsten braucht der Markraum bis zur vollständigen Durchgängigkeit (Abb. 10). Beim Kind werden verbliebene Fehlstellungen bei geringgradigen Frakturen ziemlich rasch ausgeglichen, ebenso Längendifferenzen bis zu einem gewissen Grade, abhängig von Bruchart und Heilverlauf. Im Zweifelsfall kann man die Gegenseite zum Vergleich heranziehen. Dabei haben der Nachweis vermehrten Längenwachstums der ehemals verletzten Extremität sowie die Verbreiterung der Kondylen Beweischarakter. Bleibende Veränderungen wie Entkalkung mit wabiger Struktur und Deformierungen sprechen dafür, daß eine schwere Traumatisie-

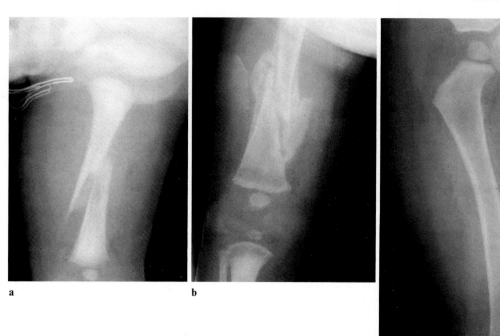

Abb. 10 a-c. Geburtstraumatische Oberschenkelfraktur. **a** Mädchen. 4. Lebenstag; **b** gleiche Patientin 4 Wochen später: massive Kallusbildung; **c** gleiche Patientin 1 Jahr später: Fraktur durchgebaut

rung mit Beteiligung der Weichteile oder ein komplizierter Heilungsverlauf (z. B. offene Fraktur mit Osteomyelitis) vorgelegen hat.

Refraktur. Es handelt sich um einen Bruch im Bereich der alten Bruchstelle (Abb. 11). Als Ursache kommt eine ungenügende oder zu kurze Ruhigstellung mit frühzeitiger unangemessener Belastung oder eine neue Gewalteinwirkung in Frage. Als typische Stellen sind die Unterarmdiaphysen zu nennen, bei denen man bis zu einem halben Jahr nach dem Unfall noch mit einer Refraktur rechnen muß. Dabei darf man nicht vergessen, daß sich an die Frakturheilung eine kritische „Risiko"-Phase anschließt, in der vorübergehend infolge von Muskelschwäche und auf mangelnde Übung zurückgehender Ungeschicklichkeit nach der Gipsabnahme eine erhöhte Verletzungs- und besonders eine Refrakturgefahr besteht.

Eine *Pseudarthrose* ist im Kindesalter, von wenigen Ausnahmen abgesehen, fast immer auf eine ungenügende oder zu kurze Ruhigstellung (z. B. bei Vorderarmbrüchen) zurückzuführen und vor allem nach wiederholten Repositionsversuchen, besonders aber nach einer operativen Brucheinstellung (Abb. 12) mit oder ohne Fremdmaterial zu beobachten. Bei bevorzugt konservativer Knochenbruchbehandlung bleibt die Pseudarthrose im Kindesalter eine absolute Rarität. Eine Ausnahme: Der nicht operativ reponierte und fixierte Abriß des Epicondylus radialis humeri führt immer zu einem „falschen Gelenk". In den meisten Fällen heilt eine Pseudarthrose unter konsequenter Ruhigstellung auch ohne operative Maßnahmen aus, allerdings unter großem Zeitaufwand. Die voll ausgebildete Pseudarthrose ist im Röntgenbild leicht zu erkennen (Abb. 13). Klinisch ist die abnorme Beweglichkeit auffällig. Schwierigkeiten ergeben sich vor allem bei der frühzeitigen Erkennung einer in Entwicklung befindlichen Pseudarthrose. Dabei ist zu berücksichtigen, wann der Bruch nach Lokalisation und Form sowie Alter des Patienten in der Regel abgeheilt sein sollte. Das Ausmaß der begleitenden Weichteilverletzungen kann eine wesentliche Rolle spielen. Röntgenaufnahmen im Schrägdurchmesser und Schichtaufnahmen vermögen die Verhältnisse im Bruchbereich zu klären (s. auch Tabellen der Konsolidierungszeiten S. 87). Bei der Unterscheidung zwischen verzögerter Bruchheilung und Pseudarthrose spielt die Zeit eine wesentliche Rolle. Ein Vierteljahr nach einer Fraktur wird man wohl z. B. bei einem 8-10jährigen Kind im allgemeinen von einer Pseudarthrose sprechen müssen, für viele Traumatologen das Signal zum operativen Eingreifen.

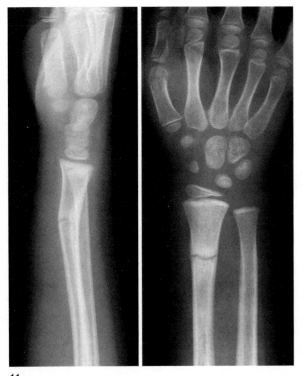

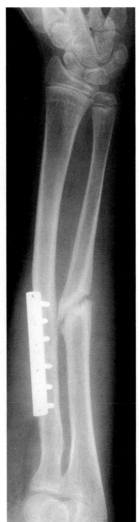 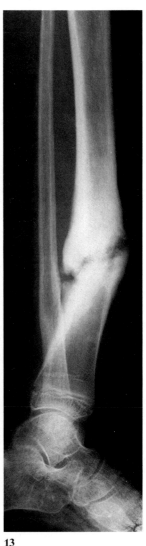

Abb. 11. Refraktur im distalen Radius. Knabe 6½ Jahre. 8 Wochen nach der Erstfraktur

Abb. 12. Pseudarthrose der Ulna nach operativer Reposition und Fixierung des Radius. Knabe 15 Jahre alt

Abb. 13. Tibia-Pseudarthrose nach operativer Reposition und Verplattung. Knabe 12 Jahre

1.2.7 Pathologische Fraktur

Es handelt sich um einen Bruch, der bereits bei einer geringfügigen inadäquaten Gewalteinwirkung entsteht und dessen Ursache eine umschriebene oder generalisierte Verminderung der Knochenfestigkeit ist. Am häufigsten wird als typisches Beispiel einer lokalisierten Strukturminderwertigkeit eines Knochens eine juvenile Knochenzyste oder ein nicht ossifizierendes Knochenfibrom beobachtet; bei etwa 50% der Patienten wird diese Zyste erst durch eine Fraktur bzw. eine Infraktion klinisch manifest. Bevorzugt ist das proximale Ende von Humerus, Femur oder Tibia betroffen. Diese Lokalisation und die typischen strukturellen Veränderungen im Röntgenbild erlauben die Diagnose (Abb. 14, 15). Die Konsolidierung einer derartigen Fraktur dauert etwa 4–6 Wochen; man wartet jedenfalls mindestens so lange, bis man bei begründeter Indikation die Zyste operativ ausräumt und den Knochen stabilisiert. Immer sollte die histologische Untersuchung die klinische Diagnose bestätigen. Der Heilungsverlauf ist durch regelmäßige Kontrollaufnahmen zu überwachen. Von deren Ergebnis hängt es ab, wann die befallene Extremität zum uneingeschränkten Gebrauch freigegeben werden kann (s. auch Abschn. 5.2). Wegen der Rezidivneigung, die Zysten und besonders die im Röntgenbild ähnlichen Knochenfibrome zeigen, haben regelmäßige, über eine zunächst erzielte Stabilität hinausgehende weitere Kontrollen eine große Bedeutung. Da Knochenzysten gleichzeitig an verschiedenen

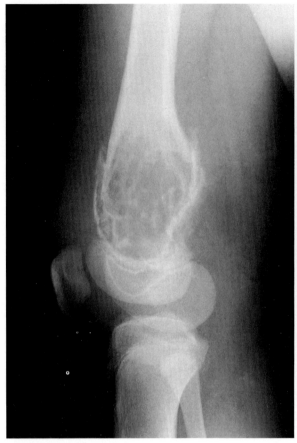 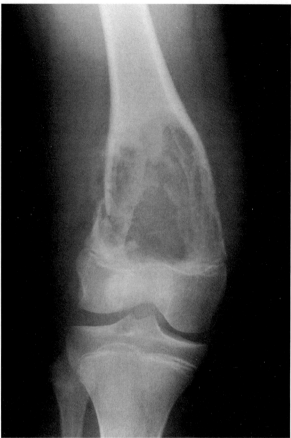

Abb. 14. Nicht ossifizierendes Knochenfibrom des Femur. Knabe 13 Jahre: Einbruch der medialen und dorsalen Kortikalis

Orten auftreten können, ist in jedem Fall zumindest die klinische Prüfung und sorgfältige Untersuchung angezeigt. Wieweit dann eine Röntgenuntersuchung des gesamten Skeletts noch notwendig ist, sollte im Einzelfall sehr sorgfältig diskutiert werden.

Die Verlaufskontrollen haben neben der Dokumentation einer erfolgten Stabilisierung vor allem die Aufgabe, sich entwickelnde Rezidive möglichst frühzeitig zu erfassen, damit man diese bei deutlicher Tendenz zum Fortschreiten noch mit geringem operativem Aufwand behandeln kann.

Bei pathologischen Frakturen durch maligne Tumoren gilt es, den malignen Charakter aus klinischen und radiologischen Zeichen zumindest als Verdachtsfall abzuleiten, damit umgehend weitere Untersuchungen und die angemessene Behandlung veranlaßt werden können.

Bei lokalisierten Veränderungen eines Knochens mit erhöhter Bruchgefahr führt häufig erst die Fraktur auf die bestehende Störung. Eine Ausnahme stellen die verschiedenen Formen der Osteomyelitis dar. Im Gegensatz zu Tumoren sind die osteomyelitischen Skelettveränderungen in der Regel schon vor dem Bruchereignis bekannt. Die Schwierigkeiten liegen daher weniger in der röntgenologischen Diagnostik. In der Anfangsphase der Frakturierung, die schrittweise erfolgen kann und unter Berücksichtigung der Gesamtverfassung des Patienten nicht immer auf eine stärkere Gewalteinwirkung zurückgehen muß, können die röntgenologischen Veränderungen sehr diskret sein; als Frakturtyp überwiegt die Infraktion. Bei schwererer fortgeschrittener Osteomyelitis sind komplette Frakturen mit erheblicher Sequesterbildung durchaus möglich.

Nach einer konsequenten Radiotherapie (z. B. bei Knochen-, aber auch bei Weichteiltumoren) sind die im Strahlungsbereich liegenden Knochen im besonderen Maße bruchgefährdet. Aber auch bei generalisierten Störungen des Skeletts, die mit einer Knochendystrophie (Osteogenesis imperfecta, Osteomalazie, Hyperparathyreoidismus, Osteopo-

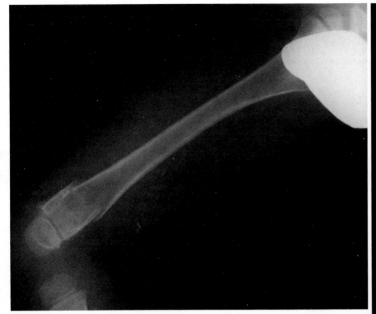

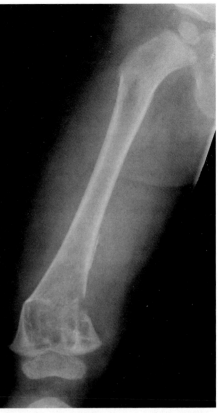

Abb. 15. Juvenile Knochenzyste im distalen Femur mit Querbruch und Varusfehlstellung. Knabe 2 Jahre

Abb. 16. Pathologische subkapitale Humerusfraktur bei generalisiertem Knochenbefall (Abt-Letterer-Siwe). Knabe 4 Monate

rose, Kortison-Osteopathie), oder malignen Knochenerkrankungen (Abb. 16) (Sarkom, Leukose, malignes Lymphom, Knochenmetastasen) einhergehen, besteht Bruchgefahr [61]. Knochenbrüche und Epiphysenlösungen bei Patienten, deren Grundkrankheit mit einer Störung der Sensibilität verbunden ist (Meningomyelozele (Abb. 17), Analgesie), gehören ebenfalls in diese Gruppe [11, 48, 61].

Ein typisches Beispiel einer pathologischen Fraktur auf der Grundlage einer *allgemeinen Knochenbrüchigkeit* ist der Bruch langer Röhrenknochen (untere Extremität) paraplegischer Kinder (Abb. 18).

Die *Sekundärfraktur* ist eine spezielle Form der pathologischen Fraktur. Sie tritt im Gefolge einer Knochenverletzung auf. Im Gegensatz zur Refraktur bricht der Knochen bzw. die Extremität jedoch an einer anderen Stelle. Ursache ist die Entkalkung und die damit vermehrte Brüchigkeit als Folge des

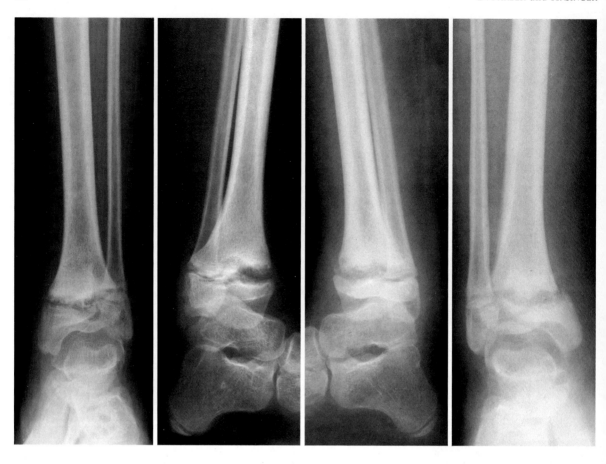

Abb. 17. Pathologische Epiphysenlösung bds. bei Meningomyelozele. Knabe 10 Jahre

Erstbruches und seiner Behandlung. So kann der Knochen nach Plattenosteosynthese im Bereich eines Bohrloches auch ohne eine besondere Gewalteinwirkung brechen. Wenn man den Begriff der Sekundärfraktur weiter faßt, kann man auch solche, allerdings seltenen, Frakturen dazu rechnen, die nach Erreichen der Belastungsstabilität infolge noch nicht wieder erlangter Kraft und Geschicklichkeit (s. oben) an der gleichen Extremität auch bei nur mäßiger Entkalkung auftreten. Diese Bruchform kann für die gutachterliche Beurteilung Bedeutung gewinnen, wenn die Ursache geklärt werden soll. Im Röntgenbild fällt dann die vergleichsweise stärkere Entkalkung des vormals verletzten Knochensegmentes auf.

1.3 Stellenwert in der Gesamtdiagnostik

Für die Diagnose und Therapie der Skelettverletzungen stellt die radiologische Diagnostik, vornehmlich die Röntgendiagnostik, einen unverzichtbaren Bestandteil dar. Aber ohne klinische Untersuchung ist der Röntgenbefund grundsätzlich als unzureichend anzusehen. Aus diesen Feststellungen ergibt sich, daß eine enge Zusammenarbeit zwischen Kinderradiologen und Traumatologen die unbedingte Voraussetzung für jegliche diagnostischen und therapeutischen Bemühungen ist.

Die röntgenologische Untersuchung wird angewendet, wenn der Verdacht auf die Verletzung eines Knochens besteht und eine Bestätigung und Differenzierung bzw. Klassifizierung oder auch der Ausschluß notwendig ist. Es ist in der Regel der Traumatologe, der behandelnde Arzt, der als Erstuntersucher den Verdacht äußert. Er hat eine sorgfältige Anamnese und vor allem einen genauen klinischen Befund zu erheben, der nicht nur auf die vermeintliche Stelle des Knochenbruchs beschränkt sein darf, sondern den gesamten Patienten erfassen soll.

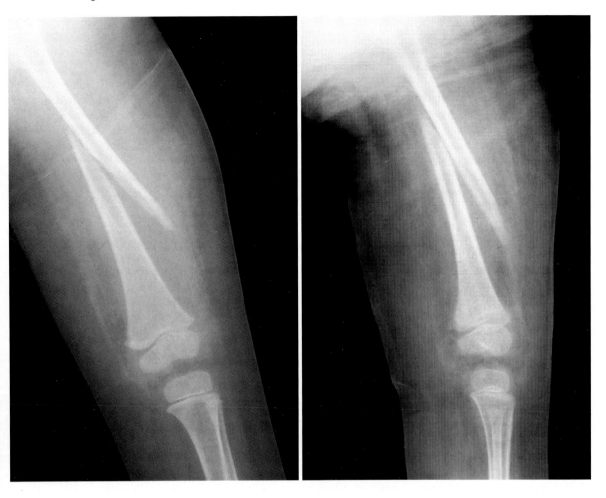

Abb. 18. Spontanfraktur des Oberschenkels bei einem paraplegischen Kind. Mädchen 3 Jahre

Nur sorgfältige Angaben über die Stelle des vermuteten Bruches können helfen, aussagekräftige Aufnahmen zu erhalten, Material und Zeit zu sparen, den Patienten zu schonen und die Strahlenmenge zu begrenzen. Bei langen Röhrenknochen ist die Angabe wichtig, ob oberes, mittleres oder unteres Drittel abgebildet werden soll, damit der Zentralstrahl entsprechend eingestellt werden kann. Ob ein oder beide angrenzenden Gelenke mit zu erfassen sind, sollte am besten grundsätzlich vereinbart werden, im Rahmen der Erstuntersuchung wird es allgemein für selbstverständlich gehalten.

Der Fernsehbildwandler ist für Kontrolluntersuchungen ungeeignet, seine Domäne ist die Reposition (s. Abschn. 1.4). Da es unzweckmäßig ist, sofort nach beendigter Reposition und angelegtem Gipsverband bei noch feuchtem Gips eine Kontrollaufnahme zu machen, empfiehlt es sich, zunächst nur wenige Gipsbindentouren nach erfolgter Reposition aufzubringen und die Kontrollaufnahme durch den dünnen, aber noch modellierfähigen Gipsverband zu machen. Zu diesem Zeitpunkt sind etwaige Stellungskorrekturen noch möglich, bei stärkerer Fehlstellung kann der dünne Gipsverband mühelos korrigiert, evtl. auch abgenommen und ein weiterer Repositionsversuch angeschlossen werden.

Eine dringliche Röntgenaufnahme gibt es im allgemeinen nicht. Auch bei einer frischen Verletzung haben Schockbekämpfung, Blutersatz, schmerzstillende Maßnahmen und Lagerung Vorrang. Die Röntgenaufnahme ist nicht eiliger als die Behandlung der zu erfassenden Verletzung, das gilt auch für Luxationen. Eine Ausnahme machen schwere Schädelverletzungen, da die rasche Einleitung lebensrettender Maßnahmen evtl. vom Röntgenbefund abhängt.

1.4 Hilfsmittel, Geräte und Materialien

Hilfsmittel müssen immer ausreichend vorhanden sein, einerseits Sandsäcke mit abwaschbarer Hülle und Stoffbänder zur Fixierung und andererseits Schaumgummikissen in verschiedener Ausführung (z. B. Typ Bocollo) für eine möglichst schmerzfreie Lagerung. Diese sind auch zur Unterpolsterung besonders wichtig, damit sich exakte Aufnahme-Geometrien herstellen lassen. Bei Raster-Aufnahme-Tischen mit konkaver Platte empfiehlt sich eine Vorrichtung zum Ausgleich der Vertiefung, um eine exakte Auflage der Kassette zu ermöglichen. Für Schwerverletzte hat sich die fahrbare Trage mit strahlendurchlässiger Auflage bewährt, mit der der Patient von der Aufnahmestation bis zur Röntgenabteilung und sogar bis zum Erstversorgungsraum gebracht werden kann, ohne umgelagert werden zu müssen. Einen besonderen Vorteil bietet der fahrbare *Raster-Aufnahme-Tisch*, der unter die Unfalltrage geschoben werden kann, so daß auch Aufnahmen in Rastertechnik möglich sind. Durch Kippen des Rastertisches um 90° können Aufnahmen in lateraler Technik angefertigt werden, z. B. an Schädel, Wirbelsäule, ohne daß der Patient umgelagert werden muß. Für Aufnahmen bei Kleinkindern und bei einem Großteil der Extremitätenaufnahmen kann auf ein Streustrahlenraster verzichtet werden. Das führt zu einer erheblichen Senkung der Strahlendosis. Lediglich für Abdomen-, Becken-, Wirbelsäule- und Schädelaufnahmen größerer Kinder wird man ohne Streustrahlenraster nicht auskommen. Wenn eine Umlagerung des Patienten nicht möglich ist, benötigt man in manchen Fällen eine Rasterkassette. Für Extremitätenaufnahmen, besonders wenn der Weichteilmantel gering ist, empfehlen sich hochverstärkende Folien, bei anderen Untersuchungen Film-Folien - Kombinationen der Empfindlichkeitsklasse 400-800. Die Auswahl an Formaten muß groß sein, da nicht nur die verschiedensten Körperteile verschiedene Kassettenformen und -größen verlangen, sondern auch das Alter der Patienten zu berücksichtigen ist.

2 Allgemeine röntgenologische Aufnahmetechnik

2.1 Vorbereitung, Lagerung, Verbände

Wie jede ärztliche oder ärztlich veranlaßte Maßnahme bedarf auch die radiologische Untersuchung einer Vorbereitung. Vor allem bei der Erstuntersuchung sollte jedes Kind entsprechend seinem Alter erfahren, was mit ihm geschieht, und entsprechend seiner Gesamtverfassung und vor allem bei offensichtlicher Verletzung schmerzstillende oder zumindest beruhigende Mittel bekommen. Die Anwesenheit eines vernünftigen Elternteils kann zuweilen hilfreich sein. Der Zustand des Patienten muß so stabil sein, daß eine Röntgenaufnahme erlaubt ist. Diese Entscheidung liegt vorwiegend in der Verantwortung des aufnehmenden Arztes (s. auch „Dringlichkeit" S. 93). Da man vor allem bei kleineren Kindern keine Einsicht in die Notwendigkeit der Untersuchung und erst recht nicht eine aktive Mitarbeit erwarten kann, sind Maßnahmen zur Beruhigung und auch zur Ruhigstellung die wichtigste Voraussetzung. Sollte es aus irgendwelchen Gründen momentan nicht gelingen diese zu schaffen, so muß die Untersuchung auf einen späteren Zeitpunkt verschoben werden, da bewegungsunscharfe Aufnahmen nur geringe Aussagekraft haben, jedoch Kosten und Strahlenbelastung verursachen. Bei frischverletzten Patienten werden im allgemeinen die Aufnahmen im Liegen durchgeführt. Wenn die Röntgenuntersuchung am sitzenden Patienten möglich ist, sollte man darauf achten, daß der Körper des Patienten aus der Strahlrichtung weggedreht ist. Selbstverständlich sind die Grundzüge des Strahlenschutzes (Abdecken der nicht exponierten Körperteile!) zu beachten.

Die *Lagerung* des Patienten bzw. der verletzten Extremität hat in verschiedener Hinsicht große Bedeutung: 1. Bei noch unbehandelten Patienten ist eine sachgerechte Lagerung eine wesentliche schmerzlindernde Maßnahme. 2. Lagerung und vorläufige Fixierung können verhindern, daß sich eine bereits bestehende Fehlstellung weiter verschlechtert, die Bruchenden durchspießen oder durch Druck auf Nerven oder Gefäße zusätzliche Schäden entstehen. Die Lagerung und provisorische Fixierung sollte, wenn irgend möglich, von vornherein so erfolgen, daß eine röntgenologische Untersuchung entsprechend den Standardpositionen vorgenommen werden kann, denn nur so ist eine sichere Beurteilung der erzielten Aufnahmen gewährleistet. An der einmal vorgenommenen Lagerung und z. B. behelfsmäßigen Schienung usw. sollte für die Röntgenuntersuchung nichts verändert werden, es sei denn nach vorheriger Rücksprache oder zusammen mit dem behandelnden Arzt oder erfahrenen Pflegekräften. Das gilt selbstverständlich auch für sämtliche Kontrolluntersuchungen, insbesondere, wenn Streckverbände angebracht sind, bei denen häufig Zugrichtung, Gewichte und unterstützende Lagerungsschienen die erreichte Frakturstellung sichern. In dem Maße, wie es möglich ist, das Aufnahmegerät umzustellen, sollte auch jede Drehung oder Beugung der verletzten Extremitäten vermieden werden. Dies ist auch bei bereits liegenden endgültigen Verbänden zu beachten (Beispiel: Suprakondyläre Humerusfraktur mit Schlingenverband, s. S. 104). Es darf in keinem Falle eine „apparatgerechte Lagerung" vorgenommen werden. Man denke an die Möglichkeit, eine Röntgenkontrolle auch während eines Verband- bzw. Gipswechsels vorzunehmen, z. B. wenn es auf die Feinstruktur ankommt, wie bei einer pathologischen Fraktur. Bei Wundverbänden sollte vereinbart werden, schattengebende Materialien zu vermeiden. In diesem Zusammenhang verdienen die strahlendurchlässigen Gipsersatzmaterialien Erwähnung, deren Anwendung jedoch aus verschiedenen anderen Gründen wiederum beschränkt sind.

2.2 Typische Fehler und Schwierigkeiten

Neben den bereits im vorigen Abschnitt erwähnten Risiken sind hier vor allem solche zu nennen, die sich bei der Erstuntersuchung von Bewußtlosen oder mehrfach verletzten Kindern ergeben können. Bei diesen Patienten fehlt die warnende Schmerzäußerung bei unangebrachten Manipulationen. Verletzungen der Extremitäten, vor allem solche mit Fehlstellungen, springen ins Auge, Verletzungen des Rumpfes oder der Wirbelsäule können übersehen werden. Nur die sorgfältige klinische Untersuchung durch den behandelnden Arzt kann verhindern, daß z. B. bei der Lagerung auf dem Röntgentisch zusätzliche Schäden verursacht werden; man denke nur an Brüche der Halswirbelsäule. Hier erscheint es besonders sinnvoll und nützlich, daß die Untersuchung derartiger Patienten in engem Zusammenwirken zwischen Radiologen und Traumatologen erfolgt. Wenn eine Aufnahme in der Standardposition aus irgendeinem Grund nicht möglich ist, muß versucht werden, auf anderem Wege z. B. mit Schrägaufnahmen zu aussagekräftigen Bildern zu kommen. In Ausnahmefällen, und nur in solchen, ist die zusätzliche Anwendung eines Fernsehbildwandlers erlaubt; besser ist allerdings ein Zielgerät. Bei starken Schmerzen oder erheblicher Dislokation ist es einerseits häufig schwierig, Aufnahmen in zwei exakt aufeinander senkrecht stehenden Ebenen zu erzielen; andererseits ist die genaue Einstellung Voraussetzung für eine einwandfreie Reposition. In solchen Fällen ist es zweckmäßig, diese Aufnahmen und die veränderte Einstellung mit dem behandelnden Arzt zu besprechen. Aus Gründen einer falsch verstandenen Sparsamkeit werden gelegentlich die Formate zu klein gewählt. Es gilt der Grundsatz, daß die genaue Lokalisation vor der Aufnahme um so schwieriger ist, je kleiner der Patient ist. Es sollte daher das Format eher zu groß gewählt werden, wobei bei Extremitätenaufnahmen, wie schon gesagt, die benachbarten Gelenke an sich abgebildet werden müssen. Beispiel eines typischen Fehlers: die distale Unterschenkelfraktur, bei der in Folge zu geringer Formatwahl die häufig begleitende proximale Fibulafraktur nicht erfaßt und damit übersehen wurde.

3 Allgemeine röntgenologische Beurteilung

Bei stark dislozierten Frakturen ist die Kenntnis des Lokalbefundes für die Beurteilung nicht von so großer Bedeutung. Je diskreter jedoch die Traumafolgen sind, umso mehr ist der Beurteiler auf die klinische Diagnose und die Übermittlung des Lokalbefundes angewiesen. Je bestimmter die Fragestellung, desto exakter kann die Antwort aus dem Röntgenbild abgeleitet werden. Ist der Lokalbefund nicht bekannt oder diskret, kann die Ermittlung des Unfallvorganges hilfreich sein, z. B. „Sturz auf den gestreckten Arm" oder „akuter Schmerz beim Sprinten"; hier wird man besonders Augenmerk auf eine mögliche Abrißfraktur der Apophysen am Becken richten müssen.

Was die Beurteilung von Traumafolgen am kindlichen Skelett erschweren kann, sind die zahlreichen Irrtumsmöglichkeiten, die sich aus Epiphysenlinien, -kernen usw. ergeben. Nur die Kenntnis der altersspezifischen Skelettentwicklung hilft hier weiter; jedoch auch der Erfahrene wird manchmal zu einem Nachschlagewerk greifen müssen, das Normvarianten behandelt, die einen pathologischen Befund vortäuschen können. Manchmal ist hier der Vergleich mit der gesunden Seite indiziert, wobei man sich jedoch darüber im klaren sein muß, daß Normvarianten auch einseitig auftreten können. Oberarmkopf, Ellenbogengelenk und insbesondere das Sprunggelenk sind diagnostische Fallgruben in diesem Sinne.

Neben der Kenntnis des Lokalbefundes hilft häufig auch die Beurteilung der mitabgebildeten Weichteile diagnostisch weiter. Denn nicht nur knöcherne Strukturen sind im Röntgenbild zu erfassen, sondern auch im begrenzten Umfange Weichteile. So stellen sich je nach der Körperregion einzelne

Muskel oder Muskelgruppen mehr oder weniger deutlich dar; im Falle eines Hämatoms können deren Konturen aufgehoben oder unterbrochen sein. Ähnliche Veränderungen können bei einem entzündlichen Infiltrat als Begleiterscheinung einer Osteomyelitis entstehen und dadurch zur richtigen Diagnose beitragen. Bei offenen Frakturen hat der röntgenologische Nachweis von Fremdkörpern besondere Bedeutung; im Falle einer Infektion können sich typische Bilder ergeben, z. B. wenn Gasbranderreger im Spiel sind. Man achte daher auf umschriebene Schwellungen oder ein Ödem, auf Veränderungen der Muskellogen oder auf eine Verlagerung der gelenknahen Fettstruktur.

Typische Irrtümer sind Verwechslungen von Apophysen mit Absprengungen (Abb. 94) (so z. B. an der Basis des Metatarsale V), Gefäßkanäle der langen Röhrenknochen oder auch Gefäßimpressionen des Schädels, die als Fissuren fehlgedeutet werden, oder akzessorische Nähte der Schädelkalotte.

Die gemeinsame Besprechung der Röntgenaufnahmen durch Röntgenologen und behandelnde Ärzte erweist sich immer wieder als äußerst nützlich für beide Seiten.

1. Dadurch, daß klinische Fakten in die Diskussion eingebracht werden, lassen sich häufig Fehldeutungen vermeiden.
2. Die Röntgenbefunde erweitern die Möglichkeit klinischer Beurteilung, haben Einfluß auf die therapeutischen Konsequenzen und können mithelfen, die Prognose exakter zu formulieren.
3. Die Gesamtauswertung der röntgenologischen Untersuchung dient nicht nur der Bestätigung oder dem Ausschluß eines klinisch geäußerten Verdachtes, sondern es können
   a) klinisch nicht vermutete Verletzungen erfaßt und
   b) andere pathologische präexistente Befunde entdeckt werden, die nicht mit dem Trauma in ursächlichem Zusammenhang stehen (Zufallsbefunde).

4 Spezielle radiologische Diagnostik

4.1 Geburtstraumatische Verletzungen

Nach KNIEMEYER [26] kommen knöcherne Geburtsverletzungen bei ca. 1-2% aller Geburten vor, wobei es sich in der Mehrzahl um diaphysäre Frakturen handelt, die meist keine differentialdiagnostischen Schwierigkeiten bereiten. Dem gegenüber sind Epiphysenlösungen bzw. -frakturen wesentlich seltener. Die häufigste Fraktur beim Neugeborenen ist die Klavikulafraktur; in mehr als 90% findet sie

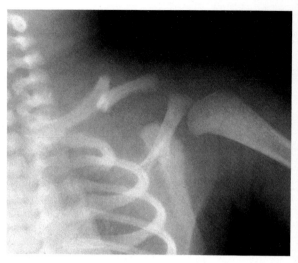

Abb. 19. Geburtstraumatische Klavikulafraktur. Mädchen 8. Lebenstag

sich im mittleren Drittel oder am Übergang zum peripheren lokalisiert (Abb. 19). Sie kann einseitig, aber auch beidseitig vorkommen. Die klinische Diagnose ist oft wegen mangelnder Symptomatik schwierig, die Fraktur wird vielfach erst im Stadium der Kallusbildung bemerkt (Abb. 20).

Der Häufigkeit nach folgen mit deutlichem Abstand Humerus- (Abb. 21) oder Femurschaftfrakturen. Es handelt sich meist um Schrägbrüche, die jedoch öfters stärker disloziert sind. Brüche anderer Röhrenknochen sind noch seltener. Am Schädel ist die Impressionsfraktur typisch und zwar als sogenannte „Ping-Pong-Ball-Fraktur". Es ist eine Grünholzfraktur, denn das Periost bleibt intakt; Scheitelbein oder auch Stirnbein sind bevorzugt betroffen. In Zusammenhang mit einer Zangen- oder Vakuumextraktion sind jedoch Fissuren des Parietalbeines häufiger. Seltener und diagnostisch auch schwieriger zu erfassen sind geburtstraumatische Epiphysenverletzungen (Epiphysenlösung oder Epiphysenfraktur). Gerade in diesen Fällen ist die rechtzeitige Diagnosestellung wichtig, da nur eine frühzeitige exakte Reposition ein gutes Ergebnis erwarten läßt. Die radiologischen Zeichen sind bei der Erstuntersuchung, oft wenige Stunden nach der Geburt, sehr diskret. Umso mehr ist auf klinische Zeichen wie Hämatombildung, Krepitation, Schonhaltung, Pseudoparalyse, Weichteilschwellung oder schmerzhafte Einschränkung der Beweglichkeit zu achten. Hinweiszeichen im Röntgenbild können Weichteilschwellung, eine oft nur geringe Verbreiterung des Gelenkspaltes oder eine diskrete Vergrößerung des Abstandes der Metaphyse zu Bezugs-

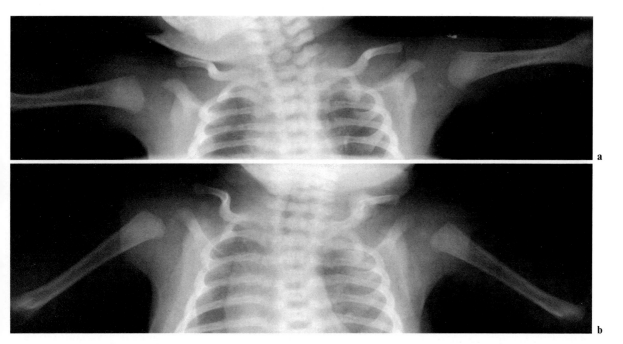

Abb. 20 a, b. Verdacht auf linksseitige Klavikulafraktur. **a** Mädchen 1. Lebenstag. **b** Nach drei Wochen: typischer Kugelkallus

punkten des Gelenkes sein. Die gelegentlich nachweisbaren metaphysären Absprengungen sind häufig so gering, daß gezielt nach ihnen gesucht werden muß (Abb. 22). Ist schon ein Ossifikationszentrum vorhanden, so kann es gelegentlich ganz diskret disloziert sein. In Verdachtsfällen soll daher zum Vergleich die gesunde Seite in die Röntgendiagnostik miteinbezogen werden; es ist jedoch besonders darauf zu achten, daß die Einstellung exakt seitengleich ist, um vergleichbare Verhältnisse zu bekommen. Aufgrund eigener Untersuchungen [9]

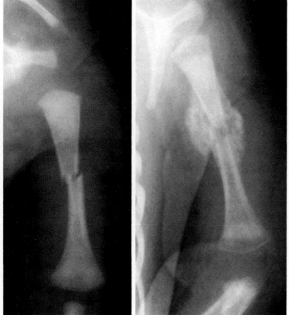

Abb. 21 a, b. Geburtstraumatische Oberarmschaftfraktur. **a** Knabe 1. Lebenstag. **b** 18 Tage später: typischer Kugelkallus

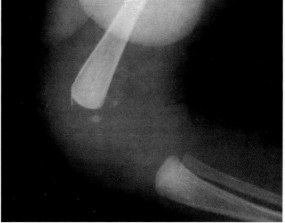

Abb. 22. Geburtstraumatische Lösung der distalen Femur-Epiphyse mit metaphysärer Absprengung. Knabe 3. Lebenstag

konnte folgende Häufigkeitsreihung festgestellt werden: distaler Femur, proximaler Humerus, distaler Humerus, seltener das obere Femurende und die distale Tibia. Meist ist nur eine einzige Fuge betroffen, weniger häufig zwei, die benachbart oder zumindest an der gleichen Extremität sind. Als Ausnahmen werden mehrfache Epiphysenlösungen beschrieben. Die oft sehr ausgeprägte Kallusbildung, die meistens vom 7. Tage an nach der Geburt nachweisbar wird, bestätigt die Diagnose einer Epiphysenverletzung; beginnt die Therapie jedoch erst zu diesem Zeitpunkt, führt sie häufig nicht mehr zu einem günstigen Ergebnis. Deshalb sind die Frühdiagnose und die rechtzeitige Reposition und Fixation besonders wichtig.

4.2 Hirn- und Gesichtsschädel

Die konventionelle Aufnahme bei Verdacht auf eine Fraktur des Hirnschädels ist eine Übersichtsaufnahme in zwei Ebenen (seitlich und a. p.), evtl. eine halbaxiale Aufnahme in dritter Ebene bei einem okzipital gelegenen Lokalbefund. Bei Verdacht auf eine Impressionsfraktur sind zusätzlich tangentiale Aufnahmen angezeigt, da diese Art der Fraktur in der herkömmlichen Technik oft übersehen oder nicht genau beurteilt werden kann [57] (Abb. 25).

Die Schädelkalottenfraktur verläuft meist gerade

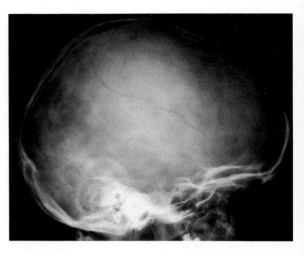

Abb. 23. Schädelkalottenfraktur. Knabe 6 Jahre

oder auch im leichten Winkel mit glatten Rändern (Abb. 23). Besondere Aufmerksamkeit ist vonnöten, wenn die lineare Frakturlinie den Verlauf der Arte-

Abb. 24 a, b. Pneumozephalus in Folge der Fraktur in die Siebbeinzellen mit Beteiligung der Orbita. Mädchen 10 Jahre. **a** Luftansammlungen im fronto-parietalen Hirnbereich. **b** Tomogramm: Frakturlinie von der rechten Orbita nach links herüber durch die Siebbeinzellen bis in die linke Orbita (Alle Tomogramme sind im Institut für Röntgendiagnostik am Krankenhaus München Schwabing (Chefarzt Dr. Ch. STROHM) angefertigt)

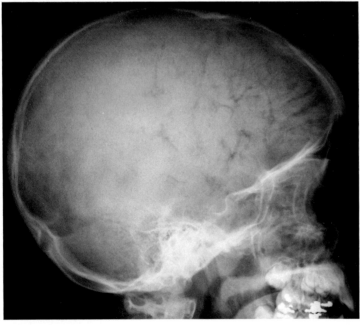
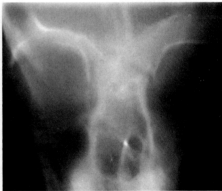

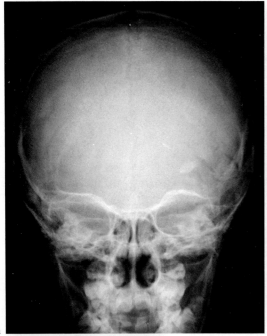
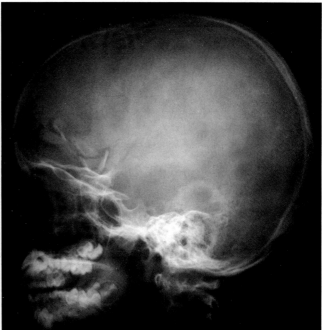
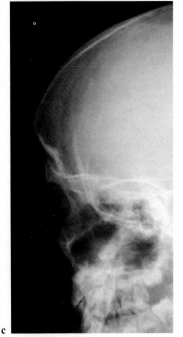

Abb. 25 a–c. Impressionsfraktur links frontal. Mädchen 6 Jahre a. p. und seitliche Aufnahme (**a, b**); erst die tangentiale Aufnahme zeigt das Ausmaß der Impression (**c**)

ria meningica media oder eines der großen Hirnsinus kreuzt; hier ist die Gefahr der intrakraniellen Blutung besonders groß. Von klinischer Bedeutung ist es, wenn die Frakturlinie bis in die Orbita, das Felsenbein, die Nasennebenhöhlen oder die Siebbeinplatte reicht. In letzterem Fall ist die Möglichkeit eines Pneumozephalus (Abb. 24) gegeben.

Schädelbasisfrakturen sind häufig röntgenologisch nicht nachweisbar. Da im allgemeinen ihre Diagnose klinisch gestellt wird (Blutung aus dem Gehörgang oder der Nase, Liquorrhoe) sind Röntgenaufnahmen meistens entbehrlich. Der klinische Verdacht einer Schädelbasisfraktur reicht für die therapeutischen Konsequenzen in der Regel völlig aus. Zum Nachweis eines Hämatotympanons sind Aufnahmen nach SCHÜLLER angezeigt. Auf die Möglichkeit der Verwechslung und auf die differentialdiagnostischen Schwierigkeiten zwischen einer linearen Schädelkalottenfraktur und Gefäßkanälen, bzw. akzessorischen Schädelnähten (Nahtknochen), besonders im Bereich der Frontal- oder Okzipitalregion, ist bereits hingewiesen worden.

Frakturen des *Gesichtsschädels* sind bei Kindern seltener als bei Erwachsenen. Sie kommen meistens bei polytraumatisierten Patienten im Rahmen von Verkehrsunfällen oder Stürzen aus großer Höhe vor. Ihre Diagnose kann erhebliche Schwierigkeiten bereiten, eine Sofortdiagnostik ist jedoch meist nicht notwendig, bzw. vor Versorgung anderer Traumafolgen auch nicht indiziert. Die schweren Mittelgesichtsfrakturen im Sinne der Le Fort'schen Einteilung sind selten. Bei derartig komplizierten Frakturen ist nach wie vor eine Untersuchung durch Tomographie [45] bzw. durch Computertomogra-

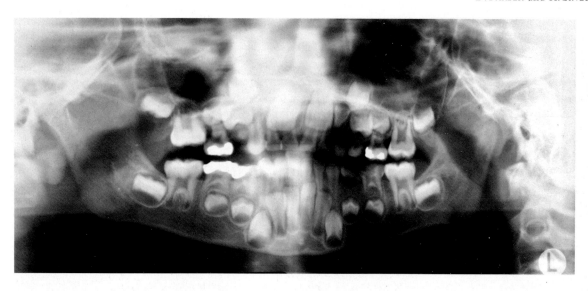

Abb. 26. Schrägverlaufende Frakturlinie im rechten Gelenkfortsatz des Unterkiefers. Knabe 8 Jahre

Abb. 27. Paramediane Unterkieferfraktur. Mädchen 5 Jahre

Abb. 28. Beiderseitige Fraktur der Kieferköpfchen mit Dislokation nach medial. Knabe 9 Jahre

phie [33] angezeigt. In Übersichtsaufnahmen herkömmlicher Technik kann die Fraktur des Orbitabodens, die „Blow-out"-Fraktur, nachgewiesen werden. Für sie ist die „Tränenfigur" am Dach der Kieferhöhle typisch. Diese kommt durch Verlagerung des Orbitalinhaltes in die Kieferhöhle zustande [8].

Häufiger als die Brüche im Bereich des Oberkiefers sind solche des Unterkiefers, insbesondere

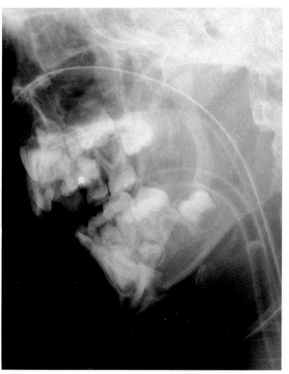
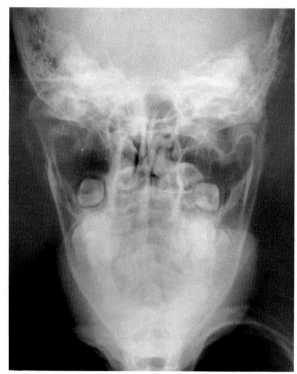

nach einem Sturz oder Trauma auf die Kinnspitze. Typische Stellen für diese Frakturen sind der Gelenkfortsatz (Abb. 26) oder der paramediane Abschnitt (Abb. 27). Oft sind keine äußerlichen Spuren zu erkennen; Verdachtsmomente sind jedoch Schwierigkeiten beim Öffnen und Schließen des Mundes. Man bedenke dabei, daß ein Unterkieferbruch klinisch durch eine seitliche Bißverschiebung oft besser zu erkennen ist als durch eine Röntgenaufnahme in Standardeinstellung. Der röntgenologische Nachweis gelingt entweder durch die Aufnahmen nach CLEMENTSCHITSCH (Kieferköpfchen) (Abb. 28) oder durch Orthopantomogramm (Unterkiefer) (Abb. 26). Manchmal hilft jedoch nur die Tomographie oder das CT der Kieferköpfchen zur sicheren Diagnose.

Die *wachsende Fraktur* ist eine seltene Komplikation der Schädelkalottenfraktur. Durch Einklemmung von Periost, Dura und eventuell auch Hirngewebe kommt es im Laufe von Monaten zu einer Erweiterung und Weitstellung des Bruchspaltes, unter Umständen mit Ausbildung eines Knochendefektes infolge der Druckatrophie an den Frakturrändern. Dabei entwickelt sich eine sog. Leptomeningealzyste [19]. Bis zur Ausbildung einer wachsenden Fraktur vergehen im allgemeinen Wochen bis Monate. Nach EBEL [8] ist es deshalb illusorisch, routinemäßig lineare Frakturen nach 4-6 Wochen zu kontrollieren, um eine wachsende Fraktur nachweisen oder ausschließen zu können.

Sieht man von schweren Schädelhirntraumata oder Polytraumata ab, wird die *Indikation* zur Röntgenaufnahme des Kopfes zu häufig und ungezielt gestellt. Eine Übersichtsaufnahme des Schädels ist erforderlich, wenn von ihr eine Aussage erwartet werden kann, die für die Beurteilung der klinischen Gesamtsituation oder die therapeutischen Maßnahmen bedeutsam ist [52]. Einerseits bedeutet der Ausschluß einer Fraktur noch nicht den Ausschluß eines subduralen Hämatomes (85% dieser Hämatome sind nicht mit einer Fraktur verbunden [8]). Andererseits hat der Nachweis einer Schädelkalottenfissur bei Fehlen klinischer und insbesondere neurologischer Zeichen keine therapeutische Konsequenz. Man bedenke aber, daß selbst Impressionsfrakturen ohne Bewußtlosigkeit möglich sind. Damit ist bei Steinwurf- und Schlagverletzungen eine Röntgenaufnahme des Schädels unbedingt indiziert. Eine „mediko-legale" Indikation sollte es nicht geben, eine medizinisch wohl überlegte Unterlassung einer Röntgenaufnahme des Schädels darf von Juristen nicht zuungunsten des Arztes ausgelegt werden [8].

4.3 Schultergürtel, obere Extremität

4.3.1 Schultergürtel

Die Schlüsselbeinfraktur ist eine der häufigsten Frakturen der oberen Extremitäten im Kindesalter; ungefähr die Hälfte von ihnen betrifft Patienten unter 10 Jahren; sie ist auch, wie bereits erwähnt, die häufigste geburtstraumatische Knochenläsion. Der Bruch findet sich meistens in der Mitte des Schaftes (Abb. 29), sei es als Grünholzfraktur mit Achsenknickung nach kranial oder als kompletter Bruch, wobei das mediale Fragment meist nach kranial und dorsal, das laterale nach kaudal und ventral disloziert ist (Abb. 30). Frakturen des medialen, aber auch des lateralen Anteils sind wesentlich seltener; letztere gelegentlich im Zusammenhang mit

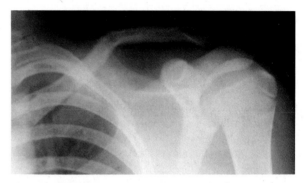

Abb. 29. Biegungsbruch im mittleren Drittel der Klavikula Knabe 15 Jahre

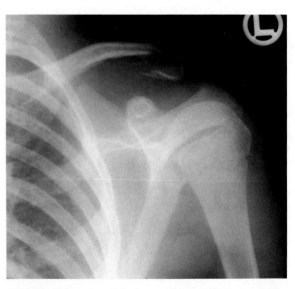

Abb. 30. Laterale dislozierte Klavikulafraktur. Knabe 13½ Jahre

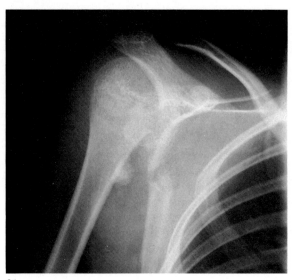
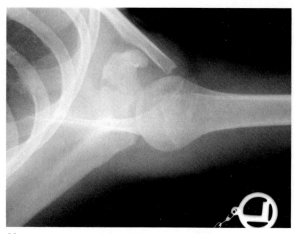

Abb. 31. Skapulafraktur mit ausgesprengtem Knochensegment. Knabe 7½ Jahre

Abb. 32. Querbruch des Processus coracoides. Mädchen 6 Jahre

einem Polytrauma des Brustkorbes. Bei dieser Verletzungsart können ebenfalls Frakturen im Bereich des Schulterblattes (Abb. 31, 32) vorkommen, allerdings isoliert sehr selten.

4.3.2 Oberarm

Luxationen im Schultergelenk kommen im Kindesalter nur selten vor; es handelt sich dann meistens um anteriore oder inferiore Formen. Reine Epiphysenlösungen des proximalen Humerus sind ebenfalls selten, wenn man von den geburtstraumatisch bedingten absieht. Meistens ist neben der Epiphysenlösung ein metaphysärer Keil ausgesprengt (Harris-Salter II-Fraktur). Die subkapitale Oberarmfraktur im metaphysären Bereich sieht man dagegen häufig (Abb. 33), sei es als kompletter Bruch mit deutlicher Dislokation oder als Stauchungsfraktur mit mehr oder minder ausgeprägter Verwerfung der Kortikalis. Nach RITTER [43] finden sich nur ca. 10% aller Oberarmbrüche im Schaftbereich. Sie können als Quer- oder Schrägfraktur, gelegentlich auch als Spiralbruch vorkommen. Die Diagnose bereitet selten Schwierigkeiten.

Abb. 33. Subkapitale Humerusfraktur. Mädchen 5 Jahre

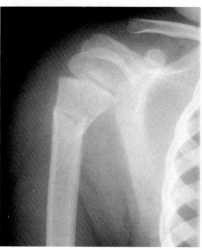
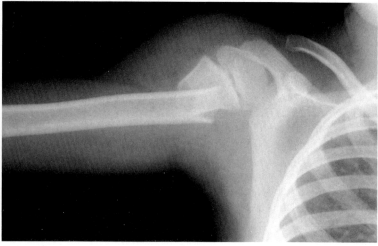

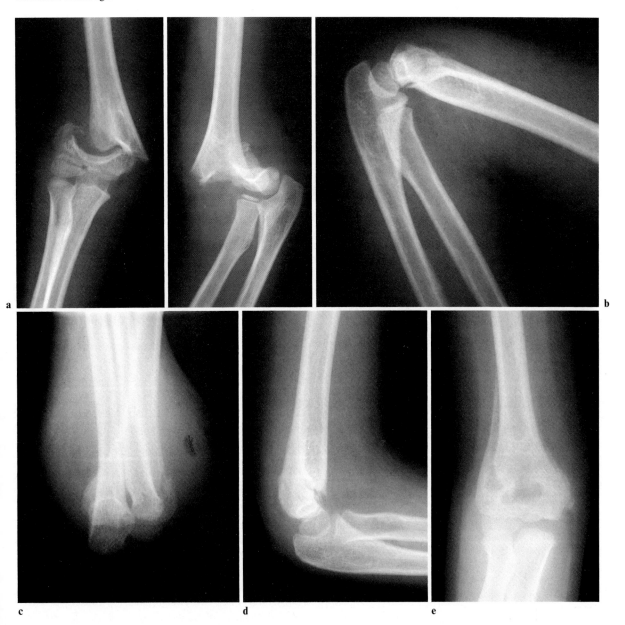

Abb. 34 a-e. Hochgradig dislozierte suprakondyläre Humerusfraktur rechts. Knabe 9 Jahre. **a, b** Erstbefund. **c, d** Nach Reposition und Ruhigstellung in Blountscher Schlinge 3 Tage später (s. auch Abb. 36). **e** Vier Wochen später nach Abschluß der Behandlung

Ungefähr die Hälfte aller Oberarmfrakturen betrifft das distale Ende in Form der suprakondylären Fraktur (Abb. 34). Am häufigsten ist die *Extensionsfraktur,* die durch eine Dislokation des distalen Anteiles des Humerus nach dorsal charakterisiert ist. Diese Dislokation kann von einer nur eben sichtbaren Achsenabweichung nach dorsal bis zur kompletten schaftbreiten Verschiebung des abgesprengten distalen Oberarmanteils reichen. *Flexionsfrakturen* sind seltener. Gewöhnlich ist das distale Fragment nach volar verschoben. Während bei Extensionsbrüchen im allgemeinen die Bruchlinie von proximal dorsal nach distal volar verläuft, geht sie bei Flexionsbrüchen typischerweise von proximal volar nach distal dorsal. Wichtig ist der Nachweis bzw. Ausschluß eines zusätzlichen Rotationsfehlers, auf den ein ventraler Sporn („fishtail") (Abb. 35) im seitlichen Strahlengang hinweist: Das proximale Frakturende überragt das distale schnabelartig nach volar.

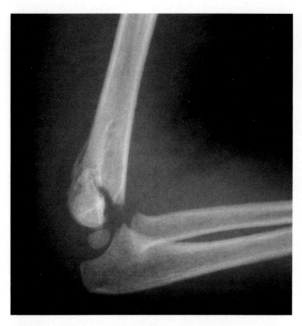

Abb. 35. Typischer Befund eines bestehenden Rotations-Fehlers bei suprakondylärer Fraktur mit Dislokation. Mädchen 3 Jahre

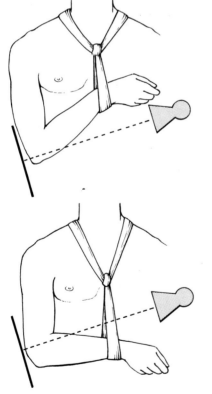

Abb. 36. Aufnahmetechnik bei Blountschem Schlingenverband

Sowohl bei der Erstaufnahme als auch bei den Kontrollen können sich Meinungsverschiedenheiten ergeben. Es ist unzweckmäßig, eine Aufnahme anzufertigen, bei der der Zentralstrahl auf die Beugeseite des Ellenbogengelenkes gerichtet und der im Gelenk rechtwinklig gebeugte Arm so gestellt ist, daß Unterarm und Oberarm mit der Tischebene einen Winkel von jeweils etwa 45° bilden. Bei derartigen Aufnahmen ist das distale Ende des Oberarms und das proximale Ende des Unterarms stark verzerrt dargestellt, so daß eine Beurteilung schlecht möglich ist.

Der verletzte Knochen sollte immer der Platte direkt anliegen (Abb. 36). Die Gelenkmitte bzw. das Olecranon sollte zentriert sein. Bei gelenknahen Oberarmbrüchen, die mit einem Blountschen Schlingenverband versorgt sind, darf die in der Regel spitzwinklige Stellung auf keinen Fall verändert, der Arm für die Röntgenaufnahme nicht nach außen rotiert werden, da sonst sehr leicht eine erneute Dislokation der Fraktur eintreten kann. Für die seitliche Aufnahme wird der Arm leicht gehoben. Für die a. p.-Aufnahme wird der Zentralstrahl vor dem Körper auf die an der Streckseite des Oberarms angelegte Platte gerichtet. Bei spitzwinkliger Beugung im Ellenbogengelenk geht der Zentralstrahl durch den körpernahen Anteil des Unterarms, bei rechtwinkliger Beugung fast parallel zur Unterarm-Längsachse (Abb. 36).

4.3.3 Ellenbogengelenk

Frakturen in diesem Bereich liegen fast immer intraartikulär, meistens ist die Wachstumsfuge einbezogen. Die Diagnostik von nicht stark dislozierten Abrißfrakturen kann gelegentlich erhebliche Schwierigkeiten bereiten; ganz besonders wichtig ist hier die Einbeziehung sekundärer Frakturzeichen in die Befunderhebung, so Weichteilschwellung oder die Beachtung der Fettpolster (Abb. 37). Zusätzliche Schrägaufnahmen erleichtern häufig die Diagnostik (Abb. 39). Auch ist hier der Vergleich mit der gesunden Gegenseite erlaubt, ja oft sogar notwendig. Gerade die Diagnose der Abrißfrakturen des *Epicondylus ulnaris* (Abb. 38) – meist sind es nur Epiphysenlösungen – kann schwierig sein. Die dislozierten Formen sind dagegen leicht zu erkennen, da der abgerissene Epicondylus gekippt und manchmal bis in den Gelenkspalt hinein verlagert sein kann. Abrißfrakturen des *Epicondylus radialis* sind seltener als des ulnaren, weil der entsprechende Knochenkern später auftritt (nach dem

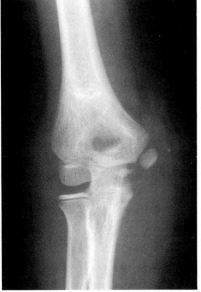
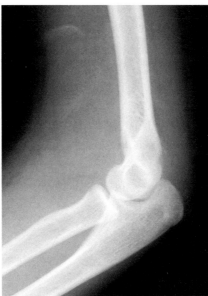
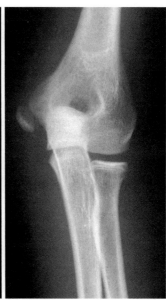

37 38

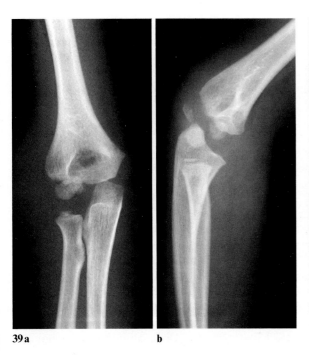
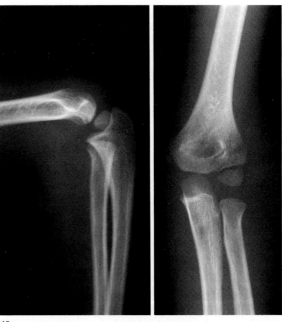

39a b 40

Abb. 37. Abrißfraktur des Epicondylus ulnaris mit Dislokation und besonders auffälliger Weichteilschwellung mit Auflösung der Konturen. Mädchen 10 Jahre

Abb. 38. Abrißfraktur des Epicondylus ulnaris mit deutlicher Dislokation und zusätzlichem Abriß kleiner Knochenfragmente; in der seitlichen Aufnahme keine Veränderungen erkennbar. Knabe 13 Jahre

Abb. 39 a, b Abriß des capitulum humeri. Knabe 6 Jahre. **a** Deutliche Dislokation durch Kippung. **b** Erst die Schrägaufnahme läßt das Ausmaß der Dislokation und Absprengung zusätzlicher Knochenteile erkennen

Abb. 40. Schrägfraktur im Condylus radialis humeri; nur in der a.p. Aufnahme ist die Dislokation zu erkennen. Knabe 6 Jahre

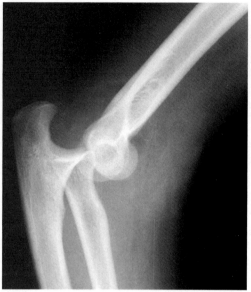
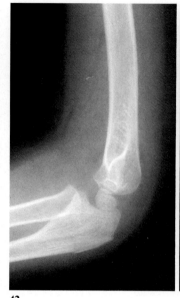
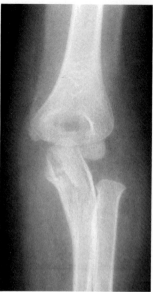

41 **42**

Abb. 41. Ellbogengelenksluxation nach hinten mit kleinen Knochenabsprengungen, auf das Gelenk projiziert. Mädchen 14 Jahre

Abb. 42. Trümmerfraktur des proximalen Ulnaendes mit Luxation des proximalen Radius (Monteggia-Fraktur). Mädchen 4 Jahre

5. Lebensjahr), jedoch noch schwerer zu diagnostizieren. Im Einzelfall kann eine gehaltene Aufnahme Klärung bringen.

Die Fraktur des *Condylus radialis* ist viel häufiger (Abb. 40); sie gehört zu den problematischen Brüchen mit hoher Komplikationsrate bei inadäquater Reposition [20]. Es handelt sich um eine Epiphysenfraktur, oftmals mit einem nach lateral und proximal dislozierten ausgesprengten metaphysären Fragment. Eine offene Reposition und Fixation ist notwendig.

Nach einem Sturz auf den ausgestreckten, meist pronierten Unterarm kann es zur Stauchungsfraktur des proximalen Radius kommen, wobei das Radiusköpfchen meist nach radial und ventral gekippt und gelegentlich auch nach distal verschoben ist. Das Ausmaß der Dislokation, nach JUDET in verschiedene Grade eingeteilt, bestimmt die Art der Therapie. Abrißfrakturen der Olecranon-Spitze, die durch den Zug der Trizepssehne mit mehr oder minder ausgedehnter Diastase einhergehen, können gelegentlich wegen der in diesem Bereich auftretenden akzessorischen Knochenkerne differentialdiagnostische Schwierigkeiten bereiten.

Luxationen im Ellenbogenbereich kommen gelegentlich vor (Abb. 41). Nicht nur vor, sondern auch nach erfolgter Reposition ist nach zusätzlichen Knochenabrissen oder Absprengungen zu fahnden. Bei isolierter Luxation des Radiusköpfchens ist immer an die Möglichkeit der begleitenden Fraktur der Ulna zu denken (Monteggia-Fraktur) (Abb. 42). Ein röntgenologisches Hinweiszeichen für eine Luxation: Die Längsachse des Radiusschaftes trifft das Capitulum humeri im seitlichen Strahlengang nicht zentral.

Die häufige Subluxation des Radiusköpfchens stellt im allgemeinen keine Indikation für Röntgenaufnahmen dar, wenn Anamnese und Lokalbefund typisch sind und die Reposition rasch zu Bewegungs- und Schmerzfreiheit führt [61].

4.3.4 Unterarm

Brüche im Bereich des Unterarmes gehören zu den häufigsten Frakturen der oberen Extremität und, wie sich aufgrund unseres Krankenguts bestätigt, sogar zu den häufigsten Brüchen im Kindesalter überhaupt. Bei den Unterarmschaftbrüchen sind meistens Radius und Ulna beteiligt, wenn auch in verschiedenem Ausmaß (Abb. 43). Die Querfraktur des Radius kann von einer ganz diskreten Biegungsfraktur der Ulna begleitet sein, nach der gefahndet werden muß. Das Ausmaß der Brüche ist sehr variabel; es reicht von der kompletten Radius- und Ulnafraktur mit Dislokation bis zur Grünholz-

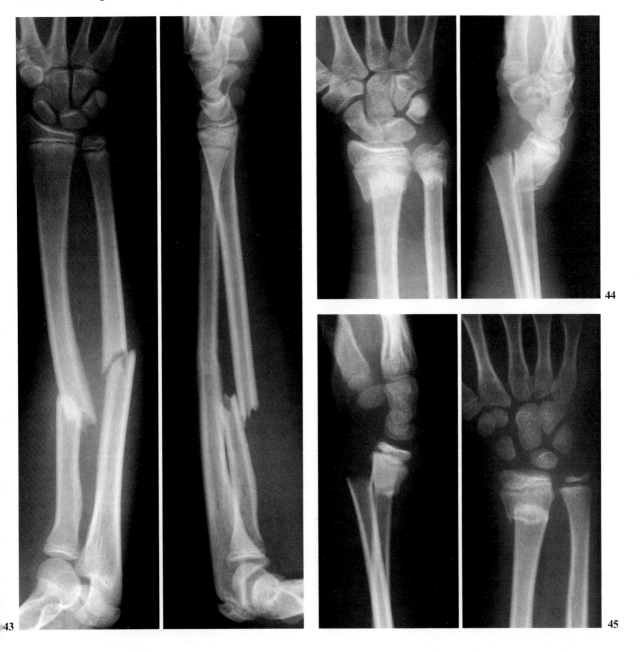

und Biegungsfraktur ohne Verschiebung mit nur geringer Achsenabweichung.

Die meisten Vorderarmbrüche betreffen den distalen Anteil; komplette Querbrüche von Radius und Ulna kommen vor, vorwiegend jedoch die Kombination Radius-Querfraktur und Infraktion der Ulna. Während isolierte Brüche von Radius und Ulna im proximalen und mittleren Schaftanteil selten sind, ist die isolierte metaphysäre Radiusfraktur (Abb. 45) die häufigste Bruchart: Bei älteren Kindern als komplette Fraktur (Abb. 44), bei jünge-

Abb. 43. Unterarmschaftfraktur beider Knochen. Knabe 14 Jahre

Abb. 44. Komplette distale Unterarmfraktur mit schaftbreiter Verschiebung und Abweichung nach dorsal. Knabe 14 Jahre

Abb. 45. Isolierte distale Radiusfraktur. Mädchen 7 Jahre

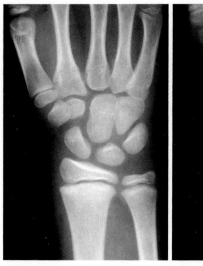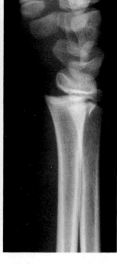

Abb. 46. Lösung der distalen Radiusepiphyse und Verschiebung nach dorsal mit einer metaphysären Absprengung. Knabe 13 Jahre

Abb. 47. Schrägfraktur des 3. und 4. Mittelhandknochens ohne Dislokation. Knabe 12 Jahre

Abb. 48. „Boxerfraktur": Fraktur des 5. Mittelhandknochens mit Abknickung des Köpfchens nach ventral und radial. Knabe 5½ Jahre alt

Abb. 49. Bennett-Fraktur: proximales Ende des ersten Mittelhandknochens. Knabe 13 Jahre

ren meist als Stauchungsbruch mit Wulstung der Kortikalis, meist vom Typ einer Extentionsfraktur mit dorsaler Einknickung. Bei isolierten Radiusfrakturen älterer Kinder ist nach einem begleitenden Abriß des Processus styloides ulnae zu fahnden. Die isolierte Ulnafraktur findet sich meistenteils als Folge einer direkten Gewalteinwirkung in der Mitte des Schaftes („Parierfraktur").

Die Epiphysenlösung des distalen Radius ist als reine Lösung selten, sie geht gewöhnlich mit einer Absprengung einher (Abb. 46). Fast immer ist die Epiphyse nach dorsal verschoben, dazu nach proximal gekippt. Auch hier ist auf den begleitenden Abriß des Griffelfortsatzes zu achten. Eine Sonderform der Radiusfraktur stellt die Galeazzi-Fraktur dar, bei der es neben einem Bruch des distalen Radius zur Luxation der Ulna im Karpoulnargelenk kommt. Sie ist im Kindesalter noch seltener als die Monteggia-Fraktur. Wegen der erheblichen Folgen im Falle einer Fehldiagnose sollte man bei jeder Ulnafraktur, vor allem wenn das proximale Drittel der Ulna betroffen ist, an diese denken.

4.3.5 Hand

Frakturen der Karpalknochen sind selten, die des Os naviculare treten bei älteren Kindern vereinzelt auf. Hier bestehen die gleichen diagnostischen

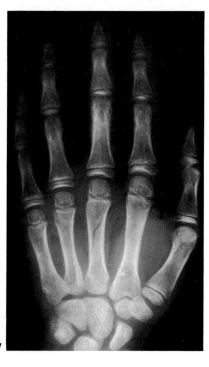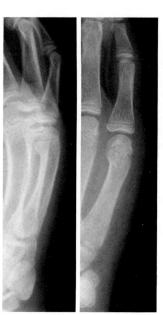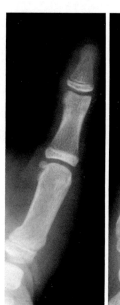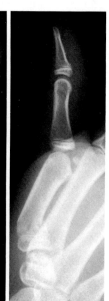

Abb. 50. Fraktur der proximalen Epiphyse der Grundphalanx des 5. Fingers. Mädchen 13 Jahre

Abb. 51. Infraktion der Basis der Grundphalanx des 5. Fingers mit dorsaler Abknickung. Mädchen 9 Jahre

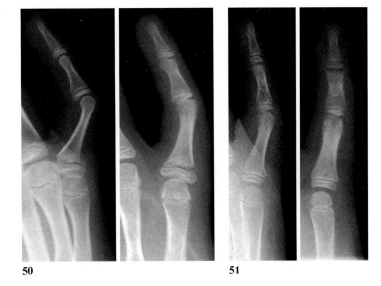

Abb. 52. Längsfraktur des Daumenendgliedes. Mädchen 4 Jahre

Abb. 53. Trümmerfraktur des Endgliedes vom 4. Finger (Quetschung). Knabe 13 Jahre

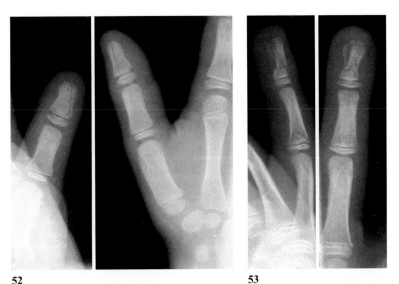

Schwierigkeiten, wie sie beim Erwachsenen bekannt sind. Wesentlich häufiger sind Brüche im Bereich der Metakarpalknochen (Abb. 47), vorwiegend im distalen Anteil des vierten, besonders aber des fünften Fingers als „Boxer-Fraktur" (Abb. 48). Typischerweise kommt es hier zu einer Achsenabweichung des distalen Bruchstückes nach radial und volar. Eine Sonderform stellt die „BENNETT-Fraktur" des proximalen Metakarpale I dar (Abb. 49). Bei Hyperextension der Finger kann es zu Brüchen im Bereich der Basis der Phalangen kommen. Die Frakturlinien reichen z.T. bis in die Epiphyse (Abb. 50) (evtl. bei gleichzeitiger Lösung), mit metaphysären Absprengungen. Zuweilen sind es Infraktionen mit typischer, oft nur zarter Abwinkelung der Kortikalis nach dorsal und lateral (Abb. 51). Nach Quetschverletzungen finden sich Längsfrakturen der Finger (Abb. 52), ebenso sind Quetschfrakturen der Endglieder möglich (Abb. 53) (typisch die Einklemmung in der Autotür).

4.4 Wirbelsäule, Thorax und Becken

4.4.1 Wirbelsäule

Wirbelfrakturen sind im Kindesalter gar nicht so selten [21]; meist sind sie Folge indirekter Gewalteinwirkung bei Sturz aus großer Höhe, bei Spiel- und Sport-, insbesondere aber Verkehrsunfällen

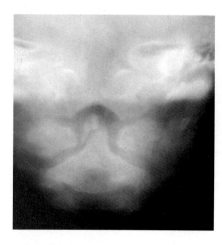

Abb. 54. Fraktur des Dens (Tomographie). Mädchen 7 Jahre

Abb. 55. Bogenfraktur des 2. Halswirbels mit Verschiebung des Körpers des 3. Halswirbels nach hinten. Mädchen 4 Jahre

Abb. 56. Kompressionsfraktur des 5. Halswirbelkörpers mit ventraler Absprengung und Luxation des Wirbelkörpers C5/C6 (hohe Querschnittslähmung). Mädchen 13 Jahre

[35]. Grundsätzlich ist bei jedem schwereren Schädelhirntrauma als Begleitfolge an eine *Verletzung der Halswirbelsäule* zu denken, so daß routinemäßig klinisch und bei entsprechendem Verdacht auch röntgenologisch dieser Abschnitt eingehend mit untersucht werden muß. Gerade im oberen Bereich der Halswirbelsäule sind Frakturen z. T. nur schwer zu diagnostizieren, sei es infolge von Überlagerungseffekten oder wegen der in diesem Bereich häufig vorkommenden Normvarianten. Grundsätzlich ist auch hier eine Aufnahmetechnik in zwei Ebenen notwendig, manchmal lassen sich jedoch Spezialaufnahmen (schräge Einstrahlung, evtl. Tomographie (Abb. 54), gelegentlich sogar CT [41]) nicht vermeiden. Diese ergänzenden Untersuchungen dürfen jedoch nur durchgeführt werden, wenn eine weitere Traumatisierung durch die Untersuchung auf jeden Fall ausgeschlossen ist. Bei passiver Drehung des Kopfes besteht immer die Gefahr des hohen Querschnittes, wenn es zu einer Dislokation einer primär nicht dislozierten Wirbelfraktur kommt. Dies gilt besonders für die gar nicht seltene Abrißfraktur des Dens. Sonderformen von Brüchen der ersten zwei Halswirbel sind die sogenannte *Jefferson-Fraktur*, ein Kompressionsbruch des Atlas, oder die *Hangman-Fraktur*, ein Abrißbruch der Bo-

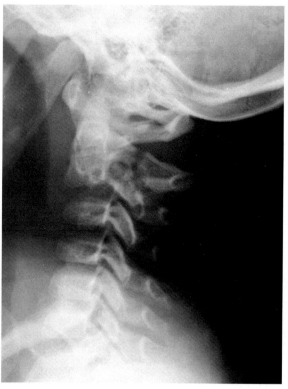
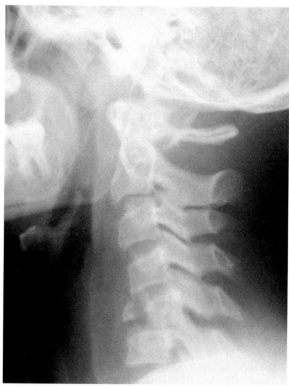

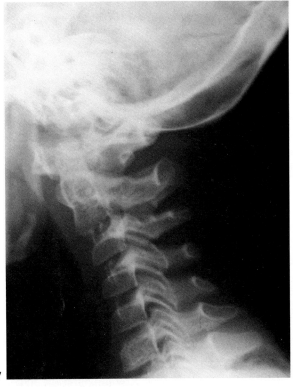

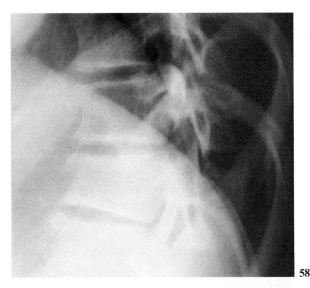

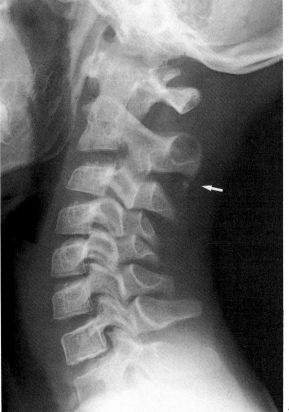

Abb. 57. Pseudosubluxation zwischen C2 und C3; beachte die Steilstellung der Halswirbelsäule. Knabe 5 Jahre

Abb. 58. Kompressionsfraktur der Wirbelkörper TH 12 und L 1. Knabe 14 Jahre

Abb. 59. Knöcherner Bandabriß aus dem Dornfortsatz des 2. Halswirbels (Schleudertrauma). Knabe 9 Jahre

genwurzel des 2. Halswirbels (Abb. 55). Kompressionsfrakturen treten bevorzugt im unteren Halswirbelsäulenbereich auf (Abb. 56); auch hier kann durch Überlagerung der hochgezogenen Schulterpartien bei Aufnahmen in Behelfstechnik, z. B. bei einem polytraumatisierten Kind, eine Abklärung schwierig sein. Abrißfrakturen der Dornfortsätze kommen nach einem Schleudertrauma vor, ebenso wie Bandabrisse (Abb. 59). Diese sind gelegentlich erst nach Auftreten von Kallus zu verifizieren. Luxationen oder Subluxationen der Halswirbelsäule sind in Folge der größeren Beweglichkeit dieses Wirbelsäulenabschnittes nicht selten. Bei einer Fehlhaltung der Wirbelsäule mit besonderer Steilstellung im seitlichen Strahlengang ist die echte Verrenkung von der Pseudosubluxation (Abb. 57) zu differenzieren. Diese findet sich vorwiegend zwischen C2/C3, mit geringer Verschiebung des Wirbelkörpers von C3 nach dorsal [55], meist im Vorschul- und Schulalter.

Bei Verletzungen der *Brust- und Lendenwirbelsäule* sind nach Art der Gewalteinwirkung Flexionsfrakturen mit Wirbelkantenbrüchen von den am häufigsten vorkommenden Kompressionsfrakturen (Abb. 58) zu unterscheiden. Letztere erkennt man an der keilförmigen Deformierung des Wirbelkörpers mit Abflachung nach ventral im seitlichen Strahlengang. Sie haben in Bezug auf eine spontane Korrektur die beste Prognose [24]. Meistens sind mehrere benachbarte Wirbel betroffen. Gelegentlich kann auch schon physiologisch eine geringe keilförmige Abflachung der Wirbelkörper vorwiegend im Bereich der mittleren Brustwirbelsäule vorkommen. HEGENBARTH u. EBEL [21] weisen zur Differenzierung auf einen Index hin, der sich aus der Höhe der ventralen Kante, dividiert durch die der dorsalen, ergibt; Werte unter 0,95 müssen als pathologisch betrachtet werden. Der Verlauf der dorsalen und ventralen Kanten muß genau durchgemustert werden, um Luxationen und Luxationsfrakturen aufdecken zu können. Die Differentialdiagnose gegenüber der Scheuermannschen Krankheit ist manchmal röntgenologisch unmöglich. Auch läßt sich nicht immer eindeutig klären, ob eine knöcherne Wirbelverletzung als Traumafolge vorliegt oder ob es sich noch um eine Normvariante bzw. präexistente Deformierung handelt. Zur Differenzierung der frischen Fraktur ist der Einsatz der Skelettszintigraphie besonders wichtig. Während LOTZ u. CEN [31] bereits 4 Std. nach Gewalteinwirkung eine beginnende Anreicherung des Nuklids beobachten konnten, weisen TIEDJEN et al. [56] darauf hin, daß erst nach 48 Std. eine sichere szintigraphische Aussage gemacht werden kann. Wir führen im Zweifelsfällen die Szintigraphie 2-3 Tage später durch.

Nach stumpfen Bauchtraumen, vor allem wenn sie die Flanken treffen, sind Brüche der Querfortsätze der Lendenwirbelsäule möglich. In derartigen Fällen sollte stets eine Nierenverletzung ausgeschlossen werden.

4.4.2 Thorax

Sternumfrakturen (Abb. 60) sind im Kindesalter selten; im eigenen Krankengut konnten in 14 Jahren nur 3 beobachtet werden. *Rippenbrüche* bei Säuglingen sollten immer Anlaß für weitere diagnostische Bemühungen sein, sowohl Kindesmißhandlungen als auch Störungen der Mineralisation sind auszuschließen. Rippenbrüche bei größeren Kindern sind meist Zeichen einer stärkeren Gewalteinwirkung und finden sich beim stumpfen Thoraxtrauma, und zwar meistens als Rippenserienfrakturen (Abb. 61).

Tabelle 3. Indikationen zur Röntgendiagnostik der Lunge nach einem Trauma

Schmerzhafte oder behinderte Atmung
Ateminsuffizienz
Sichtbare Zeichen einer Gewalteinwirkung am Thorax
Nachgewiesene oder vermutete Verletzung eines Oberbauchorganes
Blutiges Sekret in den Atemwegen
Pathologischer Auskultations- oder Perkussionsbefund
Aspirationsverdacht

Als Ursache stehen Verkehrsunfälle, aber auch landwirtschaftliche Unfälle an erster Stelle. In einem Drittel ist das stumpfe Thoraxtrauma Teil einer Mehrfachverletzung, vorwiegend mit Schädel-Hirn- oder stumpfen Bauchtrauma kombiniert. SINGER hat die klinischen Symptome aufgeführt, die eine Indikation zur Röntgendiagnostik der Lunge nach einer Verletzung darstellen (Tabelle 3) [10]. Dabei ist zu bedenken, daß die im Brustkorb des Kindes eigene besondere Elastizität auch stärkere Gewalteinwirkungen aufzufangen vermag, ohne daß am knöchernen Brustkorb Verletzungsfolgen nachweisbar sind. In der Notfalldiagnostik reicht meistens eine Thoraxübersichtsaufnahme aus, gelegentlich mit einer Seitaufnahme (seitlich angestellte Kassette mit horizontalem Strahlengang) [10].

Unter den primären Verletzungsfolgen nimmt die *Lungenblutung* (Abb. 62) den ersten Platz ein; im Röntgenbild finden sich weiche, wolkige, häufig konfluierende Verschattungen, die herdförmig oder großflächig auftreten können. Sie überschreiten charakteristischerweise die Grenze der Lungensegmente oder -lappen und entwickeln sich im allgemeinen kurze Zeit nach der Verletzung, bilden sich aber gewöhnlich innerhalb der ersten Woche wieder zurück. Als Spätfolge des Lungenkontusionssyndroms läßt sich in Ausnahmefällen ein *chronisches Lungenhämatom,* das als homogener Rundherd (Abb. 63) imponiert, oder - noch seltener - eine *traumatische Lungenzyste* nachweisen. Ohne nähere klinische Angaben kann es recht schwierig sein, die Lungenkontusion von der Blutaspiration im Röntgenbild zu unterscheiden, die vorwiegend bei ausgedehnten Gesichtsschädelverletzungen eintreten kann. Hier finden sich gelegentlich Obstruktionsatelektasen. Den *Hämatothorax* (Abb. 64) fanden wir unter den im Thoraxübersichtsbild faßbaren Veränderungen an zweiter Stelle. Je nach Ausdehnung stellt er sich als eine an der lateralen Thoraxwand ansteigenden Verschattung bis zu einer homogenen Trübung der betroffenen Seite dar.

Knochenverletzungen

Abb. 60. Fraktur des manubrium sterni. Mädchen 3 Jahre

Abb. 61. Rippenserienfraktur rechts paravertebral 2. bis 5. Rippe. Knabe 13 Jahre

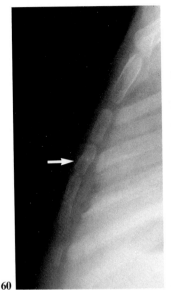
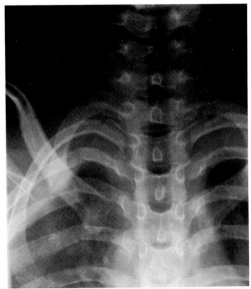

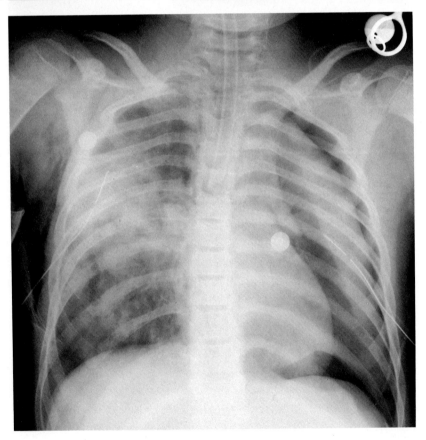

Abb. 62. Lungenkontusion und -blutung rechts. Pneumomediastinum links, lateraler und basaler Pneumothorax links. Hautemphysem der rechten Thoraxseite. Knabe 9 Jahre

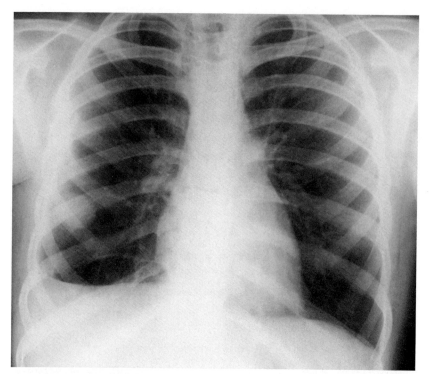

Abb. 63. Zustand nach Lungenblutung rechts, Zustand nach Hämatothorax rechts, Zustand nach Fraktur der 5. und 6. Rippe rechts lateral. Homogener Rundschatten des „chronischen Lungenhämatoms". 6 Wochen nach dem Unfall. Mädchen 9 Jahre

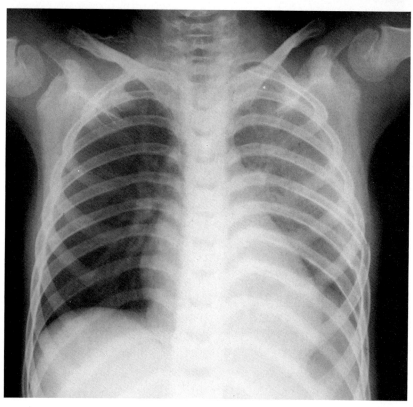

Abb. 64. Hämatothorax links bei Rippenserienfraktur in der hinteren Achsiallinie (5. bis 8. Rippe, deutlicher Zwerchfellhochstand in Folge gleichzeitiger Milzruptur). Knabe 8 Jahre

Knochenverletzungen

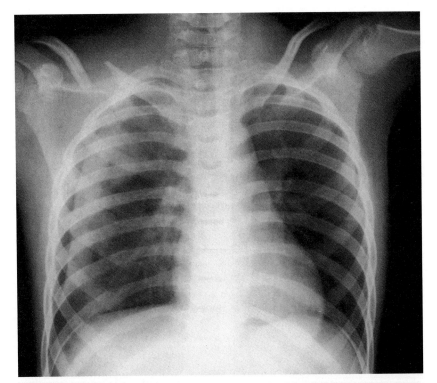

Abb. 65. Traumatischer Mantelpneumothorax rechts, Lungenkontusion. Schlüsselbeinfraktur rechts. Junge 10 Jahre

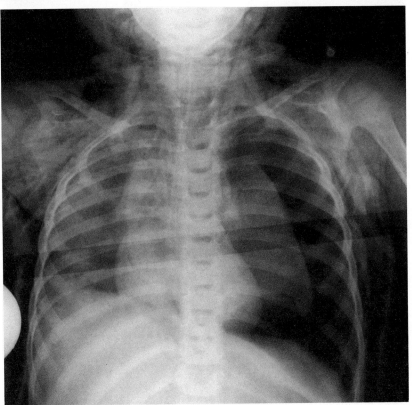

Abb. 66. Lungenkontusion rechts, Spannungspneumothorax links, ausgedehntes Haut- und Mediastinalemphysem. Mädchen 8 Jahre

Der *Chylothorax* ist ohne Probepunktion nicht gegen diesen abzugrenzen.

Der *traumatische Pneumothorax* kommt mit und ohne Hämatothorax vor, sei es als Teilpneu (Abb. 65), als totaler Pneu oder als Spannungspneu (Abb. 66). Bei solchen Befunden ist das knöcherne Thoraxskelett nach einer Rippenfraktur durchzumustern; allein durch die Kompression bedingt, kommt ein Pneu jedoch auch ohne Rippenbrüche vor. Die Kombination eines Spannungspneus mit einem Mediastinalemphysem muß an einen Bronchuseinriß oder -abriß denken lassen. Werden solche Bronchialeinrisse nicht sofort diagnostiziert, so kann durch Narbengewebe ein Verschluß zustande kommen. Dieser geht jedoch meist mit einer Verengung des Lumens einher, so daß eine Atelektase entstehen kann, die Tage, aber auch Wochen später auftritt („veraltete Bronchusruptur" (Abb. 67). Dann ist ein operativer Eingriff mit Versuch der End-zu-Endanastomose unumgänglich. Als Folge von Pleuraeinrissen kann sich ein *Pneumomediastinum* mit oder ohne Hautemphysem entwickeln. Eine beidseitige Verbreiterung des Mediastinalschattens läßt die Annahme eines *Hämatomediastinums* durch Blutungen aus den großen Gefäßen zu. Die traumatische Aortenruptur ist im Kindesalter eine Rarität.

Auch der Zwerchfelleinriß bzw. die traumatische Zwerchfellhernie - bei Erwachsenen eine häufige Begleiterscheinung von stumpfen Bauchtraumata oder Thoraxkontusionen - kommt im Kindesalter selten vor. Die Beobachtung des Zwerchfells ist jedoch wichtig, da ein ausgeprägter Hochstand einer Zwerchfellkuppe ein Hinweiszeichen auf eine Leber- bzw. Milzruptur (Abb. 64) sein kann [10].

Eine ernste und gefürchtete Komplikation bei polytraumatisierten Kindern mit Thoraxverletzungen ist die posttraumatische Lungenfunktionsstörung im Sinne einer progressiven pulmonalen Insuffizienz, die sogenannte *Schocklunge* (Abb. 68). Im Gegensatz zur Lungenkontusion sind ihre morphologischen Veränderungen im Mittel erst zwei bis fünf Tage nach dem Trauma nachweisbar. Im Röntgenbild findet sich zumindest anfangs ein interstitielles, später ein alveoläres Lungenödem, das in

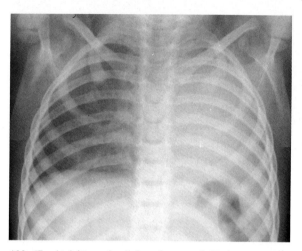

Abb. 67. Atelektase der linken Lunge mit Verlagerung von Herz und Gefäßband nach links. Gleicher Patient wie Abb. 66, 7 Wochen nach dem Unfall: „veraltete Bronchusruptur" mit narbigem Verschluß des linken Hauptbronchus. Operativ bestätigt.

Abb. 68 a, b. Schocklunge: **a** 2 Tage nach dem Unfall. **b** 4 Tage später, nach Beatmung. Mädchen 7 Jahre

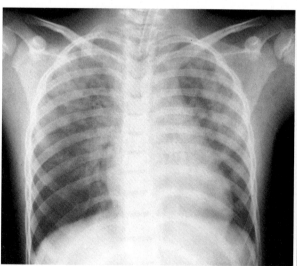 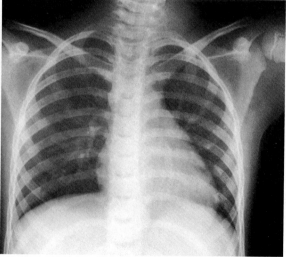

seiner Ausdehnung und Intensität sehr variabel sein kann. Anfänglich nur als diskrete Zunahme der peripheren Lungengefäßzeichnung, tritt später eine feine, gleichmäßige Trübung mehr oder minder ausgedehnter Lungenabschnitte auf, wobei die Verdichtungen überwiegend asymmetrisch ausgebildet sind. Die Kenntnis dieser Veränderung ist wichtig, damit möglichst frühzeitig eine Beatmung oder CPAP-Anwendung als therapeutische Maßnahme begonnen werden kann.

4.4.3 Becken

Unfälle im Straßenverkehr und Stürze aus größerer Höhe sind die häufigsten Ursachen für eine Beckenfraktur. Bei Kleinkindern ist der nahezu typische landwirtschaftliche Unfall zu nennen, bei dem die Kinder von einer landwirtschaftlichen Maschine überrollt werden. Bei einem Beckenbruch ist grundsätzlich nach urologischen oder abdominellen Begleitverletzungen zu fahnden. Man unterscheidet Beckenrandbrüche, Beckenringbrüche und Azetabulumbrüche [32]. Unter die *Beckenrandbrüche* lassen sich auch die Abrißfrakturen der Beckenapophysen einreihen, die besonders bei jugendlichen Sportlern vorkommen können. Sie verlaufen oft blande, weil nicht immer ein direktes Trauma vorliegt. „Unklare Hüftschmerzen" beim jugendlichen Sportler sollten somit eine Indikation für eine Beckenübersichtsaufnahme sein, die sorgfältig nach Knochenabrissen und Epiphysenausrissen durchmustert werden muß [22]. Im eigenen Krankengut finden sich Abrißfrakturen der Spina iliaca anterior superior (Abb. 69) oder inferior (Abb. 70) sowie Ausrisse der Sitzbeinapophyse. Die vorwiegend in diesem Bereich oft überschießende Kallusbildung (Abb. 71) kann gelegentlich zu Verwechslungen mit tumorösen Skeletterkrankungen führen, wenn das Trauma nicht registriert worden ist [7, 14, 22, 38, 59, 62].

Im Gegensatz zum Erwachsenenalter gibt es bei Kindern *Beckenringfrakturen* (Abb. 72) als vordere isolierte Ringbrüche ohne dorsale Beteiligung. Sie können einseitig oder beidseitig vorkommen, meistens nur gering oder gar nicht disloziert. Gerade bei den vorderen Beckenringfrakturen ist darauf zu achten, daß sie nicht durch einen schlecht plazierten Gonadenschutz beim männlichen Patienten verdeckt werden; um sicher zu gehen, empfehlen einige Autoren (z. B. RANG), ihn bei der Unfallaufnahme wegzulassen, wenn er nicht sicher außerhalb der Beckenprojekton angebracht werden kann. Sprengungen der *Ileosakralgelenke* als Ausdruck der kompletten Ringfraktur finden sich auch im Kin-

Abb. 69. Abrißfraktur der Apophyse der Spina iliaca anterior superior. Mädchen 14 Jahre

Abb. 70. Abrißfraktur der Apophyse der Spina iliaca anterior inferior links; beachte Normalbefund der anderen Seite. Knabe 14 Jahre

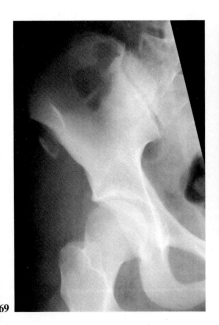
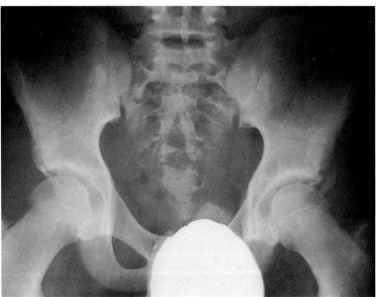

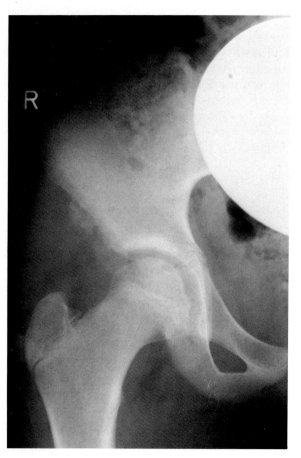

desalter, wenn auch seltener. Bei jedem vorderen Beckenringbruch, besonders bei Sprengungen der Symphyse, sollte eine Beteiligung der Blase oder der Urethra ausgeschlossen werden.

Azetabulumfrakturen (Abb. 73) weisen häufig eine erhebliche Dislokation auf und stellen somit schwerwiegende Verletzungen dar, die eine exakte Reposition notwendig machen. Nicht dislozierte Hüftpfannenbrüche können gelegentlich schwer zu erkennen sein. In Zweifelsfällen empfiehlt sich die exakte Abklärung durch die Computertomographie [41].

Kreuzbeinfrakturen sind selten; *Steißbeinbrüche* bzw. *-luxationen* kommen sehr viel häufiger vor und zwar vorwiegend nach Stürzen auf das Gesäß (typische Eislaufverletzungen) [32]. Die Steißbeinspitze ist fast immer nach ventral abgewichen. Charakteristisch ist der über Monate bis Jahre anhaltende Schmerz, der auch nach längeren freien Intervallen immer wieder auftreten kann.

Es ist sicher zweckmäßig, vor allem bei den Verlaufskontrollen Standardeinstellungen (z. B. Zentralstrahl auf die Symphyse) zu wählen, soweit es die Umstände, besonders bei der ersten Aufnahme zulassen. Oft bringen Schrägaufnahmen oder solche in einer anderen Ebene wesentliche Ergänzungen.

Abb. 71. Zustand nach Abrißfraktur der Spina iliaca anterior inferior: überschießende Kallusreaktion. Mädchen 13 Jahre

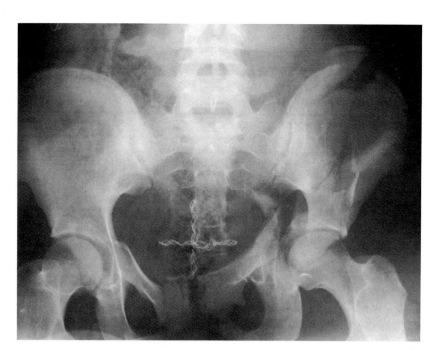

Abb. 72. Beckenringfraktur. Knabe 13 Jahre

Abb. 73. Ausgedehnte Trümmerfraktur, Ringfraktur, Beckenschaufelfraktur und Azetabulumfraktur links. Mädchen 16 Jahre

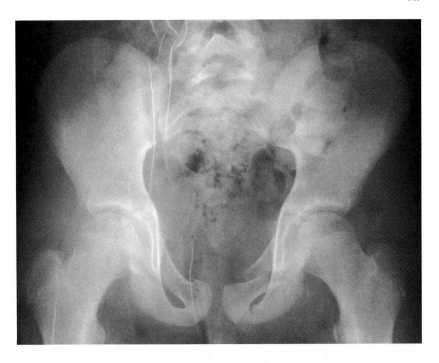

4.5 Untere Extremität

4.5.1 Hüftgelenk und Oberschenkel

Die *traumatische Hüftgelenksluxation* ist im Kindesalter sehr selten, sie läßt immer auf ein ungewöhnlich starkes Trauma schließen. Die Verlagerung des Hüftkopfes erfolgt nach kranial und meistens auch nach dorsal (Abb. 74). Die Diagnose einer Luxation ist bereits klinisch zu stellen. Eine Röntgenaufnahme ist in jedem Falle angezeigt, um mögliche zusätzliche Knochenverletzungen zu erfassen.

Die sog. *zentrale Hüftgelenksluxation* ist eine Luxationsfraktur mit einem Bruch der Hüftpfanne. Findet man nach einem Trauma den Hüftkopf in Subluxationsstellung, d. h. mit vergrößertem Abstand zur Hüftpfanne, so liegt ein Hämarthros (Abb. 75) vor.

Abb. 74. Hüftgelenksluxation nach dorsal und kranial. Mädchen 9 Jahre

Abb. 75. Hämarthros links. Mädchen 9 Jahre

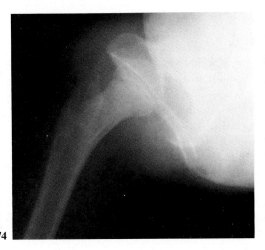
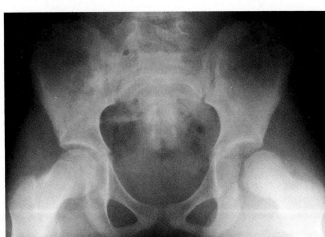

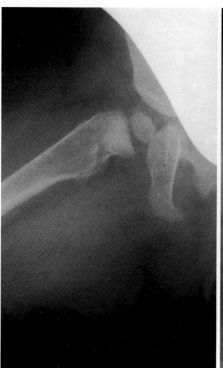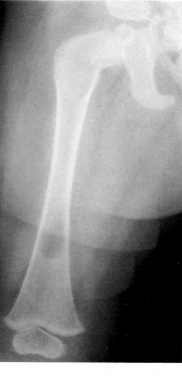

Abb. 76. Laterale Schenkelhalsfraktur. Mädchen 9 Monate

Häufiger als die traumatische Luxation, jedoch insgesamt auch selten, fanden wir *Schenkelhalsfrakturen* in unserem Patientengut. Je nach Verlauf der Bruchlinie unterscheidet man die traumatische Epiphysenlösung (transepiphysäre Schenkelhalsfraktur) von der medialen (Abb. 77), der lateralen (Abb. 76) und der selteneren pertrochanteren Schenkelhalsfraktur. Ohne Frage ist bei allen Formen eine erhebliche Gewalteinwirkung zu unterstellen. Die auf einer endokrinen Störung beruhende Epiphysenlösung beim älteren Schulkind ist einerseits bereits durch das Alter des Kindes (stets über 10 Jahren) und andererseits durch das Fehlen einer adäquaten Gewalteinwirkung charakterisiert und zeigt auch röntgenologisch einen abweichenden Befund. Zur Differenzierung der einzelnen Typen sind Aufnahmen in zwei Ebenen notwendig, besonders in achsialer Technik.

Oberschenkelschaftbrüche sind je nach Verletzungsart Spiral- oder Schrägbrüche, im proximalen und mittleren Anteil bei direkter Krafteinwirkung auch Querbrüche (Abb. 78), seltener Stückbrüche. Durch den starken Muskelzug sind die Frakturen häufig deutlich disloziert; besonders bei Brüchen im proximalen Oberschenkelschaftbereich kann es zu einer starken Abduktion mit Außenrotation des proximalen Bruchstückes kommen, so daß dieses schnabelartig nach lateral und oft auch ventral hervorsteht. Um möglichst aussagekräftige Aufnahmen zu bekommen, sollte bereits der erstuntersuchende Arzt versuchen, Angaben über die vermutete Bruchstelle, proximales, mittleres oder distales Schaftdrittel, zu machen. Auf jeden Fall empfiehlt es sich, bei den Kontrollaufnahmen Format und Größe des

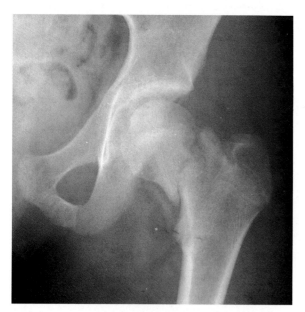

Abb. 77. Mediale Schenkelhalsfraktur. Mädchen 11 Jahre

Abb. 78. Oberschenkel-Querbruch im mittleren Drittel, fast schaftbreite Dislokation nach medial. Knabe 4 Jahre

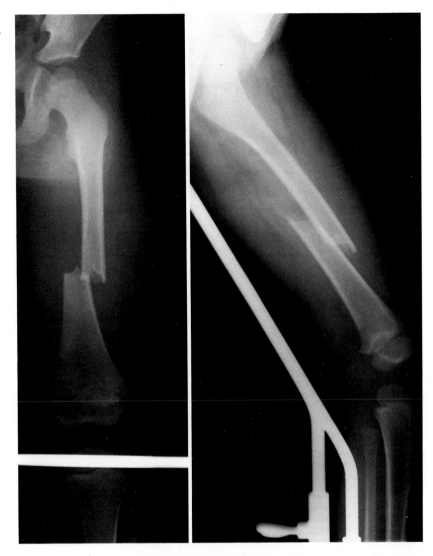

Filmes entsprechend zu wählen und den Zentralstrahl senkrecht zur Frakturstelle einzurichten. Die Übereinstimmung der einzelnen Kontrollaufnahmen in der Einstellung erleichtert die röntgenologische Beurteilung des Heilungsprozesses.

4.5.2 Kniegelenknahe Brüche

Suprakondyläre Oberschenkelfrakturen können durch den Muskelzug meistens ebenso wie Schaftfrakturen stark disloziert sein und zwar vorwiegend in Varus- und Antekurvationsstellung. Für das Säuglings- und frühe Kleinkindesalter ist der manchmal bei der Erstuntersuchung übersehene Wulstbruch (Abb. 79) bei dieser Lokalisation charakteristisch [6].

Die *Epiphysenlösung* der distalen Femurepiphyse ist selten; meistens ist zusätzlich ein kleiner metaphysärer Keil mitabgesprengt. Bei traumatischer Instabilität des Kniegelenkes ist nach Verletzung des Bandapparates zu fahnden. Da diese röntgenologisch nicht direkt sichtbar zu machen sind, empfiehlt es sich, nach kleinen Knochenabrissen zu suchen, die auf eine Ausrißfraktur des Bandes schließen lassen. Die Aufklappbarkeit eines Kniegelenkes läßt sich auch röntgenologisch erfassen, und zwar durch eine gehaltene Aufnahme, eine schmerzhafte Maßnahme, auf die man gewöhnlich verzichten kann.

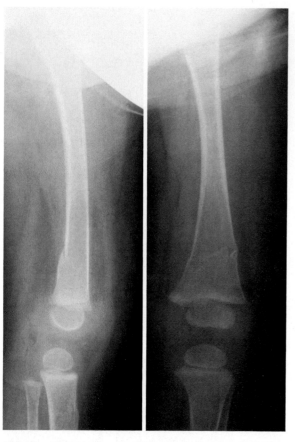

Wenn die Fraktur die Epiphysenfuge überschreitet, sind eventuell Aufnahmen in schräger Richtung zusätzlich anzufertigen, um auch geringe Dislokationen aufzuspüren und damit die Indikation zu einer operativen Reposition zu untermauern.

Bei Verletzungen des vorderen Kreuzbandes ist häufig ein *Ausriß der Eminentia intercondylica* des Tibiakopfes nachzuweisen (Abb. 80) [6]. Die Darstellung dieser Ausrißfraktur ist manchmal nur mit Spezialaufnahmen möglich [39, 40] (Abb. 81). Besteht der Verdacht auf isolierte Kreuzbandläsionen, so ist die Indikation für ein Computertomogramm gegeben (Abb. 82 [40, 41]. Nur bei schweren Mehrfachverletzungen und vorwiegend im Schulalter fanden wir Frakturen der proximalen Tibiaepiphyse, sei es als Epiphysenlösung mit metaphysärem Keil (Abb. 83) oder als Epiphysenfraktur. Oft ist das gesamte Ausmaß dieser Brüche im Übersichtsbild nicht zu erkennen, so daß insbesondere in Anbetracht der meist notwendigen operativen Reposition Tomographie oder CT eingesetzt werden müssen [47].

Quer- oder Trümmerfrakturen der Patella entstehen durch ein direktes Trauma (Abb. 84). Als Zustand nach Patellaluxation, wobei die Kniescheibe immer nach lateral luxiert ist, kann es zu Abrißfrak-

Abb. 79. Kniegelenksnahe Oberschenkelfraktur (typischer Wulstbruch!). Mädchen 9 Monate

Abb. 80. Abrißfraktur der eminentia intercondylica (Standardaufnahmen). Knabe 11 Jahre
▽

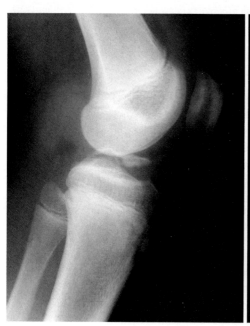
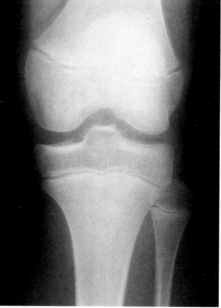

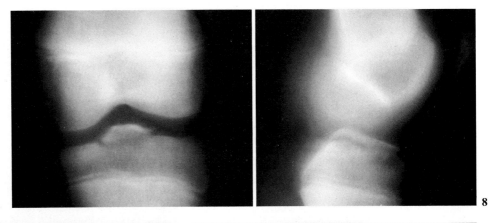
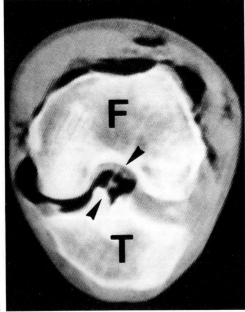
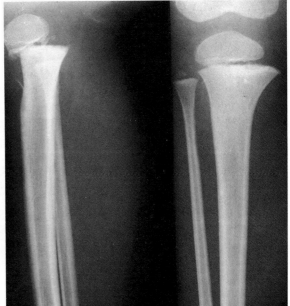
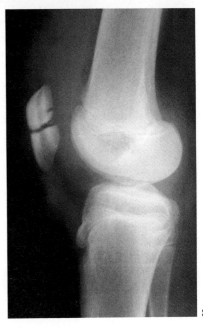

Abb. 81. Gleicher Patient, wie Abb. 80. Tomographie: Knabe 11 Jahre

Abb. 82. CT-Arthrographie des Kniegelenk: vollständige Ruptur des vorderen Kreuzbandes, es ist nur noch ein äußerst dünner fibröser Strang *(Pfeilspitzen)* erhalten (Die Abbildung wurde uns freundlicherweise von Herrn Prof. Dr. M. REISER vom Institut für Röntgendiagnostik am Klinikum Rechts der Isar der TU München überlassen)

Abb. 83. Lösung der proximalen Tibiaepiphyse mit metaphysärer Absprengung. Knabe 6 Jahre

Abb. 84. Querfraktur der Patella. Mädchen 14 Jahre

turen aus dem dorsalen oder distalen Anteil der Patella kommen. Für die Röntgendarstellung der Kniescheibe wird eine Tangentialaufnahme empfohlen, die bei starker Beugung des Kniegelenkes vorzunehmen ist. Für die Erstaufnahme ist diese Einstellung nicht brauchbar, weil sich ein verletztes und damit schmerzhaftes Knie kaum derart beugen läßt. Man denke bei Knieverletzungen und Verdacht auf Patellafraktur an die Möglichkeit präexistenter Veränderungen!

4.5.3 Unterschenkel

Brüche des Unterschenkels sind im Kindesalter häufig, sie stellen nach HÖLLWARTH u. HAUSBRANDT [23] 6-8% aller kindlichen Frakturen dar. Typische Formen sind die Schräg- oder Spiralfraktur der Tibia. Vielfach ist die Fibula nicht mitbetroffen oder es besteht zugleich eine Schrägfraktur im proximalen Anteil knapp distal vom Fibulaköpfchen (Abb. 85). Diese Fraktur wird oft übersehen (ungenügende Ausblendung bei der Aufnahme! Zu kleines Format!).

Isolierte *Fibulafrakturen* sind recht selten und entstehen durch direkte Gewalteinwirkung auf die Unterschenkelaußenseite. Den distalen Querbruch von Tibia und Fibula als komplette Fraktur oder inkompletten Stauchungsbruch sieht man häufig (Abb. 89).

Zwei für das Kindesalter besonders typische, aber ziemlich seltene Bruchformen der Tibia sind der *Ermüdungsbruch* (Stess fracture) (Abb. 4, 5) im proximalen Anteil sowie die schräg- oder längsverlaufende *Fissur der Diaphyse* ohne Dislokation (Toddler's fracture) (Abb. 86). Wenn auch die Ermüdungsbrüche fast überall auftreten können, so stellt doch die proximale Tibia neben der distalen Fibula eine Prädilektionsstelle dar. Ein adäquates Trauma fehlt, anhaltende Überbeanspruchung gilt als Ursache, lediglich Schmerzen oder Gangstörungen werden angegeben. Manchmal stellen sich die röntgenologischen Veränderungen erst ein bis vier Monate nach Beginn der klinischen Symptome ein, und zwar in Form der typischen Kallusbildung. Zur Frühdiagnose wird daher die Knochenszintigraphie empfohlen [16, 43]. Schließlich liegen Angaben in der Literatur darüber vor, daß das radiologische Erscheinungsbild als Tumor fehlinterpretiert werden kann [49, 61].

Die für das Kleinkind typische Längsfissur der Tibia, die meist nur in einer Ebene zu erfassen ist, wird nicht selten übersehen (Abb. 86). Das klinische

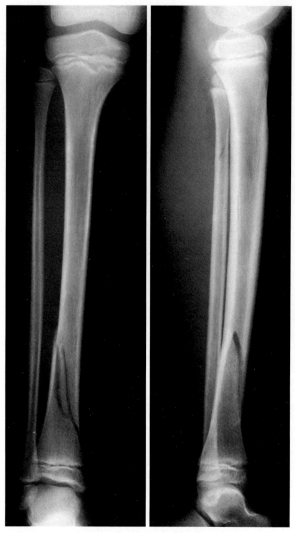

Abb. 85. Spiralfraktur der Tibia im distalen Drittel mit Schrägfraktur der Fibula im proximalen Drittel. Knabe 5 Jahre

Substrat ist Hinken oder die Weigerung zu gehen oder zu stehen. Auch hier kann die Knochenszintigraphie bei negativem Röntgenbild weiterhelfen.

Eine weitere Bruchform, die am wachsenden Knochen besondere Bedeutung bekommen kann, wenn sie falsch gedeutet und behandelt wird, ist die nur gelegentlich zu beobachtende *proximale metaphysäre Tibiafraktur* (Abb. 87). Bei den oft inkompletten Brüchen stellt sich der Frakturspalt meistens medial und dorsal bei einer leichten Valgusfehlstellung dar. Da häufig ein Periostteil in den Spalt eingeschlagen ist, läßt sich keine einwandfreie Reposition durchführen. Wenn das Interponat nicht ope-

Knochenverletzungen

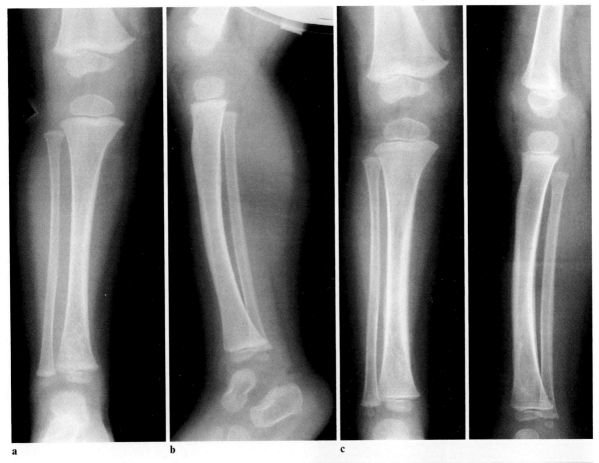

Abb. 86a–c. Spiralfraktur der Tibia ohne Verschiebung (Toddler's fracture). **a, b** Unfallaufnahmen, **c** drei Wochen später mit sichtbarem Bruchspalt und periostaler Reaktion. Knabe 15 Monate

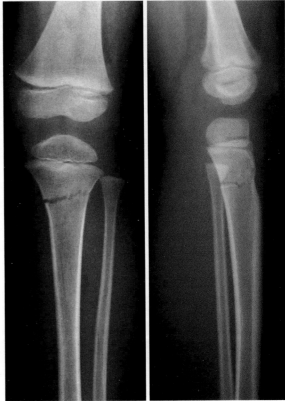

Abb. 87. Proximale metaphysäre Tibiafraktur mit Abknickung nach lateral. Knabe 4 Jahre ▷

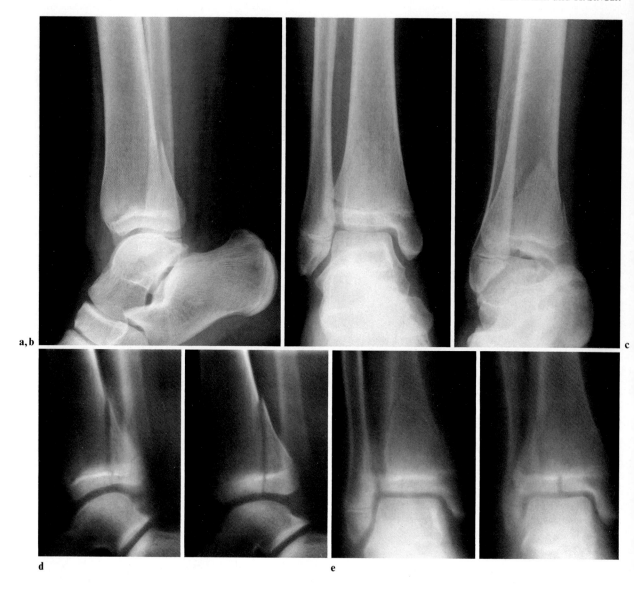

Abb. 88a–e. Epi-metaphysenfraktur der distalen Tibia. **a, b** Standardaufnahmen, **c** Schrägdurchmesser, **d, e** Tomographie. Mädchen 12 Jahre. Das Ausmaß der Dislokation wird erst im Tomogramm deutlich erkennbar

rativ aus dem Bruchspalt entfernt wird, muß man mit einer weiter zunehmenden Valgusfehlstellung rechnen [28].

4.5.4 Sprunggelenk

Zu den Brüchen im Bereich der distalen Tibia- und Fibulaepiphyse gehören die Brüche der Malleolengabel, als Abrißfraktur des Innen- oder Außenknöchels, Epiphysenlösungen, vorwiegend mit Aussprengung eines metaphysären Teiles sowie reine Epiphysenfrakturen (Abb. 88, 90). Differentialdiagnostische Schwierigkeiten können *Bandläsionen* machen, sofern keine knöcherne Absprengung oder kein knöcherner Ausriß mit nachgewiesen werden kann [2]. Hier müssen gelegentlich „gehaltene Aufnahmen" zur Diagnostik eingesetzt werden. Bei der Prüfung der Aufklappbarkeit ist zu berücksichtigen, daß bei einem Heranwachsenden der Aufklappwinkel bis etwa 15° noch als physiologisch gilt. Sobald der Verdacht auf eine die Knöchelgabel verändernde Verletzung besteht, sollten stets auch außer a. p.- und seitlicher Aufnahme solche in den Schrägdurchmessern angefertigt oder zumindest erwogen

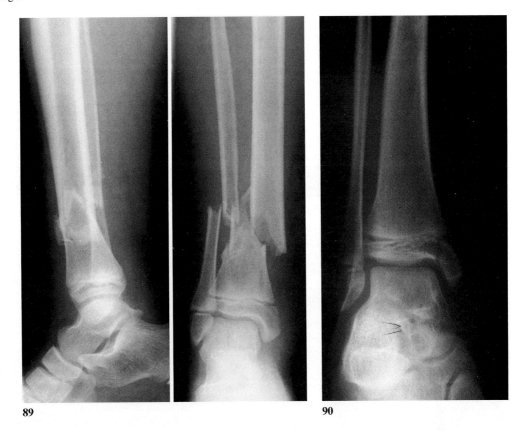

Abb. 89. Typischer Querbruch von Tibia und Fibula im distalen Drittel. Knabe 13 Jahre

Abb. 90. Innenknöchelabrißfraktur. Knabe 9½ Jahre

werden. Oft wird erst auf diesen das Ausmaß der Dislokation erkennbar.

Eine Sonderform stellt die sog. *Übergangsfraktur* des älteren Schulkindes dar, bei dem die distale Tibiaepiphyse teilweise bereits verknöchert ist. Vielfach sind die Bruchlinien durch Überlagerung im Nativröntgenbild in ihrer Ausdehnung nicht exakt abgrenzbar. Sie verlaufen in verschiedenen Ebenen, als "twoplane oder triplane fracture" bezeichnet. In Anbetracht der oft notwendigen operativen Reposition ist jedoch eine exakte Abklärung notwendig. Die Übergangsfraktur ist eine Indikation für die Tomographie oder auch das Computertomogramm [5, 13, 29]!

4.5.5 Fuß

Talusfrakturen sind insgesamt selten, sie kommen als Querbruch (Abb. 91), z. B. nach Sturz aus großer Höhe vor, oder als Kantenabbruchfraktur in Begleitung von Verletzungen des Sprunggelenkes.

Fersenbeinbrüche können erhebliche diagnostische Schwierigkeiten bereiten, so daß bei negativem Röntgenübersichtsbild, aber typischem Lokalbefund (Stauchungs- und Zangendruckschmerz) auch hier die Tomographie, bzw. die CT [41] herangezogen werden sollte (Abb. 92). Vergleichsaufnahmen der Gegenseite sind oft notwendig und hilfreich.

Frakturen der übrigen Fußwurzelknochen sind selten und meistens nur in Kombination mit anderen Verletzungen am Fuß zu beobachten.

Frakturen der Metatarsalknochen sind dagegen häufiger und betreffen vorwiegend die distalen Anteile. Eine Sonderform stellt die Fraktur des proximalen Segmentes von Metatarsale V dar (Abb. 93); die Apophyse des Köpfchens vom Os metatarsale V kann differentialdiagnostische Schwierigkeiten bereiten (Abb. 94). Oft ist auch in einem derartigen Fall nur mit Vergleichsaufnahmen der Gegenseite und exakter Kenntnis des Lokalbefundes eine endgültige Diagnose zu stellen.

Brüche der Zehen sind nicht selten, bereiten jedoch bei bekanntem Lokalbefund selten diagnostische Schwierigkeiten (Abb. 95).

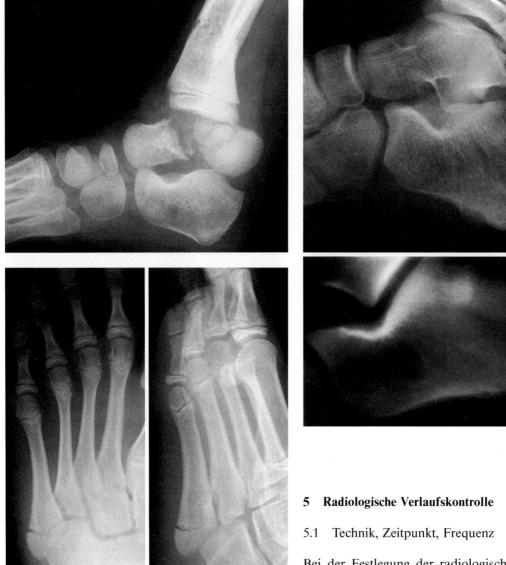

Abb. 91. Querfraktur des Talus bei gleichzeitiger distaler Unterschenkelfraktur. Knabe 5 Jahre

Abb. 92a, b. Fersenbeinfraktur. Knabe 12 Jahre. **a** Standardaufnahme. **b** Tomogramm

Abb. 93. Fraktur des proximalen Segmentes von Metatarsale V. Mädchen 12 Jahre; man beachte die Weichteilschwellung

5 Radiologische Verlaufskontrolle

5.1 Technik, Zeitpunkt, Frequenz

Bei der Festlegung der radiologischen Kontrollen ist eine Reihe von Faktoren zu berücksichtigen, die teils allgemeiner, teils spezieller Natur sind. Grundsätzliche Absprachen zwischen Traumatologen und Radiologen kommen daher der klinischen Arbeit in besonderem Maße zugute.

Wenn die Erstaufnahmen unter schwierigen Bedingungen angefertigt werden mußten (sehr schlechter Allgemeinzustand, Mehrfachverletzungen usw.), haben die ersten Kontrollaufnahmen vielfach die Bedeutung einer einwandfreien Befunddokumentation.

Bei repositionsbedürftigen Brüchen erfolgen die ersten Kontrollaufnahmen häufig während der Erstbehandlung, d.h. nach dem ersten Repositionsversuch noch ohne endgültigen Verband. Entsprechend dem Ergebnis wird entweder der endgültige

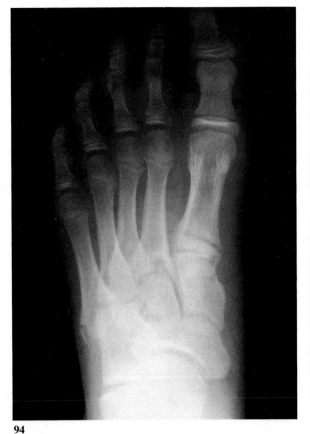

94

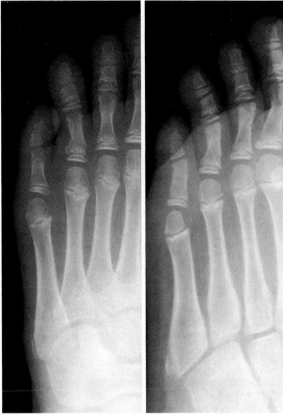

95

Abb. 94. Apophyse des proximalen Segmentes von Metatarsale V: keine Fraktur. Knabe 11 Jahre; normale Weichteilkontur

Abb. 95. Fraktur des Grundgliedes der 4. Zehe mit Abknikkung nach lateral. Knabe 14 Jahre. Nebenbefund: Apophyse am 5. Metatarsalknochen

Verband angelegt oder es können weitere Bemühungen veranlaßt werden. Erst durch die Röntgenkontrolle nach Anlegen des Verbandes oder der Extension wird das Behandlungsergebnis endgültig dokumentiert. Wenn einwandfreie Erstaufnahmen vorliegen (d. h. richtige Zentrierung, je nach Lokalisation Einschluß der benachbarten Gelenke, genau in 2 Ebenen) und das Ausmaß der Verletzung bekannt ist, kann man in vielen Fällen für die weiteren Kontrollen ein kleineres Format wählen. Dabei ist allerdings zu berücksichtigen, daß Drehfehler nur auf genügend langen, die benachbarten Gelenke einschließenden Aufnahmen zu erfassen sind.

Nicht selten bereitet es Schwierigkeiten, eine Röntgenkontrolle anzufertigen, wenn der Patient nach erfolgter chirurgischer Versorgung mit Schienen, Extensionen und Gipsverbänden im Bett liegt oder aufgrund weiterer Verletzungen auf eine besondere Weise gelagert werden mußte. Die üblichen Standardeinstellungen sind dann oft nicht möglich. Hier gilt es, unbedingt die schon erwähnte Regel einzuhalten, daß an Verbänden etc. keine Veränderungen vorgenommen werden dürfen, es sei denn gemeinsam mit dem behandelnden Arzt oder mit besonders erfahrenen Pflegekräften. Mit weiteren Verlaufskontrollen soll die Bruchstellung überwacht werden, um bei reponierten Brüchen eventuell eine erneute Fehlstellung, bei primär nicht verschobenen Brüchen eine sekundäre Verschiebung zu erfassen. Der jeweilige Zeitpunkt der erforderlichen Röntgenkontrollen und die Zwischenräume sind nach Bruchart und -lokalisation verschieden. Sie sollten so gewählt werden, daß eine Fehlstellung (ungenügende Reposition, erneute Dislokation oder Verschlechterung nach anfänglich normaler oder ausreichender Stellung) mit einfachen Mitteln, d. h. manueller Reposition verbessert werden kann. Dieses gilt für die ersten Kontrollen, d. h. innerhalb der

1. bis 4. Woche je nach Bruchart. Weitere Röntgenaufnahmen dienen dazu, das Fortschreiten der Heilung zu beobachten und schließlich die Übungs- und zuletzt die Belastungsstabilität unter Berücksichtigung des klinischen Befundes festzustellen.

Die röntgenologische Verlaufskontrolle kann unabhängig von der klinischen als abgeschlossen angesehen werden, wenn eine Fraktur in einwandfreier Stellung belastungsstabil verheilt ist.

In bestimmten Fällen sind jedoch weitere Kontrollen (klinisch und röntgenologisch) angezeigt:

a) Das gilt für alle in Fehlstellung verheilten Frakturen, auch wenn nach allgemeiner Erfahrung mit einer Selbstkorrektur zu rechnen ist. Es soll damit bestätigt werden, daß diese erwartete Selbstkorrektur auch sicher stattgefunden hat. Vor allem sollen aber Verschlechterungen erfaßt werden, um sie zeitgerecht einer entsprechenden Behandlung zuführen zu können. Es genügen Röntgenkontrollen in Abständen von 3–6 Monaten für insgesamt mindestens 1½ Jahre.

b) Bis zum Ende des Knochenwachstums sollten alle Oberschenkelfrakturen in größeren Abständen kontrolliert werden, bei denen nach Konsolidierung eine Verkürzung verblieben ist oder im weiteren Verlauf ein seitendifferentes Längenwachstum zu erwarten war; denn wenn bei Schluß der entsprechenden Epiphysenfugen noch eine funktionelle Beinlängendifferenz besteht, kann abhängig vom Ausmaß der Differenz die Wirbelsäule in eine skoliotische Fehlhaltung gezwungen werden.

c) Weitere Kontrollen sind bei allen Frakturen der Epiphysenregionen notwendig, besonders im Falle einer nachgewiesenen oder auch nur vermuteten Epiphysenkompressionsfraktur. Mögliche Wachstumsstörungen können damit frühzeitig erkannt und angemessen behandelt werden. Nach von Laer sollen solche Frakturen in Halbjahresabständen zwei Jahre lang kontrolliert werden [30].

d) Eine verlängerte röntgenologische Verlaufskontrolle ist nötig, wenn die verletzte Extremität nach Ablauf von 6–12 Monaten (je nach Bruchart) noch nicht wieder voll gebrauchsfähig oder auch nur schmerzhaft eingeschränkt ist, einen normalen Heilungsverlauf vorausgesetzt. Selbst wenn die Einschränkung zu erwarten war, ist die weitere klinische und gelegentliche röntgenologische Überwachung angezeigt.

e) Von großer Bedeutung sind „weitmaschige" Röntgenkontrollen nach Schenkelhalsfrakturen im Wachstumsalter, da aufgrund der besonderen Blutversorgung des Femurkopfes schwere Veränderungen als Bruchfolge möglich sind. Die Kontrollen sollten mindestens solange in größeren Abständen (8–12 Wochen) erfolgen, wie der entlastende Gehapparat für notwendig gehalten wird, d. h. 1–2 Jahre je nach Bruchart.

f) Für alle pathologischen Frakturen sind über den Zeitraum der eigentlichen Bruchheilung hinausgehende Röntgenkontrollen selbstverständlich; der Zeitplan selbst hängt von der Grundkrankheit ab. Wegen des z. T. sehr langen Kontrollzeitraumes, z. B. bei den juvenilen Knochenzysten oder -fibromen, sollten die Abstände möglichst groß gewählt werden, um die Strahlenbelastung gering zu halten. Bei kürzeren Abständen, z. B. 4–8 Wochen, sind keine wesentlichen Änderungen des Röntgenbefundes mit therapeutischer Konsequenz zu erwarten.

5.2 Wert radiologischer Befunde für Beginn und Art der Rehabilitation

Eine systematische Nachbehandlung mit Massage, Bewegungsübungen und anderen Maßnahmen der physikalischen Therapie ist bei den meisten Frakturen des Kindesalters überflüssig, von wenigen Ausnahmen abgesehen. Der natürliche Bewegungsdrang, der besonders beim Kleinkind und auch noch beim jungen Schulkind ausgeprägt und spontan vorhanden ist, macht die verletzte Extremität sehr schnell wieder gebrauchsfähig. Es geht daher vor allem um den Zeitpunkt der Freigabe einer ruhiggestellten Extremität. Dieser Zeitpunkt läßt sich am sichersten aus dem Röntgenbefund ableiten. Die Frage der Überbauung der Fraktur durch Kallus ist bei Aufnahmen im Gips nur schwer zu beantworten. Abschließende Kontrolluntersuchungen sollten daher erst nach der Gipsabnahme erfolgen.

Ein Bruch ist röntgenologisch konsolidiert, wenn in zwei Ebenen eine feste kortikalisdichte, periostale Abstützung von mindestens drei Kortikalisbereichen nachweisbar ist [30]. Bei der Beurteilung der Belastbarkeit ist auch die Entkalkung von Skelettanteilen distal der Fraktur zu berücksichtigen. Der Bruch muß röntgenologisch so stabil sein (s. S. 87), daß unter üblichen Belastungen und bei gewöhnlichem Gebrauch eine Verbiegung oder sogar eine Refraktur unmöglich ist. Selbstverständlich sind unabhängig vom radiologischen Befund krankengymnastische Maßnahmen allgemeiner Art und an den übrigen unverletzten Extremitäten, z. B. der Gegenseite bei Verletzungen der unteren Extremität, besonders hilfreich; sie werden ohnehin vielfach schon während der eigentlichen Behandlung durchgeführt. In besonderen Fällen muß aufgrund des radiologischen Befundes eine zusätzliche krankengymnastische Behandlung eingeleitet werden, und zwar bei sichtlich stärkerer Entkalkung, wie sie bei mehrfach gebrochenen Extremitäten, schweren Weichteilschäden und schwierigen sowie mehrfachen Repositionsmanövern als Ausdruck einer tiefergreifenden Schädigung auftritt.

5.3 Forensische Bedeutung

Es gibt keine forensische Indikation für eine Röntgenaufnahme oder eine weitere radiologische Untersuchung. Da jedoch gerade Unfallverletzungen häufig durch Fremdverschulden zustande kommen und damit Anlaß zu gerichtlichen Auseinandersetzungen geben, sind die an Diagnose und Behandlung beteiligten Ärzte in besonderem Maße gehalten, einwandfreie, den Befund, den Verlauf und das Behandlungsergebnis dokumentierende Aufnahmen anzufertigen, d. h., solche, wie sie für eine ordnungsgemäße ärztliche Beurteilung und Behandlung benötigt werden. Die ausschließliche Verwendung von Röntgenaufnahmen zu forensischen Zwecken führt häufig zu falschen Schlußfolgerungen. Es ist daher immer zu fordern, daß eine gutachterliche Beurteilung nie allein aufgrund eines Röntgenbildes, sondern stets unter voller Berücksichtigung des klinischen Befundes und Verlaufes erfolgt. Unter bestimmten Bedingungen, z. B. bei Verdacht auf Mißhandlungen, kann es von entscheidender Bedeutung sein, das Alter einer festgestellten Fraktur in etwa angeben zu können, d. h. den Zeitraum, der seit der Gewalteinwirkung vergangen ist.

6 Kindesmißhandlung

6.1 "Battered-Child-Syndrom"

Das "Battered-Child-Syndrom", über das von CAFFEY, SILVERMAN [51], KEMPE [25] im amerikanischen Schrifttum zahlreiche Arbeiten vorliegen, ist nur unzureichend mit dem Ausdruck „Kindesmißhandlung" übersetzt. Der Begriff umfaßt nämlich alle Arten von Schädigungen des Kindes, bis hin zur Verwahrlosung und psychischen Traumatisierung. Angaben über die Häufigkeit kann es nicht geben, da die Dunkelziffer erschreckend hoch ist. Man nimmt an, daß nur 5% dieses Deliktes gerichtlich verfolgt werden kann. Wenn auch nach MERTEN [37] nur ca. 20% der betroffenen Kinder ein Skeletttrauma aufweisen, nimmt dennoch der Radiologe bei der Aufdeckung dieser Art der Kindesmißhandlung eine zentrale Stelle ein. Frakturen, die nach Ausmaß und Lokalisation nicht mit dem von den Eltern angegebenen Entstehungsmechanismus übereinstimmen, unklare anamnestische Angaben über den Unfall, verzögerter Behandlungsbeginn nach der Verletzung, alles dies soll den Verdacht auf eine Kindesmißhandlung lenken.

6.2 Röntgenbefunde

Folgende Röntgenbefunde finden sich gehäuft bei Patienten, bei denen sich eine Kindesmißhandlung diagnostizieren ließ [17, 18, 34]:

Schädelfrakturen, insbesondere solche mit Nahtsprengung (Subduralhämatom!), kortikale Hyperostosen bzw. „Manschettenbildung" im Bereich der Diaphyse der langen Röhrenknochen, metaphysäre Absprengungen (Corner signs), Frakturen verschiedenen Alters, sowie ein Nebeneinander von frischen Brüchen und solchen mit bereits erkennbarer Kallusbildung [61] (Abb. 96).

Gerade die metaphysären Absprengungen werden als pathognomonisch für eine Kindsmißhandlung gewertet, da sie bereits unmittelbar nach dem Trauma nachweisbar sind. Sie entstehen dadurch, daß im Bereich der Metaphysen das Periost im Gegensatz zur Diaphyse fester haftet. So erfolgt die Absprengung eines Knochenfragmentes, während es im Bereich der Diaphyse durch die Traumatisierung zu einer Abhebung des Periostes und subperiostalem Hämatom kommt. Reagiert dann das abgehobene Periost mit Kallusbildung, was nach ein bis zwei Wochen geschieht, so entwickeln sich oben erwähnte mantelförmige Verdickungen (Abb. 97) um die Diaphyse. Läßt sich eine Schädelfraktur nachweisen, so sollte man immer der exakten Beurteilung der Nähte besondere Aufmerksamkeit widmen; denn häufig sind subdurale Hämatome vorhanden, die zu einer Weitstellung der Suturen führen (Abb. 96a). Auch ohne eine nachweisbare Kalottenfraktur sollte der Befund einer weitgestellten Naht zu weiterer Diagnostik Anlaß geben (kraniales Computertomogramm!), da die subduralen Hämatome vorwiegend auch durch ein „Schütteltrauma" verursacht sein können [3], ohne daß äußere Verletzungsspuren am Schädel nachweisbar sind. Dies gilt insbesondere dann, wenn Netzhautblutungen nachgewiesen werden.

Rippenbrüche im frühen Kindesalter sind selten, sieht man von solchen ab, die im Rahmen einer Kalziumstoffwechselstörung auftreten. Umso mehr

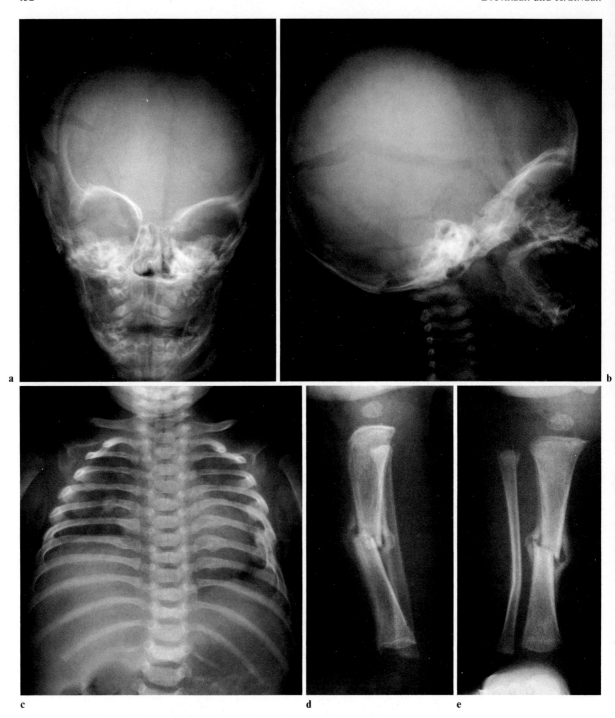

Abb. 96a–g. Zwei Monate alter Säugling mit multiplen Knochenverletzungen. **a, b** Frische klaffende Schädelkalottenfraktur. **c** Fraktur der 5. Rippe rechts mit altem Kugelkallus, nicht mehr ganz frische Frakturen der 4.–7. Rippe links. **d, e** Nicht verheilte quere Unterschenkelfraktur rechts (mit querer Infraktion am Übergang vom mittleren zum distalen Drittel der Fibula), metaphysäre Absprengungen an den proximalen Enden der Unterschenkelknochen. **f, g** Metaphysäre Absprengung der distalen Tibia und quere Infraktion der Fibula am Übergang vom mittleren zum distalen Drittel

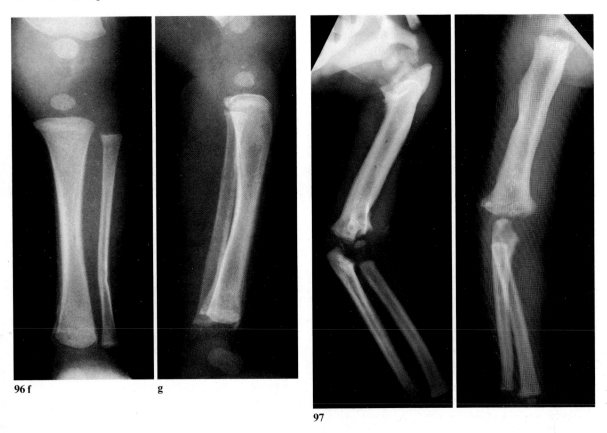

Abb. 97. Mantelförmige diaphysäre Verdickungen beider Oberarme, Metaphysenfrakturen proximal und distal des rechten Humerus. Mädchen 2 Jahre

ist eine dorsale, paravertebral nachweisbare Rippenfraktur oder Rippenserienfraktur (Abb. 96b) verdächtig, Folge einer Mißhandlung zu sein.

6.3 Diagnostik

Besteht der klinische Verdacht auf ein "Battered-Child-Syndrom", ist ein radiologischer Status des gesamten Skelettes zu erheben; dazu gehört als erstes eine Schädelübersichtsaufnahme in zwei Ebenen. Über das weitere diagnostische Vorgehen sind die Ansichten geteilt: Von vielen Autoren wird die Skelettszintigraphie als sichere Suchmethode [54, 60] empfohlen; auffällige Befunde dieser Untersuchung müssen röntgenologisch weiter abgeklärt werden. Die Szintigraphie setzt jedoch eine exakte Methode voraus, sowie große Erfahrung in der Beurteilung der physiologischerweise schon vermehrt speichernden Epiphysenregionen. Gerade hier kann eine Traumatisierung übersehen werden. Auch sind ältere Frakturen szintigraphisch nicht mehr sicher nachweisbar. Aus diesem Grund wird von anderen Untersuchern [37] die Forderung nach einem kompletten röntgenologischen Skelettstatus erhoben, wobei als Übersichtsaufnahme eine Ebene zunächst ausreichend ist. Lediglich die Aufnahmen der Wirbelsäule sollten in zwei Ebenen angefertigt werden, sowie die verdächtiger Bezirke. Bei begründetem und dringendem Verdacht kombinieren wir sogar beide Methoden, da Veränderungen an der Wirbelsäule oder auch gelegentlich Rippenfrakturen ohne Lokalsymptome der Röntgendiagnostik allein entgehen können.

6.4 Differentialdiagnose

Wegen der erheblichen Bedeutung, die die Diagnose Kindsmißhandlung in sich birgt, müssen differentialdiagnostisch alle anderen Ursachen ausgeschlossen werden, die ein gleiches oder ähnliches Bild hervorrufen können. Das akzidentelle Trauma ist meist durch die Anamnese von der verschleierten Traumatisierung zu trennen. Hier liegt die besondere Bedeutung in der Erfragung des Unfallmechanismus und in der Erhebung des Lokalbefundes. Ferner müssen die Osteogenesis imperfecta und das Menkes-Syndrom, bei dem auch periostale

Verdickungen und metaphysäre Veränderungen nachweisbar sind, ausgeschlossen werden; bei letzterem ist der Nachweis der Kupferstoffwechselstörung notwendig. Ebenso sind die Rachitis und andere Mineralstoffwechselstörungen in die Differentialdiagnose mit einzubeziehen. Zuletzt sei auch noch die Möglichkeit einer Traumatisierung im Rahmen einer krankengymnastischen Behandlung erwähnt, wobei der Unfallmechanismus der gleiche sein kann, jedoch bei völlig anderem psychosozialen Hintergrund.

Auf die verschiedenen Möglichkeiten intraabdomineller Verletzungen sowie solcher der Haut und der Weichteile, die bei der Diagnose der Kindesmißhandlung eine bedeutende Rolle spielen, soll an dieser Stelle nicht näher eingegangen werden.

Literatur

1. Aitken AP, Magill HK (1952) Fractures involving the distal femoral epiphyseal cartilage. J Bone Joint Surg 34 A: 96–108
2. Bruns J, Treptow HR (1984) Die Außenbandruptur am oberen Sprunggelenk im Kindes- und Jugendalter. Chir Praxis 33: 723–732
3. Caffey J (1974) The whiplash shaken infant syndrome: manual shaking by the extremities with whiplash-induced intracranial and intraocular bleedings, linked with residual permanent brain demage and mental retardation.Pediatrics 54: 396–403
4. Coldwell D, Gross GW, Boal DK (1984) Stress fracture of the femoral neck in a child (stress fracture). Pediatr Radiol 14: 174–176
5. Cone RO, Nguyen V, Flournoy JG, Guerra J (1984) Triplane fracture of the distal tibial epiphysis: Radiographic and CT studies. Radiology 153: 763–767
6. Crawford AH (1976) Fractures about the knee in children. Orthop Clin North Am 7: 639–656
7. Düben W (1983/84) Abrißfrakturen der Becken- und Beinapophysen. Chir Praxis 32: 315–326
8. Ebel KD (1981) Röntgendiagnostik des kindlichen Schädeltraumas. Z Kinderchir 33: 206–212
9. Färber D (1983/84) Geburtstraumatische Epiphysenverletzungen. Pädiatr Prax 29: 273–285
10. Färber D, Huetlin J (1977) Traumatische Lungenveränderungen bei Kindern im Röntgenbild. Z Kinderchir 21: 112–122
11. Fauré C, Sagui M (1983) Lésions ostéo-articulaires des déficits da la perception douloureuse chez l'enfant. J Radiol 64: 667–674
12. Fauré C, Montagne JPh (1977) Les cas radiologique du mois (toddler's fracture). Arch Franc Péd 34: 71–73
13. Feldman F, Singson RD, Rosenberg ZS, Berdon W, Amodio J, Abramson SJ (1987) Distal tibial triplane fractures: Diagnosis with CT. Radiology 164: 429–435
14. Fernbach SK, Wilkinson RH (1981) Avulsion injuries of the pelvis and proximal femur. Amer J Roentgenology 137: 581–584
15. Freyschmidt J, Saure D, Suren G, Fritsch R (1977) Radiologische Diagnostik von Epiphysenverletzungen im Kinderalter. Röntgen-Bl 30: 309–319
16. Geslien GE, Thrall JH, Espinosa JL, Older RA (1976) Early detection of stress fractures using 99 m Tc-Polyphosphate. Radiology 121: 683–687
17. Greinacher I (1970) Röntgenbefunde beim sog. Battered-child-Syndrom. Fortschr Röntgenstr 113: 704–710
18. Greinacher I, Tröger J (1982) Das sog. „Battered-child-Syndrom" aus der Sicht des Kinderröntgenologen. Radiologe 22: 342–351
19. Gugliantini P, Caione P, Fariello G, Rivosecchi M (1980) Posttraumatic leptomeningeal cysts in infancy. Pediatr Radiol 9: 11–14
20. Hefti F, Jakob RP, v Laer L (1981) Frakturen des condylus radialis humeri bei Kindern und Jugendlichen. Orthopäd 10: 274–279
21. Hegenbarth R, Ebel KD (1976) Roentgen findings in fractures of the vertebral column in childhood. Pediat Radiol 5: 34–39
22. Heuck F (1983) Röntgen-Morphologie von Sportverletzungen der Apophysen des Beckenskeletts. Radiologe 23: 404–413
23. Höllwarth M, Hausbrandt D (1984) Verletzungen der unteren Extremität. In: Sauer H (Hrsg) Das verletzte Kind. Thieme, Stuttgart New York S 508–575
24. Jani L (1987) Wirbelfrakturen im Wachstumsalter. Z Kinderchir 42: 333–338
25. Kempe CH, Silverman FN, Steele BF, Droegenmueller W, Silver HK (1962) The battered-child syndrom. J Amer med Ass 181: 17–29
26. Kniemeyer HW, Schacht U, Palomba PP, Kemperdick H, Holzheuer GU (1981) Knöcherne Geburtsverletzungen bei Neugeborenen. Pädiat Prax 25: 693–702
27. v Laer L (1981) Klinische Aspekte zur Einteilung kindlicher Frakturen, insbesondere zu den traumatischen Läsionen der Wachstumsfuge. Unfallheilk 84: 229–236
28. v Laer L, Jani L, Cuny Th, Jenny P (1982) Die proximale Unterschenkelfraktur im Wachstumsalter.Unfallheilk 85: 215–225
29. v Laer L (1981) Die „Unvollendete" des Wachstumsalters: Die Übergangsfraktur der distalen Tibia. Unfallheilk 84: 373–381
30. v Laer L (1983) Diagnostik und Verlaufskontrolle kindlicher Frakturen und Luxationen. Therap Umschau 40: 920–924
31. Lotz W, Cen M (1978) Die Szintigraphie bei röntgenologisch unklaren Wirbelkörperverletzungen. Fortschr Röntgenstr 129: 228–234
32. Maier WA (1984) Beckentrauma. In: Sauer H (Hrsg) Das verletzte Kind. Thieme, Stuttgart New York, S 374–410
33. Mang WL (1984) Zur Wertigkeit der Computer-Tomographie bei frontobasalen Schädeltraumen. Fortschr Med 102: 93–94
34. Manzke H (1972) Battered child syndrome. Pädiat Prax 11: 361–368
35. Maurer G, Hipp E, Bernett P (1970) Wirbelfrakturen im Wachstumsalter. Fortschr Med 88: 631–674
36. McCauley RGK, Schwartz AM, Leonidas JC, Darling DB, Bankoff MS, Swan ChS (1979) Comparison views in extremity injury in children: an efficacy study. Radiology 131: 95–97
37. Merten DF, Radkowski MA, Leonidas JC (1983) The abused child: a radiological reappraisal. Radiology 146: 377–381
38. Metges PJ, Delahaye RP, Mine PJ, Kleitz C, Prigent M (1979) Décollements apophysaires des épines iliaques antérieures. J Radiol 60: 251–254

39. Meydam K, Kessler M, Mueller-Rensing R, Fund G (1983) Vergleichende CT-Untersuchung des vorderen Kreuzbandes in direkter Projektion und mittels sagittaler Rekonstruktion. Röntgen-Bl 36: 244–247
40. Reiser M, Rupp N, Karpf PM, Feuerbach St, Paar O (1982) Erfahrungen mit der CT-Arthrographie der Kreuzbänder des Kniegelenkes. Fortschr Röntgenstr 137: 372–379
41. Reiser M, Rupp N (1984) Computertomographie bei Sportverletzungen. Radiologe 24: 40–45
42. Ritter G (1984) Verletzungen des Schultergürtels und der oberen Extremität. In: Sauer H (Hrsg) Das verletzte Kind. Thieme, Stuttgart New York S 427–475
43. Rosen CPR, Micheli LJ, Treves S (1982) Early scintigraphic diagnosis of bone stress and fractures in athletic adolescents. Pediatrics 70: 11–15
44. Salter RB, Harris WR (1963) Injuries involving the epiphyseal plate. J Bone Joint Surg 45 A: 587–622
45. Schendel S, Strohm Ch (1981) Häufigkeit und röntgenologische Darstellbarkeit der Frakturen der Rhinobasis und deren Bedeutung für die posttraumatische Meningitis. Röntgen-Berichte 10: 167–178
46. Schild H, Müller HA, Klotter HJ, Kuhn FP (1983) Die traumatische Knochenverbiegung (sog. Bowing-Frature) – eine besondere Skelettverletzung. Röntgen – Bl 36: 241–243
47. Schild H, Müller HA, Menke W (1983) Die Tibiakopf-Fraktur – eine CT-Indikation? Fortschr Röntgenstr 139: 135–142
48. Schneider R, Goldmann AB, Bohne WHO (1978) Neuropathic injuries to the lower extremities in children. Radiology 128: 713–718
49. Schneider K, Färber D, Fendel H (1985/86) Streßfrakturen im Kindesalter. Chir Praxis 35: 679–687
50. Silverman FN (1978) Problems in pediatric fractures. Sem Roentgenol 13: 167–176
51. Silverman FN (1953) The roentgen manifestations of unrecognized skeletal trauma in infants. Amer J Roentgenol 69: 413–427
52. Singer H (1976) Zur Indikationsstellung von Röntgenaufnahmen bei Schädelhirntraumen. Münch Med Wschr 118: 1145–1146
53. Singer H (1982) Grundregeln für die Behandlung von Frakturen im Kindesalter. Chir Praxis 30: 271–295
54. Sty JR, Starshak RJ (1983) The role of bone scintigraphy in the evaluation of the suspected abused child. Radiology 146: 369–375
55. Swischuk LE (1977) Anterior displacement of C_2 in children: Physiologic or pathologic? Radiology 122: 759–763
56. Tiedjen KU, Franke R, Wortmann FD (1984) Das Verhalten frischer Wirbelkörperfrakturen im Skelettszintigramm. Fortschr Röntgenstr 140: 452–456
57. Tomsick TA, Chambers AA, Luktin RR (1978). Skull fractures. Sem Roentgenology 13: 27–36
58. Treisch J, Claussen C (1983) Computertomographische Diagnostik von Wirbelsäulenverletzungen. Fortschr Röntgenstr 138: 588–591
59. Treugut H, Schulze K, Neff G (1979) Apophyseolysen, Abrißfrakturen und Osteochondropathie der spina iliaca anterior inferior. Fortschr Röntgenstr 130: 210–213
60. Tröger J (1979) Skelettszintigraphie bei Kindesmißhandlungen – klinische und tierexperimentelle Untersuchungen. In: Hahn K (Hrsg) Pädiatrische Nuklearmedizin Bd 1. Kirchheim, Mainz S 141–149
61. Wilkinson RH, Kirkpatrick JA (1976) Pediatric skeletal trauma. In: Current problems in diagnostic radiology. Year Book Med Publ, Chicago
62. Wirth CJ, Kessler M (1983) Sinnvoller Einsatz der radiologischen Diagnostik bei Sportverletzungen und Sportschäden. Radiologe 23: 389–403

Weiterführende Literatur

Alpar EK, Owen R (1988) Paediatric Trauma, Castle House Publ, Tunbridge Wells, Kent
Beyer D, Herzog M, Zanella FE, Bohndorf K, Walter E, Hüls A (1987) Röntgendiagnostik von Zahn- und Kiefererkrankungen, Springer, Berlin Heidelberg New York London Paris Tokyo
Birzle H. Bergleiter R, Kuner EH (1985) Traumatologische Röntgendiagnostik, 2. Aufl. Thieme, Stuttgart
Böhler L (1977) Die Technik der Knochenbruchbehandlung, 12./13. Aufl. Maudrich, Wien
Caffey J (1978) Pediatric X-Ray diagnosis, 7th edn Year Book Med Pub, Chicago London
Cameron JM, Rae LJ (1975) Atlas of the battered child syndrome. Churchill Livingstone, Edinbourgh London New York
Chapchal G, Waigand D (1971) Orthopädische Therapie. Thieme, Stuttgart New York
Chapchal G (1981) Fractures in children. Thieme, Stuttgart
Ebel KD, Willich E (1979) Die Röntgenuntersuchung im Kindesalter, 2. Aufl. Springer, Berlin Heidelberg New York
Heller M, Jend HH (1984) Computertomographie in der Traumatologie. Thieme, Stuttgart New York
Keats TE (1984) Atlas of normal roentgen variants that may simulate disease, 3rd edn. Year Book Med Publ, Chicago
Kirks DR (1984) Practical pediatric imaging. Little, Brown, Boston Toronto
Kleinman PK (1987) Diagnostic Imaging of Child Abuse, Williams & Wilkins, Baltimore London Los Angeles Sydney
Köhler A, Zimmer EA (1982) Grenzen des Normalen und Anfänge des Pathologischen im Röntgenbild des Skelets, 12. Aufl. Thieme, Stuttgart New York
Laer v L (1986) Frakturen und Luxationen im Wachstumsalter, Thieme, Stuttgart New York
Ogden JA (1982) Skeletal injury in the child. Lea & Febiger, Philadelphia
Pförringer W, Rosemeyer B (1987) Die Epiphysenfugen, perimed, Erlangen
Rang M (1983) Children's fractures. Lippincott, Philadelphia
Sauer H (Hrsg) Das verletzte Kind – Lehrbuch der Kindertraumatologie. Thieme, Stuttgart New York
Schmid F, Weber G (1955) Röntgendiagnostik im Kindesalter. Bergmann, München
Swischuk LE (1986) Emergency radiology of the acutely ill or injured child. 2. Aufl. Williams & Wilkins, Baltimore
Stanley G (1980) Diagnostic imaging in pediatric trauma. Springer, Berlin Heidelberg New York (Current diagnostic pediatrics)
Torklus v D, Gehle W (1987) Die obere Halswirbelsäule, 3. Aufl. Thieme, Stuttgart New York
Treves ST (1985) Pediatric Nuclear Medicine, Springer, New York Berlin Heidelberg Tokyo
Weber BG, Brunner C, Freuler F (1978) Die Frakturenbehandlung bei Kindern und Jugendlichen. Springer, Berlin Heidelberg New York

3.2 Aseptische Osteochondronekrosen

D. FÄRBER und H. SINGER

INHALT

1	Vorkommen und Häufigkeit	136
2	Die häufigsten Formen der primären Nekrosen .	137
2.1	Capitulum humeri	137
2.2	Hüfte	137
2.2.1	M. Perthes-Legg-Calvé (Osteochondrosis deformans coxae juvenilis)	137
2.2.2	Epiphyseolysis capitis coxae juvenilis	137
2.3	Tibiaapophyse	137
2.4	Patella	138
2.5	Kalkaneus	138
2.6	Os naviculare pedis	138
2.7	Os metatarsale	138
2.8	Wirbelsäule	139
2.8.1	Vertebra plana Calvé	139
2.8.2	Osteochondrosis deformans juvenilis vertebrae .	139
2.9	Synchondrosis ischiopubica	139
2.10	Osteochondrosis dissecans	140
3	Sekundäre Osteonekrosen	141
4	Radiologische Diagnostik, Indikation und Fehlerquellen	141
Literatur		143

1 Vorkommen und Häufigkeit

Zur besseren Orientierung und zum Nutzen einer röntgenologischen Diagnostik genügt eine Unterscheidung nach vermeintlichen Ursachen von zwei Gruppen:

Die erste umfaßt die zahlreichen Formen der Osteochondrosis deformans juvenilis, die man auch als primäre oder Spontanosteonekrose bezeichnen kann und für deren Entstehung viele, sehr verschiedene Ursachen genannt werden; ein unmittelbares einmaliges Trauma fehlt fast immer. Zur zweiten Gruppe lassen sich bestimmte Knochenveränderungen zusammenfassen, die in Zusammenhang mit einem akuten Schadensereignis oder einem schädigenden Vorgang stehen. Sie werden als sekundäre Osteonekrosen bezeichnet.

Bei beiden Gruppen handelt es sich um auf Epiphysen und Apophysen einschließlich der unmittelbar benachbarten Bereiche begrenzte Störungen der Durchblutung, die das Wachstum beeinträchtigen. Zum Verständnis der klinischen und röntgenologischen Symptomatologie der Osteonekrosen sollten stets die Verlaufsphasen beobachtet werden. Die Anfangsphase, die sich über mehrere Monate erstrecken kann, ist röntgenologisch oft nicht zu erfassen. Schmerz und Bewegungseinschränkung, oft schlecht lokalisierbar, stehen im allgemeinen im Vordergrund, können aber weitgehend fehlen oder den Patienten nur wenig stören. Erst mit der Verbreiterung des entsprechenden Gelenkspaltes als Folge eines Ödems des Knorpels entwickelt sich ein röntgenologischer Befund, der in zunehmendem Maße durch sklerosierende Vorgänge typisch wird. Der schnelle Zerfall demonstriert den Höhepunkt der Nekrose. Unter einer der jeweiligen Lokalisation angemessenen Behandlung schließt sich die Regenerationsphase an, in der das nekrotische Gewebe revaskularisiert wird; bei kleinen Bezirken und frühzeitigem Behandlungsbeginn ist eine praktisch vollständige Wiederherstellung möglich. Wenn umfangreichere Areale betroffen sind und die Behandlung unzulänglich oder zu spät begonnen wurde, ist das Endergebnis eine Defektheilung mit nachfolgender sekundärer Arthrose.

Die floride Phase einer Osteochondrosis kann sich über mehrere Jahre hinziehen. Das Grundprinzip der Behandlung besteht in einer den jeweiligen lokalen Bedingungen angepaßten Druckentlastung. Die Röntgenuntersuchung ist im Frühstadium unbrauchbar, später dient sie im Falle einer Osteochondrosis der Diagnosesicherung; zum Ausschluß dieser Krankheitsgruppe ist sie jedoch ungeeignet. Besonders in der Anfangsphase können sich erhebliche differentialdiagnostische Schwierigkeiten ergeben, z. B. wenn ein akutes Trauma Anlaß zu einer Röntgenuntersuchung gibt und röntgenologisch die beginnende Nekrose schwer zu deuten ist.

Abb. 1. M. Panner links. Mädchen 9 Jahre

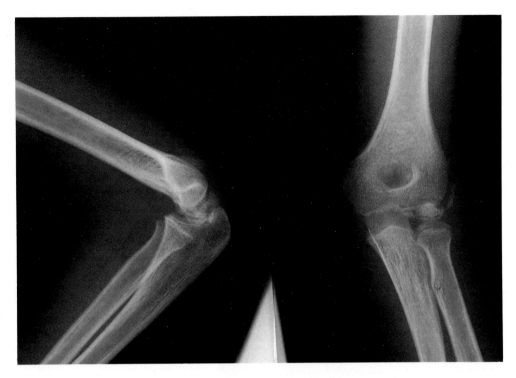

2 Die häufigsten Formen der primären Nekrosen

Aseptische Nekrosen sind an verschiedenen Stellen des Skeletts möglich [4, 9, 13, 16, 10]. PÖSCHL [13] gibt in einer geschlossenen Abhandlung eine umfangreiche Darstellung aller bekannten Formen der juvenilen Nekrosen. Ein großer Teil kann den Raritäten zugerechnet werden; auf ihre Erwähnung wird verzichtet. Dem besonders Interessierten wird die Lektüre des obigen Werkes empfohlen. Die folgende Aufstellung beschränkt sich auf eine Auswahl, die nach praktisch-klinischen Erwägungen vorgenommen wurde.

2.1 Capitulum humeri

M. Panner (Abb. 1). Knaben im frühen Schulalter sind bevorzugt betroffen [16]. Das Capitulum erscheint aufgehellt und aufgelockert, manchmal sogar einschließlich der fugennahen Knochenabschnitte. Nach Ausheilung bleibt das Capitulum relativ flach und klein. Aus einem derartigen Befund läßt sich auf eine durchgemachte Nekrose schließen.

2.2 Hüfte

2.2.1 M. Perthes-Legg-Calvé (Osteochondrosis deformans coxae juvenilis)

Eine ausführliche Darstellung findet sich in Kap. 7.3, Morbus Perthes von H. HAUKE.

2.2.2 Epiphyseolysis capitis coxae juvenilis

(s. Kap. 7.3, Morbus Perthes von H. HAUKE)

2.3 Tibiaapophyse

M. Osgood-Schlatter (Abb. 2). Diese Nekrose tritt am häufigsten im zweiten Lebensjahrzehnt mit Bevorzugung der 13-14Jährigen auf, überwiegend bei Knaben. Die Diagnose ist aufgrund des klinischen Befundes mit Verdickung und Schmerz über der Apophyse und des Röntgenbefundes zu stellen; man sieht statt eines glatten Apophysenkerns unregelmäßige und unscharfe Strukturen mit Arealen unterschiedlicher Dichte und freiliegende Knochensegmente. Differentialdiagnostisch kommen nur Abrißfrakturen des Lig. patellae in Frage, die aber eine erhebliche und plötzliche Gewalteinwir-

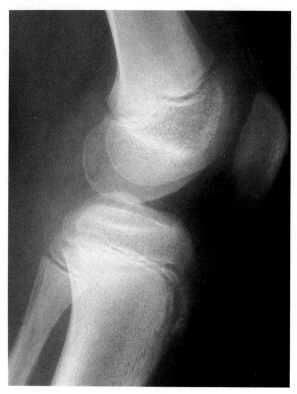

Abb. 2. M. Osgood-Schlatter. Knabe 12 Jahre

kung als Ursache haben, oder Ermüdungsfrakturen, die jedoch weiter distal durch eine querverlaufende Bruchlinie imponieren.

2.4 Patella

M. Sinding-Larsen-Johansson (Osteopathia patellae juvenilis). Es bestehen Druck- und Bewegungsschmerzen. Es handelt sich immer um ältere Schulkinder. Das Röntgenbild zeigt eine Zerklüftung, die auf beide Enden der Patella beschränkt, aber auch randständig oder sogar total sein kann.

2.5 Kalkaneus

Apophysitis calcanei. Bei Knaben unter 10 Jahren zeigt sich nach erhöhter körperlicher Beanspruchung eine Schmerzhaftigkeit des Tuber calcanei, und zwar spontan und auf Druck. Die Kombination mit Fußdeformitäten verschiedener Art wird häufig beobachtet. Für die Diagnose ist allein der klinische Befund entscheidend, nicht aber der röntgenologische. Im Gegensatz zu anderen aseptischen Nekrosen ergibt die Apophysitis calcanei kein allgemein anerkanntes charakteristisches Röntgenbild [13]. Man sieht zwar bei entsprechenden Fällen eine verwaschene Struktur mit Verdichtung und Sklerosierung, aber derartige Veränderungen lassen sich manchmal auch an der Apophyse der gesunden Seite feststellen.

2.6 Os naviculare pedis

M. Köhler I (Abb. 3). Klein- oder minderwüchsige Knaben im ersten Lebensjahrzehnt sind vor allem betroffen. Bewegungsschmerz, Druckempfindlichkeit, Weichteilschwellung und gelegentlich auch eine Hautrötung der Kahnbeingegend kennzeichnen das voll entwickelte Krankheitsbild. Die Röntgenbildaufnahme läßt eine dem Stadium entsprechende Verschmälerung und Verdichtung des Os naviculare erkennen sowie eine unregelmäßige Begrenzung, die bis zur Sequestierung gehen kann. Eine weitgehende Regeneration ist möglich. Sie kann allerdings Monate bis Jahre dauern [6], und zwar im Gegensatz zur klinischen Heilung, die schon nach wenigen Wochen erreicht sein kann.

2.7 Os metatarsale

M. Köhler II. Bei Jugendlichen im zweiten Lebensjahrzehnt, vornehmlich bei Mädchen [16], sind bei dieser Art der aseptischen Nekrose die Beschwerden allem Anschein nach häufig nur geringgradig, so daß die Diagnose manchmal erst zufällig anläßlich einer Röntgenuntersuchung gestellt wird, bei vielen Patienten oft erst im Erwachsenenalter. Die Krankheit befällt meistens das Köpfchen des zweiten Mittelfußknochens, kommt gelegentlich aber auch an den anderen vor. Röntgenologisch findet man eine fortschreitende Abflachung des Köpfchens mit zunehmender unregelmäßiger Begrenzung. Die distale Diaphyse wird breiter, ein typisches Merkmal! Eine Ausheilung ist meistens schon allein aufgrund der späten Diagnosestellung nicht zu erwarten, in manchen Fällen sind operative Maßnahmen nicht zu umgehen.

Abb. 3. M. Köhler I. Knabe 4 2/12 Jahre

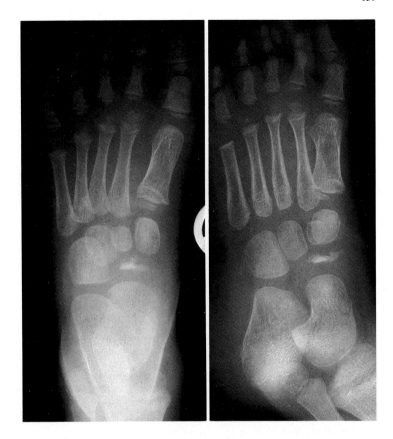

2.8 Wirbelsäule

2.8.1 Vertebra plana Calvé (Abb. 4).

In letzter Zeit hat sich in zunehmenden Maße die Meinung durchgesetzt, daß diese Erkrankung nicht mehr in den Formenkreis der aseptischen Osteochondronekrosen eingeordnet werden kann, sondern in den der Histiozytosis X (monostotisches eosinophiles Granulom) [7, 16] (Abb. 5).

2.8.2 Osteochondrosis deformans juvenilis vertebrae

M. Scheuermann, Adoleszentenkyphose. Obwohl die Lokalisierung und die Histologie für eine Zugehörigkeit zu den Osteochondronekrosen sprechen, ist die Zuordnung dieser Kyphose umstritten [11]. (Eine ausführliche Darstellung findet sich in Kap. Wirbelsäule von C. P. FLIEGEL.)

2.9 Synchondrosis ischiopubica

M. van Neck. Während des Schulalters kann sich am Übergang vom Sitz- zum Schambein eine

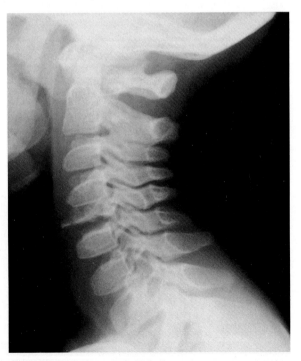

Abb. 4. Aseptische Knochennekrose des 5. Halswirbels. Knabe 4½ Jahre

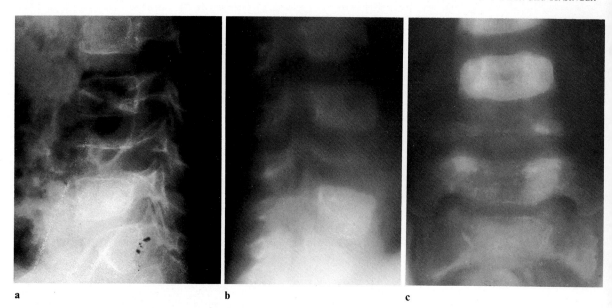

Abb. 5a–c. Aseptische Knochennekrose des 4. Lendenwirbels. Knabe 4½ Jahre. **a** Standardaufnahme, **b, c** Tomogramm (gesicherte Histiozytosis X)

druckempfindliche Auftreibung entwickeln. Da dieses röntgenologische Substrat, gelegentlich deutlich seitendifferent ausgebildet, auch ohne Beschwerden, meist nur als Zufallsbefund nachgewiesen wird, ist eine Abgrenzung zur Normvariante oft schwierig bzw. unmöglich [18]. In einzelnen Fällen sprach man früher entsprechend der Art der Überbeanspruchung von der „Rollerkrankheit"; Ballett und ähnliche Betätigungen sind weitere Ursachen. Im Röntgenbild sieht man eine gut begrenzte, manchmal fast kugelige Verdickung, deren Struktur aufgehellt ist (Abb. 6). Unter Schonung kommt es gewöhnlich nach kurzer Zeit zur Ausheilung.

2.10 Osteochondrosis dissecans

M. König. Vornehmlich im Ellenbogen-, Hüft- oder Kniegelenk können sich als Folge umschriebener aseptischer Nekrosen in den Epiphysen Knorpel- oder Knorpelknochenbezirke demarkieren und als freie Gelenkkörper („Gelenkmäuse") lösen, wenn nicht durch eine frühzeitige Entlastung eine Revitalisierung herbeigeführt wird.

Der Röntgenbefund ist von Lage, Form und Umfang des avaskulären Bezirks abhängig sowie von der gerade erfaßten Demarkierungsphase. Zur Klärung können vor allem im Frühstadium neben den Standardaufnahmen solche in weiteren Ebenen (Schrägdurchmesser, tangential) notwendig werden. Der klinische Befund und die entsprechenden Angaben, heftiger akuter Schmerz mit Bewegungssperre infolge Einklemmung des freien Körpers, sind

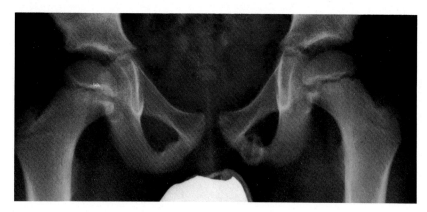

Abb. 6. Synchondrosis ischiopubica links. Knabe 7 Jahre

im fortgeschrittenen Stadium typisch. In Zweifelsfällen ist die Arthroskopie eine wertvolle diagnostische Hilfe.

3 Sekundäre Osteonekrosen

Bei den bisher abgehandelten primären oder Spontanosteonekrosen ist die Ätiologie meist unklar; konstitutionelle Faktoren werden vermutet [3]. Anders ist es bei den sekundär auftretenden aseptischen Knochennekrosen, bei denen ätiologisch verschiedene Noxen diskutiert werden, u. a. Trauma, Gefäßerkrankungen, Bestrahlung oder nach Nierentransplantationen [14]. Für das Kindes- und Jugendlichenalter gewinnen in zunehmendem Maße die durch medikamentöse Therapie induzierten Osteonekrosen an Bedeutung. Aseptische Nekrosen, vorwiegend des Hüftkopfes, als Folge einer langdauernden oder hochdosierten Steroidbehandlung sind seit langem bekannt und gut dokumentiert; es hat sich jedoch bisher keine Korrelation zwischen der Entwicklung eines solchen Krankheitsbildes und der täglichen Steroideinzeldosis, der Gesamtdosis, der Verordnungsdauer und des Kortikoidderivates nachweisen lassen [5]. Aseptische Knochennekrosen, auch wieder vorwiegend im Bereich des Hüftkopfes, werden bei Patienten beschrieben, bei denen wegen einer systemisch malignen Erkrankung (lymphoblastische Leukämie, M. Hodgkin) eine kombinierte steroid-zytostatische Chemotherapie durchgeführt werden mußte [1, 2, 5]. Außer dem Hüftkopf [2, 8, 12, 17] können der Humeruskopf, distale Femurkondylen (Abb. 7 a–c), distaler Humerus [14], aber auch die distale Tibia (Abb. 7 d, e) betroffen sein. Es ergibt sich daraus, daß nahezu sämtliche große Gelenke in Mitleidenschaft gezogen werden können. Im Gegensatz zu den primären Osteonekrosen, bei denen ein symmetrischer Befall eine extreme Seltenheit darstellt, kommt bei der hier angesprochenen Gruppe der sekundären der symmetrische Befall häufiger vor [14]. Es können auch bei einem Erkrankten mehrere aseptische Knochennekrosen an verschiedenen Gelenkflächen auftreten (Abb. 7). Charakteristisch ist, daß zum Zeitpunkt des Beschwerdebeginns sich die meisten Patienten in Remission ihrer malignen Grunderkrankung befinden [2, 8, 14]. Die Ursache ist bisher nicht ganz geklärt; gegen eine vorwiegend steroidinduzierte Osteonekrose spricht, daß die begleitende Osteoporose meist nur gering ist. Es wird eine kombinierte Schädigung durch Glukokortikoide und Zytostatika (z. B. Methotrexat) diskutiert, die über einen Glycinmangel in den Osteoblasten zu einer Störung der Kollagensynthese führen soll [19]. Ob jedoch bei der Vielzahl der Zytostatika, die in den verschiedenen Therapieprotokollen der systemischen malignen Erkrankungen eingesetzt werden, lediglich das Methotrexat ursächlich angeschuldigt werden kann, sei dahingestellt.

4 Radiologische Diagnostik, Indikation und Fehlerquellen

Ein negativer röntgenologischer Befund schließt eine aseptische Nekrose nicht aus, da häufig zuerst der Markraum des Knochens, dann erst die verkalkende Substanz betroffen wird. Es bietet sich daher zur Früherkennung der Einsatz der magnetischen Resonanztomographie an [15]; dieses Verfahren läßt das Ausmaß der Nekrose besser und früher erkennen, als die konventionelle Röntgentechnik oder sogar das CT es vermag. Zur Bestätigung und Sicherung der Diagnose ist aber im weiteren Verlauf die Röntgenuntersuchung unerläßlich. Noch mehr als bei den meisten traumatisch bedingten Veränderungen kommt es grundsätzlich darauf an, mit einer einwandfreien Technik Aufnahmen zu erhalten, auf denen die Feinstruktur des Knochens gut zu erkennen ist. Das gilt nicht nur für die Erst-, sondern besonders auch für die Kontrollaufnahmen.

Die Indikation zu einer Röntgenuntersuchung ist immer dann gegeben, wenn aufgrund anamnestischer und klinischer Angaben und Zeichen der Verdacht auf eine aseptische Nekrose besteht. Angesichts der meist spärlichen und wenig charakteristischen Symptomatologie kann die Kenntnis der je nach Lokalisation bevorzugten Altersgruppen sehr hilfreich sein. Bei sekundären Nekrosen ergibt sich die Indikation zur Weiterführung der Kontrollen aus der Art der Schädigung. Bei den primären Nekrosen sind weitere Kontrollen über längere Zeit angezeigt, wenn Zweifel an einem Zusammenhang mit einem Trauma als Ursache bestehen.

Damit ist bereits eine der Möglichkeiten einer Fehlbeurteilung angesprochen. Verwechslungen mit normalen Verhältnissen, z. B. Normvarianten oder Knochenkernen mit beginnender Ossifikation, sind möglich [18]. Die differentialdiagnostische Abgrenzung gegenüber einer Neubildung ist sicher nur selten nötig, dann jedoch besonders wichtig und dringend.

Dauer und Frequenz der Kontrollen ergeben sich aus der Art der Nekrosen, aus dem Befund bei der

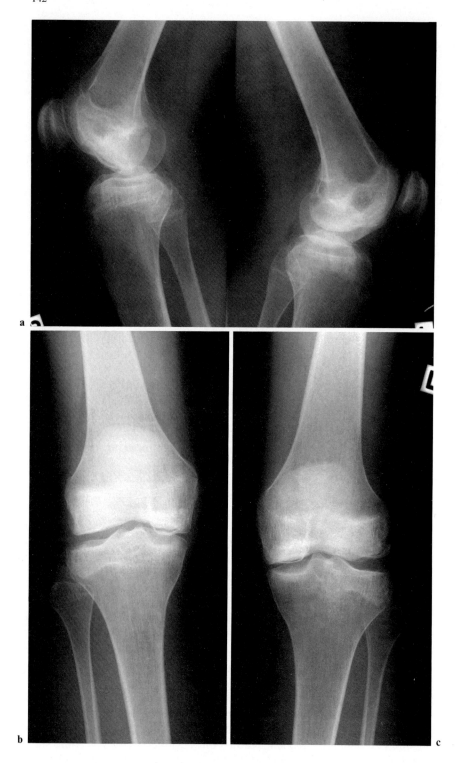

Abb. 7a-e. Sekundäre Osteochondronekrosen bei einem 18jährigen Jugendlichen, Zustand nach lymphoblastischer Leukämie, 4 Jahre in Remission. **a-c** Beide Kniegelenke mit Veränderungen an allen Gelenkflächen. **d, e** Symmetrischer Befall beider Sprunggelenke

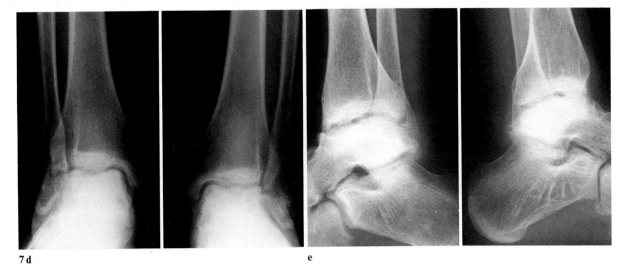

7 d **e**

Diagnosestellung und vor allem aus dem Verlauf der Erkrankung. Dabei ist zu bedenken, daß der zeitliche Ablauf der Nekrotisierung unterschiedlich ist und sich über Monate hinziehen kann und daß die reparativen Vorgänge mehr Zeit als eine Frakturheilung benötigen.

Literatur

1. Albala MM, Steinfeld AD, Khilnani MT (1980) Osteonecrosis in patients with Hodgkin disease following combination chemotherapy. Med Ped Oncol 8: 165–170
2. Benz-Bohm G (1982) Leukämie im Kindesalter: Krankheits- und therapiebedingte Veränderungen im Röntgenbild. Fortschr Röntgenstr 137: 394–397
3. Bernbeck R (1984) Kinderorthopädie, 3. Aufl. Thieme, Stuttgart New York
4. Edeiken J (1981) Roentgen diagnosis of diseases of bone, 3rd edn. Williams & Wilkins, Baltimore London
5. Grub R, Heni N, Baumeister L (1978) Aseptische Hüftkopfnekrosen bei Lymphogranulomatose und chronischmyeloischer Leukämie unter intermittierender Steroid- und Cytostatica-Therapie. Radiologe 18: 401–407
6. Ippolito E, Ricciardi-Pollini PT, Falez F (1984) Köhler's disease of the tarsal navicular: long-term follow-up of 12 cases. J Ped Orthop 4: 416–417
7. Jani L, Suezawa Y, Kaufmann L (1981) Aseptische Nekrosen der Wirbelsäule, Differentialdiagnose und Behandlung der Vertebra plana. Orthopädie 10: 1–5
8. Kaufmann U, Lampert F (1977) Hüftkopfnekrose bei Langzeitremission der akuten lymphoblastischen Leukämie. Klin Pädiat 189: 37–40
9. Köhler A, Zimmer EA (1982) Grenzen des Normalen und Anfänge des Pathologischen im Röntgenbild des Skeletts, 12. Aufl. Thieme, Stuttgart New York
10. Laack van W (1984) Juvenile Osteochondronekrosen. Zschr Allg Med 60: 1432–1435
11. Leger W (1974) Zur Röntgendiagnosik der Scheuermannschen Erkrankung. Mschr Kinderheilk 122: 784–789
12. Ludwig R, Oppermann HC, Geiger H, Willich E (1978) Ungewöhnliche Skelettveränderungen bei akuter lymphoblastischer Leukämie im Kindesalter. Mschr Kinderheilk 126: 401–404
13. Pöschl M (1971) Juvenile Osteo-Chondro-Nekrosen. In: Diethelm L, Olsson O, Strnad F, Vieten H, Zuppinger A (Hrsg) Handbuch der Medizinischen Radiologie Bd V/4. Springer, Berlin Heidelberg New York
14. Prindull G, Weigel W, Jentsch E, Enderle A, Willert HG (1982) Aseptic osteonecrosis in children treated for acute lymphoblastic leukemia and aplastic anemia. Eur J Pediatr 139: 48–51
15. Rupp N, Reiser M, Hipp E, Heller H, Lukas P, Allgayer B, Hawe W (1985) Diagnostik der Knochennekrose durch magnetische Resonanz-(MR-)Tomographie. Möglichkeiten der Früherkennung. Fortschr Röntgenstr 142: 131–137
16. Schumacher R, Müller U, Schuster W (1981) Seltene Lokalisationen juveniler Osteochondrosen. Radiologe 21: 165–174
17. Slavc I, Urban Ch, Schwingshandl J, Ritter G, Trauner R (1987) Aseptische Knochennekrosen als Spätkomplikation nach erfolgreicher Behandlung von Leukämien und schwerer aplastischer Anämie. Klin Pädiat 199: 449–452
18. Tröger J (1983) Besonderheiten der Röntgendiagnostik der Synchondrosis ischiopubica und des Femurkopfes beim Kind. Radiologe 23: 59–65
19. Urist MR (1980) Fundamental and clinical bone physiology. Lippincott, Philadelphia

4 Entzündliche Knochenerkrankungen

J. TRÖGER

INHALT

1	Einleitung	144
2	Anatomische Grundlagen	144
2.1	Blutgefäßversorgung	144
2.1.1	Gefäßversorgung des Fetus und des Säuglings	145
2.1.2	Gefäßversorgung des Kindes	145
2.1.3	Gefäßversorgung beim Jugendlichen	145
2.2	Periostaufbau	145
2.3	Gelenkkapselansatz	146
2.4	Metaphysenäquivalent	146
3	Hämatogene Osteomyelitis	146
3.1	Akute hämatogene Osteomyelitis	146
3.1.1	Akute hämatogene Osteomyelitis des Kindes	147
3.1.2	Akute hämatogene Osteomyelitis des Säuglings	148
3.1.3	Akute hämatogene Osteomyelitis des Jugendlichen	151
3.1.4	Plasmazelluläre Osteomyelitis	151
3.2	Chronische hämatogene Osteomyelitis	151
3.2.1	Brodieabszeß	152
3.2.2	Sklerosierende Osteomyelitis Garré	152
3.3	Tuberkulöse Osteomyelitis	152
3.3.1	Tuberkulöse Osteomyelitis nach Impfung (BCGitis)	153
3.4	Verschiedene Osteomyelitisformen	153
4	Exogene Osteomyelitis	153
5	Differentialdiagnose	153
6	Bildgebende Diagnostik	154
Literatur		155

1 Einleitung

Entzündliche Knochenerkrankungen treten im Säuglings- und Kindesalter überwiegend als Folge einer Sepsis auf und verlaufen meistens als akute hämatogene Osteomyelitis. Chronische Verlaufsformen der hämatogenen Osteomyelitis sind wesentlich seltener. Exogen bedingte Knochenentzündungen treten postoperativ oder nach offener Fraktur auf.

Die Prognose der akuten hämatogenen Osteomyelitis quoad vitam ist durch die Antibiotikatherapie sehr gut geworden. Das Hauptschwergewicht muß heute auf der Vermeidung oder Verminderung der orthopädisch behandlungspflichtigen Spätschäden liegen. Letztere entstehen besonders häufig nach akuter hämatogener Osteomyelitis des Säuglings [7]. Diese Spätschäden lassen sich nur durch eine sofort einsetzende, adäquate Therapie (Antibiotika, Ruhigstellung, Eiterentlastung) verringern. Hierbei spielt der Radiologe eine entscheidende Rolle; er muß für eine schnelle Diagnose und für einen sofortigen Eiternachweis mit nachfolgender diagnostischer Punktion zur Erregeranzüchtung und therapeutischer Entlastung sorgen.

Nach wie vor ist der Staphylococcus aureus der häufigste, eine Osteomyelitis hervorrufende Erreger. Besonders in der Neugeborenenperiode treten jedoch heute oft hämolysierende Streptokokken und andere Keime als Erreger auf.

2 Anatomische Grundlagen

Die Osteomyelitis ist häufig in den langen Röhrenknochen und hier überwiegend in der Metaphyse lokalisiert. Für das Verständnis des klinischen Ablaufes und vor allem der morphologischen Veränderungen ist es deshalb von entscheidender Bedeutung, einige anatomische Grundlagen zu kennen.

2.1 Blutgefäßversorgung

Die kleinsten metaphysären Arteriolen verzweigen sich in ein weitumiges, miteinander anastomosierendes System von Sinusoiden. Durch diese Verzweigung kommt es zu einer Querschnittserhöhung, die wiederum zu einer starken Blutströmungsverlangsamung führt. Außerdem sind die Endothelien dieser Sinusoide nicht oder nur in geringem Maße zur Phagozytose befähigt. Strömungsverlangsa-

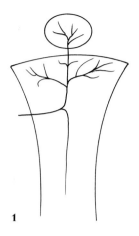 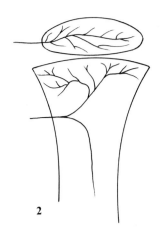 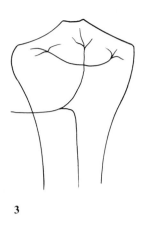

mung und verminderte Phagozystosefähigkeit erhöhen die Möglichkeit einer Emigration der Erreger aus den Gefäßen [10].

Die Blutgefäßversorgung der langen Röhrenknochen ändert sich im Laufe der Skelettentwicklung [16].

2.1.1 Gefäßversorgung des Fetus und des Säuglings

Die metaphysären Gefäße sind über Anastomosen, die durch die Wachstumsfuge ziehen, mit den Gefäßen der Epiphyse verbunden (Abb. 1). Damit können sich die primär in der Metaphyse angesiedelten Erreger schnell entlang dieser Gefäßschiene in die Epiphyse ausbreiten. Epiphysenbeteiligungen bei der Säuglingsosteomyelitis sind deshalb häufig.

2.1.2 Gefäßversorgung des Kindes

Ungefähr am Ende des ersten Lebensjahres obliterieren die Gefäße, die die Wachstumsfuge kreuzen und die Metaphyse mit der Epiphyse verbinden. Die Epiphyse erhält über ein separates Gefäß eine eigene Gefäßversorgung (Abb. 2). Von diesem Zeitpunkt an breiten sich die metaphysär angesiedelten Erreger nur noch selten direkt in die Epiphyse aus. Selbstverständlich gibt es – jedoch selten – Primärabsiedlungen der Osteomyelitiserreger in der Epiphyse.

2.1.3 Gefäßversorgung beim Jugendlichen

Nach Obliteration der Wachstumsfuge erfolgt die Gefäßversorgung der ehemaligen Epiphyse und der

Abb. 1. Gefäßversorgung des Röhrenknochens des Säuglings: Von den Gefäßen der Metaphyse sind Verbindungen durch die Wachstumsfuge zur Epiphyse vorhanden

Abb. 2. Gefäßversorgung des Röhrenknochens des Kindes: Die Wachstumsfuge ist gefäßfrei. Epiphyse und übrige Röhrenknochenanteile haben eine separate Gefäßversorgung

Abb. 3. Gefäßversorgung des Röhrenknochens des Jugendlichen und des Erwachsenen: Nach Schluß der Wachstumsfuge werden alle Röhrenknochenanteile durch gemeinsame Gefäße versorgt

ehemaligen Metaphyse über die gleichen Gefäße (Abb. 3). Die trennende Funktion der Wachstumsfuge fällt dadurch weg.

2.2 Periostaufbau

Kinder neigen nach Traumata und auch nach Entzündungen zu einer kräftigen periostalen Knochenneubildung. Dies ist durch den histologischen Aufbau des Periosts zu erklären. Das Periost besteht aus zwei verschiedenen Schichten: Die innere, osteoblastisch aktive, gefäßreiche *Kambiumschicht* und die äußere, gefäßarme *Faserschicht*. Je jünger der Organismus ist, um so kräftiger ist die innere, osteoblastisch aktive Kambiumschicht. Gleichzeitig ist zu bedenken, daß beim jungen Organismus das Periost nur mit wenigen, oberflächlich verhafteten Fasern in der Kortikalis fixiert ist. Hingegen verankern beim Erwachsenen tiefe Sharpeysche Fasern das Periost fest an der Kortikalis.

Die nur geringe Fixierung des Periosts führt zu einer leichten Abhebbarkeit von der Kortikalis und die hohe osteoblastische Aktivität der Kambiumschicht zu einer ausgeprägten periostalen Knochenneubildung [3].

Zu berücksichtigen ist, daß eine frühzeitige Antibiotikatherapie dieser periostalen Knochenneubildung entgegenwirkt.

2.3 Gelenkkapselansatz

Bei den meisten Gelenken setzt die Gelenkkapsel in der Epi-/Metaphysenregion an, so daß die Gefäßkanäle (Haverssche und Volkmannsche Kanäle) außerhalb der Gelenkkapsel liegen (Abb. 4a). Die entlang der Gefäße erfolgende Ausbreitung des Eiters einer Markphlegmone kann sich in diesen Fällen nur als subperiostaler Abszeß manifestieren. Bei einigen Gelenken jedoch schließt die Gelenkkapsel die ersten Gefäßkanäle mit ein, so daß ein Durchbruch des Eiters aus dem Markraum direkt in den Gelenkspalt erfolgen kann (Abb. 4b, c). Beispiele für einen solchen Gelenkkapselansatz sind das Hüftgelenk und das Schultergelenk.

2.4 Metaphysenäquivalent

Apophysen und Synchondrosen zeigen eine der Metaphysen-/Epiphysenregion vergleichbare mikroskopische und makroskopische Gefäßarchitektur. Aus diesem Grunde sind diese Regionen ebenfalls bevorzugte Absiedlungsorte einer Osteomyelitis und der Begriff „Metaphysenäquivalent" kennzeichnet diesen Tatbestand [11].

3 Hämatogene Osteomyelitis

3.1 Akute hämatogene Osteomyelitis

Die überwiegende Zahl der Knochenentzündungen entstehen hämatogen und sind in den Röhrenknochenmetaphysen oder den Metaphysenäquivalenten lokalisiert. Abhängig vom Alter des Kindes und damit abhängig von der Gefäßversorgung des Röhrenknochens müssen drei verschiedene Verläufe der hämatogenen Osteomyelitis unterschieden werden: Osteomyelitis des Säuglings, des Kindes und des Jugendlichen nach Schluß der Wachstumsfuge. Diese Unterteilung ist nicht nur für die Morphologie der bildgebenden Diagnostik von Bedeutung, sondern diese Formen unterscheiden sich auch bezüglich der Prognose. Häufige Epiphysendestruk-

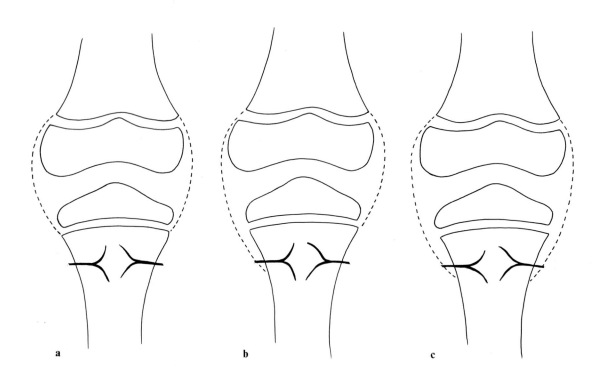

Abb. 4a, b. Kapselansatz am Röhrenknochen. **a** An den meisten Röhrenknochen sind die ersten Gefäßkanäle extrakapsulär gelegen. **b, c** In einigen Fällen erfaßt die Gelenkkapsel die ersten, die Kompakta durchsetzenden Gefäße

tionen und oft auftretende eitrige Gelenkergüsse führen nach einer Säuglingsosteomyelitis zu einer hohen Anzahl behandlungspflichtiger Spätschäden: HUBER [7]: über 50%, TRUETA [16]: 42%. Im Gegensatz hierzu liegen die orthopädisch behandlungspflichtigen Spätschäden bei der Osteomyelitis des Kindes wesentlich niedriger: TRUETA [16] gibt 6% an.

Typischerweise beginnt die akute Osteomyelitis mit hohem Fieber, schwerem Kranksein, Schmerzen über dem betroffenen Knochen und einer Funktionseinschränkung. Bald entsteht eine Rötung und eine Schwellung der darüberliegenden Weichteile. Die Laborwerte ergeben eine ausgeprägte Leukozytose (Granulozytose mit Linksverschiebung) und eine hohe, oft dreistellige Senkung. Das C-reaktive Protein ist erhöht. Durch Direktpunktion einer Eiteransammlung gelingt die Erregeranzüchtung wesentlich sicherer als mittels der mehrfachen Blutentnahme.

Nicht selten, besonders jedoch bei der Osteomyelitis des Neugeborenen sind alle diese Veränderungen wesentlich diskreter ausgebildet und die klinischen differentialdiagnostischen Schwierigkeiten können erheblich sein.

Die Grundsätze der Therapie bestehen bei Verdacht auf Osteomyelitis in sofortiger Ruhigstellung, sofortiger adäquater Antibiotikatherapie und baldmöglicher Eiterentlastung. Eiteransammlungen bestehen überwiegend in einem subperiostalen Abszeß und/oder einem eitrigen Gelenkerguß. Die Ausbreitung des Eiters, abhängig vom Alter des Kindes, ist in Abb. 5 dargestellt.

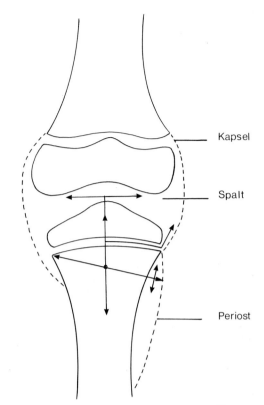

Abb. 5. Ausbreitungswege der eitrigen metaphysären Entzündung. (Nach CAFFEY). Säuglingsalter: Epiphysenwärts, in den Gelenkspalt via Epiphyse und via Epiphysenfugeneinschmelzung sowie durch Gefäßkanäle direkt in den Gelenkspalt. Außerdem unter das Periost. Die Ausdehnung diaphysenwärts ist seltener
Kindes- und Jugendalter: Ausbreitung überwiegend unter das Periost und diaphysenwärts (Markphlegmone). Gelenkeinbruch selten, überwiegend bei tiefem Kapselansatz

3.1.1 Akute hämatogene Osteomyelitis des Kindes

Diese Gruppe umfaßt die Kinder ungefähr vom 2. bis ungefähr zum 16. Lebensjahr, die Zeit zwischen Obliteration der die Wachstumsfuge durchquerenden Gefäße bis zum Wachstumsfugenverschluß. Zum grundsätzlichen Verständnis der röntgenmorphologischen Veränderungen einer hämatogenen Osteomyelitis soll zuerst der fast schicksalshafte Ablauf in der vorantibiotischen Ära dargestellt werden (Abb. 6).

In den ersten 7-10 Tagen sind Knochenveränderungen im Röntgenbild nicht nachweisbar. In dieser fälschlicherweise als „röntgennegativ" bezeichneten Phase ist jedoch meist eine tiefe Weichteilschwellung mit Anhebung der tiefen Fettlinien erkennbar [4, 6] (Abb. 6a). Frühestens in der 2. Woche bilden sich anfangs kleinherdige, später konfluierende Osteolysen aus. Bald darauf sind anfangs unregelmäßige, an Dicke ständig zunehmende periostale Knochenneubildungen zu erkennen (Abb. 6b), die durch eine weichteildichte Zone, den subperiostalen Abszeß, von der Kortikalis getrennt sind. Gleichzeitig treten z.T. unregelmäßige, z.T. die Osteolysen umgrenzende Sklerosen im Markraum auf. Nekrotischer Knochen (Sequester) stellt sich stets strahlendichter als die Umgebung dar (Abb. 6c). Die oft exzessive Knochenneubildung um den Sequester herum wird als „Totenlade" bezeichnet. Fistelungen nach außen und pathologische Frakturen (Abb. 6c) waren in der vorantibiotischen Ära sehr häufig. Verläufe dieser hier skizzierten Art sind heute nur noch nach inadäquater Therapie zu sehen. Größere Sequester treten nur noch selten auf.

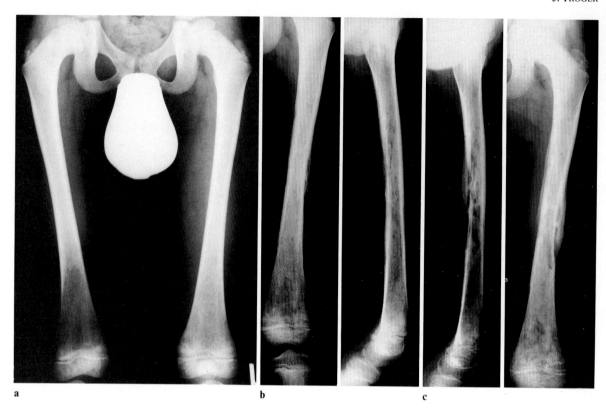

Abb. 6a–c. Osteomyelitis in der vorantibiotischen Ära. **a** Weichteilschwellung mit Anhebung der Fettlinien am linken Femur. Knochenbefund unauffällig. **b** Osteomyelitische Destruktion im mittleren und distalen Spongiosabereich, periostale Knochenneubildung. **c** Nach 8 Monaten pathologische Fraktur, dorsaler Sequester. Klinisch Fistel

Durch die Skelettszintigraphie kann die klinisch vermutete Diagnose einer akuten hämatogenen Osteomyelitis schon in der sog. „röntgennegativen Phase" durch die vermehrte Aktivitätsbelegung gesichert werden (Abb. 7). Es muß jedoch betont werden, daß besonders in den ersten Tagen durch thrombotische Gefäßverschlüsse oder durch die Kompression der Gefäße durch den Eiter das Nuklid nicht den entzündlich veränderten Knochen erreicht und eine sog. „cold lesion" resultiert [13] (Abb. 8).

3.1.2 Akute hämatogene Osteomyelitis des Säuglings

Die Laborveränderungen sind – besonders bei Neugeborenen – oft nur diskret ausgebildet; nur die Blutsenkungsgeschwindigkeit [7] und das C-reaktive Protein sind relativ zuverlässig verändert. Allerdings werden dreistellige Senkungen praktisch nie erreicht. Polytope Erkrankungen sind häufig. Die Epiphyse wird in über der Hälfte der Fälle mit erfaßt. Ein eitriger Gelenkerguß ist häufig. Epiphysäre Destruktion und Pyarthros führen zu einer hohen Zahl von orthopädisch behandlungspflichtigen Spätschäden. HUBER [7] wertete 65 akute hämatogene Osteomyelitiden im Säuglingsalter aus. Unter 40 Röhrenknochenläsionen mit Epiphysendestruktion und Pyarthros fanden sich 35 (87,5%) Defektheilungen. Waren Epiphysendestruktion und Pyarthros nicht nachzuweisen, kam es zu einer Restitutio ad integrum.

Die röntgenmorphologischen Veränderungen lassen sich in eine destruktive und eine reparative Phase unterteilen (Tabelle 1) [15], die selbstverständlich nicht streng voneinander getrennt ablaufen. Die initiale Weichteilschwellung erfaßt frühzeitig den Gelenkbereich (Pyarthros) (Abb. 9a). Ab dem 7. Erkrankungstag lassen sich Osteolysen nachweisen. Rasch kommt es zu periostalen Knochenneubildungen und zu reaktiven Sklerosen im Markbereich (Abb. 9b). Kleine Sequester werden problemlos resorbiert, der subperiostale Abszeß wird langsam organisiert und knöchern durchbaut.

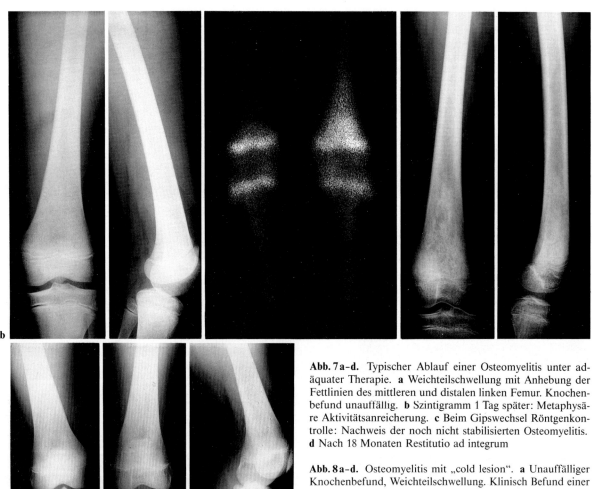

Abb. 7a–d. Typischer Ablauf einer Osteomyelitis unter adäquater Therapie. **a** Weichteilschwellung mit Anhebung der Fettlinien des mittleren und distalen linken Femur. Knochenbefund unauffällig. **b** Szintigramm 1 Tag später: Metaphysäre Aktivitätsanreicherung. **c** Beim Gipswechsel Röntgenkontrolle: Nachweis der noch nicht stabilisierten Osteomyelitis. **d** Nach 18 Monaten Restitutio ad integrum

Abb. 8a–d. Osteomyelitis mit „cold lesion". **a** Unauffälliger Knochenbefund, Weichteilschwellung. Klinisch Befund einer Osteomyelitis. **b** Sonographie am gleichen Tag: Vor der Kortikalis des Femur findet sich eine Flüssigkeitsansammlung (Punktion: subperiostaler Abszeß). **c** 24 Std. später: Skelett-Szintigramm mit fehlender Radionuklidbelegung im distalen Femurbereich: „cold lesion". **d** 3 Wochen später: Typischer Befund einer Osteomyelitis

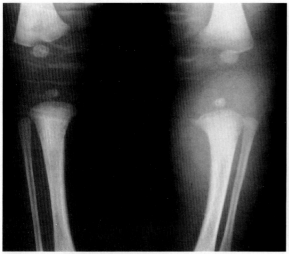
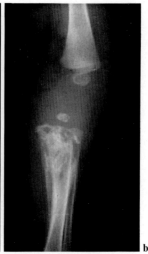
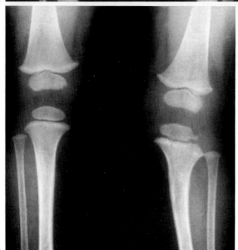

Abb. 9 a–c. Osteomyelitis eines Säuglings. **a** Weichteilschwellung vom Unterschenkel bis zum Kniegelenk. Knochen unauffällig. **b** Vollbild einer Osteomyelitis der proximalen Tibia mit Osteolysen, Sklerosen und kleinen Sequestern. Periostale Knochenneubildung (14. Tag). Achsfehlstellung. Partielle Zerstörung des proximalen Tibiaepiphysenkerns. Achsfehlstellung (eine Eiterentlastung wurde bei diesem Kind nicht durchgeführt!). Der Pyarthros hat zur Subluxation geführt. **c** Spätergebnisse nach 2 Jahren: Achsfehlstellung, partielle Epiphysendeformierung

Tabelle 1. Schematischer Ablauf der Röntgenveränderungen der akuten hämatogenen Säuglingsosteomyelitis.

Destruktive Phase
1. Weichteilschwellung: a) Periostödem
   b) subperiostaler Abszeß
   c) Pyarthros
2. Aufhellung unter der Metaphysenabschlußplatte
3. Verschmälerung der Kortikalis
   Spongiosaosteolysen
   Kleine Sequester
4. Epiphysendestruktion
   Epiphysenlösung

Reparative Phase
1. Periostale Knochenneubildung
2. Sklerotische Begrenzung der Osteolysen
   Verbreiterung der Kortikalis
   Knochenneubildung im Bereich der Osteolysen
   Resorption der Sequester
3. Restitutio ad integrum oder Defektheilung

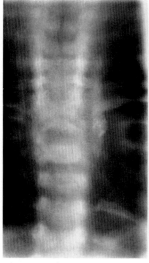
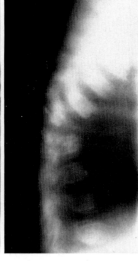

Abb. 10. Osteomyelitis (Spondylitis) der BWS: Die AP-Aufnahme zeigt eine nach links ausladende Weichteilschwellung im Bereich der mittleren BWS (Abszeß). In beiden Ebenen ist die Einschmelzung von 3 Wirbelkörpern zu erkennen. Als Erreger konnte Staphylococcus aureus nachgewiesen werden

Osteomyelitische Veränderungen der Wirbelkörper (Spondylitis) führen gelegentlich zu einem schnellen Einschmelzen der Wirbelkörper (Abb. 10).

3.1.3 Akute hämatogene Osteomyelitis des Jugendlichen

Nach Schluß der Wachstumsfuge breitet sich die im Mark lokalisierte eitrige Entzündung auch in die gelenknahen Abschnitte des Röhrenknochens aus. Der Durchbruch des Eiters in den Gelenkraum über die Gefäßkanäle ist wiederum häufig.

3.1.4 Plasmazelluläre Osteomyelitis

Unter dem Begriff der plasmazellulären Osteomyelitis wurden zeitweise subakut verlaufende Osteomyelitisformen, bei denen die Biopsie eine entzündliche Reaktion mit zahlreichen Plasmazellen ergab, zusammengefaßt. Aller Voraussicht nach handelt es sich um eine akute hämatogene Osteomyelitis, die etwas verzögert abläuft (Antibiotikatherapie?) und in einem Stadium mit zahlreichen Plasmazellen biopsiert wird [10]. Da die Klinik und die Röntgenmorphologie der akuten hämatogenen Osteomyelitis des Kindes entsprechen, erscheint eine Trennung nicht sinnvoll.

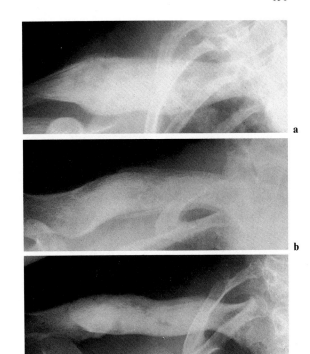

Abb. 11. Chronische Osteomyelitis der Klavikula: Ausgeprägte, mehrfach lamellierte periostale Knochenneubildung bei insgesamt Sklerose der Klavikula. Befall der sternalen Anteile der linken Klavikula. Kein Erregernachweis, Remission nur unter Kortikoiden

3.2 Chronische hämatogene Osteomyelitis

Unter diesem Begriff werden wahrscheinlich verschiedene Formen der chronischen hämatogenen Osteomyelitis zusammengefaßt.

Multifokale, chronische Osteomyelitis unbekannter Ethiologie [9]: Schmerzen und Bewegungseinschränkung sind die führenden Symptome. Röntgenologisch zeigen sich mehrere einen Wechsel von Osteolyse und Osteosklerose aufweisende Knochendestruktionen. Histologisch sind Osteolysen und Osteonekrosen nachzuweisen. Ein Erregernachweis gelingt nicht.

Chronische Osteomyelitis der Klavikula: Klinisch führend sind die Zeichen einer Osteomyelitis mit ausgeprägter Schwellung der Klavikula. Die Erkrankung verläuft in Schüben und führt zu einer wiederkehrenden periostalen Knochenneubildung (Abb. 11). Antibiotika führen oft nicht zur Ausheil-

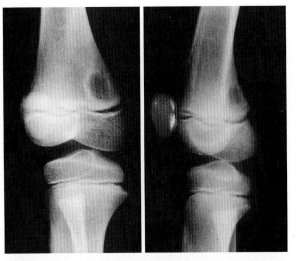

Abb. 12. Brodieabszeß: Scharf abgegrenzte Osteolyse im dorsomedialen Anteil des distalen rechten Femur. Sklerosesaum. Keine periostale Knochenneubildung. Die Wachstumsfuge ist nicht tangiert

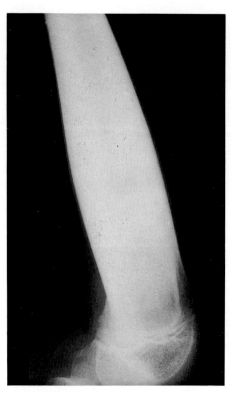

Abb. 13. Osteomyelitis Garré: Erhebliche Verminderung der Strahlentransparenz des distalen Femurs. Keine periostale Knochenneubildung. Keine Einschmelzung. Kein Sequester. Hohe Aktivitätsbelegung im Szintigramm

Abb. 14. Tuberkulöse Osteomyelitis des Os Ileum: 14 Jahre alter vietnamesischer Junge. Großherdige, von einem kräftigen Sklerosesaum umgebene Osteolyse entlang der Linea terminalis. Ausgeprägte Weichteilschwellung. Erregeranzüchtung und Histologie ergaben eine Tuberkulose

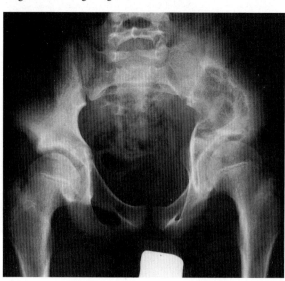
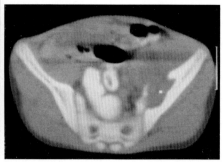

lung, Kortikoide führen zur kurzfristigen oder langfristigen Remission. Ein Erreger läßt sich meist nicht finden.

3.2.1 Brodieabszeß

Unter Brodieasbszeß wird eine gut abgegrenzte, infolge einer entzündlichen Einschmelzung entstandene Osteolyse bezeichnet (Abb. 12). Klinisch stehen Hinken und Schmerzen im Vordergrund, eine Leukozytose kann vorhanden sein. Die untere Extremität ist bevorzugt betroffen [8].

3.2.2 Sklerosierende Osteomyelitis Garré

Durch eine ausgeprägte periostale und endostale Knochenneubildung kommt es zu einer Verdickung der Kortikalis, die eine radiologisch insgesamt verminderte Transparenz hervorruft (Abb. 13). Da die Entzündung nicht eitrig ist, fehlt auch ein subperiostaler Abszeß.

3.3 Tuberkulöse Osteomyelitis

Die tuberkulöse Osteomyelitis ist in Deutschland selten. Besonders bei Kindern aus Asien und Afrika ist jedoch an diese Form der Osteomyelitis unbedingt zu denken.

Die ausgedehnten Osteolysen sind meist von einem Sklerosesaum umgeben. Die Differenzierung gegenüber einer chronisch verlaufenden hämatogenen eitrigen Osteomyelitis ist grundsätzlich vom Röntgenbild her allein nicht möglich. Im Zweifelsfall müssen Erregeranzüchtung und histologische Klärung herbeigeführt werden (Abb. 14).

Entzündliche Knochenerkrankungen

3.3.1 Tuberkulöse Osteomyelitis nach Impfung (BCGitis)

Die Tuberkulose-Schutzimpfung und die nachfolgende Erregerausbreitung können selten (1:80000) zu einer tuberkulösen Osteomyelitis führen. Der Verlauf ist klinisch gutartig mit geringen entzündlichen Zeichen. BERGDAHL et al. [2] berichteten über 18 Kinder, bei denen die Diagnose zwischen dem 10. Monat und dem 5. Lebensjahr gestellt wurde. Die ossären Läsionen zeigen einen kräftigen Sklerosesaum mit geringer periostaler Knochenneubildung. Da die osteomyelitische Veränderung im 1. Lebensjahr entsteht, muß auch mit einer hohen Rate von Beteiligungen der Epiphyse bei metaphysärer Ansiedlung gerechnet werden (Abb. 15). Die Sicherung der Diagnose muß operativ erfolgen.

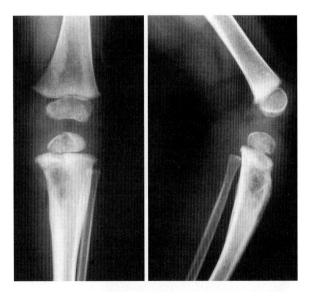

Abb. 15. BCGitis: 11 Monate altes jugoslawisches Mädchen mit geringer Schwellung, geringen Schmerzen und gering erhöhter BSG. Osteolytische Destruktion der Epiphyse und der Tibiametaphyse. Geringe periostale Knochenneubildung. Erregernachweis und Histologie ergeben eine Tuberkulose durch den Impfstamm

3.4 Verschiedene Osteomyelitisformen

Viruserkrankungen, besonders intrauterin können eine Virusosteomyelitis hervorrufen [12]. Besonders bekannt wurden die Veränderungen nach intrauteriner Rötelninfektion.

Viruserkrankungen gehen nicht mit einem subperiostalen Abszeß einher und induzieren somit keine periostale Knochenneubildung (Abb. 16).

4 Exogene Osteomyelitis

Nach offener Fraktur oder nach Knochenoperation können entzündliche Veränderungen des betroffenen Knochens resultieren (Abb. 17). Die Diagnose ist hier besonders schwierig, da sowohl ossäre Veränderungen als auch Weichteilveränderungen vorbestehen. Eine subtile Analyse der klinischen Symptome und der Röntgenbildveränderung im Vergleich zur Voraufnahme hilft einen Zeitverlust zu vermeiden.

5 Differentialdiagnose

Die Diagnose einer akuten hämatogenen Osteomyelitis ist unter Berücksichtigung von Klinik, Laborwerten, Szintigraphie und Röntgenbild in der Regel einfach. In der Abgrenzung zur Arthritis ist die Knochenszintigraphie besonders hilfreich.

Besonders schwierig ist die Differenzierung zwischen einer chronischen hämatogenen Osteomyelitis und einem malignen Knochentumor. Hierbei ist

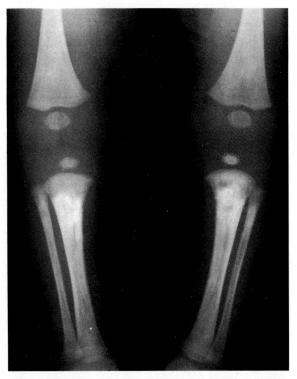

Abb. 16. Bilaterale, alle Metaphysen betreffende, osteomyelitische Veränderungen ohne periostale Knochenneubildung: Rötelninfektion

es unerheblich, ob es sich um eine primär chronische oder um eine sekundär chronische, nach nicht erkannter und fehlbehandelter akuter Osteomyelitis handelt. In jedem Zweifelsfalle muß die histologische Klärung durchgeführt werden (Abb. 18).

6 Bildgebende Diagnostik

Unverzichtbare Basisuntersuchungen bei dem Verdacht auf eine Osteomyelitis sind Röntgenaufnahmen in mindestens 2 Ebenen, Sonographie und Skelettszintigraphie (Abb. 8a–c). Die Röntgenaufnahmen stellen Lokalisationen, Ausdehnung und Ausmaß der entzündlichen Veränderungen dar. Die Sonographie dient vor allem der Lokalisation von Eiteransammlungen (subperiostaler Abszeß, Pyarthros). Jede Flüssigkeitsansammlung sollte sofort diagnostisch punktiert und jede Eiteransammlung entlastet werden. Die Skelettszintigraphie sichert in der sog. „röntgennegativen" Phase im Zusammenhang mit der Klinik die Diagnose [5, 14] und kann außerdem bei polytopen Osteomyelitiden klinisch und/oder röntgenologisch „stumme" Läsionen erfassen. Besondere Zurückhaltung ist bei der Interpretation der Skelettszintigraphie bei Neugebore-

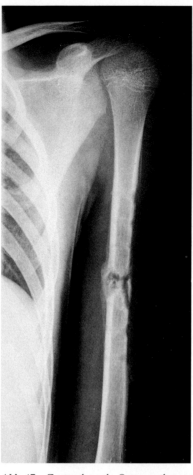

Abb. 17. Zustand nach Osteosynthese einer Femurfraktur. Sekundär osteolytische Veränderungen im Operationsbereich als Folge einer exogenen Osteomyelitis postoperativ

Abb. 18 a, b. DD. Ewing-Sarkom/chronische Osteomyelitis. **a** Osteomyelitis der Ulna mit lamellärer Knochenneubildung und sekundärer Destruktion. Osteolyse im Markbereich. **b** Ewing Sarkom des Radius mit lamellärer periostaler Knochenneubildung und Destruktion des neu gebildeten Knochens

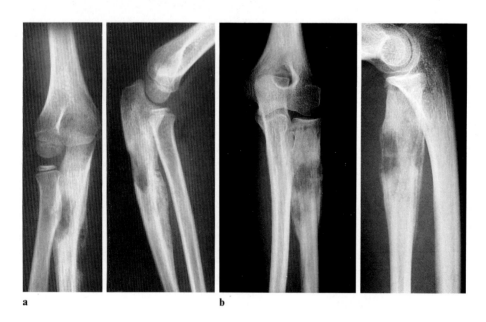

Entzündliche Knochenerkrankungen

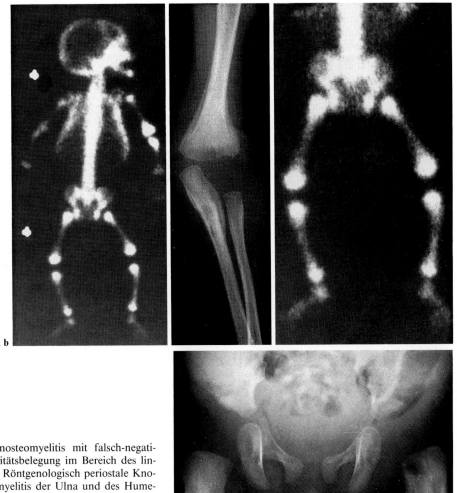

Abb. 19a-d. Neugeborenenosteomyelitis mit falsch-negativem Szintigramm: **a** Aktivitätsbelegung im Bereich des linken Ellenbogengelenkes. **b** Röntgenologisch periostale Knochenneubildung bei Osteomyelitis der Ulna und des Humerus. **c** Normale Aktivitätsbelegung im Bereich des linken Hüftgelenks. **d** Reaktionsarme Osteolyse bei polytoper Säuglingsosteomyelitis

nen geboten, da hier mit einer hohen Rate an falsch-negativen Szintigrammen gerechnet werden muß [1] (Abb. 19).

Computertomographie, Magnetic-Resonanz-Imaging und Angiographie sind nur selten indiziert. Vor allem in der Abgrenzung zwischen chronischer Osteomyelitis und malignem Tumor sollten diese Verfahren eingesetzt werden, eine sichere Differentialdiagnose zwischen chronisch-entzündlicher und maligner, tumoröser Läsion ist jedoch nur durch die Probebiopsie zu erreichen.

Literatur

1. Ash JM, Gilday DL (1980) The futility of bone scanning in neonatal osteomyelitis - concise communication. Nucl Med 21: 417
2. Bergdahl S, Felländer M, Robertson B (1976) BCG Osteomyelitis. J Bone Jt Surg 58-B: 212
3. Caffey J (1978) Pediatric X-Ray diagnosis, vol. 2. Year Book Medical Publishers, Chicago London
4. Capitano MA, Kirkpatrick JA (1970) Early roentgen observations in acute osteomyelitis. Am J Roentgenology 108: 488
5. Duszynski DO, Kuhn JP, Afshani E, Riddlesberger MM (1975) Early radionuclid diagnosis of acute osteomyelitis. Radiology 117: 337
6. Giedion A (1960) Weichteilveränderungen und radiologische Frühdiagnose der akuten Osteomyelitis im Kindesalter. Röntgenfortschritte 93: 455
7. Hubmann Ch. (1984) Die akute hämatogene Säuglingsosteomyelitis. Dissertation, Medizinische Fakultät Mainz

8. Kozlowski K (1980) Brodie's abscess in the first decade of life. Pediatr Radiol 10: 33
9. Kozlowski K, Beluffi G, Feltham C, James M, Nespoli L, Tamaela L (1985) Multifocal, chronic osteomyelitis of unknown etiology. Fortschr Röntgenstr 142: 440
10. Lennert K (1965) Osteomyelitis. Verh Dtsch Orthop Ges 51. Kongreß, S 27
11. Nixon GW (1978) Hematogenous osteomyelitis of metaphyseal-equivalent locations. Am J Roentgenol 130: 123
12. Silverman FN (1976) Virus diseases of bone. Do they exist? Am J Roentgenol 126: 677–703
13. Treves ST, Kirkpatrick JA (1985) Bone. In: Treves ST (ed) Pediatric nuclear medicine. Springer, New York Berlin Heidelberg Tokyo
14. Tröger J, Eissner D, Hahn K, Gehler J (1977/78) Die szintigraphische Früherfassung der Osteomyelitis des Kindes. Chir praxis 23: 349
15. Tröger J, Eissner D, Otte G, Weitzel D (1979) Diagnose und Differentialdiagnose der akuten hämatogenen Osteomyelitis des Säuglings. Radiologe 19: 99
16. Trueta J (1963) Die drei Typen der akuten hämatogenen Osteomyelitis. Schweiz med Wschr 96: 306

5 Knochentumoren

TH. RIEBEL und G. DELLING

INHALT

1	Allgemeine Übersicht	157
1.1	Häufigkeit	157
1.2	Klassifikation	158
1.3	Diagnostik	158
1.3.1	Konventionelle Röntgendiagnostik	159
1.3.1.1	Beurteilungskriterien konventioneller Röntgenaufnahmen	159
1.3.1.2	Lokalisation	159
1.3.1.3	Ossäre Veränderungen	160
1.3.1.4	Grenzen des Tumors innerhalb des Knochens	160
1.3.1.5	Kortikale Veränderungen	160
1.3.1.6	Periostale Reaktionen	162
1.3.1.7	Weichteilveränderungen	164
1.3.1.8	Dichte des Tumorgewebes	164
1.3.2	Spezielle radiologische Untersuchungstechniken	164
1.3.2.1	Computertomographie	165
1.3.2.2	Szintigraphie	166
1.3.2.3	Angiographie	166
1.4	Histologie	167
1.5	Appendix: Magnetresonanztomographie	167
2	Benigne Knochentumoren	169
2.1	Chondrogene Tumoren	169
2.1.1	Osteochondrom (solitär)	169
2.1.2	Multiple Osteochondrome	171
2.1.3	Chondrom (solitär)	172
2.1.4	Multiple Chondrome	174
2.1.5	Chondroblastom	174
2.2	Osteogene Tumoren	176
2.2.1	Osteoid-Osteom	176
2.2.2	Osteoblastom	179
2.3	Knochentumoren unbekannten Ursprungs	181
2.3.1	Riesenzelltumor	181
2.4	Angiogene Tumoren	182
2.4.1	Hämangiom	182
2.5	Neurogene Tumoren	183
2.5.1	Neurofibrom	183
3	Maligne Knochentumoren	184
3.1	Osteogene Tumoren	184
3.1.1	Osteosarkom	184
3.1.1.1	Zentrales Osteosarkom	185
3.1.1.2	Parossales (=juxtakortikales) Osteosarkom	191
3.1.1.3	Multiples (=multizentrisches) Osteosarkom	191
3.2	Knochentumoren des Markraumgewebes	192
3.2.1	Ewing-Sarkom	192
3.2.2	Primär malignes Lymphom des Knochens	197
4	Tumorähnliche Läsionen („tumor-like-lesions")	197
4.1	Juvenile Knochenzyste	197
4.2	Aneurysmatische Knochenzyste	200
4.3	Metaphysärer fibröser Defekt	202
4.4	Eosinophiles Granulom (Histiozytosis X)	205
4.5	Fibröse Dysplasie	208
4.6	Sog. Myositis ossificans	211
5	Sekundäre Knochentumoren	213
5.1	Metastasen	213
Literatur		216

1 Allgemeine Übersicht

Neoplastische und tumorähnliche Erkrankungen des Skeletts treten sowohl bei Erwachsenen als auch bei Kindern und Jugendlichen verhältnismäßig selten auf. Wegen der großen Variabilität ihres histologischen Aufbaus sowie des röntgenologischen Erscheinungsbildes ergeben sich oft diagnostische Probleme.

1.1 Häufigkeit

Primäre maligne Knochentumoren repräsentieren unabhängig vom Alter nur 0,5–1% aller bösartigen Geschwülste [1, 7, 54, 60]. Ihre jährliche Inzidenz beträgt etwa 1 bis 2 neue Beobachtungen pro 100 000 Einwohner [6, 35, 49]. Nach dem *Plasmozytom* (multiples Myelom) haben die *Osteosarkome* mit etwa 20% den zweitgrößten Anteil [1, 7, 45, 46]. In der *Altersgruppe unter 20 Jahren* sind mit etwa 50% Osteosarkome die häufigsten malignen ossären Neoplasien, gefolgt von den Ewing-Sarkomen mit ungefähr 25%.

Gutartige Knochentumoren sind dreimal häufiger als bösartige. Unter ihnen zeigen die *Osteochondrome* mit über 50% die weitaus höchste Frequenz. *Osteochondrome und Chondrome* zusammen ent-

Tabelle 1. Klassifikation der Knochentumoren und tumorähnlichen Läsionen (nach der WHO)

Muttergewebe	benigne Tumoren	maligne Tumoren
Knorpelgewebe	Osteochondrom - solitär - multipel Chondrom - solitär - multipel benignes Chondroblastom Chondromyxoidfibrom	sekundäres Chondrosarkom primäres Chondrosarkom dedifferenziertes Chondrosarkom Klarzell-Chondrosarkom mesenchymales Chondrosarkom juxtakortikales Chondrosarkom
Knochengewebe	Osteom Osteoid-Osteom Osteoblastom	zentrales Osteosarkom multizentrisches Osteosarkom periostales Osteosarkom parossales Osteosark.
?	Riesenzelltumor (benigne)	Riesenzelltumor (maligne)
Bindegewebe	Myxom desmoplastisches Fibrom ossifizierendes Fibrom benignes fibrosierendes Histiozytom	Fibrosarkom malignes fibrosierendes Histiozytom
Markraumgewebe		Ewing-Sarkom primärmalignes Lymphom Plasmozytom
Gefäßgewebe	Hämangiom Lymphangiom Hämangioperizytom	malignes Hämangioperizytom Hämangioendotheliom = Angiosarkom
Glatte Muskulatur		Leiomyosarkom
Fettgewebe	Lipom	Liposarkom
Nervengewebe	Neurinom	neurogenes Sarkom
Chordagewebe		Chordom
?		sog. Adamantinom des langen Röhrenknochens
	tumorähnliche Läsionen ("tumor-like-lesions") solitäre Knochenzyste aneurysmatische Knochenzyste metaphysärer fibröser Defekt (nicht-ossifizierendes Fibrom) eosinophiles Granulom fibröse Dysplasie Myositis ossificans „brauner Tumor" bei Hyperparathyreoidismus	

sprechen etwa Dreiviertel aller benignen Knochengeschwülste. Fast die Hälfte der gutartigen Tumoren wird bei Kindern und Jugendlichen unter 20 Jahren angetroffen [61].

1.2 Klassifikation

Die Unterteilung der Knochengeschwülste erfolgt einerseits *nach ihrer biologischen Wertigkeit,* die richtungweisend für die therapeutischen Konsequenzen und die zu erwartende Prognose ist. Dabei wird zwischen benignen, malignen, potentiell malignen bzw. semimalignen Tumoren, ossären Metastasen und den gutartigen tumorähnlichen Knochenprozessen („tumor-like-lesions") unterschieden [1, 35].

Die *Einteilung nach der Histogenese* berücksichtigt andererseits das Ursprungsgewebe eines jeden Tumors. Nach dem Prinzip der WHO-Klassifikation [59, 61] lassen sich die Knochengeschwülste und tumorähnlichen Prozesse in mindestens 9 verschiedene Gruppen unterteilen (Tabelle 1).

1.3 Diagnostik

Im Rahmen der Diagnostik erscheint die Berücksichtigung folgender Daten sinnvoll und notwendig:

1. Anamnese,
2. klinischer Untersuchungsbefund incl. Laborergebnisse,
3. konventioneller Röntgenbefund (in Übersichtsaufnahmen incl. Weichteil- und Vergrößerungsaufnahmen, Schichtaufnahmen)

Die *Anamnese* ist selbst bei malignen Knochentumoren meist unspezifisch (Schmerzen, Bewegungseinschränkung) und von kurzer Dauer (wenige Monate) [6, 7, 29, 35, 40]. Des öfteren gibt erst ein Trauma den Anlaß zur ärztlichen Untersuchung. Lediglich beim Osteoid-Osteom weisen die nächtlichen und durch Analgetika (z. B. Azetylate) gut zu beeinflussenden Schmerzen auf die Art der Erkrankung hin.

Die *klinische Untersuchung* gibt Auskunft über die Beschaffenheit und Ausdehnung äußerlich sichtbarer tumorbedingter Veränderungen (Schwellung, Überwärmung etc.). Die laborchemischen Befunde sind bei gutartigen Knochenprozessen fast immer normal, bei den malignen meist nur gering und unspezifisch verändert (Blutsenkungsgeschwindigkeit, Blutbild, Kalzium und Phosphor im Serum und Urin, alkalische Phosphatase). Da fast alle Knochengeschwülste in einem bestimmten *Prädilektionsalter* und einer *bevorzugten Lokalisation im Skelett und Knochen* gehäuft auftreten, sind diese Informationen von grundlegender und richtungsweisender Bedeutung für die Beurteilung einer ossären Läsion.

1.3.1 Konventionelle Röntgendiagnostik

Die wichtigste Methode zur Diagnostik der Knochentumoren bleibt nach wie vor die konventionelle Röntgenuntersuchung [11, 16, 21, 26, 47, 52]. Sie ermöglicht eine exakte Bestimmung der Lokalisation des Tumors sowie eine röntgenmorphologische Analyse von Größe, Form, Kontur und Struktur der verdächtigen Läsion.

Nativ-Röntgenaufnahmen haben aufgrund ihrer hohen Auflösung und der daraus folgenden Darstellung feinster struktureller Details in der Diagnostik von Knochentumoren nichts an Aussagekraft und Wertigkeit gegenüber anderen radiologischen Untersuchungsmethoden (Computertomographie, Szintigraphie) eingebüßt.

Mit Hilfe von *Schichtaufnahmen* läßt sich der Geschwulstbezirk in seiner Struktur und seinen Grenzen ohne störende Überlagerungen oft besser abbilden. Dies ist besonders bei einer Lokalisation der Läsion im Becken oder in der Wirbelsäule von großem Vorteil. Von der Kortikalis bzw. der Oberfläche des Knochens ausgehende Geschwülste können im Hinblick auf ihren Ursprungsort, die Art der Ausdehnung und die Abgrenzung zum Markraum häufig günstiger beurteilt werden (z. B. periostales oder parossales Osteosarkom). Beim Osteoid-Osteom gelingen der für eine erfolgreiche Operation wichtige Nachweis und die Lokalisation des Nidus manchmal nur in Schichtaufnahmen. Schließlich gestattet die überlagerungsarme Darstellung bestimmter Mineralisationsformen bessere Rückschlüsse auf die Matrix (Chondroid, Osteoid) des vorliegenden Tumors [11].

1.3.1.1 Beurteilungskriterien konventioneller Röntgenaufnahmen.
Die Analyse der Röntgenaufnahmen einer Knochengeschwulst sollte immer nach einem festen Schema erfolgen. Dabei können im einzelnen mehr als 25 Kriterien berücksichtigt werden. Die wichtigsten sind in der Reihenfolge ihrer Beurteilung in der Tabelle 2 zusammengestellt.

Tabelle 2. Wichtige röntgenologische Befundkriterien bei der Beurteilung von Knochentumoren

1. Monostotische oder polyostotische Läsion,
2. Typ des befallenen Knochens (tubulär – platt),
3. Lokalisation der Läsion (epi-, meta-, diaphysär; zentral – exzentrisch; medullär – kortikal – juxtakortikal),
4. Art der ossären Veränderungen (Osteolysen – Sklerosen – gemischt; „geographische" – mottenfraßartige – „permeative" Destruktionen),
5. Charakter der knöchernen Grenzen der Läsion (scharf – unscharf; breit – schmal; vermehrte – verminderte Dichte),
6. Art von kortikalen Veränderungen (Beteiligung des Markraums, kortikale Infiltration, Druckatrophie),
7. Charakter von periostalen Reaktionen (solide – unterbrochen; unterbrochen: lamellär, „zwiebelschalenartig" – Spiculae, „sonnenstrahlenartig" – Codman-Dreieck),
8. Vorliegen benachbarter Weichteilveränderungen (Beurteilung von Faszienschichten und Tumorgewebe),
9. Dichte des Tumorgewebes (röntgenologischer Charakter der Matrixmineralisation: solide – fleckig – wolkig).

1.3.1.2 Lokalisation.
Nahezu alle primären Knochengeschwülste befallen jeweils nur einen Knochen. Lediglich Enchondrome und Osteochondrome zeigen als eigenständige Krankheitsbilder sowohl ein *singuläres* als auch *multifokales* Auftreten (Enchondromatose = M. Ollier, Osteochondromatose = multiple Exostosen). Von den tumorähnlichen Läsionen können die kortikalen metaphysären Defekte, die fibröse Dysplasie sowie das eosinophile Granulom ebenfalls in mehreren Knochen angetroffen werden. Vor allem die ossäre Metastasierung extra- und intraskelettaler Tumoren führt meist zu einer multiplen Lokalisation derartiger Herde (z. B. bei Neuroblastom, Rhabdomyosarkom, Osteosarkom).

In der Altersgruppe der Kinder und Jugendlichen nimmt die überwiegende Mehrzahl der Knochentumoren ihren Ursprung in einem langen *Röhrenknochen,* und zwar in der Gegend des raschesten Wachstums. Ganz im Vordergrund steht dabei die Region des Kniegelenks, gefolgt von den proximalen Anteilen des Femur, der distalen Tibia und dem proximalen Humerus. In peripheren kurzen Röhrenknochen von Händen und Füßen werden Enchondrome angetroffen. In *platten Knochen* treten hin und wieder das Ewing-Sarkom, das Osteosarkom (Rippen, Becken) sowie das Osteoid-Osteom bzw. das Osteoblastom (Wirbelsäule) und das eosinophile Granulom (Schädelkalotte) auf.

Im Hinblick auf die *Lokalisation des Tumors im Knochen* werden bei Kindern und Jugendlichen, entsprechend dem Ort des intensivsten Wachstums, die *Metaphysen* langer Röhrenknochen bevorzugt. Ein *diaphysäres* Auftreten ist wesentlich seltener und vor allem bei Ewing-Sarkomen, seltener bei Osteosarkomen und dem eosinophilen Granulom beobachtet. Primär in der *Epiphyse* entstehen lediglich Chondroblastome (im Kindesalter).

Die meisten Knochentumoren und tumorähnlichen Läsionen haben einen Ursprung im Zentrum des Knochens. *Kortikale Geschwülste* beinhalten bei Kindern und Jugendlichen metaphysäre Defekte, Osteoid-Osteome und die fibröse Dysplasie. Von der Kortikalis bzw. der Oberfläche des Knochens (*juxtakortikal*) dehnen sich Osteochondrome sowie periostale und parossale Osteosarkome in die Umgebung aus.

1.3.1.3 Ossäre Veränderungen. Unabhängig von der Art der einwirkenden Schädigung verfügt der normale Knochen grundsätzlich nur über zwei Möglichkeiten, auf eine Noxe zu reagieren. So kommt es einerseits zu einem Abbau bzw. einer Zerstörung der normalen ossären Strukturen mit konsekutiven *Osteolysen* im Röntgenbild. Andererseits tritt als Antwort auf den schädigenden Prozeß häufig auch eine reaktive (endostale, periostale) Knochenneubildung auf. Dies führt röntgenologisch zu ossären *Sklerosen* und periostalen Appositionen. Diese Veränderungen können in unterschiedlicher Ausprägung allein oder nebeneinander vorliegen.

Der *Charakter ossärer Destruktionen* wird hauptsächlich durch die Wachstumsgeschwindigkeit bzw. Aggressivität des verursachenden Prozesses bedingt. Nach LODWICK [41], lassen sich drei *Grundformen der Knochenzerstörung* voneinander unterscheiden: „geographische", mottenfraßartige, „permeative" (penetrierende).

Die *„geographische Läsion"* (Abb. 1) entspricht einem umschriebenen, scharf begrenzten Knochendefekt mit kompletter Auslöschung des präexistenten ossären Gewebes. Sie ist Ausdruck und Folge einer langsam wachsenden Läsion meist gutartiger Natur (z. B. metaphysärer Defekt, Knochenzyste, fibröse Dysplasie). In besonderen Fällen kann sich jedoch auch ein gering progredienter maligner Tumor hinter einer derartigen Läsion verbergen.

Mottenfraßartige Knochendestruktionen (Abb. 2) reflektieren eine höhere Ausbreitungsgeschwindigkeit des zugrundeliegenden Prozesses. Neben zerstörten Knochenabschnitten bleiben im Tumorgebiet auch normale Strukturen erhalten. Derartige fleckige Destruktionen werden vor allem bei bösartigen Geschwülsten (Ewing-Sarkom, Osteosarkom), aber auch bei der Osteomyelitis angetroffen.

Eine *„permeative" (penetrierende) Expansion* (Abb. 3) ist Ausdruck höchster Wachstumsgeschwindigkeit und Aggressivität des vorliegenden Tumors. Dieser breitet sich zwischen den zunächst erhalten bleibenden Knochenbälkchen äußerst rasch aus und führt im Röntgenbild zu feinsten Osteolysen. Diese spiegeln die wahre Ausdehnung einer derartigen Geschwulst (Ewing-Sarkom, Osteosarkom) nicht wider, weshalb sie meist unterschätzt wird.

1.3.1.4 Grenzen des Tumors innerhalb des Knochens. Die Ausprägung der ossären Tumorgrenzen gibt Auskunft darüber, wie gut der gesunde Knochen mit einem pathologischen Prozeß fertig wird. Bestimmend ist dabei die Aggressivität der Läsion. Im günstigsten Fall kommt es bei sehr langsam wachsenden Geschwülsten zur Ausbildung eines *scharf* begrenzten, unterschiedlich *breiten* Sklerosesaums um die Lyse herum (Abb. 4, 5).

Tumoren mit einer stärkeren Wachstumstendenz führen zu einer Auftreibung des Knochens, wobei das gesunde Gewebe noch bemüht ist, die Läsion zu umfassen und zu begrenzen. Die Expansion eines derartigen Prozesses erfolgt durch endostale Knochenresorption und periostale -apposition. Die Wachstumsgeschwindigkeit ist noch nicht höher als die der reparativen Vorgänge. Bei großen, vor allem aneurysmatischen, Knochenzysten kann die *schmale* äußere (periostale) Grenze röntgenologisch manchmal nicht mehr sichtbar sein (Abb. 6).

Mit ansteigender Aggressivität eines Prozesses (bösartige Tumoren, aber auch akute Osteomyelitis) wird dem angrenzenden gesunden Knochen zunehmend weniger Zeit zur Reaktion gegeben. Die Abgrenzung wird *unschärfer* und *weniger sklerotisch* (Abb. 7). Bei hochmalignen Geschwülsten mit „permeativer" Expansion sind die wahren Tumorgrenzen in den Nativ-Röntgenaufnahmen kaum oder nicht mehr erkennbar (Abb. 8).

1.3.1.5 Kortikale Veränderungen. Kortikale Veränderungen können zum einen durch Läsionen mit primärer Lokalisation in einem oberflächlichen Knochenabschnitt hervorgerufen werden (Osteoid-Osteom, fibröser metaphysärer Defekt, periostales Osteosarkom). Es finden sich dabei im Röntgenbild unterschiedlich ausgeprägte *sklerotische Verbreiterungen der Kortikalis mit erhaltener Abgrenzung zum intakten* Markraum (Abb. 9, 11).

Zum anderen können Prozesse mit einem zentralen Ursprung im Knochen im Rahmen ihrer Expansion sekundär zu einer kortikalen Mitbeteiligung führen. Bei langsam wachsenden (benignen) Läsio-

Knochentumoren

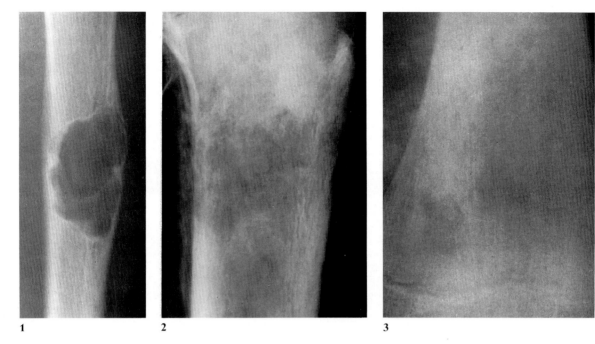

Abb. 1. „Geographische" Läsion: Scharf begrenzter Knochendefekt mit erheblicher Lyse des präexistenten ossären Gewebes (metaphysärer Defekt)

Abb. 2. Mottenfraßartige Knochendestruktionen: Neben zerstörten fleckigen Abschnitten sind im Tumorgebiet auch normale Strukturen erhalten (Osteosarkom)

Abb. 3. „Permeative" Knochendestruktionen: Reichlich erhaltene Knochenbälkchen neben feinsten Osteolysen, weite Tumorausdehnung unsicher beurteilbar (Osteosarkom)

Abb. 4. Intraossäre Tumorgrenzen: Scharf mit schmalem sklerotischem Randsaum (metaphysärer Defekt)

Abb. 5. Intraossäre Tumorgrenzen: Scharf mit breiter Randsklerose (metaphysärer Defekt in Regression)

Abb. 6. Intraossäre Tumorgrenzen: Periostaler und kortikaler Randsaum nur partiell noch erkennbar *(Pfeile)* (histologisch aber schmal vorhanden); übrige Abgrenzung unscharf (atypische juvenile Knochenzyste)

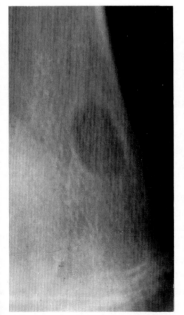
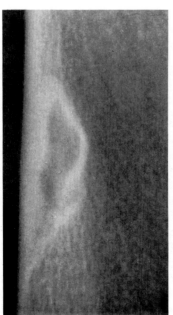
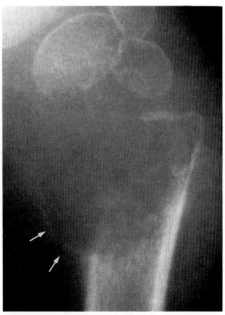

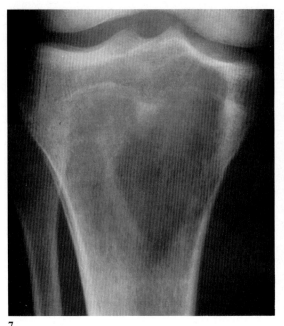
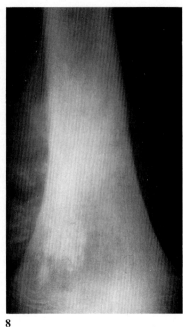

7 8

Abb. 7. Intraossäre Tumorgrenzen: Unscharf mit fehlendem sklerotischem Randsaum (lytisches Osteosarkom)

Abb. 8. Intraossäre Tumorgrenzen: Äußerst unscharf, kaum zu lokalisieren; keine Randsklerose (klassisches Osteosarkom)

nen, die sich im Knochenquerschnitt deutlich über den Markraum hinaus ausdehnen, zeigt sich schließlich eine *Druckatrophie der Kortikalis* (Abb. 11). Aggressivere Prozesse (maligne Tumoren, aber auch die akute Osteomyelitis) durchdringen die *Kortikalis* rascher und *destruieren* sie meist in Form von röntgenologisch fleckigen, unscharfen Lysen (Abb. 10). Bei intensiven derartigen Veränderungen ist die Grenze zum Markraum kaum noch erkennbar oder aufgehoben.

1.3.1.6 Periostale Reaktionen. Periostale Knochenneubildungen treten auf als Zeichen einer Alteration der Knochenhaut, die bei Tumoren oft gleichbedeutend mit einer Kortikalispenetration ist. Ihr Ausmaß und ihre Form werden maßgeblich von der Biodynamik des zugrundeliegenden Prozesses bestimmt.

Es lassen sich zwei Grundformen von Periostreaktionen unterscheiden: die *solide* und die *unterbrochene* Knochenapposition [12]. Langsam wachsende und meist gutartige Läsionen, welche die Knochengrenze nicht überschreiten, führen zu einer mehr oder weniger intensiven, homogenen und glattberandeten *soliden* periostalen Formation (Abb. 12).

In ihrem Aufbau *unterbrochene* Periostreaktionen sind immer das Resultat eines sich rascher ausdehnenden Prozesses. Hierzu zählen die ein- oder mehrschichtigen *Lamellen,* die *Spiculae* und das *Codman-Dreieck.* Sie gelten als bevorzugte, jedoch nicht pathognomonische Merkmale bestimmter maligner Tumoren (Ewing-Sarkom, Osteosarkom) und können z. B. auch bei akuten ossären Entzündungen angetroffen werden.

Periostale *Lamellen* sind parallel zur Längsachse des Knochens angeordnet. Als Ausdruck eines schubweisen Tumorwachstums finden sich häufig mehrere Schichten (zwiebelschalenartige Formationen bei Ewing-Sarkom, aber auch bei diaphysärem Osteosarkom) (Abb. 13). Abhängig von der Aggressivität der Geschwulst und ihrer Expansion in die Weichteile können die zunächst durchgehend geformten Lamellen in ihrer Kontinuität wieder zerstört werden.

Spiculae werden vor allem bei rasch sich aus dem Knochen ausbreitenden Tumoren gebildet (Osteosarkom, seltener Ewing-Sarkom). Es handelt sich hierbei um periostale Formationen entlang der SHARPEY'schen Fasern und feinster pathologischer Blutgefäße, die entsprechend der Wachstumsrichtung der Läsion senkrecht zur Knochenoberfläche angeordnet werden. Beim Osteosarkom, bei dem sie häufig besonders ausgeprägt und in „sonnenstrah-

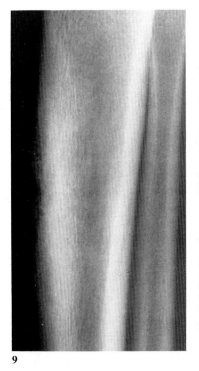
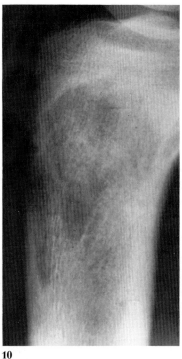
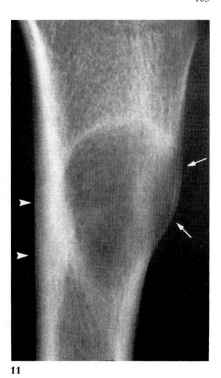

9 10 11

Abb. 9. Kortikale Veränderungen: Sklerotische Verbreiterung der Kortikalis, Grenze zum intakten Markraum erhalten (periostales Osteosarkom)

Abb. 10. Kortikale Veränderungen: Lytische Zerstörung der Kortikalis, Grenze zum ebenfalls destruierten Markraum aufgehoben (Osteosarkom)

Abb. 11. Kortikale Veränderungen: Druckatrophie *(Pfeile)* und sklerotische Verbreiterung *(Doppelpfeile)* der Kortikalis (juvenile Knochenzyste)

Abb. 12. Periostreaktionen: Solide Form mit sklerotischer Verbreiterung der Kortikalis (Osteoid-Osteom)

Abb. 13. Periostreaktionen: Unterbrochene Form: Mehrschichtige Lamellen (zwiebelschalenartig) (diaphysäres Osteosarkom)

Abb. 14. Periostreaktionen: Unterbrochene Form: Spiculae, sonnenstrahlenartig angeordnet („sunburst appearance"); Codman-Dreieck *(Pfeil)* (klassisches Osteosarkom)

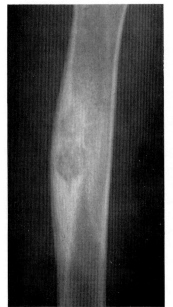
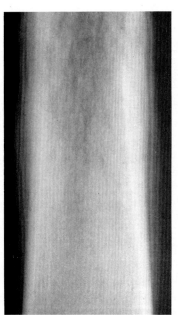
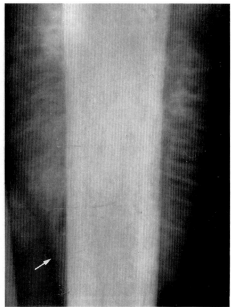

12 13 14

lenartiger" Anordnung vorliegen, besteht ein Teil derartiger Spiculae auch aus mineralisiertem Tumorosteoid [16, 28, 29] (Abb. 14).

Eine Knochenneubildung in Form eines *Codman-Dreiecks* entsteht als Reaktion des Periosts an der Stelle, an der sich ein Ausläufer der Läsion am weitesten zwischen die Kortikalis und das Periost vorgeschoben hat. Es wird häufig bei Osteosarkomen gefunden, enthält jedoch unabhängig von seiner Länge keine wesentlichen Tumorbestandteile. Die Basis des Dreiecks ist immer auf den auslösenden Prozeß gerichtet (Abb. 14). In seltenen Fällen können auch gutartige Läsionen (z. B. aneurysmatische Knochenzyste, Osteomyelitis) zur Ausbildung eines Codman-Dreiecks führen.

Alle aufgeführten Periostreaktionen sind grundsätzlich unspezifisch und lassen keine sicheren Rückschlüsse auf die Art des verursachenden Prozesses zu [12, 22, 41]. Nur in Kombination mit anderen röntgenologischen Veränderungen und der Häufigkeit ihres Auftretens bei bestimmten Läsionen ist eine differentialdiagnostische Interpretation möglich und sinnvoll.

1.3.1.7 Weichteilveränderungen. Die Ausdehnung einer Geschwulst aus dem Knochen läßt sich röntgenologisch anhand einer Vermehrung der Weichteile durch nichtschattengebende Tumorbestandteile sowie einer Verdrängung normaler Strukturen erkennen (Abb. 15).

1.3.1.8 Dichte des Tumorgewebes. Die Grundsubstanz eines jeden ossären Turmors ist im Röntgenbild nicht schattendicht, solange sie nicht mineralisiert (Osteoid, Chondroid) bzw. zu Knochenstrukturen ausgereift ist (Osteochondrom). Bei typischer Ausprägung läßt der Charakter der Mineralisation in Form unterschiedlicher röntgenologischer Verdichtungsfiguren Rückschlüsse auf die Art der Tumormatrix zu.

Bei Osteosarkomen kann eine intensive Mineralisation reichlich gebildeten Osteoids innerhalb des Knochens zu einer *soliden,* homogenen sklerotischen Verdichtung führen (Abb. 16). Geringer mineralisiertes Tumorosteoid bildet röntgenologisch *wolkige* und schwächer schattengebende Strukturen, die vor allem in den Weichteilen gut erfaßt werden können (Abb. 17). Verkalkungen in knorpeligem Material zeigen eine mehr *fleckige* und öfter sichelförmige Anordnung (z. B. beim Chondrom) (Abb. 18). Eine Knochenneubildung in strukturierter, ausdifferenzierter Form findet sich beim Osteochondrom und parossalen Osteosarkom. Die sichere Bestimmung der Art der Mineralisation der

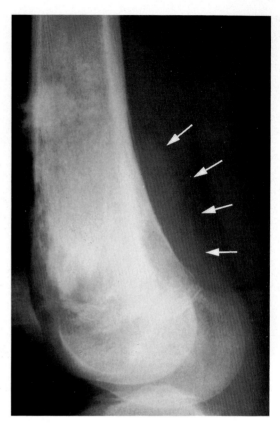

Abb. 15. Weichteilveränderungen: Vermehrung der Weichteile durch nichtschattengebende Tumorbestandteile; Verdrängung oder Auslöschung normaler Strukturen (fasziale Aufhellungslinien; *Pfeile*) (Osteosarkom)

Tumormatrix kann jedoch Schwierigkeiten bereiten, wenn unterschiedliche Formen von Verkalkungen differenter Grundsubstanzen nebeneinander und in Addition zu einer intensiven reaktiven Knochenneubildung vorliegen.

1.3.2 Spezielle radiologische Untersuchungstechniken

In Ergänzung zu den konventionellen Röntgenaufnahmen stehen besonders für die Diagnostik von maligne erscheinenden Knochentumoren weitere spezielle radiologische Untersuchungstechniken zur Verfügung. Der Einsatz einer oder mehrerer der folgenden Methoden erbringt oft wertvolle zusätzliche oder neue Informationen vor allem über die Ausdehnung des neoplastischen Prozesses:

1. Computertomographie,
2. Szintigraphie,
3. Angiographie.

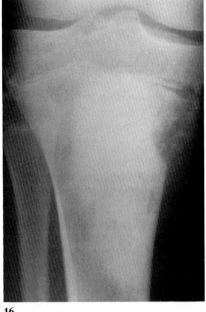 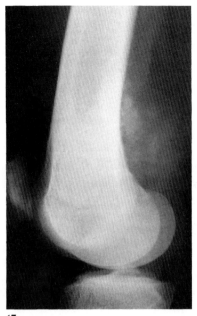 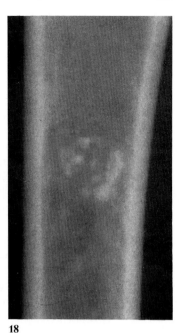

Abb. 16. Dichte der Tumormatrix: Solide homogene Mineralisation (von Osteoid) mit intensiver ossärer Sklerose (sklerotisches Osteosarkom)

Abb. 17. Dichte der Tumormatrix: Wolkige Mineralisation (von Osteoid) besonders in extraossalem Tumoranteil (Osteosarkom)

Abb. 18. Dichte der Tumormatrix: Fleckige Verkalkungen in knorpeliger Grundsubstanz (Enchondrom)

1.3.2.1 Computertomographie. Die Computertomographie gestattet heute eine sehr eingehende Beurteilung ossärer Geschwülste. Für die Bestimmung der Dignität und Artdiagnose einer Knochenläsion stehen die konventionellen Röntgenmethoden aufgrund ihrer besseren räumlichen Auflösung weiterhin an erster Stelle. Ein zusätzlicher wichtiger Informationsgewinn vor allem im Hinblick auf die Therapieplanung ergibt sich in 60–80% der computertomographischen Untersuchungen [9, 39, 64, 65]. Die wesentlichen Vorzüge der Computertomographie bestehen einerseits in der überlagerungsfreien axialen Darstellung der Knochen- und Weichteilstrukturen, andererseits in dem sehr günstigen Dichteauflösungsvermögen. Die gleichzeitige Abbildung sowohl der intramedullären als auch der extraossalen Ausdehnung eines Tumors wird allgemein gegenüber den konventionellen Röntgenmethoden als Vorteil hervorgehoben [2, 3, 10, 14, 36, 39, 42, 52, 53, 55, 64, 65]. Die Erfassung der gesamten Größe einer Geschwulst gelingt meist noch genauer und sicherer als mit der Angiographie. Auch die Beziehung des extraossalen Anteils eines malignen Knochentumors zu den benachbarten Weichteilstrukturen, wie z. B. der Muskulatur oder einem großen Gefäß, ist im Computertomogramm bei entsprechender Technik meist gut zu erkennen und macht die arterielle Gefäßdarstellung zunehmend entbehrlich [9, 39].

Besonders in anatomisch komplexen Skelettabschnitten, wie dem Becken und der Wirbelsäule, wird die komplette intra- und extraossäre Ausdehnung einer Geschwulst nur mit Hilfe der Computertomographie sichtbar.

Ein weiterer wesentlicher Vorzug der Methode liegt in ihrer recht sicheren Aufdeckung auch diskreter intramedullärer Metastasen einschließlich sog. Skip-Läsionen beim Osteosarkom [9, 10, 24, 53]. Diese stellen sehr kleine Tumorareale meist in demselben Knochen (selten jenseits eines Gelenks) ohne direkte Verbindung zur Primärgeschwulst dar. Zunehmend erlangt die Computertomographie auch an Bedeutung für die Beurteilung der Rückbildung maligner Knochengeschwülste unter einer zunächst konservativen Therapie (präoperative Chemotherapie) [30].

Eine computertomographische Untersuchung von gutartigen Knochengeschwülsten und tumorähnlichen Läsionen bleibt meist entbehrlich, zumal gegenüber Nativ-Röntgenaufnahmen wichtige zusätzliche Befunde nahezu nie zu erhalten sind [14]. Lediglich beim Osteoid-Osteom gelingt in Ausnahmefällen die genaue Lokalisation des Nidus nur mit Hilfe der Computertomographie [55].

1.3.2.2 Szintigraphie. Die Skelettszintigraphie mit heute üblicher Applikation radioaktiver Technetium-Verbindungen (z. B. ^{99m}Tc markierte Diphosphonate) fand bei Knochentumoren bisher ihre Anwendung vor allem zur frühzeitigen Erfassung ossärer Metastasen [19, 33, 43, 44, 48, 51, 62]. Die Methode zeigt mit 68% korrekter Befunde eine deutlich höhere Sensitivität [17] und erlaubt einen wesentlich früheren Nachweis des Knochenumbaus als konventionelle Röntgenaufnahmen, bei denen bereits etwa die Hälfte der Dicke eines spongiösen Knochens zerstört sein muß, bevor dies entdeckt werden kann [13]. Bei Kindern und Jugendlichen können epiphysennahe Läsionen dem szintigraphischen Nachweis entgehen, da diese Skelettabschnitte bereits infolge des normalen Knochenstoffwechsels eine deutlich gesteigerte Aktivitätsaufnahme zeigen [33]. Besonders die Erfassung ossärer Metastasen beim Neuroblastom gestaltet sich häufiger schwierig, da deren metaphysäre Lokalisation vor allem bei symmetrischem Befall und fehlender Mehrbelegung („cold lesions") die szintigraphische Interpretation erschwert [25].

Die Anreicherung der Technetium-Verbindungen im Knochengewebe ist abhängig von der lokalen Vaskularisation, der Gefäßpermeabilität und der Knochenneubildungsrate. Es erfolgt eine bevorzugte Aufnahme im neugebildeten unreifen Knochengewebe infolge einer gesteigerten osteoblastischen Aktivität und/oder einer besonderen Affinität der Phosphat-Verbindungen zu unreifem Kollagen [20]. In Osteosarkomen werden Diphosphonate daher sowohl in dem von den Tumorzellen produzierten Osteoid als auch in reaktiv formiertem Knochen angereichert. Die Akkumulation des Tracers geschieht dabei in den vitalen Anteilen des Tumors und nicht in Nekrosen.

Auch der Bereich vor allem eines bösartigen ossären Primärtumors wird im Szintigramm deutlich dargestellt. Eine genaue Bestimmung seiner Ausdehnung kann aber durch eine unspezifische und z. T. sehr weitreichende Mehrbelegung der benachbarten Knochenabschnitte erschwert oder unmöglich gemacht werden [4, 18, 34, 63].

Eine weitere Indikation zur Szintigraphie besteht in der Verlaufsbeurteilung von Aktivitätsänderungen in einer Knochenläsion unter einer konservativen Therapie [5, 32]. Eine Annahme der Mehrbelegung wird dabei als Zeichen des Ansprechens des Tumors auf die Behandlung gewertet. Eine neue Methode mit quantitativer Bestimmung der Aufnahme des Radionuklids im Bereich des Primärtumors wurde von KNOP u. MONTZ [31], entwickelt. Sie ermöglicht bei gleichzeitiger Erfassung des Ausmaßes der Durchblutung der Geschwulst eine sehr zuverlässige Beurteilung der Reaktion des Tumors auf die Behandlung, so z. B. bei einem Osteosarkom unter präoperativer Chemotherapie.

1.3.2.3 Angiographie. Bei *gutartigen* ossären Läsionen ist eine arterielle Gefäßdarstellung in aller Regel entbehrlich. Anerkannt wird von allen Autoren der Wert der Angiographie für die Wahl der korrekten Biopsiestelle bei vermuteter *Malignität* eines Tumors. Die Information über die Gefäßversorgung einer bösartigen Geschwulst, ihren Vaskularisationsgrad sowie ihre Beziehung zu den benachbarten großen Gefäßen ist wertvoll für die chirurgische Therapieplanung (z. B. Resektionen). Voraussetzungen für ein optimales Untersuchungsergebnis sind zum einen die selektive, möglichst antegrade Applikation hoher Dosen nichtionischer Kontrastmittel, zum anderen eine Bilddokumentation der arteriellen, kapillären und venösen Phase in mindestens zwei Ebenen [23, 27]. Nach den Ergebnissen von LECHNER et al. [37], erbringen bei Einhaltung dieser Bedingungen vasodilatatorische Substanzen keine zusätzlichen Verbesserungen für die Diagnose peripherer Knochen- und Weichteilprozesse. Neuerdings wird für diese Indikation auch die *digitale Subtraktionsangiographie (DSA)* mit venöser Kontrastmittelapplikation angewendet [50]. Besonders bei geplanten schwierigen und ausgedehnten extremitätenerhaltenden Operationen ist die komplexe radiologische Erfassung aller Aspekte einer malignen Geschwulst hilfreich und erforderlich. Trotz der günstigen Abbildungsverhältnisse einer ossären Läsion und ihrer Umgebung durch die Computertomographie gelangt daher auch die Angiographie trotz ihrer relativen Invasivität weiterhin in derartigen Fällen zum Einsatz [15, 23, 27].

Eine hohe Aussagekraft besitzt die Angiographie bei der *Verlaufsbeurteilung* von malignen Knochentumoren während bzw. nach einer präoperativen Chemotherapie (z. B. beim Osteosarkom) oder einer ausschließlichen Strahlentherapie. Die Abnahme der Anzahl pathologischer Gefäße ist dabei ein sicheres Maß für die Zerstörung der Geschwulst [15, 38, 56, 57]. Im Zusammenhang mit den Ergebnissen der anderen radiologischen Methoden wird es möglich, rechtzeitig die Tumoren mit ungenügendem Ansprechen auf die Behandlung zu erkennen und bei diesen die Therapie zu modifizieren bzw. auch den Operationszeitpunkt vorzuziehen. Ein weiterer Vorteil der Angiographie besteht in der genauen Abbildung vital gebliebener Tumornester nach Behandlung. Die Kenntnis ihrer Lokalisation erleichtert das Auffinden dieser vitalen Areale bei der histologischen Untersuchung des Operationspräparates.

1.4 Histologie

Die histologische Untersuchung stellt die derzeit sicherste Methode zur Diagnose eines Knochentumors dar. Insbesonders bei malignen Knochentumoren bzw. unklaren tumorösen Prozessen des Skelettsystems ist eine morphologische Untersuchung unerläßlich. Die Biopsie erfolgt entweder am Resektionspräparat (z. B. bei einem Osteochondrom) oder aber als offene chirurgische Probeexzision aus einem Tumor.

Die Probeexzision aus einem malignen Knochentumor erfolgt einmal unter dem Gesichtspunkt des topographischen Zugangs, zum anderen aber auch bereits im Hinblick auf eine spätere gelenkerhaltende Operation und unter der Vorstellung, repräsentatives Tumormaterial zu gewinnen. Bei intraossär gelegenen Tumoren muß dabei die Kortikalis durchgangen werden.

Bei Tumoren, die auch einen extraossären Tumoranteil aufweisen, genügt die Biopsie aus dem extraossär gelegenen Tumorabschnitt. Dies ist besonders beim Osteosarkom und Ewing-Sarkom ausreichend.

Eine zusammenfassende Übersicht über das diagnostische Vorgehen bei ossären Geschwülsten ist in der Tabelle 3 zusammengestellt.

Tabelle 3. Diagnostisches Vorgehen bei Knochentumoren

1. Anamnese,
2. klinische Untersuchung inkl. Laborergebnisse,
3. konventionelle Röntgenuntersuchung (Nativaufnahmen incl. Weichteil- und Vergrößerungsaufnahmen, Schichtaufnahmen),
4. Computertomographie,
5. Szintigraphie,
6. Angiographie,
7. MRI („magnetic resonance imaging")
8. Histologische Untersuchung (offene Biopsie).

1.5 Appendix: Magnetresonanztomographie

Synonyme: NMR = Nuklearmagnetresonanztomographie, KST = Kernspintomographie, MRI = „magnetic resonance imaging"

In den vergangenen 5 Jahren hat die Magnetresonanztomographie (MRT) aufgrund rasanter gerätetechnischer Verbesserungen (höhere Auflösung, deutlich kürzere Untersuchungszeiten) sowie mittlerweile reichhaltiger und detaillierter Erfahrungen einen festen Platz unter anderem in der bildgebenden Diagnostik von Knochen- und Weichteilprozessen einschließlich ossärer Neoplasien gewonnen. Von den Vorzügen dieser strahlenfreien Untersuchungsmethode profitieren vor allem pädiatrische Patienten, wobei auch Kleinkinder und Säuglinge zur erforderlichen längerdauernden Ruhigstellung meist nur eine mäßige Sedierung benötigen [13, 20, 21].

Der Wert der MRT, vor allem im Vergleich mit der Computertomographie und Szintigraphie, ergibt sich aus folgenden Aspekten:

Die Möglichkeit der direkten multiplanaren Darstellung einer Läsion (in mindestens 3 Ebenen) in Verbindung mit einem hohen Kontrast zum umgebenden normalen Gewebe gestattet eine sehr exakte Erfassung und übersichtliche Abbildung ihrer wahren intra- und ggf. auch extraossären Ausdehnung [1, 4, 5, 8–10, 11, 13, 15, 16, 18–21, 23, 25, 26]. Die MRT ist in dieser Hinsicht allen konventionellen Röntgenmethoden, der Szintigraphie und häufig auch der CT überlegen.

Intramedulläre Veränderungen lassen sich sehr frühzeitig – oft noch vor Auftreten eines positiven szintigraphischen Befundes – aufdecken. Im extraossären Bereich können die Grenzen des pathologischen Areals äußerst genau gegenüber den benachbarten normalen Weichteilstrukturen (Muskeln, Sehnen, große Gefäße) festgelegt werden. Die Expansion eines Prozesses in ein Gelenk und/oder über eine Wachstumsfuge hinaus ist sicher zu erkennen.

Spezielle Vorzüge gegenüber der CT bestehen in folgenden Befunden: Der oedematöse Randsaum eines malignen Neoplasmas läßt sich inner- und außerhalb des Knochens des öfteren besser abgrenzen. Die Muskulatur ist im Hinblick auf eine tumoröse Infiltration genauer und sicherer zu beurteilen. Zur Gefäßlokalisation kann auf eine Röntgen-Kontrastmittelgabe mit ihren Risiken verzichtet werden. Infolge fehlender Aufhärtungseffekte werden die knochennahen Weichteilstrukturen günstiger abgebildet. Das Ausmaß von Artefakten durch Fremdimplantate ist erheblich geringer und selten störend. Aufgrund all dieser günstigen Abbildungsbedingungen erlauben die Ergebnisse der MRT ein sehr exaktes Staging einer Knochenläsion und sind vor allem bei malignen Geschwülsten für die Planung operativer Maßnahmen (insbesondere extremitätenerhaltende Eingriffe, Amputation) von maßgeblicher Bedeutung [1, 2, 5, 6, 12–14, 22, 26].

Hinsichtlich des histopathologischen Aufbaus und speziell der Dignität eines ossären Prozesses ließen sich allerdings bisher mit der MRT keine umfassenden spezifischen Korrelationen aufdecken [12, 13, 17, 24]. Lediglich bei juvenilen und aneurysmatischen Knochenzysten sowie vermehrt hyalinen Knorpel oder Fett enthaltenden Läsionen sollen charakteristische Befunde angetroffen werden [3, 7, 11, 15, 21, 22].

Kortikale und periostale Veränderungen sowie feinere Kalzifikationen entgehen der ausreichenden Darstellung in der MRT. Zu ihrer Erfassung wie auch insgesamt für die qualitative bildgebende Diagnostik von Knochentumoren und anderen ossären Prozessen haben konventionelle Röntgenaufnahmen derzeit weiterhin ihre zentrale Bedeutung behalten [4, 16].

Literatur (MRT)

1. Aisen AM, Martel W, Braunstein EM et al. (1986) MRI and CT evaluation of primary bone and soft-tissue tumors. AJR 146: 749
2. Beltran J, Simon DC, Katz W et al. (1987) Increased MR signal intensity in skeletal muscle adjacent to malignant tumors: pathologic correlation and clinical relevance. Radiology 162: 251
3. Beltran J, Simon DC, Levy M (1986) Aneurysmal bone cysts: MR imaging at 1.5 T. Radiology 158: 689
4. Bohndorf K, Reiser M, Lochner B et al. (1986) Magnetic resonance imaging of primary tumors and tumor-like lesions of bone. Skeletal Radiol 15: 511
5. Bohndorf K, Steinbrich W, Féaux de Lacroix W et al. (1986) Erste Erfahrungen mit der Kernspintomographie bei Knochenerkrankungen. RÖFO 144: 199
6. Cohen MD (1986) Pediatric magnetic resonance imaging. Saunders, Philadelphia, pp 120–141
7. Cohen EK, Kressel HY, Frank TS et al. (1988) Hyaline cartilage-origin bone and soft-tissue neoplasms: MR appearance and histologic correlation. Radiology 167: 477
8. Cory DA, Ellis JH, Bies JR et al. (1986) Magnetic resonance imaging of extremity masses. Comput Radiol 10: 99
9. Demas BE, Heelan RT, Lane J et al. (1988) Soft-tissue sarcomas of the extremities: comparison of MR and CT in determining the extent of disease. AJR 150: 615
10. Freyschmidt J, Ostertag H (1988) Knochentumoren (Klinik, Radiologie, Pathologie). Springer, Berlin Heidelberg New York, S 21–27
11. Hudson TM, Hamlin DJ, Enneking WF (1985) Magnetic resonance imaging of bone and soft-tissue tumors. Skeletal Radiol 13: 134
12. Kalmar JA, Eick JJ, Merritt CRB et al. (1988) A review of applications of MRI in soft-tissue and bone tumors. Orthopedics 11: 417
13. Kanal E, Burk DL jr., Brunberg JA et al. (1988) Pediatric musculoskeletal magnetic resonance imaging. Radiol Clin North Am 26: 211
14. Le Treut A, Vanel D (1988) Radiological study of bone sarcomas. Bull Cancer 75: 445
15. Petasnick JP, Turner DA, Charters JR et al. (1986) Soft-tissue masses of the locomotor system: comparison of MR imaging with CT. Radiology 160: 125
16. Pettersson H, Gillespy III T, Hamlin DJ et al. (1987) Primary musculoskeletal tumors: examination with MR imaging compared with conventional modalities. Radiology 164: 237
17. Pettersson H, Slone RM, Spanier S et al. (1988) Musculoskeletal tumors: T1 and T2 relaxation times. Radiology 167: 783
18. Reiser M, Kahn T, Rupp N et al. (1986) Ergebnisse der MR-Tomographie in der Diagnostik der Osteomyelitis und Arthritis. RÖFO 145: 661
19. Reiser M, Rupp N, Biehl TH et al. (1985) MR in the diagnosis of bone tumors. Eur J Radiol 5: 1
20. Reiser M, Rupp N, Stetter E (1983) Erfahrungen bei der NMR-Tomographie des Skelettsystems. RÖFO 139: 365
21. Reither M, Kaiser W, Imschweiler E et al. (1987) Bedeutung der Kernspintomographie für die Diagnostik von Knochenmarkserkrankungen im Kindesalter. RÖFO 147: 647
22. Richardson ML, Kilcoyne RF, Gillespy III T et al. (1986) Magnetic resonance imaging of musculoskeletal neoplasms. Radiol Clin North Am 24: 259
23. Rosenthal DI, Scott JA, Brady TJ (1986) Magnetic resonance imaging of the extremities. Cardiovasc Intervent Radiol 8: 377
24. Totty WG, Murphy WA, Lee JKT (1986) Soft-tissue tumors: MR imaging. Radiology 160: 135
25. Weigert F, Reiser M, Pfändner K (1987) Die Darstellung neoplastischer Wirbelveränderungen durch die MR-Tomographie. RÖFO 146: 123
26. Zimmer WD, Berquist TH, McLeod RA (1985) Bone Tumors: MRI versus CT. Radiology 155: 709

2 Benigne Knochentumoren

2.1 Chondrogene Tumoren

2.1.1 Osteochondrom (solitär)

Synonyme: Exostose, kartilaginäre Exostose, osteokartilaginäre Exostose; früher: Ekchondrom, epiexostotisches Chondrom, ossifizierende Ekchondrose

Definition

Das Osteochondrom ist ein von der Oberfläche eines Knochens ausgehender und mit einer hyalinknorpeligen Kappe überzogener knöcherner Auswuchs. Meist wird es der Gruppe der eigentlichen Tumoren zugeordnet [7, 28, 29, 40, 58, 60]. Einige Autoren sehen es neuerdings als eine tumorähnliche Läsion an [35].

Epidemiologie, Lokalisation, Pathogenese

Häufigkeit: Osteochondrome sind die häufigsten Knochentumoren. In großen Serien repräsentieren sie 45-50% der gutartigen und 10-20% aller primären ossären Geschwülste [7, 28, 58]. In diesen Zahlen sind zwar die multiplen kartilaginären Exostosen (10% aller Exostosen) eingeschlossen. Da sicher nicht alle derartigen Läsionen zur Diagnostik und Therapie gelangen, ist ihre eigentliche Frequenz jedoch noch höher anzusetzen.

Alter: Mehr als die Hälfte aller Osteochondrome werden bei Kindern und Jugendlichen unter 20 Jahren diagnostiziert [7, 58]. Sie können bereits bei Säuglingen und Neugeborenen, andererseits bei langem symptomlosem Verlauf auch erst im höheren Alter bemerkt werden.

Keine *Geschlechtsdisposition* zeigte sich in den Serien von JAFFE [29], LICHTENSTEIN [40] und MULDER et al. [47]. Im Untersuchungsgut anderer Autoren waren dagegen männliche Individuen 1,5-2mal häufiger betroffen als weibliche [7, 28, 58].

Lokalisation: Osteochondrome entstehen in knorpelig präformiertem Knochen, bevorzugt an Stellen intensiven Längenwachstums. Sie werden deshalb überwiegend in den Metaphysen langer Röhrenknochen, vor allem in der Kniegelenksregion (43%) und im proximalen Humerus (25%) angetroffen [28].

Pathogenese: Über die Entstehung eines Osteochondroms gibt es mehrere Theorien. Nach VIRCHOW [134], entwickeln sich die Exostosen aus versprengten Knorpelnestern, die nach Verlagerung von der Epiphysenfuge und Rotation um 90° eine weitere Wachstumspotenz in senkrechter Richtung zur Knochenachse behalten. Nach MÜLLER [116], sind für den Ursprung einer Exostose persistierende Knorpelnester der Kambiumschicht des Periostes oder des Perichondriums, nach KEITH [96], Defekte im periostalen Knochenring und nach LICHTENSTEIN [40] metaplastische Knorpelbildungen in abnorm entwickeltem Periost verantwortlich. LIBSHITZ u. COHEN [102], beschreiben ein gehäuftes Auftreten von Osteochondromen in Extremitäten bei Kindern, die wegen einer malignen Erkrankung mehrere Jahre (Durchschnitt: 5 Jahre) zuvor in diesem ossären Areal nahe einer offenen Epiphysenfuge lokal bestrahlt worden waren.

Klinik

Die meisten solitären Osteochondrome werden anläßlich einer röntgenologischen Untersuchung aus anderer Ursache zufällig entdeckt oder machen sich als schmerzlose knöcherne Vorwölbung äußerlich bemerkbar. Beschwerden treten bei Exostosen selten auf. Sie sind dann hervorgerufen durch Irritation benachbarter Nerven und Gefäße (Schmerzen, Bewegungseinschränkung in Gelenken, Parästhesien, Paresen, Zirkulationsstörungen, Thrombosen, Entwicklung von arteriovenösen Fisteln oder falschen Aneurysmen). Die Art und Intensität der klinischen Symptome werden bestimmt durch die Lokalisation, die Größe und die Wachstumstendenz des verursachenden Osteochondroms (Abb. 19).

Radiologischer Befund

Osteochondrome zeigen in *konventionellen Röntgenaufnahmen* fast immer einen derart charakteristischen Befund, daß sie problemlos und sicher diagnostiziert werden können. Es findet sich ein oberflächlicher knöcherner Auswuchs, in dessen Basis sich die Spongiosa und Kortikalis des darunterliegenden Knochens kontinuierlich fortsetzen. Die Exostosen selbst haben teils eine mehr homogene und harmonische Textur infolge überwiegender ossärer Bestandteile, teils eine mehr unregelmäßige wolkige Struktur bei stärkerem Knorpelgehalt mit Verkalkungen. Der biologisch aktive Anteil des Osteochondroms, seine umhüllende Knorpelkappe und damit die äußere Begrenzung, ist röntgenologisch unscharf und erst anhand fleckiger Kalkeinlagerungen erkennbar. Der Durchmesser dieser Knorpelkappe beträgt meist nur wenige Millimeter und ist um so größer, je jünger der Patient ist (bis zu 1 cm).

Es lassen sich 2 typische Formen von Osteochondromen unterscheiden. *Gestielte, pilzförmige* Ex-

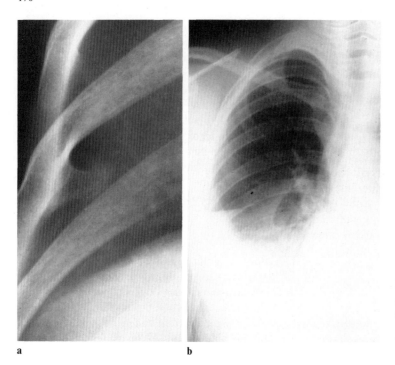

Abb. 19a, b. Osteochondrom einer Rippe mit konsekutivem Hämatothorax. **a** Zufällig entdeckte, in den Thoraxraum hineinragende gestielte Exostose; keine Pleurareaktion (Schrägaufnahme). **b** Einige Wochen später akut auftretende Flüssigkeitsansammlung im ipsilateralen Pleuraraum, Punktion: Blut; operative Ausräumung und Entfernung der Exostose erforderlich

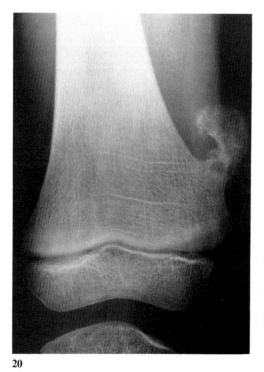

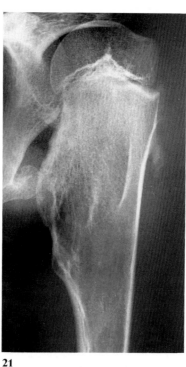

Abb. 20. Gestieltes solitäres Osteochondrom. Exostose in der distalen Femurmetaphyse mit typischer Ausrichtung der blumenkohlartigen distalen Portion diaphysenwärts

Abb. 21. Sessile Exostose. Osteochondrom mit sehr breiter Basis zur Oberfläche des proximalen Humerus; an der Gegenseite und an der Skapula 2 gestielte Exostosen mit pilzförmiger Konfiguration

ostosen haben eine relativ schmale knöcherne Basis. Ihre ausladende distale Portion ist lobulär und dabei häufig blumenkohlartig in Richtung zur Diaphyse des Knochens ausgebildet (Abb. 19-22). Die *sessilen* Formen stehen in einer *breitbasigen* Verbindung mit der Oberfläche des Knochens, verursachen eine umschriebene Erweiterung dessen Markraums und verjüngen sich zu ihrer Peripherie hin (Abb. 21). Oft ragen sie weniger weit in die Weichteile hinein als die gestielten Typen.

Differentialdiagnose: Da die meisten Osteochondrome bereits im konventionellen Röntgenbild problemlos identifiziert werden können, bleiben zusätzliche radiologische Untersuchungen in der Diagnostik von Exostosen bei Kindern und Jugendlichen entbehrlich. Selten können Schwierigkeiten bei der Abgrenzung und Dignitätsbestimmung von großen Exostosen gegenüber einem *Chondrosarkom* oder auch einem *juxtakortikalen Osteosarkom* auftreten. Diese Probleme ergeben sich jedoch erst bei schon älteren jugendlichen Patienten oder jungen Erwachsenen. Hier ist dann die Computertomographie zur weiteren Klärung hilfreich [83, 97]. Die Szintigraphie liefert keinen differentialdiagnostischen Beitrag [89].

Morphologie

Makroskopisch ist die knollige Knorpelfläche mit der angrenzenden Spongiosa charakteristisch. Entweder ist die knöcherne Komponente als schmaler Stiel oder als breite Basis ausgebildet. Die Knorpelkappe ist zwischen 1 und 5 mm dick.

Mikroskopisch besteht die oberflächliche Zone aus hyalinem Knorpel mit dazwischen gelegenen Chondrozyten. Die Zellkerne dieser Chondrozyten sind klein und gleichmäßig rund. Am Übergang zum Knochen besteht eine wachstumszonenähnliche Differenzierung. Abschnittsweise sind Säulenknorpelformationen erkennbar. An dieses Knorpelgewebe wird Spongiosa angelagert. Die tieferen Spongiosabalken sind gleichmäßig lamellär aufgebaut. Die Markräume enthalten in der Regel Fettmark und Zellen der Hämatopoese.

Therapie

Die Notwendigkeit zu einer operativen Entfernung eines Osteochondroms ergibt sich lediglich dann, wenn diese maßgebliche klinische Beschwerden verursacht.

Verlauf, Prognose

Das Wachstum von Osteochondromen ist meist sehr langsam und sistiert häufig mit Abschluß des allgemeinen Skelettwachstums. Grundsätzlich bleibt jedoch ihre biologische Aktivitätspotenz zeitlebens erhalten.

Das Risiko der *malignen Entartung* einer solitären Exostose zu einem Chondrosarkom oder Osteosarkom tritt erst nach dem Kindes- und Jugendalter auf, und zwar vor allem zwischen dem 20. und 40. Lebensjahr [83]. Die Frequenz einer sarkomatösen Entartung wird dann mit etwa 1% angegeben [7, 40, 83, 95].

Rezidive treten bei 2% aller chirurgisch behandelten Patienten auf [7]. Sie sind als Folge einer unzureichenden Ausdehnung der Exzision, vor allem bei Belassen von Anteilen der knorpeligen und/oder fibrösen Hüllen anzusehen und demnach bei adäquater Operationstechnik zu vermeiden.

Insgesamt ist die *Prognose* von solitären Osteochondromen als gut bis sehr gut anzusehen.

2.1.2 Multiple Osteochondrome

Synonyme: Multiple hereditäre kartilaginäre Exostosen, hereditäre deformierende Dyschondroplasie, diaphysäre Aclasie

Multiple Osteochondrome entstehen auf der Basis eines eigenständigen hereditären Krankheitsbildes. Sie werden zwar üblicherweise in der Gruppe der gutartigen Knochentumoren aufgeführt, stellen aber eigentlich die häufigste Dysplasie des Skelettsystems dar [83, 118]. Der Vererbungsmodus ist autosomal dominant mit einer etwas stärkeren Expressivität der Erkrankung bei männlichen Individuen [8, 28].

Multiple kartilaginäre Exostosen zeigen die gleichen Merkmale hinsichtlich ihrer Alters- und Geschlechtsprädilektion, ihrer Lokalisation, der klinischen Symptome sowie ihrer röntgenologischen und pathologisch-anatomischen Morphologie wie solitäre Osteochondrome. Der Unterschied zu den singulären Exostosen besteht somit nur im polyostotischen polytopen Vorkommen bei demselben Individuum. Bis zu 100 und mehr Osteochondrome können bei einer Person auftreten. Neben den langen Röhrenknochen (Abb. 22) sind auch die Skapula, die Rippen (Abb. 23), das Becken und die Wirbelsäule [118] häufiger betroffen als bei solitären Exostosen. Alle Läsionen werden bereits während der Kindheit manifest, bei Erwachsenen treten keine neuen mehr auf [28]. Des öfteren resultieren intensive Verkrümmungen und Verkürzungen an schon frühzeitig befallenen langen Röhrenknochen.

Die *Prognose* der Erkrankung an multiplen Osteochondromen ist deutlich ungünstiger als bei solitären Exostosen. Die Frequenz der malignen

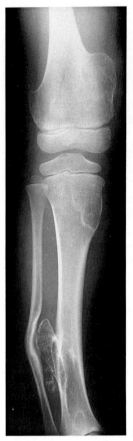
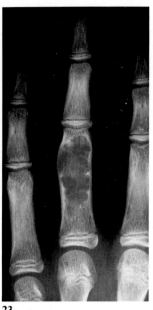

2.1.3 Chondrom (solitär)

Synonyme: zentrales Chondrom: Enchondrom, inneres Chondrom; *juxtakortikales Chondrom:* periostales oder subperiostales Chondrom

Definition

Das Chondrom ist ein gutartiger Tumor aus reifem hyalinem Knorpelgewebe mit wenigen gleichmäßig differenzierten Chondrozyten [8, 66].

Epidemiologie, Lokalisation, Pathogenese

Häufigkeit: Mit einem Anteil von etwa 10 bis fast 20% ist das Chondrom (solitär und multipel) die zweithäufigste Knochengeschwulst (ADLER et al. [66]: 19%; DAHLIN [7]: 11,2%; MULDER et al. [47]: 10%). In der Serie von DAHLIN [7], macht es 2,6% aller ossären Tumoren aus.

Alter: Nahezu zwei Drittel aller Chondrome treten in den ersten 3 Lebensjahrzehnten mit einer Häufung im 2. Dezennium auf [7]. Ein Vorkommen bei Kindern unter 10 Jahren ist sehr selten [28] und weist dann aber auf die polyostotische Form hin [35].

Eine wesentliche *Geschlechtsbevorzugung* besteht nicht [7, 28, 35, 60, 73].

Lokalisation: Mehr als 50-60% aller solitären Chondrome treten in den kurzen Röhrenknochen von Händen und Füßen auf [7, 66, 73], davon 86% im Handbereich. Bevorzugt werden dabei besonders die proximalen Abschnitte der Phalangen sowie die Metakarpalia. Chondrome sind die häufigsten gutartigen Tumoren in den Knochen der Hände überhaupt. Bei stammnaher Lokalisation werden sie vor allem in den langen Röhrenknochen (Femur, Humerus) sowie den Rippen gefunden [7, 66].

Sowohl die zentral im Knochen sich entwickelnden Chondrome (= *Enchondrome*) als auch die exzentrisch an der Oberfläche eines Knochens entstehenden Läsionen (= *juxtakortikale* bzw. *periostale Chondrome*) bevorzugen die Metaphysen der kurzen und langen Röhrenknochen in direkter Nachbarschaft zu einer Epiphysenfuge. Im Bereich der Finger und Mittelhandknochen sind häufig auch die Diaphysen betroffen [7]. An den Rippen werden die Chondrome vor allem in den sternumnahen Abschnitten gefunden.

Pathogenese: Es wird eine Entstehung der Chondrome in versprengten Knorpelzellnestern aus der Epiphysenfuge angenommen [28, 29, 60], die auch in Metaphysen normaler Knochen zu finden sind.

Abb. 22. Multiple große Osteochondrome (gestielt und sessil) an langen Röhrenknochen mit Auftreibung und Verplumpung der Strukturen im Kniebereich sowie Verbiegung der Achsen von Tibia und Fibula

Abb. 23. Solitäres zentrales Chondrom (= Enchondrom) im Handbereich: Ausgedehnter lytischer Bezirk in der Spongiosa des Fingergrundgliedes mit scharfer traubenförmiger, kaum sklerotischer Begrenzung, keine Verkalkungen; Druckarrosion der Kortikalis und leichte Auftreibung des Knochens

Entartung zu einem Chondrosarkom wird mit 10-20% angegeben [7, 8, 28, 83, 95]. Das Risiko für die einzelne Läsion wird dabei nicht höher eingeschätzt als jenes bei einer solitären Exostose. Als radiologische Kriterien (in konventionellen Röntgenaufnahmen und Computertomogrammen) gelten dieselben Befunde wie bei solitären Osteochondromen. Auch die Prinzipien der Therapie sind grundsätzlich identisch mit denen bei einer solitären Exostose. Wegen des höheren Risikos bei älteren Jugendlichen und Erwachsenen ist jedoch die Indikation zu einer operativen Maßnahme in diesen Altersstufen großzügiger zu stellen.

Bei Auftreten einer derartigen Läsion in den Weichteilen oder intrakraniell wird eine Metaplasie präexistenter Zellen (Synovia, Glia) diskutiert [7, 67].

Klinik

Wegen ihres sehr langsamen Wachstums führen Chondrome häufig nicht zu klinischen Beschwerden. Sie werden zum Teil bei Röntgenuntersuchungen aus anderer Ursache entdeckt. Erst bei Erreichen einer beträchtlichen Größe fallen sie an den Extremitäten durch eine schmerzlose Auftreibung des Knochens auf.

Radiologischer Befund

Mit Hilfe *konventioneller Röntgenaufnahmen* lassen sich sowohl solitäre als auch multiple Chondrome nahezu immer korrekt diagnostizieren. Weiterführende radiologische Untersuchungen bleiben deshalb meist entbehrlich.

Das übliche *solitäre zentrale Chondrom (= Enchondrom)* zeigt sich als unterschiedlich ausgedehnter lytischer Herd, ausgehend vom Markraum eines Knochens. Seine Form kann rund, oval, spindelig oder auch traubenförmig sein. Die Begrenzung ist scharf mit einem angrenzenden, meist nur zarten Sklerosesaum. Größere Enchondrome führen zu einer Druckarrosion der Kortikalis, die ausgedünnt wird und im Laufe der zunehmend spindeligen Auftreibung des Knochens aufgebraucht wird. Der Tumor bleibt jedoch immer vom Periost bedeckt. Ein Teil der Läsionen im Handbereich läßt eine Mineralisation der Knorpelmatrix vermissen [35, 47, 136] (Abb. 23). In der Mehrzahl besonders der stammnahen Chondrome führen degenerative Veränderungen und Nekrosen in der knorpeligen Matrix zu charakteristischen Verkalkungen (fleck-, stippchen-, tüpfel-, girlandenförmig) (s.a. Abb. 24 unter „Multiple Chondrome") [7, 28].

Bei einem Auftreten der Tumoren in den langen Röhrenknochen ist deren Lokalisation im Knochen mehr exzentrisch.

Differentialdiagnose: Als häufigste benigne Knochentumoren *im Handbereich* sind die meisten Chondrome in den kurzen Röhrenknochen problemlos zu diagnostizieren. Bei Fehlen von Verkalkungen können sich sehr selten Schwierigkeiten in der röntgenmorphologischen Abgrenzung zu *Zysten,* einer *monostotischen fibrösen Dysplasie* oder einem *Riesenzelltumor* ergeben. In diesen Fällen ist jedoch zu berücksichtigen, daß alle diese Läsionen nur in Ausnahmefällen im Handbereich auftreten

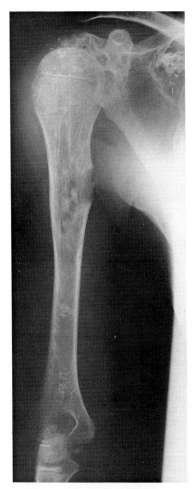

Abb. 24. Multiple Chondrome („Ollier-Krankheit") im Humerus und in der Skapula; Lokalisation der Herde teils zentral, teils exzentrisch subperiostal; unterschiedlich intensive Verkalkungen

und der Riesenzelltumor bei Kindern eine Rarität darstellt. In den *langen Röhrenknochen* ergeben sich bei fehlenden Verkalkungen ähnliche differentialdiagnostische Schwierigkeiten. Hinzu kommt die Verwechslungsmöglichkeit mit einem *Chondromyxoidfibrom.* Ein intensiv mineralisiertes stammnahes Chondrom kann einem *Knocheninfarkt* ähneln.

Morphologie

Makroskopisch besteht das Chondrom aus 3–10 mm im Durchmesser großen Läppchen, die eine grauglasige Farbe aufweisen. Die Konsistenz entspricht hyalinem Knorpel. Kommt es zur Verkalkung der chondroiden Matrix, so besteht eine stumpfe, mörtelartige Struktur. Herdförmig kann es in Chondromen zu einer schleimigen Umwandlung der chondroiden Matrix kommen.

Mikroskopisch besteht der Tumor aus hyalinem Knorpelgewebe. Die darin gelegenen Chondrozyten sind gleichmäßig angeordnet. Die umgebende Kortikalis ist stark verdünnt, jedoch in der Regel nicht durchbrochen. In myxoid umgewandelten Partien liegen die Chondrozyten sternförmig verzweigt.

Da die maligne Entartung bei Chondromen in sehr umschriebenen Gebieten erfolgen kann, sollten Chondrome – insbesondere stammnah lokalisierte – stets an möglichst vielen Stellen untersucht werden.

Therapie

Wegen der Rezidivneigung und der stets drohenden malignen Entartung müssen alle *stammnahen* Chondrome nach den Grundsätzen der onkologischen Radikalität, d. h. in Form einer en-bloc-Resektion entfernt werden. Bereits bei der Probeexzision sollte dies berücksichtigt werden [35, 66, 136].

Verlauf, Prognose

Solitäre Chondrome wachsen sehr langsam und behalten ohne Therapie zeitlebens ihr biologisches Aktivitätspotential. Der Verlauf und die Prognose der Tumoren werden hauptsächlich von ihrer Lokalisation bestimmt [35, 136]. Das periphere Enchondrom ist eine fast immer gutartig sich verhaltende Läsion.

Chondrome in stammnahen *langen Röhrenknochen* einschließlich der juxtakortikalen Form und besonders die Geschwülste im *Stammskelett* haben eine grundsätzlich ungünstigere Prognose. Es werden bei diesen bis zu 50% *bösartige Verläufe* beobachtet [47, 136]. Offen bleibt dabei, wie häufig eine tatsächliche maligne Entartung einer primär benignen Läsion auftritt oder bereits initial ein nicht erkanntes malignes Chondrosarkom vorliegt.

Auch die *Rezidivrate* ist bei *stammnahen* Chondromen, besonders nach unzureichender Entfernung, beträchtlich (ADLER et al. [66]: bis 50%; KOTZ et al. [35]: bis 100%). Bei mehrfachen Rezidiven nehmen die histologischen Malignitätszeichen zu. Das allgemeine Risiko bei Chondromen dieser Lokalisation ist zwar im Kindesalter noch sehr gering, muß jedoch immer frühzeitig bereits bei der Probeexzision und später bei der Therapie berücksichtigt werden.

2.1.4 Multiple Chondrome

Synonyme: Chondromatose, Enchondromatose, Ollier-Krankheit, Dyschondroplasie; Enchondromatose u. Hämangiomatose: Maffucci's Syndrom

Das Auftreten multipler Chondrome bevorzugt in den Meta- und Diaphysen der kurzen und langen Röhrenknochen, selten im Stammskelett resultiert aus einer allgemeinen Störung der normalen enchondralen Ossifikation. Die Erkrankung wird als Entwicklungsanomalie aufgefaßt und den Dyschondroplasien zugezählt [7, 28].

Im Gegensatz zu den eigentlichen metaphysären Dysostosen ist bei der Enchondromatose der Epiphysenknorpel nicht verändert. Eine familiäre Häufung bzw. auch ein bestimmter Erbmodus sind nicht bekannt [136]. Die einzelnen Herde haben den gleichen morphologischen und röntgenologischen Aufbau wie die solitären Chondrome. Aufgrund konsekutiver Wachstumsstörungen der betroffenen Extremitäten (Verbiegung, Verkürzung, pathologische Fraktur) wird die Krankheit oft bereits im Kindesalter entdeckt [60, 73, 126]. Die Läsionen sind sowohl im Zentrum eines Knochens als auch subperiostal lokalisiert und weisen z. T. keine, z. T. recht intensive Verkalkungen ihrer Knorpelmatrix auf (Abb. 24).

In der Frühphase der Erkrankung besteht häufig eine Halbseitenbetonung des Skelettbefalls, die dann als *Ollier-Krankheit* bezeichnet wird [8, 73, 126]. Das seltene gleichzeitige Auftreten multipler Chondrome und kavernöser, meist subkutaner Hämangiome ist bekannt als *Maffucci's Syndrom* [107, 115]. Auch bei dieser kongenitalen Anomalie ist eine Vererbbarkeit nicht bekannt.

Den verschiedenen Erscheinungsbildern multipler Chondrome gemeinsam ist das hohe Risiko der *Entartung* zu einem Chondrosarkom im frühen Erwachsenenalter (20–50%), das durch die Vielzahl der Einzelläsionen und deren Lokalisation in stammnahen Knochen gegeben ist [7, 29, 73, 107]. Als Besonderheit wurde auch über eine Transformation zu einem Osteosarkom berichtet [60].

Eine effektive kurative Therapie ist meist aufgrund der Vielzahl der Chondrome nicht möglich und beschränkt auf adjuvante Maßnahmen bei pathologischen Frakturen sowie intensiver Deformierung und Verkürzung von Extremitäten.

2.1.5 Chondroblastom

Synonyme: benignes Chondroblastom, epiphysäres Chondroblastom, Codman-Tumor

Definition

Das Chondroblastom ist ein seltener, fast immer epiphysär gelegener Knochentumor knorpeligen Ursprungs. Es ist durch einen hohen Gehalt an Chondroblasten-ähnlichen Zellen, dazwischen liegenden Riesenzellen und eine gitterförmige kartilaginäre Matrix gekennzeichnet.

Epidemiologie, Lokalisation, Pathogenese

Die *Häufigkeit* der Chondroblastome ist mit weniger als 1-1,5% aller Knochentumoren recht gering [7, 28, 121].

Alter: Mehr als die Hälfte der Chondroblastome (~70%) treten bei Kindern und Jugendlichen in der zweiten Lebensdekade auf [7, 123]. Etwa 90% aller Tumoren werden zwischen dem 5. und 25. Lebensjahr entdeckt.

Lokalisation: 70-80% aller Chondroblastome finden sich in den langen Röhrenknochen, und zwar vor allem im Femur, im Humerus und in der Tibia [28, 120, 123]. Seltener ist ein Vorkommen im Bekken, in den Fußwurzelknochen (besonders Talus) und in der Skapula.

Typischerweise zeigen die Chondroblastome eine epiphysäre Lokalisation, entstehen aber auch nicht selten in Apophysen. Eine Ausdehnung über die benachbarte (offene oder geschlossene) Epiphysenfuge in die Metaphyse hinein wird beobachtet.

Pathogenese: Wegen der vorliegenden Lokalisation in einer Epiphyse oder in der engen Nachbarschaft zu einer Wachstumsfuge wird allgemein ein Ursprung des Tumors aus Knorpelzellen der Epiphysenfuge angenommen [7, 60].

Klinik

Die klinischen Beschwerden sind uncharakteristisch und äußern sich meist in lokalen Schmerzen. Oft werden diese in das benachbarte Gelenk projiziert und dann zunächst als „rheumatischen" Ursprungs angesehen.

Radiologischer Befund

Die große Mehrzahl der Chondroblastome kann bereits anhand ihres charakteristischen Befundes in *konventionellen Röntgenaufnahmen* korrekt diagnostiziert werden. Besonders aussagekräftig ist die überlagerungsarme Darstellung mit Hilfe einer Schichtuntersuchung [35, 88]. Typischerweise findet sich ein zentral oder auch exzentrisch in einer Epiphyse gelegenes lytisches Areal, welches sich scharf gegenüber dem intakten Knochen abgrenzt und von einem schmalen Sklerosesaum umgeben ist. Innerhalb dieser Aufhellungsfigur werden häufig zarte und nur relativ wenig intensive, fleckige oder wolkige Verkalkungen als Ausdruck herdförmiger Mineralisationsphänomene angetroffen [8, 35, 88, 121] (Abb. 25).

Weitergehende radiologische Untersuchungen *(Angiographie, Computertomographie, Szintigraphie)* liefern keine spezifischen Befunde.

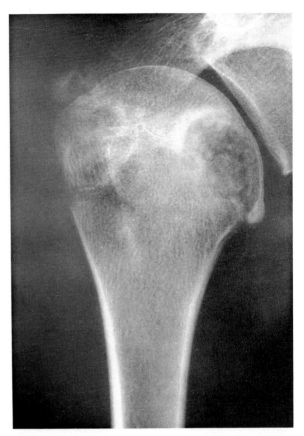

Abb. 25. Chondroblastom in der proximalen Humerusepiphyse: Halbmondförmige, exzentrisch gelegene geographische Lyse mit scharfer, partiell sklerotischer Abgrenzung und zarten, wolkigen Verkalkungen im Zentrum; nur geringfügige Ausdehnung über die Wachstumsfuge hinaus, Gelenkfläche intakt

Differentialdiagnostische Schwierigkeiten treten selten vor allem bei metaphysärer und/oder extraossärer Ausbreitung eines Chondroblastoms auf. Die dann ebenfalls infrage kommenden Tumoren werden jedoch im Kindesalter selten *(Riesenzelltumor)* oder überhaupt noch nicht *(Chondrosarkom)* angetroffen. Hin und wieder können ein epiphysär gelegenes *Chondrom*, ein *Chondromyxoidfibrom* oder auch eine *Osteomyelitis* (tuberkulös) sowie eine *juvenile* oder *aneurysmatische Knochenzyste* röntgenologisch einem Chondroblastom ähnliche Befunde ergeben.

Morphologie

Makroskopisch ist das Chondroblastom scharf begrenzt. Der Tumor hat eine grau-gelbe Schnittfläche.

Mikroskopisch besteht der Tumor aus proliferierenden, dicht beieinanderliegenden Zellen, die eine chondroblastenähnliche Struktur aufweisen.

Therapie

Nur ausgedehnte Läsionen mit extraossärem Anteil und malignitätsverdächtiger Charakteristik (vor allem Rezidive) können Anlaß zu Resektionen geben [35].

Verlauf, Prognose

Das Chondroblastom ist ein äußerst gutartiger und chirurgisch nahezu immer erfolgreich zu entfernender Tumor. Diese Tatsache findet ihren Ausdruck in dem Synonym „benignes Chondroblastom" [7].

Rezidive sind bei adäquater Therapie selten (5-10%) [7, 35]. Sie treten meist in den ersten 3 Jahren nach der Operation auf. Huvos [28], fand allerdings eine höhere Rate von mehr als 30% (-60%) nach wahrscheinlich unzureichender Kurettage und fehlender Spongiosaplombierung.

Ein Risiko der *malignen Entartung* eines Chondroblastoms besteht praktisch nicht. Berichte über bösartige Verläufe beziehen sich auf Geschwülste, die einer Strahlenbehandlung unterzogen worden waren (radiogenes Sarkom?). „Primär maligne Chondroblastome" [28] entsprechen wahrscheinlich eher Varianten chondroblastischer Osteosarkome oder Chondrosarkomen.

2.2 Osteogene Tumoren

2.2.1 Osteoid-Osteom

keine gebräuchlichen Synonyme

Definition

Das Osteoid-Osteom ist ein benigner Tumor mit osteoblastischer Aktivität, der meist nicht größer als 1 cm (bis maximal 2 cm) wird und von einer unterschiedlich ausgeprägten Hyperostose (reaktiver Knochen) umgeben ist [93].

Epidemiologie, Lokalisation

Häufigkeit: Das Osteoid-Osteom stellt nahezu 3% aller primären Knochengeschwülste und etwa 10% der benignen ossären Tumoren dar [7].

Alter: Fast 90% der Patienten sind zwischen 5 und 24 Jahre alt. Der Häufigkeitsgipfel liegt mit 50% in der zweiten Lebensdekade [7, 75, 80].

Geschlechtsdisposition: Es besteht eine Prädisposition für das männliche Geschlecht ($\male : \female = 2\text{-}3:1$) [7, 75, 80, 101].

Lokalisation: Grundsätzlich tritt das Osteoid-Osteom in jedem Knochen des Skeletts auf. Bevorzugt sind jedoch die langen Röhrenknochen. Die Hälfte der Osteoid-Osteome ist im Femur und in der Tibia lokalisiert [7, 92]. Mit abnehmender Frequenz sind die Wirbelsäule oder der Humerus betroffen. Relativ häufig ist mit mehr als 10% auch das Vorkommen in den Phalangen von Händen und Füßen sowie in den Hand- und Fußwurzelknochen [92]. Der Tumor ist ausgesprochen selten in den Kieferknochen.

Bei der Lokalisation im Knochen werden spongiöse (medulläre), kortikale und subperiostale Positionen unterschieden [101]. In den langen Röhrenknochen werden vor allem die proximalen Abschnitte sowie die Enden des Schafts befallen. Der Tumor kann auch in der Nähe oder innerhalb eines Gelenks (Femurhals, Ellenbogen) auftreten [128]. Eine epiphysäre Lokalisation wird ebenfalls beobachtet [72]. In der Wirbelsäule findet sich das Osteoid-Osteom fast ausschließlich in den Wirbelbögen (Pars interarticularis) vor allem des lumbalen, seltener des zervikalen und thorakalen Bereichs [74, 106, 111).

Klinik

Im Gegensatz zu anderen Knochentumoren führt das Osteoid-Osteom frühzeitig und nahezu immer zu lokalen Schmerzen. Ihre Intensität nimmt im Laufe der Krankheit zu. Charakteristisch sind ein bevorzugtes Auftreten bzw. eine Verstärkung der Beschwerden während der Nacht sowie ihre günstige Beeinflußbarkeit vor allem durch Salizylate.

In Abhängigkeit von der jeweiligen Lokalisation des Tumors können zusätzlich folgende klinische Befunde erhoben werden: Gelenkbeschwerden (Bewegungseinschränkung, Synovitis, Erguß) [75, 128], Skoliose [81, 111], Wachstumsstörungen der betroffenen Extremität besonders bei Kindern [71, 117].

Radiologischer Befund

Mit Hilfe *konventioneller Röntgenaufnahmen* (Nativaufnahmen, konventionelle Tomogramme) gelingt der korrekte Nachweis von etwa Dreiviertel aller Osteoid-Osteome [75, 117, 131]. Besonders bei kortikaler Lokalisation zeigen die Läsionen einen

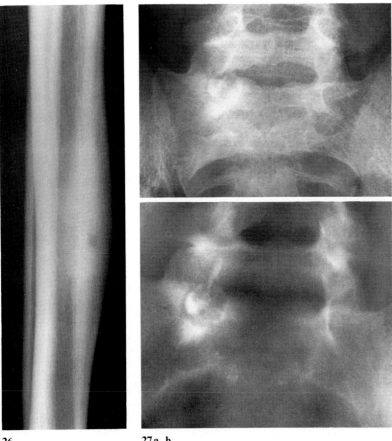
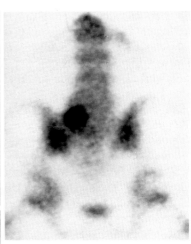

charakteristischen röntgenologischen Befund. Es findet sich eine spindelförmige sklerotische Verdikkung der Kortikalis, die bedingt ist durch eine reaktive (periostale) Knochenneubildung. Das Korrelat des eigentlichen Tumors, der Nidus, ist ein kleiner rundlicher oder ovalärer Aufhellungsbezirk meist im Zentrum, aber auch exzentrisch am oberen oder unteren Rand der Knochenauftreibung (Abb. 26) [75, 79, 101, 117, 131]. Innerhalb dieses lytischen Areals können in bis zu 25% der Fälle zarte Verkalkungen gefunden werden. Ausschlaggebend für die Diagnose und Therapie ist der sichere Nachweis dieses Nidus. Hierfür sind Nativaufnahmen in mehreren Ebenen, überexponierte Aufnahmen sowie Schichtaufnahmen hilfreich.

Bei einer spinalen Lokalisation führt das Osteoid-Osteom zu einer typischen einseitigen sklerotischen Verbreiterung des Wirbelbogens. Die Darstellung des lytischen Nidus gelingt meist nur in Tomogrammen (Abb. 27).

Die Mehrzahl der Osteoid-Osteome, die in den Knochen der Hände und Füße sowie gelenknah auftreten, zeigen einen weniger typischen und oft

Abb. 26. Osteoid-Osteom in der Tibiadiaphyse: Spindelförmige reaktive Verdickung der Kortikalis mit glatter Auftreibung der Knochenoberfläche; eigentlicher Tumor als umschriebener Aufhellungsbezirk („Nidus") im Zentrum der Sklerose deutlich erkennbar (Prof. Hauke, Stuttgart)

Abb. 27 a-c. Osteoid-Osteom mit spinaler Lokalisation. **a** Einseitiger sklerotischer Bezirk im Wirbelbogen von S_1. **b** Tomogramm: Detaillierte Darstellung der sklerotischen Verdickung des Wirbelbogens, zentraler rundlicher Aufhellungsbezirk (Nidus) mit fleckförmiger Verkalkung. **c** Szintigramm: Sehr umschriebene, intensive Aktivitätsanreicherung im lumbosakralen Wirbelsäulenbereich; exzentrische Lokalisation analog der Position der röntgenologischen Veränderungen

nur sehr diskreten röntgenologischen Befund. Dabei stehen lytische Veränderungen im Vordergrund. Eine reaktive Sklerose um den Nidus herum wird seltener oder überhaupt nicht sichtbar [82, 99, 122].

Die *Szintigraphie* ist eine die Nativdiagnostik wertvoll ergänzende Untersuchungsmethode besonders dann, wenn die sichere Darstellung und Lokalisation eines vermuteten Osteoid-Osteoms mit Hilfe der konventionellen Röntgenmethoden nicht gelingen. Die charakteristische intensive und sehr umschriebene Anreicherung des Radionuklids reflektiert die osteoblastische Aktivität und/oder die vermehrte Durchblutung innerhalb und am Rande des Tumors (Abb. 27) [85, 137]. Sinnvoll ist deshalb eine szintigraphische Untersuchung auf der Basis der Sequenztechnik mit Erfassung der Frühphase („blood pool") und Anfertigung eines statischen Bildes 2 Stunden später [127]. Als eine Methode mit nahezu 100 Prozent Sensitivität ermöglicht die Szintigraphie bei entsprechendem klinischen Verdacht bereits den Nachweis der ossären Läsion, bevor diese im Röntgenbild sichtbar wird [105].

In einzelnen Fällen erbringt erst die *Computertomographie* eine exakte überlagerungsfreie Darstellung des Nidus und damit die für die operative Therapie ausschlaggebende Information [91]. Ihr Einsatz wird vor allem bei Osteoid-Osteomen mit röntgenologisch nicht schlüssigen bzw. atypischen Befunden im Bereich von Händen und Füßen sowie der Wirbelsäule hin und wieder erforderlich [87, 129].

Die *Angiographie* liefert ein typisches und diagnostisch weitgehend sicher verwertbares Gefäßbild des Tumors und seiner Umgebung [100, 104]. Ihre Anwendung wird jedoch wegen der Invasivität zunehmend durch die Computertomographie ersetzt und auf die Osteoid-Osteome eingeschränkt, deren Diagnostik mit Hilfe aller übrigen radiologischen Methoden unzureichend blieb.

Differentialdiagnose: Einem Osteoid-Osteom ähnliche röntgenologische Veränderungen können vor allem durch *chronische Osteomyelitiden* (chronisch fibröse O., Brodie-Abszeß, Garrésche O., tuberkulöse O.), *periostale Blutungen* sowie *Ermüdungsbrüche* hervorgerufen werden. In Ausnahmefällen gestaltet sich auch die Abgrenzung gegenüber einem *primären malignen Tumor* (Ewing-Sarkom, Osteosarkom) schwierig. Osteoid-Osteome mit atypischem Röntgenbefund (wenig Umgebungssklerose) und ungewöhnlicher Lokalisation (gelenknah, epiphysär) können hin und wieder einer *Knochenzyste* oder einem *Chondroblastom* ähneln.

Morphologie

Makroskopisch kann der Tumor nur bei einer „En-bloc"-Entnahme sicher beurteilt werden. Diese ist jedoch nicht indiziert. Innerhalb der dichten Sklerose ist ein intensiv blutig-roter Herd entwickelt, der sich ovalär in Längsrichtung darstellt. Manchmal lassen sich größere zuführende Blutgefäße vom Markraum her darstellen.

Mikroskopisch besteht der Tumor aus einem unregelmäßigen Spongiosageflecht mit osteoiden Säumen. Diese sind immer fibrös strukturiert. Auf der Osteoidoberfläche liegen große, kubische Osteoblasten mit einem sehr ausgeprägten Golgifeld. Die Zellkerne können eine erhebliche Anisonukleose aufweisen. Die Markräume sind locker fibrosiert und enthalten weite Gefäßsinus.

Therapie

Die komplette chirurgische Entfernung des Osteoid-Osteoms, d.h. des Nidus, mittels einer „En-bloc"-Resektion gilt als Behandlung der Wahl. Sie führt zu einem schlagartigen Verschwinden der Schmerzen. Wird der Nidus bei der Operation (z. B. unzureichende Kürettage) zurückgelassen, persistieren die klinischen Beschwerden und machen einen erneuten Eingriff erforderlich.

Die exakte präoperative Lokalisation des Nidus ist somit eine unabdingbare Voraussetzung für die erfolgreiche Therapie. Der sichere Beweis für seine komplette Entfernung wird histologisch erbracht. Auch szintigraphisch-autoradiographische Methoden zum postoperativen Nachweis des exzidierten Nidus werden empfohlen [84].

Verlauf, Prognose

Die *spontane Rückbildung* eines Osteoid-Osteoms wird allgemein bezweifelt. Wegen der im Verlauf an Intensität und Konstanz zunehmenden klinischen Symptomatik (vor allem des Schmerzes) erfolgt nahezu immer eine chirurgische Intervention. Bei einzelnen konservativen Langzeitbeobachtungen mit einem Rückgang der Beschwerden und der röntgenologischen Veränderungen [133] fehlt naturgemäß die histologische Bestätigung des tatsächlich vorliegenden Knochenprozesses.

Rezidive haben ihre Ursache fast ausschließlich in einer unzureichenden Ausräumung des Nidus. Es finden sich allerdings vereinzelt Berichte über ein erneutes Auftreten eines Osteoid-Osteoms nach histologisch bestätigter vollständiger Resektion des Tumors [77, 138]. In einem Einzelfall wurde das Auftreten eines Osteoblastoms nach wahrscheinlich unzureichender Entfernung eines spinalen Osteoid-Osteoms beobachtet [130].

2.2.2 Osteoblastom

Synonyme: Benignes Osteoblastom, Riesenosteoidosteom = „giant osteoid osteom", osteogenes Fibrom

Definition

Das Osteoblastom ist ein dem Osteoid-Osteom eng verwandter benigner Tumor mit einem gefäßreichen Bindegewebsstroma, reichlich aktiven Osteoblasten und der Potenz zur Osteoid- und Knochenbildung.

Die wesentlichsten Unterscheidungskriterien eines Osteoblastoms zum Osteoid-Osteom sind eine Größe von mehr als 1,5-2 cm sowie meist eine geringere reaktive Sklerose des benachbarten Knochens [7, 47, 110, 112].

Epidemiologie, Lokalisation, Pathogenese

Häufigkeit: Das Osteoblastom ist eine sehr seltene Knochengeschwulst. Es repräsentiert lediglich 3% aller benignen bzw. weniger als 1% aller ossären Tumoren [7, 28].

Alter: Bevorzugt treten Osteoblastome in den ersten 3 Lebensdekaden auf (80%). Mehr als die Hälfte der Fälle (55%) wird im 2. Dezennium angetroffen [110].

Geschlechtsdisposition: In allen großen aktuellen Untersuchungsserien erkranken männliche Individuen etwa doppelt so häufig wie weibliche an einem Osteoblastom [7, 28, 110, 112, 132].

Lokalisation: Osteoblastome zeigen eine besondere Affinität zur Wirbelsäule (34-41%) und werden dort vor allem in den posterioren Abschnitten (Wirbelbögen, Quer-, Dorn- und Gelenkfortsätze) gefunden [78, 135]. Die Wirbelkörper werden selten, meist dann sekundär betroffen. Die zweithäufigste Lokalisation ist in den langen Röhrenknochen (18%) mit etwa ähnlicher Verteilung in den Meta- und Diaphysen, seltener in den Epiphysen [7, 28, 110]. Ein zentraler medullärer Ursprung wird etwa ebenso oft angetroffen wie ein exzentrischer kortikaler. Auch eine periostale Lokalisation wird beobachtet [110, 132]. Eine Unterscheidung zwischen dem Osteoblastom und Osteoid-Osteom in Abhängigkeit von ihrem Auftreten im Knochen (Osteoblastom = in Spongiosa, Osteoid-Osteom = in Kortikalis) [76] wird heute allgemein nicht akzeptiert.

Pathogenese: Das Osteoblastom ist allgemein als gutartiger Tumor anerkannt. Die Ätiologie und Pathogenese sind unbekannt.

Klinik

Aufgrund des langsamen Wachstums der Osteoblastome *in den Röhrenknochen* sind die Beschwerden dort (vor allem Schmerz, gelegentlich Schwellung) geringer ausgeprägt als beim Osteoid-Osteom. Die für das Osteoid-Osteom so typische Schmerzcharakteristik (nächtliche Intensitätszunahme, gute Beeinflussung durch Salizylate) wird hier seltener und unspezifischer angetroffen. Die *Anamnesedauer* ist meist recht lang (im Durchschnitt 2 Jahre: [7]).

Osteoblastome mit Lokalisation *in der Wirbelsäule* verursachen nicht selten ernstere klinische Symptome wie Skoliose, Muskelspasmen, neurologische Zeichen bis hin zu einer möglichen Querschnittslähmung [7, 68, 78].

Radiologischer Befund

Die röntgenologischen Befunde variieren vor allem in Abhängigkeit von der Lokalisation der Läsion. Im Zusammenhang mit anderen Parametern sind jedoch vor allem die Osteoblastome in der Wirbelsäule häufig korrekt zu diagnostizieren [35, 110, 112, 132].

Die Läsionen mit Ursprung *in den dorsalen vertebralen Regionen* präsentieren sich in der Mehrzahl als scharf begrenzte lytische Herde, die nach außen von einer neugebildeten periostalen Knochenschale umgeben sind. Im angrenzenden Knochen findet sich häufig nur eine geringe reaktive Sklerose. In etwa der Hälfte der Fälle werden zarte fleckige Verkalkungen als Ergebnis einer Mineralisation der osteoiden Grundsubstanz sichtbar. Eine Expansion über den ursprünglichen Knochen hinaus zeigen drei Viertel der vertebralen Osteoblastome bereits in den initialen Röntgenaufnahmen (Abb. 28).

In den langen Röhrenknochen ist das röntgenologische Erscheinungsbild des Tumors des öfteren durch eine intensive reaktive Sklerose des angrenzenden Knochens geprägt und erinnert dabei an ein „Riesenosteoid-Osteom". Das Ausmaß der Sklerose ist jedoch meist immer noch geringer als bei einem eigentlichen Osteoid-Osteom. Nur etwa ein Drittel der Osteoblastome in den Extremitäten zeigt eine Röntgencharakteristik, wie sie bei der Lokalisation in der Wirbelsäule beschrieben wurde. Ein kortikaler exzentrischer Ursprung der Läsion ist etwa gleich häufig wie ein zentraler medullärer. Bei weiterer kortikaler und subperiostaler Expansion der Geschwulst können sogar Spiculae und Lamellen auftreten, die in Verbindung mit der kortikalen De-

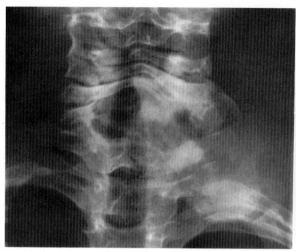
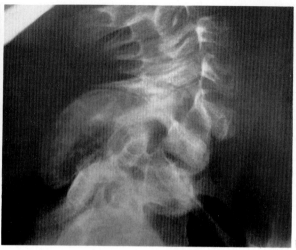

Abb. 28a, b. Riesiges Osteoblastom mit Ursprung im Wirbelbogen von C$_6$: **a** Kompletter Verlust der normalen Strukturen in nahezu allen Abschnitten des Wirbelbogens, benachbarte Knochen verlagert und arrodiert; weit aus dem Wirbelsäulenbereich herausreichende milchglasartige Verdichtungszone mit unscharfer Begrenzung. **b** Seitliche Aufnahme: Massive Expansion der Geschwulst über den ursprünglichen Knochen hinaus auch nach dorsal; milchglasartige Binnenstruktur und äußere scharfe Begrenzung deutlich erkennbar

struktion dann den Verdacht auf einen malignen Tumor erwecken.

Die durchschnittliche Größe der Osteoblastome in den initialen Röntgenaufnahmen beträgt etwa 3,5 cm (bis 12 cm). Eine korrekte Diagnose anhand von konventionellen röntgenologischen Befunden ist bei vertebralen Läsionen in etwa zwei Drittel der Fälle, in den Extremitäten jedoch nur in ca. 30% zu stellen. Die *Angiographie* und *Szintigraphie* liefern keine für das Osteoblastom spezifischen Befunde [35, 69, 108].

Differentialdiagnose: Wegen der Ähnlichkeit in ihrem klinischen und radiologischen Erscheinungsbild bestehen besonders bei kleineren Tumoren (zwischen 1 und 2 cm) des öfteren Schwierigkeiten in der exakten Differenzierung zwischen einem Osteoblastom und einem *Osteoid-Osteom*. Als Hauptkriterium für die Zuordnung zu den Osteoblastomen wird, wie bereits erwähnt, eine Größe der Geschwulst von 2 und mehr Zentimetern angesehen [112].

Morphologie

Makroskopisch ist der Tumor auf der Schnittfläche aufgrund der starken Vaskularisation rotbraun und weist eine bröcklige, knöcherne Struktur auf. Der Durchmesser beträgt definitionsgemäß mehr als 2 cm. In der Regel liegt das Osteoblastom im Markraum.

Mikroskopisch imponiert ein zellreiches Stroma mit dazwischen gelegenen weiten Gefäßsinus. Wie beim Osteoid-Osteom besteht eine Anisonukleose. Das neugebildete Knochengewebe ist fibrös strukturiert. Die Osteoidbildung kann ausgeprägter sein als beim Osteoid-Osteom. Daneben werden Riesenzellen beobachtet, die in der Nähe der Kapillaren liegen, und zum anderen Osteoklasten, die an der Knochenoberfläche lokalisiert sind.

Therapie

Die günstigsten Behandlungsergebnisse des Osteoblastoms werden mit einer nicht allzu radikalen, jedoch möglichst kompletten chirurgischen Entfernung des Tumors erzielt (Kürettage, Exkochleation, konservative Exzision) [7, 28, 35, 60, 110, 112, 132]. Auch nach einer unvollständigen Exzision kann es in einzelnen Fällen zu einer definitiven Heilung kommen.

Verlauf, Prognose

Osteoblastome gelten allgemein als Tumoren mit einem äußerst gutartigen biologischen Verhalten [7, 47, 60, 110]. Bei Lokalisation in der Wirbelsäule wird die *Prognose* von der Reversibilität der Komplikationen (Skoliose, neurologische Ausfälle) bestimmt [8, 68].

Rezidive sind selten. Sie treten häufig erst viele (bis zu 10) Jahre vor allem nach inkompletter Entfernung auf [60, 112].

Die *maligne Entartung* eines korrekt diagnostizierten und nicht bestrahlten Osteoblastoms gilt als ungewöhnlich [7, 28, 60].

2.3 Knochentumoren unbekannten Ursprungs

2.3.1 Riesenzelltumor

Synonyme: Osteoklastom, „benigner" Riesenzelltumor

Definition

Der Riesenzelltumor ist ein aggressiv wachsender Tumor, der durch ein stark vaskularisiertes Gewebe mit mononukleären Zellen und zahlreichen diffus verteilten Riesenzellen charakterisiert ist. Zwischen den Stromazellen sind nur einzelne wenige Kollagenfasern entwickelt.

Die *Histogenese* des Riesenzelltumors ist nicht geklärt. Wahrscheinlich ist er mesenchymalen Ursprungs. Die wesentliche Komponente ist dabei die mononukleäre Zellform und nicht der Riesenzellanteil.

Epidemiologie, Lokalisation

Im Kindesalter, also vor dem 15. Lebensjahr, werden Riesenzelltumoren nicht beobachtet. Der Gipfel der Altersverteilung liegt in der 3. Lebensdekade. Eine Geschlechtsdisposition besteht nicht.

Der Riesenzelltumor ist in der Epiphyse der langen Röhrenknochen, und zwar in der Knieregion gehäuft, lokalisiert.

Radiologischer Befund

Das *konventionelle Röntgenbild* zeigt eine meist exzentrisch gelegene Aufhellung, die scharf begrenzt ist, aber keine Randsklerose aufweist. Der Tumor liegt epiphysär und reicht oft bis unmittelbar an die subchondrale Knochenlamelle heran. Die Kortikalis kann papierdünn sein. Periostreaktionen treten nicht auf (Abb. 29).

Morphologie

Makroskopisch ist der Riesenzelltumor auf der Schnittfläche graurot und von Einblutungen durchsetzt. Zystische Hohlräume können vorkommen. Der Übergang zum Knochengewebe ist mäßig scharf.

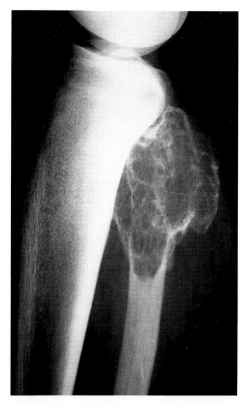

Abb. 29. Riesenzelltumor der proximalen Fibula mit blasiger Auftreibung des Knochens durch multiple, traubenförmig angeordnete zystische und gekammert wirkende Aufhellungsbezirke; Kortikalis hauchdünn oder nicht mehr abgrenzbar; keine Periostreaktionen

Mikroskopisch besteht der Tumor aus einer mononukleären Komponente. Diese kann von ovalären Zellen bis zu spindelzellartigen Formen reichen. Dazwischen liegen dicht beieinander sehr große Riesenzellen mit einem hohen Zellkerngehalt (bis zu 100). Vereinzelt finden sich dazwischen histiozytäre Zellen sowie umschriebene schmale Osteoidabscheidungen. Chondroide Formationen kommen nicht vor.

Therapie, Verlauf, Prognose

Therapeutisch ist eine operative Entfernung des Tumors anzustreben, die so radikal und zugleich schonend wie möglich sein soll. Eine Kürettage ist meist nicht ausreichend. Die Rezidivhäufigkeit der Riesenzelltumoren hängt von der gewählten Therapie ab und wird mit bis zu 60% der Fälle angegeben. Maligne Entartungen nach Jahrzehnten wurden beschrieben.

2.4 Angiogene Tumoren

2.4.1 Hämangiom

Synonyme: Angiom, kavernöses o. kapilläres Hämangiom

Definition

Das Hämangiom des Knochens ist ein seltener, gutartiger Tumor aus neugebildeten kapillären oder kavernösen Blutgefäßen. Von einigen Autoren werden die solitär oder multipel vorkommenden Läsionen nicht den echten Neoplasien, sondern den Hamartomen zugerechnet [28, 47, 86].

Epidemiologie, Lokalisation

Die *Frequenz* ossärer Hämangiome ist mit etwa 1% aller Knochengeschwülste gering. Von allen angiogenen Tumoren im Knochen sind die Hämangiome jedoch die häufigsten [7, 8, 119]. Die im Rahmen von Autopsien in mehr als 10% anzutreffenden vaskulären Herde in der Wirbelsäule werden heute nicht mehr unter die Hämangiome eingereiht, sondern als Gefäßektasien angesehen [35].

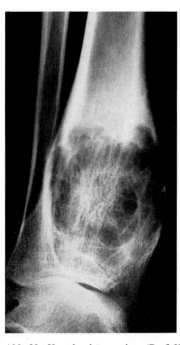

Abb. 30. Knochenhämangiom (Prof. Kaufmann, Berlin): Blasig-lytische Destruktion des gesamten Knochenquerschnitts mit Auftreibung der Oberfläche im distalen diametaphysären Tibiabereich, intensive sklerotische Reaktion des gesunden Knochens proximal

Alter, Geschlechtsdisposition: Hämangiome treten bevorzugt erst im Erwachsenenalter (3.–5. Dezennium) auf, können jedoch auch schon bei Kindern unter 10 Jahren angetroffen werden [47, 86, 114, 119]. Eine Bevorzugung des weiblichen Geschlechts findet sich nicht in allen Untersuchungsserien.

Lokalisation: Zwei Drittel aller Hämangiome treten im Bereich des Schädels und der Wirbelsäule auf [7, 35].

Klinik

Nach HUVOS [28], führen die Läsionen im Kindesalter öfter zu klinischen Symptomen (lokaler Schmerz, Schwellung, neurologische Ausfälle bei vertebraler Lokalisation mit spinaler Kompression).

Radiologischer Befund

Die *röntgenologische Charakteristik* der Hämangiome ist abhängig von ihrer Lokalisation sowie einem solitären oder multiplen bis diffusen Auftreten der Geschwülste. Vor allem im Bereich der *Wirbelkörper* und des *Schädeldachs* werden typische Befunde angetroffen. Die vertebralen Veränderungen zeigen eine Kombination aus lytischen Abschnitten und vertikal angeordneten bandförmigen sklerotischen Strukturen (reaktive Spongiosaverdichtungen) [7, 28, 47, 114].

Bei solitärer Lokalisation der Geschwülste in *Röhrenknochen* finden sich lytische Defekte mit scharfer sklerotischer Begrenzung. Ein multipler bzw. diffuser Befall dieser Knochen, aber auch der übrigen Skelettabschnitte, führt zu einer fleckig-wabigen lytischen Durchsetzung mit zunehmend dichten Anteilen (Abb. 30).

Differentialdiagnose: Am Schädel verursachen die Röntgenveränderungen eines solitären Hämangioms selten diagnostische Probleme. Im Bereich der *Wirbelsäule* können bei Kindern auch ein *Osteoblastom*, eine *aneurysmatische Knochenzyste* oder ein *Riesenzelltumor* zu ähnlichen Befunden im Röntgenbild führen. Im Bereich der *Röhrenknochen* ist neben dem solitären Hämangiom auch an die *Histiozytosis X, Knochenzysten, chondromatöse Tumoren,* die *fibröse Dysplysie* und *osteolytische Metastasen* zu denken. Die Veränderungen bei exzentrischer Lokalisation können denen eines *Osteoid-Osteom* ähneln.

Morphologie

Makroskopisch erkennt man eine intensiv rotbraune Verfärbung des befallenen Knochenabschnitts. In der Umgebung besteht eine reaktive Knochenneubildung, die strahlenförmig angeordnet sein kann (Schädeldach!).

Mikroskopisch gleicht der Aufbau den Hämangiomen der Weichteile. Sowohl kavernöse als auch kapilläre Differenzierungen können bei den intraossären Hämangiomen vorkommen.

Therapie

Die günstigste Behandlung der Hämangiome besteht in konservativ-chirurgischen Maßnahmen (Kürettage, umschriebene Resektion bei Lokalisation in platten Knochen). Des öfteren ist auch keine Therapie erforderlich, solange die Läsionen, vor allem am Schädeldach oder in der Wirbelsäule, keine ernsten Symptome oder kosmetischen Probleme bereiten [35]. Wegen der Strahlensensibilität der Hämangiome kann bei einem diffusen Skelettbefall mit Komplikationen vor allem im vertebralen Bereich auch eine Radiatio indiziert sein [28, 124].

Verlauf, Prognose

Der Verlauf der Erkrankung wird maßgeblich von der Anzahl und der Lokalisation der ossären Herde bestimmt. Vertebrale Läsionen mit intensiveren neurologischen Komplikationen sind günstigerweise selten. Die *Prognose* einer diffusen Skeletthämangiomatose ist ernst, da diese einerseits meist auch zu einem ausgedehnten vertebralen Befall führt und daneben weitere Angiome in inneren Organen mit lebensgefährlichen Episoden den Ausgang der Erkrankung maßgeblich bestimmten [98]. Eine *maligne Entartung* (nicht bestrahlter) ossärer Hämangiome wurde bisher nicht beobachtet [47, 60].

2.5 Neurogene Tumoren

2.5.1 Neurofibrom

Synonyme: Neurofibromatose, von Recklinghausen-Krankheit

Die Neurofibromatose ist keine eigentliche tumoröse Erkrankung. Es handelt sich vielmehr um eine heredodegenerative, autosomal-dominant vererbte Dysplasie des Neuroekto-, Meso- und Entoderms [47, 60, 113]. Bei etwa der Hälfte der Patienten werden mannigfaltige charakteristische Knochenveränderungen beobachtet. Diese sind überwiegend Ausdruck einer primären mesenchymalen Anlagestörung des Skeletts [90]: Schwere anguläre Skoliose mit Dysplasie der Wirbelkörper, Defekte der Orbitaspitze und des Schädeldaches, Störungen des Knochenwachstums (vermehrt oder vermindert), kongenitale Knochenverbiegungen und Pseudarthrose, intrathorakale Meningozele. Alle diese Ver-

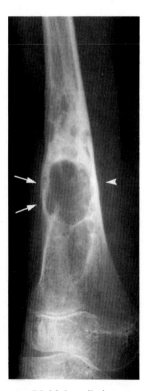

Abb. 31. Intraossäre Neurofibrome: Multiple, teils intramedulläre, teils kortikal und subperiostal gelegene lytisch-zystische Areale unterschiedlicher Größe; überwiegend scharfe Begrenzung gegenüber dem umgebenden reaktiv sklerotisch veränderten Knochen; Druckarrosion der Kortikalis und Vorwölbung der Oberfläche *(Pfeil)*, zarte periostale Lamelle nach Infraktion *(Pfeilspitze)*

änderungen treten einzeln oder in Kombination miteinander bereits im Kindesalter auf.

Primäre intraossäre Neurofibrome sind extrem selten [7, 28, 90, 109, 113]. Der *röntgenologische Befund* lytisch-zystischer, intramedullär oder häufiger kortikal bzw. subperiostal gelegener Defekte in einem Röhrenknochen ist allein für sich noch kein sicherer Beweis für das Vorliegen neurofibrösen Gewebes im Knochen sowie eines primären intraossären Ursprungs der Läsion (Abb. 31). Die Mehrzahl derartiger Röntgenbefunde wird histologisch nicht verifiziert. Andererseits finden sich bei einer feingeweblichen Untersuchung oft unspezifische oder für andere fibröse Prozesse typische Elemente (nichtossifizierende Fibrome, Kortikalisdefekte, fibröse Dysplasie) [70, 109, 125]. Für viele derartiger, vor allem oberflächlich lokalisierter Knochendefekte wird eine sekundäre Genese angenommen. Infolge zunehmenden Wachstums eines in der Nähe des Knochens in den Weichteilen gelegenen Neurofibroms kommt es zu einer Druckarrosion der angrenzenden ossären Strukturen. Eine reaktive periostale Knochenneubildung kann diesen lytischen Defekt nach außen umgeben, so daß schließlich eine intraossäre Position des Neurofibroms vorgetäuscht wird.

Auf der Grundlage der generalisierten Erkrankung mit Vorliegen meist multipler Skelettveränderungen ist eine lokale chirurgische *Therapie* (Exzision) eines singulären Knochenherdes nahezu immer nicht kurativ und sinnvoll. Die *Prognose* der Krankheit wird durch die Gesamtheit aller intra- und extraossären Manifestationen bestimmt und äußerst selten durch einen singulären ossären Defekt maßgeblich beeinflußt.

3 Maligne Knochentumoren

3.1 Osteogene Tumoren

3.1.1 *Osteosarkom*

Synonym: Osteogenes Sarkom

Definition

Bei den Osteosarkomen handelt es sich um maligne Knochengeschwülste, deren Zellen von unreifen mesenchymalen Zellen abstammen und durch eine direkte Bildung von Knochen oder osteoider Substanz charakterisiert sind [29, 150, 166].

Klassifikation

Nach der WHO-Klassifikation [59] werden unter den primären malignen knochenbildenden Tumoren das klassische *zentrale* Osteosarkom und das *juxtakortikale* (Synonyme: parosteale, parossale) Osteosarkom als zwei eigenständige Geschwulstarten voneinander unterschieden.

Das *zentrale Osteosarkom* ist ein äußerst maligner Knochentumor, dessen histologischer Aufbau vielfältige Varianten mit unterschiedlicher Dominanz eines Zelltyps aufweist (z. B. Osteoblasten, Chondroblasten, Fibroblasten). Auch die Anteile an Tumorosteoid bzw. knochenähnlichen Strukturen, Nekrosen, Blutungen sowie reaktiven bindegewebigen und ossifizierten Bestandteilen können in sehr unterschiedlicher Ausprägung vorhanden sein. In Abhängigkeit von den überwiegenden histologischen Merkmalen werden „*osteoblastische*", „*chondroblastische*" und „*fibroblastische*" *Subtypen* unterschieden [149]. Anhand der röntgenologischen Charakteristik lassen sich „*gemischte*", „*osteosklerotische*" und „*osteolytische*" Formen definieren [142, 205]. Unter den bei jüngeren Menschen auftretenden „klassischen zentralen" Osteosarkomen werden nach auffälligen klinischen, histologischen und prognostischen Aspekten weitere Sonderformen unterschieden: das *teleangiektatische* Osteosarkom [141, 155, 172], das weniger maligne *hochdifferenzierte* Osteosarkom [202], das *kleinzellige* Ostesarkom [191] sowie das sog. *multiple* Osteosarkom [148, 156, 170, 181].

Das *juxtakortikale Osteosarkom* besitzt derart charakteristische klinische, röntgenologische, histologische und prognostisch günstige Eigenschaften, daß es bereits 1951 von GESCHICKTER u. COPELAND [157] unter der Bezeichnung „parosteales Osteom" von der hochmalignen klassischen Form des Osteosarkoms abgetrennt wurde. Diese Unterscheidung ist bis heute beibehalten und weiter gesichert worden [140, 154, 160, 169, 201, 203].

Die Stellung des sog. *periostalen Osteosarkoms* mit einem ebenfalls charakteristischen histologischen, röntgenologischen und prognostisch relativ günstigen Erscheinungsbild ist umstritten. Ein Teil der Autoren wie DAHLIN [7] und MULDER et al [47] zählen es zu den üblichen „zentralen" Osteosarkomen. Andere benutzen diese Bezeichnung als Synonym für den juxtakortikalen Typ [142, 167]. Eine dritte Gruppe betrachtet das periostale Osteosarkom als eine Sonderform des juxtakortikalen Osteosarkoms [151, 201].

3.1.1.1 Zentrales Osteosarkom

Epidemiologie, Lokalisation, Pathogenese

Häufigkeit: Das Osteosarkom ist der häufigste primäre maligne Knochentumor. Sein Anteil an allen bösartigen ossären Neoplasien wird meist mit 20% (-60%) angegeben [7, 45, 46, 139, 173, 175].

Alter: 60-80% aller Osteosarkome treten bei Patienten auf, die jünger als 30 Jahre sind [12, 142], 45-65% bei Jugendlichen in der zweiten Lebensdekade [28, 58, 146, 149, 200]. Kinder im Alter unter 10 Jahren erkranken wesentlich seltener an einem Osteosarkom. Der bisher jüngste Patient war 20 Monate alt [165].

Geschlechtsdisposition: Männliche Individuen erkranken 1,5-2mal häufiger an einem Osteosarkom als weibliche [7, 178]

Lokalisation: Mehr als 90% der Osteosarkome bei Kindern und Jugendlichen treten in den langen Röhrenknochen auf [175, 178], mit abnehmender Häufigkeit im Femur, in der Tibia und im Humerus. Etwa 50% aller Fälle sind im Kniebereich lokalisiert. Bevorzugt nehmen die Tumoren ihren Ursprung exzentrisch in der Metaphyse eines Knochens. Am häufigsten ist somit der distale Femur betroffen. Ein primär diaphysärer Ursprung wird bei etwa 10% aller zentralen Osteosarkome beobachtet [142]. Die Lokalisation des Tumors in jedem anderen Abschnitt des Skeletts ist möglich, jedoch bis auf den Bereich des Beckens und der Rippen im Kindes- und Jugendlichenalter extrem selten.

Pathogenese: Die *primären Osteosarkome* entstehen aus ungeklärter Ursache in mesenchymalen Bestandteilen eines vorher nicht veränderten Knochens. Ein seltenes *sekundäres Auftreten* von Osteosarkomen wird bei Kindern und Jugendlichen ausschließlich *nach Bestrahlung* eines

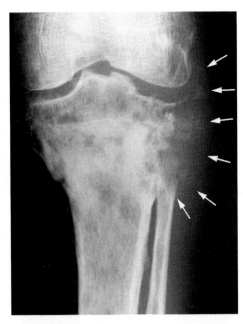

Abb. 32. Sekundäres Osteosarkom: Vollständige, unscharf begrenzte lytische Zerstörung des Knochens an der lateralen Oberfläche der proximalen Tibia epi- und metaphysär; extraossale Ausdehnung des Tumors in das Kniegelenk hinein mit Schwellung der Weichteile und flauen Verkalkungen *(Pfeile)*

Knochens wegen einer präexistenten Neoplasie beobachtet (z. B. nach Radiatio eines Ewing-Sarkoms (Abb. 32)).

Klinik

Lokale Schmerzen sind das früheste und häufigste klinische Symptom eines Osteosarkoms. Später folgt eine Schwellung im Bereich des erkrankten Skelettabschnitts [35, 60, 150]. Der Zeitraum zwischen dem Auftreten erster Beschwerden und der Diagnose bzw. dem Beginn der Behandlung (Anamnesedauer) beträgt bei fast allen Patienten (70-100%) nur 2 bis 6 Monate [45, 142]. Eine Dauer der Symptome über mehr als ein Jahr ist ungewöhnlich [46].

Radiologischer Befund

Konventionelle Röntgenaufnahmen: Das Osteosarkom in den langen Röhrenknochen entsteht meist exzentrisch in der Spongiosa, in der es sich zunächst ausbreitet. Später arrodiert und zerstört es die Kortikalis auf dem Weg der Expansion in die extraossäre Umgebung. Bei der ersten Röntgenun-

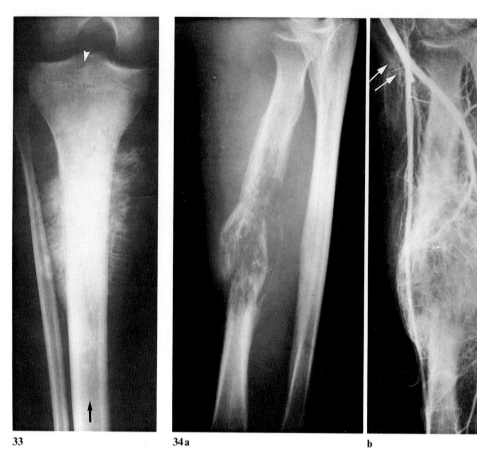

Abb. 33. „Klassisches gemischtes" Osteosarkom mit überwiegend sklerotischen neben fleckig-lytischen Veränderungen: Weite intramedulläre Ausdehnung des Tumors in die Diaphyse *(Pfeil)*, Übergreifen auch auf die Epiphyse *(Pfeilspitze)*; breite extraossale Expansion mit Ausbildung kräftiger langer Spiculae („sunburst appearance") sowie flauen Verkalkungen im knochennahen Abschnitt der ansonsten (noch) nicht schattendichten Weichteilschwellung

Abb. 34a, b. Teleangiektatisches (lytisches) Osteosarkom der Radiusdiaphyse: **a** Fleckig konfluierende Destruktionen mit teils kompletter Aufhebung der normalen Struktur und Oberfläche des Knochens sowie pathologischer Fraktur; Tumorexpansion in die Weichteile ohne Periostreaktionen und extraossäre Verkalkungen. **b** Angiogramm (arterielle Phase): Extreme pathologische Hypervaskularisation des gesamten spindelförmigen Geschwulstareals mit Verlagerung der großen Arterien; Ausdehnung der pathologischen Gefäße intraossär nicht über die nativen Veränderungen hinaus; „frühe" Venenfüllung durch a-v-Kurzschlüsse *(Pfeile)*

Abb. 35a, b. Überwiegend sklerotisches Osteosarkom des distalen Femur mit gutem Ansprechen auf die Chemotherapie: **a** Initialer Nativbefund: Homogen sklerotisches Tumorareal metadiaphysär, breite Geschwulstexpansion vor allem in die Poplitea mit intensiven wolkigen Tumorverkalkungen und unscharf abgegrenzter peripherer Weichteilschwellung, zartes Codman-Dreieck *(Pfeil)*. **b** Nativbefund nach 2 monatiger Chemotherapie: Ausdehnung der intraossären Veränderungen konstant; kompakt mineralisierter extraossaler Geschwulstbereich mit scharfer Absetzung zu den direkt angrenzenden, verlagerten Weichteilen; keine flaue periphere Schwellung mehr vorhanden; extraossäre Verkalkungen dicht an den Knochen angelagert mit intensivem Kontakt zu dessen Oberfläche und kontinuierlichem Übergang in das ehemalige Codman-Dreieck *(Pfeil)*

Abb. 36a, b. Osteosarkom des distalen Femur ohne wesentliches Ansprechen auf die Chemotherapie: **a** Initial: Intraossärer Tumorbereich teils homogen sklerotisch, teils mit feinstfleckigen „permeativen" lytischen Destruktionen; weiter Ausbruch der Geschwulst in die Weichteile mit unscharfer Schwellung und flauen Verkalkungen (mineralisiertes Tumorosteoid); kräftiges Codman-Dreieck. **b** Nach 7 Wochen Chemotherapie: Zunehmende extraossale Tumorexpansion in ursprünglich intakte Areale mit unscharfer Schwellung *(Pfeile)* und neu aufgetretenem Codman-Dreieck *(Pfeilspitze)* (Zeichen einer Tumorprogredienz)

tersuchung haben nahezu alle Osteosarkome bereits den Kortex durchbrochen, periostale Reaktionen hervorgerufen und sich in die Weichteile ausgedehnt [29, 35, 46, 146, 189]. Die dabei in unterschiedlicher Ausprägung und Variation auftretenden charakteristischen röntgenologischen Verände-

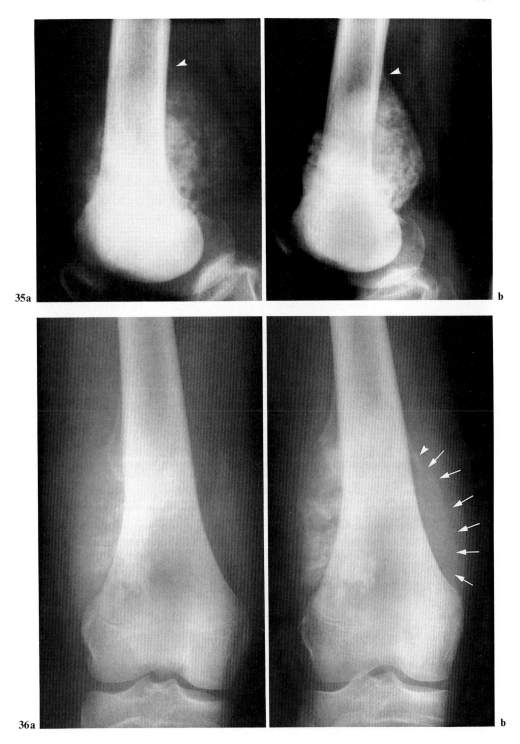

rungen sind zwar nicht für eine Tumorart pathognomonisch, ermöglichen jedoch in ihrer komplexen Bewertung die korrekte Diagnose eines Osteosarkoms in bis zu 95% der Fälle [206].

Ossäre Veränderungen: In der Spongiosa zeigen sich mottenfraßähnliche oder „permeative" *osteolytische Destruktionen* mit breiter Übergangszone zum intakten Markraum (Abb. 32, 33, 36). Seltener werden auch „geographische" Läsionen mit scharfer Begrenzung oder rein lytische mit kompletter Zerstörung des Knochens und unregelmäßigen Randstrukturen (Abb. 34) gefunden. Bei vielen Osteosarkomen bestehen zusätzlich fleckige *ossäre Sklerosen* unterschiedlicher, häufig jedoch ausgeprägter Intensität (Abb. 33, 36). Eine kleine Zahl von Tumoren hat ein homogenes sklerotisches Aussehen (Abb. 35). Je größer ein Tumor ist, desto gröber stellen sich die osteolytischen und sklerotischen Veränderungen dar. Das histologische Substrat der dann oft überwiegenden sklerotischen Anteile besteht aus mineralisiertem Tumorosteoid, knochenähnlichen Strukturen und verkalktem tumorösem chondroidem Material, daneben aber auch aus reaktiv gebildetem Knochen. Die osteolytischen Abschnitte setzen sich zusammen aus vitalen und devitalen nichtschattengebenden Geschwulstbestandteilen (nicht-mineralisiertes Osteoid, Chondroid, tumorös und reaktiv gebildetes Bindegewebe, Blutungen, Nekrosen). Dem röntgenologischen Spektrum nach sind etwa 50% der Osteosarkome vorwiegend sklerotisch, 25% intensiver osteolytisch, weitere 25% gemischt [29, 174]. Die Kortikalis ist meist arrodiert oder völlig zerstört, ihre Grenze zum Markraum häufig unregelmäßig bzw. aufgehoben (Abb. 33, 34, 35).

Periostreaktionen: Vor allem maligne ossäre Tumoren wie das Osteosarkom, aber auch entzündliche Prozesse führen nach der Penetration der Kortikalis zu einer Abhebung des Periosts vom Knochen. Dieses wird dabei zu verschiedenen Formen reaktiver Ossifikationen angeregt. Auch ausgedehnte extraossäre Formationen der verursachenden Läsion bleiben meist komplett vom Periost umhüllt und somit von den umgebenden Weichstrukturen (z. B. Muskulatur) abgetrennt.

Spiculae und *Codman-Dreieck* gelten als besonders charakteristisch und diagnostisch hilfreich für das Osteosarkom (Abb. 35, 36). Sie werden in mehr als drei Viertel der initialen Röntgenaufnahmen gefunden. Dabei reflektieren die *Spiculae* ein rasches Wachstum des auslösenden Prozesses. Sie werden geformt durch reaktiv gebildeten Knochen entlang feinster pathologischer Blutgefäße oder Sharpey-scher Fasern mit einer Ausrichtung senkrecht zur Knochenoberfläche [16]. Das bei Osteosarkomen zu beobachtende „sunburst pattern" (Abb. 33) ist ebenfalls nicht pathognomonisch für diese Tumorart. Es stellt eine Kombination aus überwiegend unspezifischem periostalem Knochen (Spiculae) und wenig mineralisiertem Tumorosteoid dar [28, 152]. *Codman-Dreiecke* entstehen als Reaktion des Periosts an der Stelle, an der sich ein Ausläufer der Läsion am weitesten zwischen die Kortikalis und das Periost vorgeschoben hat. Die Basis des Dreiecks ist immer auf den auslösenden Prozeß gerichtet (Abb. 35, 36). Das Fehlen *periostaler Lamellen* in etwa der Hälfte der initialen Röntgenaufnahmen von Osteosarkomen ist durch deren rasch fortschreitende extraossale Ausbreitung zu erklären, welche eine derartige Formation reaktiven Knochens nicht zuläßt.

Extraossärer Tumorbereich: Hat ein Osteosarkom sich aus dem Knochen in die Weichteile ausgedehnt, bilden die Tumorzellen auch dort Osteoid und knochenähnliche Substanz. Der histologische Aufbau des extraossalen Tumoranteils zeigt wie der intraossäre Bereich vielfältige Variationen [7, 28, 29, 46, 60]. *Nichtschattengebende Bestandteile* des Tumors bedingen röntgenologisch eine reine Schwellung bzw. Vermehrung der Weichteile mit Verlagerung der normalen Strukturen. Die Darstellung *schattengebender extraossaler Formationen* läßt meist eine genaue Differenzierung nicht zu (mineralisiertes Tumorosteoid, Tumorknochen, reaktiver Knochen, Verkalkungen). Es ergeben sich vor allem Schwierigkeiten, wenn viele dieser schattengebenden Strukturen nebeneinander vorhanden sind. Etwa 15% der Osteosarkome zeigen in den initialen Röntgenaufnahmen keine schattendichten Bestandteile in ihrem extraossalen Bereich (Abb. 34). Bei den übrigen Tumoren mit initialer extraossärer Expansion ist die Intensität der Ossifikationen und Verkalkungen außerhalb des Knochens oft nur gering. Die Verdichtungen haben häufig einen flauen wolkigen Charakter und sind mit äußerst unscharfer Abgrenzung überwiegend irregulär in der Nähe des Knochens angeordnet (Abb. 36).

Epiphysen-Befall: Etwa ein Drittel der Osteosarkome mit metaphysärer Lokalisation in einem langen Röhrenknochen zeigt bereits in den initialen Röntgenaufnahmen eine Ausdehnung in eine Epiphyse (Abb. 35). Bei mehr als der Hälfte dieser Patienten ist dabei die jeweilige Wachstumsfuge noch offen. Manchmal kann der epiphysäre Befall nur im Angiogramm oder Computertomogramm erkannt werden. Als häufiger Modus der Geschwulstexpansion wird von ENNEKING [153] der direkte Weg durch die Wachstumsfuge entlang präformierter Gefäßkanäle angesehen. Seltener gelangen Tumorzellen auch an der Außenseite der Wachstumsfuge durch das Perichondrium in die Epiphyse. Der Knorpel der Wachstumsfuge stellt somit eine recht durchlässige und nur relative Barriere gegenüber der Expansion von Osteosarkomen dar.

Pathologische Fraktur: Bei weniger als 10% aller Osteosarkome wird die Stabilität des befallenen Knochens derart gemindert, daß es zu einer pathologischen Fraktur kommt.

Angiographie: Alle Osteosarkome sind gegenüber dem umgebenden normalen Knochen- und Weichgewebe hypervaskularisiert. Die meisten pathologischen Gefäße sind in den am wenigsten differenzierten Abschnitten des Tumors lokalisiert. Osteoblastische Geschwulstareale zeigen einen hohen Gefäßreichtum, chondro- und fibroblastische einen geringeren. Am intensivsten vaskularisiert sind teleangiektatische Osteosarkome (Abb. 34). Infolge ihres gemischten Aufbaus haben die meisten Tumoren in ihren verschiedenen Abschnitten differente Intensitäten der Vaskularisation.

Es finden sich pathologische Gefäße mit Kaliberschwankungen, irregulärem Verlauf, verzögertem Durchfluß und Mündung in sog. Kontrastmittelseen (Abb. 34). Meist kommt es zu einem frühzeitigen Auftreten venöser Gefäße infolge ausgeprägter arteriovenöser Kurzschlüsse (Abb. 34). Die Intensität der Kontrastmittelanfärbung des gesamten Tumors („enhancement") ist häufig nur gering. Die Informationen über die Gefäßversorgung des Tumors, seine intarmedulläre und vor allem extraossal exakter erkennbare Ausdehnung sowie seine Beziehung zu den benachbarten großen Gefäßen sind wertvoll für die spätere chirurgische Therapieplanung (z. B. Resektionen, Höhe der Amputationsstelle) [35, 209, 210].

Szintigraphie: Nuklearmedizinische Untersuchungen haben in der initialen Diagnostik des Osteosarkoms ihre Bedeutung in der Demonstration vor allem der intraossären (intramedullären) Ausdehnung des Primärtumors sowie im Nachweis von Metastasen (ossifizierter Herde vor allem in den Lungen, selten ossärer „skip"-Läsionen).

Computertomographie: Ihr Wert der gleichzeitigen Abbildung der intramedullären und der extraossalen Ausdehnung einer Geschwulst, besonders auch beim Osteosarkom, gilt als großer Vorteil gegenüber den konventionellen Röntgenmethoden [10, 42]. Im Vergleich mit der Angiographie liefert sie gleichwertige, besonders bei wenig vaskularisierten Tumoren oft sogar überlegene Ergebnisse und ersetzt deshalb die Gefäßdarstellung zunehmend.

Ein wesentlicher Vorzug liegt in ihrer besseren und exakteren Aufdeckung der sog. „skip"-Läsionen beim Osteosarkom. Diese stellen sehr kleine Tumorareale meist in demselben Knochen (selten jenseits eines Gelenks) ohne direkte Verbindung zur Primärgeschwulst dar.

Differentialdiagnose: Schwierigkeiten in der röntgenologischen Abgrenzung eines Osteosarkoms gegenüber anderen ossären Prozessen treten vor allem im noch frühen Stadium, bei ungewöhnlicher Lokalisation und atypischem Röntgenbefund einer Läsion auf. Die Unterscheidung vor allem gegenüber einem *Ewing-Sarkom* kann Probleme bereiten, besonders wenn dieses metaphysär oder das Osteosarkom diaphysär lokalisiert sind. *Rasch destruierende entzündliche Knochenveränderungen* können einem lytischen Osteosarkom ähnlich sein. Zystisch-lytische, dabei auch die teleangektatischen Formen haben hin und wieder ein recht benignes Aussehen und können mit einer *aneurysmatischen Knochenzyste* verwechselt werden.

Morphologie

Makroskopisch durchsetzen die zentralen Osteosarkome die Metaphysenregion. Die Spongiosa ist lediglich abschnittsweise destruiert. Stärker osteoblastische Tumoren haben eine bimssteinartige Struktur und sind ausgesprochen hart. Die Altspongiosa ist in diesen Abschnitten erhalten. Für das Osteosarkom stellt die Wachstumszone eine Barriere dar, die erst bei fortgeschrittenen Fällen durchbrochen wird, so daß der Tumor sich in der Epiphyse ausbreitet. Der Tumor kann die zwischen neugebildetem Knochen und Kortikalisoberfläche gelegenen Anteile infiltrieren. Diese Region imponiert radiologisch als Dreieck (Codman-Dreieck). Der Durchbruch durch die Kortikalis und die weitere Ausbreitung des Tumors machen meist mehr als 50% der Zirkumferenz eines Röhrenknochens aus. Das Osteosarkom kann aber auch die gesamte Schaftregion umfassen. Im Zentrum des Tumors können neben Einblutungen girlandenartig begrenzte gelbe Herde auftreten, die nekrotischen Tumorabschnitten entsprechen. Dies ist für die Probebiopsie von Bedeutung, da die Entnahme aus einem derartigen Herd keine Diagnose gestattet.

Der intramedulläre Tumoranteil ist in seiner Längenausdehnung in der Regel größer als der extramedulläre.

Mikroskopisch besteht der Tumor aus unterschiedlich zelldichten Arealen. Die Tumorosteoblasten bilden Osteoid mit darin eingeschlossenen Tumorosteozyten. Dieses Osteoid wird in Analogie zum normalen Knochengewebe mineralisiert. Der Nachweis von Osteoid ist das wichtigste diagnostische Kriterium für ein Osteosarkom. Neben der Osteoid- und Knochenbildung können auch überwiegend kollagenfaserhaltige Abschnitte wie bei einem Fibrosarkom, einem malignen fibrösen Histiocytom oder chondroid differenzierte Regionen wie bei einem Chondrosarkom auftreten.

Therapie

Das Ziel der Behandlung des Osteosarkoms besteht in der radikalen Entfernung bzw. Vernichtung des gesamten Tumors. Dabei ist zu bedenken, daß zum Zeitpunkt der ersten Untersuchung bereits bei 80–95% der Patienten mit einer derartigen Geschwulst Metastasen (meist okkult in der Lunge) vorliegen [208].

Erste erfolgversprechende Ergebnisse einer gegenüber dem Osteosarkom wirksamen *Chemotherapie* wurden 1971 und 1972 mitgeteilt (Adriamycin: WANG et al. [207]; CORTES et al. [147], hochdosiertes Methotrexat mit anschließender Gabe von Citrovorum-Faktor als Antidot: JAFFE u. PEAD [161]). Neben den Formen einer Monotherapie wurden später unterschiedliche Kombinationen mehrerer Zytostatika eingesetzt, von denen die Kombination von Adriamycin mit hochdosiertem Methotrexat und Citrovorum-Faktor, später mit zusätzlich Vincristin und Cyclophosphamid die besten Resultate erbrachte [182]. Da in der folgenden Zeit auch bei längerfristiger Beobachtung behandelter Patienten die Überlebensraten günstig blieben, wurden neue Wege einer *präoperativen Chemotherapie* über mindestens 3 Monate beschritten. Dies führte häufig zu einer Verkleinerung des Primärtumors ohne wesentlich höheres Risiko einer Metastasierung. Dadurch ließen sich ab 1976 lokale „*En bloc*"-*Resektionen* des Primärtumors *mit endoprothetischem Ersatz* bei ausgewählten Patienten durchführen. Später wurde sodann das Spektrum *extremitätenerhaltender Operationen* (Resektionen mit Endoprothesen oder Arthrodese, Rotationsplastik nach BORGGREVE) sukzessive erweitert [188, 190, 210, 211, 212]. Zur Verbesserung der allgemeinen Prognose trägt auch die *operative Beseitigung von Lungenmetastasen* bei [183].

Verlauf, Prognose

Die Überlebensraten nach 5 Jahren bei ausschließlicher primärer Operation des Osteosarkoms waren mit maximal 20% lange Zeit konstant [150, 171, 187, 195]. Infolge früher einsetzender und intensiverer Diagnostik mit konsekutiv günstigeren Operationsvoraussetzungen sind in den letzten Jahren jedoch auch die Ergebnisse der primären Amputation (ohne Chemotherapie) deutlich angestiegen (3-Jahres-Überlebensrate bei TAYLOR et al. [197]: 50%).

Mit der adjuvanten hochdosierten Chemotherapie konnte die Überlebensrate auf mehr als 80% gesteigert werden [186, 211].

Die *Metastasierung* beim Osteosarkom erfolgt meist innerhalb der ersten 2½ Jahre nach Diagnosestellung. Mit Hilfe der adjuvanten Chemotherapie können die bereits initial häufig vorhandenen Mikrometastasen ebenso wie der Primärtumor meist devitalisiert werden. Weitere neue Absiedelungen sind erst viel später (nach einigen Jahren) zu erwarten. Das metastasenfreie Intervall wird durch die zytostatische Therapie deutlich verlängert. Der eigentliche Prozentsatz echter Heilungen läßt sich allerdings erst in Langzeitbeobachtungen endgültig beurteilen.

Radiologische Verlaufsbeurteilung

Die präoperative Beurteilung der Effektivität einer Chemotherapie des Osteosarkoms gelingt recht zuverlässig anhand von Verlaufsbefunden in konventionellen Röntgenaufnahmen und Angiogrammen [38, 56, 145, 192, 193] oder mit Hilfe vor allem quantitativer nuklearmedizinischer Untersuchungen [31, 32].

Therapieeffekte im Röntgenbild: Röntgenologisch läßt sich ein *gutes Ansprechen* eines Osteosarkoms auf die Chemotherapie bei Auftreten folgender Veränderungen im Vergleich zum Initialbefund annehmen (Abb. 35):
1. Verschwinden typischer periostaler Formationen (Spiculae, Codman-Dreieck) bzw. Verlust ihrer Charakteristik infolge zunehmender reaktiver Knochenneubildung.
2. Intensiver oder kompletter Rückgang der Weichteilschwellung.
3. Kondensation, Dichtezunahme sowie scharfe Abgrenzung neuaufgetretener extraossärer Verkalkungen (tumorös und reaktiv); zunehmend engere Anlagerung dieser Verdichtungen an die Knochenoberfläche und Ausbildung einer periostalen schalenförmigen Hülle.
4. Geringe oder fehlende pathologische Vaskularisation des Tumorgebietes im Angiogramm.
5. Gleichbleibende Ausdehnung der intraossären Veränderungen sowie Konstanz oder Rückgang der extraossären Geschwulstgröße (vor allem im Vergleich zur Tumorausdehnung im initialen Angiogramm).

Ein *geringer Therapieerfolg* eines Osteosarkoms zeigt sich im Röntgenbild an einem Ausbleiben des Wandels der aufgeführten Kriterien. Als eine *Progredienz* einer Geschwulst kann die Zunahme der Intensität und Ausdehnung der „aggressiven" Ausprägung dieser Kriterien gewertet werden (Abb. 36):
1. Fortbestehen bzw. Neubildung typischer periostaler Formationen (Spiculae, Codman-Dreieck).
2. Mangelhafter oder ausbleibender Rückgang bzw. Zunahme der Weichteilschwellung.
3. Schlechte Abgrenzbarkeit der extraossären Verkalkungen (tumorös) mit breit bleibender Verteilung und geringem Kontakt zur Knochenoberflä-

che; keine Ausbildung einer periostalen „Schale".
4. Mäßige bis intensive pathologische Vaskularisation im präoperativen Angiogramm.
5. Zunahme der Ausdehnung intra- und/oder extraossärer Veränderungen.

Nicht jedes Osteosarkom zeigt dabei initial und auch im Verlauf eine Ausprägung aller für die Beurteilung des Ansprechens wichtigen röntgenologischen Kriterien.

Therapieeffekte im Knochenszintigramm: Quantitative nuklearmedizinische Untersuchungen mit Messung der Technetium-Clearance des Tumors sowie des Blutdurchflusses im Geschwulstbereich vor Beginn, während und nach der präoperativen Chemotherapie gestatten eine sichere und reproduzierbare Aussage über das Ausmaß der Regression eines Osteosarkoms. Ein gutes Ansprechen kann angenommen werden, wenn eine signifikante Reduktion der regionalen ^{99m}Tc - MDP-Clearance im Tumor eintritt. Ein fehlender Therapieeffekt zeigt sich an der unverändert hohen Plasmaclearance des Tumors oder einer signifikanten Zunahme dieser Meßwerte [32].

3.1.1.2 Parossales (=juxtakortikales) Osteosarkom

Synonyme: Ossifizierendes parostales Sarkom, malignes parostales Osteom

Juxtakortikale Osteosarkome nehmen ihren Ursprung von der Oberfläche des Knochens und entwickeln sich vorwiegend nach außen in die Weichteile. Mit dem Knochen haben sie nur eine schmale Verbindung und arrodieren bzw. infiltrieren diesen erst im fortgeschrittenen Stadium.

Gegenüber den zentralen Osteosarkomen treten die juxtakortikalen Tumoren später (2.-5. Lebensdekade) und häufiger bei weiblichen Individuen auf [203].

3.1.1.3 Multiples (=multizentrisches) Osteosarkom

Synonyme: Multifokales Osteosarkom, multizentrisches sklerosierendes Osteosarkom, sklerosierende osteogene Sarkomatose, multiples metachrones osteogenes Sarkom

Das sog. multiple Osteosarkom des Kindes stellt eine prognostisch sehr ungünstige Sonderform dieser Tumorgruppe dar. Die Histologie erbringt bis auf den gleichartigen osteoblastischen Charakter aller Läsionen keine spezifischen Differenzierungskrite-

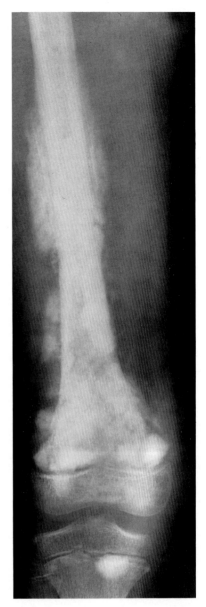

Abb. 37. Sog. „multiples" Osteosarkom mit bereits disseminierten Skelettherden bei der initialen Untersuchung: In der Ausdehnung deutlich fortgeschrittener Primärtumor in der Femurdiaphyse; multiple, intensiv sklerotische Läsionen im distalen Oberschenkel und in der proximalen Tibia (=Metastasen) (weitere gleichartige Herde über das gesamte Skelett verteilt, auch epiphysär und sehr symmetrisch angeordnet; nach wenigen Wochen Auftreten auch von mineralisierten, dichten Lungen- und Lebermetastasen)

rien gegenüber den zentralen Osteosarkomen. Das Alter der Patienten liegt zwischen 5 und 15 Jahren mit Bevorzugung des ersten Dezenniums. Die Erfassung der frühzeitig multiplen ossären Veränderungen und damit die vollständige Diagnose werden durch die Röntgenuntersuchung erbracht. Bereits die ersten Aufnahmen zeigen multiple Skelettherde fast ausschließlich sklerotischer Natur (Abb. 37). In der schmerzenden Knochenregion findet sich der Tumor gegenüber allen anderen Läsionen deutlich fortgeschritten. Die therapeutisch bisher nicht zu beeinflussende, rasche Progredienz der Veränderungen lokalisiert sich zunächst meist in das Achsenskelett, später bei weitgehend symmetrischem Befall in meta- und epiphysäre stammnahe Extremitätenabschnitte. Die Lungen werden anfangs ungewöhnlicherweise gering involviert. Als dafür verantwortlicher, besonderer Metastasierungsweg wird das paravertebrale Venensystem angesehen, daß unter Umgehung von Leber und Lungen eine Tumoraussaat direkt von den unteren Extremitäten zu den Knochen des Stammes und den Armen ermöglicht. Vom Beginn der Symptome überleben die Kinder höchstens ein Jahr.

Die früher vertretene Theorie eines simultanen, primär disseminierten Entstehens der multiplen Knochenläsionen ist heute weitgehend verlassen worden [181]. Es besteht vielmehr die Ansicht, daß es sich um eine foudroyante, frühzeitig ausgedehnte und das Skelett bevorzugende Metastasierung eines ursprünglich singulären Tumors handelt [174].

3.2 Knochentumoren des Markraumgewebes

3.2.1 Ewing-Sarkom

Synonyme: Ewing-Tumor; früher: diffuses Endotheliom

Definition

1921 wurde diese hochmaligne Knochentumorart von EWING als eine eigenständige Einheit unter der Bezeichnung „diffuses Endotheliom" von den übrigen Rundzelltumoren abgetrennt. Es handelt sich um Geschwülste aus undifferenzierten rundlichen Zellen mit PAS-positiven Granulaeinlagerungen im Zytoplasma sowie fehlender Zwischensubstanz- und Faserbildung [8].

Epidemiologie, Lokalisation, Pathogenese

Häufigkeit: In großen Untersuchungsserien repräsentieren Ewing-Sarkome 3,5-10% aller malignen Knochentumoren [7, 28, 47, 60, 143]. Es finden sich ausgeprägte *rassisch bedingte Unterschiede* in der Frequenz der Erkrankungen. Bei Angehörigen der schwarzen Bevölkerung sind Ewing-Sarkome äußerst selten zu beobachten [28].

Alter: Ewing-Sarkome werden fast ausschließlich in den ersten 3 Dezennien angetroffen. Mehr als 80% der Patienten sind jünger als 20 Jahre, 60-65% jünger als 15 Jahre [159, 163]. Insgesamt treten in der 2. Lebensdekade nahezu 60% aller Ewing-Sarkome auf [168]. Die jüngsten Patienten waren 4-13 Monate alt [164, 199]. Die Diagnose eines Ewing-Sarkoms jenseits des 30. Lebensjahres darf nur mit aller Vorsicht gestellt und akzeptiert werden.

Geschlechtsdisposition: Es findet sich eine Bevorzugung des männlichen Geschlechts ($\male : \female$ = etwa 1,5-2:1) [7, 28, 60, 143, 163].

Lokalisation: Grundsätzlich kann jeder Knochen des Skeletts Ausgangsort eines Ewing-Sarkoms sein. Am häufigsten sind jedoch die *langen Röhrenknochen* (Femur, Tibia, Fibula, Humerus) mit etwa 40(-50)% betroffen [28, 47, 60, 168]. Nicht selten werden auch *platte Knochen des Stammskeletts* (Becken, Rippen, Skapula) befallen (ca. 30%) [47]. 60% der Tumoren haben ihre Lokalisation im Bereich des Beckengürtels und der unteren Extremitäten [7].

In den langen Röhrenknochen kommen Ewing-Sarkome sowohl dia- als auch metaphysär vor. Dabei variieren die Angaben über die jeweils bevorzugte Lokalisation. Im Schaftbereich haben die Tumoren eine mehr zentrale, am Ende eines Röhrenknochens eine mehr exzentrische Position [60]. Ein Befall der Epiphyse bei offener Wachstumsfuge ist extrem selten [60, 168].

Pathogenese: Die Ätiologie ist wie bei allen anderen primären malignen Knochentumoren nicht bekannt. Auch die Histo- bzw. Zytogenese ist noch nicht vollständig und einheitlich erforscht und akzeptiert. Überwiegend wird jedoch heute angenommen, daß die Tumoren ihren Ursprung von Zellen des Knochenmarks haben. In der Diskussion sind sowohl Elemente des retikuloendothelialen Systems als auch Stammzellen der Hämatopoese [8, 35].

Klinik

Die lokalen Beschwerden sind wie bei den übrigen Knochentumoren unspezifisch und treten meist erst spät auf. Die *Anamnesedauer* ist vorwiegend kurz (weniger als ½ Jahr) [28, 35, 47, 168]. Zunächst intermittierende, „rheumatische" *Schmerzen*, die im Verlauf an Intensität und Konstanz zunehmen, sowie später eine progrediente *lokale Schwellung* werden am häufigsten beobachtet. Daneben finden sich aber nicht selten auch *allgemeine und laborchemische Befunde,* wie z. B. Fieber, erhöhte Blutkörperchensenkungsgeschwindigkeit, Anämie und Leukozytose, Enzym- und Eiweißveränderungen im Blut. Diesen Symptomen wird von einigen Autoren eine ungünstige *prognostische Bedeutung* zugemessen [40, 143]. Desweiteren erschweren sie nicht selten die Abgrenzung des zugrundeliegenden tumorösen Prozesses von einer Osteomyelitis.

Radiologischer Befund

Konventionelle Röntgenaufnahmen: Anders als das Osteosarkom verursacht das Ewing-Sarkom wegen seiner fehlenden Potenz zur Bildung von Tumorknochen und -knorpel lediglich destruktive Knochenveränderungen in Form von Osteolysen. Das röntgenologische Spektrum wird daneben geprägt durch reaktive endostale (sklerotische) und periostale Formationen (Lamellen, Spiculae, Codman-Dreieck). Breitet sich der Tumor auch in die Umgebung des Knochens aus, finden sich in diesem extraossären Bereich, der bei fast allen Geschwülsten bereits bei der ersten Röntgenuntersuchung zu identifizieren ist (LOMBARDI et al. [168]: 86%; MULDER et al. [47]: 90%), keine schattengebenden neoplastischen Strukturen.

Der früher als häufigster und *typischer Befund* angesehene Befall der Diaphyse eines langen Röhrenknochens mit fleckigen, „mottenfraßartigen" Destruktionen in der Spongiosa und Kortikalis, einer ausgeprägten lamellären, „zwiebelschalenartigen" Periostreaktion entlang des Knochenschaftes und einer angrenzenden Vermehrung der Weichteile unter Verlagerung bzw. Aufhebung der normalen Strukturen (Abb. 38) findet sich in neueren großen Untersuchungsserien nur in etwa einem Viertel der Fälle [35, 47].

In der Mehrzahl ist der radiologische Befund jedoch uncharakteristisch und sehr variabel. Oft überwiegen die *osteolytischen Veränderungen* (Abb. 38, 39), die auch für sich allein mit intensiver lokaler Ausprägung das Bild vollständig prägen können. Nicht selten liegt eine *Kombination* aus lytischen und reaktiv-sklerotischen Knochenveränderungen vor. Eine *rein sklerotische Variante* ist nur ausnahmsweise anzutreffen [28, 35]. Die Abgrenzung des Tumorbezirks gegen den gesunden Knochen ist meist unscharf (Abb. 38–40), in atypischen Beispielen aber auch einmal gut definiert und ähnlich wie bei einem benignen Tumor. Die oft be-

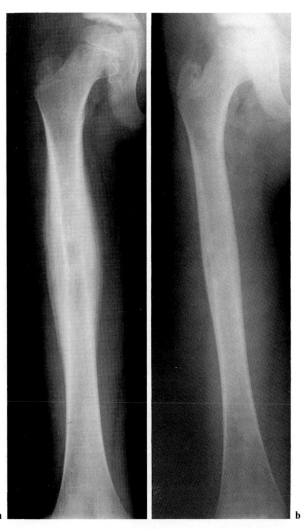

Abb. 38a, b. Diaphysär lokalisiertes Ewing-Sarkom mit „typischem" Röntgenbefund und gutem Ansprechen auf die Behandlung (Chemotherapie, Radiatio): **a** Initial: Feinfleckige, mottenfraßartige lytische Destruktionen der Spongiosa und Kortikalis; größerer Defekt nach Probeexzision; ausgeprägte spindelförmige, lamelläre (zwiebelschalenartige) Periostreaktion; angrenzende Weichteilstrukturen nicht verändert. **b** Nach erfolgreicher Therapie: Markraum eher etwas sklerosiert, keine lytischen Destruktionen mehr bis auf PE-Defekt; periostaler Knochen schmal und kompakt an die Kortikalis angelagert, keine Lamellen mehr; Weichteile normal

trächtliche Ausdehnung der Sarkome in der Längsachse des Knochens läßt sich nicht immer ausreichend sicher in konventionellen Röntgenaufnahmen erkennen.

Unter den *Periostreaktionen* finden sich nicht nur lamelläre Formationen (Abb. 38), sondern desöfteren auch Spiculae (Abb. 39a, 40) und sogar Codman-Dreiecke (Abb. 39). Dies hängt ab von der

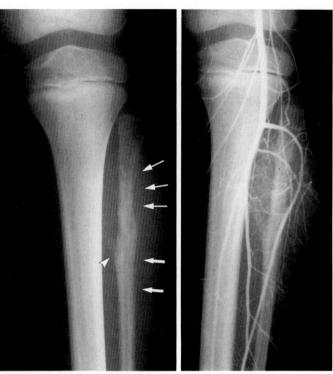
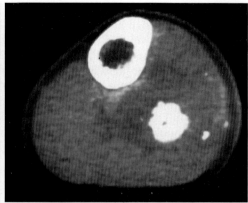
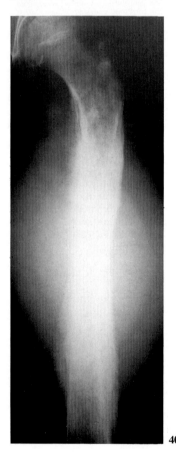

Abb. 39 a–c. Meta-diaphysär lokalisiertes Ewing-Sarkom der proximalen Fibula: **a** Nativaufnahme: Mottenfraßartige fleckige Destruktionen im Markraum, vollständige Zerstörung der Kortikalis; bei extraossaler Tumorexpansion Ausbildung verschiedener periostaler Formationen (Spiculae *Pfeile*, Codman-Dreieck *Pfeilspitze*, Lamellen *fette Pfeile*) und unscharfe Verdichtung bzw. „Schwellung" der Weichteile. **b** Angiogramm (arterielle Phase): Mäßige pathologische Vaskularisation des gesamten intra- und extraossären Tumorbereichs; bogige Verlagerung und geringe Stenosierung großer Arterien (z. B. A. tibialis ant.) **c** Computertomogramm (des distalen Tumorabschnitts): Kräftige Verbreiterung der Kortikalis durch unregelmäßig begrenzte periostale Appositionen; Dichte des eingeengten Markraums etwas angehoben; extraossaler Tumorbereich überwiegend hypodens und kaum gegenüber den normalen Strukturen demarkiert

Abb. 40. Riesiges Ewing-Sarkom der Femurdiaphyse (Befund ähnlich dem eines Osteosarkoms): Gesamter Markraum bis in die Metaphysen hinein intensiv tumorös verändert, in der Peripherie fleckig lytisch, im Zentrum sklerotisch (reaktiv, Überlagerung durch Periostreaktion); Destruktion der Kortikalis und sehr weite Ausbreitung des Tumors in die Weichteile (massive „Schwellung" ohne Mineralisationsprozesse); kräftige Periostreaktion in Form kompakter Spiculae entlang des gesamten Femurschafts; pathologische Infraktion

Ausbreitungsgeschwindigkeit des jeweiligen Tumors senkrecht zur Knochenachse. Bei zwei Dritteln der Geschwülste werden verschiedene periostale Formationen nebeneinander angetroffen.

In *platten Knochen* sind die tumorbedingten Röntgenveränderungen noch weniger charakteristisch. Bei einem Befall der Rippen kann der intraossäre Herd nur sehr diskret sein, der extraossale Geschwulstbereich jedoch in Form einer ausgedehnten intrathorakalen (extrapleuralen) Weichteilformation ganz im Vordergrund stehen [194]. Gänzlich atypisch sind die radiologischen Befunde der Ewing-Sarkome bei Säuglingen und Kleinkindern [164, 199].

Pathologische Frakturen treten bei Ewing-Sarkomen in 5% der Fälle auf [28].

Angiographie: Es finden sich nahezu immer die Kriterien eines bösartigen Prozesses. Eine sichere Abgrenzung gegen die Osteomyelitis gelingt jedoch mit Hilfe der Arteriographie nicht immer, so daß die Methode heute nur in Ausnahmefällen zur Planung extremitätenerhaltender Operationen herangezogen wird [35] (Abb. 39b).

Szintigraphie: Nuklearmedizinische Untersuchungen haben ihre Bedeutung beim Ewing-Sarkom in der frühzeitigen Darstellung der nicht selten auftretenden Knochenmetastasen. Im Hinblick auf den Primärtumor lassen sich mit der Szintigraphie auch Auskünfte über sein Ansprechen auf konservative (medikamentöse, strahlentherapeutische) Maßnahmen erhalten [158, 180].

Computertomographie: Der Wert computertomographischer Untersuchungen beim Ewing-Sarkom basiert auf der exakten und gut reproduzierbaren Darstellung nicht nur des intraossären Tumorbereichs, sondern auch vor allem der Geschwulstausdehnung außerhalb des Knochens (Abb. 39c). Dies gelingt ganz besonders bei Lokalisation des Neoplasmas im Beckenbereich wesentlich besser als mit konventionellen Röntgenuntersuchungen einschließlich der Angiographie. Strahlentherapeutische oder auch konservativ-chirurgische Maßnahmen lassen sich auf der Basis der computertomographischen Befunde, dem detaillierten Tumorvolumen entsprechend, sicherer planen und durchführen [35, 179, 204].

Differentialdiagnose: Wegen der aufgezeigten Vielfalt der röntgenologischen Befunde beim Ewing-Sarkom läßt sich eine Abgrenzung des Tumors gegenüber anderen *malignen Geschwülsten (Osteosarkom, Metastasen eines Neuroblastoms),* einem *leukämischen Infiltrat,* einem *eosinophilen Granulom* und besonders auch gegenüber *osteomyelitischen Veränderungen* in einer Reihe von Fällen nur in Kombination mit einer feingeweblichen Untersuchung endgültig treffen.

Morphologie

Makroskopisch ist das Ewing-Sarkom durch eine grauweiße Farbe mit Destruktion des Knochengewebes und Infiltration der angrenzenden Weichteile charakterisiert. Einblutungen im Zentrum sowie Nekrosen können vorkommen.

Für die *mikroskopische* Beurteilung des Tumors ist die Anfertigung von Imprintzytologien zu fordern. In zytologischen Tupfpräparaten lassen sich 4 verschiedene Zelltypen unterscheiden. Dabei sind vor allem große runde Zellen mit einem lockeren gleichmäßigen Chromatingerüst und nur schmalem Zytoplasmasaum hervorzuheben. In diesem lassen sich mit der PAS-Reaktion Glykogeneinlagerungen nachweisen. Daneben kommen jedoch auch solche Formen vor, die PAS-negativ sind, also keine Glykogeneinlagerungen aufweisen. Die morphologische Differentialdiagnose erfordert z.T. einen erheblichen methodischen Einsatz. Nur auf diese Weise lassen sich Neuroblastom, primitiver neuroektodermaler Tumor (Askin-Tumor) und alveoläres Weichteilsarkom unterscheiden. Die therapeutischen Konsequenzen können beträchtlich sein.

In histologischen Schnittpräparaten besteht der Tumor aus dicht beieinanderliegenden kleinzelligen Formationen mit einem sehr dichten Chromatingerüst. Das Zytoplasma ist schmal.

Therapie

Wegen ihrer außerordentlichen Strahlensensibilität wurden die Ewing-Sarkome bis vor 20 Jahren nahezu ausschließlich einer *Radiatio* unterzogen. Dadurch konnte zwar der Primärtumor in mehr als zwei Dritteln der Fälle zunächst gut kontrolliert werden. Einerseits kam es aber später in 30% zu einem Lokalrezidiv. Andererseits starben etwa 90% der Patienten dennoch an Fernmetastasen innerhalb von 2 Jahren [179, 185].

Seit der Entwicklung einer zunehmend wirksameren *Polychemotherapie* können seit nunmehr 2 Jahrzehnten neben dem Primärtumor auch die oft schon initial vorhandenen (Mikro-)Metastasen in einem ansteigenden Prozentsatz erfolgreich devitalisiert werden. Dies eröffnete neue Konzepte komplexer *Kombinationsbehandlungen,* bei denen sowohl medikamentöse als auch radikal- und konservativ-chirurgische sowie strahlentherapeutische Maßnahmen, in ihrer Wirkung und zeitlichen Abfolge aufeinander abgestimmt, zum Einsatz gelangen [144, 162, 163, 177, 179, 185, 198].

Aktuelle Therapieprotokolle basieren auf folgenden Prinzipien [35, 162, 185]:

Allgemeine Chemotherapie: Die aggressive, präoperative medikamentöse Behandlung zielt auf eine intensive Reduktion des Volumens des Primärtumors und seine weitgehende Devitalisierung sowie die Vernichtung bereits vorhandener und sich entwickelnder Metastasen ab.

Lokaltherapie: Für die Wahl chirurgischer und/oder strahlentherapeutischer Maßnahmen sind maßgeblich das Alter der Patienten sowie die Lokalisation und Ausdehnung des Primärtumors. Da die Radiatio mit tumorvernichtenden Dosen von 6000 rd oft auch verstümmelnde Effekte (Knochennekrose, Wachstumsstop) am bestrahlten Knochen hinterläßt, werden die Ewing-Sarkome bei jungen Patienten grundsätzlich – wenn möglich – chirurgisch entfernt. Die bei der Operation nicht resektablen Anteile des befallenen Knochens werden einer Nachbestrahlung mit niedrigeren Dosen (3500–4500 rd) unterzogen. Läßt die Lokalisation des Primärtumors eine komplette Entnahme des gesamten affizierten Knochens zu (Rippen, Klavikula, Skapula, Fuß, Fibula), wird dieser in jedem Fall entfernt.

Verlauf, Prognose

Als eine hochmaligne und bei der ersten Untersuchung in etwa einem Drittel der Fälle bereits durch Fernmetastasen generalisierte Tumorerkrankung hat das Ewing-Sarkom prinzipiell eine sehr ernste Prognose. Bei ausschließlich lokaler strahlentherapeutischer oder chirurgischer Behandlung des Primärtumors beträgt die Überlebenschance nach 5 Jahren in den meisten Berichten lediglich maximal 10(–30)% [28, 35, 47, 163]. Die meisten Patienten sterben innerhalb der ersten 2 Jahre an *Fernmetastasen*. Diese siedeln sich außer in den Lungen bevorzugt auch im Skelett ab. Ein Lymphknotenbefall ist ebenfalls nicht selten (20%: DELLING [8], SPJUT et al. [60]). Die Frequenz der *Lokalrezidive* ist bei einer derartigen alleinigen Behandlung des Primärtumors mit 20–30% recht hoch [162, 185]. Allgemein haben auch heute noch Patienten mit einem derartigen Lokalrezidiv eine besonders schlechte Prognose.

Die *Radiatio* mit hohen Dosen bis 6000 rd birgt zusätzlich das Risiko der *Induktion eines sekundären malignen Tumors* (meist eines Osteosarkoms) in sich [144].

Diese ungünstigen Bedingungen konnten in den vergangenen 10 Jahren durch den *Einsatz der Chemotherapie,* die *Reduktion der Strahlendosis* und den *häufigeren Gebrauch lokaler chirurgischer Maß-*

nahmen gemindert werden. Zum einen ließ sich die *allgemeine Überlebensrate* wesentlich verbessern auf derzeit *maximal etwa 75%* [28, 163, 177, 185]. Die Beobachtungszeiten sind allerdings noch recht kurz (wenige Jahre). Da bei den derzeitigen Therapiekonzepten Spätmetastasen noch nach Jahren zu erwarten sind, wird sich die Langzeit-Überlebensrate niedriger gestalten. Die Frequenz der Lokalrezidive konnte besonders nach chirurgischer Geschwulstentfernung in Kombination mit der Chemotherapie erheblich gesenkt werden (0% bei ROSEN [185]). Durch die Anwendung niedrigerer Strahlendosen (3500–4500 rd) soll die Rate der Induktion sekundärer maligner Tumoren reduziert werden. Endgültige Ergebnisse in dieser Hinsicht stehen derzeit noch aus, zumal auch die Chemotherapie – besonders in Kombination mit einer Radiatio – ein noch nicht exakt bekanntes Risiko für die Entstehung von Zweittumoren mit sich bringt.

Radiologische Verlaufsbeurteilung

Für die Dokumentation des Verlaufs eines Ewing-Sarkoms während der heute üblichen präoperativen Chemotherapie kommt der radiologischen Diagnostik (konventionelles Röntgen, Szintigraphie, Computertomographie) eine grundlegende Bedeutung zu. Sollen doch anhand dieser Befunde maßgebliche Auskünfte über die Reaktion des Primärtumors auf die medikamentöse Behandlung erhalten werden, von denen Entscheidungen über Zeitpunkt und Art der lokalen Therapiemaßnahmen abhängig gemacht werden. Die Situation beim Ewing-Sarkom gleicht in dieser Hinsicht völlig dem bei der präoperativen Diagnostik beim Osteosarkom. Auch die radiologische Verlaufsbeurteilung des primär tumortragenden Knochens nach konservativ-chirurgischen Eingriffen ist bei beiden Tumorarten prinzipiell ähnlich. Hinzu kommen beim Ewing-Sarkom die Patienten, deren Primärgeschwulst statt einer Operation einer Strahlentherapie unterzogen wurde. Hier ist die Überwachung sowohl im Hinblick auf ein Lokalrezidiv als auch das Auftreten eines sekundären Osteosarkoms von großer Bedeutung.

Für die Interpretation der jeweiligen radiologischen Untersuchungsergebnisse gelten grundsätzlich die im Kapitel „Osteosarkom – Radiologische Verlaufsbeurteilung" aufgeführten Beurteilungskriterien der einzelnen Befunde und Symptome, die auch beim Ewing-Sarkom angetroffen werden (Ausdehnung und Intensität der Knochendestruktion, Verhalten periostaler Formationen, Ausdeh-

Abb. 41 a, b. Primäres malignes Knochenlymphom im distalen Femur mit Expansion in die Epiphyse: **a** Nativaufnahme: Metaphysär flächiger, unscharf begrenzter Osteolysebezirk, angrenzend an die Wachstumsfuge; in der Epiphyse mehr fleckige Aufhellungen mit umgebender sklerotischer Reaktion. **b** Tomogramm: Deutlichere Darstellung der epiphysären Destruktionen (DRK-Kinderkrankenhaus, Siegen)

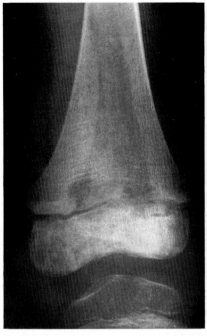
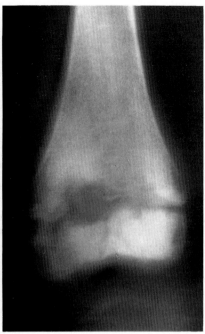

a　　　　　　　　　　b

nung der Weichteilschwellung). Über ähnliche Kriterien für die Beurteilung des radiologischen Verlaufs wurde auch von TABER et al. [196], berichtet. Die Abbildungen 38 a, b zeigen ein Beispiel eines gut auf die Behandlung (Radiatio) ansprechenden Ewing-Sarkoms.

3.2.2 Primär malignes Lymphom des Knochens

Synonyme: „Malignes Non-Hodgkin-Lymphom" des Knochens, Knochenlymphom, Retikulumzellsarkom, Retikulosarkom

Definition

Die primär malignen Lymphome des Knochens stellen keine einheitliche Tumorform dar. Wie die übrigen malignen Lymphome zählen auch sie zu den Geschwülsten des Immunsystems. Ihren Ausgang nehmen sie von Zellen des Knochenmarks (nur z. T. von „Retikulumzellen"). Die systemische Form mit einem Knochenbefall und die primäre Variante sind morphologisch nicht zu differenzieren. Als „primäre maligne Knochenlymphome" werden diejenigen Formen definiert, in denen nur ein Tumor in einem einzigen Knochen nachzuweisen ist, Metastasen außer eventuell in regionären Lymphknoten nicht vorliegen und eine lokale oder generalisierte Absiedlung nicht innerhalb von 6 Monaten nach Symptombeginn erfolgt [35, 176].

In der ersten Lebensdekade treten die Tumoren nur ausnahmsweise auf. Meist werden sie nach dem 3. Dezennium angetroffen [60].

Grundsätzlich können die primären malignen Lymphome in jedem Knochen vorkommen. Mit 40–50% aller Fälle werden bevorzugt die kniegelenksnahen Abschnitte langer Röhrenknochen befallen. 20% der Tumoren sind in den oberen Extremitäten lokalisiert [35, 47]. Die Geschwülste treten zwei- bis dreimal häufiger in den Extremitäten als im Achsenskelett auf [28]. Innerhalb eines langen Röhrenknochens sind bevorzugt die diametaphysären Enden, in Ausnahmefällen auch die Epiphysen befallen (Abb. 41).

4 Tumorähnliche Läsionen („tumor-like-lesions")

4.1 Juvenile Knochenzyste

Synonyme: Solitäre Knochenzyste, einkammerige Knochenzyste, einfache Knochenzyste, jugendliche Knochenzyste

Definition

Bei den juvenilen Knochenzysten handelt es sich um solitäre, meist einkammerige, zystische Hohlräume im Knochen, die von einer gelblich-klaren bis rostbraunen sanguinolenten Flüssigkeit angefüllt und von einer bindegewebigen Membran ausgekleidet sind. Sie werden heute nicht mehr den echten Tumoren zugerechnet. Ihre Ätiologie ist unbekannt.

Epidemiologie, Lokalisation, Pathogenese

Häufigkeit: Juvenile Knochenzysten machen etwa 20–30% aller benignen tumorösen und geschwulstähnlichen Knochenläsionen aus [35].
Alter: Es können Patienten aller Altersstufen betroffen sein (1½–72 Jahre: SPJUT et al. [60]). Die überwältigende Mehrheit der juvenilen Knochenzysten tritt jedoch in den ersten beiden Lebensjahrzehnten auf, meist zwischen dem 9. und 14. Lebensjahr [35, 47].
Geschlechtsdisposition: Es zeigt sich eine Bevorzugung des männlichen Geschlechts gegenüber dem weiblichen um das Doppelte bis Dreifache [58, 60, 231, 232, 261].
Lokalisation: Außerordentlich gehäuft treten juvenile Knochenzysten im proximalen Humerus auf (über 50%), gefolgt vom stammnahen Femurbereich. In beiden Knochenabschnitten werden etwa drei Viertel aller Läsionen angetroffen [35, 47, 58]. 5% der Zysten kommen in der Tibia vor. Radius, Ulna, Fibula und Kalkaneus werden selten befallen. Ungewöhnliche Lokalisationen, vor allem auch in platten Knochen, zeigen sich eher im Erwachsenenalter [60, 251].
Charakteristisch ist ein Auftreten der Zysten in den Metaphysen der langen Röhrenknochen in enger Nachbarschaft zur Wachstumsfuge, die bei Kindern und Jugendlichen praktisch nie, bei Erwachsenen in einem geringen Teil der Fälle überschritten wird [251]. Diese mit einer dicken Bindegewebsmembran ausgekleideten und einen höheren als venösen Binnendruck aufweisenden epiphysennahen Hohlräume werden als *„aktive"* Form bezeichnet. Länger bestehende Zysten können mit dem Wachstum der Röhrenknochen aus der Metaphyse in die Diaphyse auswandern. Die Dicke ihrer membranösen Auskleidung und ihr Binnendruck nehmen dabei ab. Diese dann nicht mehr expansiven Läsionen werden als *„latente"* oder *„inaktive"* Zysten klassifiziert [47, 251].
Pathogenese: Für die Entstehung einer solitären juvenilen Knochenzyste existieren verschiedene Theorien. So soll es sich einerseits um *mesenchymale Hamartome* handeln. Andererseits werden *venöse Abflußstörungen* infolge von intraossären Gefäßanomalien, eine *traumatische Genese* (Hämatombildung mit nachfolgender Zirkulationsstörung) und mit größerer Wahrscheinlichkeit eine *gestörte enchondrale Ossifikation der* Wachstumsfuge diskutiert [35, 231, 274].

Klinik

Bei 80% der Patienten mit einer juvenilen Knochenzyste bestehen keine längerfristigen Beschwerden [231, 232]. Lokale Schwellungen, „rheumatische" Symptome sowie Ruhe- und Belastungsschmerzen (auch in den benachbarten Gelenken) werden selten beobachtet. Etwa zwei Drittel aller solitären Zysten werden erst anläßlich einer *pathologischen Fraktur* diagnostiziert [60, 231, 232].

Radiologischer Befund

Konventionelle Röntgenaufnahmen: Vor allem bei typischer epiphysennaher Lokalisation in einem langen Röhrenknochen gestaltet sich die Diagnostik „aktiver" juveniler Knochenzysten, häufig aber auch der „latenten" metadiaphysären Formen, allein anhand von Übersichtsaufnahmen unproblematisch. Dabei zeigen sich die „aktiven" Zysten als länglich-ovaläre, teils zentral, teils etwas exzentrisch im Knochen gelegene, oft bereits initial schon ausgedehnte osteolytische Destruktionsbezirke. Der zusammenhängende Aufhellungsbezirk weist eine Expansion in Richtung zur Knochenoberfläche auf, wobei oft die Kortikalis stark verdünnt, jedoch nur in Ausnahmefällen nicht mehr erkennbar ist (Abb. 42, 43). Gegenüber dem intakten Knochen besteht eine Randsklerose. Leistenartige Wandverdickungen können eine Mehrkammerigkeit des Hohlraums vortäuschen. Da das Periost nie überschritten wird, weisen derartige reaktive Knochenformationen (Lamellen) auf eine Fraktur bzw. Infraktion hin. Die Ausdehnung der Zysten in der Längsachse des Knochens kann ein beträchtliches Ausmaß haben. Die persistierenden „latenten" Formen können als Ausdruck reaktiv-reparativer Prozesse einen breiteren Sklerosesaum und intensivere girlanden- oder leistenartige Wandstrukturen aufweisen. Die Auftreibung der Knochenoberfläche ist meist geringer als bei den „aktiven" Läsionen.
In seltenen Fällen wurden als röntgenologische Frühbefunde von juvenilen Knochenzysten umschriebene uncharakteristische Sklerosebezirke ge-

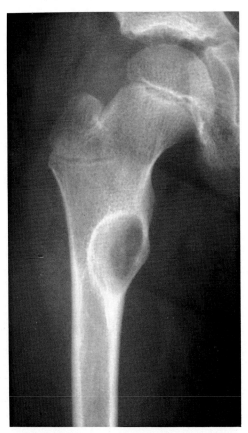

Abb. 42. Juvenile Knochenzyste in der proximalen Femurdiaphyse („latente Form"): Exzentrisch gelegener, ovalärer Aufhellungsbezirk mit intensiver Randsklerose; erhebliche Verdünnung der Kortikalis und Vorwölbung der Knochenoberfläche, keine Periostreaktion

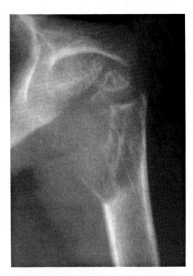

Abb. 43. Atypischer Röntgenbefund einer juvenilen Knochenzyste bei einem 2jährigen Kind: Ausgedehnte, flächig-lytische Zerstörung der proximalen Humerusmetaphyse mit partieller Aufhebung der Abgrenzung zur Wachstumsfuge; extrem verdünnte Kortikalis und vorgewölbte Knochenoberfläche (pathomorphologisch nicht durchbrochen!) streckenweise nicht mehr erkennbar; keine Randsklerose sowie etwas unscharfe Begrenzung des lytischen Areals: Dignität der Läsion röntgenologisch nicht sicher bestimmbar

funden [274]. Selten ergeben sich bei einem Vorkommen in platten Knochen oder auch einem geringen Alter der Kinder diagnostische Schwierigkeiten (Abb. 43). Auf den Wert der *Computertomographie* für die Klärung derartiger Fälle mit Hilfe der exakten Bestimmung der Ausdehnung des Hohlraums und vor allem der Dichtemessung seines Inhalts weist BLUMBERG [217] hin.

Angiographie und Szintigraphie sind aufgrund fehlender spezifischer Befunde sowie der Invasivität für die Diagnostik juveniler Knochenzysten nicht indiziert, günstigerweise auch entbehrlich.

Differentialdiagnose: Selten bestehen Schwierigkeiten in der Abgrenzung einer solitären Zyste bei atypischer Lokalisation und weniger charakteristischem Röntgenbefund gegenüber anderen „zystisch" imponierenden Läsionen: *aneurysmatische Knochenzyste, Chondromyxoidfibrom, fibröse Dysplasie (monostotisch).*

Morphologie

Makroskopisch enthält die Lichtung der Zyste in der Regel eine seröse, gelbliche Flüssigkeit. Die Wand des Hohlraumes wird von einer bindegewebigen Membran von mehreren Millimetern Dicke gebildet.

Mikroskopisch besteht eine schmale Bindegewebszone, die von oberflächlichen Mesenchymzellen begrenzt wird. Innerhalb dieser Bindegewebszone kommt es abstandsweise zum Auftreten kleiner, halbmondförmiger Osteoidabscheidungen. Daneben sieht man Hämosiderinpigment und unterschiedlich viele Riesenzellen.

Therapie

Als Standardverfahren der Wahl gelten die Exkochleation aller Anteile der Zyste einschließlich ihrer bindegewebigen Membran und die anschließende Auffüllung des Hohlraums mit autologer bzw. homologer Spongiosa [35, 231, 232, 238]. Zur sicheren Vermeidung der bei dieser Methode nicht selten auftretenden Rezidive werden zunehmend, besonders bei größeren Defekten, radikalere Operationstechniken in Form ausgedehnter Resektionen bevorzugt [231, 232, 249, 259]. Die Chance der *spontanen Ausheilung* einer juvenilen Knochenzyste *nach Fraktur* wird kontrovers diskutiert. Die Angaben schwanken zwischen 0 und 15% [35, 60, 231, 232]. Ein längstens halbjähriges Zuwarten bei infrakturierten kleinen, besonders „latenten" Zysten erscheint vertretbar.

Verlauf, Prognose

Der Verlauf der Erkrankung an einer juvenilen Knochenzyste wird maßgeblich durch den Stabilitätsverlust des befallenen Knochens mit steigender Frakturgefahr bestimmt. Da spontane Remissionen nur die Ausnahme darstellen (kleinere „latente" Zysten nach Infraktion, Alter der Patienten über 10 Jahre), ist eine aktive, üblicherweise chirurgische Therapie fast immer primär indiziert. Abhängig von der Lokalisation und Größe der Läsion sowie der Intensität bzw. Radikalität der operativen Maßnahmen liegen die Angaben über die üblicherweise bei solitären Zysten nicht seltenen *Rezidive* unterschiedlich hoch: 20-50% werden nach Exkochleation und Spanauffüllung beobachtet (Abb. 44).

Eine *maligne Entartung* juveniler Knochenzysten ist bisher nicht gesichert. Vereinzelte Beobachtungen über vermeintlich sarkomatöse Verläufe [60] werden eher als primär maligne Prozesse mit lediglich zystischem Erscheinungsbild interpretiert.

4.2 Aneurysmatische Knochenzyste

Synonyme: aktuell keine gebräuchlich

Definition

Bei den aneurysmatischen Knochenzysten handelt es sich um gutartige, expansive, solitäre zystische Knochenläsionen, die nicht mehr den eigentlichen Tumoren zugerechnet werden. Sie bestehen aus kavernösen blutgefüllten Hohlräumen, die von Bindegewebe mit Riesenzellen und hämosiderinbeladenen Makrophagen ausgekleidet sind [8]. JAFFE u. LICHTENSTEIN [94] trennten sie mit diesen Kriterien als eine selbständige Entität aus der Gruppe der Knochenzysten und Riesenzelltumoren ab.

Epidemiologie, Lokalisation, Pathogenese

Häufigkeit: Die Angaben über die Frequenz der aneurysmatischen Knochenzysten schwanken zwischen 1,5 und 6% aller primären Knochentumoren [47, 247]. Sie sind etwa 4-7mal seltener als Osteosarkome [35].

Alter: Am häufigsten erkranken Individuen in den ersten 3 Dezennien. 70-80% der Patienten sind jünger als 20 Jahre [7, 47, 219, 226, 247]. Das niedrigste Alter betrug 3 bzw. 10 Monate [241, 260].

Geschlechtsdisposition: Keine eindeutige Bevorzugung eines Geschlechts [58, 60, 152, 228].

Lokalisation: Grundsätzlich können aneurysmatische Knochenzysten in jedem Knochen des Skeletts ihren Ursprung haben. Bevorzugt werden aber die langen Röhrenknochen (50%) vor allem der unteren Extremitäten (35%), die Wirbelsäule (20-25%) und das Becken befallen (7%) [60, 226, 228, 245].

In den langen Röhrenknochen treten die Läsionen vor allem metaphysär, selten diaphysär auf. Eine Ausdehnung in die Epiphyse erfolgt nur ausnahmsweise über eine noch offene Wachstumsfuge [230]. Die Lokalisation innerhalb des Knochens ist meist exzentrisch, hin und wieder auch subperiostal. Eine

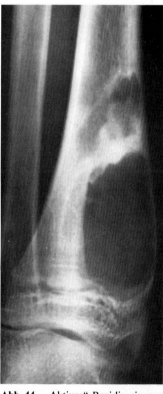

Abb. 44. „Aktives" Rezidiv einer zuvor (ungenügend) ausgeräumten juvenilen Knochenzyste: Homogen-lytische Destruktion von etwa ⅔ des Querschnitts der distalen Tibiametaphyse (akute Frakturgefahr!); sklerotische Veränderungen reaktiv-postoperativ bedingt; kranial ein weiterer, girlandenartig begrenzter Aufhellungsbezirk als Hinweis auf ein auch dort „aktives" Rezidiv (schräge Projektion)

zentrale Position wird typischerweise in den kurzen Röhrenknochen angetroffen.

Bei einem *vertebralen Befall* werden vor allem die Wirbelbögen primär zerstört. Ein Übergreifen expandierender Läsionen auf den Wirbelkörper ist häufig. Seltener entstehen die aneurysmatischen Knochenzysten primär in den Wirbelkörpern [237].

Als *Besonderheiten* können aneurysmatische Knochenzysten gleichzeitig und getrennt in 2 benachbarten Röhrenknochen vorkommen, in der Wirbelsäule mehrere Segmente in ihrer Ausdehnung zusammenhängend befallen und als große Rarität auch multipel in mehreren Knochen auftreten [35, 241].

Pathogenese: Eine örtliche Zirkulationsstörung mit Erhöhung des ossären Venendruckes infolge einer anomalen arteriovenösen Verbindung oder einer Venenthrombose soll zur Entstehung der blutgefüllten zystenartigen Hohlräume im Knochen führen [35, 47, 220]. Ein derartiger Pathomechanismus kann dabei nicht nur primär in intaktem Knochen, sondern auch sekundär in bereits vorliegenden andersartigen, besonders fibromatösen Läsionen (z. B. nichtossifizierendes Fibrom, fibröse Dysplasie, Osteoblastom, Chondroblastom) zur Ausbildung einer aneurysmatischen Knochenzyste führen.

Klinik

Schmerzen, Schwellung, Spannungsgefühl und Bewegungseinschränkung in benachbarten Gelenken sind häufige uncharakteristische Beschwerden, die vor allem bei rasch wachsenden größeren aneurysmatischen Knochenzysten angetroffen werden. Bei vertebraler Lokalisation treten bei fortschreitender Ausdehnung des Prozesses neurologische Symptome durch Druck auf das Rückenmark und die Nervenwurzeln auf (Paresen, Paralysen). Die Dauer der Symptome ist meist nur kurz (3-9 Monate), selten erstreckt sie sich über mehrere Jahre [35, 47, 60, 220, 226, 228].

Radiologischer Befund

Konventionelle Röntgenaufnahmen: Die Befunde sind oft so charakteristisch, daß 80-90% aller primären aneurysmatischen Knochenzysten mit Hilfe konventioneller Röntgenuntersuchungen diagnostiziert werden können [219, 247]. *In den langen Röhrenknochen* findet sich ein oft exzentrisch metaphysär, seltener diaphysär gelegener flächiger osteolytischer Bezirk mit typischerweise trabekulären Binnen-

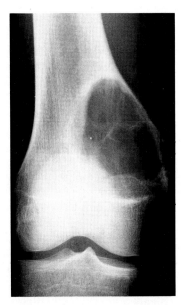

Abb. 45. Aneurysmatische Knochenzyste mit exzentrisch gelegenem, flächig-ovalärem Aufhellungsbezirk im distalen Femur; zarte trabekelartige Binnenstrukturen, scharfe Abgrenzung zum intakten Knochen durch Sklerosesaum; Kortikalis erheblich verdünnt mit Vorwölbung der Knochenoberfläche

strukturen und scharfer Abgrenzung zum angrenzenden intakten Knochen. Hin und wieder ist ein zarter Sklerosesaum ausgebildet. Die Kortikalis ist arrodiert und häufig derart ausgedünnt, daß sie im Röntgenbild kaum mehr erkennbar ist (Abb. 45) [47, 99, 219, 228, 245]. Morphologisch bleibt jedoch immer eine durchgehende äußere Umhüllung durch kortikale oder periostale Formationen auch bei ausgedehnten aneurysmatischen Knochenzysten erhalten. Infolge der Expansion über die Kortikalis hinaus treten nicht selten intensivere Periostreaktionen wie Lamellen und Codman-Dreiecke auf [35, 226]. Die oft enorme „zystische" Auftreibung des Knochens führte auf einer rein röntgenmorphologischen deskriptiven Basis zur Benennung der Läsionen als „aneurysmatische" Knochen-„Zysten" (histomorphologisch sind es weder Zysten noch aneurysmatische Gebilde).

Zentral vor allem *in kurzen Röhrenknochen* lokalisierte Formen bedingen eher eine spindelige symmetrische Auftreibung der Knochenkontur, ohne die Kortikalis zu überschreiten und sich in die Umgebung auszubreiten [35, 219]. Der typische Röntgenbefund bei *vertebralem Befall* besteht in einer rein lytischen blasigen Auftreibung der affizierten Knochenelemente, wobei eine Septierung der Binnenstruktur öfter fehlt und der Prozeß sich auf mehrere Segmente auszudehnen vermag. Desweiteren kann es auch zu einem Zusammenbruch des Wirbelkörpers kommen [47, 226, 236, 237]. Auch in den *platten Knochen* (z. B. des Beckens) führen die aneurysmatischen Knochenzysten zu meist intensiven und ausgedehnten lytischen Defekten mit gekammerten Binnenstrukturen. Die röntgenologische Charakteristik der *sekundären Formen* ist meist weniger typisch und maßgeblich mitbestimmt von der Art sowie dem Ausmaß der präexistenten Knochenläsion.

Pathologische Frakturen werden bei aneurysmatischen Knochenzysten relativ selten gefunden (Dominok u. Knoch [152]: 4–5%).

Die *Angiographie* ist in den meisten Fällen diagnostisch nicht weiterführend, da sie keine charakteristischen Befunde liefert [35]. Die Informationen über die wahre Ausdehnung einer aneurysmatischen Knochenzyste vor allem in schwierig zu beurteilenden Skelettabschnitten (Wirbelsäule, Becken) können heutzutage statt mit Hilfe der invasiven Angiographie einfacher, weniger belastend und sicherer durch die *Computertomographie* erhalten werden [236, 237]. Die *Szintigraphie* spiegelt lediglich das Ausmaß der Osteoblastentätigkeit an den Rändern der Läsion wider und ist nur bedingt zum Nachweis der Wachstumsaktivität einer aneurysmatischen Knochenzyste geeignet [35].

Differentialdiagnose: Radiologisch-diagnostische Probleme ergeben sich bei den aneurysmatischen Knochenzysten nur bei einer Minderzahl von Fällen. Es kommt dann das weite Spektrum anderer zystisch-lytischer gutartiger Knochenprozesse in Frage: *Solitäre Knochenzyste, fibröser metaphysärer Defekt* resp. *nichtossifizierendes Fibrom, fibröse Dysplasie, Chondromyxoidfibrom, Enchondrom, Osteoblastom, Chondroblastom, brauner Tumor bei Hyperparathyreoidismus, Brodie-Abszeß, Histiozytosis X*. Die Abgrenzung gegen ein *teleangiektatisches Osteosarkom* ist manchmal auch histomorphologisch schwierig.

Morphologie

Makroskopisch besteht eine aneurysmatische Knochenzyste aus zahlreichen Hohlräumen, die mit Blut gefüllt sind. Der Knochen ist erweitert und stellenweise auch destruiert.

Mikroskopisch sind unterschiedlich große Hohlräume entwickelt, die von bisher nicht eindeutig definierten „Endothelzellen" begrenzt werden. In der bindegewebigen Wand liegen mesenchymale Zellen mit isomorphen Zellkernen. Daneben kommen auch Osteoid- und Knochenabscheidungen vor. Das Bild wird wesentlich geprägt von den zahlreichen Riesenzellen innerhalb dieses Faserstromas. Makrophagen enthalten Hämosideringpigment.

Therapie

Wegen des grundsätzlich gutartigen Verhaltens der aneurysmatischen Knochenzysten sollten radikale, verstümmelnde chirurgische Maßnahmen prinzipiell vermieden werden. Amputationen werden nur ausnahmsweise bei extrem ausgedehnten Läsionen und vor allem bei Rezidiven einmal erforderlich. Das operative Vorgehen der Wahl besteht in der Exkochleation des Prozesses und nachfolgender Auffüllung des Defektes mit Knochenspan. Obwohl aneurysmatische Knochenzysten strahlensensibel sind, kommt eine derartige Behandlung dieses benignen Knochenprozesses auch bei ungünstiger Lokalisation im Kindes- und Adoleszentenalter nicht in Betracht wegen der möglichen Induktion radiogener Sarkome [35, 226].

Verlauf, Prognose

Aneurysmatische Knochenzysten haben primär ein benignes biologisches Verhalten. Wenngleich die meisten dieser Läsionen eine relativ rasche Expansion aufweisen, werden auch langsame Verläufe mit nur geringer Progredienz über viele Jahre beobachtet [35]. Bekannt wurden sogar einzelne Spontanremissionen sowie vollständige Ausheilungen auch nach inkompletter chirurgischer Entfernung [40, 245]. Dies waren Gründe, die aneurysmatischen Knochenzysten nicht mehr den eigentlichen Tumoren zuzurechnen.

Rezidive treten nach unzureichenden operativen Maßnahmen in bis zu 20% der Fälle auf. Ihre Frequenz ist bei jüngeren Patienten (unter 15 Jahren) höher als bei älteren [35, 47, 60].

Eine spontane *maligne Entartung* einer aneurysmatischen Knochenzyste ist bisher nicht bekannt. Es existieren aber Berichte über sarkomatöse Verläufe derartiger Läsionen nach Bestrahlung [60].

4.3 Metaphysärer fibröser Defekt

Synonyme: fibröser Kortikalisdefekt, nichtossifizierendes Knochenfibrom, nichtosteogenes Fibrom, benigner kortikaler Defekt, subperiostaler Kortikalisdefekt, subperiostales oder kortikales Fibrom, histiozytisches Xanthogranulom

Definition

Seit Jaffe u. Lichtenstein [94] sie 1942 als eine eigene Einheit von den Riesenzelltumoren abgegrenzten, werden der metaphysäre fibröse Defekt und das nichtossifizierende Knochenfibrom als Größenvarianten desselben, nunmehr als tumorähnliche Läsion gewerteten Prozesses angesehen. Sie sind gleichartig aufgebaut und bestehen aus wirbelartig angeordnetem kollagenfaserhaltigem Bindegewebe mit eingelagerten spindeligen Zellen sowie Riesenzellen, Histiozyten und eisenpigmentspeichernden Zellen [8].

Epidemiologie, Lokalisation, Pathogenese

Häufigkeit: Metaphysäre fibröse Defekte sind die geläufigsten tumorähnlichen Läsionen [58]. Im amerikanischen Schrifttum wird ihre anläßlich von Röntgenreihenuntersuchungen bestimmte Frequenz mit 20-40% bei Kindern und Jugendlichen angegeben. Die Daten der Sammelstatistiken großer Tumorzentren repräsentieren dagegen lediglich die ausgewählten Fälle mit chirurgischer Intervention und liegen somit erheblich niedriger (DAHLIN [7]: 5% aller benignen Knochentumoren).

Alter: Metaphysäre fibröse Defekte treten fast ausschließlich im 1. und 2. Dezennium auf (75-85%). Das Durchschnittsalter liegt für Knaben bei 16 Jahren, für Mädchen bei 19 Jahren [28]. Kleinere Kortikalisdefekte werden eher bei Kindern, größere nichtossifizierende Fibrome mehr bei Adoleszenten gefunden.

Geschlechtsdisposition: Das männliche Geschlecht wird meist etwas häufiger als das weibliche betroffen.

Lokalisation: Mit wenigen Ausnahmen entstehen die fibrösen Defekte in der juxtaepiphysären Region der Metaphysen langer Röhrenknochen [28, 250]. Ganz im Vordergrund sind der distale Femur sowie die proximale und distale Tibia betroffen (ca. 75%: DAHLIN [7]). Seltener werden die Läsionen auch in der Fibula, dem proximalen Femur und im Humerus gefunden.

Innerhalb des Röhrenknochens ist die Lokalisation oberflächlich kortikal, im distalen Femur typischerweise fast immer posteromedial [35, 233, 234, 264]. Die kleineren Defekte überschreiten die Kortikalis meist nicht. Die Variante der größeren nichtossifizierenden Fibrome zeigt häufiger eine Ausdehnung in die Spongiosa und kann bei Befall schmaler Röhrenknochen (z. B. Fibula) fast deren gesamten Querschnitt ausfüllen [213, 233, 234, 272]. Nicht selten ist auch ein *multiples Auftreten* mehrerer metaphysärer Defekte, vor allem synchron entweder in demselben oder in verschiedenen Knochen, selten auch im gleichen Knochenabschnitt zu verschiedenen Zeiten [28, 35].

Pathogenese: Die Ursache für die Entstehung der metaphysären fibrösen Defekte wird in einer Entwicklungs- bzw. Ossifikationsstörung oder einer Wachstumsstörung des epiphysennahen Knochenabschnitts gesehen. Der primäre Defekt soll dabei entweder in der enchondralen Ossifikationszone mit späterer metaphysärer exzentrischer Auswanderung bzw. bereits subperiostal seinen Ursprung haben [28, 47, 60, 221]. Gegen eine tumoröse Natur der Läsionen sprechen vor allem die häufigen Spontanregressionen sowie das zeitlich und räumlich multiple Auftreten einer Anzahl derartiger Defekte [60].

Klinik

Metaphysäre fibröse Defekte bereiten fast nie klinische Beschwerden.

Radiologischer Befund

Konventionelle Röntgenaufnahmen: Metaphysäre fibröse Defekte bedingen in Nativaufnahmen nahezu pathognomonische Befunde. Die typischen Veränderungen bestehen in einer länglich-ovalen glatt oder auch girlandenartig begrenzten Osteolyse, die von einem zarten bis kräftigen Sklerosesaum umgeben ist (Abb. 46, 48). Durch leistenförmige Vorsprünge in der Wand der Läsionen kann eine Septierung vorgetäuscht werden. Die metaphysären Defekte sind mit ihrem größten Durchmesser in der Längsachse des Knochens ausgerichtet. Charakteristischerweise liegen die kleineren Herde streng in der Kortikalis, welche meist verdünnt und häufig etwas vorgewölbt ist. Eine Periostreaktion fehlt, solange keine Infraktion hinzugetreten ist. Die größeren Varianten - die nichtossifizierenden Fibrome - dehnen sich unterschiedlich weit in den Markraum aus und können schließlich bei schmalen Röhrenknochen, z. B. in der Fibula, fast den gesamten Knochenquerschnitt ausfüllen (Abb. 48).

Längere Zeit schon bestehende fibröse Defekte erreichen durch das Wachstum des Knochens eine mehr diaphysäre Position (Abb. 47, 48). In *spontan sich zurückbildenden Defekten* werden die ursprünglich lytischen Bezirke sklerotisch ausgefüllt; die Begrenzung wird zunehmend unschärfer. Nach kompletter Regression resultiert schließlich ein wieder völlig normales Knochenareal [35, 233, 234].

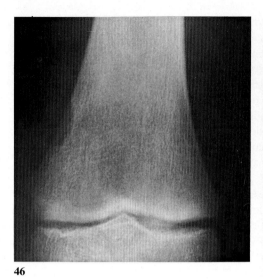

46

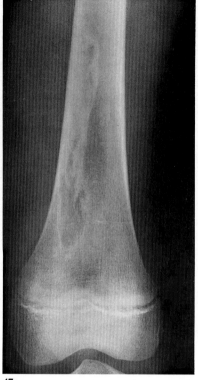

47

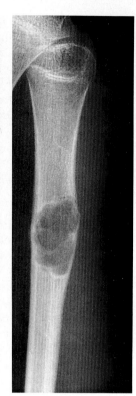

48

Abb. 46. Kleiner metaphysärer fibröser Defekt in der distalen Femurmetaphyse: An der Oberfläche des Knochens (kortikal) gelegene, glatt begrenzte homogene Aufhellungsfigur mit zartem Sklerosesaum

Abb. 47. Multiple ältere metaphysäre fibröse Defekte mit spontaner Regression in der distalen Femurdiaphyse: Oberflächlich gelegene, girlandenartig begrenzte teils noch lytische, teils bereits reaktiv-sklerotisch ausgefüllte Bezirke mit breitem sklerotischem Randsaum

Abb. 48. Ungewöhnlich großer, fast den gesamten Querschnitt des Knochens ausfüllender fibröser Defekt in der proximalen Fibuladiaphyse mit Vorwölbung der Oberfläche und Infraktion

Vor allem bei ausgedehnten, mehr als 50% des Knochenquerschnitts einnehmenden „nichtossifizierenden Fibromen" kommt es hin und wieder zu *pathologischen Frakturen* (Abb. 48) [213, 258]. Nach einem derartigen Ereignis erfolgt in diesen Fällen die Röntgenuntersuchung dann gezielt.

Differentialdiagnose: 95–98% aller metaphysären fibrösen Defekte können anhand konventioneller Röntgenaufnahmen so sicher diagnostiziert werden, daß eine zusätzliche histologische Untersuchung entbehrlich bleibt [233, 234]. Bei wenigen Exemplaren größerer „nichtossifizierender Fibrome" können sich Verwechslungsmöglichkeiten mit folgenden anderen, ausschließlich benignen Prozessen ergeben: *Osteomyelitis, fibröse Dysplasie, juvenile Knochenzyste, Chondromyxoidfibrom.* Bei diesen röntgenologisch uncharakteristischen Ausnahmen ist dann eine Biopsie angezeigt.

Therapie

Üblicherweise werden die metaphysären fibrösen Defekte entweder gar nicht oder nur zufällig röntgenologisch entdeckt. Eine therapeutische Konsequenz ist meistens nicht gegeben und sollte streng nur den wenigen Ausnahmen vorbehalten bleiben, in denen die Größe (Frakturgefahr) und/oder der atypische Befund der Läsion eine chirurgische Maßnahme sowie eine histologische Untersuchung erforderlich machen.

Verlauf, Prognose

Die Mehrheit der metaphysären fibrösen Defekte bildet sich spontan zurück [7, 221, 233, 234, 266,

269]. Ihre durchschnittliche „Lebensdauer" beträgt 29–39 Monate [221, 269] und ist bei Mädchen kürzer als bei Jungen (Caffey [221]: im Durchschnitt 2,1 Jahre zu 4,4 Jahre).

Eine geringe Anzahl zunäcbt umschrieben metaphysär gelegener Defekte wandert unter steter Größenzunahme in die Richtung der Diaphyse und wird dann als „nichtossifizierendes Fibrom" öfter klinisch apparent. Spontane Regressionen derart größerer Varianten wurden selten beobachtet [35, 233, 234].

4.4 Eosinophiles Granulom (Histiozytosis X)

Synonyme bei multiplem Auftreten: multiples oder multifokales eosinophiles Granulom, idiopathische Histiozytose, histiozytisches Granulom, Retikuloendotheliose, Lipoidgranulomatose

Definition

Das eosinophile Granulom ist eine tumorähnliche, solitär oder multipel auftretende destruierende Knochenerkrankung, deren Morphologie hauptsächlich durch histiozytäre Zellen, eosinophile Granulozyten, fettspeichernde Schaumzellen und mehrkernige Riesenzellen gekennzeichnet ist. Seit Lichtenstein, 1951 [166] werden wegen ihres ähnlichen histologischen Aufbaus und der Existenz von Übergangsformen das eosinophile Granulom, die Hand-Schüller-Christiansche Erkrankung und die Abt-Letterer-Siwesche Erkrankung als unterschiedliche Verlaufsvarianten derselben nosologischen Einheit unter der Bezeichnung Histiozytosis X in vielen Berichten aufgeführt [7, 58, 271]. Andere Autoren, wie z. B. Spjut et al. [60] und Huvos [28] bezweifeln wegen des vor allem sehr unterschiedlichen prognostischen Verhaltens der 3 Krankheitsbilder ihren gemeinsamen Ursprung.

Epidemiologie, Lokalisation, Prognose

Häufigkeit: In einer großen Untersuchungsserie von Patienten mit Histiozytosis X entfielen auf das solitäre eosinophile Granulom 79%, 6% auf das multiple eosinophile Granulom, 2% auf Übergangs- und Zwischenformen und die restlichen 13% auf die Hand-Schüller-Christiansche bzw. die Abt-Letterer-Siwesche Erkrankung [58].

Alter: Das solitäre eosinophile Granulom tritt bevorzugt bei Kindern und Jugendlichen auf. Etwa die Hälfte aller Fälle wird im 1. Lebensjahrzehnt, 60% im Alter bis 15 Jahre mit einem Maximum zwischen 5 und 10 Jahren angetroffen [28, 35]. Die multiple Form zeigt sich gehäuft bei Kleinkindern in den ersten 5 Lebensjahren.

Geschlechtsdisposition: Überwiegend wird eine leichte bis mäßige Bevorzugung des männlichen Geschlechts angegeben ($\male : \female = 2:1$ bis $5:1$) [28, 35, 58, 271].

Lokalisation: Solitäre Manifestationen des eosinophilen Granuloms werden am häufigsten gefunden. Seltener können aber auch multiple Herde (bis zu 40) in demselben oder verschiedenen Knochen gleichzeitig oder nacheinander auftreten [58, 253]. Prädilektionsstellen sind das Schädeldach sowie in unterschiedlicher Reihenfolge die Rippen, das Becken, die proximalen Abschnitte der langen Röhrenknochen, der Schultergürtelbereich und die Wirbelsäule [28, 58, 239, 271]. Seltener befallen werden die Knochen der Schädelbasis, der Ober- und Unterkiefer sowie als Ausnahme das Sternum oder die übrigen Anteile des Skeletts [240, 252]. Lediglich die Hände und Füße bleiben immer ausgespart.

Am Schädeldach zeigen sich die Granulome vor allem im Os frontale und Os parietale. An der Wirbelsäule können sowohl der Wirbelkörper als auch die Bögen und Anhangsstrukturen Ursprungsort der Läsionen sein. In den langen Röhrenknochen werden nach Huvos [28] und Spjut et al. [60] die Dia- und Metaphyse gleichhäufig, nach Lichtenstein [40] und Uehlinger [271] bevorzugt die proximale Metaphyse befallen.

Im Schädeldach entstehen die Granulome in der Diploe und dehnen sich unter Zerstörung vorwiegend der Tabula externa, geringer der Tabula interna aus. In den Röhrenknochen ist die primäre Lokalisation meist zentral in der Spongiosa [35, 254, 271].

Pathogenese: Die Ursache der Erkrankung ist bis heute nicht geklärt. Aufgrund der morphologischen Eigenheiten, der häufigen Spontanremissionen sowie einer günstigen Beeinflussung der Herde durch geringe Strahlendosen und eine Steroidtherapie werden die eosinophilen Granulome von vielen Autoren als tumorähnliche Läsionen entzündlicher, eventuell viraler Genese bei geänderter Immunlage angesehen [58, 239]. Ausgehend vom Überbegriff der Histiozytosis X, klassifizierte Lichtenstein [40] das eosinophile Granulom als lokalisierte, auf den Knochen beschränkte Form, die Hand-Schüller-Christiansche Erkrankung als chronisch disseminierte und die Abt-Letterer-Siwesche Krankheit als akute oder subakute disseminierte Histiozytosis X.

Klinik

Klinische Symptome treten meist erst bei größeren eosinophilen Granulomen auf. Das Beschwerdebild wird an den langen Röhrenknochen bevorzugt bestimmt durch die geminderte Knochenstabilität. Bei einem Schädeldachbefall kann es zu leichten Kopfschmerzen sowie lokaler Schwellung und Druckgefühl kommen. Trotz intensiver knöcherner Veränderungen an der Wirbelsäule (Vertebra plana) zeigen sich äußerst selten neurologische Symptome.

Radiologischer Befund

Konventionelle Röntgenaufnahmen: Wie die pathomorphologischen sind auch die röntgenologischen Knochenveränderungen der verschiedenen Formen der Histiozytosis X einander sehr ähnlich [21, 60]. Die einzelnen Herde führen zwar zu uncharakteristischen Knochendestruktionen, die jedoch in Abhängigkeit von der jeweiligen Lokalisation recht typische Befunde in den verschiedenen Skelettabschnitten aufweisen.

In den *langen Röhrenknochen* finden sich meist fleckige oder später flächig ausgedehnte Osteolysen in der Spongiosa. Ihre Begrenzung ist nur in einem Teil der Fälle scharf, ansonsten verwaschen [253, 262]. Ein sklerotischer Randsaum fehlt meistens (Abb. 49). Bei weiterer Ausdehnung wird die Kortikalis arrodiert, selten reaktiv sklerotisch verbreitert.

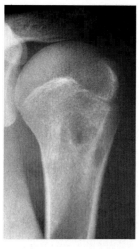

Abb. 49. Eosinophile Granulom-Herde in der Spongiosa langer Röhrenknochen: Multiple, dicht beieinander gelegene Aufhellungsbezirke mit unregelmäßiger, etwas unscharfer Begrenzung und fehlendem sklerotischem Saum (proximaler Humerus)

Die Knochenoberfläche kann vorgewölbt werden. Periostale Reaktionen in Form von Lamellen und ausnahmsweise auch einem Codman-Dreieck sowie eine Weichteilverdichtung treten nach Penetration der Kortikalis hinzu (Abb. 50). Mehrere benachbarte flächige Herde können zusammenfließen und einen gekammerten oder überlappenden Defekt vortäuschen ("hole within hole") [21].

Die eosinophilen Granulome *im Schädeldach* führen meist zu scharf begrenzten geographischen osteolytischen Defekten mit einer zentralen Verdichtung und fehlender Randsklerose. Im Bereich der *Rippen* wachsen die Granulome sehr expansiv, was zu einer oft intensiven spindeligen lytischen Auftreibung des Knochens mit periostalen Auflagerungen und angrenzender Weichteilverdichtung führt. Die Destruktionen *vertebraler Strukturen* können bis zum Wirbelkörperzusammenbruch führen (Vertebra plana). Auch in den Wirbelbögen bestehen die Veränderungen in lytischen und relativ gut begrenzten Herden. Als Besonderheit zeigen sich bei Verlaufsbeobachtungen erstaunlich gute Restitutionen zunächst erheblich höhengeminderter Wirbelkörper [35, 239].

Pathologische Frakturen treten bei Herden in langen Röhrenknochen selten auf. Zeichen einer spontanen oder therapieinduzierten *Ausheilung* sind zunehmende sklerotische Ausfüllung des lytischen Knochenherdes mit wieder auftretenden regulären Knochenbälkchen, Verlust der scharfen Begrenzung des Defektes und Konsolidierung periostaler Formationen. Schließlich kommt es zu einer Restitutio ad integrum (Abb. 50).

Die *Computertomographie* ermöglicht vor allem bei Granulomen in schwierig zu beurteilenden Lokalisationen, wie z. B. bei einem Befall des Beckens, der Wirbelsäule, aber auch des Schädeldaches und der Schädelbasis, eine bessere und exakte Darstellung des Ausmaßes der Knochendestruktion sowie gleichzeitig auch der Weichteilausdehnung [254].

Die *nuklearmedizinischen Befunde* sind uneinheitlich und abhängig vom Stadium bzw. der Aktivität des jeweiligen Herdes. So werden bei Kindern und Jugendlichen viele Granulome im Szintigramm entweder gar nicht oder als Speicherdefekte ("cold lesions") dargestellt. Nur zu einem Teil führen vor allem die röntgenologisch mehr fleckigen Herde zu einer Aktivitätsanreicherung [215, 224, 248, 257, 268, 275].

Differentialdiagnose: Die Röntgenbefunde eosinophiler Granulome vor allem in den langen Röhrenknochen können einerseits einem *Ewing-Sarkom*, andererseits auch einer *Osteomyelitis* ähneln. Des-

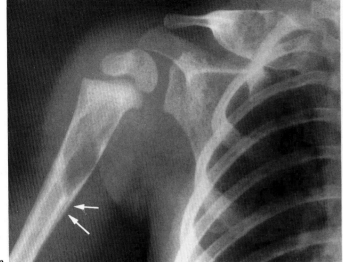
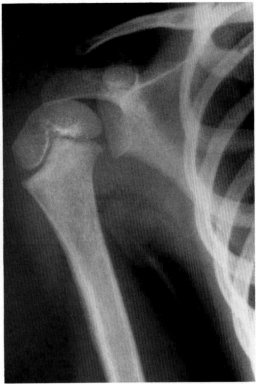

Abb. 50a, b. Eosinophiles Granulom mit gleichzeitiger Lokalisation im proximalen Humerus und in der Klavikula: **a** Expansive Herde mit homogener lytischer Zerstörung des Knochenquerschnitts von Humerus und Klavikula, weitgehende Arrosion der Kortikalis, Auftreibung der Knochenoberfläche sowie teils lamelläre *(Pfeile)*, teils kompakte periostale Appositionen. **b** Verlauf nach erfolgreicher Behandlung: Komplette Restitutio ad integrum im proximalen Humerus; erheblicher Rückgang der Auftreibung der sternalen Klavikularegion mit einer nur kleinen verbliebenen Aufhellungsfigur und kräftiger reaktiver Umgebungssklerose, periostale Appositionen schmal und kompakt der Knochenoberfläche angelagert

weiteren sind Verwechslungen mit einem *malignen Knochenlymphom* oder mit *Metastasen* möglich. In jedem Fall ist es unerläßlich, die röntgenologische Verdachtsdiagnose eines eosinophilen Granuloms immer auch feingeweblich bestätigen zu lassen.

Morphologie

Mikroskopisch ist das eosinophile Granulom durch die herdförmige Anordnung histiozytärer Zellen charakterisiert. Diese sind saure Phosphatase-positiv. In der Umgebung ist Bindegewebe mit mesenchymalen Zellen sowie zahlreichen Kapillaren entwickelt. In diesen liegen mit unterschiedlicher Ausprägung, aber herdförmig betont, eosinophile Leukozyten. Außerdem kommt es zur Entwicklung mehrkerniger Riesenzellen.

Therapie

Für die Art und das Ausmaß der einzuschlagenden Behandlung sind maßgeblich die Anzahl, das Ausmaß und die Lokalisation ossärer und extraskeletaler Herde des eosinophilen Granuloms.

Bei einem solitären Knochenbefall kommt in der Regel nach der bioptischen Sicherung der Diagnose die schonende, nicht zu radikale Ausräumung des singulären Herdes meist durch Kürettage oder Exkochleation in Frage, ggf. mit anschließender Spanauffüllung. Besonders bei epiphysennahen und vertebralen Defekten sollte dabei auf eine Schonung wachstumsaktiver, nicht veränderter Strukturen (z. B. Wachstumsfuge, Randleisten) streng geachtet werden.

Bei einem multiplen Skelettbefall gilt die Chemotherapie, kombiniert mit der Gabe von Steroiden, als Behandlungsmethode mit den günstigsten und auch hier schonendsten Ergebnissen. Operative Maßnahmen bleiben auf Herde mit Komplikationen (z. B. vertebraler Befall mit Rückenmarkskompression) beschränkt. Bei einer nur geringen Zahl mehrerer Granulome können diese ggf. auch einzeln ausschließlich lokalchirurgisch angegangen werden [28, 35].

Verlauf, Prognose

Das solitäre eosinophile Granulom hat eine sehr günstige Prognose [253, 271]. Bei der großen Mehrzahl der Patienten kommt mit der entweder spontanen oder meist jedoch chirurgisch erzielten *Remission* des singulären Herdes die Krankheit zur vollständigen Ausheilung. In den übrigen 5–15% treten allerdings im Verlauf der Erkrankung auch nach erfolgreicher Ausräumung des ersten Defektes, 6 bis spätestens 12 Monate danach weitere Granulome in demselben oder in anderen Knochen auf. Solange keine extraskeletalen Manifestationen hinzukommen, ist die Prognose auch dann noch recht gut, da auch die ausschließlich multiplen Knochenherde einer erfolgreichen Behandlung zugängig bleiben [35].

Charakteristisch für die multiple Form des eosinophilen Granuloms ist ein oft ungewöhnlich rascher Wechsel im Auftreten, in der Progredienz und schließlich im Verschwinden von Herden nebeneinander („Tempo-Phänomen", „Herdjagen") [28, 271]. Schlechtere Verläufe mit einer Mortalität bis über 50% sind zu beobachten bei Patienten mit einem multiplen eosinophilen Granulom und extraossärem Befall bzw. einer Hand-Schüller-Christianschen Erkrankung. Die ungünstigste Prognose zeigt sich bei der akut bzw. subakut verlaufenden Abt-Letterer-Siweschen Krankheit.

4.5 Fibröse Dysplasie

Synonyme: M. Jaffe-Lichtenstein, Osteofibrosis deformans juvenilis – M. Uehlinger

Definition

Bei der fibrösen Dysplasie handelt es sich um eine monostotisch oder polyostotisch auftretende Differenzierungsstörung des knochenbildenden Mesenchyms. Anstelle des normalen Knochens und Knochenmarks findet sich fibröses Gewebe mit ungeordneten, geflechtartigen Knochenbälkchen. Besonders bei einem multiplen Knochenbefall können die Herde eine tumorartige Proliferation und Expansion zeigen [35, 255].

Die Kombination einer polyostotischen fibrösen Dysplasie mit kutanen Pigmentstörungen (Café-au-lait-Flecke) und einer Pubertas praecox sowie ggf. weiteren endokrinologischen Komplikationen wird als *Albright-McCune-Syndrom* bezeichnet.

Epidemiologie, Lokalisation, Pathogenese

Häufigkeit: Die Knochendefekte der fibrösen Dysplasie repräsentieren etwa 20% aller tumorähnlichen Prozesse [58]. Die polyostotische Form findet sich dabei nur in etwa 30% der Fälle [35, 60].

Alter: Die Erkrankung kann sich in allen Altersstufen manifestieren. Die polyostotischen Läsionen machen sich jedoch in zwei Dritteln der Fälle schon im 1. Lebensjahrzehnt, monostotische Defekte überwiegend im 2. Dezennium bemerkbar [60, 152]. Das Albright-Mc Cune-Syndrom wird gewöhnlich bereits im Kleinkindesalter entdeckt [218].

Geschlechtsdisposition: Die Angaben über die Geschlechtsverteilung bei der fibrösen Dysplasie sind uneinheitlich. Nach SCHAJOWICZ [58] werden von der monostotischen Form männliche und weibliche Individuen gleich häufig betroffen. Nach SPJUT et al. [60] findet sich jedoch ein Überwiegen des männlichen Geschlechts. Übereinstimmend sind die Ausführungen über das bevorzugte Auftreten des Albright-Mc Cune-Syndroms bei Mädchen [60, 152, 218, 235].

Lokalisation: Grundsätzlich kann jeder Knochen des Skeletts betroffen sein. Es findet sich jedoch eine deutliche Prädilektion des Schädels, der Kieferknochen, des Femur, der Tibia und der Rippen [35, 58, 60, 216]. Bei der multiplen Form der fibrösen Dysplasie können die Herde bestimmten Verteilungsmustern folgen (z. B. Befall einer Gliederkette, „Strahlen- oder Achsentyp"). Im Bereich des *Schädels* werden das Os sphenoidale, ethmoidale und frontale bevorzugt befallen. In den *langen Röhrenknochen* treten die Defekte mit meist zentralem Ursprung gehäuft in den proximalen und stammnahen meta-diaphysären Abschnitten auf. Die Epiphyse wird selten vor Schluß der Wachstumsfuge einbezogen [35]. Hände, Füße, Wirbelsäule und Sakrum sind nur ausnahmsweise betroffen.

Pathogenese: Die Ätiologie der fibrösen Dysplasie, auch in Kombination mit den kutanen und endokrinen Störungen, ist bis heute ungeklärt. Für die Skelettveränderungen wird eine Entwicklungshemmung des knochenbildenden Mesenchyms sowie des Knochenmarks diskutiert. Daneben existieren auch Theorien über eine kongenitale Ursache, ein Sistieren der Knochenreifung auf dem Stadium des Geflechtknochens sowie möglicherweise Mutationen (Lit.-Angaben bei KOTZ et al. [35]). Beim Albright-Mc Cune-Syndrom wird mehrheitlich für alle Symptome ein übergeordneter zerebraler oder embryonal entstandener Defekt angenommen [218, 235]. Es finden sich aber auch Hinweise auf autonome Dysfunktionen einzelner endokriner Organsysteme, so z. B. der Ovarien [227].

Klinik

Monostotische Herde der fibrösen Dysplasie bleiben häufig lange Zeit oder für immer unentdeckt. Ein Teil fällt entweder zufällig bei Röntgenuntersuchungen aus anderer Ursache (z. B. in den Rippen) oder nach stärkerer Beeinträchtigung der Statik des befallenen Knochens auf. Bei der *polyostotischen Form* sind klinische Symptome wesentlich häufiger. Im Bereich der *langen Röhrenknochen* stehen Belastungsschmerzen und Schwellungen nicht so sehr im Vordergrund wie rezidivierende Spontanfrakturen mit zunehmenden, später oft erheblichen Deformierungen (in über 85%: SPJUT et al. [60]). Beinverkürzungen und Gangstörungen können die Folge davon sein.

Am *Schädel* kommt es zu progredienten Asymmetrien sowohl im Bereich des Gesichts als auch der Kalotte („Leontiasis ossea"). Entsprechend dem Befall und der Ausdehnung der Herde in speziellen Knochenarealen (z. B. Kieferknochen, Orbita, Os temporale) können Zahnausfall, Protrusio bulbi, Gehörgangsstenosen und Nervenkompressionen hinzutreten [255].

Beim *Albright-Mc Cune-Syndrom* werden neben den Symptomen infolge der meist intensiven Skelettveränderungen zuerst vor allem die Zeichen der Pubertas praecox bemerkt. Die Café-au-lait-Flecke folgen keinem bestimmten Verteilungsmuster und sind auch unabhängig von den Knochenherden angeordnet. Weitere endokrine Störungen können fakultativ hinzutreten: Hyperthyreoidismus, Cushing-Syndrom, Hyperparathyreoidismus, Akromegalie, Diabetes mellitus [58, 218, 227].

Radiologischer Befund

Konventionelle Röntgenaufnahmen: Die röntgenologischen Veränderungen werden geprägt durch das Ausmaß der Mineralisation des pathologischen Gewebes und die Reaktion des angrenzenden Knochens. Die rein fibrös und nicht selten auch zystisch zusammengesetzten Läsionen führen zu *osteolytischen Defekten* (Abb. 51). Herde mit wenig verkalkten osteoiden Bestandteilen zeigen eine *milchglasartige Trübung*. Bei noch intensiverer Mineralisation resultieren ausgeprägt *sklerotische Bezirke*. Die *Schädelknochen* sind die bevorzugte Lokalisation

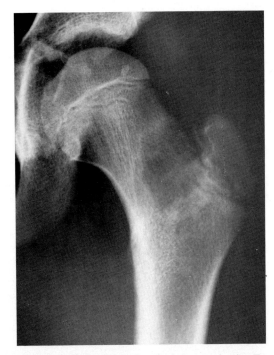

Abb. 51. Monostotische fibröse Dysplasie im proximalen Femur: Exzentrisch gelegener, osteolytischer Defekt mit irregulärer, etwas unscharfer Begrenzung und zartem Sklerosesaum

derartiger dichter Veränderungen, welche durch die oft beträchtliche Verdickung der befallenen Knochenregionen zu fortschreitenden Asymmetrien („Leontiasis ossea") und Einengungen vorhandener Hohlräume führen (Nasennebenhöhlen, Orbita, Gehörgang, Mastoid). In anderen Fällen imponieren die pathologischen Areale in der Kalotte mehr osteolytisch („pagetoide Form") oder gemischt lytisch-sklerotisch. In den *langen Röhrenknochen* überwiegen die Aufhellungsbezirke mit mehr oder weniger zarter zentraler Trübung (Abb. 52). Sie sind bevorzugt in den proximalen Meta- und Diaphysen, nur ausnahmsweise in der Epiphyse, lokalisiert. Umgeben sind die meisten Herde von einem schmalen Sklerosesaum, der sie gut von der Umgebung abgrenzt (Abb. 51). Bei ausgedehnten Defekten kann die Kortikalis entweder verdünnt oder reaktiv sklerotisch verbreitert sein. Die Knochenoberfläche wird selten, vor allem bei Läsionen in schmalen Knochen (z. B. Rippen), vorgewölbt. Eine periostale Reaktion fehlt, solange keine pathologische Fraktur hinzugekommen ist. Einige fibröse Areale enthalten auch Knorpelnester, die mineralisiert sein können und im Röntgenbild als typische fleck- oder ringförmige Verkalkungen imponieren [263]. Bei multiplen Herden in einem Knochen ist

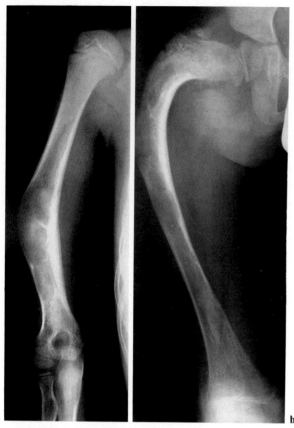

Abb. 52 a, b. Polyostotische fibröse Dysplasie mit Deformierung langer Röhrenknochen (2 Aufnahmen desselben Patienten): **a** Verbiegung des Humerus durch große, milchglasartig getrübte Herde im Schaftbereich; Kortikalis an einer Seite extrem verdünnt, an der Gegenseite verbreitert durch periostale, teils lamelläre Appositionen. **b** Extreme, „hirtenstabartige" Verkrümmung des proximalen Femur bei diffusem Befall des gesamten Knochens; lediglich die Epiphysen intakt

die Ausprägung der pathologischen Veränderungen proximal intensiver als in den distalen Abschnitten. Aufgrund der zunehmenden Minderung der statischen Belastbarkeit kommt es besonders an den unteren Extremitäten zu gehäuften pathologischen Frakturen und Umbauzonen. Wenngleich die Frakturen meist problemlos wieder ausheilen, resultieren schließlich groteske Deformierungen dieser langen Röhrenknochen (hirtenstabartige Verkrümmung des proximalen Femur, Antekurvation der Tibia, spiralige Torsion der Fibula (Abb. 52).

Angiographische Untersuchungen sind bei der fibrösen Dysplasie nahezu immer entbehrlich. Die *Computertomographie* erlaubt besonders bei kraniofazialen Herden eine präzise Abbildung ihrer Binnenstruktur und Ausdehnung sowie anhand der Dichtebestimmung des vorliegenden Materials eine hilfreiche Differenzierung gegenüber anderen Prozessen, z. B. einem hyperostotischen Meningeom [225, 270, 273]. *Nuklearmedizinische Untersuchungen* ermöglichen eine sichere Erfassung multipler Herde und sind besonders nützlich in der Frühphase der Erkrankung bei der Differenzierung zwischen einer monostotischen und polyostotischen Verlaufsform. Dabei wird das Ausmaß der Aktivitätsanreicherung maßgeblich bestimmt vom Gehalt der Läsionen an metaplastischen Knochenstrukturen und kann vor allem in sklerotischen Bezirken sehr intensiv sein. Diese beträchtliche Mehrbelegung als Hinweis für die Aktivität des Prozesses bleibt szintigraphisch oft lange erhalten, auch wenn die röntgenologischen Veränderungen aufgrund einer ausbleibenden Progredienz eher an ein Ruhestadium denken lassen [223, 267, 273].

Differentialdiagnose: Schwierigkeiten in der Abgrenzung gegenüber den folgenden Knochenprozessen ergeben sich fast nur bei monostotischen lytischen Herden: *juvenile Knochenzyste, Enchondrom, metaphysärer fibröser Defekt, eosinophiles Granulom, Osteomyelitis.* Bei mehr sklerotischen Veränderungen kann ausnahmsweise auch eine Ähnlichkeit mit einem *Osteosarkom* gegeben sein.

Morphologie

Makroskopisch weisen die Veränderungen einen derb fibrösen Aspekt auf. Zum Teil kommen Zystenbildungen sowie im eigenen Beobachtungsmaterial bei fortgeschrittenen Fällen auch Knorpelareale vor.

Mikroskopisch ist für die fibröse Dysplasie ein netzartig angeordnetes Bindegewebe mit dazwischen gelegenen mesenchymalen Zellen charakteristisch. Die Zellkerne sind spindelig. Die Zellen bilden Faserknochen. Kollagenfaserbündel strahlen auffälligerweise radiär in die neugebildeten Knochenbälkchen ein. Da es sich um Faserknochen handelt, erscheinen die Osteozyten bzw. Osteozytenhöhlen ungewöhnlich groß.

Die Knochenbildung erfolgt nicht durch kubische Osteoblasten. Dies ist ein wesentliches Kriterium zur Unterscheidung von reaktiv neugebildetem Knochen im Randgebiet anderer fibröser Läsionen.

Therapie

Eine *operative Behandlung* in Form einer Biopsie zur Sicherung der Diagnose und späterer Exkochleation ist bei größeren monostotischen fibrösen Herden anzustreben. Gleiches gilt auch bei Vorliegen nur weniger multipler Läsionen, besonders mit Lokalisation in nur einem Knochen. Bei der polyostotischen Verlaufsform muß die Diagnose meist nicht mehr histologisch untermauert werden. Hier dienen operative Maßnahmen der Verhütung bzw. Eindämmung der Progredienz der Erkrankung sowie der Korrektur von Deformitäten, vor allem im Bereich des proximalen Femur (Coxa vara, hirtenstabartige Verbiegung).

Verlauf, Prognose

Die Prognose der fibrösen Dysplasie ist prinzipiell als gutartig anzusehen. Viele monostotische Herde bleiben klinisch stumm oder werden nur zufällig entdeckt [7]. Bei der polyostotischen Form wird der Verlauf durch eine frühe Erstmanifestation und eine rasche Progredienz der Ausdehnung und Anzahl der Herde ungünstig beeinflußt. Bestimmend für das Schicksal der Patienten werden die Knochendeformitäten sowie die fakultativ begleitenden endokrinen Störungen. Im Zusammenhang mit der Pubertät kommen die Skelettherde oft zur Ruhe, doch können auch im Erwachsenenalter manche Defekte wieder aktiv werden oder sogar ausnahmsweise neue Läsionen hinzutreten. Die präexistenten Herde bleiben auch nach der Pubertät bestehen, sie werden lediglich oft sklerotischer.

Spontane Remissionen werden selten beobachtet. *Rezidive* bzw. ein *Fortschreiten der Erkrankung* auch nach operativer Ausräumung zunächst einzelner Herde sind immer bei den therapeutischen Überlegungen zu berücksichtigen.

Eine echte *maligne Entartung* kommt bei weniger als 1% der Fälle vor [35]. Ein Übergang der fibrösen Dysplasie in ein Osteosarkom, seltener ein Chrondro- oder ein Fibrosarkom wird häufiger bei der polyostotischen Form beobachtet. Üblicherweise kommt es dazu aber erst im Erwachsenenalter (Durchschnittsalter: 35 Jahre) [35, 214, 222, 229, 243]. Die Prognose dieser sekundären Sarkome ist äußerst ungünstig.

4.6 Sog. Myositis ossificans

Synonyme: Myositis ossificans localisata, - circumscripta, heterotope Ossifikation

Definition

Unter der Bezeichnung „Myositis ossificans" werden nichtneoplastische, heterotope Knochenformationen in der Muskulatur bzw. im Fettbindegewebe zusammengefaßt.

Epidemiologie, Lokalisation, Pathogenese

Häufigkeit: Bei der „Myositis ossificans" handelt es sich um eine relativ seltene Erkrankung [7]. Genaue Angaben über ihre Frequenz sind nur ausnahmsweise vermerkt, z. B. 64 Fälle im umfangreichen Material von SCHAJOWICZ [58].

Alter: Zwei Drittel bis drei Viertel aller derartigen Läsionen treten bei Patienten unter 30 Jahren auf [58, 60, 256]. Ein Vorkommen im Kleinkindesalter ist die Ausnahme.

Geschlechtsdisposition: Überwiegend wird eine leichte Bevorzugung des männlichen Geschlechts angegeben ($\male : \female$ = bis 2:1) [58, 60, 256].

Lokalisation: Die Veränderunen der „Myositis ossificans" werden in der Muskulatur vor allem des Arms und des Oberschenkels meist in direkter Nachbarschaft zur Oberfläche bzw. dem Periost eines Knochens gefunden [60]. Desweiteren treten die Läsionen auch im Hüft- und Schulterbereich sowie in der Nähe von Beckenknochen auf (präpubisch, gluteal, juxtailiakal) [58, 265]. Die heterotopen Ossifikationen haben keine feste Verbindung zu einem angrenzenden Knochen. Sie können entweder im Bereich eines Knochen-Sehnen-Ansatzes oder vollständig in der Muskulatur gelegen sein.

Pathogenese: Entsprechend unterschiedlicher pathogenetischer Mechanismen sind die Läsionen der „Myositis ossificans localisata" grundsätzlich von der generalisierten Form heterotoper Ossifikationen (Fibrodysplasia ossificans progressiva Münchmayer) zu unterscheiden [35, 58]. Abhängig von den ätiologischen Vorstellungen werden die *lokalisierten heterotopen Verknöcherungen* in *posttraumatische* und *solche ohne anamnestisch eruierbares Trauma* eingeteilt. Letztere können wiederum unterteilt werden in solche mit einer Beziehung zu einer übergeordneten Erkrankung (z. B. „*M. o. neuropathica*" bei Paraplegie oder Tetanus) und in „*idiopathische*" bzw. „*pseudomaligne*" [58, 256, 265]. In 60-75% der Fälle einer „lokalisierten Myositis ossificans" wird ein traumatischer Pathomechanismus auf dem Boden einer Gewebsnekrose und/oder Blutung mit anschließenden Organisationsprozessen angenommen, in deren Abfolge es zu einer Metaplasie von Mesenchymzellen zu Osteoblasten kommt. In einem anderen Teil der Fälle werden okkulte Mikrotraumen, evtl. auch in Verbindung mit entzündlichen Vorgängen, vermutet. Die Knochenbildung kann bereits 3 Wochen nach dem Trauma nachweisbar sein und ist am intensivsten ausgeprägt nach 2 Monaten. Die exakte Ätiologie der Veränderungen blieb bis heute ungeklärt. Der noch immer

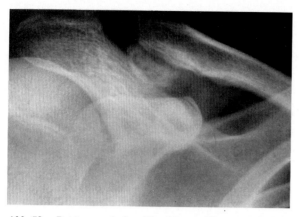

Abb. 53. Posttraumatische Myositis ossificans localisata: 4 Wochen nach einer Schulterprellung Nachweis einer scharf begrenzten, ovalären Verkalkungsfigur in den Weichteilen nahe dem akromialen Klavikulaende: zentrale Region weniger dicht, äußere Zone kompakt und regulärer strukturiert

gebräuchliche Terminus „Myositis ossificans" ist jedoch inkorrekt, da es sich weder um eine echte Entzündung noch um einen immer in der Muskulatur gelegenen Prozeß sowie auch nicht in jedem Fall um eine verknöcherte Läsion (Frühphase) handelt.

Klinik

Sowohl bei traumatischer als auch nichttraumatischer Genese äußern sich die Veränderungen der „Myositis ossificans" häufig in einer dolenten lokalen Schwellung. Nach spätestens 6–8 Wochen sistieren die Schmerzen wieder. Die palpable Resistenz erreicht nach 3 Monaten meist ihre größte Ausdehnung [35, 60, 256, 265].

Radiologischer Befund

Konventionelle Röntgenaufnahmen: Der typische Verlauf und Wandel der röntgenologischen Veränderungen ermöglichen in den meisten Fällen die korrekte Diagnose einer lokalisierten „Myositis ossificans". In der Frühphase der Erkrankung allerdings kann der Befund häufig nicht sicher gedeutet werden [7, 35, 60, 242, 246, 256, 265]. Frühestens 2 Wochen nach einem vorangegangenen Trauma zeigt sich eine zunehmende, relativ scharf begrenzte Verdichtung in den Weichteilen, die für sich allein uncharakteristisch ist (Abb. 53). 2–3 Wochen nach Auftreten der lokalen Schwellung werden in der Läsion zunächst flaue, fleckförmige Verkalkungen sichtbar (Abb. 54). Diese nehmen an Dichte und Ausdehnung zu und erreichen nach 5 Wochen bis 5 Monaten ihre größte Intensität. Dabei kommt es zu einer fortschreitenden Organisation der Verkalkungen mit einer Ausreifung in scharf abgegrenzte Knochenstrukturen (Abb. 53).

Szintigraphie: In Abhängigkeit vom Ausmaß der Osteoidbildung und der Mineralisationsvorgänge zeigen die Läsionen unterschiedlich intensive, jedoch fast immer nachweisbare Aktivitätsanreicherungen.

Differentialdiagnose: Zum einen sind die verschiedenen Formen heterotoper Ossifikationen untereinander zu berücksichtigen (Myositis ossificans posttraumatica, -neuropathica, pseudomaligne Myositis ossificans, Verkalkungen in Hämatomen, Abszessen oder Hämangiomen, Tumorkalzinose). Die Unterscheidung gegenüber der *„Myositis ossificans progressiva"* ergibt sich allein schon aus der unter-

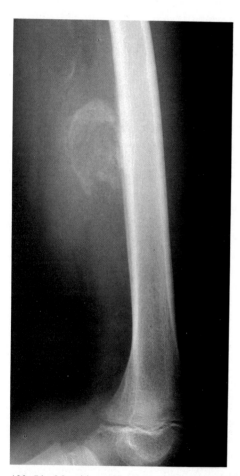

Abb. 54. Myositis ossificans localisata: Umschriebener, unscharf begrenzter Verdichtungsbezirk mit zarten irregulären Verkalkungen in den Weichteilen der mittleren Oberschenkelregion; breite Distanz zur Knochenoberfläche

schiedlichen Anzahl der Herde. Besondere Schwierigkeiten in der Abgrenzung können sich vor allem zwischen der „pseudomalignen" bzw. „nichttraumatischen Myositis ossificans" und einem *parossalen* oder auch *extraossalen Osteosarkom* ergeben [244].

Morphologie

Makroskopisch entspricht der neugebildete Knochen einem ungeordneten spongiösen Knochen.

Mikroskopisch können je nach Alter der Veränderungen verschiedene Bilder beobachtet werden. In der frühen Phase finden sich Einblutungen sowie Bindegewebsproliferationen, in denen es zur Entwicklung eines fibrösen Knochengewebes kommt. Im Zentrum ist die Proliferation mesenchymaler Zellen besonders ausgeprägt. In der mittleren Zone liegt neugebildeter fibröser Knochen und in der Peripherie kann bereits ausgereiftes lamelläres Knochengewebe vorliegen. In der mittleren Zone sind außerdem metaplastische Knorpelneubildungen möglich.

Therapie

In jedem Fall sollte grundsätzlich die „Ausreifung" eines Ossifikationsherdes der „Myositis ossificans" und seine eventuelle spontane Regression abgewartet werden. Bei der posttraumatischen „Myositis ossificans" verschlechtert ein zu frühes und inkomplettes chirurgisches Vorgehen im noch floriden Stadium eher den Verlauf der Erkrankung (rasche Progredienz, verstärkte Ossifikationen, Rezidiv). Ein operativer Eingriff sollte nur vorgenommen werden, wenn stärkere Beschwerden vorliegen oder die Diagnose unsicher ist. Bei einer Biopsie, die in bis zu 20% der Fälle erforderlich werden kann, sollte deshalb gleichzeitig versucht werden, den gesamten Herd vollständig zu entfernen [35, 256].

Verlauf, Prognose

Die Prognose der Erkrankung ist immer gutartig, ihr Verlauf selbstlimitierend. Nach 3–5 Monaten ist die größte Ausdehnung eines Herdes spätestens erreicht. Danach kann dieser entweder als eine knochenharte Schwellung mit gleichbleibender Konfiguration und Größe bestehen bleiben oder nicht selten der spontanen Regression anheim fallen. Verschlechterungen des Verlaufs und *Rezidive* werden nach zu frühen und inkompletten chirurgischen Maßnahmen vor allem bei der „Myositis ossificans posttraumatica" beobachtet. Derartige Komplikationen treten bei der „pseudomalignen" bzw. „idiopathischen" Form kaum auf [256]. Eine *maligne Transformation* der „Myositis ossificans" in ein Osteosarkom wird allgemein bezweifelt [7, 60].

5 Sekundäre Knochentumoren

5.1 Metastasen

Im Kindes- und Adoleszentenalter ist das Spektrum der Malignome mit Aussaat in das Skelett klein. Es handelt sich bei jüngeren Kindern um *Neuroblastome* (Abb. 55, 56) und *Retinoblastome,* bei Schulkindern und Jugendlichen um *Osteosarkome* (Abb. 56, 37), *Ewing-Sarkome* (Abb. 58) und *embryonale Rhabdomyosarkome* (Abb. 59, 60). Die Metastasierung erfolgt über den großen Kreislauf mit embolischer Absiedelung des Tumors im Knochenmark oder seltener im Periost. In der Regel werden im Rahmen der hämatogenen Ausbreitung entweder vorausgehend oder gleichzeitig auch Herde in der Lunge apparent. Es treten aber auch ossäre Metastasen ohne oder vor einer pulmonalen Beteiligung auf, so z. B. beim sog. multiplen Osteosarkom, beim Neuroblastom oder seltener auch beim embryonalen Rhabdomyosarkom. Als Ausbreitungsweg wird für diese Fälle das paravertebrale Venensytem angesehen, welches unter Umgehung der Lunge eine Aussaat direkt von der unteren zur oberen Körperhälfte ermöglicht [35, 181].

Häufigkeit: Die Frequenz von Knochenmetastasen ist in Abhängigkeit vom Primärtumor unterschiedlich. Beim *Neuroblastom* werden ossäre Herde nicht selten bereits im Rahmen der initialen Diagnostik aufgedeckt [280]. Beim *embryonalen Rhabdomyosarkom* sind die Art und Ausbreitung der Metastasen zwar ähnlich, die Häufigkeit jedoch geringer [277]. Das *Osteosarkom* zeigt außer der bevorzugten pulmonalen Aussaat häufig auch eine ossäre Ausbreitung (13–40% der Fälle) [35, 47]. Bei 50% aller Autopsien von Osteosarkom-Patienten werden Knochenmetastasen angetroffen [28]. Noch häufiger als Osteosarkome demonstrieren *Ewing-Sarkome* neben der pulmonalen auch eine ossäre Generalisationstendenz [7, 28].

Lokalisation: Prinzipiell können sich Metastasen in jedem Knochen festsetzen. Eine bevorzugte Absiedelung erfolgt jedoch in spongiöse Knochen mit blutbildendem Mark sowie in wachstumsintensive, vermehrt durchblutete ossäre Regionen (Schädel, Wirbelsäule, Femur, Rippen, Becken, Humerus, Tibia). In den langen Röhrenknochen sind vor allem

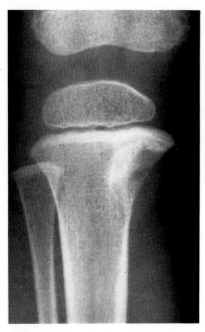

Abb. 55. Metastase eines Neuroblastoms in der proximalen Tibiametaphyse: Nativaufnahme: Durch einen breiten Sklerosesaum recht scharf abgegrenzter, umschriebener oberflächlicher lytischer Defekt; keine Periostreaktion

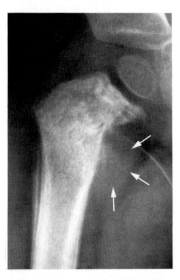

Abb. 56. Metastase eines Neuroblastoms mit extraossärer Expansion: Diffuse, fleckig-lytische Durchsetzung des proximalen Femur mit Penetration der Kortikalis, Zerstörung der Knochenoberfläche und Ausbreitung in die Weichteile *(Pfeile);* Periostreaktionen in Form teils irregulärer Spiculae, teils von Lamellen

die Metaphysen betroffen. Neben *solitären* Metastasen, vor allem beim Osteosarkom („metachrone" Metastasierung), werden meist *multiple* (wenige oder zahlreiche) Herde gleichzeitig in unterschiedli-

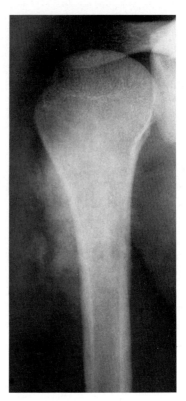

Abb. 57. „Metachrone" Metastase eines Osteosarkoms (singulärer Skelettherd, Manifestation 1 Jahr nach dem Primärtumor, keine Lungenmetastasen): Vorwiegend sklerotische, nur diskret lytische Veränderungen im proximalen Humerus; Penetration der weitgehend erhaltenen Kortikalis und extraossäre Expansion mit Spiculae sowie intensiven wolkigen Verkalkungen: Charakteristik dem Primärtumor äußerst ähnlich

cher Anordnung im Skelett bereits primär entdeckt oder im Verlauf manifest.

Radiologische Diagnostik

Ziel der erfolgreichen Therapie eines jeden malignen Tumors ist die komplette Zerstörung bzw. Entfernung nicht nur der Primärgeschwulst, sondern vor allem auch der Metastasen. Im Bereich des Skeletts ergänzen sich sinnvoll konventionelle Röntgenuntersuchungen und nuklearmedizinische Techniken.

Im allgemeinen gilt die *Skelettszintigraphie* als die empfindlichste Methode für den frühzeitigen und umfassenden Nachweis ossärer Metastasen, so auch beim Osteosarkom, Ewing-Sarkom und Neuroblastom [276, 279, 280]. Die sekundären Herde werden üblicherweise durch eine unterschiedlich intensive Aktivitätsanreicherung apparent. Bei der

Abb. 58. Ewing-Sarkom im rechten Os ilium (behandelt) mit multiplen lytischen Metastasen im Bereich des Beckens und der proximalen Oberschenkel: Zahlreiche, rundlich-oväläre Aufhellungsbezirke mit recht scharfer Begrenzung und weitgehend fehlendem Sklerosesaum

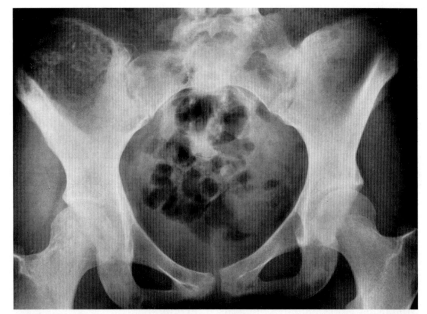

Abb. 59. Embryonales Rhabdomyosarkom in den Weichteilen des Unterarms mit Metastasierung in die proximale Radiusregion: Unscharfe, flächige lytische Destruktionen im Markraum, feinfleckige Defekte in der Kortikalis

Abb. 60. Skelettherde eines embryonalen Rhabdomyosarkoms: Diffuse, fleckig-flächige lytische Durchsetzung der Spongiosa des distalen Femur mit unscharfer Begrenzung und partiell diskreter Arrosion der Kortikalis

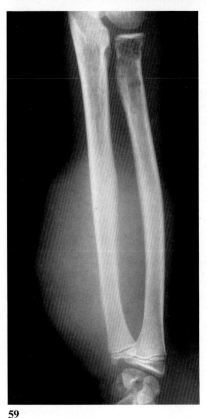
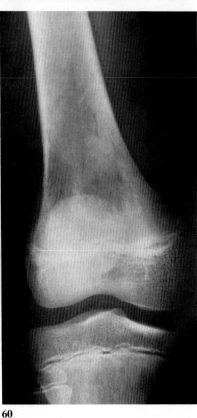

Beurteilung von Szintigrammen beim Neuroblastom müssen zusätzlich im Zusammenhang mit größeren lytischen Knochendefekten auftretende Speicherdefekte, sog. „cold lesions", berücksichtigt werden [278, 280]. Ebenfalls beim Neuroblastom, aber auch beim embryonalen Rhabdomyosarkom wird von einigen Autoren eine geringere Sensitivität der nuklearmedizinischen gegenüber der Röntgenuntersuchung im Nachweis von kleineren, in den Metaphysen langer Röhrenknochen gelegenen Herden

besonders bei symmetrischem Befall angegeben [278, 281, 282].

Konventionelle Röntgenaufnahmen: Die Metastasen des *Osteosarkoms* ähneln in ihrer Charakteristik dem Primärtumor. Entsprechend ihrer pathomorphologischen Struktur und Ausdehnung werden meist *überwiegend sklerotische* Veränderungen im Knochen angetroffen. Gemischt lytisch-sklerotische Herde oder auch rein lytische Defekte sind seltener. Bei der Expansion von Metastasen über das Knochenniveau hinaus treten neben periostalen Formationen im Sinne von Spiculae und Codman-Dreieck auch unscharfe Verdichtungen und Verkalkungen in den Weichteilen auf (Abb. 57). Derartige Befunde werden vor allem bei einer spät auftretenden solitären Absiedelung beobachtet. Die Röntgenmorphologie einer solchen „metachronen" Metastase läßt an einen „zweiten Primärtumor" denken. *Intensiv oder rein sklerotische Herde,* auch in ungewöhnlicher Anordnung - symmetrisch, in Epiphysen -, finden sich in großer Anzahl bei den seltenen sog. „multiplen Osteosarkomen". Als Basis für die bereits initial ausgedehnte osteoblastische Metastasierung in die Knochen, später auch in die Lunge und innere Organe, wird heutzutage eine rasante hämatogene Aussaat einer sehr malignen Primärgeschwulst angesehen. Diese grenzt sich anfangs durch ihre bereits fortgeschrittene Größe gegenüber den übrigen Läsionen ab (Abb. 37).

Auch bei den *Ewing-Sarkomen* ähneln die Röntgenbefunde der ossären Metastasen denen der Primärgeschwulst. Es handelt sich fast ausschließlich um *lytische Veränderungen* teils fleckiger mottenfraßähnlicher Art, teils aber auch mehr flächig rundlicher Natur (Abb. 58). Periostale Formationen im Sinne meist von Lamellen, seltener Spiculae und Codman-Dreieck, werden im Zusammenhang mit größeren und/oder oberflächlich lokalisierten Herden gefunden. Extraossale Bereiche von Metastasen äußern sich als Verdichtung bzw. Schwellung in den Weichteilen mit Verdrängung bzw. Aufhebung der normalen Strukturen. Sklerotische Knochenherde sind äußerst selten.

Das *Neuroblastom* führt bei einer Skelettbeteiligung zu *lytischen,* oft in den langen Röhrenknochen der unteren Extremitäten symmetrisch angeordneten Knochendestruktionen teils fleckigen, teils mehr flächigen Charakters (Abb. 55, 56). Dabei können periostale Lamellen hinzutreten. Im Schädeldach, aber auch in den langen Röhrenknochen wirken die Defekte manchmal wie „ausgestanzt". Neben dem Anteil der Metastase im Knochen besteht oft auch eine extraossale Ausbreitung des Herdes (Abb. 56).

Die lytischen Destruktionen können im Extremfall ausgedehnte Knochenareale, z. B. der Schädelbasis, durchsetzen und im Röntgenbild fast komplett zum Verschwinden bringen.

Die Metastasen *embryonaler Rhabdomyosarkome* ähneln in ihrer Lokalisation und Charakteristik teilweise denen beim Neuroblastom. Es werden überwiegend *lytische Veränderungen* angetroffen, die den Knochen unterschiedlich intensiv fleckig oder flächig durchsetzen und destruieren (Abb. 59, 60) [277]. Zusätzlich treten lokale oberflächliche ossäre Reaktionen durch einen ausgedehnten Weichteilherd hinzu. Häufig sind auch *sklerotische Herde* [282].

Literatur

1. Adler CP, Klümper A (1977) Röntgenologische und pathologisch-anatomische Aspekte von Knochentumoren. Radiologe 17: 355
2. Berger PE, Kuhn JP (1978) Computed tomography of tumors of the musculoskeletal system in children. Radiology 127: 171
3. Bosnjakovic S, Reiser U, Bach D (1981) Computertomographische und konventionelle radiologische Untersuchungen bei Knochenerkrankungen. Radiologe 21: 19
4. Chew FS, Hudson TM (1982) Radionuclide bone scanning of osteosarcoma: Falsely extended uptake patterns AJR 139: 49
5. Citrin DL, Hougen C, Zweibel W, Schlise S, Pruitt B, Ershler W, Davis TE, Harberg J, Cohen AI (1981) The use of serial bone scans in assessing response of bone metastases to systemic treatment. Cancer 47: 680
6. Coley BL (1960) Neoplasms of bone, 2nd ed. Hoeber, New York
7. Dahlin DC (1978) Bone tumors: general aspects and data on 6221 cases. Thomas, Springfield Illinois
8. Delling G (1984) Skelettsystem: Knochentumoren. In: Remmele W (Hrsg) Pathologie, Springer, Berlin Heidelberg New York (Band 3/Kapitel 9) S. 707-740
9. DeSantos LA, Goldstein HM, Murray JA, Wallace S (1978) Computed tomography in the evaluation of musculoskeletal neoplasms. Radiology 128: 89
10. DeSantos LA, Bernardino ME, Murray JA (1979) Computed tomography in the evaluation of osteosarcoma: Experience with 25 cases. AJR 132: 535
11. DeSantos LA (1980) The radiology of bone tumors: Old and new modalities. CA 30: 66
12. Edeiken J, Hodes PJ (1981) Roentgen diagnosis of diseases of bone. Williams & Wilkins, Baltimore
13. Edelstyn GA, Gillespie PJ, Grebell FS (1967) The radiological demonstration of osseous metastasis. Clin Radiol 18: 158
14. Ekelund L (1983) Computed tomography of bone and soft tissue tumors. RÖFO (Ergänzungsband) 117: 49
15. Freyschmidt J (1983) Zur Indikation der Angiographie von Knochentumoren - aktueller Stand der Knochentumorangiographie unter Berücksichtigung der diagnostischen Möglichkeiten der Computertomographie. Röntgenpraxis 36: 63

16. Galanski M, Friemann J, Roessner A, Schnepper E (1981) Radiologische Dignitätskriterien tumorösen Knochenwachstums. Röntgen-Bl 34: 440
17. Gilday DL, Ash JM, Reilly BJ (1977) Radionuclide skeletal survey for pediatric neoplasms. Radiology 123: 399
18. Goldman AB, Braunstein P (1975) Augmented radioactivity on bone scans of limb bearing osteosarcomas. J Nucl Med 16: 423
19. Goldstein HA, McNeil BJ, Zufall E, Jaffe N, Treves S (1980) Changing indications for bone scintigraphy in patients with osteosarcoma. Radiology 135: 177
20. Goldstein HA (1983) Bone scintigraphy. Orthop Clin North Am 14: 243
21. Greenfield GB (1977) General concepts and pathology of tumors of osseous origin. In: Diethelm L, Heuck F, Olsson O, Ranniger K, Strnad F, Vieten H, Zuppinger A (eds) Springer Berlin Heidelberg New York (Handbuch der Medizinischen Radiologie, Band V/6 S. 23-72
22. Greenfield GB (1980) Radiology of bone diseases. Lippincott Co., Philadelphia
23. Gullotta U, Reiser M, Feuerbach S, Biehl T (1981) Maligne Knochentumoren des Beckens und der Extremitäten. Radiologe 21: 28
24. Helms CA, Cann CE, Brunelle FO, Gilula LA, Chafetz N, Genant HK (1981) Detection of bone-marrow metastases using quantitative computed tomography. Radiology 140: 745
25. Helson L, Watson RC, Benua RS, Murphy ML (1972) F^{18} radioisotope scanning of metastatic bone lesions in children with neuroblastoma. AJR 115: 191
26. Heuck FHW (1982) Radiologische Diagnostik von Knochentumoren. Langenbecks Arch Chir 358: 369
27. Hudson TM, Enneking WF, Hawkins jr. IF (1981) The value of angiography in planning surgical treatment of bone tumors. Radiology 138: 283
28. Huvos AG (1979) Bone tumors. Diagnosis, treatment and prognosis. W. B. Saunders, Philadelphia London Toronto
29. Jaffe N (1958) Tumors and tumorous conditions of the bones and joints. Lea & Febiger, Philadelphia
30. Jend HH, Heller M, Boisch ED, Beron G, Winkler K, Delling G (1983) Volumetric and densitometric CT measurements in the evaluation of osteosarcoma. Radiology 149 P: 234
31. Knop J, Montz R (1983) Bone scintigraphy in patients with osteogenic sarcoma. Cooperative Osteogenic Sarcoma Study Group COSS 80. J Cancer Res Clin Oncol 106 (Suppl): 49
32. Knop J, Stritzke P, Montz R, Delling G, Winkler K (1985) Knochenszintigraphie zur Erfolgsbeurteilung einer Chemotherapie beim Osteosarkom. Nucl Med 24: 75
33. Kober B, Kimmig B, Hermann HJ (1983) Szintigraphie in der Diagnostik von primären Knochengeschwülsten. Röntgenpraxis 36: 57
34. Kolarz G, Salzer M, Salzer-Kuntschik M, Willvonseder R, Höfer R (1978) Die Bedeutung der Knochenszintigraphie für Diagnose und Therapie des Osteosarkoms der langen Röhrenknochen. Arch Orthop Unfallchir 76: 333
35. Kotz R, Salzer-Kuntschik M, Lechner G, Immenkamp M, Kogelnik HD, Salzer M (1984) Knochentumoren. In Witt AN, Rettig H, Schlegel KF, Hackenbroch M, Hupfauer W (Hrsg) Orthopädie in Klinik und Praxis, Bd III: Allgemeine Orthopädie, Teil 2: Tumoren und tumorähnliche Erkrankungen. Thieme, Stuttgart New York, S 1.1-1.375
36. Langer R, Langer M (1983) Wertigkeit der Computertomographie bei der Diagnostik von Knochen- und Weichteiltumoren im Bereich des Beckens und der Extremitäten. Tumordiagnostik & Therapie 4: 29
37. Lechner G, Powischer G, Waneck R (1980) Diagnostischer Wert der Pharmakoangiographie bei tumorösen und entzündlichen Knochen- und Weichteilprozessen. RÖFO 132: 68
38. Lechner G, Salzer-Kuntschik M, Kumpan W, Kotz R, Engel A, Sekera J (1983) Angiographic-pathologic comparison in osteosacoma after presurgical chemotherapy. J Cancer Res Clin Oncol 106 (Suppl): 51
39. Levine E, Lee KR, Neff JR, Maklad NF, Robinson RG, Preston DF (1979) Comparison of computed tomography and other imaging modalities in the evaluation of musculoskeletal tumors. Radiology 131: 431
40. Lichtenstein L (1972) Bone tumors. 4th edn. Mosby, St. Louis
41. Lodwick GS (1966) Solitary malignant tumors of bone: The application of predictor variables in diagnosis. Semin Roentgenol 1: 293
42. Lukens JA, McLeod RA, Sim FH (1982) Computed tomographic evaluation of primary osseous malignant neoplasms. AJR 139: 45
43. Mall JC, Bekerman C, Hoffer PB, Gottschalk A (1976) A unified approach to the detection of skeletal metastases. Radiology 118: 323
44. McNeil BJ (1978) Rationale for the use of bone scans in selected metastatic and primary bone tumors. SNM 8: 336
45. Mensing H (1978) Die Häufigkeit von Knochentumoren im Biopsiematerial des Institutes für Pathologie von 1946-1975. Inauguraldissertation, Universität Hamburg, Institut für Pathologie des Fachbereichs Medizin
46. Mirra JM (1980) Bone tumors. Diagnosis and treatment. Lippincott, Philadelphia
47. Mulder JD, Poppe H, van Ronnen JR (1981) Primäre Knochengeschwülste. In: Schinz HR, Baensch WE, Frommhold W, Glauner R, Uehlinger E, Wellauer J (Hrsg) Thieme, Stuttgart New York (Lehrbuch der Röntgendiagnostik, Band II/2) S. 529-689
48. Murray IPC (1980) Bone scanning in the child and young adult. Part I. Skeletal Radiol 5: 1
49. Ott G, Wagner G (1977) Epidemiology of malignant bone tumors. Z Krebsforsch 89: 231
50. Paushter DM, Borkowski GP, Buonocore E, Belhobek GH, Marks KE (1983) Digital subtraction angiography for preoperative evaluation of extremity tumors. AJR 141: 129
51. Piaszek L, Tiedjen KU, Strötges MW (1976) Möglichkeiten und Grenzen nuklearmedizinischer Untersuchungsmethoden zum Nachweis maligner und benigner Knochenumbauprozesse. Radiologe 16: 29
52. Poppe H (1978) Der Aussagewert der Computertomographie bei Knochengeschwülsten. Röntgen-Berichte 7: 1
53. Poppe H (1978) Aussagewert, Grenzen und Schwierigkeiten der Röntgendiagnostik und der Computertomographie bei primär und potentiell malignen Geschwülsten des Skeletts. Z Orthop 116: 460
54. Price CHG (1971) Primary tumours of bone - their classification and incidence. Br J Radiol 44: 897
55. Riddlesberger jr MM (1981) Computed tomography of the musculoskeletal system. RCNA 19: 463
56. Riebel T, Lassrich MA, Kumpan W (1983) Roentgenolo-

gic follow-up in primarily conservatively treated osteogenic sarcoma. J Cancer Res Clin Oncol 106 (Suppl): 38
57. Rittmeyer K, Freyschmidt J, Schoen H (1972) Der Wert der angiographischen Verlaufsbeobachtungen bei der präoperativen Bestrahlung von Osteosarkomen. Strahlentherapie 144: 656
58. Schajowicz F (1981) Tumors and tumorlike lesions of bone and joints. Springer, Berlin Heidelberg New York
59. Sissons HA (1976) The WHO classification of bone tumors. Recent Results Cancer Res 54: 104
60. Spjut HJ, Dorfman HD, Fechner RE, Ackerman LV (1971) Tumors of bone and cartilage. Atlas of tumor pathology, Section II, Fascicle 5. National Research Council, Washington DC
61. Spjut HJ, Ayala AG (1983) Skeletal tumors in children and adolescents. Hum Pathol 14: 628
62. Subramanian G, McAfee JG (1971) A new complex of ^{99m}Tc for skeletal imaging. Radiology 99: 192
63. Thrall JH, Geslien GE, Corcoron RJ, Johnson MC (1975) Abnormal radionuclide deposition patterns adjacent to focal skeletal lesions. Radiology 115: 659
64. Tschäppeler H (1984) Die Computertomographie bei primären Knochentumoren im Kindesalter. Radiologe 24: 217
65. Wilson JS, Korobkin M, Genant HK, Bovill jr EG (1978) Computed tomography of musculoskeletal disorders. AJR 131: 55
66. Adler CP, Klümper A, Wenz W (1979) Enchondrome aus radiologischer und pathologisch-anatomischer Sicht. Radiologe 19: 341
67. Ahyai A, Spoerri O (1979) Intracerebral chondroma. Surg Neurol 11: 431
68. Akbarnia BA, Rooholamini SA (1981) Scoliosis caused by benign osteoblastoma of the thoracic or lumbar spine. J Bone Joint Surg (Am) 63A: 1146
69. Banna M (1979) Angiography of spinal osteoblastoma. J Canad Assoc Radiol 30: 118
70. Beggs I, Shaw DG, Brenton DP, Fisher C (1981) An unusual case of neurofibromatosis: cystic bone lesions and coarctation of the aortic arch. Br J Radiol 54: 416
71. Black JA, Levick RK, Sharrard WJW (1979) Osteoid osteoma and benign osteoblastoma in childhood. Arch Dis Childh 54: 459
72. Bordelon RL, Cracco A, Book MK (1975) Osteoid-osteoma producing premature fusion of the epiphysis of the distal phalanx of the big toe. J Bone Joint Surg (Am) 57A: 120
73. Boriani S, Laus M (1978) Chondromas and chondromatosis Ital J Orthop Traumatol 4: 353
74. Caldicott WJH (1969) Diagnosis of spinal osteoid osteoma. Radiology 92: 1192
75. Cohen MD, Harrington TM, Ginsburg WW (1983) Osteoid osteoma: 95 cases and a review of the literature. Semin Arthritis Rheum 12: 265
76. DeSouza L, Frost HM (1974) Osteoid osteoma – osteoblastoma. Cancer 33: 1075
77. Dunlop JAY, Morton KS, Elliott GB (1970) Recurrent osteoid osteoma. J Bone Joint Surg (Br) 52B: 128
78. Epstein N, Benjamin V, Pinto R, Budzilovic G (1980) Benign osteoblastoma of a thoracic vertebra. J Neurosurg 53: 710
79. Fowles SJ (1964) Osteoid osteoma. Br J Radiol 37: 245
80. Freiberger RJ, Loitman BS, Helpern M, Thompson TC (1959) Osteoid osteoma. A report of 80 cases. AJR 82: 194
81. Freiberger RH (1960) Osteoid osteoma of the spine. Radiology 75: 232
82. Gagnon JH, Dumas JM (1979) Osteoid osteoma in cancellous bone. J Canad Assoc Radiol 30: 60
83. Garrison RC, Unni KK, McLeod RA, Pritchard DJ, Dahlin DC (1982) Chondrosarcoma arising in osteochondroma. Cancer 49: 1890
84. Ghelman B, Vigorita VJ (1983) Postoperative radionuclide evaluation of osteoid osteomas. Radiology 146: 509
85. Goldstein HA, Treves S (1978) Bone scintigraphy of osteoid osteoma: A clinical review. Clin Nucl Med 3: 359
86. Hall FM, Goldberg RP, Kasdon EJ, White AA (1980) Case report 131: Periostal hemangioma of the fibula. Skeletal Radiol 5: 275
87. Herrlin K, Ekelund L, Lövdahl R, Persson B (1982) Computed tomography in suspected osteoid osteomas of tubular bones. Skeletal Radiol 9: 92
88. Hudson TM, Hawkins jr IF (1981) Radiological evaluation of chondroblastoma. Radiology 139: 1
89. Hudson TM, Chew FS, Manaster BJ (1983) Scintigraphy of benign exostoses and exostotic chondrosarcomas. AJR 140: 581
90. Hunt JC, Pugh DG (1961) Skeletal lesions in neurofibromatosis. Radiology 76: 1
91. Irnberger T (1983) Infantiles Osteoid-Osteom der Tibia: Röntgenologische und computertomographische Diagnose und Differentialdiagnose. Wien Med Wochenschr 133: 67
92. Jackson RP, Reckling FW, Mautz FA (1977) Osteoid osteoma and osteoblastoma: similar histologic lesions with different natural histories. Clin Orthop 128: 303
93. Jaffe HL (1935) Osteoid-osteoma: A benign osteoblastic tumor composed of osteoid and atypical bone. Arch Surg 31: 709
94. Jaffe HL, Lichtenstein L (1942) Benign chondroblastoma of bone. Amer J Path 18: 969
95. Jaffe HL (1956) Benign osteoblastoma. Bull Hosp Joint Dis 17: 141
96. Keith A (1920) Studies of the anatomical changes which accompany certain growthdisorders of the human body. J Anat (Lond) 54: 101
97. Kenney PJ, Gilula LA, Murphy WA (1981) The use of computed tomography to distinguish osteochondroma and chondrosarcoma. Radiology 139: 129
98. Köster R, Jansen H (1981) Generalisierte Hämangiomatose des Skeletts mit Organbefall. RÖFO 134: 69
99. Kozlowski K (1982) Osteoid osteoma (Some diagnostic problems). Radiol Diagn 23: 317
100. Lechner G, Riedl P, Knahr K, Salzer M (1975) Das angiographische Bild des Osteoid-Osteoms. RÖFO 122: 323
101. Lechner G, Knahr K, Riedl P (1978) Das Osteoid-Osteom. RÖFO 128: 511
102. Libshitz HI, Cohen MA (1982) Radiation-induced osteochondromas. Radiology 142: 643
103. Lichtenstein L (1956) Benign osteoblastoma. Cancer 9: 1044
104. Lindbom Å, Lindvall N, Söderberg G, Spjut H (1960) Angiography in osteoid osteoma. Acta Radiol 54: 327
105. Lisbona R, Rosenthall L (1979) Role of radionuclide imaging in osteoid osteoma. AJR 132: 77
106. Maclellan DI, Wilson FC (1967) Osteoid osteoma of the spine. J Bone Joint Surg (Am) 49A: 111

107. Macpherson RI, Letts RM (1978) Skeletal diseases associated with angiomatosis. J Canad Assoc Radiol 29: 90
108. Makhija MC, Stein IH (1983) Bone imaging in osteoblastoma. Clin Nucl Med 8: 141
109. Mandell GA, Dalinka MK, Coleman BG (1979) Vibrous lesions in the lower extremities in neurofibromatosis AJR 133: 1135
110. Marsh BW, Bonfiglio M, Brady LP, Enneking WF (1975) Benign osteoblastoma: Range of manifestations. J Bone Joint Surg (Am) 57A: 1
111. Mau H (1982) Das Osteoid-Osteom der Wirbelsäule. Z Orthop 120: 761
112. McLeod RA, Dahlin DC, Beabout JW (1976) The spectrum of osteoblastoma. AJR 126: 321
113. Meszaros WT, Guzzo F, Schorsch H (1966) Neurofibromatosis. AJR 98: 557
114. Mohan V, Gupta SK, Tuli SM, Sanyal B (1980) Symptomatic vertebral haemangiomas. Clin Radiol 31: 575
115. Montagne jr. A, Ubilluz H (1983) Maffuci's syndrome. Southern Med J 76: 264
116. Müller E (1913) Über hereditäre multiple cartilaginäre Exostosen und Enchondrosen. Beitr Path Anat 57: 232
117. Omojola MF, Cockshott WP, Beatty EG (1981) Osteoid osteom: An evaluation of diagnostic modalities. Clin Radiol 32: 199
118. Palmer FJ, Blum PW (1980) Osteochondroma with spinal cord compression. J Neurosurg 52: 842
119. Pandey S, Pandey AK (1981) Osseous haemangiomas. Arch Orthop Traumat Surg 99: 23
120. Priolo F, Carlesimo M, Consalvo G (1982) Il condroblastoma epifisario. Radiol Med 68: 555
121. Raina V (1979) Benign chondroblastoma. Indian J Cancer 16: 22
122. Ratzenhofer E (1976) Osteoid-Osteom des Os capitatum. Z Kinderchir 19: 89
123. Salzer M, Salzer-Kuntschik M, Kretschmer G (1968) Das benigne Chondroblastom. Arch Orthop Unfall-Ch 64: 229
124. Schulze PJ, Langendorff G (1979) Ausgedehnte diffuse Hämangiomatose des Skeletts. RÖFO 131: 67
125. Schwartz AM, Ramos RM (1980) Neurofibromatosis and multiple nonossifying fibromas. AJR 135: 617
126. Shapiro F (1982) Olliers disease. J Bone Joint Surg (Am) 64A: 95
127. Smith FW, Gilday DL (1980) Scintigraphic appearances of osteoid osteoma. Radiology 137: 191
128. Snarr JW, Abell MR, Martel MW (1973) Lymphofollicular synovitis with osteoid osteoma. Radiology 106: 557
129. Stojanović J, Papa J, Bajraktarević Čičin-Šain (1982) Das computertomographische und angiographische Bild eines Osteoidosteoms der Wirbelsäule. RÖFO 137: 226
130. Sung HW, Liu CC (1979) Can osteoid osteoma become osteoblastoma? Arch Orthop Traumat Surg 95: 217
131. Swee RG, McLeod RA, Beabout JW (1979) Osteoid osteoma. Radiology 130: 117
132. Tonai M, Campbell CJ, Ahn GH, Schiller AL, Mankin HJ (1982) Osteoblastoma: Classification and report of 16 patients. Clin Orthop 167: 222
133. Vickers CW, Pugh DC, Ivins JC (1959) Osteoid osteoma: A fifteen-year follow-up of an untreated patient. J Bone Joint Surg (Am) 41A: 357
134. Virchow R (1863) Die krankhaften Geschwülste, Bd. I u. III. Hirschwald, Berlin
135. VonRonnen JR (1976) Case report 4: Osteoblastoma of the cervical spine. Skeletal Radiol 1: 61
136. Weber U, Jäger R (1979) Das solitäre Enchondrom. Arch Orthop Traumat Surg 93: 133
137. Winter PF, Johnson PM, Hilal SK, Feldman F (1977) Scintigraphic detection of osteoid osteoma. Radiology 122: 177
138. Worland RL, Ryder CT, Johnston AD (1975) Recurrent osteoid-osteoma. J Bone Joint Surg (Am) 57A: 277
139. Adler CP (1974) Klinische und morphologische Aspekte maligner Knochentumoren. Dtsch Med Wochenschr 99: 665
140. Ahuja SC, Villacin AB, Smith J, Bullough PG, Huvos AG, Marcove RC (1977) Juxtacortical (parosteal) osteogenic sarcoma. Histological grading and prognosis. J Bone Joint Surg (Am) 59A: 632
141. Campanacci M, Pizzoferrato A (1971) Osteosarcoma emorragico. Chir Organi Mov 60: 409
142. Campanacci M, Cervellati G (1975) Osteosarcoma. A review of 345 cases. Ital J Orthop Traumatol 1: 5
143. Campanacci M, Bacci G, Boriani S (1979) Ewing's sarcoma (a review of 195 cases). Ital J Orthop Traumatol 5: 293
144. Chan RC, Sutow WW, Lindberg RD, Samuels ML, Murray JA, Johnston DA (1979) Management and results of localized Ewing's sarcoma. Cancer 43: 1001
145. Chuang VP, Benjamin R, Jaffe N, Wallace S, Ayala AG, Murray J, Charnsangavej C, Soo CS (1982) Radiographic and angiographic changes in osteosarcoma after intraarterial chemotherapy. AJR 139: 1065
146. Cohen P (1978) Osteosarcoma of the long bones. Clinical observations and experiences in the Netherland. Eur J Cancer 14: 995
147. Cortes EP, Holland JF, Wang JJ, Sinks LF (1972) Doxorubicin in disseminated osteosarcoma. JAMA 221: 1132
148. Cremin BJ, Heselson NG, Webber BL (1976) The multiple sclerotic osteogenic sarcoma of early childhood. Br J Radiol 49: 416
149. Dahlin DC, Coventry MB (1967) Osteogenic sarcoma. A study of 600 cases. J Bone Joint Surg (Am) 49A: 101
150. Dahlin DC (1975) Pathology of osteosarcoma. Clin Orthop 111: 23
151. DeSantos LA, Murray JA, Finkelstein JB (1978) The radiographic spectrum of periosteal osteosarcoma. Radiology 127: 123
152. Dominok GW, Knoch HG (1977) Knochengeschwülste und geschwulstähnliche Knochenerkrankungen, 2. Aufl. Gustav Fischer, Jena
153. Enneking WF, Kagan A (1978) Transepiphyseal extension of osteosarcoma: incidence, mechanism and implications. Cancer 41: 1526
154. Farr GH, Huvos AG (1972) Juxtacortical osteogenic sarcoma. An analysis of fourteen cases. J Bone Joint Surg (Am) 54A: 1205
155. Farr GH, Huvos AG, Marcove RC, Higinbotham NL, Foote FW (1974) Teleangiectatic osteogenic sarcoma: a review of twenty-eight cases. Cancer 34: 1150
156. Fitzgerald RH jr, Dahlin DC, Sim FH (1973) Multiple metachronous osteogenic sarcoma. Report of 12 cases with 2 long-term survivors. J Bone Joint Surg (Am) 55A: 595
157. Geschickter CF, Copeland MM (1951) Parosteal osteoma of bone: a new entity. Ann Surg 133: 790
158. Goldstein H, McNeil BJ, Zufall E, Treves S (1980) Is there still a place for bone scanning in Ewing's sarcoma? J Nucl Med 21: 10
159. Hossfeld DK, Seeber S, Siemers E, Schmidt CG, Scherer

E (1982) Early results of combined modality therapy of patients with Ewing's sarcoma. Rec Results Cancer Res 80: 124
160. Hupfauer W (1976) Das juxtacorticale Osteosarkom. Arch Orthop Unfallchir 84: 291
161. Jaffe N, Paed D (1972) Recent advances in the chemotherapy of metastatic osteogenic sarcoma. Cancer 30: 1627
162. Jürgens H (1981) Ewing-Sarkom bei Kindern und Jugendlichen: Planung einer kooperativen Therapiestudie der Gesellschaft für Pädiatrische Onkologie (CESS 81). Klin Pädiat 193: 254
163. Kissane JM, Askin FB, Foulkes M, Stratton LB, Faulkner Shirley S (1983) Ewing's sarcoma of bone: Clinicopathologic aspects of 303 cases from the Intergroup Ewing's Sarcoma Study. Hum Pathol 14: 773
164. Kozlowski K, Beluffi G, Cohen DH, Padovani J, Tamaela L, Azouz M, Bale P, Martin HC, Nayanar VV, Arico M, Bianchi E (1985) Primary bone tumours in infants. Pediatr Radiol 15: 359
165. Levy ML, Jaffe N (1982) Osteosarcoma in early childhood. Pediatrics 70: 302
166. Lichtenstein L (1951) Classification of primary tumors of bone. Cancer 4: 335
167. Lichtenstein L (1955) Tumors of periostal origin. Cancer 8: 1060
168. Lombardi F, Gasparini M, Gianni C, Petrillo R, Tesoro-Tess JD, Volterrani F, Musumeci R (1979) Ewing's sarcoma: an approach to radiological diagnosis, Tumori 65: 389
169. Lorentzon R, Larsson SE, Boquist L (1980) Parosteal (juxtacortical) osteosarcoma. J Bone Joint Surg (Br) 62B: 86
170. Mahoney JP, Spanier SS, Morris JL (1979) Multifocal osteosarcoma. Cancer 44: 1897
171. Marcove RC, Miké V, Hajek JV, Levin AG, Hutter RVP (1971) Osteogenic sarcoma in childhood. NY State J Med 71: 855
172. Matsuno T, Unni KK, McLeod RA, Dahlin DC (1976) Teleangiectatic osteogenic sarcoma. Cancer 38: 2538
173. Moore GE, Gener RE, Grugarolas A (1973) Osteogenic sarcoma. Surg Gynecol Obstet 136: 359
174. Morse D jr, Reed JO, Bernstein J (1962) Sclerosing osteogenic sarcoma. AJR 88: 491
175. Ohno T, Abé M, Tateishi A, Kako K, Miki H, Sekine K, Ueyama H, Hasegawa O, Obara K (1975) Osteogenic sarcoma: A study of 130 cases. J Bone Joint Surg (Am) 57A: 397
176. Phillips WC, Kattapuram SV, Doseretz DE, Raymond AK, Schiller AL, Murphy G, Wyshak G (1982) Primary lymphoma of bone: Relationship of radiographic appearance and prognosis. Radiology 144: 285
177. Pilepich MV, Vietti TJ, Nesbit ME, Tefft M, Kissane J, Burgert EO, Pritchard D (1981) Radiotherapy and combination chemotherapy in advanced Ewing's sarcoma – Intergroup Study. Cancer 47: 1930
178. Price CHG, Zhuber K, Salzer-Kuntschik M, Salzer M, Willert HG (1975) Osteosarcoma in children. A study of 125 cases. J Bone Joint Surg (Br) 57B: 341
179. Pritchard DJ (1981) Surgical experience in the management of Ewing's sarcoma of bone. Natl Cancer Inst Monogr 56: 169
180. Reiman RE, Rosen G, Gelbard AS, Benua RS, Laughlin JS (1982) Imaging of primary Ewing's sarcoma with ^{13}N-L-glutamate. Radiology 142: 495

181. Riebel T (1981) Sogenanntes „multiples" ostegoenes Sarkom beim Kind. RÖFO 135: 241
182. Rosen G (1975) The development of an adjuvant chemotherapy program for the treatment of osteogenic sarcoma. Front Radiat Ther Oncol 10: 115
183. Rosen G, Huvos AG, Mosende C, Beattie EJ, Exelby PR, Caparros B, Marcove RC (1978) Chemotherapy and thoracotomy for metastatic osteogenic sarcoma: a model for adjuvant chemotherapy and the rationale for the timing of thoracic surgery. Cancer 41: 841
184. Rosen G, Caparros B, Huvos AG, Kosloff C, Nirenberg A, Cacavio A, Marcove RC, Lane JM, Mehta B, Urban C (1982) Preoperative chemotherapy for osteogenic sarcoma: selection of postoperative adjuvant chemotherapy based on the response of the primary tumor to preoperative chemotherapy. Cancer 49: 1221
185. Rosen G (1982) Current management of Ewing's sarcoma. Prog Clin Cancer 8: 267
186. Rosen G, Nirenberg A (1984) Chemotherapy for primary osteogenic sarcoma: 10 years evaluation and current status of preoperative chemotherapy. In: Jones SE, Salmon SE eds. Adjuvant therapy of cancer IV. Grune & Stratton, New York, London pp 593–600
187. Salzer M, Salzer-Kuntschik M, Arbes H, Kotz R, Leber H, Hackel H (1976) Chirurgische Behandlung des Osteosarkoms. Orthop Praxis 12: 993
188. Salzer M, Knah K, Kotz R, Kristen H (1981) Treatment of osteosarcomata of the distal femur by rotationplasty. Arch Orthop Trauma Surg 99: 131
189. Schajowicz F (1977) Diagnosis, classification, and nomenclature of bone tumors. In: Diethelm L, Heuck F, Olsson O, Ranniger K, Strnad F, Vieten H, Zuppinger A (eds) Springer, Berlin Heidelberg New York (Handbuch der Medizinischen Radiologie Band V, Teil 6 S 1-12)
190. Sim FH, Ivins JC, Pritchard DJ (1978) Surgical treatment of osteogenic sarcoma at the Mayo Clinic. Cancer Treat Rep 62: 205
191. Sim FH, Unni KK, Beabout JW, Dahlin DC (1979) Osteosarcoma with small cells simulating Ewing's tumor. J Bone Joint Surg (Am) 67A: 207
192. Smith J, Heelan RT, Huvos AG, Caparros B, Rosen G, Urmacher C, Caravelli JF (1982) Radiographic changes in primary osteogenic sarcoma following intensive chemotherapy. Radiology 143: 355
193. Sommer HJ, Riebel T, Delling G, Heise U, Winkler K (1985) Vergleich röntgenologischer und histologischer Befunde bei Osteosarkomen nach präoperativer Chemotherapie. RÖFO 143: 74
194. Staalman CR (1982) Ewing's sarcoma in fib: A report on 7 cases with special emphasis to the early roentgen findings. J Belge Radiol 65: 329
195. Sweetnam R (1975) The surgical management of primary osteosarcoma. Clin Orthop 111: 57
196. Taber DS, Libshitz HI, Cohen MA (1983) Treated Ewing sarcoma: Radiographic appearance in response, recurrence, and new primaries. AJR 140: 753
197. Taylor WF, Ivins JC, Dahlin DC, Edmonson JH, Pritchard DJ (1978) Trends and variability in survival from osteosarcoma. Mayo Clin Proc 53: 695
198. Tepper J, Glaubiger D, Lichter A, Wackenhut J, Glatstein E (1980) Local control of Ewing's sarcoma of bone with radiotherapy and combination chemotherapy. Cancer 46: 1969
199. Tiedjen KU (1978) Ewing-Sarkom bei einem 13 Monate alten Jungen. RÖFO 129: 798

200. Uehlinger E (1977) Osteoplastisches Osteosarkom der distalen Femurmetaphyse. Arch Orthop Unfall-Chir 87: 361
201. Unni KK, Dahlin DC, Beabout JW, Ivins JC (1976) Parosteal osteogenic sarcoma. Cancer 37: 2466
202. Unni KK, Dahlin DC, McLeod RA, Pritchard DJ (1977) Intraosseous well-differentiated osteosarcoma. Cancer 40: 1337
203. Van der Heul RO, von Ronnen JR (1967) Juxtacortical osteosarcoma. Diagnosis, treatment, and an analysis of eighty cases. J Bone Joint Surg (Am) 49A: 415
204. Vanel D, Contesso G, Couanet D, Piekarski JD, Sarrazin D, Masselot J (1982) Computed tomography in the evaluation of 41 cases of Ewing's sarcoma. Skeletal Radiol 9: 8
205. Von Ronnen JR (1968) Histological and radiographical classification of osteosarcoma in relation to therapy. A review of 245 cases located in the extremities. J Belge Radiol 51: 215
206. Von Ronnen JR (1970) Radiologic diagnosis of osteosarcoma. Classification of radiologic types. Reliability of radiologic diagnosis. Can the radiologic examination replace biopsy? Ann Radiol 13: 465
207. Wang JJ, Cortes EP, Sinks LF, Holland JF (1971) Therapeutic effects and toxicity of adriamycin in patients with neoplastic disease. Cancer 28: 837
208. Winkler K, Landbeck G (1977) Die Behandlung maligner Knochentumoren. Z Kinderchir 21: 1
209. Winkler K (1980) Therapieprotokoll 1980 – COSS 80. Kooperative Osteosarkomstudie der Gesellschaft für Pädiatrische Onkologie. Studienleiter: K. Winkler, Hamburg
210. Winkler K (1982) Therapieprotokoll 1982 – COSS 82. Kooperative Osteosarkomstudie der Gesellschaft für Pädiatrische Onkolgie. Studienleiter: K. Winkler, Hamburg
211. Winkler K (1985) Therapieprotokoll der Pilotstudie 1985 – COSS 85. Kooperative Osteosarkomstudie. Studienleiter: K. Winkler, Hamburg
212. Winkler K, Beron B, Salzer-Kuntschik M, Beck J, Beck W, Brandeis W, Ebell W, Erttmann R, Göbel U, Havers W, Henze G, Hinderfeld L, Höcker P, Jobke A, Jürgens H, Kabisch H, Preusser P, Prindull G, Ramacj W, Ritter J, Sekera J, Treuner J, Wüst G, Landbeck G (1986) Einfluß des lokalchirurgischen Vorgehens auf die Inzidenz von Metastasen nach neoadjuvanter Chemotherapie des Osteosarkoms. Z Orthop 124: 22
213. Arata MA, Peterson HA, Dahlin DC (1981) Pathological fracture through non-ossifiying fibromas. J Bone Joint Surg (Am) 63A: 980
214. Bejui-Thivolet F, Patricot LM, Vauzelle JL (1982) Transformation sarcomateuse sur dysplasie fibreuse. Sem Hop Paris 58: 1329
215. Benz-Bohm G, Georgi P (1981) Szintigraphische und radiologische Befunde beim eosinophilen Granulom. Radiologe 21: 195
216. Bhandari B, Tak SK, Pamecha RK (1978) Monostotic fibrous dysplasia. Indian Pediatr 15: 359
217. Blumberg ML (1981) CT of iliac unicameral bone cysts. AJR 136: 1231
218. Bode A, Richter E (1974) Beitrag zum Albright-McCune-Syndrom im Kindesalter. Radiologe 14: 252
219. Bonakdarpour A, Levy WM, Aegerter E (1978) Primary and secondary aneurysmal bone cyst: a radiological study of 75 cases. Radiology 126: 75
220. Borón Z, Lasek W, Goszczyński W (1979) Aneurysmatische Knochenzyste. Monatsschr Kinderheilkd 127: 519
221. Caffey J (1955) On fibrous defects in cortical walls of growing tubular bones. Advances in Pediatrics The Yearbook Publishers Chicago 7: 13
222. Campanacci M, Bertoni F, Capanna R (1979) Malignant degeneration in fibrous dysplasia. Ital J Orthop Traumatol 5: 373
223. Canigiani G, Wickenhauser J (1982) Zur Diagnose und Aktivitätsbeurteilung der fibrösen Dysplasie des Gesichtsschädels und des Schläfenbeines. Radiologe 22: 253
224. Crone-Münzebrock W, Brassow F (1983) A comparison of radiographic and bone scan findings in histiocytosis X. Skeletal Radiol 9: 170
225. Daffner RH, Kirks DR, Gehweiler JA jr, Heaston DK (1982) Computed tomography of fibrous dysplasia. AJR 139: 943
226. Dahlin DC, McLeod RA (1982) Aneurysmal bone cyst and other nonneoplastic conditions. Skeletal Radiol 8: 243
227. D'Armiento M, Reda G, Camagna A, Tardella L (1983) McCune-Albright syndrome: Evidence for autonomous multiendocrine hyperfunction. J Pediatr 102: 584
228. DeSantis E, Sessa V, Biondi G (1982) La cisti ossea aneurismatica. Arch Putti Chir Organi (Mov) 32: 365
229. DeSmet AA, Travers H, Neff JR (1981) Chondrosarcoma occuring in a patient with polyostotic fibrous dysplasia. Skeletal Radiol 7: 197
230. Dyer R, Stelling CB, Fechner RE (1981) Epiphyseal extension of an aneursysmal bone cyst. AJR 137: 172
231. Feller AM, Thielemann F, Flach A (1982) Juvenile Knochenzysten – Pathogenese und Therapie. Chirurg 53: 165
232. Feller AM, Thielemann F, Flach A (1982) Langzeitergebnisse der Behandlung juveniler Knochenzysten. Z Kinderchir 36: 138
233. Freyschmidt J, Saure D, Dammenhain S (1981) Der fibröse metaphysäre Defekt (fibröser Kortikalisdefekt, nicht ossifizierendes Knochenfibrom). RÖFO 134: 169
234. Freyschmidt J, Ostertag H, Saure D (1981) Der fibröse metaphysäre Defekt (fibröser Kortikalisdefekt, nicht ossifizierendes Knochenfibrom). RÖFO 134: 392
235. Friedel B, Weickert H (1986) Verlauf und Differentialdiagnostik des McCune-Albright-Syndroms. RÖFO 144: 552
236. Fry VG, Van Dellen JR (1980) Aneurysmal bone cyst of the spine. S Afr Med J 58: 211
237. Gilsanz V et al. (1980) Aneurysmal bone cyst. AJR 134: 1296
238. Gräfe G, Bennek J (1980) Erfahrungen in der Behandlung juveniler Knochenzysten. Zbl Chirurgie 105: 1262
239. Greinacher I, Gutjahr P (1978) Histiocytosis X. Röntgenbefunde an der Wirbelsäule des Kindes. Radiologe 18: 228
240. Gugliantini P, Barbuti D, Rosati D, Donfrancesco A, Miano C (1982) Histiocytosis X: Solitary localization in the sternum of a 2-year-old child. Pediatr Radiol 12: 102
241. Hüttig G, Rittmeyer K (1978) Multiple aneurysmatische Knochenzysten bei 3 Monate altem Säugling. RÖFO 129: 796
242. Jenny P, Spescha H, Fliegel Ch (1982) Zur Myositis ossificans circumscripta: Diagnostic and therapeutic aspects of Myositis ossificans. Z Kinderchir 35: 86
243. Johnson DB, Gilbert EF, Gottlieb LI (1979) Malignant

transformation of polyostotic fibrous dysplasia. S Med J 72: 353
244. Kagan AR, Steckel RJ (1978) Heterotopic new bone formation: Myositis ossificans versus malignant tumor. AJR 130: 773
245. Kaplan RK, Pupp GR, Feldman AC (1981) Aneurysmal bone cysts with emphasis on roentgenologic diagnosis. J Foot Surg 20: 204
246. Kegel W (1981) Kasuistischer Beitrag zum Krankheitsbild der Myositis ossificans localisata. RÖFO 135: 613
247. Kozlowski K, Middleton RWD (1980) Aneurysmal bone cysts – Review of 10 cases. Aust Radiol 24: 170
248. Kumar R, Balachandran S (1980) Relative roles of radionuclide scanning and radiographic imaging in eosinophilic granuloma. Clin Nucl Med 5: 538
249. Mackenzie DB (1980) Treatment of solitary bone cysts by diaphysectomy and bone grafting. S Afr Med J 58: 154
250. Makek M (1980) Non ossifying fibroma of the mandible. Arch Orthop Traumat Surg 96: 225
251. Malawer MM, Markle B (1982) Unicameral bone cyst with epiphyseal involvement: Clinicoanatomic analysis. J Pediatr Orthop 2: 71
252. McCaffrey TV, McDonald TJ (1979) Histiocytosis X of the ear and temporal bone: Review of 22 cases. The Laryngoscope 89: 1735
253. McCullough CJ (1980) Eosinophilic granuloma of bone. Acta Orthop Scand 51: 389
254. Mitnick JS, Pinto RS (1980) Computed tomography in the diagnosis of eosinophilic granuloma. J Comput Assist Tomogr 4: 79
255. Nager GT, Kennedy DW, Kopstein E (1982) Fibrous dysplasia: A review of the disease and its manifestations in the temporal bone. Ann Otol Rhinol Laryngol (Suppl.) 92: 1
256. Ogilvie-Harris DJ, Hons ChB, Fornasier VL (1980) Pseudomalignant Myositis ossificans: Heterotopic new-bone formation without a history of trauma. J Bone Joint Surg (Am) 62A: 1274
257. Parker BR, Pinckney L, Etcubanas E (1980) Relative efficacy of radiographic and radionuclide bone surveys in the detection of the skeletal lesions of histiocytosis X. Radiology 134: 377
258. Peterson HA, Fitzgerald EM (1980) Fractures through nonossifying fibromata in children. Minn Med 63: 139
259. Pflugfelder H, Pfister U, Holz U, Schmelzeisen H (1983) Resektion gutartiger Knochenzysten im Kindes- und Jugendalter. Münch Med Wschr 125: 125
260. Pullan CR, Alexander FW, Halse PC (1978) Aneurysmal bone cyst. Arch Dis Childh 53: 899
261. Refior HJ, Stürz H (1982) Differentialdiagnostik zystischer Knochentumoren im Kindesalter. Röntgen-Bl 35: 331
262. Ruff S, Chapman GK, Taylor TKF, Ryan MD (1983) The evolution of eosinophilic granuloma of bone: A case report. Skeletal Radiol 10: 37
263. Sanerkin NG, Watt I (1981) Enchondromata with annular calcification in association with fibrous dysplasia. Br J Radiol 54: 1027
264. Schmidt M, Thiel HJ, Spitz J (1978) Der fibröse Kortikalisdefekt. RÖFO 128: 521
265. Schulze K, Treugut H, Schmitt WG (1978) Die nicht traumatische Myositis ossificans circumscripta. RÖFO 129: 343
266. Selby S (1961) Metaphyseal cortical defects in the tubular bones of children. J Bone Joint Surg (Am) 43A: 395
267. Shuster HL, Sadowsky D, Friedman JM (1979) Radionuclide bone imaging as an aid in the diagnosis of fibrous dysplasia: report of a case. J Oral Surg 37: 267
268. Siddiqui AR, Tashijan JH, Lazarus K, Wellman HN, Baehner RL (1981) Nuclear medicine studies in evaluation of skeletal lesions in children with histiocytosis X. Radiology 140: 787
269. Sontag LW, Pyle SJ (1941) The appearance and nature of cyst-like areas in the distal femoral metyphysis of children. AJR 46: 185
270. Stuhler T, Bröcker W, Kaiser G, Poppe H (1979) Fibrous dysplasia in the light of new diagnostic methods. Arch Orthop Traumat Surg 94: 255
271. Uehlinger E (1981) Erkrankungen des retikulohistiozytären Systems (Speicherkrankheiten, Histiozytomatose X) In: Schinz HR, Baensch WE, Frommhold W, Glauner R, Uehlinger E, Wellauer J (Hrsg) Skelett, Weichteile, Gefäße. Thieme, Stuttgart New York (Lehrbuch der Röntgendiagnostik Bd. II/2 S. 478–497
272. Vaccaro MC (1979) Non-ossifying fibroma. Md State Med J 28: 113
273. Vogelsang H, Stöppler L, Thiede G (1978) Fibröse Dysplasie des Schädels – eine röntgenologische, computertomographische und szintigraphische Studie. RÖFO 128: 253
274. Weisel A, Hecht HL (1980) Development of a unicameral bone cyst. J Bone Joint Surg (Am) 62A: 664
275. Westra SJ, van Woerden H, Postma A, Elema JD, Piers DA (1983) Radionuclide bone scintigraphy in patients with histiocytosis X. Eur J Nucl Med 8: 303
276. Baker M, Siddiqui AR, Provisor A, Cohen MD (1983) Radiographic and scintigraphic skeletal imaging in patients with neuroblastoma: Concise communication. J Nucl Med 24: 467
277. Caffey J, Andersen DH (1958) Metastatic embryonal rhabdomyosarcoma in the growing skeleton. Am J Dis Childh 95: 581
278. Cook AM, Waller S, Loken MK (1982) Multiple "cold" areas demonstrated on bone sintigraphy in a patient with neuroblastoma. Clin Nucl Med 7: 21
279. Heisel MA, Miller JH, Reid BS, Siegel SE (1983) Radionuclide bone scan in neuroblastoma. Pediatrics 71: 206
280. Howman-Giles RB, Gilday DL, Ash JM (1979) Radionuclide skeletal survey in neuroblastoma. Radiology 131: 497
281. Kaufman RA, Thrall JH, Keyes JW jr, Brown ML, Zakem JF (1978) False negative bone scans in neuroblastoma metastatic to the ends of long bones. AJR 130: 131
282. Quddus FF, Espinola D, Kramer SS, Leventhal BG (1983) Comparison between X-ray and bone scan detection of bone metastases in patients with rhabdomyosarcoma. Med Pediatr Oncol 11: 125

6 Stoffwechselstörungen des Skelettes, sekundäre Osteopathien, einschließlich renaler Osteopathie

I. GREINACHER

INHALT

1	Osteopathien	223
1.1	Primäre, genetisch bedingte Osteopathien durch Störungen komplexer Kohlenhydrate (Heteroglykanosen)	223
1.1.1	Mukopolysaccharidosen	224
1.1.1.1	MPS I-H (Morbus Pfaundler-Hurler)	224
	MPS I-S (Morbus Scheie)	225
	MPS I-H/S	227
1.1.1.2	MPS II (Morbus Hunter)	227
1.1.1.3	MPS III (Morbus Sanfilippo)	227
1.1.1.4	MPS IV (Morquiosche Krankheit)	228
1.1.1.5	MPS VI (Morbus Maroteaux-Lamy)	229
1.1.1.6	MPS VII	231
1.1.2	Osteopathien durch Störungen anderer komplexer Kohlenhydrate	231
1.1.2.1	Mukolipidose II	232
1.2	Osteopathien durch Störungen im Lipidstoffwechsel	232
1.2.1	Morbus Niemann-Pick	232
1.2.2	Morbus Gaucher	233
1.3	Osteopathien durch Störungen im Aminosäurestoffwechsel	233
1.3.1	Phenylketonurie (Fölling-Syndrom)	233
1.3.2	Homozystinurie	234
1.4	Osteopathien durch Störungen im Kupferstoffwechsel	234
1.4.1	Menkes-Syndrom	234
1.4.2	Iatrogener Kupfermangel	236
1.5	Osteopathien durch primär metabolische Anomalien Ca- und/oder Phosphor-Stoffwechsel	236
1.5.1	Hypophosphatämische Rachitis	236
1.5.2	Pseudo-Mangelrachitis	238
1.5.3	Hypophosphatasie	239
1.5.4	Pseudohypoparathyreoidismus (normokalzämische und hypokalzämische Form sowie Akrodysostose)	241
2	Sekundäre Osteopathien durch exogene Ursachen	243
2.1	Ca und/oder Phosphorstoffwechsel	243
2.1.1	Vitamin D-Mangelrachitis (einschließlich sog. Spätrachitis)	243
2.1.2	Hypervitaminose D	246
2.1.3	Rachitis antiepileptica	248
2.1.4	Intestinale und hepatogene Osteopathie	249
2.1.5	Iatrogene Rachitis bei langzeitparenteral ernährten Säuglingen	250
2.2	Eiweiß-Stoffwechsel	250
2.2.1	Vitamin C-Mangel (Möller-Barlow)	250
2.3	Iatrogene Osteopathie nach Prostaglandintherapie (Prostaglandinhyperostose)	252
3	Sekundäre Osteopathien bei Niereninsuffizienz	253
3.1	Renale Osteodystrophie	253
3.2	Zystinose	254
Literatur		256

1 Osteopathien

1.1 Primäre, genetisch bedingte Osteopathien durch Störungen komplexer Kohlenhydrate (Heteroglykanosen)

Einleitung

Unter den Heteroglykanosen unterscheiden wir: die Mukopolysaccharidosen (MPS), die Glykoproteinosen, die Gangliosidosen und die Sphingolipidosen.

MPS sind lysosomale Speichererkrankungen mit Störungen im Abbau der normal synthetisierten Heteroglykane (Mukopolysaccharide). Durch verringerte Aktivität oder vollständigen Ausfall eines für den Abbau dieser Makromoleküle notwendigen Enzyms kommt es zur Anhäufung und Ablagerung von hochmolekularen Heteroglykan-Bruchstücken in den Lysosomen der Zellen und einer dadurch bedingten Funktionseinschränkung. Ursache der verschiedenen Enzymdefekte sind Genmutationen.

Bei diesen erblichen Speichererkrankungen ist am schwerwiegendsten die Ablagerung von Speichermaterial im ZNS. Es kommt zur Demenz oder peripherer Neuropathie. Klinische Zeichen der mesenchymalen Beteiligung sind Kleinwuchs, Hernien, Kontrakturen der Gelenke, Störungen im Knochenaufbau. Als Symptome einer direkten Speicherung sind Hepatomegalie, verdickte Haut, vergröberte Gesichtszüge und unter Umständen Korneatrübung zu nennen.

Die verschiedenen Enzymdefekte führen zu unterschiedlichen Krankheitsbildern mit klinisch ähnlichen Erscheinungen. Die exakte Diagnose ist notwendig für die Prognose des Krankheitsverlaufes, zur genetischen Beratung und zur differentialdiagnostischen Abklärung gegenüber anderen Osteochondrodysplasien, insbesondere zur Hypothyreose.

Bei dem Verdacht einer MPS empfiehlt sich die Bestimmung der vermehrt ausgeschiedenen Mukopolysaccharide im Urin in Speziallaboratorien. Gesichert wird die Diagnose durch Bestimmung der Enzymaktivitäten im Serum, Leukozyten oder Fibroplasten. Bei einem Teil der Erkrankungen kann man gespeichertes Material in Form von Vakuolen in den Lymphczyten nachweisen.

Die Enzymdiagnose ist auch pränatal in Amnionzellen möglich.

Die Therapie ist symptomatisch. Ansätze einer kausalen Therapie durch Knochenmarktransplantation in den letzten Jahren waren bisher nicht von überzeugendem Erfolg.

Während die häufigsten MPS im folgenden beschrieben werden, wird für die Glykoproteinosen, Gangliosidosen und Sphingolipidosen – ebenfalls lysosomale Enzymdefekte – auf Spezialliteratur verwiesen.

Röntgenologisch werden die Sklettveränderungen unter dem Begriff der „Dysostosis multiplex" zusammengefaßt. Bei dem klinischen Bild eines „Gargoylismus" raten wir dringend zur Durchführung von vier Skelettaufnahmen, evtl. danach gezielt noch zu weiteren Röntgendarstellungen: 1. Becken ap. ohne Gonadenschutz bei weiblichen Patienten, 2. Handskelett pa. mit Anteilen von distalem Radius und Ulna, 3. Schädel seitlich, evtl. Sella-Spezial-Aufnahme (wenn nicht ganz orthograd getroffen), Schädel im ap.-Strahlengang allenfalls als Zusatzaufnahme, 4. Wirbelsäule seitlich und zwar BWS-LWS-Übergang einschließlich Kreuzbein.

Abbildung 1 zeigt schematisch die Grundmerkmale der Dysostosis multiplex bzw. die Abweichung von der normalen Form des betreffenden Skelettanteiles [39].

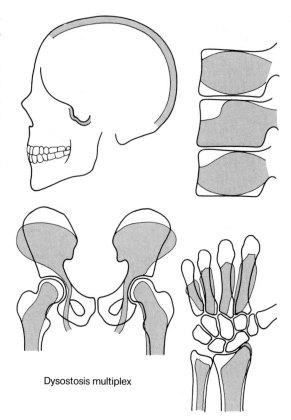

Abb. 1. Skizze einiger Grundmerkmale an Skelettdeformierungen bei den Heteroglykanosen (keine Spezifität für eine individuelle Krankheit). (Aus SPRANGER [39])

Tabelle 1 gibt einen Überblick der biochemischen, röntgenologischen und klinischen Befunde bei einer Auswahl von bekannten Heteroglykanosen.

1.1.1 Mukopolysaccharidosen

1.1.1.1 MPS I-H (Morbus Pfaundler-Hurler)

Die MPS I-H ist ein autosomal rezessives Erbleiden. Der Enzymdefekt führt zur Ausscheidung von Heparansulfat und Dermatansulfat. Im Gehirn kommt es zur sekundären Speicherung von Glykolipiden.

Klinik: Manifestationsalter ist das 2. Lebenshalbjahr. Schwere geistige und körperliche Retardierung, Kleinwuchs, Makrozephalie, grobe Gesichtszüge, Hornhauttrübung, Thoraxdeformität und Gelenkkontrakturen sind die äußerlich sichtbaren Zeichen. Hinzu kommt eine Leber- und Milzvergrößerung. Die Prognose ist schlecht wegen gehäufter

Tabelle 1. Übersicht von bekannten Heteroglykanosen (Auswahl). (Mod. nach Spranger [39])

Bezeichnung	Manifestations-alter (Jahre)	Dysostosis multiplex röntgenologisch	Vererbung
Mukopolysaccharidose I-H	0,5–1	schwer	AR
Mukopolysaccharidose I-S	6	leicht	AR
Mukopolysaccharidose I-H/S	2 –4	mittel	AR
Mukopolysaccharidose II	1	schwer	XLR
Mukopolysaccharidose III-A	2 –6	leicht	AR
Mukopolysaccharidose III-B	2 –6	leicht	AR
Mukopolysaccharidose III-C	2 –6	leicht	AR
Mukopolysaccharidose III-D	2 –6	leicht	AR
Mukopolysaccharidose IV-A	2	Platyspondylie	AR
Mukopolysaccharidose IV-B	2	Platyspondylie	AR
Mukopolysaccharidose VI	2 –3	schwer bis mittel	AR
Mukopolysaccharidose VII	wechselnd	mittel	AR
G_{M1}-Gangliosidose mehrere Formen			AR
Mannosidose	1 –3	leicht	AR
Fukosidose	0,5–1	leicht	AR
Mukosulfatidose	1	mittel	AR
Aspartylglukosaminurie	3	mittel	AR
Sialidose	0,3–0,5	schwer	AR
Mukolipidose II	0,1–0,2	schwer	AR

Infekte und Entstehung von Herzklappenfehlern, der Tod tritt meist durch interkurrente Infekte mit Herzinsuffizienz ein.

Röntgen: (Abb. 2 a–d)

Schädel: Bei jungen Säuglingen ist die Schädelkalotte normal, später tritt eine Makrozephalie, prämature Nahtsynostose mit verdickter Schädelkalotte und sklerosierter Schädelbasis auf. Die Erweiterung der Sella, sog. J-, oder Omega- oder Schuhsella ist ein Zeichen des erhöhten Schädelinnendruckes. Suprasselläre Arachnoidalzystenbildung ist beobachtet worden [28]. Die Unterentwicklung der mittleren Schädelbasis führt letztlich zur Verengung des oberen Rachenraumes. Bei meist adenoiden Wucherungen erklärt dies die schnorchelnde Atmung und chronische Infekte der oberen Luftwege.

Thorax: Die Rippenverbreiterung ist eine früh nachweisbare röntgenologische Veränderung. Es entstehen die „Ruderblattrippen".

Wirbelsäule: Im seitlichen Strahlengang ist die persistierende ovoide Form der WK gut zu erkennen, die Ausbildung von Keilformen ist möglich. Im Bereich des thorakolumbalen Überganges sind ventrokraniale Ossifikationsdefekte für die „Angelhakenform" verantwortlich, dadurch ist eine Gibbusbildung möglich.

Becken: Die Hypoplasie des Corpus ossis ilii ist schon im Säuglingsalter nachweisbar und weckt Verdacht auf Hüftdysplasie. Die Steilstellung des Pannendaches nimmt im Laufe des Alters noch zu. Der Pfannendacherker fehlt, somit ist die Verbreiterung des Ileumwinkels gegeben. Bei Verschmälerung der kaudalen Portion des Os ileum und lateraler Ausladung der kranialen Portion werden die Beckenschaufeln insgesamt mausohrartig. Sitzbein- und Schambeinäste sind eher schlank. Die Dysplasie und unterschiedlich starke Lateralisation der proximalen Femurepiphysen mit eher langen Schenkelhälsen bei Valgusstellung sind meistens anzutreffen.

Hände: Insgesamt vergröberte Knochenstruktur, die schon früh nachweisbar ist. Zunehmende Verplumpung der kurzen Röhrenknochen. Sie verlieren die diaphysäre Taillierung. Während die Metakarpalia II bis V sich proximal zuspitzen, zeigen die Phalangen die typische „Zuckerhutform". Kontrakturen bilden sich aus, so daß eine Röntgen-Aufnahme der Hand schwer durchzuführen ist.

Computertomographie des Schädels: In vielen Fällen werden Erweiterung des gesamten Ventrikelsystems und auch der Subarachnoidalräume entdeckt.

MPS I-S (Morbus Scheie)

In früheren Klassifikationen [36] wird diese Speicherkrankheit als MPS V geführt. Die MPS I-S ist

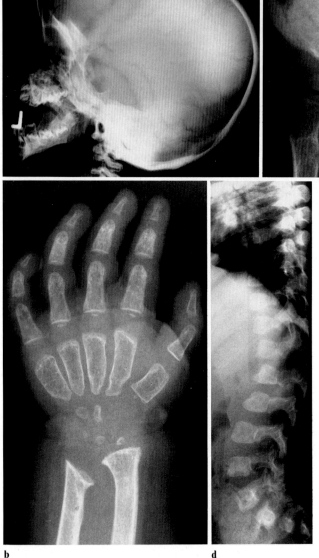
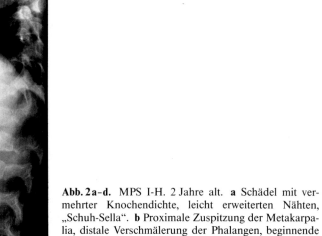

Abb. 2a–d. MPS I-H. 2 Jahre alt. **a** Schädel mit vermehrter Knochendichte, leicht erweiterten Nähten, „Schuh-Sella". **b** Proximale Zuspitzung der Metakarpalia, distale Verschmälerung der Phalangen, beginnende Ausbildung der „Zuckerhutform". Grobe Knochenstruktur. **c** Becken mit bereits vorhandener Ausbildung der Azetabuladysplasie im Sinne von „Mausohrbekken". **d** WS: Ovoide Verformung der WK und dorsale Abflachung, Hakenwirbel am thorakolumbalen Übergang, tiefer Wirbelkanal

eine autosomal rezessive Erkrankung mit vermehrter Ausscheidung von Dermatan- und Heparansulfat, deswegen wird sie heute in die Gruppe der MPS I eingegliedert. Die pathologische Ausscheidung im Urin ist jedoch gegenüber MPS I-H sehr viel niedriger, entsprechend zeigt die ganze Symptomatik einen leichteren Verlauf.

Klinik: Die Manifestation ist erst im späteren Kindesalter zu finden. Die Fingerkontrakturen sind dann aber sehr schwer, ebenso die Hornhauttrübung, bis zu schwerer Einschränkung des Sehvermögens. Bei groben Gesichtszügen überrascht die normale Intelligenz und normales Wachstum. Leber- und Milzvergrößerung finden sich eher im Erwachsenenalter, ebenso Schwerhörigkeit und Aortenklappenveränderungen sowie Auftreten von Hernien.

Röntgen: Verbreiterung der Rippen und Klavikel wie bei MPS I-H.

Becken: Nur wenig dysplastische Zeichen.

Schädel, WS und lange Röhrenknochen: Diese sind normal oder nur wenig verändert.

Hände: Ossifikationsrückstand im Bereich der sehr kleinen und dicht zusammenstehenden Handwurzelknochen mit Konvergenz der Fingerstrahlen. Schrägverlauf der distalen Ulna. In manchen Fällen kann das Röntgenbild der Hand normal sein.

MPS I-H/S
Patienten, die eine Kombination eines Hurler-Gens mit einem Scheie-Gen besitzen, haben eine Knochenaufbaustörung, die - theoretisch - leichter als der M. Hurler und schwerer als der M. Scheie verläuft. Solche Fälle wurden beschrieben (z. B. ELLIOTT [6]).

Klinik: Auffällig werden diese Patienten im Kleinkindesalter durch Kleinwuchs, Kontrakturen und Hornhauttrübung. Die Facies erscheint mit runden Wangen und Mikrognathie koboldartig. Geistig sind sie mäßig oder nicht retardiert. Das Erreichen des Erwachsenenalters ist möglich.

Röntgen
Schädel: Selladeformierung nicht konstant aber meist deutlich ausgeprägt, sonst Schädel eher unauffällig. Auch bei dieser MPS wurden pathologisch-anatomisch Arachnoidalzysten gefunden.

Übriges Skelett: Betroffen sind die Rippen mit Verbreiterung, Becken und Hände. WS und lange Röhrenknochen sind fast nicht dysplastisch.

1.1.1.2 MPS II (Morbus Hunter)
Die Störung beruht auf einer mangelnden Enzymaktivität der Iduronat-Sulfatase mit Ausscheidung von Heparansulfat und Dermatansulfat. Das defekte Gen ist auf dem X-Chromosom lokalisiert, somit liegt eine x-chromosomal-rezessive Vererbung vor. Es erkranken männliche Individuen, eine sehr seltene Erkrankung beim weiblichen Patienten [27] muß eine mögliche autosomal-rezessive Vererbung voraussetzen.

Klinik: Das Krankheitsbild ist variabel, man unterscheidet eine schwere frühmanifeste Form A und eine leichtere, erst im Kindesalter auffallende Form B mit langsamerer Progredienz und weitgehend normaler Intelligenz. Schwere und leichte Verlaufsformen können in derselben Familie vorkommen. Hornhautveränderungen sind in den allermeisten Fällen nicht vorhanden. Pathologisch sind die groben Gesichtszüge, eine Makroglossie, heisere Stimme, das Auftreten von Hernien. Herzgeräusche, Leber- und Milzvergrößerung, Minderwuchs und Gelenkkontrakturen sind weitere klinische Symptome.

Röntgen (Abb. 3 a-d): Die Skelettveränderungen ähneln sehr den Dysplasieformen bei MPS I-H, besonders bei der schweren Form A. Aber auch hier sind sie quantitativ etwas leichter ausgeprägt. Bei der adulten Form B sind die Veränderungen manchmal so wenig pathologisch, daß sie von einer MPS III nur schwer zu trennen sind. Aber: Sella-Deformierung und Gelenkkontrakturen sprechen dann für MPS II B.

1.1.1.3 MPS III (Morbus Sanfilippo)
Die Unterteilung in 4 Typen geschieht, weil 4 verschiedene Enzymdefekte vorliegen können, dabei ist die pathologische Urinausscheidung letztlich dieselbe, nämlich Heparansulfat, in seltenen Fällen auch zusätzlich Chondroitinsulfat. Da die pathologischen Speichersubstanzen somit ebenfalls identisch sind, unterscheiden sich die 4 Typen weder klinisch noch röntgenologisch.

Klinik: Die geistige Retardierung ist ausgesprochen schwer, beginnt meist im Kleinkindesalter mit Verhaltens- und Schlafstörung sowie Aggressivität. Auffallend sind die meist blonden, strohigen, dichten Haare. Krämpfe können auftreten. Die Körpergröße ist normal, keine Hornhauttrübung, keine Gelenkkontakturen, die Leber kann vergrößert sein, nicht aber die Milz. Insgesamt können die klinischen und röntgenologischen Symptome aber so mild sein, daß Patienten mit dieser metabolischen Störung übersehen werden.

Röntgen (Abb. 4a, b): Im Skelett sind die Zeichen der Dysostosis multiplex eher schwach ausgeprägt.
Die Schädelkalotte ist verdickt wohl als Hyperostose bei zunehmender Hirnatrophie zu deuten. Eine Ausweitung der Sella wird nicht beobachtet.

WS: Die ovoide Form der WK - im Säuglings- und Kleinkindesalter physiologisch - persistiert.

Becken: Hypoplasie der lateralen Anteile der Beckenschaufel mit Steilstellung des Pfannendaches und kleinen proximalen Femurepiphysen.

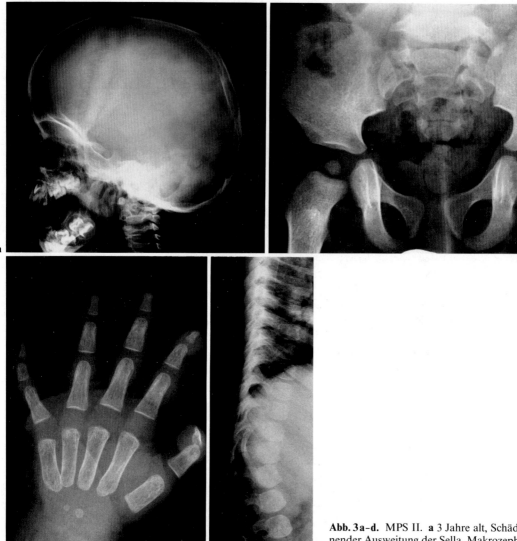

Abb. 3a–d. MPS II. a 3 Jahre alt, Schädel mit beginnender Ausweitung der Sella. Makrozephalie. b 2 Jahre alt. Hand mit bereits angedeuteter proximaler Zuspitzung der Metakarpalia II–V, plumpe kurze Fingerknochen. c 2 Jahre alt. Hypoplasie der unteren Iliakalabschnitte noch nicht sehr stark ausgebildet. d 2 Jahre alt. Deutliche ovoide WK, nur wenig angedeutete ventrale Hakenform der LWK

Hände: Auch hier nur leichte Veränderung mit geringer Verplumpung des Handskeletts, vergröberter Knochenstruktur und Verschmälerung der proximalen Mittelhandknochen von II bis IV. Das Handskelett kann röntgenologisch ganz unauffällig sein.

1.1.1.4 MPS IV (Morquiosche Krankheit)

Man unterscheidet heute MPS Typ IV A und Typ IV B, da Defekte von zweierlei Enzymen möglich sind. Bei beiden wird jedoch Keratansulfat und daneben auch Chondroitin-6-Sulfat gespeichert und im Urin ausgeschieden. Der Typ A scheint die schwerere Verlaufsform gegenüber dem leichter betroffenen Typ B zu sein.

Beide sind autosomal rezessiv vererblich.

Klinik: Das Auftreten der äußeren Veränderungen wird im 2. Lebensjahr beobachtet mit Watschelgang, Genua valga, Pectus carinatum und Minder-

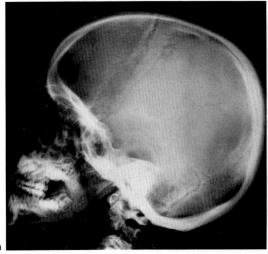
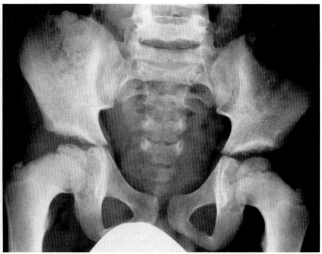

Abb. 4a, b. MPS III. 5 Jahre alt. **a** Schädelkalotte deutlich verdickt, keine ausgeweitete Sella. **b** Mäßige Hypoplasie der lateralen Anteile des Pfannendaches, auffallend kleine proximale Femurepiphysen

wuchs mit kurzem Rumpf. Dieser Minderwuchs wird in der Folgezeit immer auffälliger. Später entwickelt sich ein kräftiges Kinn, zugleich fällt ein kurzer Hals mit eher Retroflexion des Kopfes auf. Hornhauttrübung entsteht, eine gemischte Schwerhörigkeit und Schmelzdefekte der Zähne werden beobachtet. Die Gelenke sind aufgetrieben und überstreckbar. Bei typischen und ausgeprägten WS-Veränderungen können Querschnittslähmung durch RM-Kompression auftreten.

Die Patienten sind geistig normal.

Röntgen (Abb. 5a-d): Die insgesamt schwerwiegenden Skelettveränderungen passen zum Bild einer schweren spondyloepiphysären Dysplasie.

Schädel: Ohne Auffälligkeiten.

WS: Ausgeprägte Platyspondylie, d. h. im seitlichen Strahlengang sind die WK abgeflacht, im ap.-Strahlengang eher verbreitert. Bei jüngeren Kindern sind die WK zunächst ovoid, später bleibt die ventrale Verknöcherung kranial und kaudal aus, ein extremer Ossifikationsmangel im ventralen WK-Bereich, meist am thorako-lumbalen Übergang, führt zu so hypoplastischen WK, daß diese nach dorsal verlagert werden, einen kleinwinkligen Gibbus bilden, dieser kann zur Querschnittslähmung führen. Im Bereich der HWS ist der Dens hypoplastisch oder fehlt sogar, in Zusammenhang mit der Überdehnbarkeit der Längs- und Kreuzbänder bedingt dies eine atlantookzipitale Instabilität.

Becken: Die kaudalen Anteile des Os ileum sind extrem hypoplastisch, die Pfannendächer steil gestellt, die kranialen Anteile der Beckenschaufeln sind breit. Die proximalen Femurepiphysen sind dysplastisch und zeigen eine zunehmende Subluxation bis schließlich hin zur Hüftluxation.

Röhrenknochen: Verkürzung der langen Röhrenknochen und unregelmäßige strähnige Knochenstruktur. Verspätetes Auftreten der Epiphysenkerne, dabei ist eine Dysplasie unterschiedlicher Ausprägung vorhanden.

Hände: Die distalen Enden von Radius und Ulna sind V-artig deformiert, so daß die Gelenkflächen sich einander zuneigen. Die hypoplastischen Handwurzelknochen treten verzögert auf, Metakarpale II bis V sind proximal zugespitzt.

Die *Rippen* sind im ventralen Anteil breiter.

Das *Sternum* ist nach ventral angehoben, die Knochenkerne verschmelzen teilweise nicht.

Wichtig ist die *Differentialdignose* gegenüber der Dysplasia spondylo-epiphysaria congenita mit sehr ähnlichen klinischen und röntgenologischen Bildern. Letztlich ist die nachgewiesene pathologische Urinausscheidung entscheidend.

1.1.1.5 MPS VI (Morbus Maroteaux-Lamy)

Auch bei dieser MPS ist eine schwere A und eine leichte B Verlaufsform bekannt. Dermatansulfat wird intralysomal gespeichert und vermehrt im

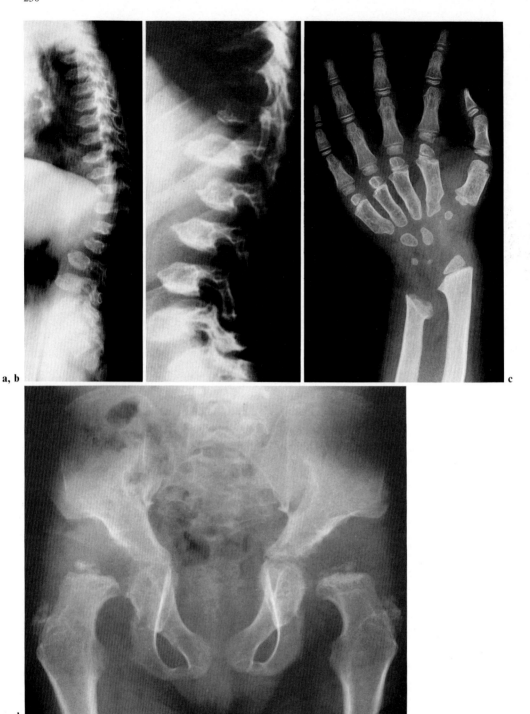

Abb. 5a–d. MPS IV. **a, b** 2 bzw. 6 Jahre alt, Wirbelsäule. Zunehmende Abflachung der WK mit deutlichen anterioren Ossifikationsdefekten, die kraniale und kaudale Verknöcherung der ventralen WK-Bereiche bleibt aus. **c** 3 Jahre alt. Hand: V-förmige Stellung der Unterarmenden, retardierte Verknöcherung, proximale Zuspitzung der MK II–V. **d** 10 Jahre alt. Becken: Ganz besonders schwere Hypoplasie des caudalen Ileumabschnittes und Steilstellung der Pfannendächer, breite obere Beckenanteile. Hypo- bis dysplastische proximale Femurepiphysen

Urin ausgeschieden. Die Vererbung ist autosomal rezessiv.

Klinik: Schwere mesenchymale Veränderungen bewirken Kleinwuchs, grobe Gesichtszüge, Gelenkkontrakturen, Kyphose, Thoraxdeformität. Hornhauttrübung, Makroglossie, Schwerhörigkeit, Hepatosplenomegalie und verdickte Haut sind ebenfalls Symptome. Die Endlänge ist selten mehr als 110 cm, die Patienten können das Erwachsenenalter erreichen. Die Intelligenz bleibt normal bei allerdings schwerster Allgemeinbehinderung.

Bei beiden Verlaufsformen kann eine Hirndrucksteigerung bei Hydrozephalus auftreten. Weitere Komplikationen von Seiten des Herzens, sowie Arthrosen und RM-Kompressionen können hinzukommen.

Röntgen: Entsprechend der A oder B Form sind mehr oder weniger die Zeichen der Dysostosis multiplex ausgeprägt.

Schädel: Mäßige Vergrößerung der Kalotte, Deformierung des Unterkiefers, Zahnfollikelzysten.

WS: Starke WS-Deformierung insgesamt.

Thorax: Verbreiterung der Vorderrippen.

Becken: Hypoplasie des Ileum mit steilgestelltem Pfannendach. Die proximalen Femurepiphysen sind dysplastisch.

Hände: Deformierung aller Schweregrade betreffen die kurzen Röhrenknochen. Eine proximale Zuspitzung der Metakarpalia II bis V bei mäßigen epi- und metaphysären Dysplasien werden am häufigsten angetroffen.

1.1.1.6 MPS VII

Wie in Tabelle 1 angegeben, gibt es noch eine weitere MPS mit der Nr. VII. Der Enzymdefekt liegt in der β-Glukuronidase. Gespeichert und vermehrt ausgeschieden wird die Chondroitinsulfatase. Da bis jetzt nicht mehr als knapp ein Dutzend Patienten bekannt sind, soll dieses Krankheitsbild mit sehr uneinheitlichen und unterschiedlich schweren Symptomen der Dysostosis multiplex nur der Vollständigkeit halber genannt werden.

1.1.2 Osteopathien durch Störungen anderer komplexer Kohlenhydrate

Zu den Heteroglykanosen gehören auch die Glykoproteinosen oder Oligosaccharidosen, es handelt sich ebenfalls um lysosomale Speicherkrankheiten. Sie beruhen auf einem gestörten Abbau von Glykoproteinen mit jeweils krankheitstypischen Oligosacchariden und entsprechender vermehrter Ausscheidung im Urin. Auch hier ist die Typisierung und Diagnostik mit der bei der MPS genannten Analyse im Urin und Gewebszellen möglich. Gerade bei den sehr seltenen Lipidosen konnte die biochemische Erforschung neues Verständnis für die Funktion der Lysosomen erbringen.

Wegen des sehr seltenen Auftretens sind sie lediglich in Tabelle 1 aufgelistet (Auswahl).

Röntgenologisch sind die Veränderungen entsprechend unterschiedlich stark im Sinne einer Dysostosis multiplex ausgeprägt. Bei der G_{M1}-Gangliosidose I, der Sialidose I und der Mukolipidose II (I-cell disease) sind röntgenologisch schwere dysplastische Zeichen zu erkennen.

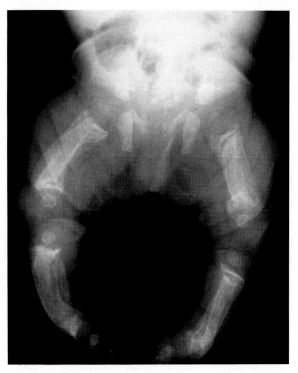

Abb. 6. ML II. 14 Tage alt. Sogenannte postnatale Form, periostale Knochenneubildung bei schwerer Osteopenie mit teilweise Auflösung der Kortikalis, submetaphysäre Dysplasie sowie Beckendeformierung

1.1.2.1 Mukolipidose II
Synonym: I-Cell-Disease

Die ML II beruht auf einer Verteilungsstörung multipler lysosomaler Enzyme. Sie wird autosomal rezessiv vererbt. Die Kinder sind „Hurler-artig" im Aussehen. Schon im frühen Säuglingsalter sind die Veränderungen mit sehr groben Gesichtszügen, verdickter Haut, langem Philtrum, Leber- und Milzvergrößerung u. a. sehr ausgeprägt. Eine Hypotonie der Muskulatur bleibt bis ins Kleinkindesalter bestehen, hier tritt der Tod meist durch interkurrente Infekte mit Herz- und Kreislaufversagen ein.

Röntgen (Abb. 6):
Wegen der besonders auffälligen Röntgenbilder des Skeletts sollen hier kurz die Besonderheiten besprochen werden. Nach LEMAITRE et al. [22] kann man 2 morphologische Entwicklungsphasen unterscheiden.

1. Postnatal. Bis etwa zum 4. Lebensmonat sind die Knochenveränderungen so schwer und erinnern an eine ausgeprägte Rachitis, an Vitamin C-Mangel oder an einen Hyperparathyreoidismus und nicht an eine Stoffwechselstörung im Sinne einer Heteroglykanose. Im 1. Trimenon dominiert die schwere Osteopenie mit nahezu Auflösung der Kortikalis und ausgeprägter periostaler Knochenneubildung mit Verschiebung der langen Röhrenknochen. Frakturen entstehen, metaphysäre Einkerbungen, unscharfe metaphysäre Abschlußlinien sind vorhanden. Nicht selten findet man auch stippchenartige epiphysäre Verkalkungen. Die Beckenschaufeln können deformiert sein.

2. Nach dem 4. Lebensmonat. In der 2. Phase verschwinden die periostalen Knochenmanschetten, die Diaphysen werden insgesamt verbreitert und unregelmäßig begrenzt, die Knochenstruktur wird dichter und regelmäßiger. Je älter die Patienten werden, umso mehr ähneln die Modellierungsdefekte den bekannten Dysostosis-multiplex-Zeichen, wie Hakenwirbel, Ruderblattrippen, Beckendysplasie, Zuckerhutphalangen und Zuspitzung der Mittelhandknochen.

1.2 Osteopathien durch Störungen im Lipidstoffwechsel

1.2.1 Morbus Niemann-Pick

Diese Sphingomyelinlipidose ist eine autosomal rezessive Erkrankung mit dem Enzymdefekt der Sphingomyelinase. Es gibt mindestens 4 Formen

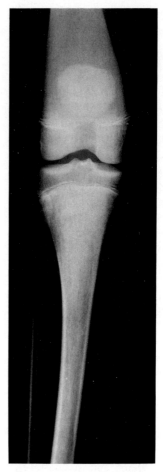

Abb. 7. M. Gaucher. 14 Jahre alt. Erlenmeyer-Kolben-artige Auftreibung der Metaphysen, hier besonders im distalen Femur. Im Bereich der proximalen Tibia beginnende Osteoporose durch Knocheninfarkte

[20], die vor allem durch die Klinik und Prognose unterschieden werden. Klinisch gemeinsam sind die Hepatosplenomegalie und generalisierte Lymphknotenschwellung, in denen pathohistologisch die Schaumzellen (Pick-Zellen) gefunden werden. Bekannt ist der kirschrote Fleck im Augenhintergrund.

Röntgen: Das Thoraxbild zeigt eine retikuläre vermehrte Zeichnung durch vermehrte Phosphatidspeicherung, die zu einem pseudomiliaren Bild führen kann. Durch Ausweitung in den medullären Knochenbereichen wird die Kortikalis verdünnt und die Rippen und Enden der langen Röhrenknochen im Sinne eines „Erlenmeyer-Kolben" verformt. Bei Osteopenie kann es zu Spontanfrakturen kommen, es besteht eine Neigung zu Coxa valga-Stellung.

1.2.2 Morbus Gaucher

Es gibt mehrere Formen (mindestens 3) dieser Speicherkrankheit, bei der Glukozerebroside in den Zellen des RES und in verschiedenen Organen gespeichert werden, bei Fehlen der Zerebrosidase-Aktivität. Die Vererbung ist autosomal rezessiv. Während es sich im allgemeinen um eine extrem seltene Lipidstoffwechselstörung handelt, kommt diese unter den Aschkenase-Juden relativ häufig vor. Klinisch sind die Splenomegalie, Anämie, Lymphknotenschwellung, gelbbraune Pigmentierung der Haut wesentliche Symptome. Die schwere, im Säuglingsalter letale Form, hat vorwiegend cerebrale Symptome und zeigt praktisch keine Skelettbeteiligung.

Röntgen (Abb. 7): Die später beginnenden Formen haben im Röntgenbild des Skeletts zystenartige Aufhellungen, wobei das normale Knochengewebe durch sog. „Gaucher-Zellen" ersetzt wird. Die Metaphysenregion ist ausgeweitet. Osteoporose ist oft Folge von Knocheninfarkten. Infarkt und Nekrose im Femurkopf ist ein typisches Bild bei M. Gaucher. Differentialdiagnostisch ist dann die Unterscheidung von einem M. Perthes sehr schwierig.

1.3 Osteopathien durch Störungen im Aminosäurestoffwechsel

1.3.1 Phenylketonurie (Fölling-Syndrom)

Die 1934 von FÖLLING [9a] beschriebene Phenylketonurie bewirkt durch Fehlen der Phenylalaninhydroxylase einen Stoffwechselblock. Es lassen sich heute mindestens 6 Formen einer solchen Störung unterscheiden, nur 2 davon bestehen lebenslang: die Phenylketonurie und die persistierende Hyperphenylalaninämie. Beide sind autosomal rezessiv vererblich. Nur die eigentliche Phenylketonurie bewirkt am wachsenden Skelett Veränderungen. Klinisch ist am auffälligsten das starke Schwitzen der Kinder, sie verbreiten einen muffigen, mäuseartigen Geruch, „Mausgeruch" genannt, dies kann die Diagnosestellung erleichtern. Die Kinder haben meist eine sehr helle bis weiße Hautfarbe, blonde Haare und blaue Augen (andere Augenfarben schließen die PKU nicht aus!).

Röntgen (Abb. 8): Die Veränderungen sind am deutlichsten und besten nachweisbar an den distalen Radius- und Ulnaepiphysen. Es finden sich mitunter becherförmige Ausziehungen. Bei insgesamt mehr oder weniger ausgeprägter Osteopenie (vor allem bei Langzeitdiät) sind säulenartige Verdickungen in der Metaphyse, die radiär in die Diaphyse hinein ausgerichtet sind, vorhanden. Ausgespro-

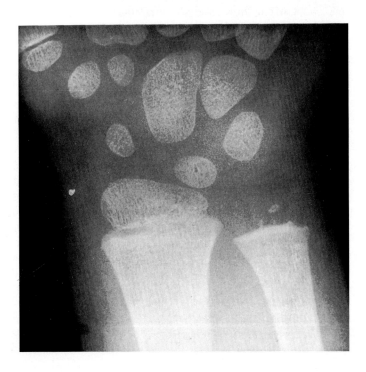

Abb. 8. Phenylketonurie. 6 Jahre, unbehandelt, „Spiculaebildung" an der distalen Ulnametaphyse, epiphysenwärts ausgerichtet. KA entspricht LA (Prof. Willich, Heidelberg) (Aus GREINACHER [13])

chen eindrucksvoll sind Spiculae-Bildungen von der Metaphyse in die Epiphysenfuge ausgezogen. Dies ist zwar kein spezifisch für die Phenylketonurie beweisendes Zeichen, dies gibt es auch bei anderen Aminoacidurien, allerdings weniger stark ausgeprägt. Sie verschwinden mit zunehmendem Alter, wobei das Knochenalter normal bis gering retardiert ist.

1.3.2 Homozystinurie

Ätiologisch ist diese Stoffwechselstörung durch einen Zystathionin-Synthasemangel bedingt, der zur Anhäufung von Methionin und Homozystein bzw. zu erhöhten Serumspiegeln von Homozystin und zu vermehrter Ausscheidung im Urin führt. Die Erkrankung ist autosomal rezessiv vererblich. Die Erstbeobachtungen wurden in Nordirland gemacht.

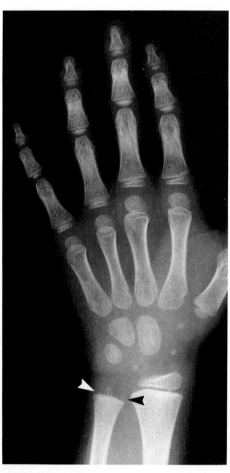

Abb. 9. Homozystinurie. 7 Jahre. Großes os capitatum und os hamatum, angedeutete Spiculaebildung an der distalen Ulna

Klinisch ist sehr auffallend die Arachnodaktylie, marfanoid, die Rötung der Wangen und ZNS-Symptome, Linsen(sub)luxation und andere Anomalien im Auge. Weitere Krankheitszeichen sind in unterschiedlicher Häufigkeit, zum Teil erst im höheren Lebensalter vorhanden.

Röntgen (Abb. 9): Die allgemeine Osteoporose ist im Bereich des Axialskeletts besonders deutlich: Bikonkave WK-Deformierungen finden sich („codfish-vertebrae"), mit der Tendenz zu Kyphose und Skoliose. An den langen Röhrenknochen kennt man epimetaphysäre Veränderungen, so daß diese Erkrankung auch von GAUDIER et al. [10] als spondyloepimetaphysäre Dysplasie beschrieben wurde. Die Diaphysen sind nicht betroffen, sind aber auffallend lang; pathologische Frakturen können auftreten. Spiculae an den distalen Radius- und Ulnaepiphysen wurden beschrieben. An der Hand ist konstant eine Vergrößerung des Kapitatums und Hamatums, bei eher Retardierung des Lunatums zu vermerken. Die Arachnodaktylie führt auch zur Vergrößerung des Metakarpalindex (Marfan-Index). Mehrere inkonstante und nicht spezifische degenerative Stigmata können sich in unterschiedlicher Zahl am Handskelett finden.

1.4 Osteopathien durch Störungen im Kupferstoffwechsel

1.4.1 Menkes-Syndrom

Synonyme: Kinky-Hair-Syndrom, Trichopoliodystrophie

Dieses X-chromosomal rezessive Erbleiden wurde von MENKES et al. [26] erstmals beschrieben, bei Patienten mit Minderwuchs, spärlichem Haarwuchs mit eigenartiger korkenzieherartiger Kräuselung, mit fokalen Anfällen und Kleinhirndegeneration. Erst 1972 erkannten DANKS et al. [5], daß dieser schon im frühen Kindesalter letal verlaufenden Erkrankung eine Störung des Kupfertransportes zu Grunde liegt. Die Kupferspiegel im Serum und auch das Zöruloplasmin sind erniedrigt. Die Dünndarmschleimhaut ist nicht fähig, das Kupfer vom Darm zum Blut zu transportieren. Selbst bei parenteraler Cu-Zufuhr ist zwar eine Korrektur des Kupferspiegels im Serum möglich, nicht aber eine klinische Besserung.

Röntgen (Abb. 10 a–d): Die Schädelaufnahme zeigt eine große Anzahl von „Wormian-Bones", d. h. Schaltknochen im Bereich der Lambdanaht, die

Stoffwechselstörungen des Skelettes

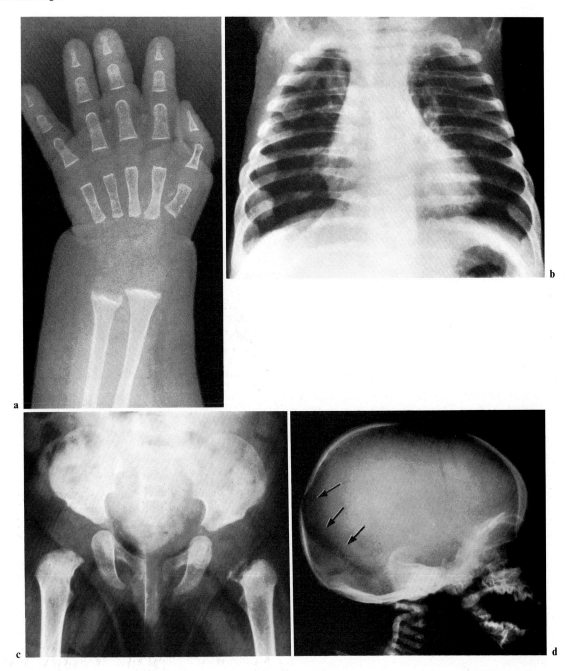

Abb. 10a–d. Menkes-Syndrom. **a** 3 Monate alt: Sehr dichte und verbreiterte Metaphysen mit gewellter Kontur und spornartigen Ausziehungen. **b** 6 Monate: Thorax mit kolbigen Auftreibungen der Vorderrippenenden. Kontur der Knochen scharf. **c** 7 Monate: Becken mit Fragmentation der proximalen Femurmetaphyse links. **d** 10 Monate: Relativ dicke Schädelkalotte, reichlich kleine Schaltknochen im Bereich der Lambda- und Sagittalnaht *(Pfeile)*. (Aus Greinacher [13])

schon im Neugeborenenalter erkenntlich sind. Die Schädelkalotte ist eher dünn (bei manchen Autoren allerdings auch als verdickt beschrieben), ein cerebrales Arteriogramm zeigt eigenartige vermehrte Windungen, korkenzieherartig, das „loop-the-loop"-Zeichen. Der Verlauf der kleinen zerebralen Arterienäste wird verglichen mit Drehen von Loopings.

Die Auftreibungen der Vorderrippenenden sind deutlich erst im 2. Trimenon zu finden. Im Bereich der Metaphysen sieht man symmetrisch spornartige Ausziehungen bis zur Fragmentation, dies kann man schon im Alter von 2 Tagen beobachten. Mit zunehmendem Alter werden die Diaphysen sehr schmal und zeigen auch teilweise periostale Reaktionen. WS und Becken sind relativ wenig beteiligt, sie weisen hohe Wirbelkörper (Inaktivitätsfolge) und vergrößerte Pfannendachwinkel auf. Skapula und Klavikula werden zunehmend verdickt.

DD.: Metaphysäre Spornbildung und auch subdurale Hämatome finden sich ebenso beim „Battered-child-Syndrom" und sollten nach ADAMS et al. [1] kritisch betrachtet werden. Allein das klinische Bild sichert die Diagnose.

1.4.2 Iatrogener Kupfermangel

Das Kupfermangel-Syndrom kann beim Frühgeborenen und langzeitparenteraler Ernährung im frühen Säuglingsalter vorkommen. Die Leber des Reifgeborenen verfügt über Kupferreserven, die ihm erlauben, etwa 4 Monate ohne Kupferzufuhr mit der Nahrung auszukommen. Beim Frühgeborenen sind die Kupferreserven entsprechend niedrig. Dyspeptische junge Säuglinge oder mit dem Krankheitsbild der Malabsorption, sowie über lange Zeit nur parenteral ernährte junge Säuglinge mit Serum-Kupfer-Spiegel unter 7 µmol/l haben einen alimentären Kupfermangel [37]. Die dabei auftretenden Symptome sind auf Aktivitätseinbußen kupferhaltiger Enzyme zurückzuführen.

Röntgen (Abb. 11): Im Skelett finden sich milchglasartige Osteoporosen mit Verdünnung der Kortikalis. In den Wachstumsbereichen ist das normale enchondrale Knochenwachstum stark gestört. Becherförmige Ausziehungen, „corner sign", finden sich somit an den Metaphysen. Epiphysenlösung und periostale Knochenneubildung ohne vorangegangene subperiostale Blutungen wurden beobachtet [15].

Unter der Substitution von intravenös zugeführtem Cu schwinden die röntgenologischen Symptome.

DD.: In den beschriebenen (und eigenen) Fällen gab es keine Hinweise für Entzündung, Vitamin D- oder Vitamin C-Mangel. Obwohl die beschriebenen Knochenveränderungen am ehesten dem kindlichen Skorbut entsprechen, läßt sich die Ursache leicht durch Serumuntersuchung differenzieren.

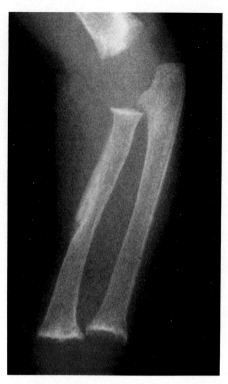

Abb. 11. Iatrogener Cu-Mangel bei parenteral ernährtem ehemaligen Frühgeborenen, jetzt 3 Monate alt. Spornartige Ausziehungen an den Metaphysen (Cu im Serum 12 µg/dl, normal über 70. Coeruloplasmin 6,3 mg/dl, normal 15-60)

1.5 Osteopathien durch primär metabolische Anomalien Ca- und/oder Phosphor-Stoffwechsel

1.5.1 Hypophosphatämische Rachitis

Synonyme: X-chromosomale hypophosphatämische Rachitis, familiäre Vitamin D-resistente Rachitis, familiäre Hypophosphatämie, primäre (genuine) Vitamin D-resistente Rachitis, Phosphatdiabetes

Der eigentliche Pathomechanismus ist noch nicht ganz geklärt. Sicher handelt es sich nicht oder nicht allein um eine primäre Tubulopathie, zumindest muß eine zusätzliche Störung durch eine defekte Darmmukosa angenommen werden. FANCONI u. PRADER [9] und PRADER [31] vermuten eine Phosphattransportstörung nicht nur im proximalen Tubulus, sondern auch in der Dünndarmschleimhaut, möglicherweise auch in anderen Organen. Die Vererbung ist meist X-chromosomal dominant. Dabei weisen die hemizygot männlichen Patienten schwerere Krankheitszeichen auf als die heterozygot weiblichen Patientinnen, die ein normales Allel im anderen X-Chromosom haben und teilweise ge-

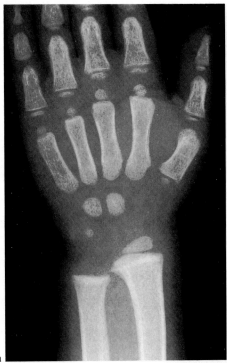
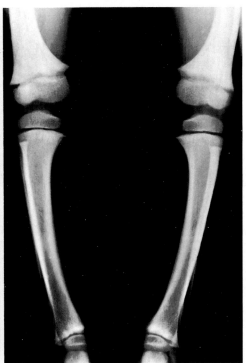

Abb. 12a, b. Phosphatdiabetes, leichte Form. **a** Hand, 2 Jahre alt, unbehandelt, grobsträhnige Knochenstruktur, minimale Becherform der Metaphysen, kein Ossifikationsrückstand. **b** 4 Jahre alt, bis jetzt keine Therapie. Untere Extremitäten mit Verbiegung der langen Röhrenknochen und Verdickung an der konkaven Seite der Kortikalis. Spalte der Metaphyse im distalen Femur ist medial breiter als lateral (Aus GREINACHER [13])

schützt werden. Andere Erbgänge sind offensichtlich möglich. Ein relativ großer Teil der dominanten Fälle wird als Spontanmutation aufgefaßt.

Klinisch stellen sich die Symptome, meist handelt es sich um Verkrümmung der Beine, im 2. Lebensjahr ein (O-Beinstellung oder, weniger häufig, X-Beinstellung). Im Gegensatz zur Vitamin D-Mangelrachitis ist die Verkrümmung an den Oberschenkeln stärker als an den Unterschenkeln. Da das Serum-Ca meist normal ist, treten keine Krämpfe auf. Laborchemisch steht die Hypophosphatämie und die Hyperphosphaturie im Vordergrund, die alkalische Phosphatase ist nur wenig erhöht.

Röntgen (Abb. 12a, b; 13a–c): Die klinisch bereits erkannte Schädelkonfiguration einer dolichocephalen Form ist röntgenologisch gut faßbar, zusammen mit einer Abflachung der Schädelbasis (keine Quadratschädelform wie bei Vitamin D-Mangel!), die Kalotte ist mitunter sehr dünn, die Nähte im Sinne einer Ossifikationsstörung zu weit. Aber auch eine Kraniostenose mit vorzeitigem Nahtschluß ist möglich. An den langen Röhrenknochen finden sich alle Zeichen der rachitischen Veränderungen mit besonders ausgeprägter poröser, grobsträhniger, grobtrabekulierter Spongiosastruktur der Diaphysen. In manchen schweren Fällen bestehen alle Zeichen einer Osteomalazie. Pseudofrakturen und inkomplette Frakturen im Sinne von Looserschen Umbauzonen werden beobachtet. Zum Unterschied zur Vitamin D-Mangelrachitis sind die Veränderungen an den Unterextremitäten stärker ausgeprägt, am stärksten im Kniebereich. Die langen Röhrenknochen von Femur und Tibia weisen oft eine laterale und/oder anteriore Krümmung mit vermehrter Knochendichte der Kortikalis an der konkaven Seite der Kurvatur auf. Metaphysär sind die ausgefransten Begrenzungen und becherförmigen Ausziehungen von der Vitamin D-Rachitis nicht zu unterscheiden. Der metaphysäre Abstand kann medial verbreitert sein. Die Epiphysen sind stark demineralisiert, zeigen grobtrabekuläre Strukturen mit ganz unscharfer Begrenzung. Epiphysiolysen im Hüftgelenk kommen vor.

Auch in der WS ist die Demineralisation mit grober Knochenstruktur vorhanden und damit unterscheidet sich die Vitamin D-resistente von der Vit-

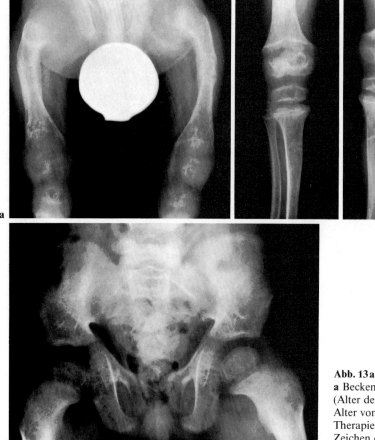

Abb. 13a–c. Phosphatdiabetes, schwere Form.
a Becken und Oberschenkel im Alter von 4 Jahren (Alter der Diagnosestellung). b, c Dasselbe Kind im Alter von 6 Jahren und nach 2 Jahren konsequenter Therapie: Im Becken und Kniebereich deutliche Zeichen einer abheilenden (sog. therapieresistenten) Rachitis. (Aus GREINACHER [13])

amin D-Mangel-Rachitis, die keine solche grobmaschige Trabekelstruktur zeigt. Im Hüftgelenk besteht eine ausgesprochene Coxa vara. Die rachitischen Veränderungen im Bereich der Hand bzw. der distalen Metaphysen von Radius und Ulna sind deutlich weniger evident als bei der eigentlichen Rachitis.

Differentialdiagnostisch müssen im 2. Lebensjahr praktisch alle Formen der Rachitis gegeneinander abgegrenzt werden: Vitamin D-Mangelrachitis (Spätrachitis), Pseudo-Mangelrachitis (Vit-D-dependent-rickets), renale Osteodystrophie, Fanconi-Syndrom, tubuläre Azidose, Zystinose.

1.5.2 Pseudo-Mangelrachitis

Das Krankheitsbild wurde 1961 von PRADER et al. [32] gegen andere Rachitisformen abgegrenzt, sie ist sehr selten, wahrscheinlich autosomal rezessiv vererblich. Die Hauptunterschiede zu anderen Formen der Rachitis beruhen auf klinischen und biochemischen Befunden – siehe Tabelle 2 – und vor allem auf die unterschiedlich benötigte Vitamin D-Therapie zum Therapieerfolg. Die frühesten Symptome treten innerhalb des 1. Lebensjahres auf. Als charakteristisch gelten Wachstumsverzögerung, muskuläre Hypotonie, besonders aber Zahnschmelzdefekte und hypokalzämische Krämpfe. Als Ursache der Erkrankung wird ein genetisch bedingter Enzymblock bei der Umwandlung von 25-Hydroxycholecalciferol in 1,25-Dihydroxycholecalciferol angenommen.

Röntgen: Im Röntgenbild des Skelettes gibt es keine Unterschiede zu rachitischen Veränderungen anderer Genese.

Verlauf: Die Therapie muß das ganze Leben durchgeführt werden, sonst kann es jederzeit zu einem Rezidiv kommen. Deswegen wird diese von der Vitamin D-Dauermedikation abhängige Stoffwechselstörung auch „Vitamin D-dependent-rickets" genannt.

Tabelle 2. Hauptsächliche Unterscheidungsmerkmale zwischen Vitamin-D-Mangelrachitis, Pseudo-Mangelrachitis und Vitamin-D-resistenter Rachitis. (Mod. nach FANCONI u. PRADER [8])

	Vitamin-D-Mangelrachitis	Pseudo-Mangelrachitis	Resistente Rachitis (P-Diabetes)
Serum-Ca	erniedrigt oder normal	erniedrigt	normal
Serum-P	erniedrigt oder normal	erniedrigt oder normal	stark erniedrigt
Aminoacidurie	erhöht	erhöht	normal
Ursache	alimentär Vitamin-D-Mangel	Enzymdefekt	Membrantransportstörung für P
Beginn	1. Jahr	1. Jahr	2. Jahr
Genetik	–	autosomal rez.	(meist X-chrom. dominant)
Vitamin-D-Therapie	Heilung (kleine Dosen)	Heilung (hohe Dosen)	Besserung hohe Dosen

1.5.3 Hypophosphatasie

Die Erstbeschreibung geht auf RATHBUN [33] zurück. Er analysierte diese Enzymopathie 1948 als starke Aktivitätsminderung der alkalischen Phosphatase im Serum und Gewebe. Die Ausscheidung von Phosphoäthanolamin im Urin ist zur Diagnosefindung hilfreich. Die Ossifikationsstörungen spielen sich in erster Linie an den Metaphysen ab. Der Erbgang ist autosomal rezessiv (nach SILVERMAN [38] auch autosomal-dominant möglich). Klinisch und röntgenologisch werden heute im allgemeinen 4 verschieden stark ausgeprägte Formen, die in ein und derselben Familie vorkommen können, unterschieden.

1. Die letale Manifestation kann u. U. schon intrauterin diagnostiziert werden (US und Rö.). In einigen Fällen kommt es zur Todgeburt oder Tod wenige Stunden nach der Geburt durch Ateminsuffizienz.

Röntgen (Abb. 14a, b; 15a-c; 16a, b; 17a-c): Sehr weicher Schädel der nur membranartigen Kalotte

Abb. 14a, b. Hypophosphatasie, letale Form. Röntgenbilder postmortem. **a** Schädel zeigt nur in der Hinterhauptschuppe eine kleine verkalkte Insel, auch im Gesichtbereich, einschließlich Orbita stark reduzierte Verknöcherung. **b** Knöcherner Thorax mit extrem kurzen Rippen, WK hypoplastisch, Humerus nur stummelförmig mit ausgefransten Metaphysen. (Aus GREINACHER [13])

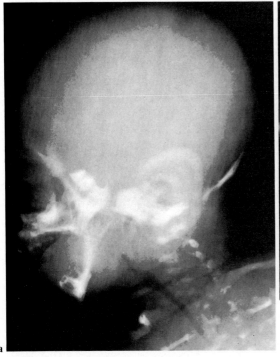
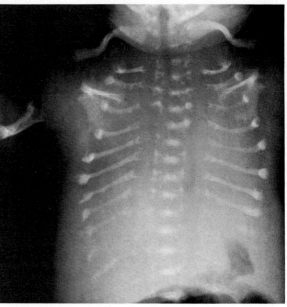

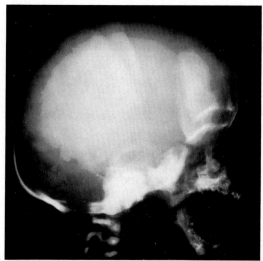
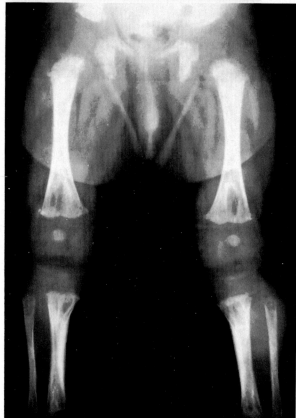
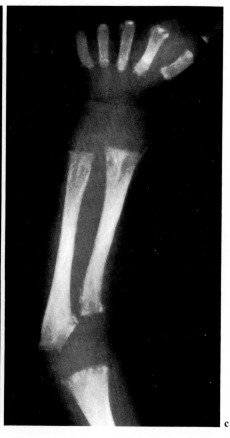

Abb. 15a–c. Hypophosphatasie, infantile Form. 5 Monate alt. **a** Schädel mit starker (noch zunehmender) Ausweitung der Nahtbereiche, teilweise durch Knochenschwund an den unregelmäßig gezackten Rändern vor allem der Parietalschuppen. **b, c** 5 Monate alt. Unter- und Oberextremitäten zeigen fortschreitenden Knochenschwund, Metaphysen wie ausgefranst. (Aus GREINACHER [13])

mit wenigen Knocheninseln. Durch die sehr kurzen Rippen kommt es zur todbringenden Ateminsuffizienz.

2. Das klinische Bild der schweren infantilen Form und auch das Röntgenbild von Thorax und Extremitätenknochen ähnelt zunächst dem Befund einer floriden Rachitis und deckt sich wohl mit einigen Fällen, die als angeborene Rachitis in der Literatur beschrieben wurden (Abb. 15a–c). Verdikkungen an Handgelenk und Vorderrippenenden zeigen sich im Röntgenbild mit stark gezähnelter aufgelockerter (nicht becherförmig ausgezogen!) metaphysärer Struktur und osteolytischen Bezirken von meta- nach diaphysär sich ausbildend. Die Schädelschuppen verknöchern verspätet, es kann sogar eine ossäre Rückbildung an den Rändern der

Abb. 16. a Thorax seitlich. 6 Tage alt. **b** Thorax seitlich, 5 Monate alt: der zunächst normale Tiefendurchmesser des Thorax wird durch Verkürzung der Rippen verschmälert, Tod an Ateminsuffizienz. (Aus GREINACHER [13])

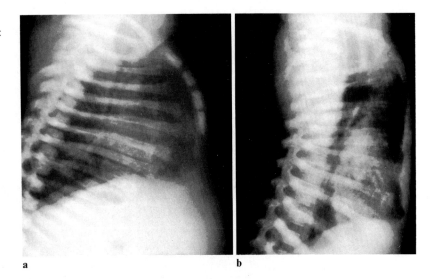

einzelnen Kalottenanteile einsetzen. Auflösung an den Vorderrippenenden vermindert die Elastizität des Thorax und damit setzt die Ateminsuffizienz ein (Abb. 16a, b).

3. Bei der relativ milden, spätmanifesten Form der Hypophosphatasie ist das erstaunlichste röntgenologische Zeichen die prämature Synostose einer oder mehrerer Schädelnähte! (Abb. 17a–c). An den Röhrenknochen, am Becken und auch an der Hand finden sich irreguläre Ossifikationen, u. U. aber nur diskrete Defekte.

Unregelmäßige Ossifikationen kommen auch an Skapula, Rippen und WK vor. Die Wirbelkörper sind verschmälert, Eindellung der eher verdichteten Deckplatten ohne Einbrüche sind sehr eindrucksvoll.

4. Die meist latent verlaufende Form entdecken wir bei den Eltern unserer kleinen Patienten und finden bei der Suche nach Merkmalsträgern u. U. leichte Unregelmäßigkeiten in den Metaphysen. Als Screening hat sich hier eine Röntgenaufnahme des Knies im a. p.-Strahlengang bewährt.

1.5.4 Pseudohypoparathyreoidismus (normokalzämische und hypokalzämische Form sowie Akrodysostose)

Klinisch und biochemisch sehr ähnliche Zustände wie beim Hypoparathyreoidismus (z. B. nach Strumektomie) finden wir beim Pseudohypoparathyreoidismus (keine Antwort auf i. v.-Parathyreoidextrakt). Von ALBRIGHT et al. [2] wurde zusätzlich der Pseudo-Pseudo-Hypoparathyreoidismus beschrieben als die normokalzämische Form des Pseudohypoparathyreoidismus (PHPT und PPHPT). Wahrscheinlich liegt die gleiche erbliche Veranlagung zu Grunde, es handelt sich um eine autosomal dominante, aber auch X-chromosomal mögliche Vererbung. Als Ursache wird eine „Endorganschwäche" am Knochensystem und im Tubulusapparat der Niere angenommen.

Klinisch sind die kurzen Tatzenhände, das runde Gesicht und die Adipositas sowie Wachstumshemmung, manchmal auch tetanische oder andere Krämpfe so typisch, daß die Kinder untereinander sehr ähnlich aussehen. Die Hypokalzämie und Hyperphosphatämie sind wie beim idiopathischen Hypoparathyreoidismus vorhanden, sie werden aber durch Parathormon nicht beeinflußt.

Röntgen (Abb. 18): Die ausgeprägtesten Veränderungen sind im Handskelett zu finden. Alle Röhrenknochen sind kurz. Häufig ist das 1., 4. und 5. Metacarpale besonders und unproportioniert kurz. Die Verschmelzung der Epiphysen ist hier vorzeitig erfolgt. Alle distalen Phalangen sind verkürzt, 2. und 5. Mittelphalange können zusätzlich zu klein sein. Wir finden viele Zapfenepiphysen in den Phalangen. Zeichen des Hyperparathyreoidismus als sekundäre Reaktion auf den Hypoparathyreoidismus können wir röntgenologisch in Form von subperiostaler Knochenresorption an den Phalangen an Radius und Ulna finden. Kalkeinlagerungen in der Haut oder in den Weichteilen der Hand sind möglich. Röntgenaufnahmen des Fußskelettes zeigen ähnliche Veränderungen wie im Bereich der Hand. Die lange Röhrenknochen lassen eine normale Modellierung vermissen. Der Radius kann diaphysär verbogen sein. Eine symmetri-

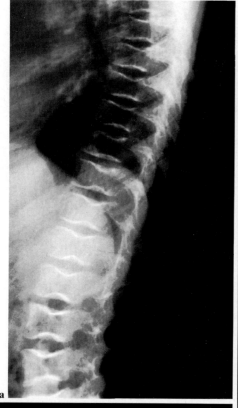
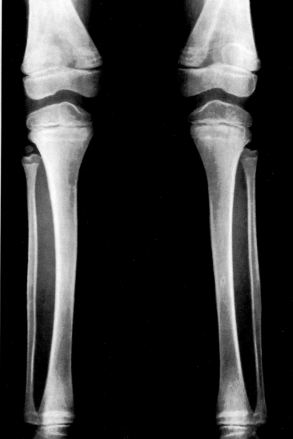
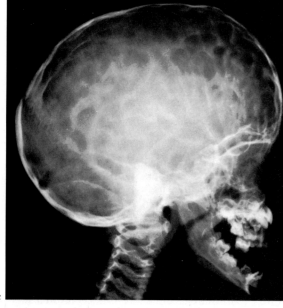

Abb. 17 a–c. Hypophosphatasie, spätmanifeste Form. 5 Jahre alt. **a** WS seitlich: Verschmälerung der WK mit Eindellung der Deckplatten in Wirbelkörpermitte, ohne Einbrüche, eher verdichtete Begrenzung. **b** Metaphysäre Defekte besonders im distalen Femurbereich, diskret aufgelockerte Struktur auch an Tibia und Fibula. **c** Im Schädelbereich die auffallendste Veränderung: Befund wie bei prämaturer Koronarnahtsynostose. (Aus GREINACHER [13])

Abb. 18. Pseudohypoparathyreoidismus, 8 Jahre alt. Hände beidseits: Deformierung nicht ganz symmetrisch, Verkürzung der Metakarpalia (ausgenommen MC II links!). Verkürzung auch der Fingerglieder, sehr reichlich „Zapfenepiphysen", links mehr als rechts

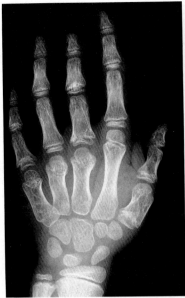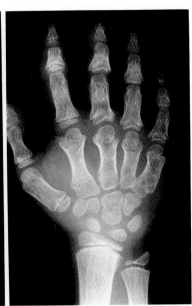

sche Coxa vara kann bei einer Röntgenaufnahme des Beckens entdeckt werden, ebenso wie eine Epiphysenlösung und Zeichen des sekundären Hyperparathyreoidismus. Die Schädelkalotte kann verdickt sein, mit ausgeweiteten Diploeräumen, meist findet sich eine kleine Sella. Anomalien der Zahnentwicklung sind möglich.

Differentialdiagnose: Da röntgenologisch das führende Symptom die Brachymetakarpie ist und Minderwuchs besteht wurde auch das Synonym „brachymetakarpaler Zwergwuchs" gebraucht.

Die Akrodysostosis ist nach SPRANGER et al. [40], POZNANSKI et al. [30] und GIEDION [11] eine schwer verlaufende Form des normokalzämischen PPHPT.

Schwierig kann eine Unterscheidung von verschiedenen Formen der isolierten Brachydaktylie (Typ A und D sowie Typ E) sein. Genaue serologische Untersuchungen und Parathormontests können hilfreich sein.

PS.: Der idiopathische Hypoparathyreoidismus als Folge einer angeborenen Aplasie der Nebenschilddrüse ist extrem selten. Die Nebenschilddrüseninsuffizienz kann aber auch als transitorische Funktionsschwäche auftreten. FANCONI u. PRADER [7] beschreiben solche Zustände im frühen Säuglingsalter, mit Behebung des Zustandes nach etwa 4 Wochen. Familiäres Auftreten von idiopathischen Nebenschilddrüsenunterfunktionen beobachteten KRUSE u. OFFERMANN [19].

Die Röntgenbefunde zeigen u. U. keine Veränderungen aber auch die Zeichen der periostalen Hyperostose wie bei sekundärem Hyperparathyreoidismus.

2 Sekundäre Osteopathien durch exogene Ursachen

2.1 Ca und/oder Phosphorstoffwechsel

2.1.1 Vitamin D-Mangelrachitis (einschließlich sog. Spätrachitis)

Die Mangelrachitis war vor allem in sonnenarmen Ländern noch im letzten Jahrhundert sehr häufig, besonders in England, daher das Synonym: „Englische Krankheit". Die wesentliche Wirksubstanz bei Fehlen bzw. bei Therapie wurde von WINDAUS 1963 (zit. nach PRADER [31]) entdeckt und Vitamin D genannt.

Bei Vitamin D-Mangelzustand im Säuglings- und Kleinkindesalter bedeutet dies eine verminderte Kalzifikation im wachsenden Knorpel und Knochen: Zwischen 6. und 18. Lebensmonat dominiert die „Mangelrachitis". Auftreten im 2. und 3. Lebensjahr wird im allgemeinen als „Spätrachitis" bezeichnet. Eine sog. „angeborene Rachitis" wird immer wieder diskutiert, ja sogar 1974 von RUSSEL u. HILL [34] eine „fötale Rachitis". Es könnte sich dabei um eine sehr seltene Folge einer Schwangerschafts-Osteomalazie handeln.

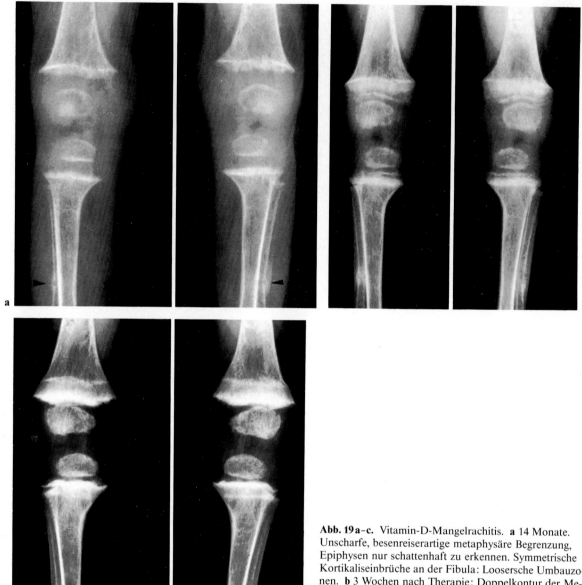

Abb. 19a-c. Vitamin-D-Mangelrachitis. **a** 14 Monate. Unscharfe, besenreiserartige metaphysäre Begrenzung, Epiphysen nur schattenhaft zu erkennen. Symmetrische Kortikaliseinbrüche an der Fibula: Loosersche Umbauzonen. **b** 3 Wochen nach Therapie: Doppelkontur der Metaphysen. **c** 6 Wochen nach Therapiebeginn: Metaphysäre Verdichtung mit diaphysenwärts gelegenem „Aufhellungsband". (Aus GREINACHER [13])

Die Vitamin D-Mangelrachitis entsteht durch falsche Ernährung und ungenügende UV-Strahlen des Sonnenlichts, eine familiäre Disposition kann vorliegen.

Für die Wirkung des oral aufgenommenen Vitamins D sind UV-Wirkung auf die Haut, Hydroxylierung in der Leber und Umwandlung in der Niere in das letztlich 1,25-Dihydroxycholecalciferol $(1,25\text{-}(OH)_2\text{-}D_3)$ notwendig. Damit wird auch berechtigt von einem „Vitamin D-Hormon" gesprochen. Die Synthese zu diesem Hormon wird durch körpereigene Mechanismen dem Bedarf angepaßt, im Darm die Ca-Resorption und am Knochen der Neu- und Abbau geregelt. Weitere Mechanismen gehen über das Parathyreoidea-Hormon.

Pathologisch-anatomisch steht bei der floriden Rachitis die Bildung von Osteoid anstelle von richtigem Knochengewebe in der Wachstumszone im Vordergrund. Im Knocheninnern kann die Telea ossea ebenfalls durch Osteoid ersetzt werden, die Knochenbälkchen sind von breiten Osteoidschichten eingesäumt, es entsteht eine Osteomalazie. Das

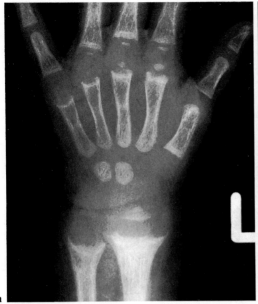
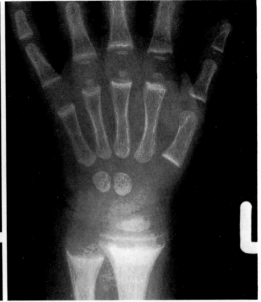

Abb. 20a, b. Vitamin-D-Mangelrachitis. **a** 2 Jahre alt, noch unbehandelt mit ausgesprochener Becherform der distalen Metaphysen und Verbreiterung der Epiphysenfuge, grobsträhnige aufgelockerte Knochenstruktur der Diaphysen, dünne Kortikalis. **b** Dasselbe Kind 14 Tage nach Substitutionstherapie: Doppelkontur der präparatorischen Verkalkungszone, damit ist die Epiphysenfuge wieder normal breit. (Aus GREINACHER [13])

Periost versucht zu kompensieren, ist überschießend aber insuffizient. Es kommt leicht zu Grünholzfrakturen oder sogenannten Pseudofrakturen (Loosersche Umbauzonen oder Milkmann-Pseudofrakturen).

Klinisch gibt es vielerlei unspezifische Zeichen bei den meist pastösen Säuglingen mit Mißlaunigkeit, Schwitzen am Hinterkopf, Muskelhypotonie, Froschbauch und Sitzbuckel. Kraniotabes, „rachitischer Rosenkranz", Verdickung der Malleolen an Hand- und Fußgelenk. Verzögerung des Fontanellenschlusses, Harrisonsche Furche und rachitische O-Beine sind Folgen einer abgeheilten Rachitis. Unter der Therapie kann eine hypokalzämische Tetanie eintreten. Im floriden Stadium ist die Erhöhung der alkalischen Phosphatase für die Diagnosestellung sehr wichtig, aber nicht spezifisch!

Röntgen (Abb. 19a-c; 20a, b; 21a, b): Im Bereich des stärksten Knochenwachstums, d. h. in den präparatorischen Verkalkungszonen findet sich eine Unschärfe der metaphysären Begrenzung und eine Verbreiterung der Epiphysenfuge. Zunehmend bildet sich die typische Becherform aus, die Abschlußlinie wird noch unschärfer bis besenreiserartig. Entsprechend der Orte des schnellsten Wachstums sind die Veränderungen am distalen Radius und Ulna bzw. im Kniebereich am deutlichsten zu finden. Hier wird man auch die aussagekräftigsten Röntgenkontrollen bei Abheilung finden.

An den Vorderrippenenden sind die Auftreibungen - klinisch als rachitischer Rosenkranz diagnostiziert - als metaphysäre Veränderungen nachweisbar, besser noch im Abheilungsstadium und dann im seitlichen Strahlengang. Aber auch im a. p.-Strahlengang können die Auftreibungen der Vorderrippenenden so massiv sein, daß man von einer „Pseudopleuritis rachitica" spricht.

Epiphysär finden wir eine fehlende Mineralisation der Kerne, es liegt eine nur scheinbare Ossifikationsverzögerung vor. Die vorhandenen Epiphysen sind stark demineralisiert und unscharf begrenzt.

Diaphysär ist die strähnige trabekuläre Knochenzeichnung mit Verdünnung der Kortikalis charakteristisch. An den am meisten belasteten Stellen treten bandförmig durch den Knochenschaft verlaufende Konturunterbrechungen auf, Osteoidzonen, die symmetrisch sind und Loosersche Umbauzonen oder Milkmann-Pseudofrakturen genannt werden. Zusätzlich können bei geringen Traumen auch asymmetrisch Grünholzfrakturen auftreten. Durch überschießende periostale Knochenneubildung beobachten wir vor allem an den Unterextremitäten, der Stelle der stärksten Belastung, an der Innenseite

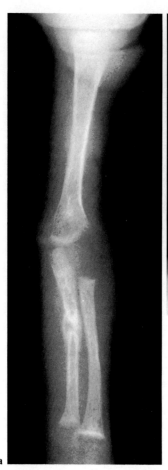
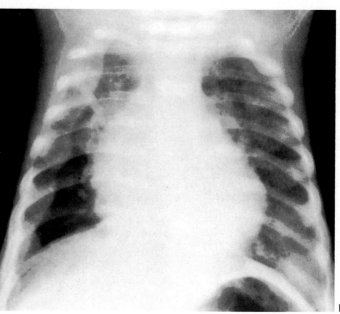

Abb. 21 a, b. Vitamin-D-Mangelrachitis. **a** 12 Monate alt. Grünholzfraktur an der Oberextremität, Becherform der Metaphysen besonders distal. **b** 9 Monate alt. Die Auftreibung der Vorderrippenenden ist so stark, daß eine Pleuritis vorgetäuscht wird: „Pseudopleuritis rachitica". (Aus GREINACHER [13])

der Tibia eine Verdickung der Kortikalis im Abheilungsstadium, d. h. es ist eine O-Beinstellung entstanden.

Während klinisch die Kraniotabes imponiert, ist eine Röntgenaufnahme des Schädels wenig oder überhaupt nicht ergiebig. Allenfalls ein verzögerter Nahtschluß wird beobachtet. Auch in der WS ist der klinisch imponierende Sitzbuckel ohne röntgenologische Veränderung. Das sogenannte Schulterblattzeichen ist am Angulus des Schulterblattes und am lateralen Rand mit verbreitertem Knorpelsaum zu finden.

Im Heilungsstadium der floriden Rachitis unter Substitutionstherapie mit Vitamin D können bereits nach 8–10 Tagen zarte Doppelkonturen an der präparatorischen Verkalkungszone röntgenologisch gefunden werden. Mit der Zeit schwindet die becherförmige Begrenzung der Metaphyse, im neugebildeten Knochen wird besonders kontrastdichte feinstrukturierte Knochenzeichnung gefunden, die Doppelkontur schwindet allmählich. Gleichzeitig geht ein Sichtbarwerden der zuvor nicht nachgewiesenen Epiphysen einher.

Am Becken entsteht das sog. plattrachitische Becken in der Heilungsphase.

Die sog. Spätrachitis wird unterschiedlich definiert, sollte aber auf die Fälle mit echter Vitamin D-Mangelrachitis beschränkt werden, die noch nach dem 2. Lebensjahr diagnostiziert werden (Abb. 22 a, b). Auch diese Spätrachitis heilt unter Substitutionstherapie aus, wobei erstaunlich viel der Knochendeformierung begradigt wird. Der heute noch in vielen Lehrbüchern beschriebene „rachitische Zwerg" ist mit größter Wahrscheinlichkeit nicht mehr unter die Vitamin D-Mangelrachitis einzuordnen.

2.1.2 Hypervitaminose D

Die Überdosierung von Vitamin D ist im Grunde eine iatrogene Erkrankung, die Intoxikation ist meist chronisch. Die tägliche Gabe von über

Stoffwechselstörungen des Skelettes

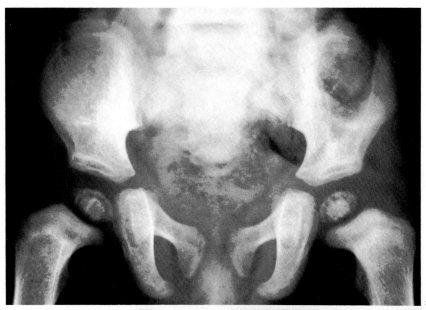

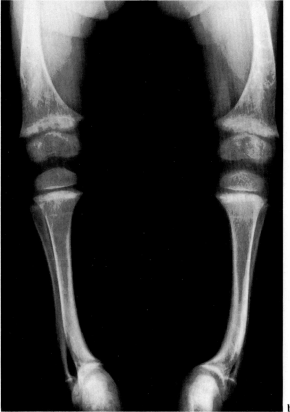

Abb. 22a, b. Spätrachitis. **a** 2½ Jahre. Bereits in spontaner Abheilung vorliegende rachitische Zeichen im Becken, besonders im Hüftgelenk: beginnende Doppelkontur an Hüftgelenkspfanne und Beckenkamm, an proximaler Femur-Epi- und Metaphyse. **b** 3 Jahre. Nie therapierter Vitamin-D-Mangel, jetzt mit ausgefransten, unscharfen Femurmetaphysen, grobe Knochenstruktur diaphysenwärts, Deformierung besonders der distalen Tibia. (Aus Greinacher [13])

250000 i. E. beim Säugling und Kleinkind kann innerhalb von 3–9 Tagen zu schwerer Vergiftung, ja zum Tod führen. Die resultierende Hyperkalzämie hemmt die Tätigkeit der Parathyroidea, so daß sekundärer Hyperparathyreoidismus auftritt.

Röntgen (Abb. 23): Verstärkte Verkalkungen im Bereich der Metaphysen bzw. am diametaphysären Übergang sind am ehesten im Röntgenbild der Hand zu erkennen. Verdichtungen der Kortikalis und eine manchmal kombinierte Rarefizierung bzw. Demineralisierung der Spongiosa können sich röntgenologisch sehr kontrastierend darstellen. Es scheint hier eine sehr starke, individuelle Regulation von Seiten der Nebenschilddrüse, der Nieren und des Darmes möglich zu sein, so daß Verdichtungslinien und Demineralisationsgebiete von unterschiedlicher Stärke vorliegen können. Eine relative Hypervitaminose kann sich dann einstellen, wenn bei einer Hypothyreose mit dadurch stark verzögerter Ossifikation die Vitamin D-Prophylaxe ohne Kenntnis der Grundkrankheit und ohne eine entsprechende Schilddrüsenhormonsubstitution gegeben wird. Poznanski [29] hat interessante Röntgenbilder der Hand vorgestellt: Extreme Verdichtungsbänder an den meta-diaphysären Bereichen

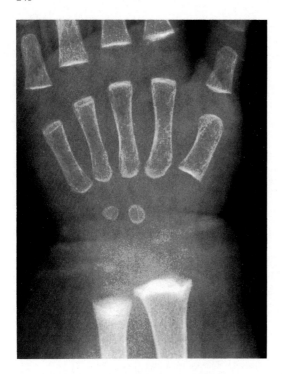

Abb. 23. Vitamin-D-Überdosierung. 10 Monate alter Säugling: Verstärkte Knochendichte in den Metaphysen mit Verbreiterung besonders in distalem Radius und Ulna (verstärkte Kalkeinlagerung auch im übrigen Skelett sowie Nephrokalzinose nachgewiesen). (Aus GREINACHER [13])

durch relative Überdosierung von Vitamin D und Kontrollen 7 Monate nach Einsetzen der Schilddrüsenhormontherapie bei konnataler Hypothyreose: Die Verdichtungslinien sind sichtlich nach diaphysär abgewandert und 2⅓ Jahre später wurden keine Auffälligkeiten mehr beobachtet.

2.1.3 Rachitis antiepileptica

Bei Dauerbehandlung von zerebralen Anfallsleiden mit mehreren Antiepileptika werden unerwünschte Nebenwirkungen sichtbar, u. a. wird vermehrt eine Knochenaufbaustörung im Sinne von rachitischen Veränderungen beobachtet. Der Pathomechanismus ist noch nicht ganz einheitlich geklärt und soll hier nicht diskutiert werden. Während die Angaben über die Häufigkeit des Auftretens zwischen 15 und 30% variieren, ist zur Stärke und Ausprägung der

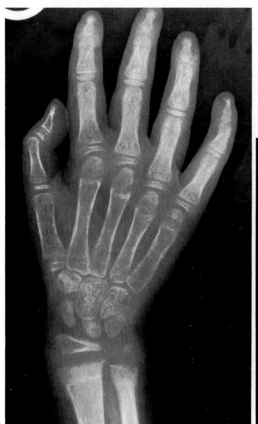
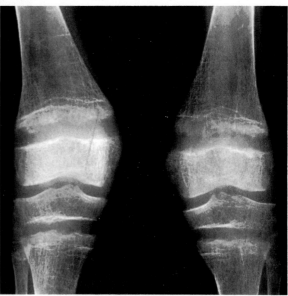

Abb. 24 a, b. Sehr schwere Form der „Rachitis antiepileptica". **a** 10 Jahre alt, seit 9 Jahren antiepileptisch behandelt, bettlägrig! Unscharfe Metaphysen, angedeutete Doppelkontur, grobsträhnige Knochenstruktur, verbreiterte Epiphysenfuge, Verdünnung der Kortikalis. **b** Dasselbe Kind: Im Kniebereich schwerste rachitische Veränderung (Dr. Roggenkamp, Dortmund). (Aus GREINACHER [13])

Rachitis eine Studie von LIFSHITZ u. MACLAREN [23] interessant: Nicht die Höhe der Antiepileptikadosis oder die Dauer ist ausschlaggebend, sondern ob es sich um bettlägrige, schwer geschädigte, stationäre Patienten oder um ambulante Patienten handelt, d.h. ob gleichzeitig Inaktivität und vermehrte Kliniksinfekte vorliegen können oder – bei ambulanten Patienten – mehr Bewegungsfreiheit und weniger Inaktivitätsosteoporose zu erwarten ist.

Röntgen (Abb. 24a, b): In der Beschreibung von SCHMID [35] wird zunächst diese Osteopathie auf dem Röntgenbild des Schädels beobachtet mit Hyperplasie der Diploe und grobporöser Auflockerung, besonders am Scheitelbein. Tabula interna und externa sind verdünnt.

Am besten diagnostizieren und kontrollieren wird man diese sog. „Rachitis antiepileptica" auf einem Röntgenbild der Hand: In den metaphysären Bereichen sieht man unregelmäßige, weitmaschige und relativ kalkarme Knochenstrukturen mit vermehrter Längsstreifung am meta-diaphysären Übergang. Die Zeichnung erinnert an eine Osteopathia striata. Eine Bildung von Querlinien kann hinzukommen. Bei schwerster Schädigung ist eine rachitische Osteomalazie vorhanden, die dann am deutlichsten im Kniebereich ausgebildet ist, eine Genuvalga-Stellung tritt ein. Betont werden muß, daß auch zu erwartende Mikrotraumen (z.B. bei Krampfanfällen) zusätzliche Schädigung bewirken kann.

2.1.4 Intestinale und hepatogene Osteopathie

Intestinale Erkrankungen, die mit Malabsorption einhergehen und pathologische Veränderungen an Leber und Gallengängen können sich auch auf das wachsende Skelett auswirken, umsomehr, je jünger das Kind ist. Meist handelt es sich um einen komplexen Mangel an Aufbaustoffen, der aus inneren und äußeren Ursachen eine enterale Dystrophie bewirkt.

Als ursächliche Erkrankungen kommen Zöliakie, Lymphangiektasie und mesenteriale Lymphadenitis, chronische Enteritisformen, allergische Darmwanderkrankungen und zunehmend mehr auch Formen des sogenannten „Kurzdarmsyndroms" in Frage. In Entwicklungsländern bzw. in endemischen Hungergebieten findet man durch kombinierten Protein- und meist auch Vitamin-Mangel Kwashiokor oder „malignant malnutrition"-Erkrankungen.

Röntgen: Am Skelett sind die Zeichen der Osteoporose unterschiedlich stark ausgeprägt. Im einzelnen ist meist nicht zu unterscheiden, ob die Osteoporose als Zeichen des fehlenden Proteins (verringerte Bildung von Knochenmatrix) überwiegt. Durch zusätzliches komplexes Vitamindefizit bei insgesamt Ossifikationsrückstand und Mineralsalzarmut bei oft noch scharfer Begrenzung der Kortikalis ist die pathologische Knochenstruktur morphologisch uneinheitlich. Da die Mangelosteopathie auch ein herabgesetztes Längenwachstum bewirkt, ist die Vitamin-Mangelrachitis manchmal nicht oder nur wenig erheblich ausgeprägt. Beim sog. „Aufholwachstum" finden wir am distalen Radius und Ulna, aber auch im Kniebereich reichlich Wachstumslinien, besser Wachstumsstillstandslinien genannt. Sie sind keineswegs spezifisch, kommen in der Einzahl auch ohne pathologische Bedeutung vor, müssen aber in der Vielzahl als Mehrfachschädigung des allgemeinen Knochenwachstums angesehen werden. Bei der hepatogenen Osteopathie kommt noch eine Hydroxilierungsstörung zur biologisch wirksamen Form des Vitamin D hinzu.

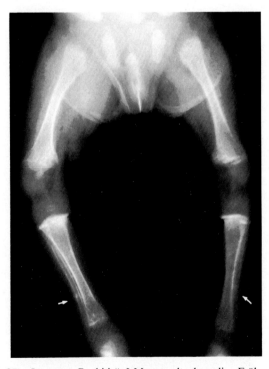

Abb. 25. „Iatrogene Rachitis". 3 Monate alt, ehemalige Frühgeburt, bis jetzt fast nur parenteral ernährt. Zeichen der floriden Rachitis, besonders im Kniebereich becherförmige Ausziehung. Kortikalisinfraktion in der Fibula. Besserung nach Vitamin-D-Substitution. (Aus GREINACHER [13])

2.1.5 Iatrogene Rachitis bei langzeitparenteral ernährten Säuglingen

Die Zahl der über längere Zeit parenteral ernährten sehr untergewichtigen Frühgeborenen und auch die Zahl der schwerstkranken und daher im frühen Säuglingsalter über sehr lange Zeit künstlich ernährten Neugeborenen und Säuglinge nimmt ständig zu. Nicht nur Mangel an Spurenelementen (s. Cu) sondern auch Vitamin D-Mangelzustände werden beobachtet [21]. Bei NEC z. B. machten GUTSCHER u. CHESNEY [16] solche Beobachtungen.

Röntgen (Abb. 25): Meist sieht man zunächst am routinemäßig durchgeführten Thoraxbild ausgeprägte metaphysäre Aufhellungen mit becherförmigen Ausziehungen am eben noch dargestellten proximalen Humerus oder auch Auftreibungen an den Vorderrippenenden. Sie sind die ersten alarmierenden Zeichen. Im übrigen sind röntgenologisch praktisch alle Veränderungen, wie sie auch bei der Vitamin-Mangelrachitis beim älteren Säugling vorkommen, zu beobachten. Spontane Rippenfrakturen, nicht symmetrisch, werden allerdings meist erst in der Heilungsphase gefunden.

2.2 Eiweiß-Stoffwechsel

2.2.1 Vitamin C-Mangel

Synonyme: Möller-Barlowsche Erkrankung, infantiler Skorbut

MÖLLER hat 1859 beim Säugling und jungen Kleinkind eine „akute Rachitis" beschrieben, wobei er damals den Zusammenhang mit Skorbut nicht sah.

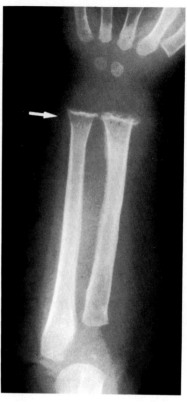

Abb. 27. Infantiler Skorbut: 10 Monate alt, Unterarm mit „Trümmerfeldzone" am distalen Radius, weniger deutlich auch an der distalen Ulna, submetaphysäre Aufhellungszone, glasige Osteoporose. (Aus GREINACHER [13])

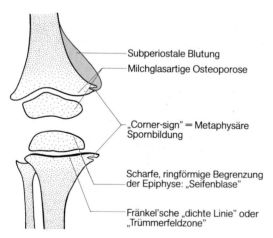

Abb. 26. Röntgenologische Zeichen beim infantilen Skorbut (Skizze mod. nach GREWAR [14])

Erst BARLOW [3] bezeichnete 1895 diese Erkrankung als Skorbut bei Kindern und sah die Ursache in der Vitamin C-Avitaminose. Seither wird in der Kinderheilkunde dieser Vitaminmangel als Möller-Barlowsche Erkrankung benannt. Das Prädilektionsalter ist 6.–18. Lebensmonat. Durch falsche Ernährung kommt auch gelegentlich heute noch diese Erkrankung vor [42]. Ein besonders breites Spektrum der Einweisungsdiagnosen wird gerade hier beobachtet.

Die Klinik ist durch Bewegungsarmut, durch Schmerzen in den Extremitäten und Berührungsempfindlichkeit, beides durch subperiostale Blutungen, auffällig. Es gibt dadurch das sog. Hampelmannphänomen oder auch eine Art von „Froschstellung", Anämie, Haut- und Schleimhautblutungen, auch Hämaturie kommt vor. Ein tastbarer Rosenkranz entsteht durch Auftreibung der Vorderrippenenden, wobei der „skorbutische Rosenkranz"

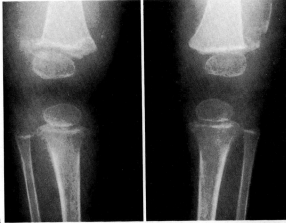

Abb. 28 a–c. Vitamin-C-Mangel. **a** 9 Monate alt. „Seifenblasenphänomen" der Epiphysen im Kniebereich, beginnende Verkalkung nach subperiostaler Blutung am distalen Femur, besonders links. Scharfe Begrenzung der Kortikalis. **b** Dasselbe Kind 2 Monate später: Extreme Verkalkung der subperiostalen Blutung, Breite des Femur mindestens verdreifacht. **c** Dasselbe Kind: jetzt 12 Monate alt. Verkalkung am distalen Femur noch stärker, Epiphysenlösung, Metaphyseneinbrüche in der proximalen Tibia beidseits. (Aus GREINACHER [13])

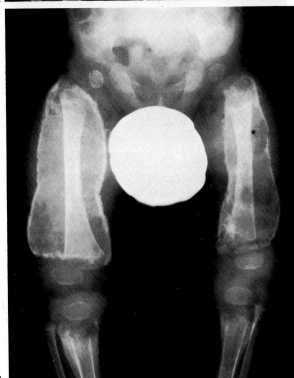

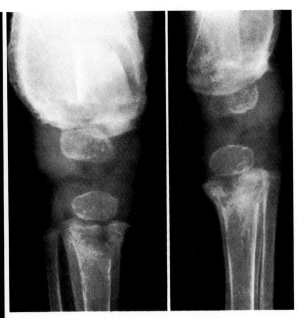

meist stärker ausgeprägt ist gegenüber den Thoraxveränderungen bei der Rachitis. Ein erniedrigter Ascorbinsäurespiegel im Blut (normal 1 mg%) hilft diagnostisch weiter, besser ist allerdings der Nachweis der verminderten Ascorbinsäureausscheidung.

Röntgen: Die röntgenologisch zu erfassenden Knochenveränderungen sind skizzenartig in Abb. 26 dargestellt.

1. Milchglasartige Osteoporose, wobei die Struktur der Spongiosa verwaschen ist, damit ist das wesentlichste Unterscheidungsmerkmal zur osteomalazischen Kalksalzarmut bei der Rachitis gegeben (Abb. 27). Die Kortikalis ist verdünnt, die Knochenränder sind scharf abgesetzt.

2. „Trümmerfeldzone" oder Fränkelsche „dichte Linie" entsteht durch Verbreiterung in der präparatorischen Verkalkungszone, wobei diese nicht nur verbreitert, sondern auch unregelmäßig und verdichtet ist (Abb. 28 a–c).

3. Spornbildungen in der Metaphysenabschlußzone sind durch Einkerbungen und folgende kleine

Ausziehungen, die den Knochenschaft überragen, gebildet: „corner sign".

4. An den Epiphysen findet sich ein typisches Zeichen: der „Wimbergersche Ring" (im amerikanischen Schrifttum als „Halo-ossification centre" benannt). Es handelt sich um die ringförmige, sehr scharfe Begrenzung der im Zentrum osteoporotischen Epiphysen, „Seifenblasen"-ähnlich.

5. Subperiostale (schmerzhafte) Blutungen entstehen vor allem an den Enden der langen Röhrenknochen, aber noch diaphysär. Sie können besonders in der Heilungsphase monströse Formen annehmen durch periostale Knochenneubildung: Der Knochen kann auf ein Mehrfaches seines primären Umfanges anwachsen.

6. Extreme Auftreibung der Vorderrippen, kolbenartig, entstehen so, daß bei eingesunkenem Sternum eine „bajonettförmige" Abknickung der Rippen zum Sternum hin resultiert.

Differentialdiagnose: Beim Auftreten eines „corner signs" muß zunächst auch an eine Kindesmißhandlung gedacht werden, wobei eine Vernachlässigung durch falsche Nahrung des Säuglings und Kleinkindes auch mit traumatischer Kindeseinwirkung kombiniert sein kann, so daß sich auch dadurch das sog. Battered-Child-Syndrom noch komplexer auswirken kann.

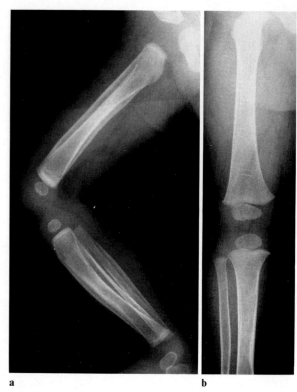

Abb. 29a, b. Prostaglandinhyperostose. **a** 2 Monate alter Säugling nach Prostaglandin E_2-Therapie: lamelläre periostale Hyperostose an den langen Röhrenknochen. **b** 5 Monate nach Absetzen der Therapie: fast Normalisierung: nur noch minimale Verdickung der Kortikalis, vollständige Rückbildung weitere 2 Monate später

2.3 Iatrogene Osteopathie nach Prostaglandintherapie (Prostaglandinhyperostose)

Im Neugeborenen- und frühen Säuglingsalter werden seit 1975 Prostaglandine E_1 und E_2 (PGE) zum Offenhalten des Ductus arteriosus Botalli beim Vorliegen eines duktusabhängigen Vitium cordis angewendet. Dabei wird PGE_1 häufiger eingesetzt gegenüber dem auch oral applizierbaren PGE_2. Allgemeine PGE-Nebenwirkungen sind bekannt, seit 1980 ist von UEDA et al. [41] auch die kortikale Hyperostose in Zusammenhang mit PGE_1-Therapie beschrieben. BENZ-BOHM et al. [4] veröffentlichen ihre Beobachtungen 1984 unter Therapie von PGE_2. Es scheint im Auftreten und Verlauf der Prostaglandinhyperostose kein Unterschied auf die Ausbildung von kortikaler Hyperostose vorzuliegen, jedoch ist eine Abhängigkeit von Dosis und Dauer der Medikation bewiesen.

Klinisch treten Schwellung und Berührungsempfindlichkeit an den Extremitäten auf, Erhöhung der alkalischen Phosphatase im Serum ist vorhanden. Es scheint bei den betroffenen Kindern auch eine Neigung zu Sepsis (wohl auch in Zusammenhang mit der Grundkrankheit) zu bestehen.

Röntgen (Abb. 29a, b): Typisch sind die mitunter nur zarten, manchmal aber auch stärker ausgeprägten lamellären Periostosen, bei schwerster Manifestation dicke, zuweilen unregelmäßig begrenzte Periostappositionen. Bevorzugte Lokalisationen sind die langen Röhrenknochen, Klavikula, Skapula, Rippen und – sehr selten – Becken und Schädel, noch seltener beobachtet ist die Beteiligung des Unterkiefers. Epi- und Metaphysen der langen Röhrenknochen bleiben ausgespart. WS, Finger und Zehen sind nie verändert beschrieben worden. Die Läsionen sind immer symmetrisch vorhanden. Nach Absetzen der Therapie bilden sich die Knochenveränderungen innerhalb einiger Wochen bis Monate zurück.

Differentialdiagnose: Die von CAFFEY 1945 [38a] beschriebene „infantile kortikale Hyperostose" ist von der PG-induzierten Hyperostose morphologisch nicht zu unterscheiden. Es sind die identischen Lokalisationen, die klinischen Symptome, auch der gleiche Heilverlauf und die histologischen Befunde. Beim Caffey-Syndrom scheint eine stärkere Asymmetrie zu bestehen. Die Übereinstimmung veranlaßte HOLT [18] bei seiner Fallbeschreibung von PG-Hyperostose ein zufälliges Zusammentreffen mit Caffey-Syndrom zu diskutieren. Unterdessen haben HEYMAN et al. [17] bei einem Fall von M. Caffey einen erhöhten PGE-Spiegel beobachtet. Für BENZ-BOHM et al. ist die Frage reizvoll, eine pathogenetische Verwandtschaft von beiden im Säuglingsalter zu beobachtenden Hyperostosen zu diskutieren. Damit könnte man der bis jetzt ungeklärten Ätiologie des Caffey-Syndroms näherkommen.

3 Sekundäre Osteopathien bei Niereninsuffizienz

3.1 Renale Osteodystrophie

Tubuläre Funktionsstörungen der Niere und glomeruläre Niereninsuffizienz führen unabhängig von der Nierengrundkrankheit zu identischen Skelettveränderungen, die renale Osteodystrophie genannt werden. Alle anderen früher gebrauchten Bezeichnungen (z. B. renale Rachitis) werden damit abgelöst. Eine chronische Niereninsuffizienz besteht dann, wenn die Clearance unter 25% der Altersnorm eingeschränkt ist. Ursache hierfür können angeborene Fehlbildungen wie obstruktive Uropathien, doppelseitige renale Dysplasie, polyzystische Nieren, neurogene Blase und deren Folgen auf die Nieren, chronische Glomerulopathie (teils primär, teils im Zusammenhang mit Systemerkrankungen), hereditäre Nephropathien u. a. sein. Auch bei kardiovaskulärer Dekompensation und nachfolgendem Hochdruck kann eine renale Osteodystrophie auftreten.

Pathogenetisch ist die renale Osteodystrophie letztlich eine Vitamin D-Stoffwechselstörung, da die Hydroxylierung von 25-Hydroxycholecalciferol zu 1,25-Dihydroxycholecalziferol ausbleibt. Die Auswirkung auf den Blutspiegel ist ein niederes Serum-Kalzium und niedriger Phosphatgehalt.

Klinische Symptome stellen sich beim Säugling und Kleinkind relativ früh ein, sie sind denen der anderen Rachitisformen vergleichbar, sehr auffallend ist der Kleinwuchs unter die 3er Perzentile. Bei früh einsetzender Niereninsuffizienz treten auch Zahnschmelzdefekte auf.

Röntgen (Abb. 30a, b): Bei der Kontrolle des Handskeletts hat man die größte Möglichkeit, feinste Veränderungen nachzuweisen.

1. Subperiostale Knochenresorption mit Auflösung der Kortikalis, ja Ausbildung von sogenannten osteoklastischen „Bohrlöchern", die senkrecht zur Knochenoberfläche verlaufen. Spiculaebildungen werden an den Phalangen – am besten Mittelphalange – sowohl auf der ulnaren wie auch auf der radialen Seite nachgewiesen. Subchondrale Resorptionszonen werden auch an den Klavikulaenden, im Iliosakralgelenk und der Symphyse beobachtet.

2. In der Spongiosa der langen Röhrenknochen ist während einer Urämie die volumetrische Dichte erhöht. Die einzelnen Trabekel sind verplumpt und vergröbert und eher unscharf. Es resultiert eine Dichtezunahme in den Metaphysen und eine fleckige Rarefizierung diaphysenwärts. Spongiosazysten sind selten. MEHLS u. OPPERMANN [24] haben bei über 200 Kindern mit Niereninsuffizienz nur 3mal eine Zystenbildung beobachtet.

3. In den Wachstumszonen sind außerdem metaphysäre Aufhellungszonen wie bei primärem Hyperparathyreoidismus, auch die kortikalen Resorptionsdefekte zu finden.

4. Die Epiphysenlösung ist ein nicht seltener Befund im Hand- und Hüftgelenk. Sie unterscheidet sich von der idiopathischen Epiphysiolysis capitis femoris juvenilis, da die Gleitebene unterhalb des Säulenknorpels gelegen ist. Die Struktur der Epiphyse ist im allgemeinen scharfrandig und wenig demineralisiert.

5. Frakturen können als Streßfrakturen durch Mikrotraumen an mechanisch besonders belasteten Stellen vorkommen. Prädilektionsstelle ist der Schenkelhals. Eigentliche traumatische Frakturen treten nicht häufiger auf als beim gesunden Kind, pathologische Frakturen sind sehr rar, weil die Knochenzysten selten sind. Auch Looser-Umbauzonen sind bei Kindern nur ausnahmsweise zu finden (zit. nach MEHLS u. OPPERMANN [24]).

6. Osteosklerose im Sinne einer zentralen Osteoporose und scharfer, sehr dünner Kortikalisbegrenzung unter Vitamin D-Therapie ist vor allem an Hand- und Fußgelenk beobachtet worden, nach Angaben von MEHLS u. OPPERMANN als sog. „Rahmenstruktur" zu benennen.

7. Periostale Knochenneubildung oder periostale Neoostose, d. h. periostale Knochenneubildung entlang der Kortikalisoberfläche unter Vitamin D-Therapie oder nach Nierentransplantation ist manch-

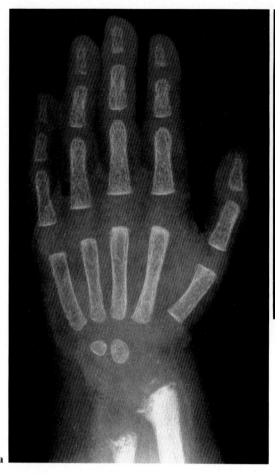
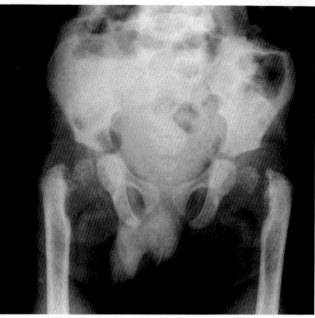

Abb. 30a, b. Renale Osteodystrophie (hier bei Oligomeganephronie). Zeichen des sekundären Hyperparathyreoidismus. **a** 14 Monate alt, subperiostale Knochenresorption, fast fehlende Kortikalis, allgemeine Demineralisation, aufgelockerte Knochenstruktur. Auch an der distalen Metaphyse von Radius und Ulna ist diese aufgelockerte Struktur vorhanden. Metaphysen an den Phalangen und Metakarpalia sind eher scharf begrenzt. **b** Dasselbe Kind: Auf der Beckenaufnahme erkennt man die bereits fortgeschrittene Epiphyseolysis des proximalen Femurs

mal erst durch spezielle Technik, wie z B. Mammographietechnik nachzuweisen.

8. Extraossäre Verkalkungen liegen im Weichteilgewebe, meist periartikulär; sie sind jedoch im Kindesalter wesentlich seltener als bei Erwachsenen [25].

Die „Dialyseosteopathie" wurde in den ersten Jahren der Hämodialyse bei zu geringer Kalziumkonzentration im Dialysebad vor allem beim Erwachsenen beschrieben. Bei genügend oraler Kalziumsubstitution an den dialysefreien Tagen und insgesamter guter Dialysetherapie können solche Osteopathien gemildert werden, jedoch nicht ganz verhindert. Mit dem Auftreten von Spontanfrakturen muß gerechnet werden.

Die „Transplantationsosteopathie" tritt dann auf, wenn nach erfolgreicher Transplantation die Hypertrophie der Nebenschilddrüse nicht rückläufig wird. Der persistierende Hyperparathyreoidismus verursacht dann eine exzessive periostale Knochenneubildung. Meistens aber bildet sich nach Nierentransplantation der sekundäre Hyperparathyreoidismus zurück, so daß nach Wochen bis Monaten auch die Auswirkungen auf das Skelett sich normalisieren.

Als zusätzliche Möglichkeit der Auswirkungen auf das Skelett nach Nierentransplantation muß auch mit den Folgen einer immunsuppressiven Therapie (Kortikoide und Zytostatika) gerechnet werden, so daß sich eine Osteoporose mit weiteren Komplikationsmöglichkeiten einstellen kann.

3.2 Zystinose

Diese Stoffwechselkrankheit gehört zum De Toni-Debré-Fanconi-Syndrom und ist eine überwiegend proximal tubuläre Funktionsstörung, wie auch Glykogenose und das Lowe-Syndrom.

Die Zystinose selbst ist eine autosomal-rezessiv vererbte Stoffwechselerkrankung, wobei der eigentliche Enzymdefekt noch nicht bekannt ist. Folgen der metabolischen Störung sind Ablagerung von Zystinkristallen in den Granulozyten und in Retiku-

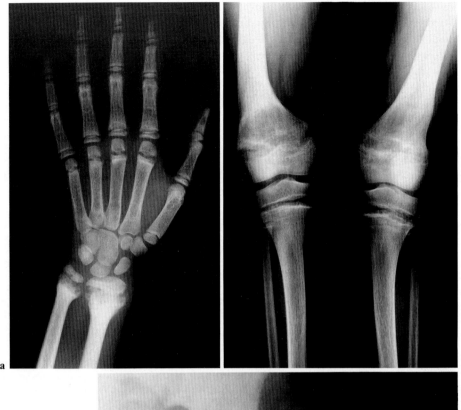

loendothelzellen verschiedener Organe, z. B. Leber, Niere, Milz, Schilddrüse, Knochenmark etc. In der Niere bedingen die Zystinablagerungen meist schon im Säuglingsalter das sogenannte Fanconi-Syndrom mit Phosphatverlust und hypophosphatämischer Rachitis. Durch Zufuhr von Vitamin D_3 oder aktiven Vitamin D-Metaboliten bei gleichzeitiger oraler Phosphatsubstitution kann die Rachitis zur Ausheilung gebracht werden.

Die betroffenen Patienten entwickeln meistens im ersten Lebensjahrzehnt, aber unter Umständen schon im 2. Lebensjahr eine fortschreitende Niereninsuffizienz.

Röntgen (Abb. 31 a–c): Anfänglich finden wir vor allem im Handskelett rachitische Zeichen, die unter

Abb. 31 a–c. Zystinose. 11 Jahre alt. Zeichen der hypophosphatämischen Rachitis. **a** Hand mit deutlichen rachitischen Zeichen, ebenso **b** im Kniebereich und **c** im proximalen Femur. Noch keine Zeichen der Epiphyseolysis capitis femuris

bereits genannter Substitution zum Ausheilen gebracht werden können. Das Knochenalter ist stark retardiert, wahrscheinlich durch Mangel an Schilddrüsenhormon bei zusätzlicher (wie auch in anderen Organen) Zystinkristallablagerung in der Schilddrüse. Bei manchen schweren Verlaufsformen entwickelt sich eine schwere renale Osteodystrophie mit ausgeprägter X-Beinstellung und auch der Möglichkeit einer Epiphysiolysis capitis femoris. Mehrere Patienten mit Zystinose wurden in der

Zwischenzeit erfolgreich nierentransplantiert. Ein Wiederauftreten des Fanconi-Syndroms wurde nicht beobachtet, auch die Osteopathiezeichen können sich bis zur Norm zurückbilden.

Literatur

1. Adams PCA, Strand RD, Bresman MJ, Lucky AW (1974) Kinky hair syndrome: serial study of radiological findings with emphasis on the similarity to the battered child syndrome. Radiology 112: 401–407
2. Albright F, Forbes AP, Hennemann PH (1952) Pseudopseudohypoparathyreoidismus. Trans Assoc Am Physicians 65: 337–350
3. Barlow T (1895) Der infantile Skorbut und seine Beziehungen zur Rachitis. Zentralbl Inn Med 16: 505–529
3a. Beluffi G, Chirico G, Colombo A, Ceciliani L, Dell'Orbo C, Fiori P, Pazzaglia U, Quacci D (1984) Report of a new case of neonatal cortical hyperostosis. Ann Radiol 27 (2-3): 79–88
4. Benz-Bohm G, Emons D, Schickendantz S, Mallmann R, Redel D, Knöpfle G, Mennicken U (1984) Kortikale Hyperostosen unter längerfristiger Prostaglandin E_2-Therapie. Radiologe 24: 72–78
5. Danks DM, Campbell PE, Strevens BJ, Mayne V, Cartwright E (1972) Menkes' kinky hair syndrome. An inherited defect in copper absorption with widespread effects. Pediatrics 50: 188–201
6. Elliott DE, Dorst JP (1974) Mucopolysaccharidosis: Possible Hurler/Scheie genetic compound (MPS I-H/S). Birth Defects 10 (12): 453–457
7. Fanconi A, Prader A (1967) Transient congenital hypoparathyreoidism. Helv Paediatr Acta 22: 342–359
8. Fanconi A, Prader A (1969) Die hereditäre Pseudomangelrachitis. Helv Paediatr Acta 24: 423–447
9. Fanconi A, Prader A (1972) Hereditäre Rachitisformen. Schweiz Med Wochenschr 102: 1073–1078
9a. Fölling A (1934) Über Ausscheidung von Phenylbrenztraubensäure in den Harn als Stoffwechselanomalie in Verbindung mit Imbezillität. Hoppe Seylers Z Physiol Chem 227: 169–178
10. Gaudier B, Remy J, Nuyts JP, Caron-Pottreau CH, Bombart E, Foissac-Gegoux M-Ch (1969) Etude radiologique des signes osseuses de l'homocystinurie. Arch Fr Pediatr 26: 963–975
11. Giedion A (1967) Cone-shaped epiphyses of the hands and their diagnostic value. The tricho-rhino-phalangeal syndrome. Ann Radiol (Paris) 10: 322–329
12. Giedion A, Holthusen W, Hegenbarth R (1986) Die Progressive Pseudorheumatoide Chondroplasie (PPRC). 23. Tagung der Gesellschaft Pädiatr. Radiologie, Tübingen 1986
13. Greinacher I (1983) Erworbene Osteopathien im Kindesalter. In: Diethelm L, Heuck F (red. von) Osteopathien. Springer, Berlin Heidelberg New York (Handbuch der medizinischen Radiologie, Bd V/5, S 50–179)
14. Grewar D (1965) Infantile scurvy. Clin Pediatr (Phila) 4: 82–89
15. Griscom NT, Craig JN, Neuhauser EBD (1971) Systemic bone disease developing in small premature infants. Pediatrics 48: 883–895
16. Gutscher GR, Chesney RW (1978) Iatrogenic rickets as a complication of a total parenteral nutrition program. Clin Pediatr (Phila) 17: 817–819
17. Heyman E, Laver J, Beer S (1982) Prostaglandin synthese in Caffey's disease. J Pediatr 101: 314–319
18. Holt JF (1982) Cortical hyperostosis following long-term administration of prostaglandin E_1 in infants with cyanotic congenital heart disease. In: Whitehouse WM (ed) Diagnostic radiology. Year Book Medical Publishers, Chicago London, p 426
19. Kruse K, Offermann G (1977) Zur Klinik und Behandlung des familiären idiopathischen Hypoparathyreoidismus. Monatsschr Kinderheilkd 125: 489–490
20. Lachmann R, Crocker A, Schulman J, Strand R (1973) Radiological findings in Niemann-Pick disease. Radiology 108: 659–644
21. Lewin PK, Reid M, Reilly BJ, Swyer PR, Fraser D (1971) Iatrogenic rickets in low-birth-weight infants. J Pediat 78: 207–210
22. Lemaitre L, Remy J, Farriaux JP, Dhondt JL, Walbaum R (1978) Radiological signs of mucolipidosis II or I-Cell disease. A study of nine cases. Pediatr Radiol 7: 97–105
23. Lifshitz F, MacLaren NK (1973) Vitamin-D-dependent rickets in institutionalized mentally retarded children receiving longterm anticonvulsant therapy. A survey of 288 patients. J Pediatr 83: 612–620
24. Mehls O, Oppermann H-C (1983) Renale Osteopathien. In: Diethelm L, Heuck F (red. von) Osteopathien. Springer, Berlin Heidelberg New York (Handbuch der medizinischen Radiologie, Bd V/5, S 181–240)
25. Mehls O, Ritz E, Krempien B, Willich E, Bommer J, Schärer K (1973) Roentgenological signs in the skeleton of uremic children. Analysis on the anatomical principle underlying the roentgenological changes. Pediatr Radiol 1: 183–190
26. Menkes JH, Alter M, Steigleder GK, Weakley DR, Sung JH (1962) A sex-linked recessive disorder with retardation of growth, peculiar hair, and focal cerebral and cerebellar degeneration. Pediatrics 29: 764–779
27. Neufeld DF, Liebaers J, Epstein CJ, Yatziv S, Milunsky A, Migeon BR (1977) The Hunter syndrome in females: is there an autosomal recessive form of iduronate sulfatese defiency. Am J Hum Genet 29: 455–462
28. Neuhauser EBD, Griscom NT, Gilles FH, Crocker AC (1968) Arachnoid cysts in the Hurler-Hunter syndrome. Ann Radiol 11: 453–469
29. Poznanski AK (1984) The hand in radiologic diagnosis with gammuts and pattern profils. Second Edition. Saunders, Philadelphia London Toronto
30. Poznanski AK, Werder EA, Giedion A (1977) The pattern of shortening of the bones of the hand in PHP and PPHP – a comparison with the brachydactyly E, Turner syndrome, and acrodysostosis. Radiology 123: 707–718
31. Prader A (1975) Neues über Vitamin D: Stoffwechsel, aktive Endprodukte, analoge Verbindungen, therapeutische Ausblicke. Helv Paediatr Acta 30: 109–208
32. Prader A, Illig R, Heierli E (1961) Eine besondere Form der primären Vitamin-D-resistenten Rachitis mit Hypocalcämie und autosomal dominantem Erbgang: die hereditäre Pseudomangelrachitis. Helv Paediatr Acta 16: 452–468
33. Rathbun JC (1948) „Hypophosphatasia", a new development anomaly. Am J Dis Child 75: 822–831
34. Russel JGB, Hill LF (1974) True fetal rickets. Br J Radiol 47: 732–734

35. Schmid F (1967) Osteopathien bei antiepileptischer Dauerbehandlung. Fortschr Med 85: 381–382
36. Schmid F (1973) Pädiatrische Radiologie, Bd 1. Springer, Berlin Heidelberg New York
37. Selling W, Selling J, Ahnefeld FW, Dick W, Grünert A (1978) Spurenelemente in der parenteralen Ernährung. In: Ahnefeld FW, Bergmann H, Burri C, Dick W, Halmagyi M, Rügenheimer E (Hrsg) Grundlagen der Ernährungsbehandlung im Kindesalter. Springer, Berlin Heidelberg New York, S 117–141
38. Silverman JL (1962) Apparent dominant inheritance of hypophosphatasia. Arch Intern Med 110: 191–198
38a. Silverman FN (1985) Caffey's pediatric X-Ray diagnosis. 8th Edition. Year Book Medical Publishers, Chicago
39. Spranger J (1983) Osteopathien durch angeborene Störungen komplexer Kohlenhydrate (Heteroglykanosen). In: Diethelm L, Heuck F (red. von) Osteopathien. Springer, Berlin Heidelberg New York (Handbuch der medizinischen Radiologie, Bd V/5, S 1–50)
40. Spranger JW, Langer LO jr, Wiedemann H-R (1974) Bone dysplasiasis. Fischer, Stuttgart (neue Aufl. in Vorb.)
41. Ueda K, Saito A, Nakano H, Aoshima M, Yokoto M, Muraoka R, Iwaya T (1980) Cortical hyperostosis following long-term administration of Prostaglandin E_1 in infants with cyanotic congenital heart disease. J Pediatr 97: 834–839
42. Young LW, Russo A (1979) Scurvy: Almost historic, but not quite. Am J Dis Child 133: 323–324

7 Skelettdysplasien (Osteochondrodysplasien)

I. Greinacher

INHALT

Einleitung 258
1 Frühletale Formen 259
1.1 Achondrogenesis 259
1.2 Thanatophore Dysplasie 260
1.3 Thanatophore Dysplasie mit Kleeblattschädel ... 261
1.4 Kurzripp-Polydaktylie-Syndrom 261
2 Früh manifeste, meist nicht letale Osteodysplasien . 263
2.1 Chondrodysplasia punctata, rhizomele Form 263
2.2 Chondrodysplasia punctata, Typ Conradi-Hünermann 264
3 Vorwiegend epiphysäre Dysplasien 266
3.1 Multiple epiphysäre Dysplasien 266
3.2 Arthroophthalmopathie 267
3.3 Larsen-Syndrom (s. Kap. 3.2) 267
4 Vorwiegend metaphysäre Dysplasie 267
4.1 Achondroplasie (s. auch Kap. 6) 267
4.2 Hypochondroplasie 269
4.3 Metaphysäre Chondrodysplasien 270
4.4 Asphyxierende Thoraxdysplasie 272
4.5 Ellis-van-Creveld-Syndrom 274
5 Vorwiegend spondyläre Osteodysplasien 274
5.1 Dysplasia spondyloepiphysaria congenita 274
5.2 Dysplasia spondyloepiphysaria tarda 276
5.3 Pseudoachondroplasie 276
5.4 Diastrophische Dysplasie 276
5.5 Kniest-Dysplasie 278
5.6 Metatrope Dysplasie 278
5.7 Progressive pseudorheumatoide Chondroplasie (PPRC) 283
5.8 Dyggve-Melchior-Clausen-Syndrom 283
6 Osteochondrodysplasien durch anarchische Gewebsentwicklung 283
6.1 Multiple kartilaginäre Exostosen 283
6.2 Enchondromatose 285
6.3 Fibröse Dysplasie 286
6.4 Spondyloenchondrodysplasie 288
7 Osteochondrodysplasien mit verminderter Knochendichte 288
7.1 Osteogenesis imperfecta 288
7.2 Juvenile idiopathische Osteoporose 290
8 Osteochondrodysplasien mit vermehrter Knochendichte 293
8.1 Osteopetrosis 293
8.2 Pyknodysostose 293
8.3 Kraniometaphysäre Dysplasie 295
8.4 Diaphysäre Dysplasie 295
8.5 Osteodysplastie 297
8.6 Frontometaphysäre Dysplasie 297
8.7 Dysosteosklerose 297
8.8 Osteoektasie mit Hyperphosphatasie 298
9 Segmental betonte Osteochondrodysplasien ... 300
9.1 Kleidokraniale Dysplasie 300
9.2 Trichorhinophalangeales Syndrom 300
9.3 Osteo-Onychodysplasie 302
9.4 Dyschondrosteose 302
Literatur 302

Einleitung

a) Allgemeines: Zum Unterschied von den Knochenhypoplasien (Beispiel: Russel-Silver-Syndrom) und den Dysostosen (angeborene Wachstums- und Entwicklungsstörungen einzelner Knochen) handelt es sich bei den Osteodysplasien um generalisierte Störungen, die 1. angeboren, 2. meist symmetrisch, 3. systemische Wachstums- und Entwicklungsstörungen des Knorpelknochengewebes sind. Bei einzelnen Krankheitsbildern ist die Ursache eine Störung im Stoffwechsel, z. B. durch Enzymdefekte. Sie sind im Kapitel 3.6, Abschnitt 1.1 beschrieben. Bei anderen Störungen handelt es sich um einen Mineralstoffwechseldefekt (z. B. Kupferstoffwechsel), dieser ist ebenfalls unter dem Kapitel 3.6, Abschnitt 1.4 zu finden.

Bis jetzt sind weit über 100 Skelettdysplasien bekannt, die geschätzte Häufigkeit liegt etwa bei 1: 2000.

Ein wesentliches Symptom der Osteodysplasien ist der Minderwuchs. Es handelt sich dabei meist um einen dysproportionierten Minderwuchs: In einigen Fällen ist die Wirbelsäule stark betroffen und höhengemindert, dies führt zu einem kurzrumpfigen Minderwuchs. In Fällen, in denen die Extremitäten stärker verkürzt sind, handelt es sich um einen kurzgliedrigen Minderwuchs oder um eine Mikromelie. Bei ungleicher Beteiligung der Extremitätensegmente unterscheidet man eine proximal betonte (rhizomele), medial betonte (mesomele) oder distal betonte (akromele) Form der Mikromelie. Nach den im Röntgenbild sichtbaren Veränderungen lassen sich bei Mehrfachbeteiligung auch kombinierte Osteodysplasien beschreiben wie z. B. die spondyloepiphysäre oder die spondylometaphysäre Chondrodysplasie.

Die Erwachsenengröße ist bei den meisten unter 140 cm. Die geistige Entwicklung ist meist normal. Zusätzlich können Deformierungen der langen Röhrenknochen, Gelenkfehlstellung, Skoliose vorhanden sein. Wichtig ist der Hinweis, daß bei den meisten Osteodysplasien Begleitdefekte wie Augenstörungen, Gaumenspalten, Schwerhörigkeit, eigenartige Facies, Herzfehler, Urogenitalfehlbildungen oder auch Defekte im Immunsystem vorkommen können. Sie sind nicht nur zur Diagnosefindung wichtig sondern auch für eine allenfalls mögliche operative Korrektur. Demgegenüber gibt es für die Osteodysplasien keine kausale Therapie.

b) Nomenklatur: Die etwa seit 1960 einsetzende rasche Entwicklung von Beschreibungen der verschiedensten Knochendysplasien bedingte zunächst eine große Anzahl synonymer Krankheitsbezeichnungen. Eine Festlegung auf eine internationale Nomenklatur war erforderlich. Diese internationale Nomenklatur, die sogenannte „Pariser Nomenklatur" liegt jetzt in der 1983 revidierten und 1984 veröffentlichten Überarbeitung vor. Es kann sich jedoch auch hier nicht um eine endgültige Klassifizierung handeln, da die einheitliche Benennung vor allem auf klinischen und radiologischen Kriterien beruht. Erst in Kenntnis des biochemischen Defektes, also der Pathogenese, wird eine kausalorientierte Nomenklatur möglich sein.

Die hier vorgenommene Gliederung besteht in einer Annäherung an die 1983 revidierte Form der „Pariser Nomenklatur". Es wird versucht, vor allem die einheitliche Benennung der Osteodysplasien beizubehalten, wohingegen die Dysostosen an anderer Stelle beschrieben werden. Auch die hier gebrauchte Unterteilung geschieht in Anlehnung an die Pariser Nomenklatur. Es sind jedoch geringe Veränderungen vorgenommen worden und einige sehr seltene Osteodysplasien ausgelassen oder nur namentlich genannt, da dies den Umfang der zur Verfügung stehenden Druckseitenzahl überschreiten würde. Es wird auf die neue Auflage von „Bone Dysplasias" von SPRANGER und Mitarbeiter hingewiesen. Diese erweiterte Auflage befindet sich zur Zeit im Druck [31].

c) Röntgenuntersuchung: Bei klinischem Verdacht auf das Vorliegen einer Osteochondrodysplasie ist es nach dem ersten Lebensjahr sinnvoll zunächst 3–4 Röntgenaufnahmen durchzuführen, um eine Befundung zu ermöglichen, in manchen Fällen muß dann gezielt und individuell weiter untersucht werden.

1. Röntgenaufnahme der Hand p. a.,
2. Röntgenaufnahme des Beckens a. p. (bei männlichen Patienten mit Gonadenschutz, der nicht die Sitz- und Schambeine bedeckt, bei weiblichen Patienten ohne Gonadenschutz!),
3. Röntgenaufnahme der Wirbelsäule seitlich, d. h. LWS und Sakrum am besten noch thorakolumbaler Übergang.
4. Als vierte Aufnahme ist in manchen Fällen hilfreich eine seitliche Röntgenaufnahme des Schädels durchzuführen.

Im Säuglings- und vor allem Neugeborenenalter bevorzugen wir ein sog. „Babygramm": Es handelt sich um eine Ganzaufnahme des Skelettes im a.p.-Strahlengang, diese kann im Bett oder auch im Brutkasten durchgeführt werden. Diese Aufnahme gibt mit einer Untersuchung einen Überblick über die vorhandenen Fehlbildungen. Daraus ergeben sich unter Umständen weitere gezielte Untersuchungen. Die Aufnahme kann auch postmortal durchgeführt werden.

1 Frühletale Formen

Die Kinder werden tot geboren oder sterben kurz nach der Geburt. Solche Fehlbildungen sind meistens schon intrauterin durch Ultraschalluntersuchung bekannt, selten allerdings sicher zu klassifizieren, manchmal werden auch intrauterine Röntgenuntersuchungen durchgeführt.

1.1 Achondrogenesis

Es gibt mindestens zwei Unterformen: Typ I PARENTI-FRACCARO und Typ II LANGER-SALDINO.

Vererbung: Autosomal rezessiv

Bei beiden handelt es sich um eine kurzgliedrige Minderwuchsform mit massivem Ossifikationsrückstand, hydropischem Aussehen mit großem Kopf und sehr kurzem Rumpf, ohne daß sichtbar der Hals abgrenzbar wäre. Die Extremitäten sind extrem kurz.

Röntgen: Keine oder schwer retardierte Ossifikation der Wirbelkörper einschließlich Sakrum. Faßform des knöchernen Thorax mit sehr kurzen und waagerecht verlaufenden Rippen.

Typ I: sehr dünne Rippenverläufe und aufgetriebene Enden mit mehreren Frakturen und Kallusbildung. Die langen Röhrenknochen sind bis zur Quadratform grotesk verkürzt und gezackt, die Beckenschaufeln sind im Höhendurchmesser schwerst reduziert, Sitz- und Schambeinäste sind nicht oder nur stippchenförmig verknöchert. Durch die schwere Verkürzung der langen Röhrenknochen bis zur Quadratform mit gezackten Enden ist die Mikromelie zu klären. Die Verbiegung der Extremitätenknochen ist hier so stark, daß sie eine eigentliche Röhrenform nicht mehr aufweist. Die Ossifikation der Schädelkalotte ist sehr mangelhaft.

Typ II: die Rippen sind nicht ganz so kurz und dünn und zeigen keine Frakturen (Abb. 1). Die Beckenschaufeln-Deformierung ist vorhanden, jedoch weniger stark ausgeprägt gegenüber Typ I, die Ossifikation im Bereich der lumbalen Wirbelkörper fehlt vollständig, ebenso Sitz- und Schambein sowie das Sakrum. Die langen Röhrenknochen sind nicht so hochgradig verkürzt wie bei Typ I. Es findet sich besonders im distalen Femur eine konkave Begrenzung und auch metaphysäre spornartige Ausziehungen.

1.2 Thanatophore Dysplasie

Der Name dieser Osteodysplasie wurde 1967 von MAROTEAUX et al. [19] geprägt und bedeutet, daß diese Fehlbildung „den Tod in sich trägt". Es ist wohl die häufigste der frühletalen Dysplasien, wobei der Name im Grunde auch für die übrigen Vertreter der zum Tode führenden Dysplasien passen. Die eigentliche thanatophore Dysplasie wurde von MAROTEAUX gegenüber der Achondroplasie abgegrenzt. Heute wird die Diagnose meist intrauterin gestellt durch Ultraschall und der Tatsache, daß in etwa 70% der Fälle ab der 30. Schwangerschaftswoche Hydramnion diagnostiziert wird.

Der Vererbungsmodus ist unbekannt, das Vorkommen ist sporadisch, und alle Eltern von Kinder mit thanatophorer Dysplasie haben – soweit bis jetzt bekannt – keine Skelettdysplasie.

Klinik: Dysproportionierter Minderwuchs mit sehr kurzen Gliedern und relativ normaler Rumpflänge. Bei den oft extrem kurzen Extremitäten imponieren zahlreiche Hautfalten. Es liegt eine hochgradige Akromikrie vor. Schmale Thoraxform. Auffallend großer Schädel, eingezogene Nasenwurzel und sehr vorspringende Augen.

Die meisten Kinder sterben in den ersten Lebensstunden oder Tagen durch mechanisch bedingte Atemnot, die längste bekannt gewordene Überlebenszeit soll 5 Monate betragen.

Röntgen (Abb. 2a, b): Bei sehr kurzen Rippen ist der Durchmesser des knöchernen Thorax im a.p.- und seitlichen Strahlengang eng. Das hervorstechendste Merkmal sind die maximal abgeflachten Wirbelkörper mit kerbenartigen Knochendefekten in der oberen und unteren Deckplatte. Es resultiert eine H- oder „∩"-Form (umgekehrte U-Form). Dabei sind – im seitlichen Strahlengang gut zu erkennen – die abgeplatteten Wirbelkörper mit einer dorsalen Konkavität versehen. Die Lumbalwirbelkörper zeigen oftmals eine ventrale Zungenbildung. Der Rumpf ist insgesamt wegen der eher verbreiterten Zwischenwirbelscheiben normal lang.

Die Beckenschaufeln zeigen eine ausgeprägte Höhenminderung mit nahezu Quadratform. Im Ge-

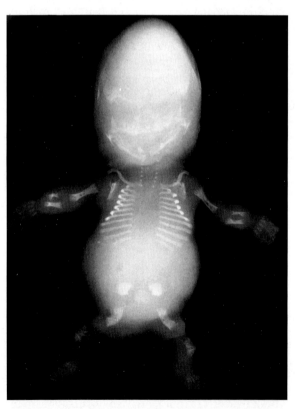

Abb. 1. Achondrogenesis Typ II. Totgeburt, 20. SSW. Keine WK, aber auch keine Rippenfraktur (zum Unterschied zu Typ I), Verkürzung der langen Röhrenknochen, in den Metaphysen konkave Begrenzung und spornartige Ausziehung. Fast keine Ossifikation der Schädelkalotte

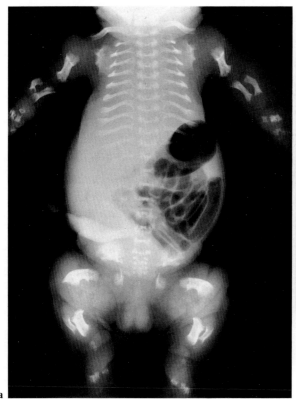
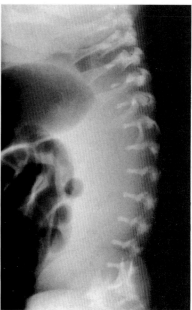

Abb. 2a, b. Thanatophore Dysplasie: Kind hat nur wenige Stunden gelebt. **a, b** Babygramm und WS seitlich: hervorstechendstes Merkmal sind die maximal abgeflachten Wirbelkörper, kurze Extremitäten mit „Telefonhörer-Zeichen" des Femurs

gensatz zur Achondroplasie sind sie ganz besonders kurz und gedrungen. Sehr kurze und eher breite Sitzbeinanteile. Die mikromelen langen Röhrenknochen erscheinen plump mit dornartigen metaphysären Vorsprüngen. Die Femurknochen sind gekrümmt und nach lateral verbogen. Man findet das „Telephonhörer"-Zeichen („French Telephon-receiver"). Die Schädelkalotte ist sehr groß und relativ gut ossifiziert.

1.3 Thanatophore Dysplasie mit Kleeblattschädel

In einigen Fällen ist eine dreigelappte Schädelform mit der thanatophoren Dysplasie kombiniert, dem sogenannten Kleeblattschädel. Es handelt sich dabei um eine schwer pathologische Ossifikationsstörung der Schädelnähte, wie sie auch bei Kleeblattschädel ohne weitere Skelettdysplasien vorkommen kann. In den kombinierten Fällen nehmen PARTINGTON et al. [22] eine mögliche autosomal rezessive Vererbung an.

1.4 Kurzripp-Polydaktylie-Syndrom

Synonym: Short-rib-polydaktylie-Syndrom (SRPS), Typ I SALDINO-NOONAN-Syndrom, Typ II MAJEWSKI (numeriert nach der Pariser Nomenklatur)

Diese beiden Typen haben die meisten klinischen Symptome und auch die autosomal rezessive Vererbung gemeinsam. Das Aussehen bei Geburt ist hydropisch, sehr enge Thoraxform mit eher aufgetriebenem Abdomen, sehr kurze Extremitäten, Polydaktylie (oder auch Polysyndaktylie). Multiple innere Fehlbildungen wie Herz-Gefäßmalformationen (häufig Transposition der großen Gefäße), Nierenfehlbildungen, sowie Anomalien der inneren und äußeren Genitale. Bei Typ II findet sich eine sehr kurze flache Nase, Deformierung der Ohren, eine Spaltbildung der Lippen und des Gaumens ist möglich. Polydaktylie prä/oder postaxial. Die Kinder werden tot geboren oder sterben kurz nach der Geburt an kardiorespiratorischer Insuffizienz.

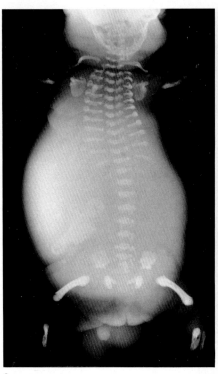 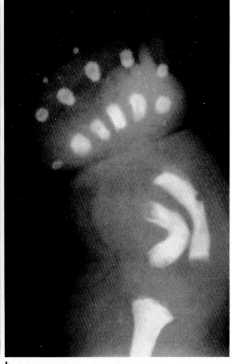

Abb. 3a b. Kurzripp-Polydaktylie-Syndrom, Typ I SALDINO-NOONAN. **a** Babygramm, Totgeburt. Extrem kurze Rippen, „Tulpenform" des Beckens. **b** außer Hexadaktylie schwere Deformierung von Radius und Ulna: „Torpedoform"

Röntgen

Typ I: kurze Rippen, die horizontal gelagert sind, sehr kleine Beckenschaufeln mit horizontalem Verlauf des Pfannendaches („Tulpenform"). Extrem starke Verkürzung der Extremitätenknochen mit ausgefransten Enden: „Torpedoform" (Abb. 3a, b). Die Wirbelkörper sind schwach ausgebildet besonders in der anterioren Portion. Verbreiterte intervertebrale Zwischenwirbelabstände. Postaxiale Polydaktylie.

Typ II: zum Unterschied von Typ I haben die Beckenschaufeln normale Form, an den langen Röhrenknochen ist eine bessere Begrenzung vorhanden, wenn auch mit leichter Deformierung. Humerus, Radius und Ulna sind nur verkürzt, wohingegen die Tibia proximal verkürzt und auch deformiert erscheint. Die proximale Femur- und Humerusepiphysen sind praematur verknöchert. Hand- und Fußskelett mit prae- und/oder postaxialer Polydaktylie.

Differentialdiagnose: Beim SALDINO-NOONAN-Typ ist die Verkürzung der Rippen und der Extremitätenknochen sowie die Irregularität an den metaphysären Enden wesentlich stärker ausgeprägt. Auch der Unterschied des normalen Beckens beim Typ II gegenüber dem schwerst deformierten Becken des Types I ist ganz wesentlich. Lippen- und Gaumenspalten sind beim MAJEWSKI-Syndrom beschrieben, nicht bei SALDINO-NOONAN, umgekehrt keine Analatresie bei Typ MAJEWSKI. Weitere Abgrenzung zur chondroektodermalen Dysplasie, bei der ebenfalls kurze Rippen und auch Polydaktylie sowie Fehlbildungen innerer Organe vorhanden sein können, ist wichtig. Die kurze Tibia beim MAJEWSKI-Typ dient zur differentialdiagnostischen Abklärung.

Ein weiterer Typ des SRPS wird von manchen Autoren genannt: GIEDION [7] führt 1981 in seiner tabellarischen Darstellung „Zur Differentialdiagnose der frühletalen Syndrome und Dysplasien mit Polydaktylie" den Typ III des SRPS an. Synonym: „VERMA-NAUMOFF-Syndrom". In Klinik und röntgenologischen Veränderungen ist dieser Typ III fast identisch mit Typ I. Offensichtlich tritt er aber häufiger auf. Ein wesentliches Unterscheidungsmerkmal ist die Form des Femurs, die an eine von beiden Seiten angeschälte Banane erinnert.

Weitere Formen, vorläufig nicht klassifizierbar und noch unklarer Genetik, wurden 1980 von GIEDION [6] diskutiert.

Die oben zitierte Tabelle von GIEDION [7] ist hilfreich zur Unterscheidung der drei Typen des SRPS. Eine weitere Tabelle, ebenfalls in diesem Beitrag, bedeutet eine hervorragende Darstellung der Unterscheidungsmerkmale aus radiologischer Sicht für alle letalen Skelettdysplasien und Dysostosen.

2 Früh manifeste, meist nicht letale Osteodysplasien

2.1 Chondrodysplasia punctata, rhizomele Form

Synonym: Chondrodysplasia punctata, rezessiver Typ

Die röntgenologisch nachgewiesenen kalkspritzerartigen Verkalkungen am Achsenskelett und auch in den Extremitäten gaben zunächst den Namen für ein Krankheitsbild, das seit 1970 von SPRANGER et al. [30] in zwei sehr unterschiedliche Dysplasieformen differenziert werden konnte. Die rhizomele, autosomal rezessive Form ist deutlich abzugrenzen gegenüber dem autosomal dominanten CONRADI-HÜNERMANN-Typ.

Klinik: Bei der Geburt „Hamstergesicht" („Chipmunk"-ähnlich), typisch kleiner bis mikrozephaler Kopf und rhizomeler Minderwuchs, wobei besonders die Oberarme symmetrisch betroffen sind. Weitere pathologische Befunde sind Katarakt und Gelenkkontrakturen. Die meisten Patienten sterben im ersten Lebensjahr an Infekten bei möglicher Immunschwäche. Bei Überleben bis ins Kleinkindesalter treten Tetraspastik und Idiotie ein. Hautveränderungen, Gaumenspalte, Fußfehlbildungen, Vitium cordis, Optikusatrophie in seltenen Fällen.

Röntgen (Abb. 4a, b; 5a, b): Es handelt sich um eine epimetaspondyläre Dysplasie mit vor allem später auftretenden ausgefransten Metaphysen. Diagnostisch wichtig, aber keineswegs nur für diese Dysplasie spezifisch, sind die symmetrisch angeordneten punktförmigen Verkalkungen, meist in knorpelig vorgebildeten Skelettabschnitten. Im Bereich der WS sind fast alle Wirbelkörper zweigeteilt durch eine Knorpelscheibe, einen sog. „coronal cleft", dies besonders deutlich im seitlichen Strahlengang. Die Spalten verschwinden zwar langsam, sind aber – bei Überleben – im Kleinkindesalter als

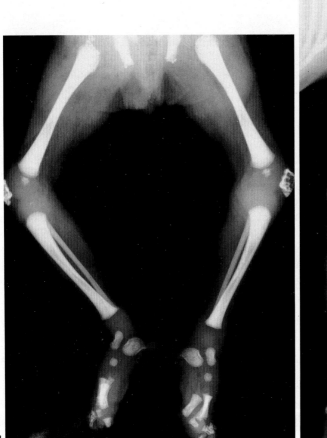
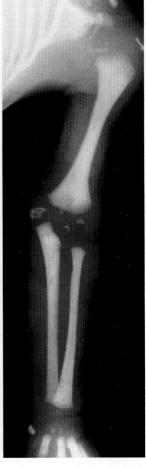

Abb. 4a, b. Chondrodysplasie punctata, rhizomele Form. 6 Tage alt.
a, b Punktförmige Verkalkungen an knorpelig vorgebildeten Skelettabschnitten

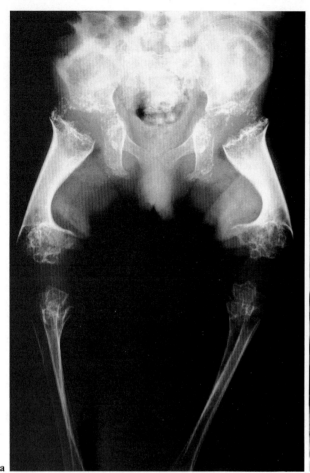
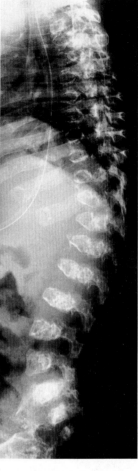

Abb. 5a, b. Chondrodysplasia punctata, rhizomele Form. 4 Jahre alt. **a, b** Am Becken und Unterextremitäten sowie WS schwerste epi-meta-spondyläre Dysplasien

schartenförmige Einziehungen nachweisbar. Auffallend ist – bei rhizomeler Dysplasie – die symmetrische Verkürzung von Humerus und Femur, ganz besonders stark ausgeprägt am Humerus. Die Epiphysen verknöchern – entsprechend der vorbestehenden spritzerartigen Kalkeinlagerungen – unregelmäßig und verspätet. Auch die anderen punktförmigen Kalkspritzer an Sitz- und Schambein, Hand- und Fußwurzel sowie Sternum verschwinden im Laufe des ersten Lebensjahres röntgenologisch.

2.2 Chondrodysplasia punctata, Typ CONRADI-HÜNERMANN

Synonym: Chondrodysplasia punctata, dominanter Typ

Die Vererbung ist nicht nur autosomal dominant möglich, auch X-chromosomal dominant mit letalem Ausgang beim männlichen Geschlecht ist beschrieben.

Klinik: Das Sprektrum der Symptome ist ausgesprochen variabel, bei Überleben des ersten Lebensmonates insgesamt gute Überlebenschancen. Der Gesichtsausdruck ist durch „mongoloide" Augenstellung, prominente Stirn und Sattelnase gezeichnet. Die Verkürzung der Extremitäten ist asymmetrisch und ist damit zum rhizomelen Typ deutlich unterscheidbar. Kontrakturen können auch hier auftreten, Katarakt ist sehr selten, ichthyosiforme Hautveränderungen und zusätzlich Alopezie können beobachtet werden. Später zunehmende Skoliose.

Röntgen (Abb. 6a–d): Die dysplastischen Veränderungen sind vorwiegend epiphysär, weniger im Achsenskelett. Die kalkspritzerartigen Einlagerungen können asymmetrisch sein und vor allem zahlreich an Brust- und Lendenwirbelsäule. Die langen Röhrenknochen sind normal modelliert, aber häufig unterschiedlich verkürzt. Die Wirbelkörper sind vielgestaltig deformiert, meist tritt eine Skoliose auf.

Skelettdysplasien (Osteochondrodysplasien)

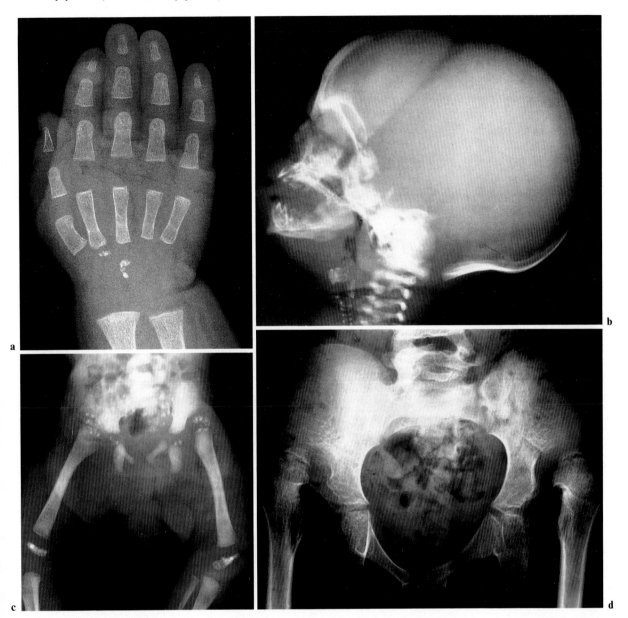

Abb. 6a–d. Chondrodysplasia punctata, dominanter Typ (CONRADI-HÜNERMANN). **a** 2 Monate alt. Kalkspritzerartige Einlagerung im Bereich der Handwurzel. **b** 2 Tage alt. Verkalkungen im Bereich des Trachealknorpels (Prof. Grundner, Marburg). **c** 3 Tage alt. Auffallend viele punktförmige Verkalkungen im Becken, WS und Kniebereich. **d** Dasselbe Kind wie Abb. a und c, jetzt 8 Jahre alt: Die Beckenaufnahme zeigt die extreme Hüftluxationsstellung, sehr schmale proximale Femurepiphysen

Schwere Hüftdysplasie mit Luxationsstellung wird beobachtet. Röntgenologisch schon beim Neugeborenen zu erkennen sind Verkalkungen von Hyoid, Larynx- und Trachealknorpel, sie können ein ungenügendes Wachstum der Luftröhre bedingen, so daß später eine Dyspnoe eintreten kann. Diese, 1976 von KAUFMANN et al. [17] beschriebenen atypischen punktförmigen Verkalkungen sind offensichtlich nur beim eigentlichen CONRADI-HÜNERMANN beobachtet worden.

Anmerkung: Die röntgenologisch erfaßbaren kalkspritzerartigen Einlagerungen im Skelett sind keineswegs spezifisch für die Chondrodysplasia punctata. Es gibt weitere Erkrankungen die mit diesem Symptom einhergehen können. Differentialdiagnostisch wichtig ist die „Warfarin-Embryopathie". Sie findet sich beim Neugeborenen nach Dicumarol-Medikation während der Schwangerschaft. Weitere Erkrankungen, die in Frage kommen sind: Arthritis und Chondritis Bakteriämie, Zellweger-Syndrom, G_{M1}-Gangliosidose, Smith-Lemli-Opitz-Syndrom, Trisomie 18, Trisomie 21 u. a.

3 Vorwiegend epiphysäre Dysplasien

3.1 Multiple epiphysäre Dysplasie

Synonym: Fairbanksche Krankheit, Ribbingsche Krankheit, multiple epiphyseal Dysplasia, tarda (Rubin)

Die Vererbung ist autosomal dominant, wahrscheinlich mit verschieden starker Ausprägung. Eine Heterogenität ist möglich (manche unterscheiden zwischen rezessivem Typ der MED vom Typ Ribbing gegenüber einem dominanten MED Typ Fairbank).

Klinik: Die Ribbingsche Form verläuft im allgemeinen leichter gegenüber dem Fairbank-Typ mit klinisch und röntgenologisch deutlicherer Symptomatik. Die Befunde sind im wesentlichen uncharakteristisch, über Steifheit, Schmerzen und Bewegungseinschränkungen vor allem im Hüftgelenk und in der Wirbelsäule wird geklagt. Auftreten der ersten Symptome im Kleinkindes- bis Kindesalter mit Watschelgang. Mäßiger Minderwuchs bei normalen Körperproportionen, thorakale Kyphose ist möglich.

Röntgen (Abb. 7a, b): Typisch ist der Befall der Epiphysen, diese sind unregelmäßig begrenzt, sie sind flach bis sehr flach und insgesamt verkleinert. Die Femurköpfe sind anfänglich geringgradig, später stärker, besonders medial abgeflacht: „Phrygische Mütze". Da alle Epiphysen beteiligt sein können, finden wir die epiphysären Unregelmäßigkeiten auch im Knie, Hand- und Fußgelenk, bei Typ Ribbing stärker als beim Typ Fairbank. Wirbelkörperverformung, besonders in der BWS sind verschieden starke Abflachung mit irregulären Deckplatten, anfänglich auch ovoid, später mehr ventral flach. Hand- und Fußbeteiligung besteht in verzögerter und unregelmäßiger Ossifikation auch von Karpus und Tarsus. Auch die Epiphysen sind verzögert ossifiziert; somit kann die physiologische Knochenalterbestimmung hier nicht angewendet werden.

Differentialdiagnose: Die Abgrenzung muß vor allem gegenüber dem M. Perthes (nie phasengleich beidseitig) und der Hypothyreose (Kretinenhüfte

Abb. 7a, b. Multiple epiphysäre Dysplasie. 5 Jahre alt. **a** Becken mit primärer schwerer Epiphysenstörung, als „Perthes" fehlgedeutet. **b** Dasselbe Kind: epiphysäre Höhenminderung im Kniebereich nur mäßig, doch deutlich im distalen Femur ausgebildet

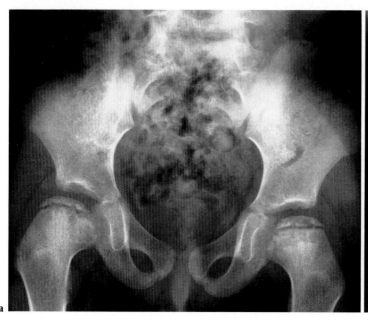
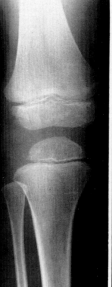
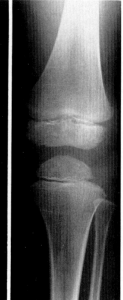

oder „Pseudoperthes") geschehen. Auch an ein chronisch-entzündliches Gelenkleiden muß im Hinblick auf eine Abgrenzung gedacht werden.

3.2 Arthroophthalmopathie

Synonym: Stickler-Syndrom. *Vererbung:* autosomal dominant

Klinik: Es handelt sich um eine Bindegewebsdysplasie mit Ausprägung einzelner Symptome wie:
1. Augensymptome mit Myopie (häufige Ursache der erblichen Myopie!) Katarakt, Netzhautablösung, die unbehandelt zur Erblindung führt.
2. Orofaziale Symptome: Pierre-Robin-Syndrom ähnlicher Gesichtsausdruck, manchmal hintere Gaumenspalte, Taubheit und Zahnanomalien.
3. Schmaler, marfanoider Körperbau, Überstreckbarkeit und Hervortreten der Gelenke, Arthropathie. Normale Körpergröße.

Röntgen: Die Skelettveränderungen sind eigentlich spondyloepiphysär, insgesamt wenig ausgeprägt und uncharakteristisch. Flache Epiphysen, besonders proximaler Femur, führen häufig zu früh auftretenden Arthrosen.

Nur mit Hilfe der klinischen Befunde ist das Stickler-Syndrom von der multiplen epiphysären Dysplasie und der spondyloepiphysären Dysplasie zu differenzieren [28].

3.3 Larsen-Syndrom

Synonym: multiple kongenitale Dyslokationen (Luxationen)

Dieses Krankheitsbild wird unter Kapitel 3.2, Angoborene Extremitätenfehlbildungen von M. MERADJI beschrieben.

4 Vorwiegend metaphysäre Dysplasien

4.1 Achondroplasie

Synonyma: Achondroplasia congenita, (früher) Chondrodystrophia fetalis

Es handelt sich hier um die wohl häufigste Form aller kurzgliedrigen Minderwuchsformen und war bereits im Altertum bekannt. Der Name Achondroplasie von PARROT 1878 festgelegt, gilt heute noch, obwohl die Benennung irreführend ist (zit. bei SILVERMAN) [27]. Eine noch unbekannte Hemmung der Knorpelproliferation in der Wachstumszone des Knochens führt zu einem schweren, verminderten metaphysären Knochenanbau. Auch die Ausfräsung, die eigentliche Strukturbildung der Metaphyse, ist gebremst, wohingegen das appositionelle Knorpelwachstum in der Peripherie der Physis nicht gestört ist. Im Grunde liegt deswegen vorwiegend eine alle Knochenanteile betreffende metaphysäre Störung vor.

Die Vererbung ist autosomal dominant, obwohl die Zahl der Neumutationen auf 80-90% geschätzt wird. Die Mutationsrate soll mit dem zunehmenden Alter des Vaters korrelieren.

Klinik: Bereits beim Neugeborenen ist der ausgesprochen rhizomele Minderwuchs, der große Schädel mit prominenter Stirn und eingezogener Nasenwurzel zu erkennen, auch die Muskelhypotonie ist typisch und läßt sozusagen eine Blickdiagnose zu. Die ringförmigen Hautfalten an den Oberarmen und Oberschenkeln („Michelinringe") gehen auf die besonders starke Verkürzung der proximalen Gliedmaßen (rhizomel!) zurück. Typisch ist auch die sog. „Tatzen- oder Dreizackhand".

Im 1. und 2. Lebensjahr wächst die Schädelkalotte stark, dann verläuft die Schädelwachstumskurve abflachend. Die Körperwachstumskurve verläuft bis zum 14. Lebensjahr unter den Normwerten, um aber dann noch weiter abzusinken. Erwachsenenlänge insgesamt etwa: 124 cm bei weiblichen, 131 cm bei männlichen Patienten.

Röntgen (Abb. 8 a-c): Die rhizomele Mikromelie ist deutlicher an den Armen (Humerus stärker verkürzt gegenüber Radius und Ulna), weniger ausgeprägt an den Beinen (Femur nur relativ wenig kürzer als Tibia und Fibula). Der Schenkelhals zeigt vor allem beim jungen Säugling in der a.p.-Aufnahme eine sehr typische breite, querverlaufende Aufhellungszone, weil hier der a.p.-Durchmesser vermindert ist. Dieser Befund schwindet zwar im Laufe des Kleinkindesalters, ist aber pathognomonisch für die Achondroplasie. Die distalen Femurmetaphysen sind breit ausladend, insbesondere nach medial, die zu spät einsetzende Verknöcherung der Epiphysen sinken dann faltenartig in die Metaphyse ein. Dadurch entsteht eine mäßige metaphysäre Unregelmäßigkeit, am meisten ausgeprägt in der distalen Femurmetaphyse und der proximalen Tibiametaphyse. Die Fibula ist - mit dem Alter zunehmend - relativ zur Tibia etwas verlängert: sog. „fibularer Vorsprung". Hände und Füße sind deutlich verkürzt. Die nur im Kindesalter vorhandene Dreizackhand ist bedingt durch eine Schrägstellung der 2. Grundphalanx nach radial und der 4. Grundpha-

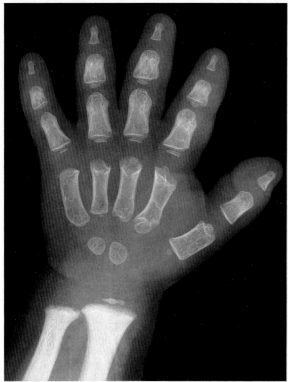
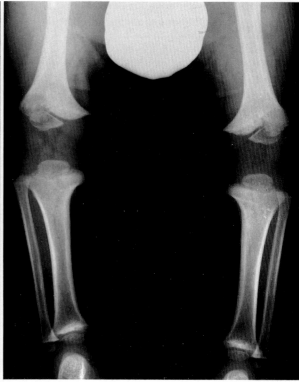
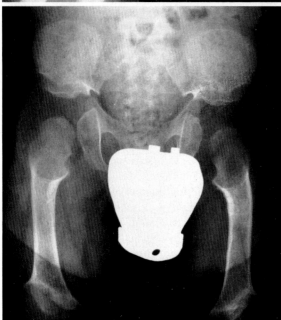

Abb. 8 a–c. Achondroplasie. **a** 3 Jahre alt, Brachymetakarpie und Brachyphalangie mit angedeuteter „Dreizackhand". **b** Dasselbe Kind, schwere metaphysäre Dysplasie mit nach medial breit ausladendem Vorsprung. Relativ spät einsetzende Epiphysenbildung mit faltenartigem Einsinken in die metaphysäre Unregelmäßigkeit. **c** 21 Monate altes Kleinkind: Becken mit typischer verkleinerter Incisura ischiadica major und Quadratform der Beckenschaufeln, bandförmige Aufhellung des Femurhalses

lanx nach ulnar, dadurch wird die 3. Grundphalanx isoliert. Das Knochenalter ist bei der Geburt normal, danach eher rückständig, in der Pubertät ist das KA dem chronologischen Alter voraus, bedingt durch einen vorzeitigen Epiphysenschluß.

Das Becken ist beim Neugeborenen nahezu von quadratischer Form. Die Incisura ischiadica ist extrem klein und zeigt einen nach medial gerichteten Sporn am ventralen Ende. Auch mit zunehmendem Alter bleibt die Deformierung des Darmbeines bestehen, allerdings weniger ausgeprägt. Praktisch horizontal verlaufendes Pfannendach.

Die Röntgenaufnahme des Schädels zeigt bei stark verkürzter Schädelbasis eine sehr große Schädelkalotte besonders frontal. Die große Fontanelle schließt verzögert, das Foramen magnum ist zu klein.

Wirbelsäule: Beschreibung siehe Kapitel 6, Wirbelsäule von C. FLIEGEL.

Differentialdiagnose: Offensichtlich sind auch homozygote Formen der Achondroplasie beobachtet worden [13]. Diese extrem seltenen Fälle sind radiologisch der thanatophoren Dysplasie ähnlicher als der eigentlichen heterozygoten Achondroplasie.

Skelettdysplasien (Osteochondrodysplasien)

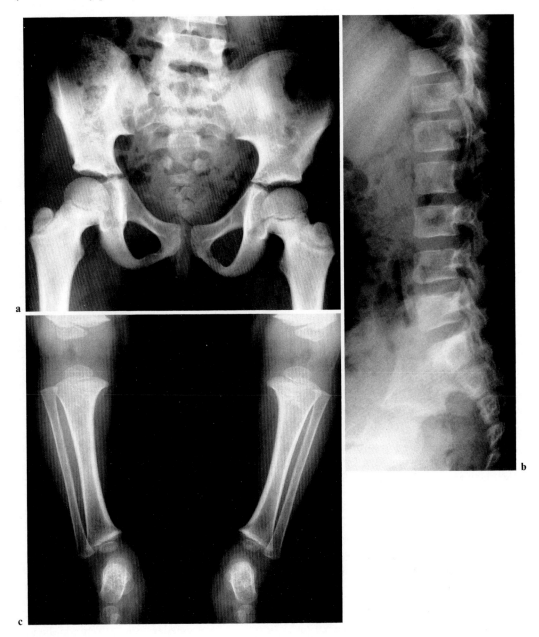

4.2 Hypochondroplasie

Die Vererbung ist autosomal dominant. Es gibt viele Spontanmutationen bei statistisch gesichertem erhöhtem Alter des Vaters.

Klinik: Minderwuchs mit dysproportionierten kurzen Extremitäten. Da der Minderwuchs wesentlich weniger stark ausgeprägt ist gegenüber der Achondroplasie, besteht häufig eine diagnostische Verwechslung mit „konstitutionellem Kleinwuchs". Im übrigen sind die klinischen und radiologischen Bilder ähnlich, nur leichter als bei der Achondroplasie.

Abb. 9 a–c. Hypochondroplasie. **a** 5 Jahre. Becken. kurze und breite Schenkelhälse mit nach caudal abnehmendem Bogenwurzelabstand. **b** 8 Jahre. WS seitlich: kurzer Bogenwurzelabstand und dorsale Eindellung der LWK. **c** 3 Jahre. Unterschenkel: bereits hier ist schon deutlich die Verlängerung der Fibula, besonders distal, sog. „fibularer Vorschub"

Röntgen (Abb. 9 a–c): Die Extremitätenknochen sind geringfügig verplumpt und verkürzt mit leicht ausladenden Metaphysen. Relative Verlängerung

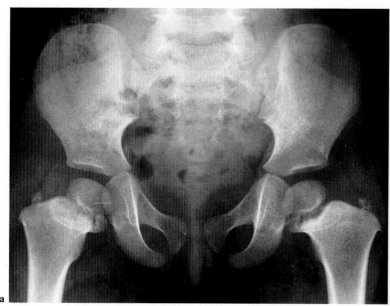
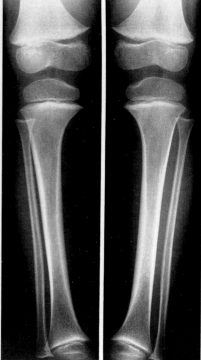

Abb. 10a, b. Metaphysäre Dysplasie (Typ SCHMID) **a** 4 Jahre alt. Becken mit Coxa-vara-Stellung durch starke Verkürzung des Schenkelhalses. **b** Dasselbe Kind: nur wenig ausgebildet aber doch deutlich sind die metaphysären Verbreitungen besonders nach medial

der Fibula (fibularer Vorsprung) gegenüber der Tibia. Mäßige Brachydaktylie. Im Bereich der WS ist der nach kaudal abnehmende Bogenwurzelabstand in der LWS und im seitlichen Strahlengang eine dorsale Eindellung der Wirbelkörper und verminderter Sagittaldurchmesser der Wirbelkörper konstant, aber nur mäßig ausgebildet nachweisbar. Kurze und breite Schenkelhälse. Die Schädelkalotte ist nicht oder nur wenig prominent gegenüber dem Gesichtsschädel.

4.3 Metaphysäre Chondrodysplasien

Synonym: Metaphysäre Dysostosen

Unter diesem Begriff wird heute eine sehr heterogene Gruppe verstanden, die klinisch, genetisch und radiologisch sich unterscheiden, aber ein wesentlicher Röntgenbefund ist allen gemeinsam: die Struktur und Formveränderung der langen Röhrenknochen im Bereich der Metaphysen. Gemeinsam ist auch der Kleinwuchs.

Typ Jansen (Typ Murk-Jansen). Dieses Krankheitsbild ist sehr selten und autosomal dominant vererblich. Es besteht Minderwuchs bei generalisierten metaphysären Veränderungen, die rachitisähnlich sein können (Im Serum Nachweis von erhöhtem Kalzium!). Verdickung der Schädelbasis und Hervortreten des Supraorbitalbogens. Als radiologische Besonderheit gelten die grotesken Ossifikationsstörungen der Metaphysen am Handskelett.

Typ Schmid (Abb. 10a, b). Die in der Literatur wohl am häufigsten zitierte metaphysäre Dysplasie ist die Schmidsche Form, die als heterogen in Bezug auf die Vererbung gelten kann. Betroffen sind vor allem Schenkelhals (Coxa vara) und Kniebereich. Auch hier wieder die differentialdiagnostische Unterscheidung zur Rachitis in Abheilung aber auch gegenüber dem „Battered Child-Syndrom"!

Typ McKusick
Synonym: Knorpel-Haar-Hypoplasie. *Vererbung:* autosomal rezessiv

Klinik: Minderwuchs mit kurzen Gliedern und typischen kleinen, plumpen Händen und Füßen. Überstreckbarkeit vorwiegend der Finger. Von dem sehr schütteren feinen Haupt- und Körperhaar, sowie spärliche Ausbildung von Augenbrauen und Wimpern rührt die Bezeichnung der Knorpel-Haar-Hypoplasie her.

Skelettdysplasien (Osteochondrodysplasien)

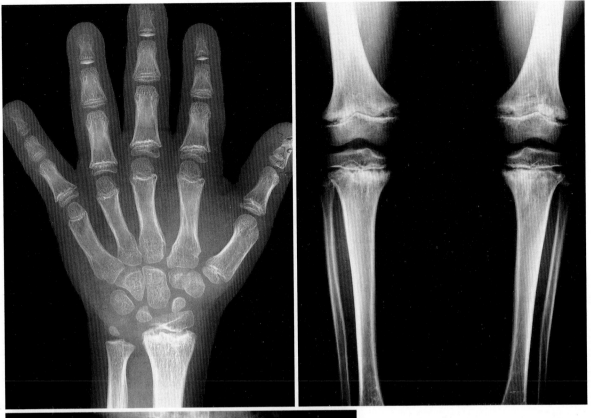

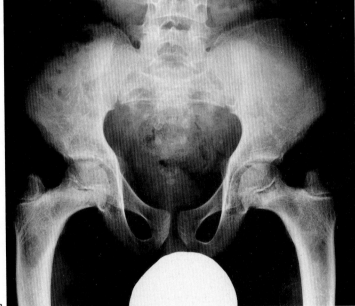

Abb. 11a–c. Metaphysäre Dysplasie (Typ MCKUSICK). 12 Jahre: **a** schwere metaphysäre Unregelmäßigkeiten im ganzen Handskelett; **b** dasselbe Kind: auch im Bereich der Kniemetaphysen deutliche unregelmäßige Knochenstruktur; **c** dasselbe Kind: durch metaphysäre Veränderungen Entstehung einer Coxa vara-Stellung. Durch klinischen Befund des schütteren und feinen Haarwuchses ist die Diagnose zusätzlich bestätigt

MCKUSICK hat diese Sonderform der metaphysären Chondrodysplasie im Inzuchtgebiet der Amichpeople in Pennsylvanien relativ häufiger gefunden, sonst handelt es sich um eine sehr seltene Dysplasie.

Röntgen (Abb. 11a–c): Neben den weniger oder nur mäßigen Veränderungen in den Metaphysen (Knie) und mäßigen Veränderungen an der Wirbelsäule, sind die Hände sehr auffallend: Brachymetakarpie und Brachymesophalangie und sehr häufig Zapfenepiphysen, die zur vorzeitigen Ossifikation führen und dadurch zur Verkürzung der Hand insgesamt.

Anmerkung: Zusätzlich sind festdefinierte metaphysäre Chondrodysplasien mit Multisystemdefekten beschrieben. Zu diesen sehr seltenen Erkrankungen gehört die „3MN-Chondrodysplasie" (Malabsorption, Minderwuchs, Neutropenie), bei der eine exokrine Pankreasinsuffizienz mit zyklischer Neutropenie, metaphysäre Veränderungen und Minderwuchs besteht.

Eine weitere Form wird als ADAM-Chondrodysplasie oder auch „Swiss-Type" mit kombinierter Infektschwäche beschrieben. Röntgenologisch erkennbar ist anläßlich einer Thoraxaufnahme im frühen Säuglingsalter die Becherung und Auftreibung der Vorderrippenenden und ein fehlender Thymus beim „Swiss-Type".

4.4 Asphyxierende Thoraxdysplasie

Synonyme: Jeune Syndrom, Thoracic-pelvic-phalangeal dystrophy. *Vererbung:* autosomal-rezessiv

Klinik: Beim Neugeborenen steht der schmale, enge Thorax im Vordergrund, der mitunter zur letalen Ateminsuffizienz führen kann, bei schwächerer Ausbildung (Thoraxumfang über 28 cm) ist Überleben möglich. Dieser Befund kann sich später normalisieren. Kurze Extremitäten, vor allem kurze Hände und Füße sind bei der Geburt schon vorhanden, in etwa 20% auch Hexadaktylie. Die Mehrzahl der überlebenden Kinder erkranken später an Niereninsuffizienz, bzw. Urämie bei Nephronophthise.

Röntgen (Abb. 12 a, b): Durch sehr kurze Rippen mit Auftreibung an den Vorderenden ist der Brustkorb besonders im Vergleich zum aufgetriebenen Abdomen sehr schmal. Die Claviculae sind hochgestellt, projezieren sich auf die untere HWS. Schwerst deformiert ist das Becken mit Quadratform, ähnlich Saldino-Noonan-Syndrom, bei verkürzter Incisura ischiadica gibt es caudal eine nach unten gerichtete Spornbildung. Sitz- und Schambein sind sehr klein. Die proximale Femurepiphyse ist bei der Geburt bereits verknöchert. Normalisierung der Beckenveränderungen mit zunehmendem Alter ist möglich. Die dysproportionierten kurzen Extremitätenknochen zeigen irreguläre Metaphysen, im Kleinkindesalter zunehmend. Die kurzen Hand- und Fußskelette sind durch Brachyphalangie und Brachymetacarpie bei reichlich vorhandenen Zapfenepiphysen und folgender vorzeitiger Ossifikation bedingt. Der Schädel ist normal.

Abb. 12 a, b. Asphyxierende Thoraxdystrophie. 4 Wochen alter Säugling. **a, b** typische kurze Rippen, die zu schmaler und enger Thoraxform führen und damit zur Ateminsuffizienz

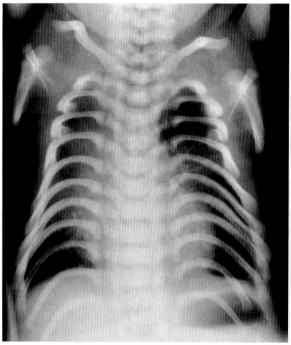
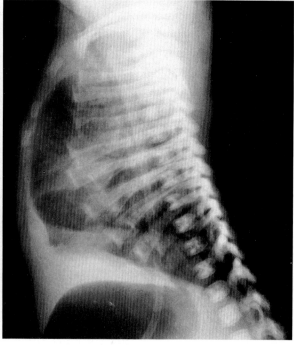

Skelettdysplasien (Osteochondrodysplasien)

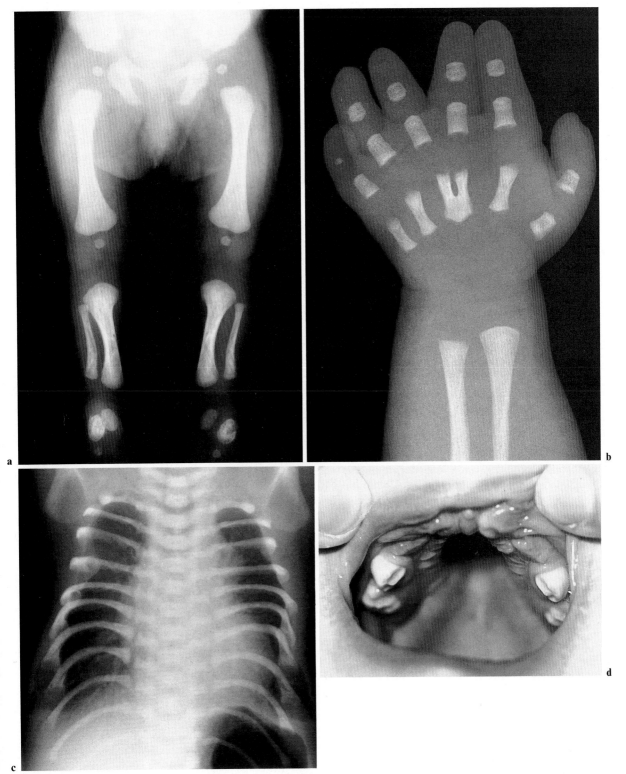

Abb. 13a-d. Chondroectodermale Dysplasie. **a** 4 Wochen alt. Verkürzung der Unterschenkelknochen gegenüber den Oberschenkeln. Vorzeitige Verknöcherung der proximalen Femurepiphyse. Quadratform des Beckens mit zahnartigem Fortsatz am Pfannendach. **b** Neugeborenes: Hexadaktylie mit Fusion des MC III/IV. Hier fehlende Fingerendglieder. **c** Dasselbe Kind wie b 1 Tag alt: schmale Thoraxform (ähnlich asphyxierender Thoraxdystrophie). **d** Dasselbe Kind: bei der Geburt sind bereits Zähne zu erkennen

Differentialdiagnose: Alle Formen, die mit schmaler Thoraxform im Neugeborenenalter einhergehen, sind oft schwierig gegeneinander abzugrenzen und nur in Synopsis von Klinik und Röntgen möglich.

4.5 Ellis-van-Creveld-Syndrom

Synonym: Chondroeectodermale Dysplasie. *Vererbung:* autosomal rezessiv

Klinik: Sehr seltenes Kleinwuchssyndrom, das allerdings von McKusick [20] bei den Amish-people (Inzuchtgebiet in Pennsylvanien einer im 18. Jahrhundert aus dem Oberrheinischen in die USA emigrierten streng religiösen Volksgruppe) häufiger entdeckt wurde. Dysproportionierter Minderwuchs mit im Alter zunehmender Verkürzung der distalen Extremitätenanteile. Polydaktylie an Händen, seltener an Füßen. Die ektodermale Störung bezieht sich auf Zahn- und Nageldystrophie (Zahndurchbruch oft schon bei Geburt oder in den ersten 2 Lebensmonaten) (Abb. 13d). Fakultativ gehören Vitium cordis und schütteres Haar zu den klinischen Merkmalen. Die Prognose wird je nach Schwere des Herzfehlers und Enge des Thoraxskelettes unterschiedlich beeinflußt.

Röntgen (Abb. 13a-c): Mäßig schmaler knöcherner Thorax ohne wesentliche Rippendeformierung. Hexadaktylie mit oder ohne knöcherne Fusion der Metakarpalia und/oder Phalangen. Fusion des Capitatum und Hamatum ist ebenfalls möglich. Beckendeformierung zunächst in Quadratform mit nach unten gerichtetem Sporn, kann sich später normalisieren. Der Femurkopf ist häufig früh ossifiziert. Die langen Röhrenknochen sind besonders distal verkürzt mit metaphysären Veränderungen, auffallend ist eine „giebelförmige" proximale Tibia.

Differentialdiagnose: Zu allen Formen mit schmalem Thoraxskelett. Beim CED-Syndrom sind aber immer Polydaktylie, meist auch Vitium vorhanden.

5 Vorwiegend spondyläre Osteodysplasien

5.1 Dysplasia spondyloepiphysaria congenita

Vererbung: autosomal dominant

Mit der Bezeichnung „congenita" wird der frühe Beginn dieser Dysplasie dem späteren Beginn der „Tarda-Form" gegenübergestellt.

Klinik: Schon bei der Geburt ist der Rumpfminderwuchs auffallend, später tritt vor allem der kurze Hals und die kielartig vorspringende Brust in Erscheinung, das klinische Bild erinnert an einen langbeinigen Wasservogel („Reihertyp"). Das Gesicht ist flach, der Augenabstand weit, Hände und Füße sind normal. Manchmal sind Klumpfußstellung, X- oder O-Beinstellung im Kniebereich vorhanden, selten eine Gaumenspalte. Häufiger Befall der Augen mit Myopie und/oder Netzhautablösung.

Im Erwachsenenalter mäßige Kyphoskoliose mit ausgeprägter lumbaler Lordose. Hochgradige Coxa vara. Erwachsenenlänge zwischen 84 und 128 cm.

Röntgen: Im Säuglingsalter ausgesprochener Ossifikationsrückstand mit Fehlen der Knieepiphysen, der Schambeine, Platyspondylie mit birnenförmigem Wirbelkörper.

Kindesalter (Abb. 14a-d): Die Abflachung der Wirbelkörper ist fortschreitend, die Hypoplasie des Dens von C_2 ist ausgeprägt (Cave: atlantookzipitale Dislokation). Das horizontal verlaufende Pfannendach zeigt am Pfannendacherker einen nach lateral gerichteten Sporn, zunehmend bildet sich die Coxa vara aus, bei stark verzögerter knöcherner Entwicklung des Femurkopfes. An den langen Röhrenknochen unterschiedliche Ausbildung von epi- und metaphysären anormalen Verknöcherungen und damit auch eine Verkürzung insgesamt. Das Handskelett ist normal bei allerdings Ossifikationsrückstand der Karpalia.

Erwachsenenalter: Sehr schwere Verkürzung der gesamten Wirbelsäule mit Kyphoskoliose und extremer Lendenlordose, dabei Abflachung und unregelmäßige Begrenzung der Wirbelkonturen. Auch die Coxa vara wird zunehmend so stark, daß der Trochanter „hoch-reitet"!

Die röntgenologischen Veränderungen werden zunehmend so lokalisiert, daß man eigentlich von einer spondyloepimetaphysären Dysplasie sprechen müßte.

Differentialdiagnose: Wichtig ist die Abgrenzung zur MPS IV (Morquio). Die Abgrenzung zur „Tarda-Form" ist entsprechend dem späten Auftreten der Veränderungen und der vorwiegend spondylären Beteiligung möglich.

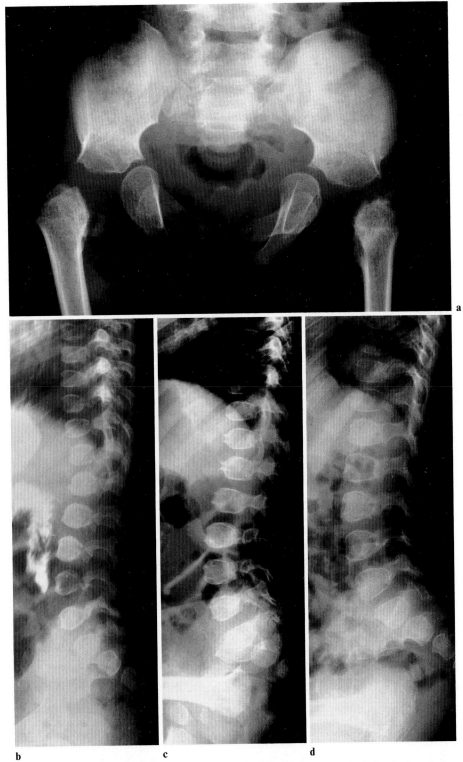

Abb. 14a-d. Dysplasia spondyloepiphysaria congenita. **a** 4 Jahre. „Hellebardenform" der Darmbeinschaufeln, „Hammerkopfdeformierung" des Trochanter minor, proximale Femurepiphysen noch nicht ossifiziert. **b** Dasselbe Kind, WS mit 1 Jahr. **c** WS mit 2 Jahren. **d** WS mit 5 Jahren: zunehmende Deformierung, wobei bei der Aufnahme b und c noch spornartige ventrale Ausziehung hinzukommt. Die Ausbildung der Platyspondylie hat in diesem Falle noch nicht sehr stark eingesetzt

5.2 Dysplasia spondyloepiphysaria tarda

Vererbung: X-chromosomal rezessiv

Klinik: Erst im Schulalter wird der Rumpfminderwuchs entdeckt mit kurzem Hals, thorakaler Kyphose und lumbaler Hyperlordose. Meist handelt es sich dabei um einen besonders kräftigen Körperbau, so daß von GIEDION et al. 1961 der Ausdruck „Tarzantyp" geprägt wurde [9]. Die erreichbare Endlänge ist etwa zwischen 125 und 157 cm. Gelenkbeschwerden treten erst später auf, Rückenschmerzen können schon mit 6-12 Jahren vorhanden sein. Arthrotische Beschwerden im Hüft- und Schultergelenk folgen erst später, etwa nach dem 40. Lebensjahr.

Röntgen: Die pathologischen Befunde finden sich an der Wirbelsäule mit zunächst ovoider Umformung, dann aber im jugendlichen und Erwachsenenalter Abplattung der WK. Es entwickelt sich der typische „Buckelwirbel", am schwersten im Lumbalbereich. Bandscheibenverkalkungen sind möglich. Der Thorax ist verkürzt, das Brustbein kann vorspringen.

Demgegenüber ist die Beckenform sehr ausgeprägt deformiert, insgesamt hoch und schmal, Schambein und Sitzbeinäste sind relativ lang. Die epiphysäre Beteiligung ist bei einer unregelmäßigen Form und Verkleinerung vor allem in Hüften und Schultern zu suchen, hier bedingen sie frühzeitig einsetzende Arthrose.

Anmerkung: Die Diagnose und die Differentialdiagnose ist mitunter schwierig, weil auch lysosomale Speicherkrankheiten solche spondylo-(meta-)-epiphysären Veränderungen aufweisen können.

5.3 Pseudoachondroplasie

Synonyma: Spondyloepiphysäre Dysplasie, pseudoachondroplastische Form. *Vererbung:* autosomal dominant, selten autosomal rezessiv

Klinik: Die Körperproportionen sind ähnlich der Achondroplasie, sind jedoch bei der Geburt noch normal. Die Erkrankung scheint nicht so selten zu sein. Gesicht und Schädel sind unauffällig, die Lordose ist deutlich ausgeprägt, manchmal auch mäßige Skoliose. X-Beinstellung oder O-Beinstellung ist meist vorhanden. Weiterhin kommt eine Überstreckbarkeit der Gelenke hinzu, ausgenommen die Ellenbogengelenke. Der mikromele Minderwuchs wird erst im 2. oder 3. Lebensjahr entdeckt, die Gesamtlänge beträgt im Erwachsenenalter 82-130 cm.

Röntgen (Abb. 15a-c): Die Befunde sind je nach Alter verschieden. Bei der Geburt offensichtlich noch normales Skelett, dann entwickeln sich die charakteristischen Wirbelkörperdeformierungen mit Abflachung, bikonvexer Form und zungenförmigem, anteriorem Sporn. Im Kindesalter sind die pathologischen Veränderungen maximal, um dann im jugendlichen und Erwachsenenalter sich eher wieder zu normalisieren.

Schwerste Deformierung des Beckens mit Unregelmäßigkeit in der subenchondralen Begrenzung, Hypoplasie des Femurkopfes, verschieden ausgeprägte Irregularitäten im Sitz- und Schambeinast. Die langen Röhrenknochen sind kurz mit besonders stark ausgeprägten metaphysären unregelmäßigen Strukturen. Kleine und unregelmäßige Epiphysen sind im Kindesalter zu erkennen. Hand- und Fußwurzelknochen treten verspätet auf, sie sind multipel ausgezackt.

Anmerkung: Es besteht erhebliche Variabilität in den pathologischen Röntgenbefunden, so daß teilweise eine Unterteilung in 4 Formen vorgenommen wurde. Es ist jedoch meist eine eindeutige Zuordnung zu diesen Unterformen nicht möglich, so daß eine genetische Beratung (bei offensichtlich unterschiedlichem Erbgang) erschwert wird.

5.4 Diastrophische Dysplasie

Vererbung: autosomal rezessiv

Klinik: Bereits beim Neugeborenen sind klinisch einige Befunde typisch (Abb. 16a, b): der Minderwuchs durch verkürzte Extremitäten, die Klumpfußstellung (schwer zu therapieren) und der abstehende Daumen, der meist hypermobil ist und subluxiert („Hitch-Hiker's thumb"), auch an den Zehen möglich!. Weitere Symptome sind Kontrakturen an den Gelenken, in der Hälfte der Fälle ist eine Gaumenspalte zu entdecken. Genauso typisch ist die zunehmende „Schwellung" an der Ohrmuschel, die später sogar verkalken kann. Die meist erst im Kindesalter sich ausbildende Kyphoskoliose ist in manchen Fällen auch nicht vorhanden.

Röntgen (Abb. 17a-c): Es handelt sich um eine generelle Verkürzung der Extremitäten, meist - nicht immer - vom mesomelen Typ. Die Metaphysen sind verbreitert mit Gabelbildung („Hammerkopf") am distalen Ende des Femurs und distalen Radius im Säuglingsalter. Epiphysäre Veränderungen im Sinne von später Ossifikation (besonders proxima-

Skelettdysplasien (Osteochondrodysplasien)

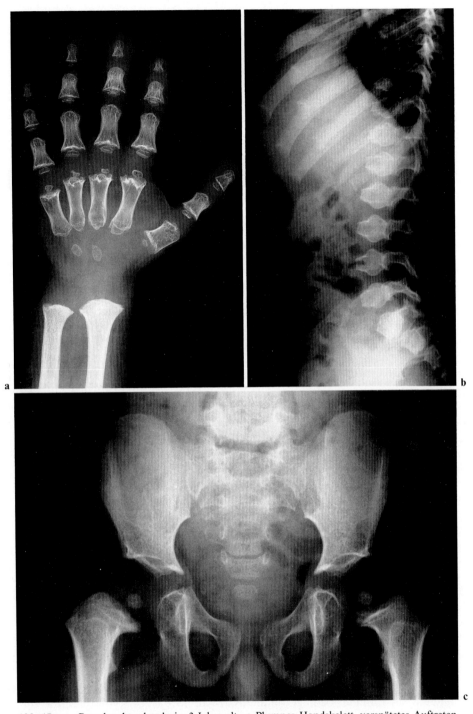

Abb. 15a–c. Pseudoachondroplasie. 3 Jahre alt. **a** Plumpes Handskelett, verspätetes Auftreten der Epiphysen und Handwurzelknochen sowohl metaphysäre wie auch diskret epiphysäre Auszackungen. **b** Dasselbe Kind. WS seitlich, charakteristische bikonvexe Deformierung der WK. **c** Dasselbe Kind: Auffallend schmale Darmbeinschaufeln, Pfannendach unregelmäßig begrenzt, auch ausgeprägte metaphysäre unregelmäßige Begrenzung der proximalen Femurmetaphyse mit für das Alter viel zu kleiner Epiphyse

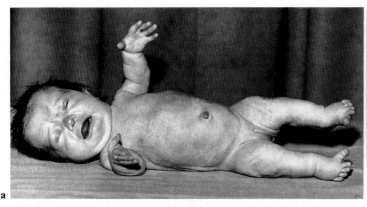
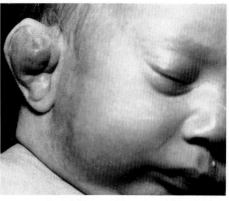

Abb. 16a, b. Diastrophe Dysplasie. **a, b** 4 Wochen alt. Klinisch sind der abgespreizte Daumen und die verdickte Ohrmuschel charakteristisch

ler Femur) und Abflachung dieser Epiphysen sind typisch. Der Schenkelhals ist sehr kurz mit Verbreiterung der Trochanterregion. Irreguläre Verknöcherung der Hand und Fußwurzelknochen und auch der Phalangen sind zu entdecken. Die Wirbelkörper werden mit zunehmendem Alter unregelmäßig in der Ossifikation, es bildet sich - nicht immer - eine mitunter schwere thorakolumbale Kyphoskoliose aus. Ausgesprochen schwer ist die zervikale Kyphose.

Anmerkung: Für die Diagnose typisch ist der klinische Befund. Weniger ausgeprägte Formen als „diastrophische Variante" bezeichnet mag es geben. Offensichtlich besteht eine erhebliche Variabilität der Expression.

5.5 Kniest-Dysplasie

Vererbung: autosomal dominant (auch X-chromosomal dominant möglich)

Klinik: Der Minderwuchs ist zunächst durch Verkürzung des Rumpfes bedingt, dann zusätzlich, im Alter zunehmend, stellt sich ein rhizomeler Minderwuchs ein, Endlänge 106-145 cm. Die Auftreibung der großen Gelenke und ein flaches Gesicht mit eingesunkener Nasenwurzel, Myopie, Schwerhörigkeit und in 50% der Fälle Gaumenspalte sind weitere klinische Befunde. Die Unbeweglichkeit der Gelenke sowie die Schwellung derselben nimmt zu.

Röntgen (Abb. 18a-c): Eine fortschreitende Abflachung der WK mit Ausbildung von nach ventral gerichteter keilförmiger Deformierung bedingt zunächst den Minderwuchs. Das Becken ist kranial breit und kaudal hypoplastisch, sehr breite und kurze Schenkelhälse. Die proximalen Femurepiphysen ossifizieren sehr spät, nicht vor dem 2. oder 3. Lebensjahr, manchmal erst im jugendlichen Alter, letztlich bleiben sie breit und flach. Die langen Röhrenknochen sind verkürzt mit sehr breiten Metaphysen, auch die Epiphysen sind deformiert.

Anmerkung: Die Abgrenzung zu anderen spondyloepimetaphysären Dysplasien ist histologisch im ruhenden Knorpel möglich: bei keiner anderen Dysplasie werden in den Chondrozyten eigenartige „Löcher" gefunden („Swiss-cheese") als Zeichen einer gestörten Synthese und Struktur der Knorpelmatrix [14].

5.6 Metatrope Dysplasie

Vererbung: Autosomal rezessiv, auch autosomal dominant möglich

Klinik: Gestaltwandel (daher der Name!) von der Säuglingszeit mit relativ langem Rumpf und kurzen Extremitäten zu einem Rumpfminderwuchs im Kindes- und Erwachsenenalter durch Ausbildung einer Kyphoskoliose. Im Säuglingsalter findet man manchmal einen „schwanzartigen" Fortsatz am Kreuzbein. Die Gelenkbeweglichkeit ist vermindert und bleibt auch später bestehen bei allerdings eher Überstreckbarkeit der Fingergelenke. Da der Thorax im Säuglingsalter meist sehr eng ist, kann durch Ateminsuffizienz früh der Tod eintreten. Bei Überleben weiterhin auffallende sehr enge Thoraxform.

Skelettdysplasien (Osteochondrodysplasien)

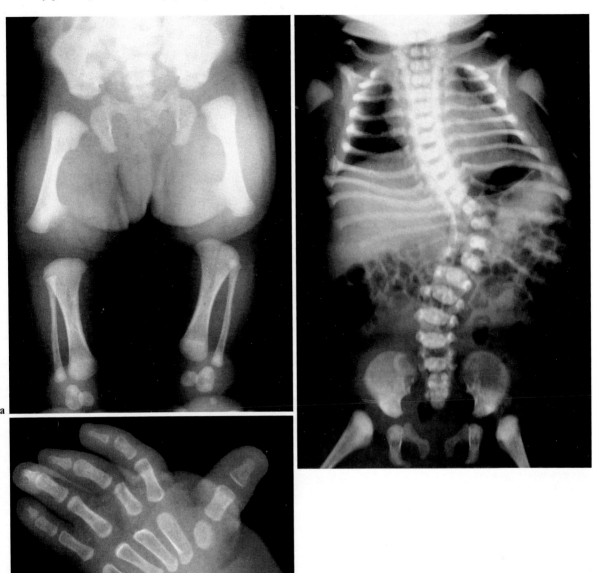

Abb. 17. a Dasselbe Kind wie Abb. 16. 5 Tage alt. Unterextremitäten mit Verkürzung der distalen Röhrenknochen, Gabelbildung („Hammerkopf") am distalen Ende des Femurs. b 5 Monate alt. Abstehender Daumen: „Hitch-Hiker's thumb". c Säugling 4 Tage alt: bereits jetzt schon (atypisch früh) schwere Skoliose

Röntgen (Abb. 19 a–e): Der Formwandel – (daher der Name: Metatropos = vielgestaltig) – ist vor allem durch WK-Deformierung bedingt: zunächst schwerer Ossifikationsrückstand der „diamantförmigen" Wirbelkörper, mit hohen Zwischenwirbelräumen. Abnorm lange Hände, hellebardenartige Beckenschaufeln, proximaler Femur ist eher hammerkopfartig deformiert, Aufweitung der Metaphysen im distalen Femur und in der proximalen Tibia. Später bleibt die Platyspondylie der BWS bestehen, während die Wirbelkörper im Bereich der LWS zwar höhengemindert sind, sich aber kräftig, allerdings „meißelförmig" entwickeln. Zudem ist auch die meta- und epiphysäre Ossifikation gestört, so

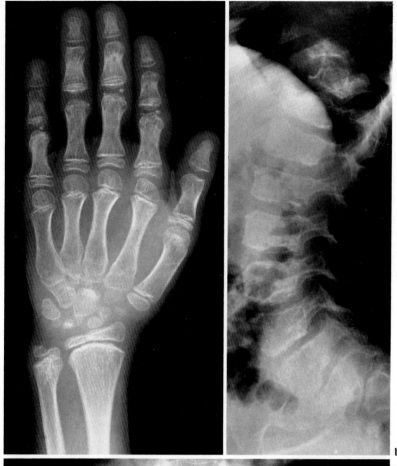
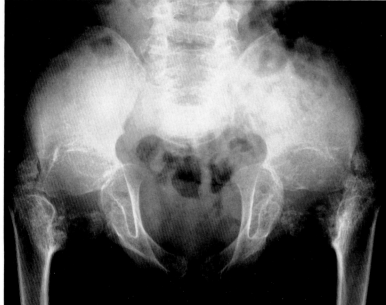

Abb. 18a–c. Kniest-Dysplasie.
a 12 Jahre. Hand mit typischen Pseudoepiphysen an den Metakarpalia, angedeutet auch an den distalen Grundphalangen, aufgelockerte distale Ulnametaphyse. Mittel- und Endphalangen sind verkürzt. **b** Dasselbe Kind, 12 Jahre: WS mit Platyspondylie und ventraler Kerbenbildung an den LWK.
c Dasselbe Kind mit 10 Jahren: das Becken ist kranial breit und insgesamt höhengemindert. Deformierung des kleinen Beckens: „Dessert-Schalen-Form". Stark verminderte Ossifikation der Femurköpfe, sie stehen in Luxationsstellung

Skelettdysplasien (Osteochondrodysplasien)

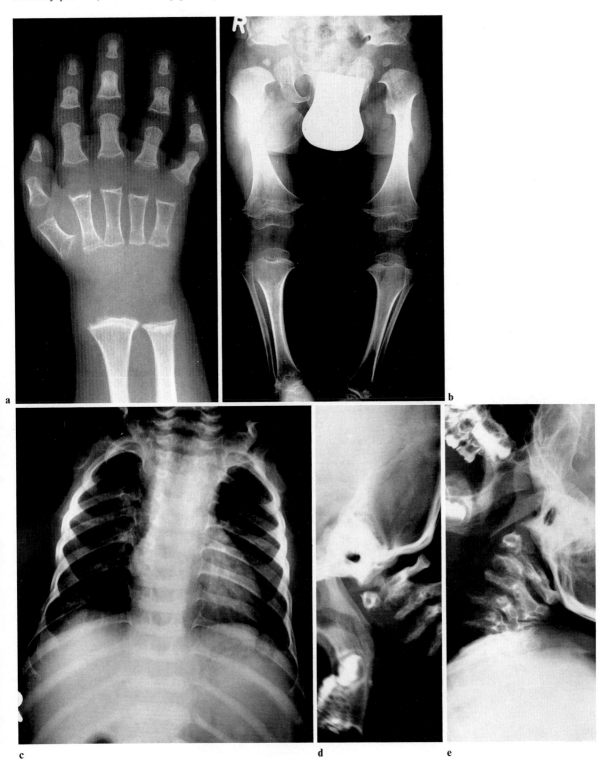

Abb. 19 a–e. Metatrope Dysplasie, 3 Jahre alt. **a** Hand mit schwerem Ossifikationsrückstand, Verkürzung der Röhrenknochen und Abflachung im metaphysären Anteil. **b** relativ kurze Extremitätenknochen mit Aufweitung der Metaphysen, proximaler Femur angedeutet „hammerartig" deformiert. **c** Thoraxskelett ist lang und schmal. **d, e** die Halswirbelsäule mit extrem schmalen Wirbelkörpern, die zudem noch unregelmäßig begrenzt sind. Luxationsgefahr!

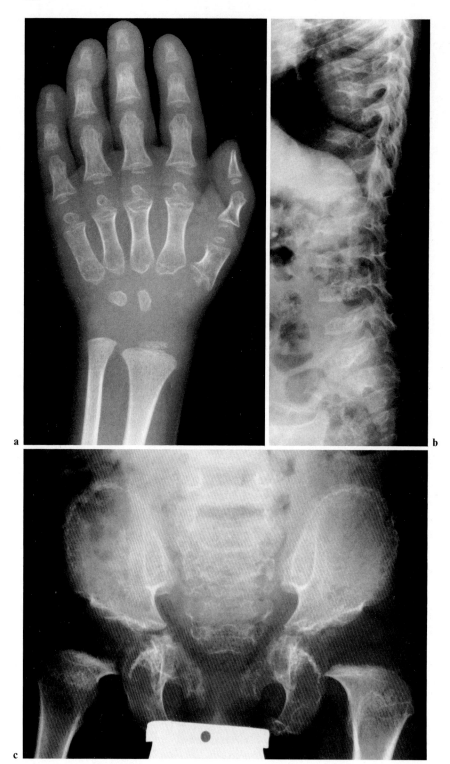

Abb. 20a–c. Dyggve-Melchior-Clausen-Dysplasie, 5 Jahre alt. **a** Handskelett mit eckiger Begrenzung der Handwurzelknochen, sehr kurzes MC I, auch die anderen MC sind kurz und eigenartig begrenzt, kurze Fingerglieder. **b** Die Wirbelkörper sind schmal, sie zeigen mediale Einschnürung. **c** „Spitzensaumartige" Beckenkontur, flaches Pfannendach, weit offene Sitzbein-Schambeinfuge, hypoplastische proximale Femurepiphyse mit sehr kurzem Femurhals

daß eine Abgrenzung zu den anderen Formen der spondyloepimetaphysären Dysplasien immer schwierig sein wird.

5.7 Progressive pseudorheumatoide Chondroplasie (PPRC)

Synonym: Progressive pseudorheumatoid arthritis in Childhood (PPAC). *Vererbung:* Autosomal rezessiv

Klinik: Im Kindes- und jugendlichen Alter auftretende Schwellung der Interphalangealgelenke und Gelenkschmerzen vor allem im Hüftgelenk. Zunächst ist die klinische Diagnose meist eine rheumatische Erkrankung. Die Rheumafaktoren sind negativ (wie auch die seronegative polyarthritische Form der rheumatoiden Arthritis), nur ist hier das Entscheidende, das Fehlen jeglicher arthritischen oder entzündlichen Veränderungen.

Röntgen: Keine destruktiven röntgenologischen Zeichen, aber dysplastische Knochenveränderungen. Sie ähneln der Tarda-Form der spondyloepiphysären Dysplasie. Anfangs sind die übergroßen Epiphysen auffallend. Später kommen Wirbelkörperdeformierungen hinzu mit Defekten des anterioren Anteils der WK besonders in der LWS. Eine Osteopenie ist obligatorisch vorhanden.

Anmerkung: Bis 1986 wurden 35 Fälle beschrieben [10]. Die Diagnose ist nur röntgenologisch abgrenzbar von Arthritiden aus dem rheumatischen Formenkreis [s. auch 34].

5.8 Dyggve-Melchior-Clausen-Syndrom

Synonym: DMC-Dysplasie. *Vererbung:* Autosomal rezessiv

Klinik: Rumpfminderwuchs mit faßförmigem Thorax, vorspringendem Sternum und ausgeprägter Lendenlordose. Die Hände und Füße sind sehr klein, eine deutliche geistige Retardierung ist vorhanden. Diese Minderwuchsform soll bei Libanesen häufiger vorkommen.

Röntgen (Abb. 20a-c): Mittelstarke Platyspondylie, Kerbenbildung der Wirbelkörper anterior, kranial und kaudal. Das Becken zeigt „spitzensaumartige" Konturen der Beckenschaufeln, flache Pfannendächer, weit offene Sitzbein- und Schambeinfugen. Der Femurkopf ist hypoplastisch, der Femurhals sehr kurz. Kurze Röhrenknochen mit unregelmäßiger epi- und metaphysärer Ossifikation. Im Handskelett eckige kleine Handwurzelknochen, Verkürzung vom 1. Karpale und den Phalangen.

Anmerkung: Entgegen früheren Befunden ist eine abnorme Urinausscheidung nicht vorhanden. Der Phänotyp ist offensichtlich heterogen [32].

6 Osteochondrodysplasien durch anarchische Gewebsentwicklung

6.1 Multiple kartilaginäre Exostosen

Synonyme: Diaphyseal aclasis, Hereditary Deforming Dyschondroplasia. *Vererbung:* Autosomal dominant

Klinik: Die Erkennung von palpablen knöchernen Vorwölbungen geschieht meistens erst im 2. Lebensjahr, wobei durch Zufall auch einmal bei einer Röntgenaufnahme aus anderer Ursache schon im 1. Lebensjahr eine Exostose erkannt und dann auch palpiert werden kann. In 80% der Fälle werden jedoch in der ersten Lebensdekade die entsprechenden Tastbefunde erhoben. Es handelt sich um zirkumskripte, knöcherne, manchmal auch schmerzhafte Vorwölbungen an den Enden der langen Röhrenknochen, an den Vorderrippenenden, am medialen Schulterblattrand, an der Darmbeinschaufel. Das Wachstum der Exostosen, die von meta- nach diaphysär an Größe zunehmen, sistiert normalerweise auch mit dem Ende des Knochenwachstums. Operationsindikation ist nur gegeben bei funktioneller Beeinträchtigung, bei Druck auf Nervenverläufe oder bei Irritationen von Sehnen, sowie Druck auf Gefäße. Eine Verkürzung der betroffenen Knochen aber auch Verbiegung kann auch ohne Operation resultieren.

Röntgen (Abb. 21a-c): Vorwiegend von den Metaphysen der langen Röhrenknochen ausgehend, wachsen die oft sehr zahlreichen Exostosen nach diaphysär. Sie sind mit Kortikalis und Spongiosa versehen, meist stiellos, es kann aber auch eine stielartige Verbindung zur Metaphyse bestehen. Das Verkalkungsmuster ist wolkig-fleckig, jedoch eher gleichmäßig und vor allem ist die Begrenzung scharf. Die sekundären Deformierungen führen zu dysproportionierter Verkürzung der betroffenen langen Röhrenknochen, am häufigsten an Radius und Ulna mit radioulnarer Synostose und Ausbildung einer „Bajonetthand". An den kurzen Röhrenknochen (vor allem der Hände) können bilaterale, bizarre metaphysäre Veränderungen vorhanden sein, die sogar an periphere Dysostosen erinnern.

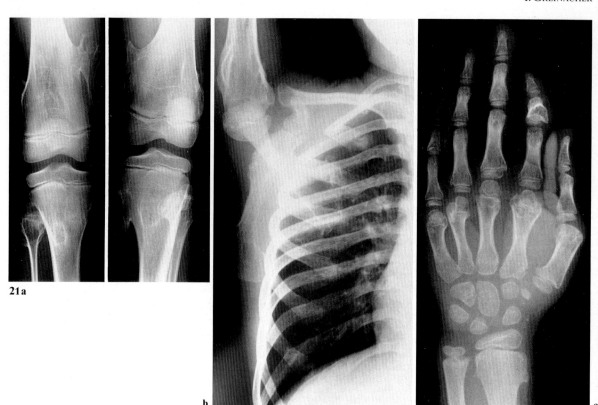

Abb. 21a–c. Multiple kartilaginäre Exostosen. 9 Jahre alt, männlich. Typisches Wachstum der Exostosen von metaphysär nach diaphysär im Kniebereich, Rippen, Schulterblatt und proximaler Humerus. Auch an den kurzen Röhrenknochen des Handskelettes, hier mit bizarren metaphysären Veränderungen, z. T. Zapfenepiphysen vortäuschend

Anmerkung: Einzelne Exostosen können sich auch zurückbilden, ja sogar verschwinden. Andererseits ist plötzliches starkes Wachstum nach Trauma möglich. In seltenen Fällen ist aber auch ein besonders starkes Wachstum nach Ende des allgemeinen Knochenwachstums möglich: dies ist immer verdächtig für maligne Entartung, besonders wenn sich das Knochenmuster unregelmäßig und mit unscharfer Begrenzung zeigt.

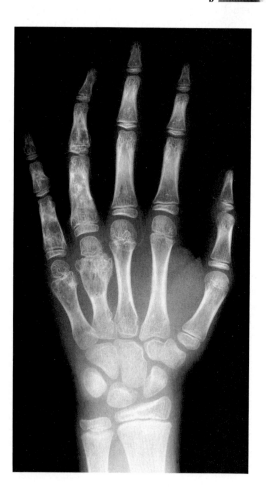

◁ **Abb. 22.** Enchondromatose. 10 Jahre, männlich. Außer an der Hand hat der Patient auch an anderen metaphysären Skelettanteilen unregelmäßige enchondrale Knochenwachstumsstörungen, die nach diaphysär wachsen und die Kortikalis verdünnen

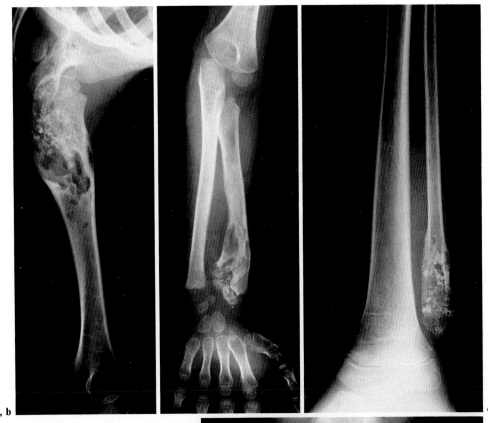

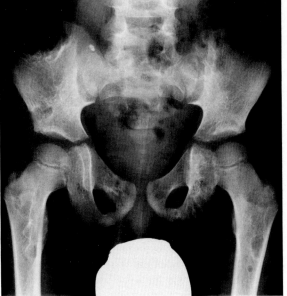

6.2 Enchondromatose

Synonyme: Olliersche Krankheit, multiple Enchondromatose.
Ätiologie unklar, nicht hereditär

Klinik: In der Regel sind im 2.-10. Lebensalter lokalisierte Schwellungen, Verkrümmung oder Wachstumsstörung einer Extremität oder auch Hinken oder eine pathologische Fraktur die ersten Symptome. Die stark variierende Größenzunahme der Enchondrome sistiert in der Regel mit dem normalen Wachstumsende dieses betroffenen Skelettanteils.

Röntgen (Abb. 22, 23 a-d): In den Metaphysen der Röhrenknochen, aber auch in den flachen Knochen wie Skapula und Becken sind unregelmäßige enchondrale Veränderungen zu beobachten, die oväläre, lineare und/oder pyramidenartige Transparenzvermehrung aufweisen. Sie können zystisch und mit Knocheninseln durchsetzt sein. Das Wachstum dieser Enchondrome ist von metaphysär nach diaphysär gerichtet mit Verdünnung der Kortikalis. Größe und Anzahl der Enchondrome ist sehr unterschiedlich. Beim älteren Kind oder Er-

Abb. 23. Enchondromatose bei 5jährigem Jungen mit ausgedehnten Verkrümmungen und Wachstumsstörungen an **a** Oberarm, Unterarm und **c** Beckenbereich, **d** derselbe Patient mit 11 Jahren, jetzt mit bizarren Knochenstrukturen an der distalen Fibula

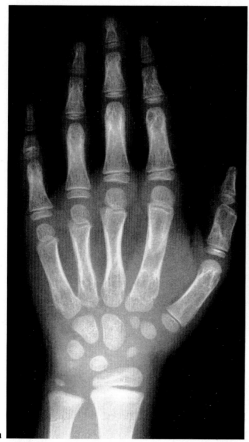
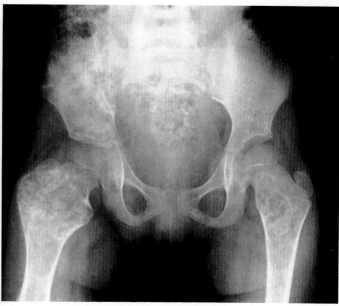

Abb. 24a, b. Fibröse Dysplasie. 4jähriges Mädchen mit Pubertas praecox, in diesem Fall McCune-Albright-Syndrom. **a** Im Handskelett multiple fibröse Umbaustrukturen, Zapfenepiphyse am 5. Fingermittelglied. Knochenalter dissoziiert, im Mittel jedoch um 2 Jahre akzeleriert. **b** Becken mit ebenfalls multiplen fibrösen lytischen und kalkfleckigen Strukturen. Am rechten Oberschenkel ist nach pathologischer Fraktur Knochenspan eingesetzt

wachsenen kann schließlich auch die Epiphyse mitbeteiligt sein. Es werden aber nur knorpelig vorgebildete Skelettabschnitte betroffen, Schädel, Gesichtsknochen und WS bleiben frei.

Anmerkung: Die Olliersche Erkrankung im eigentlichen Sinne ist einseitig, wohingegen man unter dem Begriff der Enchondromatose auch beidseitige Beteiligung versteht.

Die Kombination von Enchondromatose mit multiplen cavernösen Hämangiomen ist bekannt unter dem Namen MAFFUCCI-Syndrom.

Maligne Entartung kann vorkommen und äußert sich zunächst in besonders starkem Wachstum der Enchondrome – wie auch bei den multiplen Exostosen. Eine Operationsindikation ist bei funktioneller Beeinträchtigung gegeben.

6.3 Fibröse Dysplasie

Synonyme: Jaffe-Lichtensteinsche Krankheit, Osteitis fibrosa juvenilis, Osteitis fibrosa disseminata u.a. Heredität ist nicht bekannt

Die fibröse Dysplasie kommt in der monostotischen Form oder in der polyostotischen Form vor.

Klinik: Schmerzen und/oder Schwellung am betroffenen Knochen, manchmal in Zusammenhang mit einer Fraktur ohne adäquates Trauma führen zur ersten Röntgenaufnahme und Diagnosestellung. Das Alter ist meist die 2. Lebensdekade oder kann noch später, erst im Erwachsenenalter auftreten. (besonders wenn es sich um die monostotische Form handelt).

Röntgen (Abb. 24a, b): Das Skelettbild ist sehr variabel in Bezug auf die Form, die Ausbreitung und Auswirkung des Knochenumbaus. Beteiligt sind sowohl Extremitätenknochen einschließlich Hand und Fuß, flache Knochen und auch der Schädel. Zunächst sind fleckige Knochenverdichtungen, aber auch Aufhellungsareale dazwischen zu beob-

Skelettdysplasien (Osteochondrodysplasien)

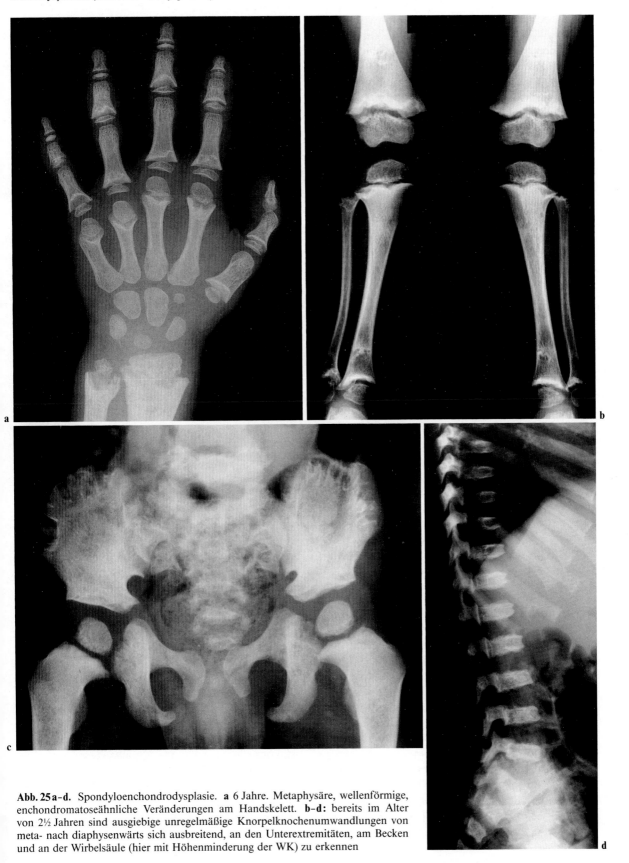

Abb. 25 a-d. Spondyloenchondrodysplasie. **a** 6 Jahre. Metaphysäre, wellenförmige, enchondromatoseähnliche Veränderungen am Handskelett. **b-d:** bereits im Alter von 2½ Jahren sind ausgiebige unregelmäßige Knorpelknochenumwandlungen von meta- nach diaphysenwärts sich ausbreitend, an den Unterextremitäten, am Becken und an der Wirbelsäule (hier mit Höhenminderung der WK) zu erkennen

achten. Am Schädel sind die Befunde vorwiegend einseitig, die betroffenen Areale sind verdickt mit möglichen Aufhellungen dazwischen, Sklerosierung der Schädelbasis ist möglich. Obliteration der Paranasal-Sinus wird beobachtet. Im übrigen Skelett sind fleckförmige Knochenrarefizierung verbunden mit fleckiger Sklerose der Spongiosa und Vorwölbung der darüberliegenden Kortikalis zu erkennen. Das Knochenmuster ist im übrigen eher milchglasartig. Die Ausbreitung ist meist nach lateral betont, kann aber auch nach beiden Seiten sich ausdehnen. Die Epiphysen bleiben frei von Veränderungen, ebenso die Hand- und Fußwurzelknochen. Letztlich resultiert eine schwere Deformierung mit oder ohne pathologische Fraktur, Verkürzung und auch Verlängerung der betroffenen Knochen sind möglich, manchmal tritt ein prämaturer Epiphysenschluß auf.

Anmerkung: Außer der monostotischen und der polyostotischen Form gibt es bei Mädchen das McCune-Albright-Syndrom mit polymorphen Cafe-au-lait-Flecken und Pubertas praecox.

6.4 Spondyloenchondrodysplasie

Vererbung: autosomal rezessiv

Klinik: Es handelt sich um eine schon bei der Geburt zu erkennende Minderwuchsform mit meist rhizomeler Mikromelie, es kann eine leichte Ausprägung von Faßthorax vorliegen, eine Lordose unterschiedlichen Ausmaßes wird beobachtet. Genua valga oder Genua vara ist möglich. Kurze und plumpe Hände und Füße, Gelenkschmerzen werden bei den wenigen beschriebenen Fällen nur vereinzelt angegeben. Normale Intelligenz.

Röntgen (Abb. 25 a–d): Es handelt sich um eine spondylometaphysäre Dysplasie mit „enchondromatose-ähnlichen Veränderungen". Die metaphysären Veränderungen sind gekennzeichnet durch wellenförmige und/oder konkave Begrenzung, generalisiert an allen Metaphysen. Weiter nach diaphysär bilden sich unregelmäßige Knochenstrukturen von inselartigem Charakter unterschiedlich stark. Diese von meta- nach diaphysär sich ausbreitende unregelmäßige Knorpelknochenumwandlung ist für das Krankheitsbild besonders charakteristisch. Eine zunehmende Höhenminderung der Wirbelkörper mit kranialer und kaudaler Eindellung und dorsaler auffallender Strukturvermehrung sind weiterhin sehr typisch. Die Zwischenwirbelräume sind normal bis eher zu hoch.

Anmerkung: Seit der Erstbeschreibung 1976 von SCHORR et al. [25] wurden mehrere Beobachtungen bekannt [21]. Möglicherweise handelt es sich zwar um ein Krankheitsbild mit heterogener Expression aber keineswegs von sehr seltenem Auftreten.

7 Osteochondrodysplasien mit verminderter Knochendichte

7.1 Osteogenesis imperfecta

Es handelt sich um eine sehr heterogene Knochenaufbaustörung und ist dementsprechend in einer großen Anzahl von Diagnosen benannt worden, z. B. Typ Vrolik für die kongenitale Form oder Typ Lobstein (auch Osteopsathyrosis) für die Tarda-Form. Da alle Formen in einer Familie vorkommen können, hat man sich heute auf 4 Typen geeinigt, die aber bereits wieder in Untertypen aufgegliedert sind. Die Tabelle 1, modifiziert nach SILLENCE, gibt die 4 großen Typen mit ihren Untergruppen nach dem derzeitigen Stand wieder. Einige klinische Bemerkungen sind zur schnellen Orientierung mit aufgelistet. Allen 4 Typen ist gemeinsam die außerordentlich große Neigung zu Frakturen auf Grund einer Osteoporose unterschiedlichen Grades. Die defekte Kortikalis und Spongiosa führt zur Deformierung der Extremitäten, die durch überschießende Kallusbildung nach Frakturen und auch schnelle Resorption dieses Kallus bedingt ist. Überstreckbarkeit der Gelenke gehört zu einer Dysplasie des Bindegewebes. Weitere klinische Zeichen sind blaue Skleren (bei Typ IV nicht vorhanden), Schwerhörigkeit (meist erst im späten Kindesalter). Minderwuchs und WS-Deformierung sind Folge der Knochenbrüchigkeit, wobei die WS-Veränderungen zum Teil mit ausgeprägter Skoliose einhergehen. Eine trianguläre Form des Gesichtes ist auffallend.

Die Zahnveränderungen werden als Dentinogenesis imperfecta bezeichnet. Die Zähne sind oft bernsteinartig gelbbraun oder bläulich-grau schimmernd und ausgesprochen kariesanfällig. Die Haut ist dünn und durchscheinend, neigt früh zu Atrophie, Wunden heilen oft mit hypertropher Narbenbildung.

Dem Leiden liegt morphologisch eine strukturell-funktionelle Störung des Knochengewebes (in einem Teil der Fälle auch des Knorpelgewebes) zu Grunde. Biochemisch konnten in Fibroblastenkulturen unterschiedliche Defekte im Aufbau und auch im Syntheseablauf des Strukturproteins Kollagen nachgewiesen werden. Eine Zuordnung der

Tabelle 1. Klassifikation der Osteogenesis imperfecta. (Mod. nach Sillence [26])

Typ		Vererbung	Fraktur-Häufigkeit	Skelett-Deformierung	Dentinogenesis imperfecta	Skleren	Verlauf
I	A B	AD	+	+/−	− +	blau	leicht
II	A B C	AD AR AR	+++	++++		blau	letal
III		AR	++	+++	+/−	weiß-blaßblau	schwer
IV	A B	AD	+	+/−	− +	weiß-blaßblau	variabel

molekularen Defekte zu den verschiedenen Formen der Klassifikation nach Sillence war bisher nicht möglich.

Röntgen: Die Veränderungen am Skelett sind entsprechend den verschiedenen Typen sehr unterschiedlich. Allgemein kann man aber bei allen eine verminderte Knochendichte durch sehr dünne Kortikalis und Osteopenie der Spongiosa finden. Weiterhin sind Frakturen mit überschießender Kallusbildung, die z. T. aber auch rasch wieder schwindet, typische Kriterien im Röntgenbild. Es resultiert meist eine starke Verbiegung der langen Röhrenknochen. Die Wirbelkörper neigen bei zunehmender Osteopenie zu Fischwirbelbildung. Wichtig – aber keineswegs pathognomonisch und auch nicht immer vorhanden – sind die reichlichen und auch relativ großen Schaltknochen, „Wormian bones" genannt.

Für die Prognose von manifester OI beim Neugeborenen haben 1982 Spranger et al. [33] eine Bewertung von einzelnen Kriterien mit Punktsystem, ein „Scoring system" gegeben. Zur Beurteilung gehen Röntgenbefunde des Schädels (0–3), Rippen (0–3), WK (0–3) und lange Röhrenknochen (0–4) mit entsprechender Punktezahl, dividiert durch 4 ein. Für diesen „Score" gibt es einen Grenzwert von 2,6: unter diesem Wert ist die Prognose quo ad vitam günstig, über 2,6 ist die Prognose schlecht, d. h. es ist mit letalem Verlauf in den ersten 2 Lebenswochen zu rechnen.

Typ I. Säuglinge aus dieser Gruppe haben sehr selten schon bei Geburt Frakturen. Die Häufigkeit der Frakturen nimmt im frühen Kindesalter zu, wobei dann eine Verbiegung der Extremitätenknochen, vor allem der Unterextremitäten, hinzukommt. Auch die Skoliose nimmt zu bei verschieden stark ausgeprägter Fischwirbelbildung und schwerer Osteopenie. Schädelaufnahmen im Säuglingsalter zeigen die typischen „Wormian bones" in der Lambdanaht. Die Untergruppe A ohne Zahnveränderungen hat offensichtlich auch weniger ausgeprägte Skelettdeformierungen.

Typ II (Abb. 26 a–d). Es handelt sich bei dieser Gruppe um die perinatal letale, schwerste Verlaufsform mit den „teleskopartigen" Extremitäten. Diese Deformierung ist hervorgerufen durch intrauterin aufgetretene Frakturen mit überschießender Kallusbildung. Die Schädelknochen sind ganz schwach mineralisiert mit manchmal nur kleinsten Knocheninseln in der Kalotte. Multiple Rippenfrakturen und Trapezform des knöchernen Thorax mit insuffizienter Beweglichkeit bei der Atmung ist Teil des Letalfaktors (Spezialisten, darunter auch Sillence, haben den Typ II nochmals unterteilt in A, B, C, wobei auch die Vererblichkeit unterschiedlich ist).

Typ III (Abb. 27 a–c). Patienten dieser Gruppe haben keine blauen Skleren oder nur bläuliche, ungefähr die Hälfte von ihnen zeigt auch keine Zahnveränderungen. Die Verformung der Extremitäten ist mit dem Alter zunehmend durch brüchige und verkrümmte Extremitäten, wobei die Deformierung stärker ist als bei Typ I. Auch die Skoliose nimmt gegenüber Typ I früher zu.

Typ IV. Bei diesen Patienten handelt es sich um eine Gruppe mit den leichtesten Symptomen der OI. In der Eigenanamnese gibt es keine oder nur ganz wenig Hinweise für stattgehabte Knochenbrüche. Die Deformierung der Extremitäten ist ganz leicht. Im Röntgenbild sind lediglich die dünne Kortikalis und die Osteopenie wechselnd starken Ausmaßes zu finden, wobei im Bereich der leichten Deformie-

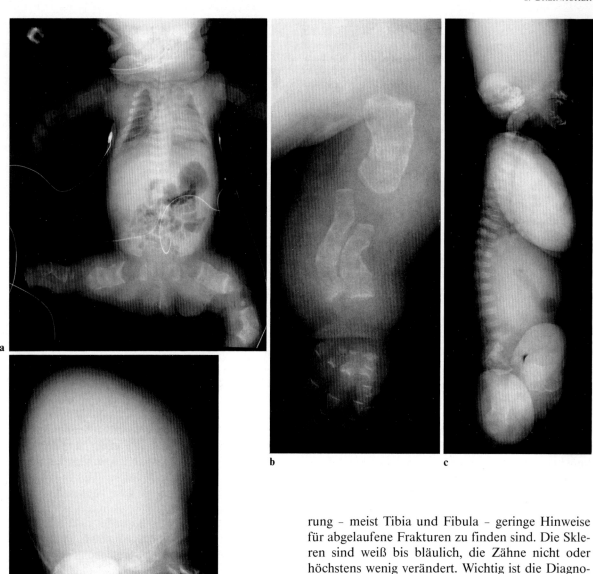

Abb. 26 a–d. Osteogenesis imperfecta Typ II a nach SILLENCE. Neugeborenes, am 8. Lebenstag verstorben. **a** Babygramm. **b** Oberextremität mit „teleskopartigen" Röhrenknochen. **c** WS postmortem: flache Wirbelkörper. **d** Schädel praktisch ohne nachweisbare Knocheninseln in der Kalotte. Score nach SPRANGER: Schädel 3, Rippen 3, WK 3, Röhrenknochen 4 (Summe: 13 geteilt durch 4). Score somit 3, 25, d. h. letale Form

rung – meist Tibia und Fibula – geringe Hinweise für abgelaufene Frakturen zu finden sind. Die Skleren sind weiß bis bläulich, die Zähne nicht oder höchstens wenig verändert. Wichtig ist die Diagnosestellung zur genetischen Beratung.

7.2 Juvenile idiopathische Osteoporose

Synonyme: Idiopathische transitorische Osteoporose [3], Pubertätsfischwirbelkrankheit [2]

Klinik: Die Ätiologie der idiopathischen juvenilen Osteoporose (IJO) ist unbekannt. Sie beginnt mit schwerer Osteopenie vor dem Beginn der Pubertät und ist begrenzt auf die Zeit der Pubertät oder bis kurz danach, kann aber mit residualen Deformierungen weiterbestehen. Dies hängt ab vom Schweregrad der Erkrankung. Initial bestehen Bein- und Rückenschmerzen, vermehrte Knochenbrüchigkeit, so daß das Krankheitsbild einer rheumatischen Arthritis vorgetäuscht werden kann. Meist ist Adi-

Skelettdysplasien (Osteochondrodysplasien)

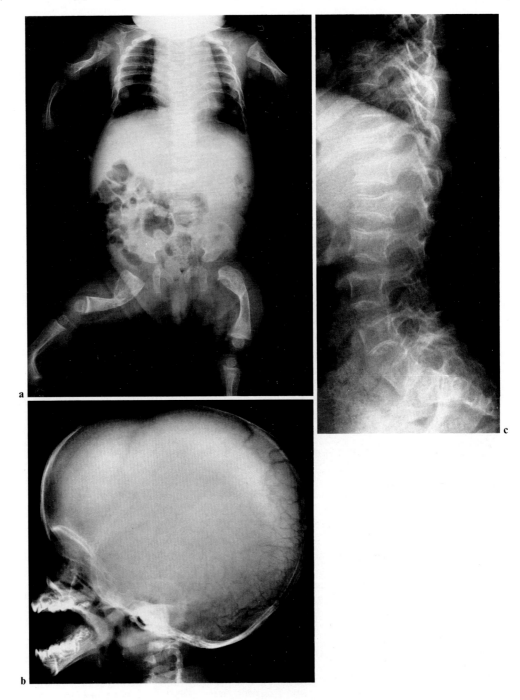

Abb. 27 a–c. Osteogenesis imperfecta Typ III. **a** 5 Monate alt, Ganzkörperaufnahme mit Zustand nach multiplen intrauterinen Frakturen. **b** Dasselbe Kind, 9 Monate alt: Schädel mit reichlich großen Schaltknochen „Wormian bones". **c** Dasselbe Kind, 6 Jahre: Ausbildung von Fischwirbelkörper besonders am BWS-LWS-Übergang

positas verhanden. Serologisch finden sich keine pathologischen Befund, gelegentlich kann transitorisch eine negative Kalziumbilanz vorhanden sein.

Röntgen (Abb. 28 a–c): Es besteht eine mehr oder weniger ausgeprägte Osteoporose, die besonders auffallend am Ort der stärksten klinischen Symptome ist, nämlich in der Wirbelsäule. Die Wirbelkör-

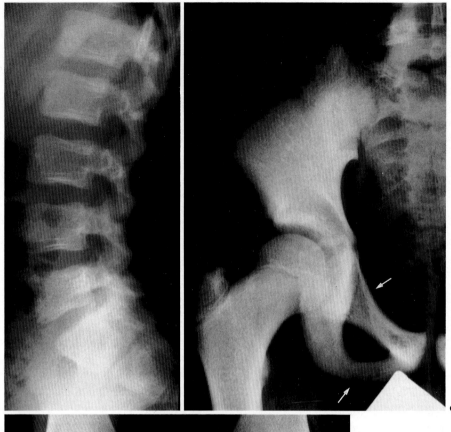

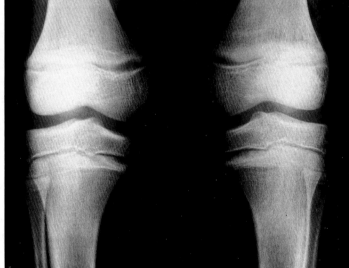

Abb. 28 a–c. Juvenile idiopathische Osteoporose. 10 Jahre. **a** Wirbelkörper mit deutlicher Höhenminderung und Demineralisation, angedeutet „Geisterschatten". **b** Derselbe Junge: im Kniebereich Auflockerung der metaphysären Knochenstruktur. **c** Derselbe Junge: im Beckenbereich Kalksalzverminderung und Auflockerung der Trabekelstruktur, besonders im Sitz- und Schambeinast *(Pfeile)*

per verändern sich zunehmend in Fischwirbelkörper mit ausgeprägter Höhenminderung und Osteopenie. Die Zwischenwirbelabschnitte sind nicht betroffen. Gelenknahe metaphysäre Frakturen können zusätzlich auftreten, besonders an Hand- und Kniegelenk [11]. Durch metaphysäre Frakturen im proximalen Femur kann der Hüftkopf abrutschen und eine bleibende Deformierung verursachen [15].

Differentialdiagnose: Wichtig ist vor allem die Abgrenzung zur OI, Typ IV nach SILLENCE. Ausschlaggebend ist zur Diagnosesicherung der Verlauf bzw. Voraufnahmen des Skelettes.

8 Osteochondrodysplasien mit vermehrter Knochendichte

8.1 Osteopetrosis

Die sog. „Pariser Nomenklatur" von 1983 unterscheidet 4 Formen dieser offensichtlich nicht einheitlichen Erkrankung:
die autosomal rezessive letale Form,
die intermediäre rezessive Form,
die autosomal dominante und
die rezessive Form mit tubulärer Acidose.

In den meisten Lehrbüchern [7] und Monographien [1, 31], werden zwei wesentliche Formen unterschieden, nämlich die frühmanifeste und die spätmanifeste Form.

Frühmanifeste Form

Synonyme: Marmorknochenkrankheit, Osteosklerose vom infantilen malignen Typ. Vererbung: Autosomal rezessiv

Klinik: Gedeih- und Entwicklungsstörung, Kleinwuchs, Anämie, auch Leber- und Milzvergrößerung, Hirnnervenausfälle, Makrozephalie (mit oder ohne Hydrozephalus), verspätete Dentition. Man findet keine oder inkonstante laborchemische Veränderungen wie temporäre Hypokalzämie oder Hypophosphatämie.

Röntgen (Abb. 29 a–e): Es besteht eine generalisierte Verdichtung und Verdickung des ganzen Skelettsystems mit Ausnahme des Unterkieferknochens. Eine Trabekelstruktur ist nicht mehr zu erkennen, keine Markräume mehr nachweisbar. An den langen Röhrenknochen ist auch eine Modellierung der Metaphysen nicht mehr vorhanden, sie erscheinen keulenartig aufgetrieben. Bei etwas älteren, überlebenden Kindern dieses Typs finden sich charakteristische querverlaufende Aufhellungszonen in den Metaphysen. In diesen Fällen stellt sich gelegentlich auch das Bild des „Endoknochens" ein, d. h. ein primär dichter sklerotischer Knochen wird umgeben von strahlendurchlässigeren Markräumen. Es finden sich zusätzlich auch die „Sandwich-Wirbelkörper" oder auch „bone in bone" genannten Wirbelkörper mit einem dichten inneren Kern von der Größe des neonatalen Wirbelkörpers und umgeben von wesentlich strahlentransparenterem Knochengewebe, wobei dann die altersgemäße Größe eines Wirbelkörpers resultiert.

Der Schädel ist sowohl im Kalottenanteil wie auch in der Basis sklerotisch verdickt, wenig Pneumatisation in den Mastoiden und in den Nasennebenhöhlen. Auffallender Unterschied der stark sklerotischen Maxilla zu der nicht verdichteten Mandibula.

Spätmanifeste Form

Synonyme: ALBERS-SCHÖNBERGsche Krankheit, Osteosklerose mit spätem Beginn, benigne Form. Vererbung: wahrscheinlich heterogen, meist autosomal dominant, selten autosomal rezessiv

Klinik: Insgesamt sehr stark wechselnde Expression des Defektes. Das Alter bei der Erstmanifestation der klinischen Symptome ist variabel. Meist handelt es sich um pathologische Frakturen, Zahnanomalien, Anämie, Hirnnervenausfälle durch Kompression, Osteomyelitis des Unter- und/oder Oberkiefers in etwa 10% der Fälle. Offensichtlich wird die Diagnose in zahlreichen Fällen zufällig gestellt.

Röntgen: Die sklerotischen Knochenverdichtungen sind wesentlich weniger ausgeprägt, sie sind symmetrisch mit Verlust der normalen Knochenstruktur. Meist ist die Kortikalis der Röhrenknochen noch abgrenzbar, die stärkste Sklerose ist in den Metaphysen, die allerdings kaum deformiert sind, zu erkennen. Die Wirbelkörper fallen durch die „sandwichförmigen" Strukturen auf, – sie sind identisch wie bei der frühmanifesten form. „Endoknochen" fehlen auch bei den jungen Patienten.

8.2 Pyknodysostose

Synonym: Osteopetrosis acro-osteolytica. Vererbung: autosomal rezessiv

Klinik: Minderwuchs mit kurzen Extremitäten. Ein großer Kopf wird schon bei der Geburt beobachtet, die Stirn ist prominent mit kleinem Gesichtsschädel und fliehendem Kinn, auffallende Nasenform, als „Papageien-Nase" beschrieben. Klinisch wichtigster Befund ist die weit offene große Fontanelle, die sich auch im Erwachsenenalter nicht schließt. Zahnanomalien mit Schmelzhypoplasie, kurze plumpe Hände mit besonders starker Verkürzung der Endphalangen sind weitere Symptome. Blaue Skleren können beobachtet werden. Die zunehmende Knochenbrüchigkeit führt zu knöchernen Deformierungen, z. B. Genua valga. Zunehmende Skoliose sowie zunehmende Lendenlordose und Trichterbrust.

Röntgen: Die Schädelkalotte ist nur wenig verdickt, dies vorwiegend in der frontalen und okzipitalen

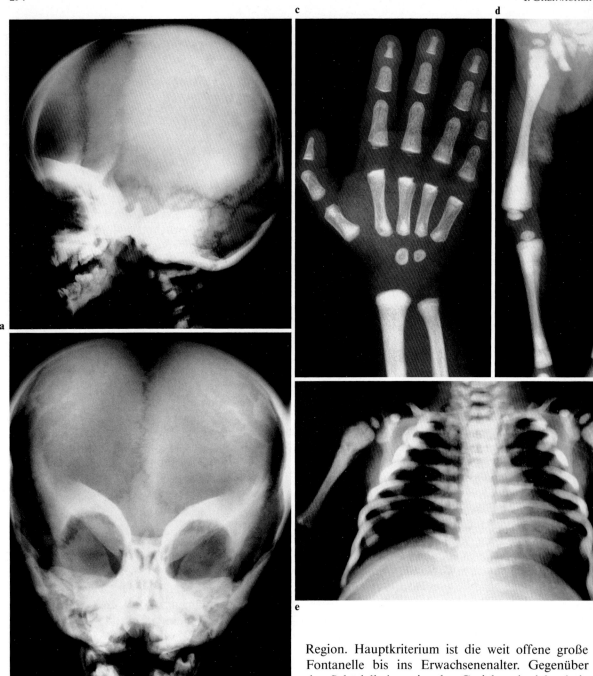

Abb. 29 a-e. Osteopetrosis, frühmanifeste Form, im Alter von 2 Jahren. Insgesamt Verdichtung und Verdichtung des Skelettes, ausgenommen Unterkiefer und distales Handskelett

Region. Hauptkriterium ist die weit offene große Fontanelle bis ins Erwachsenenalter. Gegenüber der Schädelkalotte ist der Gesichtsschädel relativ klein. Der Mandibularwinkel ist abgeflacht bis zu 180°. Manchmal sind mehrere „Wormian bones" zu erkennen.

Das übrige Skelett zeigt eine zunehmende Osteosklerose vor allem der Kortikalis, wobei auch die Metaphysen beteiligt sind mit Modellierungsstörungen. Hypoplasie des akromialen Endes der Klavikel. Wirbelsäulenveränderungen sind im Sinne einer Spondylolyse oder -listhesis auf fehlende Segmentation oder gehäufte Frakturen zurückzuführen.

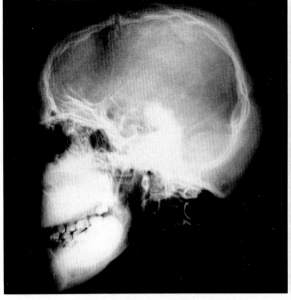 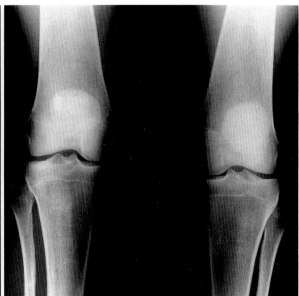

Becken: „Sockelbildung" [8] am Übergang vom Darmbeinflügel zum kaudalen Anteil im Sinne einer tiefen Einkerbung. Auffallend sind die Endphalangen, die bei dem insgesamt kurzen Handskelett noch zusätzlich sehr verkürzt erscheinen. Gleicher Befund an den Zehen.

Anmerkung: Die Prognose ist nach Überstehen evtl. Atemstörungen im Säuglingsalter im Sinne einer normalen Lebenserwartung gut.

MAROTEAUX u. LAMY [18] vermuten in einer 1965 erschienen Veröffentlichung, daß der impressionistische Maler Toulouse-Lautrec eine Pyknodysostose gehabt habe.

8.3 Kraniometaphysäre Dysplasie

Vererbung: autosomal dominant (in sehr seltenen Fällen auch autosomal rezessiv)

Klinik: Auffälliger Gesichtsausdruck mit keilförmigem knöchernen Vorsprung oberhalb der verbreiterten Nasenwurzel und der Glabella. Weiter Augenabstand, Verengung der nasalen Luftwege mit resultierender vorwiegender Mundatmung. Häufig ist ein Hörverlust vorhanden, seltener Einschränkung der Sehfähigkeit.

Röntgen (Abb. 30 a, b): Schwere Hyperostose der Frontal- und Okzipitalschuppe, auch deutliche Sklerose der Schädelbasis. Zudem ist eine Hyperostose der Gesichtsschädelknochen mit Obliteration der Nasennebenhöhlen vorhanden. Meist ist der Unterkiefer ebenfalls sklerosiert.

Abb. 30 a, b. Kraniometaphysäre Dysplasie, dominante Form. 17 Jahre alt. **a** Schädel mit Hyperostose, vorwiegend okzipital, Schädelbasis, Unter- und Oberkiefer. **b** „Erlenmeyer-Kolben"-artige Verbreiterung der Metaphysen besonders im distalen Femur mit Verdünnung der Kortikalis

Im Säuglingsalter ist zunächst eine diaphysäre Sklerose mit normaler Metaphyse nachweisbar.

Im Kindes- und Erwachsenenalter dagegen ist eine keulenartige Metaphysenausweitung bei normaler Weite der Diaphysen zu erkennen.

Anmerkung: Die ausgeprägten Knochenneubildungen führen zur Beeinträchtigung und Einengung der kranialen Foramina, dies wiederum kann zu Hirnnervenschädigung führen. Die Lebensaussichten sind normal, ebenfalls die Intelligenz. Diese Patienten sind sehr suizidgefährdet, wie wir aus klinischer Erfahrung bei einer eigenen Patientin berichten können.

8.4 Diaphysäre Dysplasie

Synonyme: Camurati-Engelmann-Erkrankung, progressive diaphysäre Dysplasie. *Vererbung:* autosomal dominant (mit beträchtlicher Unterschiedlichkeit in dem Befall der Extremitäten bis offensichtlich nahezu Asymptomatik)

Klinik: Im Kleinkindesalter ist die Trias Gangstörung, Muskelhypotrophie mit Gliederschmerzen vorwiegend der unteren Extremitäten nach Bela-

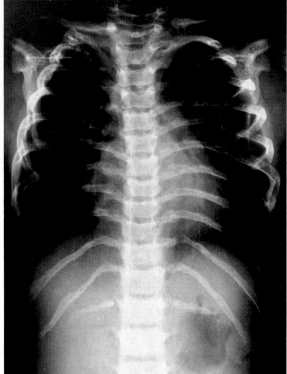
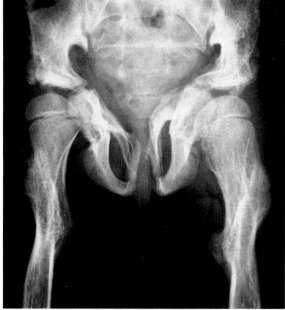
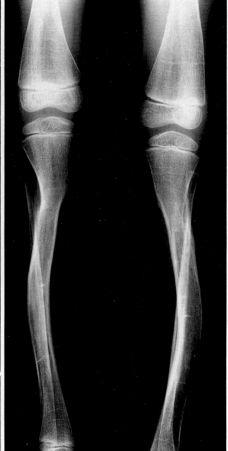

Abb. 31a-c. Osteodysplastie 4½ Jahre alt. Eigenartige, bizarre Modellierungsstörungen des ganzen Skelettes: Die Rippen sind abnorm dünn mit welligem Verlauf, auch die Klavikel sind ganz unregelmäßig gestaltet. Das Becken ist besonders im lateralen Anteil sehr dys- und hypoplastisch, dünne Sitz- und Schambeinäste, Coxa-valga. Die langen Röhrenknochen zeigen hier an den Unterextremitäten einen band- und S-förmigen Verlauf mit Torsion, auch die anderen langen Röhrenknochen sind insgesamt sehr dünn

stung und - röntgenologisch - symmetrische diaphysäre Hyperostosen hervorstechend. Meist sind die Patienten eher klein, aber die Extremitäten relativ lang. Der Verlauf ist sehr unterschiedlich, rasche Progredienz im Kindesalter und Beschwerdefreiheit beim Erwachsenen sind möglich. Kortisontherapie kann offensichtlich erfolgreich sein.

Röntgen: Verdickung der Kortikalis der Diaphysen der langen Röhrenknochen sowohl durch periostale wie durch endostale Knochenneubildung, weiterhin können auch die kurzen Röhrenknochen betroffen sein. Tarsalia und Karpalia sind in wenigen berichteten Fällen ebenfalls beteiligt. Die Epi- und Metaphysen bleiben frei. Sklerose der Schädelbasis ist möglich, weniger häufig und sehr unterschiedlich ausgeprägt ist die Sklerose der Schädelkalotte.

Anmerkung: Schwierige Unterscheidung zu allen mit Hyperostose oder Sklerose der Extremitäten einhergehenden Dysplasieformen, z. B. die Hyperostosis corticalis generalisata.

8.5 Osteodysplastie

Synonym: Melnick-Needles-Syndrom. *Vererbung:* autosomal dominant

Klinik: Charakteristisch ist der Gesichtsausdruck mit mäßigem Exophthalmus, vollen Wangen, Mikrognathie und meist fehlerhafter Zahnstellung sowie enger aber sehr hoher Stirn. Im Bereich der Hand ist die Verkürzung der Fingerendglieder vor allem des Daumens besonders auffallend.

Röntgen (Abb. 31 a–c): Die langen Röhrenknochen sind leicht gebogen, die Metaphysen eher flach, eine sehr unregelmäßige Verdickung und Sklerosierung der Diaphysen sowie schwere Coxa valga-Stellung sind pathognomonisch. Die Rippen und Klavikel sind ganz unregelmäßig in Bezug auf Dichte, Torsion und allgemeiner Struktur. Auch das Becken ist dysplastisch, besonders im lateralen Anteil der supraazetabularen Portion, insgesamt schmaler oberer Beckenanteil und Verdünnung der Sitz- und Schambeine. Im Bereich des Schädels ist der verzögerte Schluß der großen Fontanelle auffallend, eine Sklerose der Schädelbasis und manchmal auch des Schädeldaches; Mikrognathie. Im Bereich der Wirbelsäule ist eine anteriore Konkavität der Wirbelkörper meist verbunden mit vermehrter Höhe der einzelnen WK. Später stellt sich oft eine Kyphose und/oder Skoliose ein.

Anmerkung: Der Gesichtsausdruck und die unregelmäßigen Knochenstrukturen mit Verdichtung und unregelmäßiger Begrenzung ergeben kaum Schwierigkeiten für die Diagnosestellung.

8.6 Frontometaphysäre Dysplasie

Vererbung: unbekannt

Klinik: Auffallende prominente supraorbitale Wulstbildung mit breitem Nasenrücken und Unterkieferhypoplasie; Zahnanomalie. Sehr dünne und lange Finger mit Ulnardeviation und Klinodaktylie, manchmal Bewegungseinschränkung in den Gelenken.

Röntgen: Wulstartiger („Torus-artig") Vorsprung der Frontalschuppe oberhalb der Augenhöhlen. Die Nebenhöhlen sind eher hypoplastisch. Das Foramen magnum ist vergrößert. Im Becken findet man eine Abflachung der Darmbeinschaufeln mit kleinen Femurepiphysen und Coxa valga-Stellung. Die langen Röhrenknochen sind metaphysär wenig modelliert, besonders im distalen Femur. Im Hand- und Fußskelett sind Fusionen von Metakarpalia und Metatarsalia möglich.

Anmerkung: Die Differentialdiagnose zur metaphysären Dysplasie (PYLE) und zu den verschiedenen Formen der Osteopetrose ist schwierig, besonders auch zur kraniometaphysären und kraniodiaphysären Dysplasie. Beachte die dia- bzw. metaphysäre Ausweitung!

8.7 Dysosteosklerose

Vererbung: autosomal rezessiv

Klinik: Minderwuchs, zunehmende Frakturanfälligkeit, Zahnanomalien. Gelegentlich kommen auch neurologische Degenerationen vor wie Optikusatrophie und Symptome der Bulbärparalyse. In einigen Fällen findet man fleckige Hautatrophien.

Röntgen (Abb. 32 a–c): Schädelverdickung und Sklerosierung sowohl der Kalotte wie auch der Basis und verminderte Pneumatisation der paranasalen Sinus und der Mastoidzellen. Weitere Sklerosierung findet sich im Bereich der Rippen, der Klavikel, in den Schulterblättern und im Becken bei Hypoplasie des Darmbeines. Die Wirbelkörper sind abgeflacht und zeigen eine nach dorsal gerichtete keilförmige Deformierung. Am auffallendsten sind die ausgeweiteten Metaphysen mit spezieller Schichtung der Sklerose: Die Epiphysen und die angrenzenden bandförmigen Anteile der Metaphysen und auch die Diaphysen sind schwer sklerotisch. Dazwischen liegt ein metaphysäres Aufhellungsband mit grobsträhniger unregelmäßiger quer- und längsgerichteter, septenartiger Knochenstruktur.

Anmerkung: Häufig treten Frakturen auf, die normal abheilen. Kortisontherapie ist ohne Effekt.

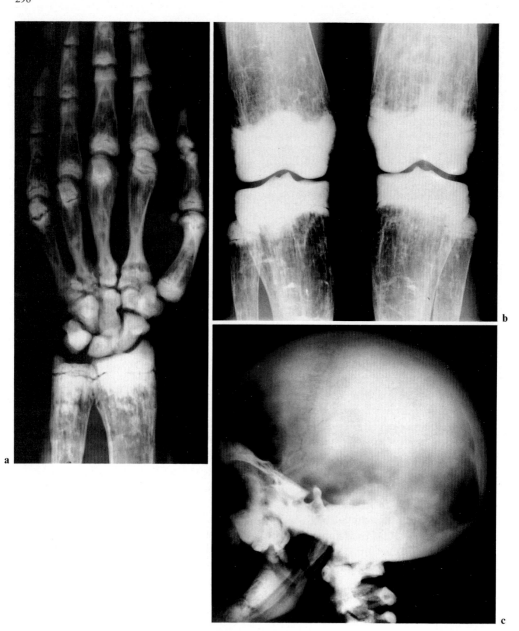

Abb. 32 a–c. Dysosteosklerose, 20 Jahre alt. **a, b** Auffallend und auch charakteristisch sind die ausgeweiteten Metaphysen mit spezieller Schichtung der Sklerose, wobei die Epiphyse und der anschließende metaphysäre Anteil sehr dicht und dick sind, dann folgt ein submetaphysäres Aufhellungsband mit grobsträhniger Knochenstruktur, dazu längs- und quergerichtete septenartige Verdichtungen. **c** Schädel mit Verdikkung der Kalotte und Basis und fehlender Pneumatisation der paranasalen Sinus und Mastoidzellen

8.8 Osteoektasie mit Hyperphosphatasie

Synonyme: Chronische idiopathische Hypophosphatasie, Hyperostosis corticalis deformans juvenilis, Hyperphosphatasämie, juvenile Pagetsche Krankheit u. a. *Vererbung:* autosomal rezessiv

Klinik: Auffallend großer Schädel bei Kleinwuchs, Verbiegung der Extremitätenknochen, Neigung zu Frakturen. Hörverlust kann eintreten, Blutdruckerhöhung und schütteres Haar sowie statomotorische Entwicklungsverzögerung sind weitere Symptome. Anämie und Fieber als fakultative Befunde sind beobachtet, laborchemisch sind die alkalische und die

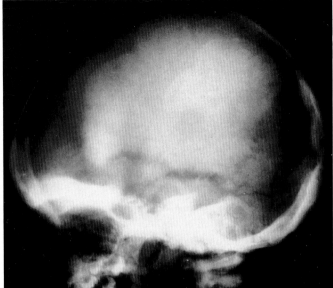

Abb. 33a–c. Osteoektasie mit Hyperphosphatasie.
a 4 Jahre alt. Große Schädelkalotte mit Verdickung von Frontal- und Parietalschuppe, weniger der Okzipitalschuppe, weite Nähte: „Baumwoll-Ballen-Zeichen". Die Schädelbasis ist ebenfalls verdickt und verdichtet (Aus GREINACHER [12])
b, c Patient mit 2 Monaten bzw. 2 Jahren: Zunehmende Verbiegung der langen Röhrenknochen, am wenigsten in der Fibula. Unregelmäßige mediale Verdickung der Kortikalis bei eher dünner Kortikalis lateral, bereits angedeutete periostale Knochenneubildung. Die Metaphysen sind demineralisiert (alkal. und saure Phosphatase im Serum stark bzw. deutlich erhöht)

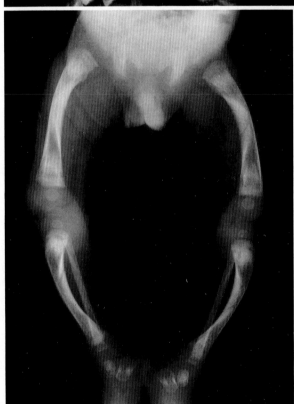
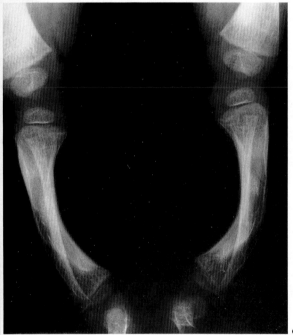

saure Phosphatase erhöht, Erhöhung auch des Harnsäurespiegels im Serum und im ausgeschiedenen Urin.

Röntgen (Abb. 33a–c): Extreme Verdickung des Schädeldaches bei unscharf gezeichneter Diploestruktur (Baumwoll-Ballen-Zeichen). Später können auch Gesichtsschädel und die wenig pneumatisierten Nebenhöhlen beteiligt sein. Auffallenderweise ist das übrige Skelett fast ganz demineralisiert und von grobsträhniger Struktur mit teils zystenartigen Aufhellungen versehen. Zum Teil sind ganz ausgeprägte Verbiegungen vorhanden. Zudem können aber auch trabekelartige längsgerichtete Verdikkungen in der Diaphyse auftreten. Betroffen sind auch Hand- und Fußskelett. Platyspondylie.

Anmerkung: Erstaunliche Behandlungserfolge mit Calcitonin sind im Hinblick auf die Röntgenveränderungen beschrieben, nicht aber röntgenologisch nachweisbare Normalisierung in der Schädelkalotte.

Möglicherweise besteht ein pathogenetischer gemeinsamer Mechanismus mit dem Erwachsenentyp des M. Paget.

9 Segmental betonte Osteochondrodysplasien

9.1 Kleidokraniale Dysplasie

Synonyme: Dysostosis pelvico-cleido-cranialis, Dysostosis cleidocranio-digitalis, Scheuthauer-Marie-Sainton-Syndrom.
Vererbung: autosomal dominant mit hoher Penetranz und großer Streubreite im Phänotyp

Klinik: Großer Kopf und schmales Gesicht, sowie weit auseinander stehende Augen bei nicht oder sehr spät geschlossener großer Fontanelle sind schon äußerlich zu diagnostizieren. Weiter kommt hinzu, daß die Kinder die Schultern zusammenklappen können bei abstehenden Schulterblättern (Abb. 34a). Zahndysplasie und manchmal Mikrodentie (Dysodontie). Weitere Symptome sind der mäßig ausgeprägte Minderwuchs, Trichterbrust, Skoliose, X-Beinstellung, Plattfüße, letztere Befunde sind aber nicht konstant.

Röntgen (Abb. 34b-d): Im Schädeldach stark verzögerte Ossifikation, wobei alle Nähte, einschließlich der Metopika, klaffen, zahlreiche Schaltknochen sind vorhanden, vorwiegend im Bereich der Lambdanaht. Auch eine verzögerte Ossifikation der Schädelbasis mit Unterpneumatisation der Nebenhöhlen. Zahnanomalien mit Persistieren des Milchgebisses bis ins Erwachsenenalter. Auf der Thoraxaufnahme erkennt man die sehr unterschiedlichen Hypoplasien der Schlüsselbeine, die ganz fehlen können, einseitig verändert sein können oder eine „Pseudarthrose" darstellen können, wobei dies nach der Geburt als Schlüsselbeinfraktur fehlgedeutet werden kann. Die WS zeigt nach dorsal keilförmige thorakale Wirbelkörper mit unvollständigem Bogenschluß, der als Spina bifida imponiert. Das Becken ist ebenfalls charakteristisch deformiert mit hohen steilen Darmbeinschaufeln (großer Ileumwinkel) und Ossifikationsrückstand des Schambeines manchmal auch des Sitzbeinastes. Am Hand- und Fußskelett ist das Knochenalter retardiert. Die Pseudoepiphyse am 2. Metakarpale und zahlreiche Zapfenepiphysen an den Phalangen sind vor dem Epiphysenschluß fast immer nachweisbar. Erst im späten Erwachsenenalter bilden sich die Verknöcherungsanomalien zurück.

Anmerkung: Die Pathogenese ist noch unklar, jedoch handelt es sich keineswegs um einen Prozeß, der nur durch Bindegewebe vorgebildete Knochen betrifft.

9.2 Trichorhinophalangeales Syndrom

Typ I Tricho-rhino-phalangeal Syndrome (GIEDION).
Typ II Tricho-rhino-auriculo-phalangeal, multiple exostoses dysplasia (trapme dysplasia); Langer-Giedion-Syndrom.

Typ I: Vererbung autosomal dominant
Klinik: Schütteres Haar einschließlich Augenbrauen (hier besonders lateral), Knollennase mit langem und weitem Philtrum. Kurze Finger (manchmal ist nur ein Finger kurz), Schwellung der Fingergelenke. Dünne Fingernägel. Eher Kleinwuchs.

Röntgen: Das Handradiogramm zeigt die kurzen Finger mit den typischen epiphysären Deformierungen, d. h. Zapfenepiphysen Typ 12 nach GIEDION, mit vorzeitigem Epiphysenschluß. Im Becken sind die sehr niedrigen proximalen Femurepiphysen auffallend, die manchmal wie bei M. Perthes aussehen können.

Typ II: Vererbung unbekannt
Klinik: Ähnlich Typ I, jedoch mikrozephale Kopfform, geistige Retardierung, weniger ausgeprägte Nasenform, vorspringende Augen. Muskuläre Hypotonie und Überstreckbarkeit der Gelenke.

Röntgen: Im Handskelett finden sich hier ebenfalls die Zapfenepiphysen Typ 12 nach GIEDION, ebenso im Fußskelett. Zusätzlich sind charakteristisch die multiplen kartilaginären Exostosen. Die Diagnose kann meistens erst im 3. Lebensjahr gestellt werden, wenn die Zapfenepiphysen und Exostosen radiologisch nachweisbar sind.

Anmerkung: Zapfenepiphysen können auch bei normalen Kindern auftreten etwa in 4%. Andererseits gibt es eine große Zahl von Knochendysplasien, die mit Zapfenepiphysen unterschiedlicher

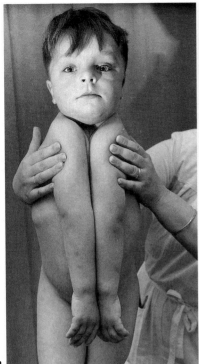
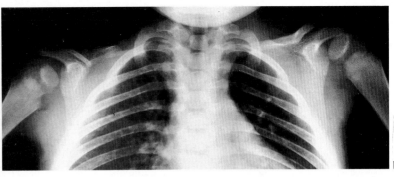
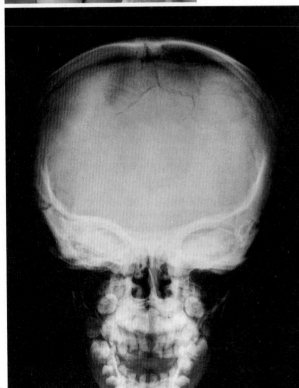
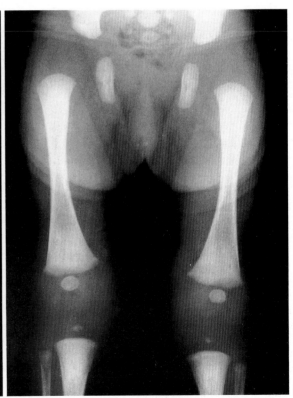

Abb. 34a–d. Cleidokraniale Dysplasie. **a** 5 Jahre alt: Schultern sind zusammenklappbar, typische Facies mit Hypertelorismus. **b** Dasselbe Kind: Die Schlüsselbeine sind hypoplastisch, rechts lateral nur stummelförmig ausgebildet. **c** Dasselbe Kind, 8 Jahre: Schädel mit zahlreichen Schaltknochen, große Fontanelle maximal weit. **d** Neugeborenes: Unterextremitäten normal ossifiziert, fehlende Schambeinäste, (eben noch erkennbar) hohe schmale Beckenschaufeln

Zahl und Form einhergehen. GIEDION hat an Hand von zahlreichen morphologischen Analysen 38 Typen von Zapfenepiphysen an den Phalangen klassifiziert. Die Klassifikation, die Differentialdiagnose und die Problematik sind im Lehrbuch der Röntgendiagnostik [24] klar dargestellt.

9.3 Osteo-Onychodysplasie

Synonyme: Arthro-Osteo-Onycho-Dysplasie, Beckenhörner-Nagel-Patella-Syndrom, Turner-Kieser-Syndrom, Touraine-Syndrom. *Vererbung:* autosomal dominant mit stark variabler Expressivität

Klinik: Bei den einzelnen Symptomen handelt es sich - wie der Name ausweist - um eine klinische Tetrade: Hypoplasie oder /und Spaltbildung der Nägel, vorwiegend am Daumen (auch Fehlen der Nagelbildung wird beobachtet), Hypoplasie oder Fehlen der Patella, Ellenbogendysplasie (auch mit Flughautbildung), palpable Beckenhörner. In einigen Fällen kann durch renale Beteiligung Proteinurie und Hämaturie gefunden werden.

Röntgen: Am auffallendsten sind die „Beckenhörner" an den Darmbeinschaufeln, die klein sein können und übersehen werden, aber auch stark ausgebildet und nach dorsal vorstehen. Das Fehlen der Patella oder die Hypoplasie derselben ist oft mit lateraler Luxation verbunden. Zugleich ist der laterale Kondylus am distalen Femur hypoplastisch.

Am Ellenbogengelenk besteht eine Hypoplasie des Capitulum humeri und Luxation des proximalen Radius.

Anmerkung: Die renale Beteiligung besteht in einer Veränderung der glomerulären Basalmembran im Sinne einer diffusen Verdickung, möglicherweise durch Kollagenmaterial.

9.4 Dyschondrosteose

Synonym: Léri-Weill-Krankheit. *Vererbung:* autosomal dominant

Klinik: Mesomeler Minderwuchs, Deformierung des Vorderarmes, meist symmetrisch, mit dorsaler Subluxation der distalen Ulna im Sinne einer Madelung'schen Deformität.

Röntgen: Relative Verkürzung des Radius im Vergleich zur Ulna. Radioulnare distale Zuneigung durch Abschrägung der Knochenendanteile, besonders des distalen Radius. Dadurch entsteht eine dreieckige Deformierung der distalen Radiusepiphyse. Es kommt zur Dorsalluxation der Ulna. Eine dreieckförmige Deformierung der Handwurzelknochen ist ebenfalls Folge der Radius- und Ulnaanomalie, wobei das Os lunatum in die Spitze des nach proximal gerichteten Keiles von Radius und Ulna zu liegen kommt: es handelt sich um die sogenannte „Pyramidalisierung". Nicht konstant findet man auch eine kurze Tibia mit prominenter medialer Portion der proximalen Tibia.

Anmerkung: Radius- und Tibiadeformierungen kommen bei vielen mesomelen Minderwuchsformen vor.

In die Differentialdiagnose muß auch ein M. Turner eingeschlossen werden, da röntgenologisch identische Unterarmbilder vorhanden sein können.

Literatur

1. Beighton P, Cremin BJ (1980) Sclerosing Bone Dysplasias. Springer, Berlin Heidelberg New York
2. Catel W (1954) Pubertätsfischwirbelkrankheit. Kinderärztl. Prax. 22: 21-26
3. Fanconi A, Illig R, Poley IR, Prader A, Francillon M, Labhart A, Uehlinger E (1966) Idiopathische, transitorische Osteoporose im Pubertätsalter. Helv. Paediatr Acta 29: 187-194
4. Giedion A (1968) Zapfenepiphysen. Naturgeschichte und diagnostische Bedeutung einer Störung des enchondralen Wachstums. Ergeb med Radiol 1: 59-124
5. Giedion A (1969) Die periphere Dysostose (PD) - ein Sammelbegriff. Fortschr Roentgenstr 110: 507-524
6. Giedion A (1980) Heterogenity of the Lethal Short Rib-Polydactyly Syndromes - the value of body length and of body proportions for their classification. 17th Congress ESPR The Hague, 1980
7. Giedion A (1981) Konstitutionelle Skeletterkrankungen. In: Schinz HR, Baensch WE (Hrsg) Lehrbuch der Röntgendiagnostik, 6. Aufl, Bd II/2. Thieme, Stuttgart New York, S 1-349
8. Giedion A, Zachmann M (1966) Pyknodysostose. Helv Paediatr Acta 21: 612-621
9. Giedion A, Prader A, Rüttimann A (1961) Der „Tarzan-Typus". Wirbelscheibenkleinwuchs, degenerative Bandscheibenveränderungen und schmales Becken. Fortschr. Röntgenstr 99: 472-478
10. Giedion A, Holthusen W, Hegenbarth R (1986) Die progressive Pseudorheumatoide Chondroplasie (PPRC). 23. Tagung der Gesellschaft Pädiatr. Radiologie, Tübingen 1986
11. Gooding CA, Ball JH (1969) Idiopathic juvenile osteoporosis. Radiology 93: 1349-1350
12. Greinacher I (1983) Erworbene Osteopathien im Kindesalter. In: Diethelm L, Heuck F (red. von) Osteopathien. Springer, Berlin Heidelberg New York (Handbuch der medizinischen Radiologie, Bd V/5, S 87)

13. Hall JG, Dorst JP, Taybi H, Scott CJ jr, Langer LO jr, McKusick VA (1969) Two probable cases of homozygosity for the achondroplasia gene. Birth Defects, Orig Art Ser V (4): 24–34
14. Horton WA, Rimoin DL (1979) Kniest dysplasia. A histochemical study of the growth plate. Pediat Res 13: 1266–1270
15. Houang MTW, Brenton DP, Renton P, Shaw DG (1978) Idiopathic juvenile osteoporosis. Skeletal Radiol 3: 17–23
16. International nomenclature of constitutional diseases of bone (rev. May 1983) Ann Radiol 1984, 27: 275–280 Deutsche Übersetzung der Revision von 1977 in: Giedion A, Lehrbuch der Röntgendiagnostik, Bd II/2 S 3–5. (Schinz-Baensch Hrsg, Thieme, Stuttgart New York)
17. Kaufmann HJ, Mahboubi S, Spackman TJ, Capitano MA, Kirkpatrick J (1976) Tracheal stenosis as a complication of chondrodysplasia punctata. Ann Radiol 19: 203–209
18. Maroteaux P, Lamy M (1965) The malady of Toulouse-Lautrec. J Amer med Ass 191: 715–717
19. Maroteaux P, Lamy M, Robert JM (1967) Le nanisme thanatophore. Presse Méd 75: 2519–2524
20. McKusick VA, Egeland JA, Eldridge R, Krusen DE (1964) Dwarfism in the Amish I. The Ellis-van Creveld syndrome. Bull Johns Hopkins Hosp 115: 306–336
21. Menger H (1986) Spondyloenchondrodysplasie. 3 Fälle einer seltenen Knochendysplasie. Inaug Diss Würzburg 1986
22. Partington MW, Gonzales-Crussi F, Khakee SG, Wollin DG (1971) Cloverleaf skull and thanatophoric dwarfism: report of four cases, two in the same sibship. Arch Dis Childh 46: 656–664
23. Schedewie H, Willich E, Gröbe H, Schmidt H, Müller KM (1973) Skeletal findings in homocystinuria: a collaboration study. Pediatr Radiol 1: 12–23
24. Schinz HR, Baensch WE (Hrsg) (1981) Lehrbuch der Röntgendiagnostik, 6. Aufl, Bd II/2. Thieme, Stuttgart New York, S 98 ff
25. Schorr S, Legum C, Ochsborn M (1976) Spondyloenchondrodysplasie. Radiology 118: 133–139
26. Sillence DO (1981) Osteogenesis imperfecta: an expanding panorama of variants. Clin Orth 159: 11–25
27. Silverman FN (1973) Achondroplasia. Prog pediat Radiol 4: 94–124
28. Spranger J (1968) Arthro-ophthalmopathia hereditaria. Ann Radiol 11: 359–364
29. Spranger J (1984) Osteogenesis imperfecta: A pasture for splitter and lumps. Amer J Med Genet 17: 425–428
30. Spranger JW, Bidder U, Voelz C (1970) Chondrodysplasia punctata (Chondrodystrophia calcificans) Typ Conradi-Hünermann. Fortschr Röntgenstr 113: 717–726
31. Spranger JW, Langer LO jr, Wiedemann H-R (1974) Bone dysplasias. G Fischer, Stuttgart. (neue Auflage in Vorbereitung)
32. Spranger JW, Bierbaum B, Herrmann J (1976) Heterogeneity of Dyggve-Melchior-Clausen dwarfism. Hum Genet 33: 279–287
33. Spranger J, Cremin B, Beighton P (1982) Osteogenesis imperfecta. Features and prognosis of a heterogenous condition. Pediatr Radiol 12: 21–27
34. Spranger J, Albert C, Schilling F, Bartsocas C, Stöss H (1983) Progressive pseudorheumatoid arthritis of childhood (PPAC). A hereditary disorder simulating rheumatoid arthritis. Europ J Pediatrics 140: 34–40
35. Tamburrini O, Bartolomeo-De Iuri A, Di Guglielmo GL (1987) Chondrodysplasia punctata after warfarin. Case report with 18-month follow-up. Pediatr Radiol 17: 323–324

8 Skelettveränderungen bei Leukosen und anderen Erkrankungen des hämatopoetischen Systems

8.1 Skelettveränderungen bei Leukosen

G. BENZ-BOHM

INHALT

Einleitung	304
1 Skelettveränderungen bei Diagnosestellung (Erstmanifestation)	304
1.1 Häufigkeit der Skelettveränderungen	304
1.2 Formen der Skelettveränderungen und ihre histologischen Befunde	305
1.3 Prognostische Bedeutung des initialen Skelettbefalls	307
2 Therapiebedingte Skelettveränderungen	309
2.1 Reversibilität der Skelettveränderungen bei Leukosen	309
2.2 Formen der therapiebedingten Skelettveränderungen	309
3 Radiologisches Vorgehen	309
4 Aussagewert der Röntgenuntersuchung	311
5 Kernspintomographie (Magnetische Resonanz Tomographie)	311
Literatur	311

Einleitung

Unter den kindlichen Krebserkrankungen beträgt der Anteil der Leukämie etwa 33%. Folgende Formen lassen sich bei den kindlichen Leukämien nach zytomorphologischen, zytochemischen, immunologischen und klinischen Kriterien der Häufigkeit nach unterscheiden:

Akute lymphoplastische Leukämie (ALL) ca. 80%
   Null – Zell-All
   T   – Zell-All
   B   – Zell-All

Akute myeloische Leukämie (AML) ca. 15%
   Akute granulozytäre Leukämie
   Akute myelomonozytäre Leukämie
   Erythroleukämie
Chronische myeloische Leukämie (CML) ca. 5%
   Adulte Form
   Juvenile Form

Hinzuzurechnen ist das maligne Non-Hodgkin-Lymphom (NHL), da in bis zu 70% eine leukämische Transformation erfolgen kann. Generell können leukämische Infiltrate jedes Organ befallen. Röntgenologisch stehen im Kindesalter insbesondere die Veränderungen am Skelett im Vordergrund, wobei zwischen krankheitsbedingten Veränderungen und therapiebedingten Nebenwirkungen zu unterscheiden ist. Die Kenntnis letzterer ist wichtig geworden, da die Heilungsrate bei Kindern bis auf 50% angehoben werden konnte [4, 18].

1 Skelettveränderungen bei Diagnosestellung (Erstmanifestation)

1.1 Häufigkeit der Skelettveränderungen

Leukämiebedingte Skelettveränderungen vor Behandlungsbeginn sind bei Kindern sehr viel häufiger als bei Erwachsenen, wobei jüngere Kinder stärker betroffen sind als ältere. Die Ursache hierfür liegt in dem größeren Anteil an aktivem Knochenmark im Kindesalter, so daß die leukämischen Zellinfiltrationen früher ihre Auswirkung haben. Etwa 50% der an Leukämie erkrankten Kinder weisen vor Behandlungsbeginn radiologisch Skelettveränderungen auf, wobei die diesbezüglichen Häufigkeitsangaben in der Literatur zwischen 15% und 100% liegen. Frühestens vier Wochen nach Beginn der Erkrankung ist eine Knocheninfiltration röntgenologisch nachweisbar; mit fortschreitender Dauer der Erkrankung treten die Skelettveränderungen zahlreicher auf, solange keine Therapie erfolgt.

Eine Korrelation zwischen dem Vorhandensein von Glieder- und Knochenschmerzen und den röntgenologisch faßbaren Skelettveränderungen besteht nicht. Es gibt jedoch Untersuchungen denen zufolge kortikale und periostale Veränderungen bei Patienten mit starken Knochenschmerzen häufiger nachweisbar waren.

Von den einzelnen Leukämieformen sind wesentliche Unterschiede in den Skelettveränderungen nicht bekannt. Einer Beobachtung von 25 Kindern mit T-Zell-ALL zufolge, waren Vorkommen und Breite der submetaphysären Aufhellungsbänder bei Erstmanifestation signifikant geringer als bei der üblichen Null-Zell-All [19]. Dies spricht für eine schnellere Diagnosestellung bei T-Zell-ALL.

1.2 Formen der Skelettveränderungen und ihre histologischen Befunde [2, 3, 4, 7, 8, 10, 11, 14, 18]

Am Skelett ist auf folgende Symptome zu achten (Abb. 1–5):
- das submetaphysäre Aufhellungsband (Syn. Baty-Vogtsches Aufhellungsband, engl. „leucemic lines"),
- die generalisierte Osteoporose,
- die fleckigen Osteolysen,
- die periostale Knochenneubildung,
- die endostale Osteosklerose.

Das *submetaphysäre Aufhellungsband* – Erstbeschreibung durch BATY u. VOGT 1935 – ist die häufigste leukämiebedingte Skelettveränderung im Kleinkindes- und Schulalter.

Vorkommen: An den Metaphysen der langen Röhrenknochen, bevorzugt den Stellen des stärksten Wachstums: Knie, distaler Unterarm, proximaler Oberarm, nahe der Kortex in den flachen Knochen, an den Wirbelkörpern (Abb. 1).

Seine Spezifität nimmt im Kleinkindesalter mit zunehmendem Alter zu, seine Unspezifität ab. Dann ist es besonders wertvoll in der differentialdiagnostischen Abklärung zur aplastischen Anämie, die sich klinisch initial gleich manifestieren kann.

Neben der juvenilen rheumatoiden Arthritis wird es im frühen Kindesalter auch beobachtet bei:
- akuten und chronischen Entzündungen,
- Ernährungs- und Stoffwechselstörungen,
- chronisch konsumierender Erkrankung,
- Avitaminosen C und D,
- Neuroblastom und
- nach Frakturen [20]

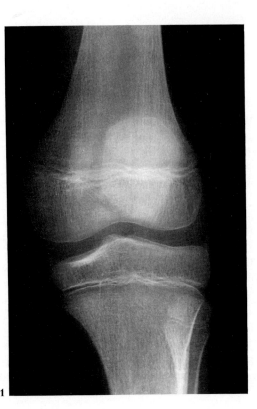
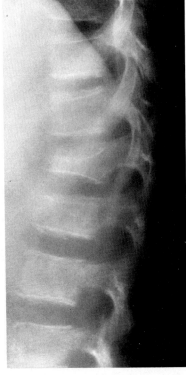

Abb. 1. Submetaphysäres Aufhellungsband. Linkes Knie eines 11jährigen Mädchens bei Erstmanifestation einer ALL

Abb. 2. Leukämische Spondylopathie. Untere BWS/LWS eines 11jährigen Mädchens bei Erstmanifestation einer ALL. Gleiches Kind wie Abb. 1

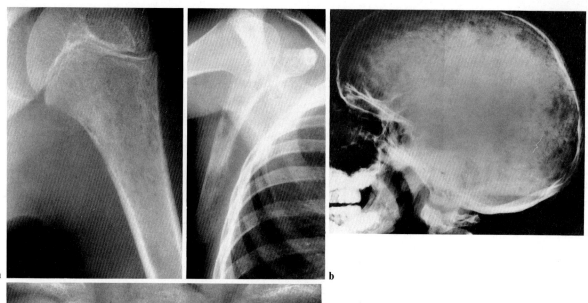

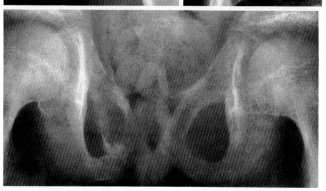

Abb. 3 a–d. Fleckige Osteolysen: **a** Proximaler Humerus. **b** Rechtes Schulterblatt. **c** Vorderer Beckenring eines 11jährigen Mädchens bei Erstmanifestation einer ALL. Gleiches Kind wie Abb. 1. **d** Schädeldach eines 8jährigen Jungen bei Erstmanifestation einer ALL

Histologischer Befund:
1. Leukämische Zellinfiltration,
2. Demineralisierung mit nur wenigen nachweisbaren Trabekeln, die deutlich verschmälert sind.

Die *generalisierte Osteoporose* ist eine weitere häufige Skelettmanifestation der Leukämie, die mit, aber auch ohne Knochenschmerzen auftreten kann.

Vorkommen: Diffus. In schweren Fällen führt sie zu einer Zusammensinterung der Wirbelkörper, bevorzugt in Brust- und oberer Lendenwirbelsäule. Dies kann Monate vor der klinischen Manifestation der Leukämie auftreten und Rückenschmerzen verursachen (Abb. 2).

Histologischer Befund: Abnahme der Trabekel, Verbreiterung der Haversschen und Volkmannschen Kanäle. Der Grad der leukämischen Infiltration ist assoziiert mit der Verbreiterung dieser Kanäle und mit dem Auftreten fleckiger Osteolysen.

Die *Osteolysen* werden am häufigsten bei Kindern unter einem Jahr und bei Erwachsenen beobachtet. Sie sind multipel, punktförmig, wohl begrenzt. Wenn sie zu größeren Herden konfluieren, ist eine Abgrenzung zur Osteomyelitis nicht mehr möglich.

Vorkommen: In den Metaphysen der langen Röhrenknochen, dem medialen proximalen Humerus, in den Metacarpalia, den Metatarsalia, den Phalangen, im Schädeldach (sog. granuläre Atrophie), in den Rippen, in den Schulterblättern und im Becken. Im Unterkiefer sind kleine Osteolysen auf Panoramaaufnahmen in bis zu 62% nachweisbar. Bei Befall des Schädeldaches ist eine Differenzierung zum metastasierenden Neuroblastom nicht möglich, wohingegen die Hand- und Fußwurzelknochen selten bei Tumoren im Kindesalter betroffen sind. Während die Osteolysen am Schädeldach Ausdruck des allgemeinen Knochenbefalls sind, ist die Nahterweiterung Ausdruck des Zentralnervensystembefalls (Abb. 3).

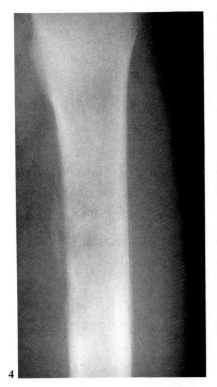 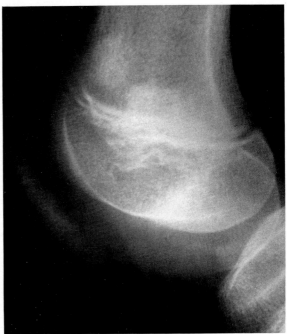

Histologischer Befund: Korrelation von Blutung und Nekrose des Knochenmarks mit einer Lyse und Nekrose der Spongiosa. Zunahme der Osteoklasten.

Möglicherweise bedingen die Leukämiezellen die Vermehrung der Osteoklasten, die dann zu den entsprechenden Skelettveränderungen führen. Dies ist auch von anderen Tumoren bekannt und könnte die fehlende Spezifität einzelner leukämiebedingter Skelettveränderungen erklären.

Die *periostale Knochenneubildung* entsteht in ⅔ der Fälle.

Vorkommen: Um die Schäfte der langen Röhrenknochen in Nähe von osteolytischen Herden und an den Rippen (Abb. 4).

Histologischer Befund:
1. Leukämische Zellinfiltration subperiostal oder
2. subperiostale Blutung

Zu beachten ist das häufige Vorkommen von Periostosen im Säuglingsalter als einförmige Reaktion auf verschiedene unspezifische Säuglingskrankheiten.

Die *Osteosklerose* ist selten und Ausdruck der Spätmanifestation.

Abb. 4. Periostale Knochenneubildung. Linker Femur eines 11jährigen Mädchens bei Erstmanifestation einer ALL. Gleiches Kind wie in Abb. 3 a-c

Abb. 5. Endostale Osteosklerose. Linkes Knie eines 12jährigen Mädchens mit ALL

Vorkommen: Lange Röhrenknochen, fokal oder generalisiert (Abb. 5).

Histologischer Befund: Verstärkte Bildung von Knochentrabekeln als Antwort auf die leukämische Zellinfiltration; möglicherweise auch Knocheninfarkte, die oft bei Leukämie-Patienten gefunden werden.

1.3 Prognostische Bedeutung des initialen Skelettbefalls

Die prognostische Bedeutung initialer röntgenologischer Skelettveränderungen bei der akuten Leukämie und den malignen NHL im Kindesalter wird in der Literatur unterschiedlich beurteilt (Tabelle 1) [1-3, 7-9, 12, 13, 15, 16, 17]. Daher gehen die Skelettveränderungen auch nicht in die Bestimmung der Risikofaktoren ein. Ein Vergleich der einzelnen Studien ist nicht möglich, da ihnen ein gemeinsames Therapieprotokoll fehlt.

Tabelle 1. Prognostische Bedeutung der leukämiebedingten Skelettveränderungen bei Erstmanifestation

	Skelettveränderungen			Prognose
Aur et al., 1972 [2]	41/	191	21,0%	unverändert
Dietzsch u. Rupprecht, 1976 [8]	16/	47	34,0%	unverändert
Hann et al., 1979 [12]	125/	193	65,0%	unverändert
Clausen et al., 1983 [7]	13/	24	54,2%	unverändert
Dini et al., 1983 [9]	18/	119	15,2%	unverändert
Appell et al., 1985 [1]	31/	72	43,0%	unverändert
Bellini et al., 1976 [3]	36/	71	50,7%	schlechter wenn multilokulär
Masera et al., 1977 [15]	50/	98	51,0%	schlechter wenn multilokulär
Rosenfield u. Mc Intosh, 1977 [17]	10/	21	48,0%	schlechter
Hughes u. Kay, 1982 [13]	47/1471 major bone lesions		3,2%	besser
Rajantie et al., 1985 [16]	45/	137	33,0%	besser

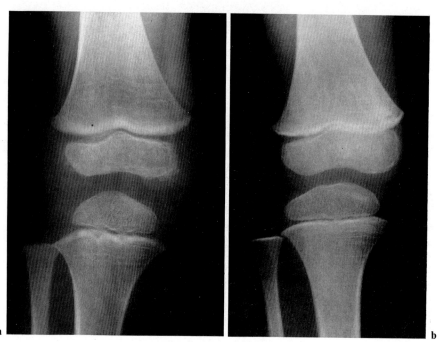

Abb. 6 a, b. Metaphysäres Verdichtungsband: **a** Rechtes Knie eines 3jährigen Jungen mit ALL in Remission. **b** Rechtes Knie eines 3½jährigen Mädchens mit Bleivergiftung (Aufnahme Professor Dr. Ch. Fliegel, Kinderspital, Basel)

2 Therapiebedingte Skelettveränderungen

2.1 Reversibilität der Skelettveränderungen bei Leukosen

Leukämische Skelettveränderungen bilden sich unter Therapie zurück und sind während der hämatologischen Remission nicht mehr nachweisbar. Die Rückbildung dieser pathologischen Skelettveränderungen ist somit ein Hinweis auf das Ansprechen der Therapie. Im Falle eines Rezidivs können sie wieder auftreten, wobei in seltenen Fällen die erneut aufgetretenen leukämischen Skelettveränderungen dem hämatologischen Nachweis eines Rezidivs vorausgehen [4, 18].

2.2 Formen der therapiebedingten Skelettveränderungen

Das *metaphysäre Verdichtungsband* entsteht unter Behandlung mit Folsäure-Antagonisten an den langen Röhrenknochen. Im Gegensatz zum Auftreten

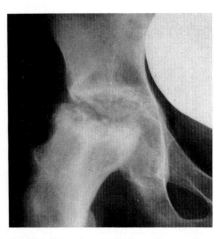

Abb. 8. Aseptische Knochennekrose. Rechter Femur eines 13 Jahre alten Mädchens mit ALL

bei gesunden Kindern ist die Fibulametaphyse mitbetroffen. Dieses Verdichtungsband nimmt mit zunehmender Remissionsdauer an Intensität ab. Im Röntgenbild ist eine Differenzierung zur Bleivergiftung bei starker Ausprägung nicht möglich (Abb. 6).

Während der aktiven Phase der Leukämie ist das Skelettwachstum zeitweilig oder vollständig gestoppt. Dies verdeutlichen die *metaphysären Verdichtungslinien,* sog. Wachstumsstillstandlinien, die dicken Balken von Trabekeln entsprechen und bei Remission in den meisten Fällen auftreten. Diese Veränderung ist nicht leukämiespezifisch (Abb. 7).

Skelettveränderungen durch Methotrexat äußern sich hauptsächlich in einer ausgeprägten *Osteoporose* und in kleinsten *Spontanfrakturen,* die je nach Ausprägung der begleitenden Knochenschmerzen eine Therapieänderung erfordern. Indirekte Skelettveränderungen stellen die *intrakraniellen Verkalkungen* dar, die je nach Intensität auch auf den Schädelübersichtsaufnahmen nachgewiesen werden können.

Aseptische Knochennekrosen, wie die Femurkopfnekrose, können unter Kortisonbehandlung auftreten und gehen mit erheblichen Knochenschmerzen einher (Abb. 8) [4, 18].

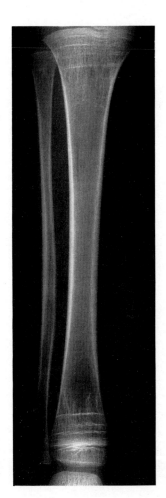

Abb. 7. Metaphysäre Verdichtungslinien. Rechter Unterschenkel eines 4 Jahre alten Jungen mit ALL in Remission

3 Radiologisches Vorgehen

Da sich aus dem leukämischen Skelettbefall keine therapeutischen Konsequenzen ergeben, genügen initial zum Nachweis oder Ausschluß der Skelettveränderungen Aufnahmen des Schädel in 2 Ebenen sowie Aufnahmen einer oberen und unteren Extremität im sagittalen Strahlengang. Weitere

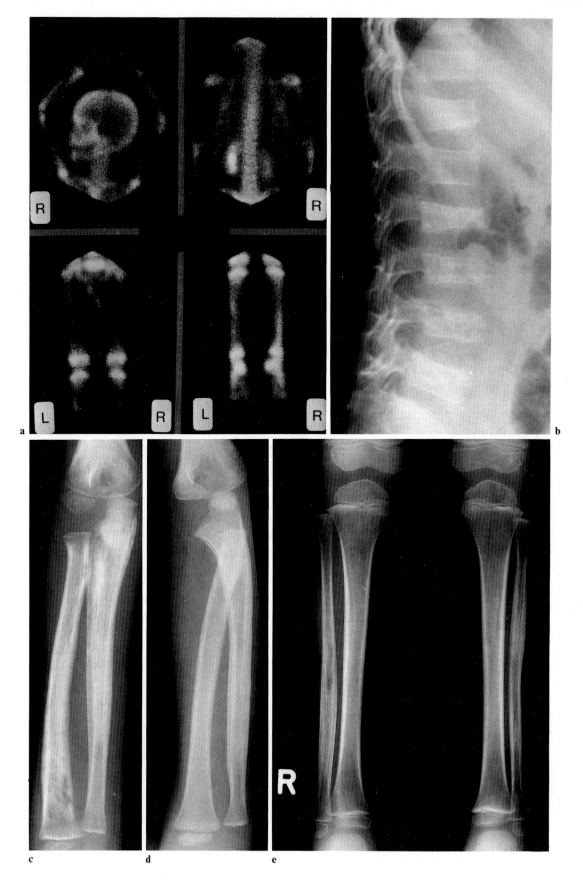

Röntgenaufnahmen des Skeletts sind dann gezielt in Abhängigkeit von der klinischen Symptomatik durchzuführen.

Da die Skelettszintigraphie von der lokalen Durchblutung und dem jeweiligen Aktivitätsgrad der einzelnen Herde abhängig ist, ist sie nicht geeignet, das Ausmaß des Skelettbefalls bei Leukosen zu bestimmen (Abb. 9). In der Beantwortung spezieller Fragen, wie Abklärung zusätzlicher Komplikationen: Frakturen oder aseptische Femurkopfnekrose sowie Differenzierung gegenüber einer Osteomyelitis, ist sie von Nutzen.

4 Aussagewert der Röntgenuntersuchung

Die radiologische Aussagemöglichkeit variiert mit den Stadien der kindlichen Leukämie:
- Zu Beginn der Erkrankung kann anhand der Skelettveränderungen die Verdachtsdiagnose gestellt werden.
- Im Verlauf der Erkrankung ist die Rückbildung der faßbaren pathologischen Veränderungen ein Hinweis auf das Ansprechen der Therapie.
- Komplikationen, die durch die Therapie und die zunehmend längeren Remissionen entstehen, werden identifiziert.

5 Kernspintomographie (Magnetische Resonanz Tomographie)

Die Kernspintomographie ist geeignet, diffuse Knochenmarkprozesse darzustellen. Im T_1-gewichteten Bild kommt es bei leukämischer Knochenmarkinfiltration - sei es bei Erstmanifestation oder bei Rezidiv - zu einer Herabsetzung der Signalintensität im Knochenmarkraum (Abb. 10a). Die Signalintensitätsminderung kann diffus homogen, diffus inhomogen oder fleckig sein, wobei bei unterschiedlichem Befall von Epi-, Meta- und Diaphyse die Metaphyse immer am stärksten betroffen ist [6]. Inwieweit eine prognostische Bedeutung des Krankheitsverlaufes aus der Art des Knochenmarkbefalls abgeleitet werden kann, muß derzeit offen bleiben.

Die Remission ist an der Zunahme der Signalintensität erkennbar, die dann bei Rückkehr der normalen Knochenmarkzusammensetzung wieder der des umgebenden Fettgewebes ähnlich ist (Abb. 10b). Durch die lange Therapie können Nekroseareale auftreten. So spricht eine fehlende Normalisierung der Signalintensität nicht gegen eine anhaltende Vollremission. Eine Rezidivdiagnostik ist daher nur möglich aus der vergleichenden Analyse mit Voruntersuchungen zum Zeitpunkt einer sicheren klinischen Remission. Generell ist eine Aussage über das Erkrankungsstadium bislang nur im Zusammenhang mit der Knochenmarkbiopsie möglich [5].

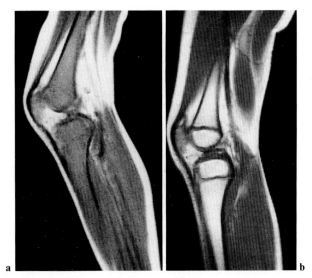

Abb. 10a, b. Kernspintomographie, Leukämie-Verlauf: **a** Rechte untere Extremität eines 5jährigen Jungen bei Erstmanifestation einer ALL, **b** in Remission

Abb. 9a–e. Skelettszintigramm und Röntgenaufnahmen bei generalisierten leukämiebedingten Skelettveränderungen bei Erstmanifestation einer ALL eines 4½jährigen Jungen. **a** Skelettszintigramm. **b** Leukämische Spondylopathie LWS. **c** Submetaphysäres Aufhellungsband, fleckige Osteolysen, Periostosen rechter Unterarm. **d** Periostosen linker Unterarm. **e** Fleckige Osteolysen, Periostosen untere Extremitäten. Insbesondere leukämische Spondylopathie skelettszintigraphisch nicht nachweisbar

Literatur

1. Appell RG, Bühler T, Willich E, Brandeis WE (1985), Absence of prognostic significance of skeletal involvement in acute lymphocytic leukemia and non-Hodgkin lymphoma in children. Pediatr Radiol 15: 245
2. Aur RJA, Westbrook W, Riggs W (1972) Childhood acute lymphocytic leukemia. Am J Dis Child 124: 653
3. Bellini F, Masera G, Carnelli V, De Luca A, Ferrari M (1976) Routine whole - skeleton x-ray investigation of 116 children with leukemia. Ann Radiol 19: 83
4. Benz-Bohm G (1982) Leukämie im Kindesalter: Krankheits- und therapiebedingte Veränderungen im Röntgenbild. Röfö 137: 394

5. Benz-Bohm G, Gross-Fengels W, Bohndorf K, Gückel C, Berthold F MRI of the knee region in leukemic children. Part II, Follow up: Responder, non responder, relapse. Pediatr Radiol (in press)
6. Bohndorf K, Benz-Bohm G, Gross-Fengels W, Berthold F MRI of the knee region in leukemic children. Part I: Initial pattern in patients with untreated disease. Pediatr Radiol (in press)
7. Clausen N, Gøtze H, Pedersen A, Riis-Petersen J, Tjalve E (1983) Skeletal scintigraphy and radiography at onset of acute lymphocytic leukemia in children. Med Pediatr Oncol 11: 291
8. Dietzsch HJ, Rupprecht E (1976) Skelettbeteiligung bei malignen Hämoblastosen des Kindes. Radiol Diagn 6: 819
9. Dini G, Taccone A, De Bernardi B, Comelli A, Garre MA, Gandus S (1983) Alterazioni scheletriche nella leucemia linfoblastica acuta del bambino. Radiol Med 69: 644
10. Erb HJ (1934) Bone changes in leukemia: pathology. Arch Dis Child 9: 319
11. Gwinn J (1977) Leukemia. In: Parker BR, Castellino RA (eds) Pediatric oncology radiology. Mosby, St. Louis, p 133
12. Hann IM, Gupta S, Palmer MK, Morris-Jones PH (1979) The prognostic significance of radiological and symptomatic bone involvement in childhood acute lymphoblastic leukaemia. Med Pediatr Oncol 6: 51
13. Hughes RG, Kay HEM (1982) Major bone lesions in acute lymphoblastic leukaemia. Med Pediatr Oncol 10: 67
14. Kushner DC, Weinstein HJ, Kirkpatrick JA (1980) The radiologic diagnosis of leukemia and lymphoma in children. Semin Roentgenol 15: 316
15. Masera G, Carnelli V, Ferrari M, Recchia M, Bellini F (1977) Prognostic significance of radiological bone involvement in childhood acute lymphoblastic leukaemia. Arch Dis Child 52: 530
16. Rajantie J, Jääskeläinen J, Perkkiö M, Siimes MA (1985) Prognostic significance of primary bone changes in children with acute lymphoblastic leukemia. Pediatr Radiol 15: 242
17. Rosenfield NS, McIntosh S (1977) Prospective analysis of bone changes in treated childhood leukemia. Radiology 123: 413
18. Rosenfield NS (1981/82) The radiology in childhood leukemia and its therapy, 2nd edn. Warren H. Green, St. Louis, Missouri
19. Sweet EM, Willoughby MLN (1980) Radiological bone changes in T-cell and „common" ALL of childhood. Br Med J 280: 367
20. Willich E (1958) Das Röntgensymptom der metaphysären Aufhellungslinien im Säuglingsalter. Röfo 88: 635

8.2 Skelettveränderungen bei Anämien

G. Benz-Bohm

INHALT

Einleitung	313
1 Skelettveränderungen durch Hyperplasie des roten Knochenmarks	313
1.1 Arten der Skelettveränderungen	313
1.2 Formen der Anämien und ihre radiologischen Besonderheiten	313
1.3 Skelettveränderungen bei Hämoglobinopathien mit Sichelzellbildung	315
1.4 Skelettveränderungen bei Thalassämie	316
2 Fehlbildungen des Skeletts assoziiert mit Anämien	318
3 Radiologisches Vorgehen	318
4 Aussagewert der Röntgenuntersuchung	318
5 Kernspintomographie (Magnetische Resonanz Tomographie)	319
Literatur	319

Einleitung

Die Skelettveränderungen bei Anämien lassen sich in 2 Gruppen unterteilen:

1. Veränderungen, die durch die Hyperplasie des roten Knochenmarks bedingt sind. Bei der Sichelzellanämie führen zusätzliche Faktoren, wie Ischämie und Infarkt zu weiteren Veränderugen am Skelett.
   In der 4.–8. Embryonalwoche erfolgt die Entwicklung der Extremitäten, der Herzkammern und der blutbildenden Elemente. Die Entwicklung der Arme liegt zeitlich etwas vor der der Beine. Hierdurch erklärt sich

2. die Assoziation von Bluterkrankungen mit Fehlbildungen am Skelett, bevorzugt der oberen Extremität.

1 Skelettveränderungen durch Hyperplasie des roten Knochenmarks

1.1 Arten der Skelettveränderungen

Die durch die bestehende Anämie reaktive Hyperplasie des roten Knochenmarks führt je nach Ausmaß am Schädel zur (Abb. 1, 2)
- Vergrößerung des Diploeraumes frontal, parietal und okzipital bis zur inneren Protuberantia (unterhalb der Protuberantia befindet sich in der Regel kein Knochenmark mehr),
- Verdünnung der Tabula externa,
- Durchlöcherung der Tabula externa,
- Wucherung von Knochenmark unter das Periost mit Ausbildung radiärer Spikulae (sog. „Bürstenschädel").

An den Langen Röhrenknochen zur
- Erweiterung des Markraumes,
- Verdünnung der Kortikalis,
- Rarefizierung der Trabekel [8].

1.2 Formen der Anämien und ihre radiologischen Besonderheiten

Eisenmangelanämie. Die Gesichtsschädelknochen sind nicht befallen im Gegensatz zur Thalassämie. Der Grad der Veränderungen am Schädeldach ist ein unzuverlässiges Zeichen für die Schwere der Anämie.

Kongenitale nicht sphärozytäre hämolytische Anämien. Störung des Stoffwechsels der roten Blutkörperchen ist meist durch Enzymmangel bedingt, wie, Glucose-6-Dehydrogenasemangel oder Pyruvat-Kinase-Mangel.

Hereditäre Sphärozytose. Diese hämolytische Anämie ist charakterisiert durch Sphärozyten im peripheren Blut, verminderte osmotische Resistenz der roten Blutkörperchen und Milzvergrößerung. Bei beiden Anämien sind die beschriebenen Skelettver-

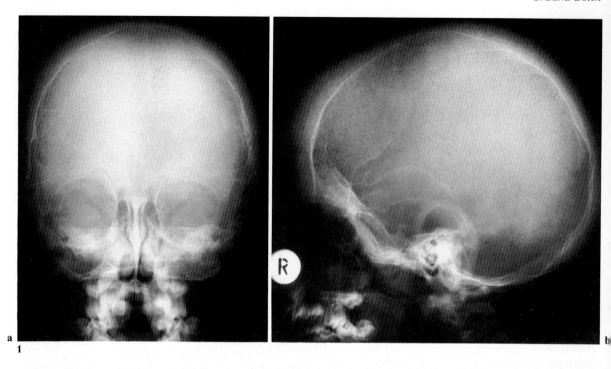

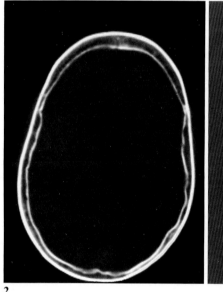
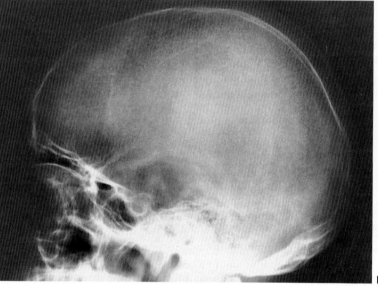

Abb. 1a, b. Schädel a. p. (**a**) und seitlich (**b**) bei Thalassämia major (8½jähriger Junge): Vergrößerung des Diploeraumes bis zur inneren Protuberantia, Durchlöcherung der Tabula externa, Ausbildung radiärer Spiculae

Abb. 2a, b. Computertomogramm (**a**) und Schädel seitlich (**b**) bei Blackfan-Diamond Anämie (18jähriger Jugendlicher): Strukturauflockerung der Tabula interna, Verbreiterung des Diploeraumes, granuläre Osteoporose

änderungen in Abhängigkeit von dem Ausmaß der Knochenmarkhyperplasie nachweisbar.

Kongenitale hämolytische Anämien
Hämoglobinopathie mit Sichelzellbildung   HBS-S
Gemischte Hämoglobinopathien:
Sichelzellhämoglobin C   HBS-C
Sichelzellthalassämie
Sichelzellhämoglobin D   HBS-D
Thalassämie

1.3 Skelettveränderungen bei Hämoglobinopathien mit Sichelzellbildung

Die Skelettveränderungen bei Patienten mit S-Hämoglobin sind bedingt durch

die reaktive Hyperplasie des roten Knochenmarks und
die lokale Ischämie und Nekrose.

Bei niedriger Sauerstoffspannung kommt es zu einer Sichelzellbildung der Erythrozyten mit HBS, die sich in kleinen Gefäßen zusammenballen. Die höhere Blutviskosität und der Gefäßspasmus führen dann zur kapillären Stase ohne eigentliche Thrombose. Lokale Ischämie und Infarkt sind die Folge.

Die Skelettveränderungen durch die reaktive Knochenmarkhyperplasie sind gleich wie bei den angeführten Anämien, insgesamt jedoch relativ gering ausgebildet. So wird z. B. ein Bürstenschädel selten beobachtet [4].

Die früheste Skelettveränderung durch Infarkt zeigt sich an den kurzen Röhrenknochen der Hände und Füße, „The Hand- And Foot Syndrome". Betroffen sind Kinder unter 2 Jahren, selten bis 6 Jahre, nie über 6 Jahre. Bevorzugte Lokalisation sind proximale Phalangen oder Metacarpalia. Die schmerzhafte Weichteilschwellung geht 10–15 Tage der röntgenologisch nachweisbaren Knochendestruktion voraus. Das Ausmaß der Knochendestruktion und periostalen Reaktion ist unterschiedlich. Ohne Infektion ist eine Heilung nach wenigen Monaten möglich, auch eine Knochendeformierung durch Wachstumsstörung.

Radiologisch gibt es keine Differenzierungsmöglichkeit zwischen ischämischem Infarkt und Osteomyelitis. Diese Differenzierung erfolgt ausschließlich durch die *Skelettszintigraphie* (^{99m}TC-MDP), gegebenenfalls in Kombination mit der Knochenmarkszintigraphie [1].

Im frühen Stadium (Durchblutung vermindert, noch keine relative Hyperämie und Knochenneubildung):
verminderte Radionuklideinlagerung im Vergleich zu gesunden Knochen.

Im späteren Stadium:
vermehrte Radionuklideinlagerung, wie auch bei Osteomyelitis. In der Durchblutungsphase keine vermehrte Speicherung im Gegensatz zur Osteomyelitis.

Diese Differenzierung ist auch mit der ^{67}Ga-Citrat-Szintigraphie möglich:
Im Gegensatz zur Osteomyelitis kommt es beim akuten Knocheninfarkt nicht zur vermehrten Anreicherung [1, 7].

Eine Osteomyelitis erfolgt meist durch Salmonellen.

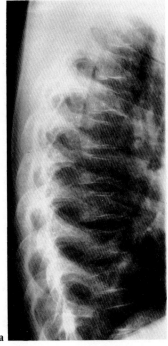
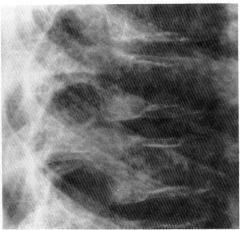

Abb. 3. BWS seitlich (**a**) und Wirbelkörperausschnitt (**b**) bei Sichelzellanämie (12jähriges Mädchen): Osteoporose, typische „H"-Wirbelkörperkonfiguration durch zentralen Wirbelkörperkollaps (Prof. Dr. H. Kaufmann, Kaiserin Auguste Victoria-Haus, Berlin)

Nach dem 10. Lebensjahr ist die Wirbelsäule bevorzugter Ort eines Skelettbefalls [4]. Die Wirbelsäulenveränderungen sind pathognomonisch (Abb. 3): Generalisierte Osteoporose. Durch multiple Infarkte entsteht ein zentraler Wirbelkörperkollaps und so die Ausbildung typischer bikonkaver Fischwirbel.

Ort der Knocheninfarkte bei älteren Kindern und Erwachsenen sind die langen Röhrenknochen mit bevorzugter Lokalisation von Femur- und Humeruskopf. Betroffen sind sowohl die Enden als auch der Markraum.

Radiologischer Befund: Die homogene Verdichtung führt über eine bizarre, mottenfraßähnliche Destruktion zum Kollaps.

Der Knochenmarkinfarkt äußert sich in einem umschriebenen Aufhellungsbezirk, umgeben von einer reaktiven Randsklerosierung. Seltener werden Verkalkungen innerhalb der Läsion beobachtet.

Der übliche Befund bei Erwachsenen ist die Verschmälerung des Knochenmarkraumes durch diffuse Verdickung der Kortikalis. Besteht eine Trennung der Kortikalis und dieser Knochenneubildung durch eine Aufhellungslinie, entsteht das Bild eines „Knochen in Knochen" [4, 8, 9]. Generell sind pathologische Frakturen möglich, jedoch selten.

Die Skelettveränderungen bei *gemischten Hämoglobinpathien mit Sichelzellbildung* gleichen denen der nicht gemischten Formen, werden jedoch seltener und meist nur bei älteren Patienten beobachtet.

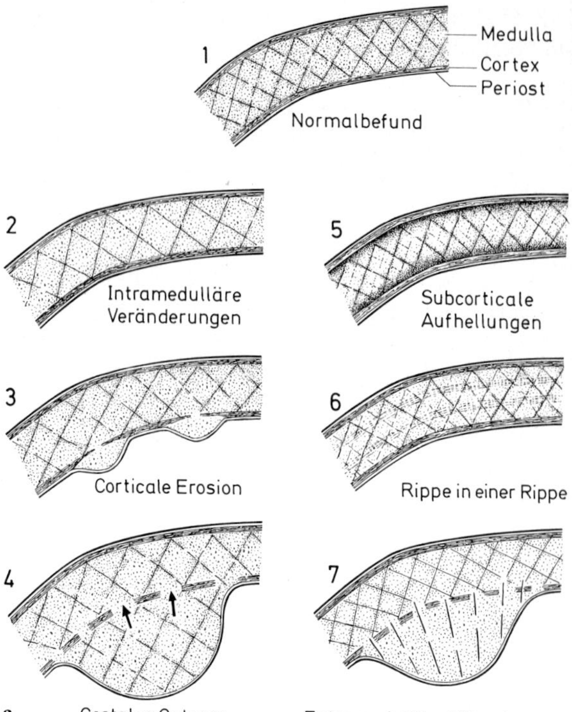

Abb. 4a–e. Rippenveränderungen bei Thalassämia intermedia: **a** Schema nach LAWSON [5, 6]. Thorax a. p. (**b**) und Rippenausschnitt (**c**), 9¾jähriger Junge: „Rippe in Rippe", extramedulläre Knochenneubildung in Projektion auf den linken Hilus. Thorax a. p. (**d**) und seitlich (**e**), (17jähriger Jugendlicher): Extramedulläre Knochenneubildung *(Pfeile),* gleicher Patient wie Abb. 5 und 6

1.4 Skelettveränderungen bei Thalassämie

Hereditärer Defekt in der Hämoglobinsynthese, Folge: Mikrozytäre, hypochrome rote Blutkörperchen.
Thalassaemia major,
Synonym Cooley-Anämie　　　　homozygot
Thalassaemia minor　　　　　　heterozygot
Thalassaemia intermedia　　　　homozygot
(Ausschließlich klinische Bezeichnung: Schweregrad zwischen Th. major und Th. minor)

Die schwersten Skelettveränderungen infolge der Knochenmarkhyperplasie bestehen bei der Thalassaemia major und intermedia weniger ausgeprägt bei der Minor-Form. Das Ausmaß der Skelettveränderungen ist generell abhängig vom Alter des Patienten bei Transfusionsbeginn und von der Art der Transfusionsbehandlung:

So bestehen die stärksten Veränderungen bei den Patienten, die ohne Bluttransfusion ihren Hb-Spiegel nur durch die Hypertrophie des roten Knochenmarks halten, wie dies meist für die Intermedia-Form zutrifft.

Skelettveränderungen am *Schädeldach* (Abb. 1): „Bürstenschädel", granuläre Osteoporose,
am *Gesichtsschädel:* Durch Knochenmarkwucherungen in den Kieferhöhlen fehlt die Pneumatisation. Die Siebbeinzellen sind nicht betroffen, die Stirnhöhlen sind normal, klein oder aplastisch, die Temporalschuppen normal oder vollständig betroffen. Die Knochenmarkhyperplasie in Teilen der Maxilla bedingt den Hypertelorismus. Bei älteren Kindern können schwere Bißveränderungen durch Ektopie der frontalen Schneidezähne „Nagergesicht" vorliegen,
an den *Rippen* (Abb. 4): Die Hypertrophie des Knochenmarks führt zu Verbreiterung, Osteoporose und umschriebenen Aufhellungen. Kortikale Erosionen entstehen als Folge der Perforation der Kortikalis durch das Knochenmark, das dann zwischen Kortikalis und Periost wuchert und so zu einem Kostalen

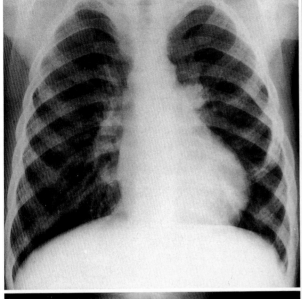

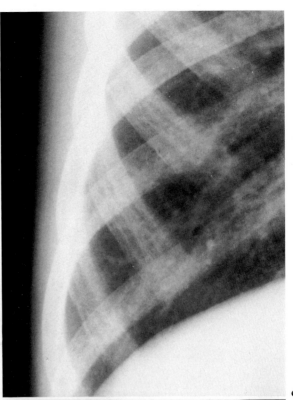

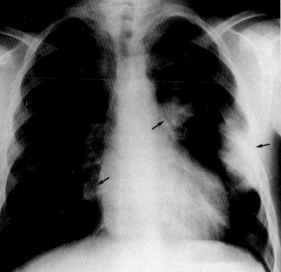

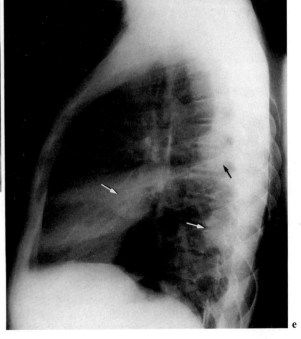

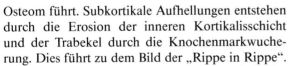

Abb. 4b-e

Osteom führt. Subkortikale Aufhellungen entstehen durch die Erosion der inneren Kortikalisschicht und der Trabekel durch die Knochenmarkwucherung. Dies führt zu dem Bild der „Rippe in Rippe".

Die Extramedulläre Hämatopoese innerhalb des Periosts entsteht durch einen ähnlichen Prozeß wie das kostale Osteom, wobei jedoch das Knochengewebe minderwertig ist [5, 6].

An der *Wirbelsäule:* Demineralisierung und grobes Trabekelmuster überwiegen in vertikaler Richtung. Bei älteren Kindern ist eine Wirbelkörperzusammensinterung möglich.

An den kurzen und langen *Röhrenknochen* (Abb. 5): Das hyperplastische Knochenmark zerstört die feineren Knochentrabekel, verdünnt die

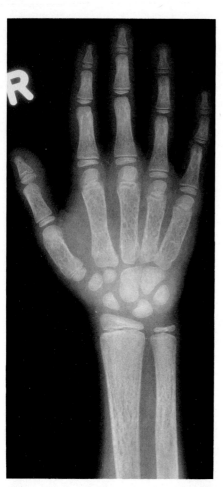

Abb. 5. Rechte Hand d. v. bei Thalassämia intermedia (9¾jähriger Junge): Feinere Knochentrabekel zerstört, wabige Aufhellungen durch hyperplastisches Knochenmark, gleicher Patient wie Abb. 4 und 6

Kortikalis und erweitert den Markraum. Umschriebene Aufhellungen entstehen durch tumoröse Ansammlung von hyperplastischem Knochenmark. In schweren Fällen zeigt die atrophierte Kortikalis der kurzen Röhrenknochen Unregelmäßigkeiten durch subperiostale Knochenmarkinfiltration.

Beim wachsenden Skelett kommt es zu einer schweren Skelettretardierung mit Zwergwuchs und Infantilismus.

Ein vorzeitiger Schluß der Epiphysenfugen der langen Röhrenknochen ist relativ häufig bei der homozygoten Thalassämie. Die Fusion betrifft oft nur ein Segment, selten die gesamte Fuge. Hierdurch bedingt kommt es zu einer Knochendeformierung mit Verkürzung. Bevorzugte Lokalisation: Proximaler Humerus insbesondere mediales Segment, distales Femur, proximale Tibia und Fibula, ein- oder doppelseitig [3, 8].

2 Fehlbildungen des Skeletts assoziiert mit Anämien

Folgende Skelettfehlbildungen treten in Assoziation mit kongenitalen hypoplastischen Anämien auf:

Hypoplasie oder Aplasie der radialen Elemente ein- oder doppelseitig (Daumen, I. Metakarpale, radiale Karpalia, Radius)	Fanconi Anämie (Panzytopenie) Klinische Manifestation 4.–12. Lebensjahr, Exitus innerhalb von 2–3 Jahren.
Fehlen des Radius, immer doppelseitig	TAR (*t*hrombocytopenia with *a*bsent *r*adii) (Thrombozytopenie) Tendenz zur Spontanbesserung.
Dreiphalangealer Daumen	Syndrom der hypoplastischen Anämie mit dreiphalangealen Daumen [8].

3 Radiologisches Vorgehen

Da sich aus den Skelettveränderungen, die direkt durch die Hyperplasie des Knochenmarks entstehen, keine therapeutischen Konsequenzen ergeben, genügen initial zum Nachweis oder Ausschluß von Skelettveränderungen folgende Röntgenaufnahmen: Schädel seitlich, eine obere und untere Extremität im sagittalen Strahlengang sowie eine Thoraxaufnahme. Bei der Thalassämie sind die Schädelaufnahmen in 2 Ebenen, zusätzlich Seitaufnahmen der BWS und LWS durchzuführen, bei der Sichelzellanämie Seitaufnahmen der BWS und LWS.

Weitere Aufnahmen des Skelett sind dann gezielt und in Abhängigkeit von der klinischen Symptomatik anzufertigen.

Die Skelettszintigraphie ist bei den Hämoglobinopathien mit Sichelzellbildung zur Differenzierung akuter Infarkt/Osteomyelitis erforderlich, da die Röntgendiagnostik keine Klärung bringt.

4 Aussagewert der Röntgenuntersuchung

– Die radiologische Aussage ist für die Hämoglobinopathien mit Sichelzellbildung diagnostisch ebenso wichtig, wie der Nachweis der Fehlbildungen der oberen Extremitäten als Hinweis auf eine assoziierte Anämie.

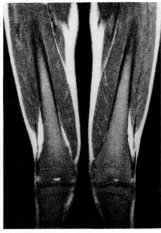
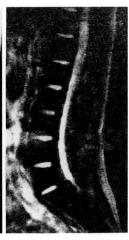

Abb. 6 a, b. Thalassämia intermedia. Transfusion seit dem 3. Lebensjahr (17jähriger Jugendlicher), gleicher Patient wie Abb. 4 und 5. **a** Beide Femura mit Kniegelenken koronar (TR 350 msec/TE 30 msec: „T_1-gewichtetes"-Bild): Diffuse Signalintensitätsminderung im Knochenmarkraum. **b** Untere BWS/LWS sagittal (TR 1000 msec/TE 200 msec: „T_2-gewichtetes"-Bild): Hochgradige, diffuse Signalintensitätsminderung im Knochenmarkraum der Wirbelkörper. Disci intervertebrales und Liquor hell

- Für die Therapieplanung sind insbesondere bei der Thalassämie radiologische Verlaufskontrollen von Bedeutung.
- Komplikationen, die im Verlauf der Erkrankung auftreten können, werden identifiziert.

5 Kernspintomographie (Magnetische Resonanz Tomographie)

Hämosiderinablagerung im Gewebe bewirkt in der MRT als paramagnetische Substanz eine Verkürzung der T_1- und T_2-Zeit. Dadurch bedingt ist die Signalintensität der betroffenen Gewebe herabgesetzt. So weisen in der MRT Leber und Knochenmark bei transfusionsbedingter Hämosiderose, z. B. aufgrund einer Thalassämie, eine niedrige Signalintensität auf und stellen sich dann dunkel dar (Abb. 6). Aufgrund der Sensitivität der MRT ist mit der Möglichkeit einer großen Quantifizierung von paramagnetischen Substanzen, wie z. B. Hämosiderin, im Gewebe zu rechnen [2].

Literatur

1. Alavi A, Heyman S, Kim HC (1987) Scintigraphic examination of bone and marrow infarcts in sickle cell disorders. Seminars in Roentgenology 22: 213
2. Brasch RC, Wesbey GE, Gooding CA, Koerper MA (1984) Magnetic resonance imaging of transfusional hemosiderosis complicating thalassemia major. Radiology 150: 767
3. Caffey J (1957) Cooley's anemia: A review of the roentgenographic findings in the skeleton. AJR 78: 381
4. Dridi, Ben MF, Oumaya A, Gastli H, Doggaz C, Bousnina S, Fattoum S, Osman, Ben R, Gharbi HA (1987) Radiological abnormalities of the skeleton in patients with sickle-cell anemia. A study of 222 cases in Tunisia. Pediatr Radiol 17: 296
5. Lawson JP, Ablow RC, Pearson HA (1981) The ribs in thalassemia. I. The relationship to therapy. Pediatr Radiol 140: 663
6. Lawson JP, Ablow RC, Pearson HA (1981) The ribs in thalassemia. II. Pathogenesis of the changes. Pediatr Radiol 140: 679
7. Majd M, Frankel RS (1976) Radionuclide imaging in skeletal inflammatory and ischemic disease in children. AJR 126: 832
8. Moseley JE (1974) Skeletal changes in the anemias. Semin Roentgenol 4: 169
9. Reynolds J (1977) Radiologic manifestations of sickle cell hemoglobinopathy. JAMA 238: 247

8.3 Langerhanszell-Histiozytose (Histiozytose X)

G. BENZ-BOHM und A. E. HORWITZ

INHALT

Einleitung 320
1   Formen der Langerhanszell-Histiozytose 320
1.1 Unifokale LZH (Eosinophiles Granulom) 320
1.2 Akut disseminierte Form
    (Letterer-Siwe-Erkrankung) 320
1.3 Chronisch disseminierte Form
    (Hand-Schüller-Christian-Syndrom) 321
2   Radiologische Veränderungen 321
2.1 Knochen 321
2.2 Lunge und Mediastinum 324
2.3 Gastrointestinaltrakt, Leber, Milz 324
2.4 Zentralnervensystem 325
3   Einsatz und Aussagewert bildgebender Verfahren . 325
3.1 Röntgenuntersuchung 325
3.2 Skelettszintigraphie 325
3.3 Sonographie 325
3.4 Kernspintomographie (Magnetische Resonanz
    Tomographie) 325
Literatur 325

Einleitung

Histiozytosen des Kindesalters sind Erkrankungen des Monozyten/Makrophagensystems unbekannter Ätiologie. Den vielfältigen Krankheitsgruppen gemeinsam ist eine Infiltration und/oder Anhäufung von Histiozyten (Monozyten/Makrophagen) in den betroffenen Geweben. Ursächlich werden immunologische Vorgänge diskutiert [4, 5].

LICHTENSTEIN [7] faßte unter dem Begriff Histiozytose X (HX) das eosinophile Granulom des Knochens, die Letterer-Siwe-Erkrankung und die Schüller-Christian-Erkrankung als unterschiedliche Manifestation eines eigenständigen Krankheitsbildes zusammen.

Aufgrund der histopathologischen Ähnlichkeit der HX-Zellen mit den epidermalen Langerhanszellen erfolgte die Begriffsänderung in Langerhanszell-Histiozytose (LZH) während des Workshop on Childhood Histiocytosis in Philadelphia 1985. Diese beinhaltet:
a) Unifokale LZH (Eosinophiles Granulom)
b) Multifokale und systemische Erkrankung (Hand-Schüller-Christian-Syndrom und Letterer-Siwe-Erkrankung)
c) Isolierte kutane Erkrankung.

Die Häufigkeit der Erkrankung wird mit 0,2–1,0/100000 Kinder/Jahr angegeben, die Geschlechtsverteilung ♂ : ♀ = 2:1 [5].

1 Formen der Langerhanszell-Histiozytose

1.1 Unifokale LZH (Eosinophiles Granulom)

Der Häufigkeitsgipfel liegt zwischen dem 5. und 15. Lebensjahr (mehr als 40%). Diese Form kann jedoch auch im Erwachsenenalter auftreten. In 99% besteht ein monostotischer Skelettbefall. Ein solitärer Lymphknoten oder Hautbefall ist möglich, ein solitärer Lungen- oder ZNS-Befall initial selten.

Die Prognose bei monostotischem Skelettbefall ist sehr gut. Die Gefahr der Disseminierung ist größer bei jüngeren Kindern [5, 6].

1.2 Akut disseminierte Form (Letterer-Siwe-Erkrankung)

In 60%–70% sind Kinder unter 2 Jahren betroffen, in 10% ist die Letterer-Siwe-Erkrankung kongenital.

Trotz ausgeprägtem Knochenmarkbefall kommt es zu keinen radiologisch faßbaren Skelettveränderungen; vorherrschend ist die Haut- und viszerale Beteiligung. Die Prognose ist schlecht [5, 6].

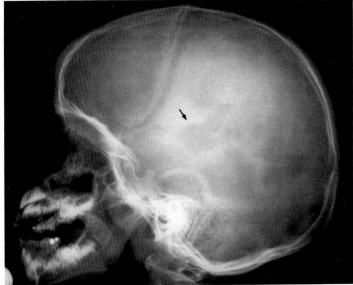
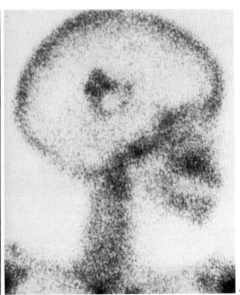
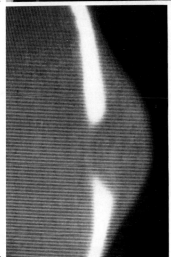

Abb. 1a–c. Eosinophiles Granulom der Schädelkalotte rechts parietal *(Pfeil)* eines 5jährigen Jungen: **a** Röntgenbild: unscharf begrenzte Osteolyse, **b** Computertomogramm: Zerstörung der Tabula externa und interna, Weichteiltumor, **c** Szintigramm: cold lesion mit teilweise vermehrter Randbelegung

1.3 Chronisch disseminierte Form (Hand-Schüller-Christian-Syndrom)

Der Häufigkeitsgipfel liegt zwischen 2. und 10. Lebensjahr. In 80%–90% besteht ein Skelettbefall, andere Organe sind seltener betroffen.

Die Prognose ist abhängig vom Organbefall und der dadurch bedingten Dysfunktion [5, 6].

2 Radiologische Veränderungen

2.1 Knochen

Der Knochenbefall wird im allgemeinen durch die Knochenmarkzerstörung bestimmt. Lokale Schmerzen treten meist früh auf. Bei diffusem Befall resultiert eine Osteopenie, eine Aufweitung des Knochenmarkraumes und eine Abnahme der Kortexdicke. Häufiger jedoch sind scharf begrenzte, runde oder ovale Aufhellungsbezirke mit oder ohne sklerotischen Randsaum. Eine Kortikalisdestruktion kann zu einer pathologischen Fraktur führen, ein kortexnaher Tumor zu einem Weichteiltumor.

Nach Abheilung ist eine Befundnormalisierung ebenso möglich wie eine Sklerosierung oder Kortexverdickung. Am häufigsten betroffen sind: Schädel, Rippen, Femur, Becken, Wirbelsäule, Mandibula, Humerus und Skapula.

Platte Knochen

Schädel: Bevorzugte Lokalisation ist das Schädeldach und hier das Os parietale. Die Läsion äußert sich in der Regel als eine runde Osteolyse ohne Randsklerose. Eine teilweise unregelmäßige Randbegrenzung des Knochendefektes weist auf ein frühes Stadium der Erkrankung hin [3]. Folgt die Zerstörung der Tabula externa und interna, extendiert der Tumor in den Epiduralraum oder in die Weichteile (Abb. 1). Eine ausgedehnte Schädeldachbeteiligung kann zu einem landkartenähnlichen Aussehen führen. Gelegentlich kann auch ein runder Knochendefekt mit zentralem Nidus oder Sequester von intaktem Knochen vorhanden sein. Ein Sellabefall kann mit oder ohne Diabetes insipidus einhergehen. Im Bereich der Schädelbasis ist das Os temporale, gewöhnlich die Mastoid- und Felsenbeinregion, bevorzugte Lokalisation (Abb. 2). Bei Schädelbefall besteht in 20% eine Mitbeteiligung der Orbita (Abb. 3). Orale und dentale Abnormalitäten können die ersten klinischen Zeichen der Erkrankung sein: Eine Destruktion des Alveolarknochens führt zur Verschiebung der Zähne, woraus das Bild der „schwimmenden" Zähne resultiert. Diese Zerstörung des Alveolarknochens beginnt meist in der molaren und prämolaren Region, wobei die Mandibula häufiger als die Maxilla betroffen ist. Zusätzliche Schädelläsionen werden mit 80% angegeben.

Als Differentialdiagnose der „schwimmenden" Zähne sind anzuführen: Infektion, familiäre Dysproteinämie, primäre und sekundäre Neoplasmen, w.z.B. M. Hodgkin, Ewing-Sarkom, Neuroblastom.

Die *Rippen* sind nach dem Schädeldach am zweithäufigsten befallen (Abb. 4). Oftmals stellen die Rippenläsionen einen Zufallsbefund im Rahmen einer Thoraxaufnahme dar. Gelegentlich resultieren pathologische Frakturen.

Im *Beckenbereich* ist der supraazetabulare Anteil des Os ileum bevorzugte Lokalisation und weist bei Befall meist einen nach oben sklerotischen Randsaum auf (Abb. 5).

Die *langen Röhrenknochen* sind weniger häufig betroffen als die platten Knochen. Unter diesen ist der Femur bevorzugt. Läsionen am Unterarm und Unterschenkel sind selten. Eine periostale Reaktion

Abb. 2a, b. Chronisch disseminierte Form der LZH: Zerstörung des rechten Felsenbeines eines 8jährigen Jungen: **a** Röntgenbild des Schädels a. p., **b** Tomogramm

Abb. 3. Chronisch disseminierte Form der LZH: Primärherd rechtes Orbitadach eines ehemals 3jährigen, jetzt 10jährigen Jungen

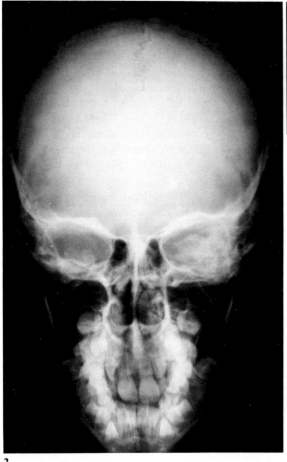
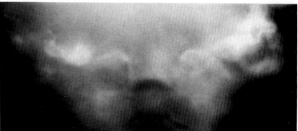
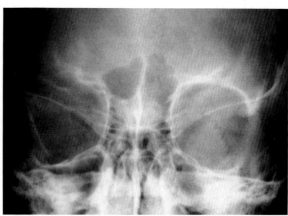

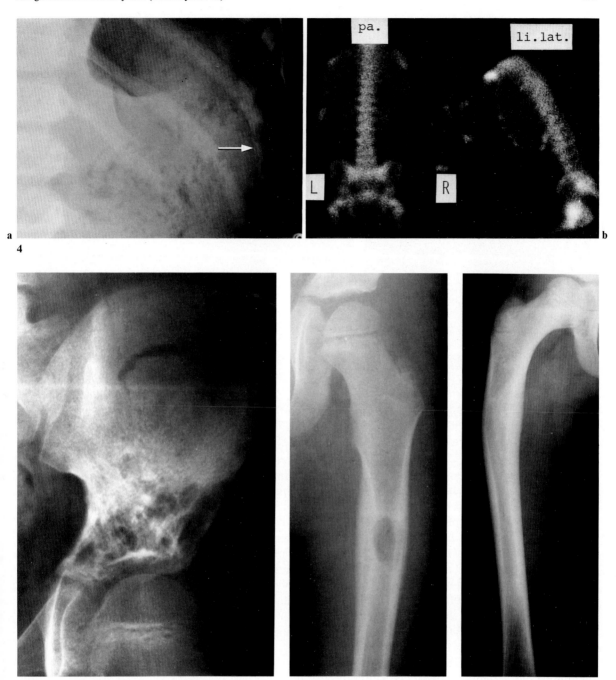

Abb. 4a, b. Eosinophiles Granulom der 10. Rippe links *(Pfeil)* eines 3jährigen Jungen: **a** Röntgenbild: Scharf begrenzte Osteolyse, **b** Szintigramm: Vermehrte Speicherung

Abb. 5. Chronisch disseminierte Form der LZH: Befall des supraazetabularen Anteils des linken Os ileum: gleicher Junge wie Abb. 2

Abb. 6. Eosinophiles Granulom linker Femur eines 5jährigen Jungen: Scharf begrenzte osteolytische Läsion mit zwiebelschalenförmiger Periostreaktion

Abb. 7. Chronisch disseminierte Form der LZH: Rechter Femur in Abheilung: Kortexverdickung, -verbiegung. Gleicher Junge wie Abb. 3

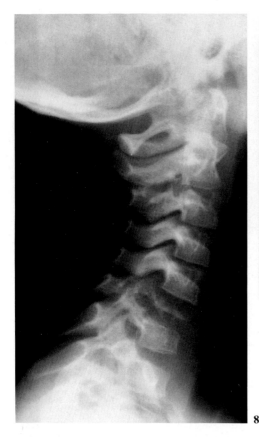
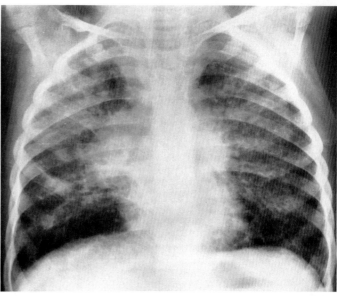

Abb. 8. Eosinophiles Granulom des 6. HWK eines 5jährigen Mädchens: Vertebra plana

Abb. 9. Akute disseminierte Form der LZH: Lungenbefall eines 2jährigen Jungen mit hilärer Lymphknotenbeteiligung. (Dr. K. Roggenkamp, Städt. Kinderklinik, Dortmund)

ist bei Befall eines langen Röhrenknochens meist vorhanden, zwiebelschalenähnlich kann sie einen malignen Tumor vortäuschen (Abb. 6). Hauptsitz der Läsionen ist die Diaphyse, seltener die Metaphyse, ungewöhnlich die Epiphyse. Nach Heilung resultiert meist eine Knochenverdickung und -deformierung (Abb. 7).

Ebenfalls häufig betroffen ist die *Wirbelsäule,* die thorakale Wirbelsäule häufiger als die lumbale, die zervikale selten (Abb. 8). Initial lytische Läsionen führen zu symmetrischer Wirbelsäulenkompression. Eine asymmetrische Wirbelsäulenkompression entsteht durch Läsion der Gelenkfortsätze. Das Endstadium ist die Vertebra plana (LZH häufigste Ursache hierfür) (Abb. 8). Eine Heilung beinhaltet meist eine residuale Deformität. Ein paravertebraler Weichteiltumor ist durch Ödem und Blutung bedingt. Neurologische Komplikationen sind selten.

2.2 Lunge und Mediastinum

Weniger als 10% weisen bei LZH eine Lungenbeteiligung auf. Zwei Formen sind zu unterscheiden: Primär auf die Lunge begrenzte Läsionen und sekundär assoziierte extrapulmonale Veränderungen. Das initial alveoläre Muster geht allmählich in ein retikulonoduläres, bilateral symmetrisches Muster über (Abb. 9). Die Zerstörung der Lungenstruktur führt zu Zysten, subpleuralen Bläschen, Überblähung und rezidivierenden Pneumothoraces, in der Folge zu Superinfektionen. Eine Mediastinale Beteiligung kann - wenn auch selten - schon im frühen Kindesalter vorliegen [1]. Die Prognose bei Kindern ist extrem schlecht.

2.3 Gastrointestinaltrakt, Leber, Milz

Der Befall von mesenterialen Lymphknoten und Intestinaltrakt besteht überwiegend bei der akut disseminierten Form, nach Autopsieberichten etwa in 20%. Die Duodenal- und Dünndarmschleimhaut weist grob noduläre Veränderungen auf. Die Hepatosplenomegalie deutet auf die Leber- und Milzbeteiligung hin, Aszites auf einen diffusen peritonealen Befall.

2.4 Zentralnervensystem

Der Nachweis histiozytärer Infiltrationen der Leptomeningen oder des Gehirns erfolgt ausschließlich autoptisch. Gelegentlich kann auch ein kommunizierender Hydrozephalus resultieren [3, 5, 6]. Ein zervikaler meningealer Befall konnte kernspintomographisch bei einem 1jährigen Kind nachgewiesen werden [2].

3 Einsatz und Aussagewert bildgebender Verfahren

3.1 Röntgenuntersuchung

Die initiale Röntgenuntersuchung beinhaltet generell die Thoraxaufnahmen in 2 Ebenen sowie einen gesamten Skelettstatus. Weitere Untersuchungen, wie z. B. Kontrastmitteluntersuchungen der Nieren und des Magen-Darm-Traktes oder des Zentralnervensystems sind Patienten mit entsprechender klinischer Manifestation vorbehalten.

Kontrolluntersuchungen des Skeletts unter Therapie sind zunächst nach 3 Monaten durchzuführen, bei Ansprechen auf die Therapie in größerem Abstand. Bei pulmonalen und mediastinalen Veränderungen empfehlen sich monatliche Kontrollen, da in diesem Bereich mit promptem Ansprechen auf die Therapie zu rechnen ist.

Der Aussagewert der Röntgenuntersuchung liegt initial in
- der Verdachtsdiagnose,
- dem Bestimmen des Ausmaßes der Erkrankung bei der unifokalen LZH sowie der chronisch-disseminierten Form und
- im Aufzeigen einer geeigneten Biopsiestelle.

Im Verlauf in
- der Beurteilung des Ansprechens der Skelettläsionen auf die Therapie sowie
- im Aufzeigen von Komplikationen [6].

3.2 Skelettszintigraphie

Die Skelettszintigraphie mit ^{99m}Tc-EHDP oder ^{99m}Tc-MDP ist ebenso wenig wie die Szintigraphie mit ^{67}G-Citrat im Aufzeigen der Skelettveränderungen aussagekräftig. Dies gilt auch für die Knochenmarkszintigraphie mit ^{99m}Tc-Schwefel-Colloid. Am ehesten dürfte dies auf den unterschiedlichen Grad der biologischen Aktivität der einzelnen Läsionen zurückzuführen sein. So sind neben Herden vermehrter Radionuklidbelegung, Herde verminderter Speicherung, sog. cold lesion, und Herde mit gleicher Speicherintensität wie das normale umgebende Knochengewebe möglich (Abb. 1, 4). Aus diesem Grunde ist die Skelettszintigraphie nur bei normalem oder fraglich positivem Röntgenbefund zu empfehlen. Die Röntgenuntersuchung des Skeletts ist die eindeutig sensitivere Methode [8].

3.3 Sonographie

Die Bedeutung der sonographischen Untersuchung liegt in der Differenzierung einer einfachen Organvergrößerung, z. B. von Leber und Milz, von einer Organvergrößerung mit Strukturveränderung wie dies z. B. für die akute disseminierte Form der LZH zutrifft.

3.4 Kernspintomographie (Magnetische Resonanz Tomographie)

Eine Infiltration des Knochenmarks bedingt eine Abnahme des Fettgehaltes. Hierdurch kommt es kernspintomographisch zu einer Abnahme der Signalintensität im Knochenmarksraum. Bei hoher Sensitivität ist jedoch die geringe Spezifität des Befundes zu berücksichtigen. Zunehmende Bedeutung kommt der Kernspintomographie auch im Nachweis des ZNS-Befalls zu [2].

Literatur

1. Abramson SJ, Berdon WE, Reilly BJ, Kuhn JP (1987) Cavitation of anterior mediastinal masses in children with histiocytosis-X. Report of four cases with radiographic, pathologic findings and clinical follow up. Pediatr Radiol 17: 10
2. Drolshagen LF, Kessler R, Partain CL (1987) Cercical meningeal histiocytosis demonstrated by magnetic resonance imaging. Pediatr Radiol 17: 63
3. Ennis JT, Whitehouse G, Ross FGM, Middlesmiss JH (1973) The radiology of the bone changes in histiocytosis X. Clin Radiol 24: 212
4. Favara BE, McCarthy RC, Mierau GW (1986) Histiocytosis X In: Finegold M (ed) Pathology of neoplasia in children and adolescents. Saunders, Philadelphia London Toronto, p 126
5. Gadner H, Beck JD, Janka GE, Kühl J (1986) Histiocytoses: Diagnosis and treatment. In: Riehm H (ed) Monographs in paediatrics. Malignant neoplasms in childhood and adolescence. Karger, Basel, p 368
6. Kirks DR, Taybi H (1977) Histiocytosis X. In: Parker BR, Castellino RA (ed) Pediatric oncologic radiology. St. Louis, p 209
7. Lichtenstein L (1953) Histiocytosis X. AMA Archives of Pathology 56: 84
8. Schaub T, Ash JM, Gilday DL (1987) Radionuclear imaging in histiocytosis X. Pediatr Radiol 17: 397

Schädel

H. W. Hayek

INHALT

1	Gehirnschädel (Schädelkapsel, Schädelkalotte)	327
1.1	Der wachsende Schädel und seine Normvarianten	327
1.1.1	Definition und Wachstum	327
1.1.2	Fontanellen und Nähte	327
1.1.3	Aufhellungen – Sklerosierungen – Artefakte	332
1.2	Formen und Verformungen	337
1.3	Schädeltrauma	338
1.4	Zeichen erhöhten Hirndruckes	344
1.5	Intrakranielle Verkalkungen	348
1.6	Fehlbildungen, Dysplasien	352
2	Gesichtsschädel und Schädelbasis	353
2.1	Gesichtsschädel	354
2.1.1	Nasennebenhöhlen	355
2.1.2	Fehlbildungen und Dysplasien	363
2.1.3	Diverse Erkrankungen des Gesichtsschädels	366
2.2	Schädelbasis	370
2.2.1	Meßmethoden, Sellaregion	371
2.2.2	Felsenbeine, Mastoide	373
2.2.3	Foramen occipitale magnum und Umgebung	377
3	Zusammenfassende Grundregeln	380
	Literatur	381

1 Gehirnschädel (Schädelkapsel, Schädelkalotte)

1.1 Der wachsende Schädel und seine Normvarianten

1.1.1 Definition und Wachstum

Der *(Ge-)Hirnschädel*, die Schädelkapsel oder das Neurokranium umschließt das Gehirn von kranial, ventral und dorsal. Die Schädelkapsel ist abhängig in ihrem Wachstum von Größe und Wachstum des Gehirns, d.h. der Hirnschädel wächst vor allem pränatal und im ersten Lebensjahr bzw. den ersten Lebensjahren, wie unschwer aus einer Kopfumfangskurve abgelesen werden kann. Wichtige Abgrenzungspunkte sind in der Medianebene nach ventral (Gesichtsschädel) zu das *Nasion*, die Einziehung unterhalb der Glabella zwischen den beiden Orbitae sowie nach dorsal (Schädelbasis) zu das *Inion*, der Spitze der Protuberantia occipitalis externa; das *Opisthion* an der dorsalen Begrenzung des Foramen occipitale magnum und das *Basion* an seinem ventralen Rand grenzen die *Schädelkapsel* gegenüber der übrigen Schädelbasis ab.

Demgegenüber ist der *Gesichtsschädel* (Cranium viscerale) vom gesamten Körperwachstum abhängig, das sich bis zum Ende der Pubertät erstreckt. Daraus erklärt sich die deutliche Verschiebung in der Relation von Gehirnschädel zu Gesichtsschädel zwischen dem Neugeborenenalter und der Pubertät (Abb. 1).

Die Schädelbasis trägt wesentlich zur Formung der Schädelkapsel pränatal bei [25], wird jedoch selbst postnatal vom Gesichtswachstum (Abflachung der Längsachse, Pneumatisation, Kaumuskulatur) beeinflußt [17, 28].

Die Schädelkapsel besteht ausschließlich aus Bindegewebsknochen. Das Stirnbein bzw. die durch die Sutura metopica sive frontalis getrennten Stirnbeine, die beiden Scheitelbeine, die Schuppen der beiden Schläfenbeine sowie der obere Anteil des Hinterhauptsbeines (Interparietale, Pars interparietalis) zählen dazu. Die Sutura mendosa bzw. die vom Confluens sinuum (Protuberantia occipitalis, „Inion") ausgehenden, nach lateral ziehenden venösen Furchen (Sinus transversus sive lateralis) bilden die Grenze zur Schädelbasis und damit auch zu den knorpelig präformierten Anteilen des Os occipitale (embryonal aus 4 Zentren gebildet) [23].

Leitgebilde der Ossifikation der Schädelkapsel ist die Dura mater, gleichzeitig das innere Periost bildend. Von je zwei Zentren frontal und parietal bzw. einem Zentrum okzipital beginnt die Verknöcherung zwischen der 12. und 16. Gestationswoche und breitet sich zentrifugal zu den Nähten hin aus [25]. So ist die oft beträchtliche Weite der Schädelnähte des Neugeborenen zu verstehen, aber auch deren unscharfe Begrenzung im Röntgenbild (s. Abb. 1a).

1.1.2 Fontanellen und Nähte

Fontanellen und Nähte sind verantwortlich für das Wachstum bzw. das Ende des Wachstums des Hirn-

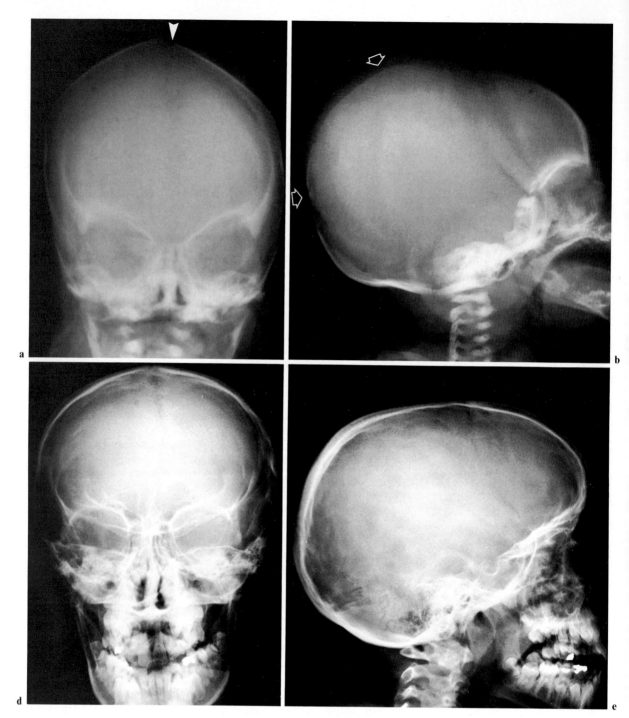

Abb. 1 a–f. Schädel mit besonderer Berücksichtigung des Verhältnisses *Gehirn-/Gesichtsschädel* und der *Pneumatisation*. **a–c** Aufnahmen eines männlichen Neugeborenen, (ap, seitlich und axial). **d–f** Aufnahmen eines 12jährigen Knaben (ap, seitlich und axial). Die Relation Gehirn- zu Gesichtsschädel verschiebt sich erheblich im Laufe des Wachstums zugunsten des Gesichtsschädels; postnatal wächst auch der Gehirnschädel noch weiter. Dabei ist auf den axialen Aufnahmen insbesondere auf die Relation des Kieferwinkels *(Pfeil)* zur temporoparietalen Begrenzung des Gehirnschädels hinzuweisen. Beim Neugeborenenschädel sind die weiten, etwas unscharfen Nähte zu beachten, die sich teilweise überlappen *(Pfeilspitze)*. Als Verknöcherungsvarianten finden sich zahlreiche winzige Schaltknochen im Lambdabereich sowie quere Linien zur Sagittalnaht *(offener Pfeil)*. c zeigt die bereits angedeutet vorhandene Pneumatisation der Mastoide *(dicker Pfeil)*. f zeigt vergleichsweise die voll ausgeprägte Pneumatisation, wobei rechts eine abnorm große Mastoidzelle zu erkennen ist. Diese Aufnahme ist vergleichsweise nicht optimal eingestellt (s. bei Schädelbasis). Die Aufnahme ist jedoch zur Beurteilung der Felsenbeine recht gut verwertbar. Die Pneumatisation der Felsenbeine ist eher gering, diejenige im Bereich des Gesichtsschädels deutlicher ausgeprägt

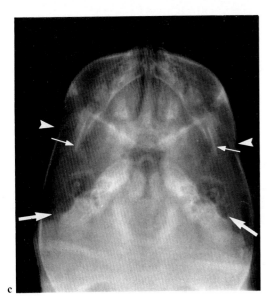

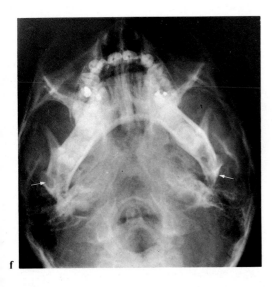

schädels. Ihre Variabilität ist groß. Für Fontanellen [20] und Nähte [9] wurden Normwerte bzw. Schwankungsbereiche festgehalten. Im allgemeinen schließt sich die große Fontanelle nach dem ersten Lebensjahr, die Weite der Nähte beträgt am Ende des ersten Lebensjahres bis zu 1 mm [17]. Variationen der Fontanellen und Nähte bei der Geburt sind in Abb. 2 skizziert. Ihre Kenntnis im Einzelfall kann auch für die Ultraschalluntersuchung des Gehirns von Bedeutung sein und ermöglicht bei entsprechender Übung – gute anatomische Kenntnisse und räumliches Vorstellungsvermögen vorausgesetzt –

variable Schnittebenen zur Beurteilung sonst schwierig sonographisch erreichbarer Anteile des Gehirns bzw. des Schädelinneren.

Fontanellen: Median finden sich 2, selten 3 (bei Frühgeborenen bis zu 10% [7]) Fontanellen, wobei die vordere (große) Fontanelle die wichtigste ist. In seltenen Fällen kann diese schon bei der Geburt klinisch geschlossen erscheinen, was dann meist durch einen *Fontanellenknochen* vorgetäuscht ist (Abb. 3) [12]. Häufiger finden sich solche überzähligen Verknöcherungszentren im Bereich der hinteren (kleinen) Fontanelle (oft zusammen mit Schaltknochen im Bereich der Lambdanaht) (Abb. 4). Die Fontanellenknochen sind im allgemeinen als Normvarianten ohne klinische Bedeutung anzusehen. Beim Neugeborenen finden sich paarige Fontanellen kranial und dorsal an der lateralen Begrenzung der Scheitelbeine. Zusammen mit der Sutura temporoparietalis können sie als gutes „Schallfenster" zur horizontalen Durchschallung des Gehirns dienen. Auch in diesen Fontanellen sind kleine, überzählige Schaltknochen möglich [15].

Nähte: Die Frontalnaht (Sutura metopica) ist in der Regel im Säuglingsalter offen und schließt sich im 2.-3. Lebensjahr. Die Synostosierung der Koronar-, der Sagittal- und der Lambdanaht (in der Regel in dieser Reihenfolge) beginnt frühestens in der Pubertät [17].

Beim Neugeborenen sind die Schädelnähte fast immer unscharf begrenzt und erhalten im Säuglingsalter eine lineare, scharfe Begrenzung. Weite Nähte und große Fontanellen alleine – ohne andere klinische Zeichen – führen fast immer zu normalem Schädelwachstum [27]. Ausnahmsweise können weite Nähte auch bei Langzeittherapie mit Prostaglandin E bei zyanotischen Herzfehlern vorkommen [19]. Bis zum dritten Lebensjahr erhalten die Nähte eine deutliche Verzähnelung (vgl. Abb. 27). Sie bleiben während des gesamten Kindesalters knöchern „offen" und synostosieren sehr langsam, meist erst ab dem 20. Lebensjahr.

Innerhalb einer Naht geht die Verengung bzw. der Verschluß gleichmäßig vor sich. Nur bei prämaturer Synostosierung beginnt diese an der Sagittalnaht am ventralen Ende des dorsalen Drittels und an der Koronarnaht seitlich. Der Verknöcherungsprozeß beginnt im Bereich der Diploe, dann folgt die Tabula interna mit einem linearen Verschluß, zuletzt die verzahnte Linie der Tabula externa. Diese unterschiedliche Konturierung ist etwa während der Pubertät bei Schrägprojektionen besonders zu beachten, da Frakturen (Fissuren) vorgetäuscht werden können.

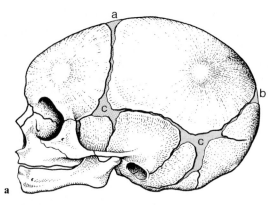
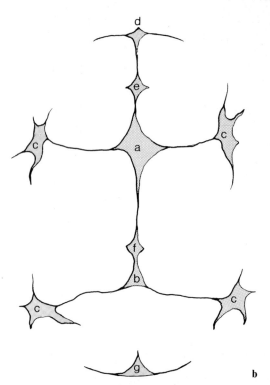

Abb. 2a, b. *Fontanellen und Nähte* (Ultraschallfenster). Beim Neugeborenen obligat: *a* große Fontanelle, *b* kleine Fontanelle, *c* vordere und hintere Seitenfontanellen. Beim Neugeborenen (oder später) als Variation: *d* Glabella-Fontanelle, *e* metopische Fontanelle, *f* parietale Fontanelle, *g* zerebellare Fontanelle

Abb. 3a, b. *Fontanellenknochen:* Bei diesem männlichen Neugeborenen erscheint die große Fontanelle klinisch verschlossen. Sowohl im ap (**a**) als auch im seitlichen (**b**) Strahlengang ist der vordere Fontanellenknochen gut zu erkennen *(Pfeil)*
▽

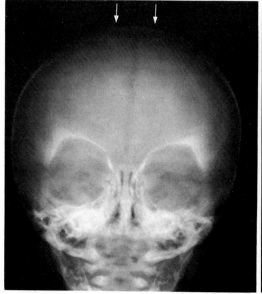
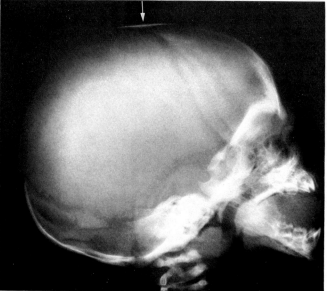

Für die Differentialdiagnose bei Frakturen ist auch die Kenntnis der Nahtvariationen bzw. die mögliche Persistenz einiger Nähte von Bedeutung. Dies gilt besonders für die Sutura metopica (Frontalnaht) und die Sutura mendosa (als Grenze des Schädeldaches gegenüber der Schädelbasis) im Säuglingsalter, aber auch gelegentlich später bis zum Erwachsenenalter. Eine mediane Naht im unteren Anteil der Hinterhauptsschuppe (Supraokziput) wird diskutiert [5], von vielen jedoch – zumindest als durchgehende Linie – aus embryologischer Sicht abgelehnt [11, 23]. Eine „historisch" interessante Naht- bzw. Verknöcherungsvariante stellt die Sutura interparietalis bzw. das *Inkabein* dar. Dabei

Schädel

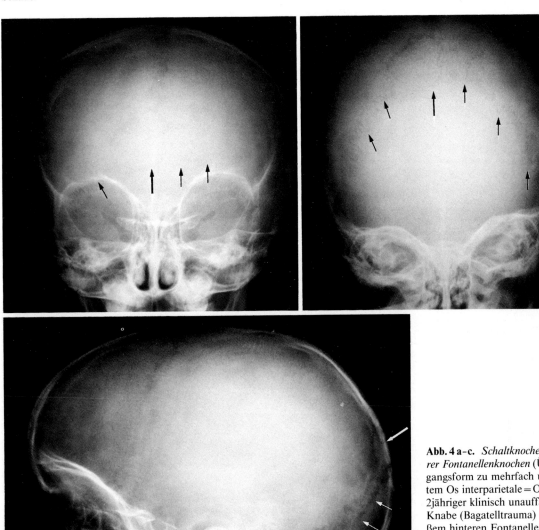

Abb. 4 a-c. *Schaltknochen - hinterer Fontanellenknochen* (Übergangsform zu mehrfach unterteiltem Os interparietale = Os Incae): 2jähriger klinisch unauffälliger Knabe (Bagatelltrauma) mit großem hinteren Fontanellenknochen *(großer Pfeil)* und zahlreichen kleineren bis größeren Schaltknochen im Lambdabereich *(kleine Pfeile)*. a ap Aufnahme, b Hinterhauptsaufnahme nach ALTSCHUL-UFFENORDE, c seitlich

handelt es sich *nicht* um einen „abgesprengten" Anteil der Hinterhauptsschuppe, sondern um eine phylogenetisch bedingte Variante, die bei vielen Wirbeltieren vorkommt [24] und einen eigenständigen Knochen darstellt. Es kann einfach (Abb. 5) oder mehrgeteilt (Os Incae bipartitum, Abb. 6) vorkommen und ist durch die Sutura interparietalis (nicht Sutura mendosa!) vom Hinterhauptsbein abgetrennt. Besonders bei asymmetrischer Ausbildung und mehrfacher Teilung kann die Unterscheidung zu Schaltknochen (Abb. 4) schwierig sein, was aber nur von theoretischem Interesse ist.

Auch die *Schaltknochen* („WORMIAN[1] bones") gelten als harmlose Normvarianten [3], werden aber auch mit „zerebralen Abnormitäten" in Zusammenhang gebracht [21]. Sicherlich handelt es sich um abnorme Verknöcherungszentren, die bei extremer Ausbildung für bestimmte Dysplasien geradezu pathognomonisch sind (Abb. 7). Vielleicht läßt sich

---

[1] Der Name kommt nicht vom englischen „worm", sondern von dem dänischen Anatomen Olaus Wormius, einem Zeitgenossen Bartholini's im 18. Jhdt.

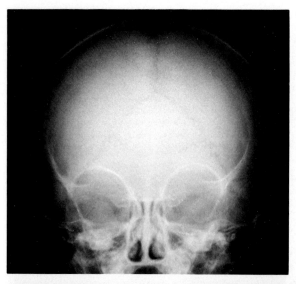

◁ **Abb. 5.** *Kleines Inkabein* (Übergang zu hinterem Fontanellenknochen): 1jähriges Mädchen mit Verdacht auf Anfallsleiden

Abb. 6 a, b. *Os Incae bipartitum* bei einem 1 Monate alten Knaben. **a** ap-Aufnahme: Hier wird die Unterteilung des Os Incae *(große Pfeile)* von der Sutura metopica *(Pfeile)* überlagert. **b** Auf der seitlichen Aufnahme ist ebenfalls das Os Incae *(großer Pfeil)* gut zu erkennen. Als Nebenbefund sternförmige Diploe-Venen im Frontalbereich *(Pfeilspitze)*. Man beachte auch die Darstellung des äußeren Gehörganges (*)
▽

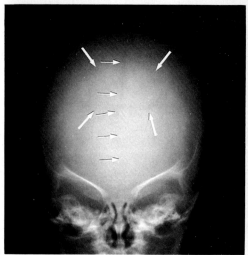

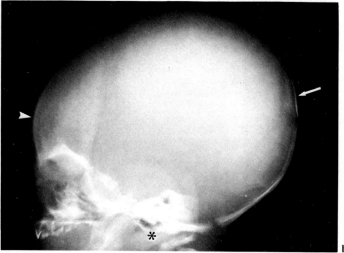

eine besondere Bedeutung der Schaltknochen im Zusammenhang mit ZNS-Auffälligkeiten, die *genetisch bedingt* sind, bei weiteren Studien nachweisen.

Beim Neugeborenen finden sich nicht selten im Bereich der Sagittalnaht quer verlaufende, oft auch symmetrische Aufhellungslinien, die als „Minimalformen" von Schaltknochen bzw. Verknöcherungsanomalien angesehen werden können (Abb. 8). Auch diese sind ebenso wie die Schaltknochen differentialdiagnostisch von Fissuren bzw. Frakturen (z. B. bei Forzepsentbindungen!) abzugrenzen.

1.1.3 Aufhellungen - Sklerosierungen - Artefakte

Die *Impressiones digitatae* („convolutional markings") sind ein typisches Zeichen des kindlichen Schädels etwa bis zum 10. Lebensjahr. Sie können bereits pränatal vorhanden sein, sind ab dem 3. Lebensmonat immer vorhanden und breiten sich bis zum Ende des 1. Lebensjahres auf die gesamte Schädelkapsel aus. Es erfolgt eine Verlagerung in Richtung der am häufigsten eingenommenen Kopfhaltung, wobei das Hinterhaupt besonders bevorzugt ist (s. Abb. 13) [29]. Auch besonders *stark ausgeprägte* Impressiones digitatae gelten im allgemeinen *nicht* als pathologisch [4]. Lediglich der Wolkenschädel als Extremform wird bei Kraniostenosen, aber auch bei Meningomyelozelen gefunden (Abb. 9). Hier sind sie Hinweis für eine verstärkte zerebrale Schädigung bzw. eine spätere Minderung des Intelligenzquotienten [10].

PACCHIONISCHE *Granulationen* (Foveolae granulares) sind normale, von der Arachnoidea ausge-

Schädel

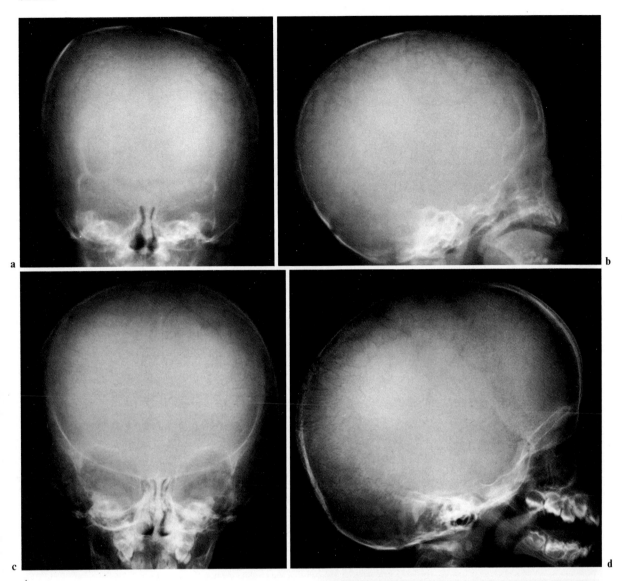

◁
Abb. 7 a-d. *Extreme Verknöcherungsstörung* bei Osteogenesis imperfecta bei einem Mädchen; **a, b** im Neugeborenenalter: Hier liegt der Schwerpunkt um die Sagittalnaht. **c, d** Gleiche Patientin im Alter von 1 Jahr: Jetzt liegt der Schwerpunkt im Bereich der Lambdanaht

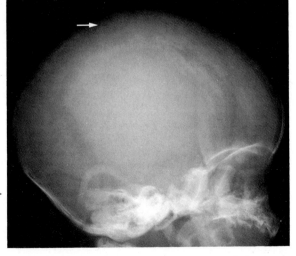

Abb. 8. *Minimale Verknöcherungsstörung:* Neugeborenes ▷ Mädchen nach Forzeps-Entbindung. Bei der Aufhellungslinie *(Pfeil)* handelt es sich nicht – wie vorerst vermutet – um eine Fraktur, sondern um eine Verknöcherungsvariante (Vorstufe zu Schaltknochen)

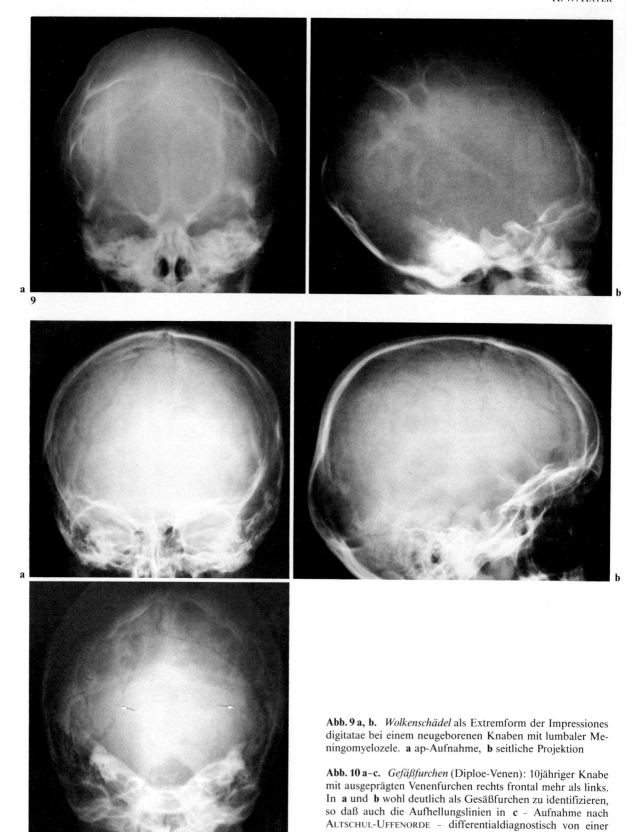

Abb. 9 a, b. *Wolkenschädel* als Extremform der Impressiones digitatae bei einem neugeborenen Knaben mit lumbaler Meningomyelozele. **a** ap-Aufnahme, **b** seitliche Projektion

Abb. 10 a–c. *Gefäßfurchen* (Diploe-Venen): 10jähriger Knabe mit ausgeprägten Venenfurchen rechts frontal mehr als links. In **a** und **b** wohl deutlich als Gesäßfurchen zu identifizieren, so daß auch die Aufhellungslinien in **c** – Aufnahme nach ALTSCHUL-UFFENORDE – differentialdiagnostisch von einer Fraktur gut abgetrennt werden können *(Pfeile)*

hende Knochenresorptionen mit unscharfer Begrenzung, die vor allem im Frontalbereich vorkommen. Sie entstehen ab dem 12. Lebensjahr [17]. Differentialdiagnostisch sind sie von osteolytischen Herden abzugrenzen. Auch *Gefäßfurchen* nehmen meist in höherem Alter an Zahl und Ausprägung zu. Schon im Säuglingsalter finden sich jedoch sternförmige Aufhellungen beidseitig oder einseitig frontal und parietal. Es handelt sich um Diploe-Venen. Sie werden später breiter (Abb. 10), haben jedoch keine gesicherte pathologische Bedeutung.

Gelegentlich finden sich im hinteren Anteil der Ossa parietalia meist symmetrische kreisrunde Aufhellungsherde, die *Foramina parietalia magna* (permagna) [8, 15, 18, 22]. Sie können über die Sagittalnaht hinweg miteinander in Verbindung stehen (Abb. 11 a, b), wobei sich entlang der Sagittalnaht später eine knöcherne Brücke bilden kann (Abb. 11 c, d). Familiäres Vorkommen ist beschrieben [18, 22]. Ein Zusammenhang mit anderen Fehlbildungen des Kopfes ist bekannt ([8], s. auch Abb. 39). Häufig handelt es sich aber um klinisch bedeutungslose Zufallsbefunde.

Auch im Bereich des Hinterhauptes sind ähnliche, aber kleinere Öffnungen beschrieben worden [26].

Eine seltene kreisrunde Aufhellungszone mit sklerotischem Randsaum und gutartigem Charakter stellt die von KEATS u. HOLT [16] als „doughnut-lesion" bezeichnete ätiologisch ungeklärte Veränderung dar. CANIGIANI u. SALOMONOWITZ [6] prägten

Abb. 11 a–d. *Foramina parietalia magna* bei einem Jungen mit statomotorisch auffälliger Entwicklung. **a, b** zeigen die ap- und Seitenaufnahme im Alter von 6 Monaten: Die *Pfeile* begrenzen den medianen, über die Sagittalnaht übergreifenden Defekt. **c, d** zeigen den gleichen Patienten im Alter von 7 Jahren: Es finden sich jetzt asymmetrische, immer noch große, jetzt deutlich voneinander getrennte Foramina parietalia *(Pfeile)*

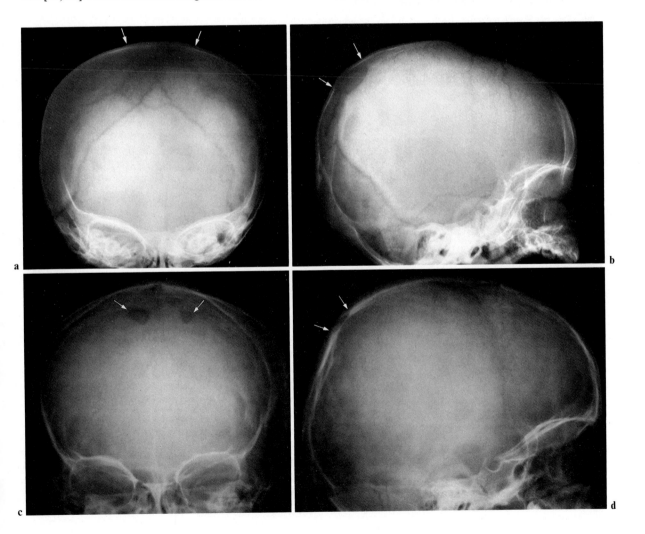

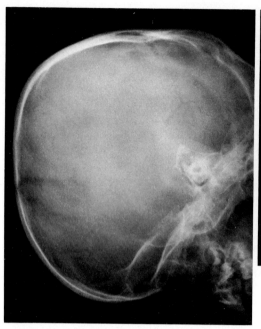
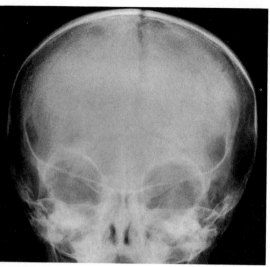

Abb. 12 a, b. *Brachyzephalus:* Etwa 1½jähriger Knabe mit asymmetrischem Brachyzephalus. Er bevorzugte die Bauchlage. **a** zeigt deshalb die Seitenaufnahme in entsprechender Lage mit annähernd gleichmäßig verteilten Impressiones digitatae, **b** zeigt die zugehörige ap-Aufnahme. Als Nebenbefund deutliche Diploe-Venen

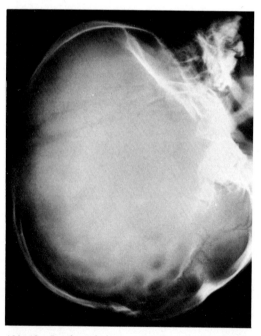

Abb. 13. *Brachyzephalus – „pathologischer" Rückenlieger:* Etwa 1½jähriges geistig und körperlich deutlich retardiertes Mädchen. Die zugehörige ap-Aufnahme (Ausschnitt) findet sich in Abb. 57

dafür den deutschen Ausdruck „Egerländer-Läsion", BARTLETT u. KISHORE [2] beschrieben sie auch bei einem 11jährigen Jungen sowie bei zwei weiteren Familienmitgliedern.

Sklerosierungen im Bereich der Frontalnaht bzw. am Falxansatz sowie in Teilen der Nähte (vor allem oberer Anteil der Koronarnaht) kommen auch im Kindesalter bereits vor. Diffuse Sklerosierungen (Verdickungen) der Schädelkapsel werden postoperativ nach Verminderung des Schädelinhaltes bzw. Hydrozephalusventildrainage zur Verminderung eines vorher erhöhten Schädelinnendruckes [1, 13], aber auch nach medikamentöser Langzeittherapie mit Diphenylhydantoin [14] beschrieben. Hier liegt der gleiche Mechanismus zugrunde wie bei der Rachitis (s. Abschn. 1.2). Sklerosierungen können auch Teil verschiedener Dysplasiesyndrome sein.

Artefakte und Fehlprojektionen führen immer wieder zur Verwirrung und bisweilen zu (unnötiger) aufwendiger Zusatzdiagnostik. Als Beispiel im eigenen Krankengut seien genannt: Luft hinter der Ohrmuschel bei einem Kleinkind mit rezidivierenden eitrigen Meningitiden, EEG-Paste („Verkalkungen") bei einem Kind mit zerebralen Anfällen, Hautfalten beim Säugling (Fixierung!) mit Verdacht auf Kindesmißhandlung sowie besonders intensiv „gepflegte" Haare, aber auch größere Haarteile. Ähnliche weitere Beispiele finden sich bei KEATS [15].

Abb. 14. *Bathrozephalus:* 2 Monate alter mikrozephaler Knabe mit Stufenbildung („Impression") im Bereich der Lambdanaht *(Pfeil)*

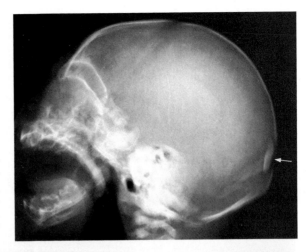

Abb. 15 a, b. *Pseudo-Bathrozephalus:* Im Neugeborenenalter (**a**) sowie im Alter von 2½ Jahren (**b**). Das Hervortreten der Protuberantia occipitalis externa *(Pfeil)* mit zunehmendem Alter stärker ausgeprägt. Bei a finden sich als Nebenbefund CAFFEYsche Ossikel *(Pfeilspitze)*. Vergleiche dazu auch Abb. 77 (Hinterhauptsaufnahme nach ALTSCHUL-UFFENORDE des gleichen Patienten)

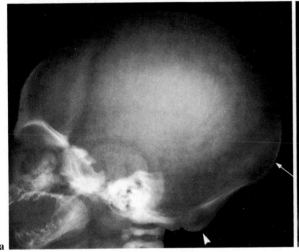
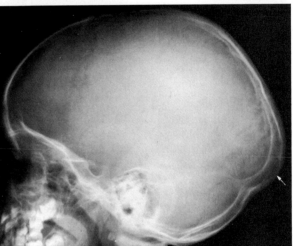

1.2 Formen und Verformungen

Der Längen-Breiten-Index nach von KAROLYI [3] (LBI = größte Kopfbreite geteilt durch größte Kopflänge × 100) stellt eine einfache anthropometrische Größe auch für das Röntgenbild des normalen Schädels dar (weitere Schädelmeßmethoden siehe bei Schädelbasis). Danach unterscheidet man den *Brachyzephalus* oder Kurzschädel (LBI = 80–85), den *Mesozephalus* oder Mittelschädel (LBI = 75–80) sowie den *Dolichozephalus* oder Langschädel (LBI = 70–75). Entgegen anders lautenden Vermutungen ist diese *normale* Schädelkonfiguration ebenso wie leichte Asymmetrien der Schädelkapsel von der Körperlage [6] unabhängig. Sie ist *rassisch-genetisch fixiert*. Leichte, immer reversible Verformungen sind zwar denkbar, Auswirkungen der Körperlage lassen sich hingegen an den Impressiones digitatae besonders im 2. Lebensjahr erkennen [9]. In Abb. 12 sind die Aufnahmen eines asymmetrisch brachyzephalen Schädels eines 1½ Jahre alten „forcierten" Bauchliegers zu erkennen. Die Impressiones digitatae sind ausgeprägt und fast gleichmäßig über die Schädelkalotte verteilt. Abbildung 13 zeigt die seitliche Aufnahme eines etwa gleichalten brachyzephalen Mädchens mit deutlicher statomotorischer Retardierung, das noch nicht gehen kann und meist auf dem Rücken liegt. Bei dieser Rückenliegerin treten die Impressiones digitatae im okzipitalen Bereich deutlich hervor.

Turrizephalus (Oxyzephalus) oder Turmschädel nennt man den pathologischen Kurzschädel (LBI über 85), *Skaphozephalus* oder Kahnschädel den pathologischen Langschädel (LBI unter 70). Der

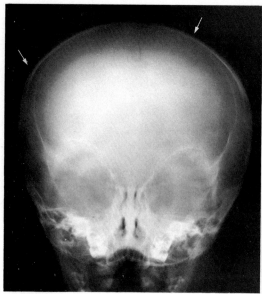
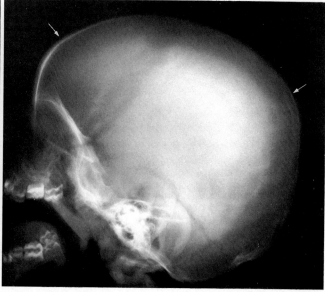

Abb. 16 a, b. *Rachitisschädel:* 16 Monate alter Knabe mit Prominenz der Frontal- und Parietalhöcker *(Pfeile).* Insgesamt spärliche Mineralisation der Schädelknochen mit breiten verwaschenen Nähten. **a** ap-Strahlengang, **b** seitlich

Trigonozephalus oder Dreieckschädel ist im nasofrontalen Teil hypoplastisch [4], der *Plagiozephalus* deutlich asymmetrisch (links oder rechts kleiner), der *Akrozephalus* spitz und kurz. Nicht selten liegen diesen Nahtsynostosen zugrunde.

Unter *Bathrozephalus* oder Stufenschädel versteht man eigentlich eine Anomalie der *Nähte* und zwar im Bereich der Lambdanaht [10], s. Abb. 14. Im Gegensatz dazu versteht man unter *Pseudobathrozephalie* eine Verformung des Hinterhauptes in Höhe der Sutura mendosa, quasi eine Verstärkung der Protuberantia occipitalis (des Inions) (s. Abb. 15).

Der typische *Rachitisschädel* (Quadratschädel, „hot-cross-bun-skull", Tête carée, Caput natiforme rachiticum) [2, 5] mit seiner Prominenz der Parietal- und Frontalhöcker sowie der Abflachung des Hinterhauptes (s. Abb. 16) ist auch in ausgeprägter Form reversibel. In der Akutphase wird die Vorwölbung durch Osteoidgewebe (mangelhafte Mineralisation!) verursacht. Nach Ausheilung bleibt eine Sklerosierung meist über Jahre bestehen. Die Nähte und Fontanellen bleiben lange offen bzw. relativ weit.

Durch intrauterine Fehllagerung können *kongenitale Verformungen* entstehen. Abbildung 17a zeigt den Schädel eines neugeborenen Mädchens mit linksseitiger frontoparietaler Schädelmulde; Abb. 17b gibt einen Erklärungsversuch für diese Deformierung wieder.

Auch amniotische Bänder sowie andere Körperteile [1, 8] können Schädelverformungen hervorrufen.

Ähnliches kann iatrogen akut entstehen, wenn bei kleinen Säuglingen schmale, rigide, wenig gepolsterte Fixierklammern verwendet werden [7].

1.3 Schädeltrauma

Die Auswahl der richtigen Projektionen zur Aufdeckung von Frakturen im Kindesalter kann schwierig sein. Sie sollte dem erfahrenen Radiologen überlassen und nicht vom Überweisenden vorbestimmt werden! Man sollte sich bewußt sein, daß bei röntgenologischer Suche nach Frakturen immer *auch die Schädelbasis* (mit)berücksichtigt werden muß. Prädilektionsstelle ist dabei - besonders beim häufigen Sturz auf den Hinterkopf - das Os occipitale mit seinem Kalottenanteil (Pars interparietalis) und seinem Anteil an der Schädelbasis (Basi-, Ex- und Supraokziput), also dem Anteil ventrokaudal der Protuberantia occipitalis.

Allerdings sind *isolierte* Frakturen der Schädelbasis (etwa im Bereich des Os sphenoidale) nicht gut vorstellbar. Ein „Berstungsbruch", der an der weichsten Stelle einer Kugel (eines Ovoids) entsteht (Stelle der Gewalteinwirkung), nämlich an der von

Schädel

Abb. 17 a, b. *Frontoparietale Schädelmulde:* Pränatale Verformung des Schädels. **a** zeigt die ap-Aufnahme eines Neugeborenen. Diese Mulde ist vermutlich durch einseitige Fehllagerung einer Extremität bedingt, wie die Skizze in **b** zu erklären versucht

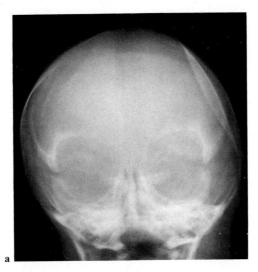
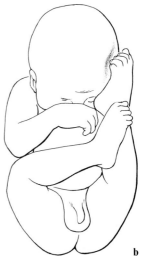

offenen Nähten durchsetzten, relativ dünnen Schädelkapsel, und sich an der stabilsten, dicksten Stelle, nämlich den zentralen Anteilen der Schädelbasis, auswirkt und an den übrigen Teilen des Schädels keinerlei Spuren hinterläßt, ist wenig wahrscheinlich. Dabei ist die *routinemäßige Einbeziehung* der Darstellung der Hinterhauptsschuppe in Form der Aufnahme nach ALTSCHUL-UFFENORDE bzw. TOWNE („3. Ebene") nicht nur beim Sturz aufs Hinterhaupt (s. Abb. 18), sondern auch bei jedem unklaren Unfallshergang bzw. bei Mehrfachtraumen (Sturz über die Treppe o. ä.) ganz besonders bei kleinen Kindern zu fordern. Ob die seitliche Aufnahme von links *und* rechts durchgeführt werden muß, um keine Fissur zu übersehen

Abb. 18 a, b. *Hinterhauptsfraktur:* 6 Jahre alter Knabe nach Sturz beim Spiel von den Schultern des Vaters auf das Hinterhaupt. **a** zeigt die ap-Aufnahme, auf der der Frakturspalt bestenfalls zu erahnen ist *(Pfeile)*. Erst die Hinterhauptsaufnahme nach ALTSCHUL-UFFENORDE (**b**) zeigt den vollen Umfang der Fraktur *(Pfeile)*

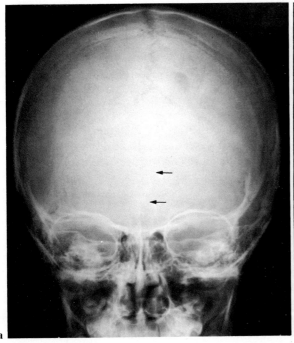
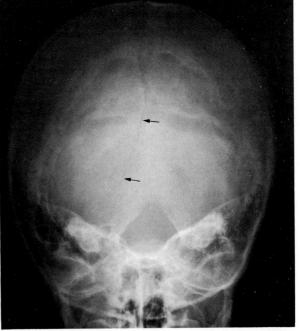

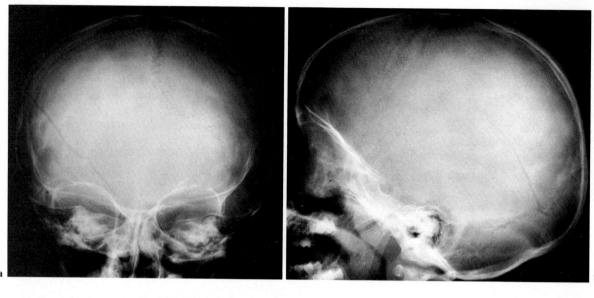

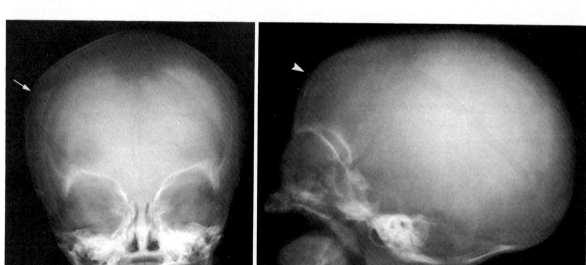

Abb. 19 a, b. *Lineare* Parietalfraktur rechts: 2½jähriges Mädchen. **a** ap, **b** im seitlichen Strahlengang. Fraktur ohne klinische Relevanz

Abb. 20 a, b. „Lineare" Parietalfraktur rechts: 4 Wochen altes Mädchen nach Sturz vom Wickeltisch. In **a** erkennt man auf der ap-Aufnahme eine minimale Stufenbildung *(Pfeil).* In **b** ist zu erkennen, daß die Fraktur von der Koronarnaht bis zur Lambdanaht reicht. Bei dieser Fraktur ist zumindest eine sonographische, besser noch computertomographische Kontrolle zu empfehlen oder eine Kontrolle nach einigen Wochen zum Ausschluß einer wachsenden Fraktur. Als Nebenbefund der für dieses Alter typische Diploe-Venenstern frontal *(Pfeilspitze)*

(die mit Sicherheit keine therapeutischen Konsequenzen ergibt), sei dahingestellt.

Bei deutlicher lokaler Schwellung und/oder Stufenbildung empfiehlt sich eine *tangentiale Aufnahme.* Zur genauen Überprüfung des richtig gewählten Strahlenganges bzw. der richtigen Lagerung ist der von E. G. MAYER [12] angegebene Metallring zu empfehlen. Dieser wird an der gewünschten Stelle fixiert und soll bei exakter Einstellung linear abgebildet werden. Eine gute Darstellung der Weichteile ohne zusätzliche Strahlenbelastung ist durch die 2-Film-Methode zu erzielen. Dabei wird vor die Filmkassette noch ein zweiter folienloser Film plaziert [13].

Zur Diskussion steht noch die *primäre Computertomographie* bei Mehrfachverletzungen und/oder schweren Schädelhirntraumen. Die therapeutisch wichtige Frage nach intrakraniellen Blutungen ist vorrangig. So kann man in dringlich erscheinenden Situationen je nach organisatorischer Möglichkeit Nativaufnahmen unterlassen und primär ein CT (evtl. abdominell *und* zerebral) veranlassen. Das kann Kosten sparen, Zeit gewinnen und ist strahlenhygienisch optimal.

Überlegungen zur *Indikation* von Schädelnativaufnahmen haben in den letzten Jahrzehnten einen entscheidenden Wandel durchgemacht. Wohl unter dem Eindruck zahlreicher Spätschäden nach übersehener Fraktur wurden in den 50er Jahren häufigere Röntgenaufnahmen verlangt [11, 18]: „Man soll jedoch nach Unfällen lieber einmal zuviel als zuwenig röntgen, um auch später einen Beleg für eine evtl. Begutachtung zu haben" [11]. Dabei fällt allerdings auf, daß die Frakturausbeute vorerst [18] über 15% betrug, während heute die „Trefferquote" meist unter 5% liegt (BELL u. LOOP [1] 6,2%, LEONIDAS et al. [10] 4,2%, DESMET et al. [4] 2,9%, BOULIS et al. [2] 2,1%, Royal Society [17] 2%).

Eine Neuorientierung trat durch die Veröffentlichungen von BELL u. LOOP [1] sowie HARWOOD-NASH et al. [8] ein, die auf die Wichtigkeit der klinischen Symptome und die Bedeutungslosigkeit linearer Frakturen hinwiesen (s. Abb. 19 u. 20). Auch konnte gezeigt werden, daß subdurale Hämatome häufiger ohne Fraktur als mit vorkommen, epidurale Hämatome sind bei beiden Gruppen gleich häufig beobachtet worden [8]. BELL und LOOP geben 21 Hinweise für evtl. Indikationen für die Durchführung von Schädelröntgenaufnahmen beim Trauma an. Dies geschieht in der Absicht, unnötige Aufnahmen zu vermindern und die Frequenz positiver Befunde zu steigern. 8 Jahre später weisen DESMET et al. [4] darauf hin, daß die Zahl unnötiger Röntgenaufnahmen weiter zugenommen hat (Rückgang der Frakturfrequenz von 6,2% auf 2,9%), aber etwa ein Drittel der von ihnen beobachteten Frakturen wäre nach den Richtlinien von BELL und LOOP übersehen worden.

Sie versprechen sich davon eine Reduzierung von Röntgenaufnahmen um ca. ein Drittel. Interessant ist auch eine britische Studie, die unter fast 5000 Patienten, die nach Schädeltrauma untersucht wurden, 4 intrakranielle Blutungen fand, wobei nur 1 ohne Röntgenaufnahmen übersehen worden wäre. Der Kostenaufwand lediglich für die Röntgenaufnahmen, die notwendig waren, um diesen einen Patienten aufzudecken (den einzigen Fall, bei dem die Röntgenaufnahmen zu therapeutischen Konsequenzen führten) werden mit über £ 43 000 angegeben [17].

Unabhängig von solchen Kostenanalysen sollten Schädelröntgenaufnahmen immer angefertigt werden, wenn *Verdacht auf Kindesmißhandlung* besteht [19], s. Abb. 21. Bei dieser weitklaffenden Fraktur lag auch ein subdurales Hämatom vor.

Die verbesserte Indikationsliste von BOULIS et al. [2] lautet:

1. Koma,
2. Bewußtlosigkeit oder Schläfrigkeit,
3. Kopfplatzwunde,
4. Verkehrsunfall und Zwistigkeit („medico-legal"),
5. vermuteter Fremdkörper,
6. Rhinorrhö/Otorrhö,
7. neurologische Zeichen.

Eine Neuformulierung oder Übernahme der Indikationsliste nach BOULIS et al. für unseren (Sprach)Raum bzw. unser Rechts- und Handlungsempfinden wäre wünschenswert, aber auch „medico-legal" nicht unproblematisch. Nach den von BOULIS et al. angegebenen Kriterien wäre der Patient von Abb. 22 mit Impressionsfraktur zumindest vorerst übersehen worden. Nach Angaben der Eltern handelte es sich um ein Bagatelltrauma, wobei der Unfallhergang „genau" beobachtet wurde. Das Kind fiel von einem kleinen Hocker auf Teppichboden. Übersehen wurde dabei vorerst (oder nicht angegeben), daß in unmittelbarer Umgebung ein Heizkörper mit scharfen Kanten vorhanden war. Allerdings fordern BOULIS et al. eine stationäre oder ambulante Nachkontrolle; es ist anzunehmen, daß der kleine Patient später (zu spät?) klinisch auffällig geworden wäre.

So sollte die oben angegebene Indikationsliste zumindest insofern erweitert werden, als „erhebliche lokale Schwellung" und „Verdacht auf Stufenbildung" (Impression) mitaufgenommen wird.

Da die Anamnese oft bewußt oder unbewußt (Schuldgefühl der Eltern!) ungenau oder falsch dargelegt wird und der Unfallhergang (vorerst) verborgen bleiben kann [9], ist es schwierig, allgemein gültige Regeln aufzustellen. Auch könnte es sein, daß eine *„verbindliche Liste"* mehr *forensische Gefahren* als Vorteile bringt.

In allen Untersuchungen sind Knaben nahezu doppelt so oft betroffen wie Mädchen [2, 8, 10, 17]. Die (klinische) Nachkontrolle wird allgemein empfohlen. Angaben, unter welchen Bedingungen eine

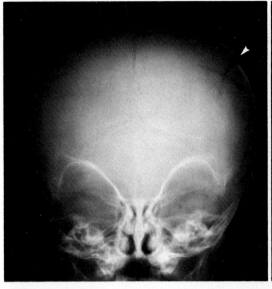
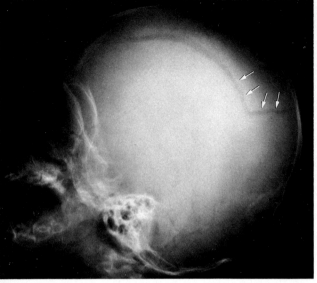

Abb. 21 a, b. *Schädelfraktur bei „battered child"-Syndrom:* 5 Monate alter, geistig retardierter Knabe ohne anamnestische Angaben. Hier findet sich eine angedeutete Stufenbildung, wie in der ap-Aufnahme (a) zu erkennen ist *(Pfeilspitze).* Die Seitenaufnahme (b) zeigt, daß annähernd rechtwinklig zur linksseitigen Parietalfraktur ein weiterer Frakturspalt zu erkennen ist *(kleine Pfeile).* Diese Fraktur wurde wohl durch einen kantigen Gegenstand verursacht. Unter der Fraktur fand sich ein subdurales Hämatom

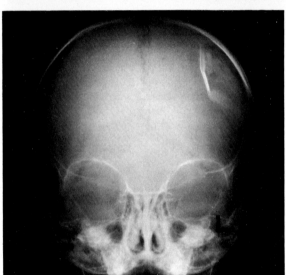

Abb. 22. *Impressionsfraktur:* Bei diesem 14 Monate alten Knaben fand sich links parietal eine Impression (ohne ausreichenden anamnestischen Hinweis)

stationäre oder ambulante Kontrolle erfolgt bzw. erfolgen soll, fehlen allerdings meist.

ROBERTS u. SHOPFNER [15] halten in bezug auf die Notwendigkeit der Röntgenaufnahmen alleinige forensische Gründe für unsinnig („medico-legal reasons ... (allone) ... are not valid") und auch BOULIS et al. [2] halten zwar forensische Gründe für empfehlenswert, weisen aber bezüglich der Unterlassung von Röntgenaufnahmen darauf hin: wenn keine medizinischen Bedenken bestehen, bestehen auch keine juristischen. Auch für unseren alltäglichen Gebrauch läßt sich heute - im Gegensatz zu den 50er Jahren - festhalten, daß *eher einmal eine Röntgenuntersuchung weniger als zuviel gemacht werden sollte.*

Die einzige Ausnahme stellt der Verdacht auf Kindesmißhandlung dar: dabei steht allerdings die Angabe eines Schädeltraumas nicht im Vordergrund!!

Eine *alleinige* versicherungsrechtliche Indikation oder andere forensische Gründe für Röntgenaufnahmen sind abzulehnen. Für Gerichtsurteile gilt besonders folgendes: lieber keine Röntgenaufnahme als schlechte bzw. unvollständige Untersuchungen [5]. Es muß daher festgehalten werden, daß Schädelröntgenaufnahmen bei Kindern nur von *gut*

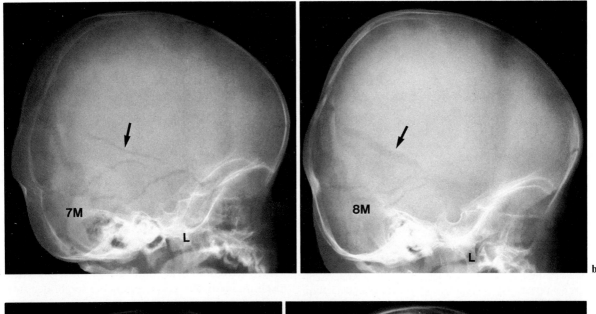

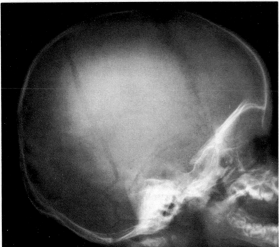
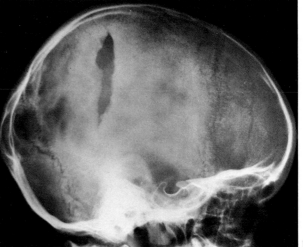

Abb. 23 a, b. *Wachsende Fraktur:* 7 Monate alter Knabe (**a**) mit Temporalfraktur, die ins Felsenbein einstrahlt *(Pfeil)*. Einen Monat später (**b**) ist der Frakturspalt breiter („gewachsen") *(Pfeil)*. Bei der Operation fand sich ein kleines subdurales Hämatom nahe der zerrissenen Dura

Abb. 24 a, b. *Hernia traumatica spuria* (= wachsende Fraktur). **a** zeigt die Parietalfraktur rechts im Alter von 1 Jahr, **b** zeigt die Seitenaufnahme im Alter von 2 Jahren. Lokal war eine Schwellung aufgefallen

geschultem Personal (auch nachts!) und mit entsprechender Organisation (Halterungsvorrichtungen, Aufnahme nach ALTSCHUL-UFFENORDE beim Hinterhauptstrauma oder Mehrfachverletzung) durchgeführt werden dürfen.

In seltenen Fällen zerreißt die Dura mater unterhalb der Fraktur und es tritt Blut oder Liquor durch den Frakturspalt in die Weichteile. Die zerrissene Dura verhindert das Zusammenwachsen der Fraktur. Man spricht dann von *„wachsender Fraktur"* [16]. Diese Bezeichnung paßt gut zu dem Patienten in Abb. 23, bei dem der Frakturspalt 4 Wochen nach dem Trauma deutlich größer wurde. Es fand sich auch ein kleines subdurales Hämatom. Hingegen erscheint die Bezeichnung posttraumatische leptomeningeale Zyste oder *Hernia (post)-traumatica spuria* [6, 14] für den Patienten in Abb. 24, der 1 Jahr nach dem Trauma eine lokale Weichteilschwellung erkennen ließ, eher gerechtfertigt. Es ist aber anzunehmen, daß mit frühzeitigem Einsatz der CT bei schweren Traumen solche Spätfolgen noch

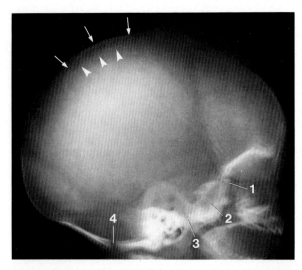

Abb. 25. *Teilverkalktes Kephalhämatom:* 4 Wochen alter Knabe nach Trauma und Zustand nach Kephalhämatom. Weniger der verkalkte Randsaum *(Pfeile)* sondern mehr die resorptiven Knochenveränderungen *(Pfeilspitzen)* können differentialdiagnostische Probleme aufwerfen.
Synchondrosen der Schädelbasis: Hier stellen sich gut die normalen Nahtstellen bzw. Synchondrosen des Keilbeins dar, wie sie für das Neugeborenen- und frühe Säuglingsalter typisch sind. *1* frontosphenoidale Synchondrose, *2* intersphenoidale Synchondrose (Cave: Verwechslung mit Canalis craniopharyngeus), *3* okzipitosphenoidale Synchondrose, *4* Synchondrose zwischen Basiokziput sowie Exokziput

seltener werden. Eine besondere, allerdings seltene Variante stellt das von CAFFEY [3] beschriebene „subgaleale Hygrom" dar, das mit oder ohne Fraktur nach Verletzung der Dura mater besonders nach schweren Forzepsentbindungen durch Liquor (und Blut)-Austritt bei Neugeborenen oder Säuglingen mit weit offenen Nähten entstehen kann.

Eine röntgenologische Nachkontrolle (sofern nicht schon eine CT-Untersuchung erfolgt ist) scheint 3 Wochen bis 3 Monate nach schweren Traumen und/oder breitklaffendem Frakturspalt gerechtfertigt. Oft reicht dann 1 Ebene (z. B. seitlich) zum Ausschluß einer wachsenden Fraktur aus.

Besondere Gesichtspunkte hat das *Geburtstrauma*. Hierbei steht noch mehr als im Säuglingsalter überhaupt die Gefahr der zerebralen Blutung im Vordergrund. Insbesondere bei Verwendung der Geburtszange und dem Auftreten von Kephalhämatomen besteht eine verstärkte Inzidenz von Frakturen [21]. Ein *ultrasonographisches Screening* solcher Neugeborener nach erheblichem Geburtstrauma ist empfehlenswert. In Grenzfällen kann eine Computertomographie erforderlich sein, da kalottennahe Blutungen sonographisch nicht immer darstellbar sind. Nativröntgenaufnahmen sind bei tastbarer oder fraglich tastbarer Impression oder Stufenbildung gerechtfertigt. Ein komplett verkalktes *Kephalhämatom*, ein solches mit verkalktem Randsaum (s. Abb. 25) oder Aufhellungen am Rande [7] haben im frühen Säuglingsalter differentialdiagnostische Bedeutung in der Abgrenzung frischer Frakturen.

Bei größeren Kindern ist bei Schwellungen der Schädelkalotte ohne Fraktur auch an ein subgaleales (subaponeurotisches) Hämatom nach Kindesmißhandlung (Haare reißen) zu denken. Ähnliche Hämatome unter der Galea aponeurotica (schädelnähteübergreifend) können nach (Fast-)Skalpierungsverletzungen (Haareinklemmung in rotierende Maschinenteile) vorkommen.

Ein Kalottendefekt kann gelegentlich als chronisch-traumatische Veränderung bei zerebral gestörten Kindern durch wiederholtes Kopfschlagen („headbanger") beobachtet werden [20].

1.4 Zeichen erhöhten Hirndruckes

Zeichen erhöhten Hirndruckes können durch Tumore, Zysten oder Abszesse sowie durch Liquorzirkulationsstörungen anderer Ursache (Hydrozephalus) entstehen. Zur Diagnose reichen Übersichtsaufnahmen in 2 Ebenen (ap oder pa und seitlich) meist aus. Beim Hydrozephalus ist auch die Hinterhauptsaufnahme nach ALTSCHUL-UFFENORDE empfehlenswert, vor allem um eine Vergrößerung des Foramen occipitale magnum zu erkennen, wie sie bei der ARNOLD-CHIARI-Fehlbildung oder bei Tumoren der hinteren Schädelgrube vorkommt. Allerdings kann unter Einbeziehung der Ultrasonographie als primären diagnostischen Schritt im Säuglingsalter auch ein anderes diagnostisches Vorgehen gewählt werden: Ultraschall, dann Computertomographie. Abbildung 26 zeigt einen 4 Monate alten Säugling mit den röntgenologischen Zeichen des Hydrozephalus (großes Schädelvolumen, weite, unscharfe Nähte, großer Basiswinkel) bei einem Holoprosenzephaliesyndrom (kurze vordere Schädelgrube, Hypotelorismus). Bei entsprechendem Verdacht ist der nächste Schritt die Anfertigung eines Computertomogramms. Ist der klinische Verdacht besonders schwerwiegend, wäre auch ein CT als erster radiologisch-diagnostischer Schritt denkbar, aber ungewöhnlich [2].

Die wichtigsten Zeichen erhöhten Hirndruckes finden sich *an den Schädelnähten,* besonders an der

Schädel

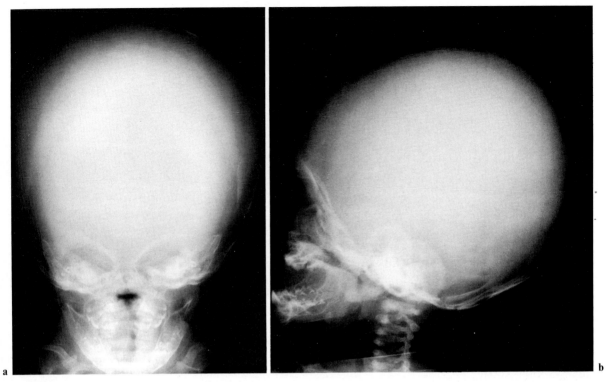

Abb. 26 a, b. *Hydrozephalus:* 4 Monate altes Mädchen. **a** Die ap Aufnahme zeigt vor allem eine breite Sagittalnaht, **b** läßt die verwaschene Koronar- und Lambdanaht erkennen. Außerdem fällt die Abflachung der hinteren Schädelgrube auf (Vergrößerung des Basiswinkels). Verkürzung der vorderen Schädelgrube sowie Veränderungen des Mittelgesichtes (Abflachung und Hypotelorismus) weisen auf ein *Holoprosenzephalie*-Syndrom hin

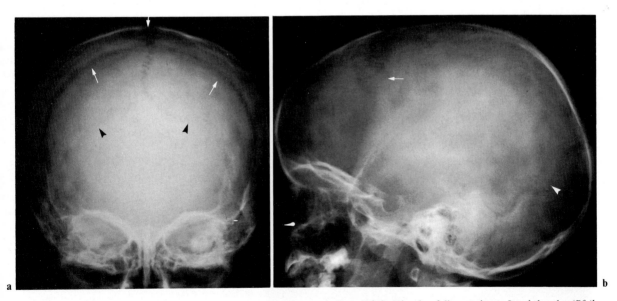

Abb. 27 a, b. *Nahtsprengung beim Kleinkind:* 3jähriger Knabe mit Medulloblastom, längere Anamnese. In **a** ist im ap-Strahlengang besonders die weite Sagittalnaht, in **b** im seitlichen Strahlengang besonders die weite Koronarnaht hervorzuheben *(Pfeil).* Die ebenfalls erweiterte Lambdanaht *(Pfeilspitze)* weist auf die bereits länger anhaltende Symptomatik hin

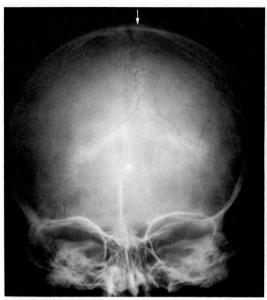
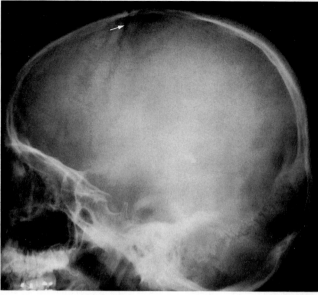

Abb. 28 a, b. *Nahtsprengung beim Schulkind:* 10jähriger Knabe mit Pinealom. Die Nahtsprengung der Sagittalnaht *(Pfeil)* im ap-Strahlengang (a) sowie im oberen Anteil der Koronarnaht im seitlichen Strahlengang (b) ist vergleichsweise zum 3jährigen Knaben (Abb. 27) diskreter ausgeprägt. Hier weist die abnorm große und zu weit kraniodorsal liegende Verkalkung des Corpus pineale auf die exakte Diagnose hin

Koronar- und Sagittalnaht. Nur bei fortgeschrittenen Prozessen kann auch die Lambdanaht und die Sutura parietotemporalis betroffen sein.

Im Säuglingsalter, besonders vor dem 6. Lebensmonat, ist die Interpretation weiter, schlecht abgrenzbarer Nähte problematisch. Die Variation der Weite ist so groß, daß eine verbindliche Aussage schwierig ist. Röntgenologisch (und klinisch!) imponiert am ehesten die vorgewölbte Fontanelle im seitlichen Strahlengang: 2-Film-Methode [3] oder leicht unterbelichtete Aufnahme [2] hilft diagnostisch weiter. Aber auch eine Vorwölbung kann bei schreiendem Säugling vorgetäuscht sein. Viel verläßlicher ist in diesem Alter die Kopfwachstumskurve!

Jenseits des ersten Lebensjahres bis zum dritten Lebensjahr kann eine abnorme Weite der Nähte gelegentlich durch Reifungsverzögerung des gesamten Skelettes oder isoliert des Schädels vorgetäuscht

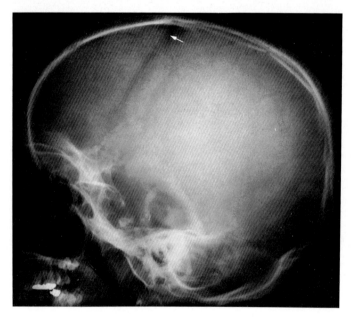

Abb. 29. *Destruktion der Sella turcica:* 14jähriger Knabe mit Kraniopharyngeom. In der Sellagegend finden sich schollige Verkalkungen. Der Sellaboden ist destruiert. Die Koronarnaht ist im oberen Anteil für dieses Alter zu weit – diskrete Nahtsprengung *(Pfeil)*

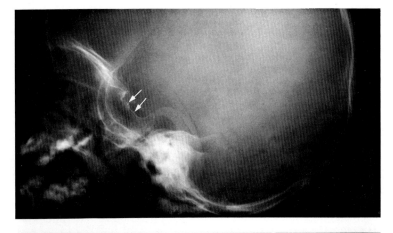

Abb. 30. *Sella turcica – abgeschlossene (zurückliegende) Druckzeichen:* 1jähriges Mädchen, das im Alter von 4 Monaten eine eitrige Meningitis durchgemacht hat. Deutliche statomotorische Entwicklungsverzögerung. Besonders ausgeprägt die Depression des Sulcus chiasmatis ventral der Sella turcica *(Pfeile)*

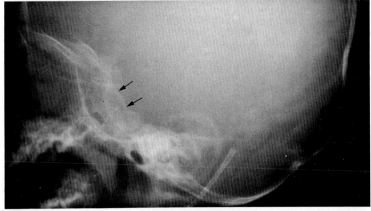

Abb. 31. *Sella turcica – chronische (persistierende) Druckzeichen:* 1jähriger Knabe mit genetisch determiniertem Hydrocephalus internus. Trotz Ventileinlage weiterhin ausgeprägte Ventrikelerweiterung. Hier findet sich ähnlich wie in Abb. 30 eine leichte Depression des Sulcus chiasmatis *(Pfeile)*, auch das Dorsum sellae ist spärlich ausgebildet. Zu beachten auch der deutlich vergrößerte Basiswinkel

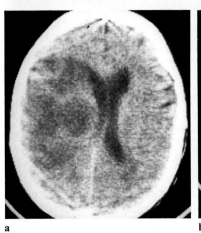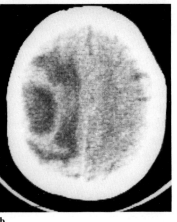

Abb. 32 a, b. *Primäres Computertomogramm bei schwer zerebral geschädigtem Patienten mit Hirndruckzeichen:* 22jähriger, contergangeschädigter Patient, u. a. mit Fallotscher Tetralogie. **a** läßt deutlich die multiplen Abszesse erkennen, die eine Mittellinienverlagerung verursachen. **b** zeigt mit Kontrastmittel eine besonders scharfe Abgrenzung eines relativ oberflächlich sitzenden Abszesses

a b

sein. In differentialdiagnostische Überlegungen muß auch ein Pseudotumor cerebri gezogen werden, wie er beim Aufholwachstum nach psychosozialem Minderwuchs vorkommen kann [1].

Vom dritten bis zum zehnten Lebensjahr ist eine Nahtsprengung (s. Abb. 27) wie bei dem 3jährigen Knaben mit Medulloblastom gut zu erkennen. Bei diesem fortgeschrittenen Befund ist auch die Lambdanaht bereits erweitert. Hingegen ist die Nahtsprengung an Koronar- und Sagittalnaht bei dem 10jährigen Knaben mit Pinealom diskret (Abb. 28). Hier ergab die Kombination mit der sehr deutlichen, abnorm hochliegenden Pinealisverkalkung die Verdachtsdiagnose, die auch operativ bestätigt wurde.

Veränderungen an der Sella turcica sind im Vergleich zum Erwachsenen (Drucksella [4]) eher selten [2]. Beim Kraniopharyngeom tritt jedoch eine Exkavation der Sella, meist mit Verkalkungen, bereits auf, bevor Nahtzeichen zu erkennen sind. Bei dem 14jährigen Knaben (Abb. 29) ist die Sella turcica bereits großteils destruiert, und es sind ausgedehnte Verkalkungen zu erkennen. Eine Nahtsprengung war allerdings nicht sicher nachweisbar, obwohl Klinik (heftiges Erbrechen) und Augenhintergrund (Stauungspapille) eindeutig für erhöhten Hirndruck sprachen.

Bei früher durchgemachten Liquorzirkulationsstörungen (länger andauernder, aber überstandener Hirndruck) findet man gelegentlich eine Depression bzw. Abflachung des Sulcus chiasmatis, ventral des Sellabodens, wie bei dem 1jährigen Mädchen in Abb. 30, das statomotorisch retardiert ist und ein halbes Jahr vorher eine eitrige Meningitis durchgemacht hat [4, 5]. Ähnliche Veränderungen zeigt die Sellaregion bei dem 1jährigen Knaben mit chronischem, genetisch determiniertem Hydrozephalus (Abb. 31). Daß ein primäres CT ohne Nativaufnahmen bei Verdacht auf intrazerebrale Raumforderung sinnvoll sein kann, zeigt Abb. 32. Bei diesem 22jährigen contergangeschädigten Patienten, der blind und taub ist, und an einer Fallotschen Tetralogie (zeitweise mit Zyanoseanfällen) leidet, kam es zu Fieber und heftigem Erbrechen. Da jede Röntgenaufnahme nur mit großer Mühe, wenn überhaupt, durchführbar war, wurde sofort ein CT in Narkose veranlaßt: dieses ergab multiple Hirnabszesse.

1.5 Intrakranielle Verkalkungen

Die Suche nach pathologischen intrakraniellen Verkalkungen ist eine relativ *häufige Indikation* zur Durchführung von Schädelübersichtsaufnahmen (*nach* Trauma und *neben* intrakranieller Drucksteigerung), obwohl ihre Präsenz relativ selten ist. So waren von 34941 Kindern nur bei 293, d. h. in weniger als 1% (0,83% [11]) solche Verkalkungen nachweisbar.

Einen quantitativen Unterschied bedeutet der Nachweis von kleinen Verkalkungen ausschließlich im Computertomogramm [6]. Die oft erheblich früher mögliche Festigung einer Verdachtsdiagnose wie z. B. bei der tuberösen Hirnsklerose (M. Bour-

Tabelle 1. Intrakranielle Verkalkungen

1. physiologische
2. vorgetäuschte
3. pathologische

neville-Pringle) oder dem Sturge-Weber-Syndrom bedeutet eine wichtige Bereicherung in der Stellung der Prognose und damit der frühzeitigen Elternberatung (genetische Beratung).

Als *physiologisch* (s. Tabelle 1) bezeichnet man Verkalkungen, die auch beim Erwachsenen vorkommen und die – zumindest vorerst – keinen Zusammenhang mit Krankheitsprozessen erkennen lassen. Es ist verständlich, daß es gelegentlich hier fließende Übergänge gibt (arterielle Gefäßverkalkungen – frühe arteriosklerotische Manifestation?).

Am häufigsten ist die Verkalkung des *Corpus pineale*. Sie soll bei Säuglingen in 3%, bei 18jährigen in über 30% im Nativröntgen erkennbar sein [2]. Andere Autoren weisen darauf hin, daß ein Vorkommen vor dem 6. Lebensjahr und eine Größe von mehr als 10 mm zu weiterer Diagnostik (CT) Anlaß geben sollte [9]. Sicherlich können Größe und vor allem abnorme Lage auf das Vorliegen eines Pinealoms hinweisen [8] (s. Abb. 28). In der Häufigkeit folgen dann Verkalkungen des Plexus chorioideus, die meist beidseitig symmetrisch auftreten, aber vor allem bei einseitigem Befund (s. Abb. 33) Anlaß sein können, an ein Plexuspapillom (natürlich abhängig von der klinischen Symptomatik) zu denken.

Etwas leichter zu identifizieren sind Verkalkungen der Dura und ihrer Verdickungen, besonders am Ansatz der *Falx cerebri*. Dabei können geringe Schrägprojektionen [1] verstärkend wirken und daher irreführend sein. Aber auch im Bereich des Tentoriums oder der Klinoidbänder, wie des Ligamentum petroclinoideum (s. Abb. 34 und 51) können Verkalkungen bereits bei Kindern vorkommen. Kalzifikationen des Siphons der Arteria carotis interna gehören bereits zu jenen Verkalkungen, die nicht unbedingt als physiologisch angesehen werden.

Von alltäglich-praktischer Bedeutung sind Strukturen, die intrakranielle Verkalkungen *vortäuschen* [5]. Am geläufigsten sind dabei Artefakte, die durch Salben, Pasten, Haarcreme, Klebebänder oder Bandagen (Verbände), aber auch Injektionskanülen (s. Abb. 36) entstehen. Wenn man daran denkt, sind sie leicht als extrakraniell zu identifizieren, wenn mindestens 2 Übersichtsaufnahmen vorliegen (Cave: alleinige seitliche Projektion!). Eine *Prophylaxe* sollte nach (bei) EEG-Untersuchungen (verbliebene Reste der EEG-Paste sind der am häufigsten vorkommende „pitfall") und bei besonders „schönen" Haaren oder Haarteilen (nicht nur bei Mädchen) durch gezielte Entfernung von Pasten und Salben vor den geplanten Schädelaufnahmen bzw. durch

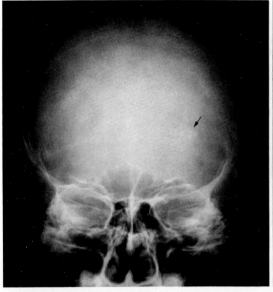
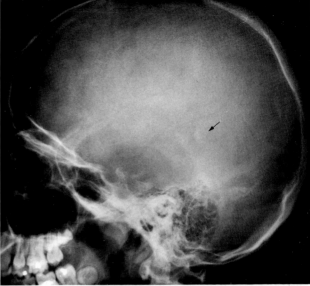
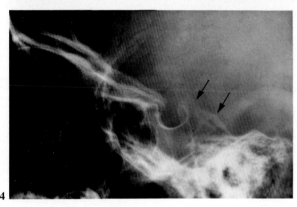

Abb. 33 a, b. *Physiologische Verkalkung des Plexus chorioideus (einseitig):* Zufallsbefund bei einem 13jährigen Knaben. **a** zeigt die ap-Aufnahme der linksseitigen Verkalkung. In **b**, im seitlichen Strahlengang, könnte diese mit einer Pinealisverkalkung verwechselt werden

Abb. 34. *Physiologische Verkalkung des Ligamentum petroclinoideum:* Zufallsbefund bei einem 8jährigen Knaben. Die *Pfeile* markieren die Verbindung zwischen rechtem Felsenbein und Processus clinoideus posterior. Für die Überlassung der Aufnahme danken wir Herrn Priv.-Doz. Dr. H. C. Oppermann, Leiter der Röntgenabteilung der Universitäts-Kinderklinik Kiel

geänderte Reihenfolge bei Durchuntersuchungen (EEG später) erfolgen. Im Zweifelsfalle sollte eine Inspektion des Kopfes des Patienten erfolgen; dabei kann z. B. eine kleine Weichteilgeschwulst mit Verkalkung (Abb. 35) entdeckt werden.

Schließlich können Verkalkungen im Bereich der Falx cerebri und des Tentoriums durch vorangegangene *Kontrastmitteluntersuchungen* (Angiographie, Ausscheidungsurogramm oder nach Computertomographie) vorgetäuscht werden. Eine Anfärbung dieser gefäßreichen Bezirke ist noch Stunden nach einer solchen Kontrastmittelgabe möglich [1]. Etwas weniger lange sind Kontrastmittelanfärbungen auf Nativaufnahmen in Tumoren oder Abszeßwänden [4] nachweisbar.

Pathologische Verkalkungen können gelegentlich schon durch Ausdehnung und Lokalisation Hinweise auf deren Ätiologie zulassen. So finden sich Verkalkungen im Bereich der *Stammganglien* bzw. des Nucleus dentatus bei der tuberösen Hirnsklerose (M. BOURNEVILLE-PRINGLE), der Toxoplasmose, bei Anoxie (auch durch CO-Vergiftung) und verschiedenen seltenen angeborenen, degenerativen Syndromen. *Suprasellär* liegen sie beim Kraniopharyngeom, aber auch nach tuberkulöser Meningitis. *Periventrikuläre* Lokalisation findet sich bei entzündlicher Genese: bei Toxoplasmose, Zytomegalie und anderen Infektionen (z. B. Röteln). Beim *Plexus chorioideus* ist nicht nur an ein Plexuspapillom, sondern auch an eine Neurofibromatosis v. RECKLINGHAUSEN zu denken. Die *girlandenförmige* Anordnung im Bereich der Großhirnrinde findet sich beim STURGE-WEBER-Syndrom, aber auch bei der behandelten lymphatischen Leukämie. Die Lokalisation im Bereich der *Falx* bzw. der Dura läßt sich bei Hyperkalzämie oder einigen seltenen Phakomatosen finden.

In der Tabelle 2 findet sich eine Aufstellung über die möglichen ätiologischen Faktoren [9, 11], wobei auch auf die relative Häufigkeit eingegangen wird.

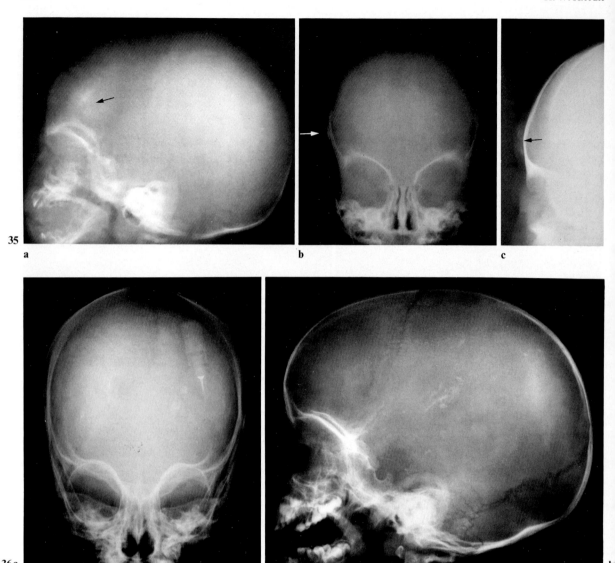

Abb. 35 a–c. *Vorgetäuschte (intrazerebrale) Verkalkung:* Weichteilverkalkung nach Infusionstherapie bei 4 Wochen altem Mädchen. Im seitlichen Strahlengang (**a**) deutlich zu erkennen, geht diese in der ap-Projektion (**b**) fast unter *(Pfeil)*, läßt sich jedoch in einer etwas unterbelichteten Schrägaufnahme (**c**) gut in den Weichteilen lokalisieren

Abb. 36 a, b. *Pathologische intrazerebrale Verkalkungen – Toxoplasmose:* 2½jähriges hochgradig retardiertes Mädchen mit nachgewiesener pränataler Toxoplasmoseinfektion. Es handelt sich um die häufigste intrazerebrale Verkalkung in unseren Regionen **a** zeigt im ap-Strahlengang links frontal noch zusätzlichen Artefakt durch belassenes Infusionssystem

An der Spitze stehen dabei *entzündliche Ursachen:* diese fanden sich in fast 40% bei den 293 Kindern in der Aufstellung von WILLICH et al. [11]. Davon fielen mehr als die Hälfte auf die Toxoplasmose (s. Abb. 36; s. auch Kap. 5, TRAUPE, Abb. 63, Toxoplasmose-Verkalkung (CT)). Die Zytomegalie-Virusinfektion steht an zweiter Stelle in ihrer Häufigkeit (s. Abb. 37). Die gerade bei der Zytomegalie oft zarten subependymalen Verkalkungen lassen sich oft gut (nur) im Computertomogramm erkennen, wie auch im Kapitel 5, TRAUPE Abb. 64, Zytomegalie-Verkalkung (CT) des 4 Tage alten Neugeborenen zeigt.

Seltene Ursachen sind die in der Tabelle nicht extra aufgeführten Pilz- und parasitären Infektionen, die bei uns kaum vorkommen: Cryptococcosis, Coccidioidomycosis, Cysticercosis, Trichinosis, Paragonimiasis, Schistosomiasis.

Bei den *Tumoren* kommen Verkalkungen am häufigsten beim Kraniopharyngeom vor (Abb. 29).

Tabelle 2. Genese *pathologischer* intrakranieller Verkalkungen unter Berücksichtigung des relativ häufigen bzw. relativ seltenen Vorkommens

	häufig	selten
1. Entzündlich bedingt	Toxoplasmose Zytomegalie	andere virale (Röteln, Herpes, Polio) bakterielle (Listeriose, Tb-Meningitis) parasitäre (Echinococcus u. a.)
2. Tumore	Kraniopharyngeom, Leukämie	Teratom, Epidermoid, Plexuspapillom, Balkenlipom, Gliom, Medulloblastom, Meningeom, Osteochondrom, Sarkom
3. Trauma, Hypoxie	perinatale Hypoxie (Infarkte) parenchymatöses u. subdurales Hämatom	direkt iatrogen (Ventrikelpunktion, Ventil-Op.) CO-Vergiftung
4. Generalisierte („systemische") Erkrankungen Phakomatosen andere	tuberöse Hirnsklerose STURGE-WEBER-Syndrom v. HIPPEL-LINDAU-Syndrom Neurofibromatosis	Basalzellnävus-Syndrom pseudoxanthoma elasticum Lipoidproteinose (Pseudo)hypoparathyroidismus COCKAYNE-Syndrom Lissenzephalie u. a.
5. Vaskulär	arteriell (z. B. Carotis-Siphon)	venös (V. GALENI-Aneurysma) arteriovenöse Fehlbildung (isoliert)
6. Ungeklärt	je umfangreicher die Diagnostik desto seltener	

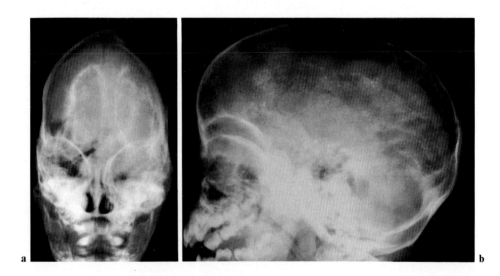

Diejenigen bei lymphatischer Leukämie nach Chemotherapie und Bestrahlung sind jenen beim STURGE-WEBER-Syndrom (girlandenförmig, großhirnrindennahe) ähnlich. Beim Pinealom (Abb. 28) des 10jährigen Knaben waren Größe und Lage der Pinealisverkalkung neben den diskreten Druckzeichen der Schädelnähte für die Diagnose ausschlaggebend. Das ebenfalls seltene Balkenlipom (s. Abb. 8, Balkenlipom im Kap. 5, TRAUPE) ist deshalb interessant, weil es auch ohne verkalkten Rand als Aufhellung in der Nativaufnahme erkennbar ist. Im Säuglingsalter ist die exakte Diagnose in Kom-

Abb. 37 a, b. *Pathologische intrazerebrale Verkalkungen – Zytomegalie:* 2 Monate altes Mädchen mit massiven periventrikulären Verkalkungen bei nachgewiesener Zytomegalie. **a** zeigt die pathologische schmale Kopfform und die schalenförmigen, rechts stärker als links ausgeprägten Verkalkungen. **b** läßt im seitlichen Strahlengang die Ausdehnung entlang der Ventrikel gut erkennen. (Dr. B. Böwing, Univ.-Kinderklinik Erlangen)

bination mit der Ultrasonographie sogar ohne Computertomogramm sicher zu stellen [7].

Bei der tuberösen Hirnsklerose (BOURNEVILLE-PRINGLE), dem wichtigsten Vertreter aus der Gruppe der *Phakomatosen* (Neurochrista-Tumoren; s. Abb. 28, tuberöse Hirnsklerose (M. BOURNEVILLE-PRINGLE) im Kap. 5, TRAUPE) haben moderne Untersuchungsverfahren ihre besondere Bedeutung. Eine frühe exakte Diagnose der Verkalkungen – lange vor der Nativdiagnostik – ermöglicht die CT. Obwohl diskrete Verkalkungen in der Kernspintomographie schlechter oder überhaupt nicht erkennbar sind, kommt dem NMR-Befund bei dieser Erkrankung eine besondere Bedeutung deshalb zu, weil die Frühformen der Rindentumoren, die auch verkalken können, hier besser darstellbar sind. Diese sind für die Gesamtprognose wichtig, die Verkalkungen haben keine Parallelität zum individuellen Krankheitsverlauf [3, 10].

Auch Veränderungen beim STURGE-WEBER-Syndrom (s. Abb. 29, Haemangiomatose STURGE-WEBER im Kap. 5, TRAUPE) lassen sich frühzeitig und besser im CT erkennen und durch NMR-Untersuchungen ergänzen.

Die Liste der seltenen, systemischen Erkrankungen kann noch durch einige „Rarissimi" ergänzt werden: FAHRsche zerebrovaskuläre Ferrokalzinose, Mikrozephalie mit inkompletter Myelinisierung und Basalganglienverkalkung (diese kommen auch noch bei anderen degenerativen Syndromen vor),

Abb. 38 a, b. *Hypoplasie der Ossa frontalia und der Ossa parietalia:* 4 Monate altes Mädchen mit SCHINZEL-GIEDION-Syndrom. **a** zeigt die ap-Aufnahme, **b** die seitliche Projektion des mikrozephalen Hirnschädels. Die Grenzen der Ossa parietalia sowie der Ossa frontalia sind durch *Pfeile* markiert. In **a** ist dabei die weitklaffende Sutura metopica besonders auffallend

angeborenes zerebrales Granulom sowie Endarteriitis calcificans cerebri [9].

Diskrete Verkalkungen nach perinataler Hypoxie sind eher im CT zu erkennen (s. Abb. 36, Verkalkung nach perinataler Hypoxie (CT) im Kap. 5, TRAUPE), auch ein verkalktes subdurales Hämatom kann im CT alleine bzw. besser erkennbar sein (s. Abb. 70, subdurales Haematom (CT) im Kap. 5, TRAUPE).

Auf die arteriellen Verkalkungen wurde bereits unter „physiologisch" hingewiesen.

Schließlich wird es auch bei sehr umfangreicher Diagnostik vereinzelt Fälle geben, die diagnostisch nicht geklärt bzw. zu einem Krankheitsprozeß zugeordnet werden können. Computertomogramm und Kernspintomographie lassen zwar in vielen Fällen erst eine Abklärung zu, decken aber andererseits wieder neue Befunde auf, die bisher noch nicht erkennbar waren [6]. Dadurch ergeben sich immer wieder neue (bisher noch) ungeklärte Fälle.

1.6 Fehlbildungen, Dysplasien

Die Skelettdysplasien werden ausführlich an anderer Stelle behandelt. Besonders interessierende Abschnitte des Schädelskelettes hat KOZLOWSKI [3] angegeben. Zu den Gesichtsdysmorphien s. besonders S. 365, Kommentare zur Achondroplasie und zum thanatophoren Syndrom finden sich auf S. 379.

Typische Veränderungen der Schädelkapsel beobachtet man infolge von *Ossifikationsstörungen*, vor allem im Säuglingsalter, in der Gegend der Sa-

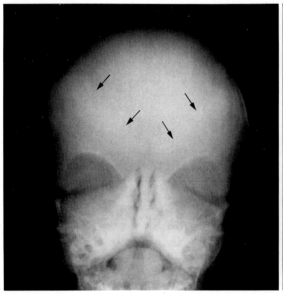
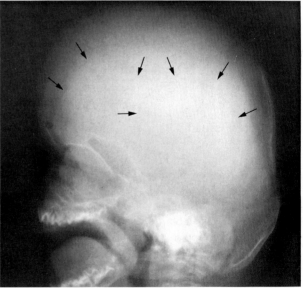

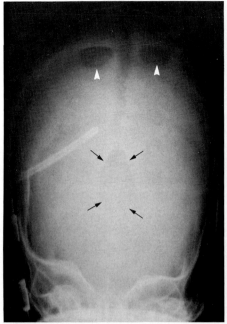
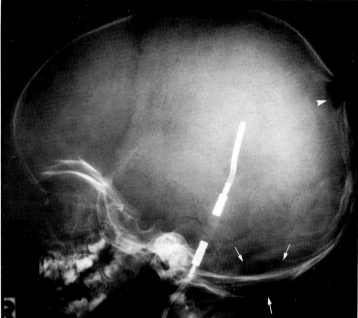

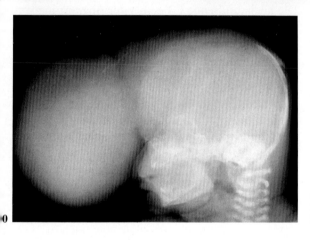

Abb. 39 a, b. *Okzipitale Enzephalozele:* 2jähriger Knabe mit Zustand nach operierter Enzephalozele und Anlage einer Ventildrainage rechts. In **a** (ap-Aufnahme) ist besonders gut der knöcherne Defekt der Enzephalozele *(Pfeile)* zu erkennen, darüber finden sich fast symmetrische Foramina parietalia magna *(Pfeilspitze)*. Diese sind auch gut in der Seitenprojektion (**b**) zu erkennen *(Pfeilspitze)*, während der mediane Defekt der Enzephalozele weniger deutlich in Erscheinung tritt *(Pfeile)*. Beachte auch den vergrößerten Basiswinkel und den leicht deprimierten Sulcus chiasmatis

Abb. 40. *Frontale Enzephalozele:* Weibliches Neugeborenes mit Mikrozephalus und faustgroßer Enzephalozele. Wenige Stunden nach Geburt verstorben

gittalnaht in Form von Schaltknochen, bis zur Aplasie der Ossa parietalia bei der kleidokranialen Dysplasie [5] oder bei der Osteogenesis imperfecta (s. Abb. 7). Beim SCHINZEL-GIEDION-Syndrom kann man eine hochgradige Hypoplasie der Ossa parietalia *und* der Ossa frontalia finden [2], (Abb. 38).

Zahlreiche *sklerosierende Osteopathien* weisen Veränderungen, besonders an der Schädelbasis, aber auch im Frontalbereich auf [4]. Fehlbildungen (Normvarianten) treten nicht selten in der Gegend des „Obelions" auf – Foramina parietalia. Es besteht auch eine Beziehung zum Aplasia cutis-Syndrom [1].

Enzephalozelen treten im Bereich der Schädelkapsel, besonders okzipital auf. Abbildung 39 zeigt einen 2jährigen ventilversorgten Patienten mit operierter okzipitaler Enzephalozele (Kombination mit Foramina parietalia magna). Bei dem weiblichen Neugeborenen mit frontaler Enzephalozele (s. Abb. 40) hingegen bestand keine Überlebenschance.

Beim Holoprosenzephaliesyndrom (oft mit Hydrozephalus kombiniert) findet sich typischerweise neben dem Hypotelorismus eine Verkürzung der vorderen Schädelgrube (s. Abb. 26).

2 Gesichtsschädel und Schädelbasis

Im Abschnitt *Gesichtsschädel* werden alle Strukturen des Schädels erfaßt, die außerhalb der Schädelkapsel liegen, einschließlich der Erkrankungen der

Siebbeine, der Keilbeinhöhlen sowie der Orbitabegrenzung.

Im Abschnitt *Schädelbasis* werden Sellaregion, Felsenbeine und Mastoidzellen sowie das Foramen occipitale magnum mit seiner Umgebung abgehandelt. Auf basale Anteile des Os occipitale wird auch im Abschnitt 1 Gehirnschädel eingegangen (Frakturen).

2.1 Gesichtsschädel

Die Einteilung erfolgt mehr nach klinischen Gesichtspunkten. Es werden im Abschnitt 2.1.1 (Nasennebenhöhlen) neben der allgemeinen Entwicklung vor allem entzündliche Erkrankungen und ihre Differentialdiagnose einschließlich der fibrösen Dysplasie abgehandelt. Danach folgen Fehlbildungen und Dysplasien. Im Abschnitt 2.1.3 werden Traumen und Tumore sowie Erkrankungen der Zähne bzw. deren Komplikationen beschrieben. Hier handelt es sich um Problemkreise, die meist primär die Spezialgebiete (Kieferklinik) betreffen, aber zumindest in Grenzfällen auch den Pädiater beschäftigen.

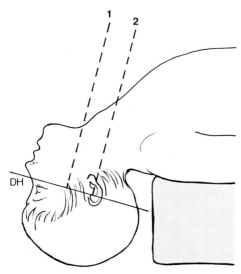

Abb. 41. *Axiale Schädelbasis (Aufnahme nach* HIRTZ*):* Demonstrationsskizze für das Kindesalter. Der Oberkörper wird durch einen Polster von dem Untersuchungstisch etwas abgehoben. Der Kopf wird möglichst weit nach dorsal überkippt. Die Strahlenrichtung verläuft rechtwinklig zur Deutschen Horizontalebene *(DH).* Dies ist die Verbindungsebene von unterer Orbitalbegrenzung und oberem Gehörgangsrand. Die Zentrierung erfolgt entweder auf die Keilbeinhöhle bzw. etwas ventral davon *(1)* oder auf Höhe der Ohrlinie *(2)* bei der Darstellung der Mastoide oder weiter dorsal gelegener Abschnitte

Auch bei anderen Erkrankungen des Gesichtsschädels ergeben sich „Berührungspunkte" mit „Nachbar"-Disziplinen (Augenheilkunde, HNO-Ärzten, Kieferchirurgie und Zahnmedizin). Die Kenntnis der komplexen Anatomie und ihrer Entwicklung sowie die Probleme sich überlagernder Strukturen sind hier auch deshalb wichtig, um mit den genannten Disziplinen zu harmonieren. So sind *Kephalometrie* [43, 53] und Orthopantomographie (und andere *„Panorama"-Verfahren* [6, 43]) Aufnahmetechniken, deren Kenntnis auch den Pädiater bei der Syndromsuche einerseits oder der Abklärung entzündlicher Kiefererkrankungen andererseits interessieren müssen. Die *Sialographie* wird hier nicht besprochen, da die Methode in der Pädiatrie im allgemeinen als überholt gilt, es sei denn, sie ist mit einer CT kombiniert [24].

Die *Computertomographie* erleichtert die Aufdeckung vor allem komplexer Fragestellungen und hat zumeist die konventionellen Schichtverfahren [15, 47] - zumindest im frühen Kindesalter - verdrängt. Die hochauflösende CT ist bei der Abgrenzung von Luft sowie Kalkstrukturen auch der *Kernspintomographie* überlegen. Diese hat aber bei der Diagnostik von Weichteilstrukturen, besonders bei der Einbeziehung des Gehirns ihre diagnostische Wertigkeit.

Die Bedeutung der CT im Kindesalter ist auch deshalb hervorzuheben, da einige Spezialprojektionen, die beim Erwachsenen empfohlen werden [5, 8, 44, 61] im frühen Kindesalter undurchführbar sind.

Einzelne Aufnahmeverfahren sind jedoch auch bei kleinen Kindern leicht durchzuführen. Hier sei besonders auf die axiale Aufnahme nach HIRTZ zur Beurteilung der Keilbeinhöhlen, aber auch der Felsenbeine und Mastoidzellen hingewiesen (s. Abb. 41). Die im Kindesalter in der Regel gute Beweglichkeit der Halswirbelsäule bedingt, daß diese Aufnahme bei überkipptem Kopf unproblematisch ist.

Nicht selten werden Strukturen des Gesichtsschädels „zufällig" in nicht idealer Projektion „mit" abgebildet. Diese sollten jedoch immer bewußt und sorgfältig mit*betrachtet* werden. So können *Schädelübersichtsaufnahmen* - angefertigt zum Ausschluß von Hirndruckzeichen bei Kopfschmerzen - als eigentliche Krankheitsursache Nebenhöhlen- oder Mastoiderkrankungen vermuten lassen. Die endgültige Klärung kann dann durch gezielte weitere Diagnostik erfolgen. Das Erkennen eines Hypotelorismus und anderer Fehlbildungen zählt ebenfalls dazu. Auch bei Aufnahmen, die *primär nicht* zur

Abbildung des *Schädel*skelettes angefertigt werden, können sich gelegentlich wichtige diagnostische Hinweise ergeben, z. B. die somatische Reife bei Früh- und Neugeborenen auf der „Thorax"-Aufnahme mit gleichzeitiger Abbildung des Unterkiefers (Verkalkung der Zahnanlagen). Aber auch bei „Fremdkörperaufnahmen" kann z. B. eine Münze am Gaumen entdeckt werden, die als verschluckt galt und bis dahin übersehen wurde (Abb. 42).

2.1.1 Nasennebenhöhlen

Nicht nur anatomisch betrachtet stehen die Nasennebenhöhlen zentral in der Region des Gesichtsschädels. Radiologische und klinische Möglichkeiten in der Diagnostik berühren und ergänzen sich hier in besonderem Maße. Nach dem ausgeprägten Wachstum des Hirnschädels im Säuglingsalter nimmt im Kindesalter das Wachstum und die Entwicklung der Anteile des Gesichtsschädels immer mehr an Bedeutung zu. Dementsprechend sind die Nebenhöhlen im Säuglingsalter meist noch nicht angelegt (Stirnhöhlen, Keilbeinhöhlen, Siebbeinzellen). Selbst die schon sehr früh im Säuglingsalter „angelegten" Kieferhöhlen sind oft noch mit Schleim, Zelldetritus etc. gefüllt und somit nicht immer darzustellen. Entsprechend dem Wachstum des Gesichtsschädels nimmt die Ausdehnung der Nebenhöhlen bis zum Ende der Pubertät laufend zu. Sie soll auch nach Abschluß des Wachstums noch weiter zunehmen können [62]. Außer von individuellen, konstitutionellen Faktoren („Schleimhautschwäche") kann die Pneumatisation der Nasennebenhöhlen auch von hormonellen Faktoren und bestimmten Stoffwechselerkrankungen beeinflußt werden. So findet sich bei der Pubertas praecox oft eine stark fortgeschrittene Pneumatisation, während bei der Hypothyreose meist eine verminderte vorliegt. Es ist naheliegend, dies mit dem Knochenalter in Verbindung zu sehen. Es gibt aber auch auffallende Diskrepanzen zwischen „Schädelreife" und übrigem Skelettalter (s. Abb. 43).

Bei der Fukosidose [33] sind die Nebenhöhlen kaum pneumatisiert, während sie bei der Homozystinurie besonders deutlich ausgebildet sind [50].

Für das *Säuglings- und Kleinkindalter* gilt, daß die Schleimhautoberfläche der *Nasenmuscheln* an Ausdehnung die Oberfläche der Schleimhaut in den bereits angelegten Nebenhöhlen (d. h. vorwiegend der Kieferhöhlen) bei weitem *übertrifft*. Dies und die relativ weiten Ausführungsgänge [2] bewirken, daß die Nebenhöhlen wohl immer bei Erkrankungen der oberen Luftwege mitreagieren. Dies hat in der Regel jedoch keine klinische Bedeutung. Aufnahmen der Nasennebenhöhlen vor dem 6. Lebensjahr sind ohne Auswirkung auf das weitere therapeutische Vorgehen [20], ihre Anfertigung sollte daher unterlassen werden. Eine „paradoxe" Ausnahme ist der Verdacht auf Mukoviszidose: Hier würden *nicht* verschattete Kieferhöhlen eine zystische Fibrose ausschließen [32]. Aber schließlich bleibt auch dies ohne direkte Konsequenz, da die Diagnose immer durch andere Methoden abgesichert wird (z. B. Schweißtest).

Alle Nebenhöhlen sind paarig angelegt. Die Stirnhöhlen, aber auch die Keilbeinhöhlen weisen dabei häufig Asymmetrien auf, wobei auch die Trennwand nur selten in der Medianebene verläuft (s. Abb. 50 und Abb. 52). Die Variabilität und Asymmetrie der Stirnhöhlen ist so ausgeprägt, daß sie von SCHÜLLER [44] als forensische Identifizierungsmethode angegeben wurde.

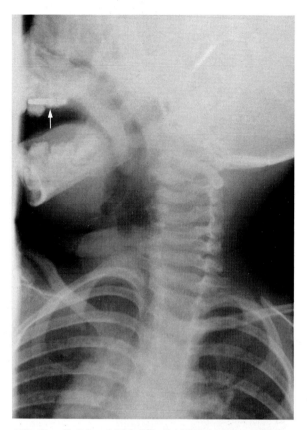

Abb. 42. *Gesichtsschädel bei Fremdkörpersuche:* 2jähriger Knabe, der angeblich eine Münze verschluckt hat. Ein Ausschnitt aus der „Fremdkörper-Aufnahme" zeigt diese am Gaumen eingeklemmt

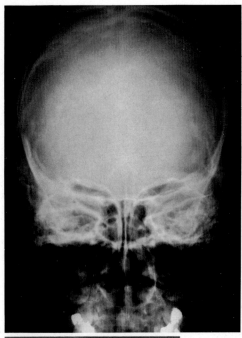
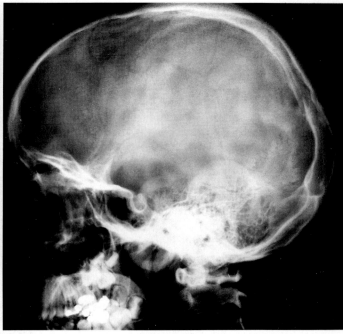
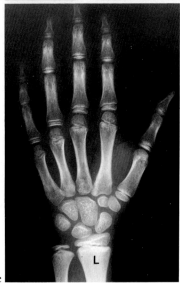

Abb. 43 a–c. *Diskrepanz zwischen Schädelreife und übriger Skelettreife:* 12jähriger Knabe, dessen Schädelübersichtsaufnahmen (**a, b**) dem chronologischen Alter durchaus entsprechen (Pneumatisation, Nähte). Das Knochenalter der Handwurzel (**c**) des kleinwüchsigen Knaben beträgt jedoch nur 8 Jahre. Es fand sich kein Hinweis für eine hormonelle oder Stoffwechselstörung

Nach klinischen Gesichtspunkten unterscheidet man *Nebenhöhlen der ersten Serie:* Stirnhöhlen, vordere Siebbeinzellen und Kieferhöhlen (Highmor'sches Antrum) sowie jene der *2. Serie:* mittlere und hintere Siebbeinzellen sowie die Keilbeinhöhlen. Der Ductus nasofrontalis verläuft in enger Beziehung zu den vorderen Siebbeinzellen, diese quasi durchquerend. Der Ausführungsgang der Kieferhöhle mündet ebenfalls unter der mittleren Nasenmuschel. Beide Ausführungsgänge werden durch den Hiatus semilunaris zusammengefaßt. Die Verbindung des Nasenraumes zur Keilbeinhöhle verläuft in enger Beziehung zu den hinteren Siebbeinzellen. Häufig ist daher der gleichzeitige Befall der Nebenhöhle der ersten Serie einerseits bzw. jener der 2. Serie andererseits zu beobachten. Ganz besonders gilt dies für die Stirnhöhlensinusitis, die fast nie ohne Mitbeteiligung der vorderen Siebbeinzellen der entsprechenden Seite auftritt [44] (s. auch Abb. 44). Der häufig beidseitige Befall der Nebenhöhlen der 2. Serie (Abb. 45) erklärt sich durch das Fehlen des Nasenseptums im dorsalen Anteil des Nasenraumes, wo deren Verbindungsgänge münden.

Zur exakten Darstellung *einer* Nebenhöhle (oder einer anderen Struktur des Gesichtsschädels) ist ähnlich wie bei der Schädelkapsel die Darstellung in mindestens 2 Projektionsrichtungen erforderlich. Zur exakten Darstellung *aller* Nebenhöhlen sind

Schädel

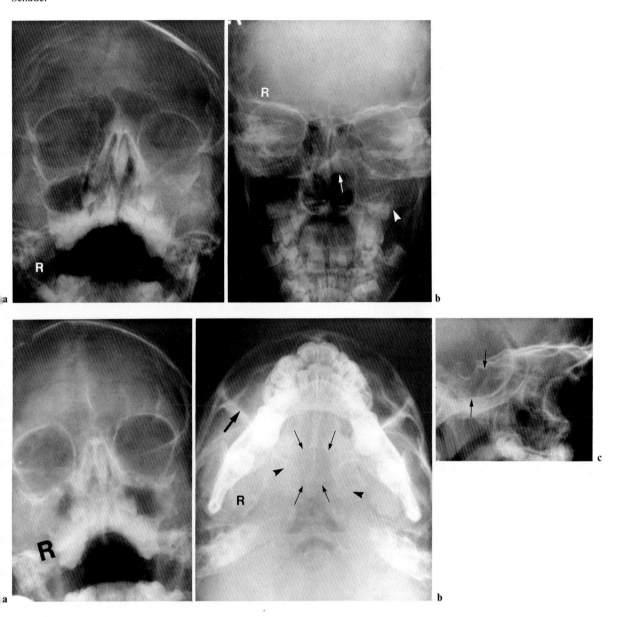

Abb. 44 a, b. *Sinusitis der 1. Serie links:* 7½jähriger Knabe. **a** WATERS-Projektion. Komplette Verschattung der linken Kieferhöhle. Die Schleimhaut entlang der Begrenzung der Stirnhöhle verdickt; Siebbeinzellen nicht beurteilbar (Weichteilüberlagerung durch die anliegende Nase exzentrisch links). **b** ap-Aufnahme (ähnlich der Aufnahme nach CALDWELL): Hier ist die intensive Verschattung der Siebbeinzellen insbesondere im Vergleich zu rechts gut zu erkennen (untere Begrenzung *Pfeil*). Auch die Kieferhöhlenverschattung ist erkennbar *(Pfeilspitze)*. Die Stirnhöhlen sind nicht beurteilbar.

Abb. 45 a–c. *Sinusitis sphenoidalis beidseits:* 7jähriger Knabe mit klinischem Verdacht auf Meningitis (Lumbalpunktion negativ). **a** Aufnahme nach WATERS: Nur geringe Schleimhautschwellung der beiden Kieferhöhlen erkennbar; **b** Aufnahme nach HIRTZ: Intensive Verschattung beider Keilbeinhöhlen (vordere und hintere Begrenzung *Pfeile*) etwas intensivere Verschattung seitlich durch Überlagerung der Tonsillen *(Pfeilspitzen)*. Zu beachten auch die stärkere Verschattung der rechten Kieferhöhle *(dicker Pfeil)*; vgl. dazu a. **c** Seitenaufnahme der Keilbeinhöhlen. Auch hier ist die Verschattung gut zu erkennen *(Pfeile)*.

immer *mehrere Projektionen* notwendig. Ob eine solche exakte Darstellung im Kindesalter *immer* erforderlich ist, *kann durchaus bezweifelt* werden. Zieht der Kliniker aus dem Röntgenbefund der Nasennebenhöhlen keine therapeutischen Konsequenzen, so sollten solche Untersuchungen komplett unterlassen werden. Jedenfalls ist die weite Verbreitung der alleinigen Anwendung der WATERS-Projektion („Nebenhöhlenaufnahme") zur Aufdeckung von Nasennebenhöhlenaffektionen nicht ideal bzw. abzulehnen. Häufig meint man, alle Nebenhöhlen darzustellen, beschränkt sich aber auf die Diagnostik der *Kiefer*höhlen. Wer annimmt, auch noch die Keilbeinhöhlen durch den geöffneten Mund darstellen bzw. beurteilen zu können, liegt absolut falsch. Im pädiatrischen Alltag wird häufig Nebenhöhlen = Kieferhöhlen assoziiert, was sich selbst in sonst sehr gewissenhaften Untersuchungen niederschlägt [20]. Diese Gleichsetzung hätte nur im Säuglings- und Kleinkindalter eine gewisse Berechtigung, also einem Alter, in dem die radiologische Nebenhöhlendiagnostik im allgemeinen abzulehnen ist (s. oben).

Als Basisdiagnostik (Minimaldiagnostik) sollten bei der Suche nach Affektionen der Nasennebenhöhlen bei Kindern jenseits des 6. Lebensjahres 2 Aufnahmen durchgeführt werden:

1. *die halbaxiale Aufnahme nach* WATERS und
2. *die axiale Aufnahme nach* HIRTZ.

Weitere Aufnahmen sollten nur dem Einzelfall angepaßt und gezielt angefertigt werden. Nebenhöhlenaufnahmen müssen immer gut symmetrisch eingestellt werden. Ihre Belichtung ist sorgfältig zu wählen, da sowohl Unterbelichtung als auch Überbelichtung zu Fehlinterpretationen führen können.

Die „*halbaxiale*" Aufnahme (geneigte posteroanteriore Aufnahme *nach* WATERS) dient in erster Linie der Erkennung von Erkrankungen der *Kieferhöhlen*. Auch die Stirnhöhlen sind hier häufig ausreichend beurteilbar. Ganz besonders bei dieser am häufigsten verwendeten Aufnahmerichtung ist darauf zu achten, daß sie immer in *aufrechter Position* durchgeführt wird, da sonst Spiegelbildungen (s. Abb. 46) nicht zu erkennen sind. Dies ist jenseits des 6. Lebensjahres leicht durchführbar. Die Projektion nach CALDWELL (exzentrische posteroanteriore Aufnahme) entspricht etwa der von KÜHNE-PLAGEMANN. Sie dient ebenso wie die pa-Übersichtsaufnahme sehr gut zur Aufdeckung von Erkrankungen der (vorderen) Siebbeinzellen (Abb. 44) und der Stirnhöhlen. Eine ähnliche Darstellung kann sich bei „schlechter" Einstellung der Aufnahme nach WATERS ergeben (s. Abb. 47). Die Aufnahme nach CALDWELL kann eine wichtige Ergänzung sein.

Die Erkennung der Ausdehnung der *Keilbeinhöhlen* und deren Erkrankungen sowie der (hinteren) Siebbeinzellen ist am ehesten möglich auf der *axialen* Aufnahme nach HIRTZ (submentovertikal 90° zur Deutschen Horizontalebene) (s. Abb. 41). Weichteilschatten des hinteren Anteils der mittleren Nasenmuschel (ventral), der vergrößerten Adenoide (dorsal, median) (Abb. 48) sowie der ein- oder beidseits vergrößerten Tonsillen (lateral) (Abb. 49) können Verschattungen vortäuschen. Diese sind jedoch meist durch Unschärfe bzw. Überschreiten der Keilbeinhöhlenbegrenzung zu unterscheiden [38]. Schließlich können Schwierigkeiten durch unexakte Belichtung oder asymmetrische Lagerung entstehen. Hilfreich kann auch die *seitliche* Darstellung (Einblendung und Zentrierung ähnlich der „Sella"-Aufnahme) sein: aufrecht zur Darstellung evtl. Spiegel (Abb. 46). In besonderen Fällen kann ein Computertomogramm erforderlich sein, um die exakte Ausdehnung der Erkrankung in dieser „tief verborgenen" Schädelregion aufzudecken (s. Abb. 50) [37, 55].

Die klinischen Symptome der akuten und chronischen Sinusitis im Kindesalter sind prinzipiell jenen beim Erwachsenen ähnlich. Dabei ist allerdings zu berücksichtigen, daß Kinder *Schmerz*angaben oft in solcher Weise äußern, daß sie selbst erfahrene Pädiater nicht immer richtig deuten können. Relativ leicht abgrenzbar ist dabei der Kiefer- und Stirnschmerz. Die Schmerzangaben bei der *Sinusitis sphenoidalis* können jedoch gelegentlich mit *Tumorkopfschmerzen* (oder „Enzephalitis") (vorerst) verwechselt werden, wenn sie langanhaltend (chronisch) sind (s. Abb. 50). *Akut* auftretende Schmerzen können mit den Symptomen einer *Meningitis* verwechselt werden (s. Abb. 45) oder sie werden als vorübergehende „unklare Verwirrtheitszustände" abgetan [26]. Dies ist wenig verwunderlich, da auch beim Erwachsenen die heterotope Schmerzprojektion retroaurikulär bzw. okzipital erfolgt [2, 38, 46]. Nicht alle Verschattungen dürfen als klinisch relevante Sinusitis gedeutet werden. So ist die Aplasie oder Hypoplasie einer Nebenhöhle ebenso wie die abnorme Verdickung einer Nasenmuschel (s. Abb. 51) davon abzugrenzen.

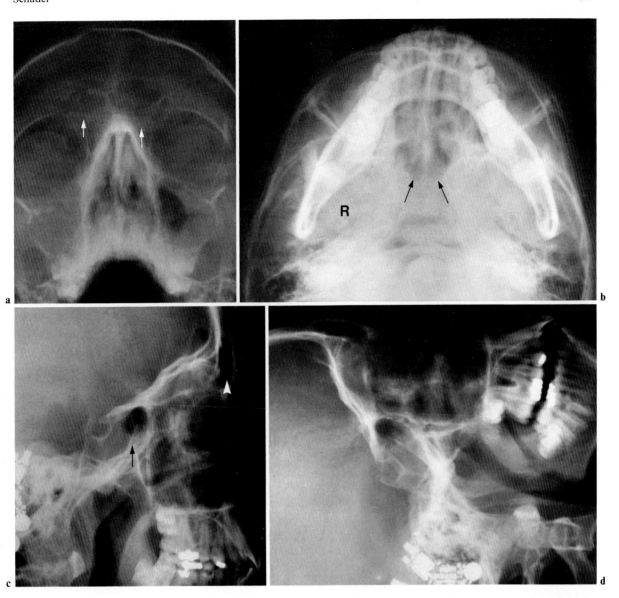

Es sollten nur folgende radiologische Zeichen einer Nebenhöhlenaffektion als klinisch bedeutsam gewertet werden:
1. *Spiegelbildung* in einer oder in mehreren Nebenhöhlen (Abb. 46);
2. *intensive, komplette Verschattung* einer oder mehrerer deutlich entwickelter Nebenhöhlen (Abb. 44, 45, 47);
3. *umschriebene, deutlich abgrenzbare Verschattungen* in einer oder mehreren Nebenhöhlen (Abb. 52).

Komplikationen: Bei Verdacht auf *orbitale* Komplikation einer Sinusitis ethmoidalis (bakterielle Durchwanderung der dünnen Lamina papyracea),

Abb. 46 a-d. *Schwere Sinusitis – Darstellung von Flüssigkeitsspiegeln:* 12½jähriger Knabe mit schweren Kopfschmerzen und septischen Temperaturen (Blutkultur: Pneumokokken). **a** Halbaxiale Aufnahme: komplette Verschattung der rechten Kieferhöhle, Teilverschattung der linken Kieferhöhle, Spiegel in beiden Stirnhöhlen *(Pfeile);* **b** axiale Aufnahme: Verschattung beider Keilbeinhöhlen *(Pfeile)* rechts mehr als links; **c** seitliche Aufnahme sitzend: Spiegel in der Keilbeinhöhle *(Pfeil).* Dieser Spiegel verschwindet bei liegender Aufnahme (**d**). Beachte auch die Spiegelbildung in der Stirnhöhle in c *(Pfeilspitze)*

d. h. bei massiver fieberhafter Schwellung im Bereich der Orbita, ist die Anfertigung einer hochauflösenden CT indiziert. Hier kann zwischen diffuser Zellulitis (konservative Therapie) [21, 64] und loka-

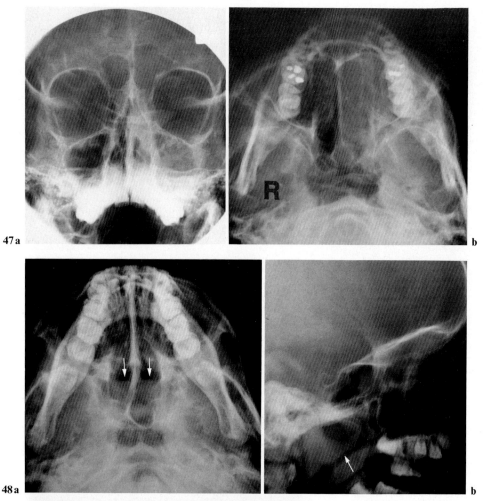

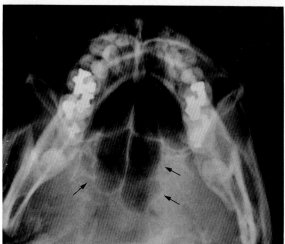

Abb. 47 a, b. *Komplette einseitige Sinusitis (1. und 2. Serie links):* 11jähriges Mädchen mit „Pseudo-Meningitis". **a** Unexakt eingestellte Aufnahme nach WATERS in etwa der Projektion nach CALDWELL entsprechend. Befall der Stirnhöhle (verdickte Begrenzungslinien), der Siebbeinzellen und der Kieferhöhle links gut erkennbar. **b** Axiale Aufnahme nach HIRTZ. Verschattung der Siebbeinzellen und der Keilbeinhöhle links (2. Serie). Zu beachten auch die deutliche Asymmetrie der kleinen Keilbeinhöhlen

Abb. 48 a, b. *Vorgetäuschte Sinusitis sphenoidalis:* 8jähriger Junge mit großen Adenoiden. **a** Axiale Aufnahme nach HIRTZ. Die Verschattung überschreitet die Begrenzung der asymmetrischen Keilbeinhöhlen (vorderer Rand *Pfeile*). **b** zeigt die Seitenaufnahme mit den großen Adenoiden *(Pfeil)*

Abb. 49. *Sinusitis sphenoidalis - vorgetäuschte Teilverschattung:* axiale Aufnahme nach HIRTZ. 16jähriger Knabe mit Tonsillitis links *(Pfeile* markieren stark vergrößerte Tonsillen links mehr als rechts). Vor allem links wird eine Verschattung vorgetäuscht. Die Weichteilstruktur überschreitet jedoch die Begrenzung der mäßig asymmetrischen Keilbeinhöhlen

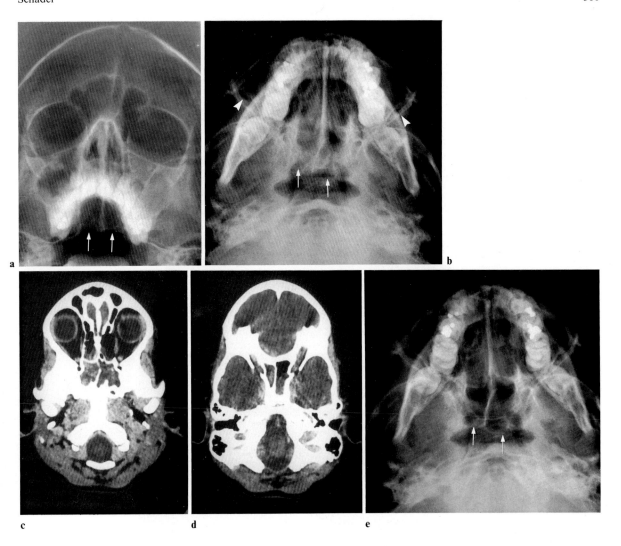

Abb. 50 a–e. *Pansinusitis mit ausgepräger Sinusitis sphenoidalis – CT-Vergleich:* 8½jähriges Mädchen mit Verwirrtheitszustand, schwere Kopfschmerzen (wie Enzephalitis) CT zum Tumorausschluß. **a** Halbaxiale Aufnahme: Verschattung der linken Kieferhöhle deutlich, gering der rechten Kieferhöhle. Hier sind auch die Keilbeinhöhlen durch den geöffneten Mund als verschattet erkennbar *(Pfeile)*. **b** Axiale Aufnahme: deutliche Verschattung der beiden Keilbeinhöhlen rechts deutlicher als links – die hintere Begrenzung der asymmetrischen Keilbeinhöhlen ist durch *Pfeile* markiert. Beachtenswert, daß auch hier die Verschattung der Kieferhöhlen zu erkennen ist *(Pfeilspitzen)*. Auf den computertomographischen basisnahen Schnitten (**c, d**) ist die beidseitige Verschattung, die deutliche Asymmetrie, aber auch ein geringer Luftgehalt links zu erkennen. Der Befund ist identisch mit jenem der axialen Aufnahme. **e** Kontrolle nach 4 Wochen – axiale Aufnahme: Die Keilbeinhöhlen sind jetzt gut lufthaltig *(Pfeile* markieren die Hinterwände)

ler Abszedierung (evtl. chirurgische Intervention erforderlich) unterschieden werden. Eine seltene, aber gefährliche Komplikation der Stirnhöhlensinusitis stellt die *frontale Osteomyelitis* in Form des sog. „POTT[1]-puffy"-Tumors dar [19]. Bei dem 14jährigen Knaben (Abb. 53) trat vorerst – ausgehend von einer Sinusitis frontalis – ein Abszeß im Stirnbereich rechts auf, der operativ behandelt wurde. Später fanden sich die radiologischen Zeichen einer Stirnbeinosteomyelitis. Im Liquor bestand eine Pleozytose, ein Hirnabszeß ist gottlob nicht aufgetreten.

---

[1] Nach dem Chirurgen Percival POTT 1775 und puffy = angeschwollen

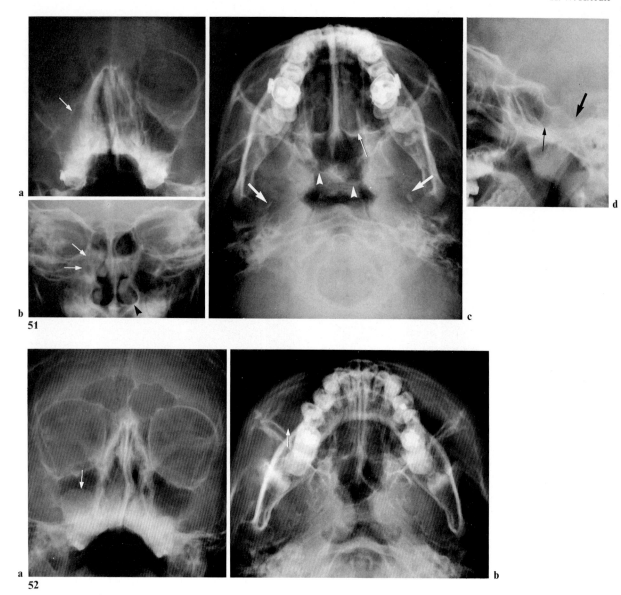

Abb. 51 a-d. *Interpretationsprobleme – Pseudoverschattungen* (Hypoplasie der Kieferhöhle, Hyperplasie der Nasenmuschel – Asymmetrie der Keilbeinhöhlen – Verkalkung des Ligamentum petroclinoideum): 12jähriger Knabe mit Stirn-Kopfschmerzen. **a** Halbaxiale Aufnahme: extreme Hypoplasie der rechten Kieferhöhle *(Pfeil)*, fast fehlende Stirnhöhlen. **b** pa-Aufnahme zeigt ebenfalls eine Hypoplasie der Kieferhöhle und der Siebbeinzellen rechts *(Pfeile)* sowie eine abnorme Verdickung und Verdichtung der linken unteren Nasenmuschel *(Pfeilspitze)*. **c** Axiale Aufnahme: hier wird eine Verschattung der Siebbeinzellen vorgetäuscht (Nasenmuschel) *(Pfeil)*, rechte Keilbeinhöhle deutlich kleiner als die linke (hintere Begrenzung der Keilbeinhöhlen *Pfeilspitzen*). Hier ist auch eine Verkalkung des Ligamentum petroclinoideum links mehr als rechts *(dicke Pfeile)* zu erkennen. **d** Seitliche Keilbeinhöhlenaufnahme: Vortäuschung einer Verschattung im hinteren Anteil durch die Asymmetrie *(Pfeil)*. Eine Verkalkung des Ligamentum petroclinoideum ist ebenfalls zu erkennen *(dicker Pfeil)*

Abb. 52 a, b. *Polypöse Schwellung der Kieferhöhle:* 10jähriger Knabe mit hohem Fieber, klopfschmerzhaftem Oberkiefer rechts. **a** Aufnahme nach WATERS. Scharf begrenzte polsterförmige Schleimhautschwellung rechts *(Pfeil)* **b** Aufnahme nach HIRTZ: Auch hier ist die Verschattung an der mediodorsalen Kieferhöhlenwand zu erkennen *(Pfeil)*

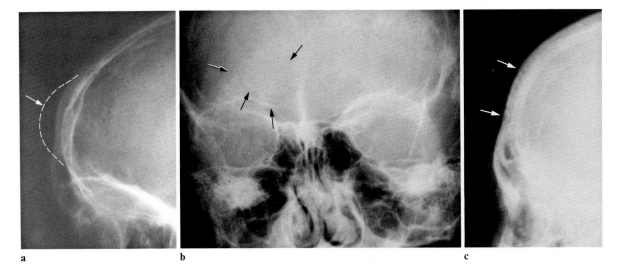

Abb. 53a–c. *Stirnbeinosteomyelitis – „POTT-puffy"-Tumor:* 14jähriger Knabe mit septischen Temperaturen und heftigem Stirn-Kopfschmerz. **a** läßt die Weichteilschwellung *(Pfeil)* erkennen (operative Abszeßspaltung). Zu beachten hier die unauffällige scharfe Knochenbegrenzung. **b** zeigt die pa-Aufnahme 4 Wochen später: unscharfe Begrenzung der rechten Stirnhöhle mit Sklerosierung *(Pfeile);* **c** zeigt im seitlichen Strahlengang die aufgelockerte Knochenstruktur (mottenfraßähnlich *Pfeile*).

2.1.2 Fehlbildungen und Dysplasien

2.1.2.1 Isolierte.

Die *Asymmetrie* des Schädels ist im Bereich des Gesichts klinisch gut zu erkennen. Leichte Asymmetrien sind häufig und sowohl klinisch- radiologisch als auch kosmetisch wenig bedeutsam. Bei ausgeprägter Asymmetrie (Plagiozephalie im weiteren Sinne) liegt die Ursache fast immer außerhalb des Gesichtsschädels, meist im Bereich der Schädelkapsel bzw. ihres Inhaltes. Man kann nach der Ursache unterscheiden:
a) Wachstumsstörungen der Schädelkapsel, dem eigentlichen Plagiozephalus, meist infolge einseitiger Nahtsynostose. Wenn dabei das Orbitadach angehoben ist, weist dies auf eine gleichseitige Koronar-, sonst eine Lambdanahtsynostose hin.
b) Intrakranielle Prozesse. Entweder durch Atrophie einer (der kleineren) Seite oder durch Hypertrophie, Hydrozephalus, Porenzephalie, Zyste, Tumor der größeren Seite. Bei Lokalisation einer solchen Zyste oder eines Tumors (einschließlich Neurofibromatose) im Temporallappen ist wiederum das Orbitadach angehoben.
c) Äußere Ursachen. Hier kommen intra-uterine (Oligohydramnion, Mehrlingsgeburten) oder postnatale Fehllagerungen (besonders im Schlaf) vor.

Bevorzugt entweder bei pathologischer Weichheit des Schädels (Rachitis, Osteogenesis imperfecta), einseitiger zerebraler Bewegungsstörung, Tortikollis oder Skoliose der Halswirbelsäule (Blutung in den Musculus sterno-cleido-mastoideus) [16, 18].

Mikrophthalmus. Auch ohne Asymmetrie bzw. Verkleinerung der Orbita kann in einem Mikrophthalmus infolge Cataracta congenita eine Verkalkung sichtbar sein (Abb. 54).

Choanalatresie. Eine *beidseitige* membranöse oder ossäre Atresie muß sofort postnatal diagnostiziert und behandelt werden, da sie sonst meist nicht mit dem Leben vereinbar ist (ausschließliche Nasenatmung des Säuglings [2]). Die *einseitige* Choanalatresie ist nicht bedrohlich und kann klinisch bei einer einseitigen Dauersekretion der Nase vermutet werden. Radiologisch ergibt sich die Diagnose durch Kontrastmittelinstillation in die Nasenhöhle (s. Abb. 55), wobei wässrige, nicht-ionische Substanzen vorzuziehen sind. Ölige Substanzen erleichtern zwar die Handhabung, können aber (falls keine Atresie vorliegt!) zu unangenehmen Aspirationen führen.

2.1.2.2 Mittellinienanomalien.

Der knöcherne Orbitalabstand (*bony interorbital distance* = BIOD) [11, 13, 25], ist ein wichtiger objektivierbarer Befund des medianen Gesichtsschädels. Verschiedene Tabellen und Kurven wurden für diesen Meßwert angegeben, da sie entweder auf der Kephalometrie [11], der WATERS-Projektion [25] oder der pa-Schädelaufnahme [13] beruhen. Für die Routine-Schädeldiagnostik im Säuglings- und Kleinkindalter mit unterschiedlichem Film-Fokus bzw. Patienten-Kasettenabstand zumeist in ap-Projektion kann man

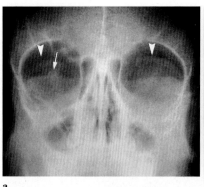
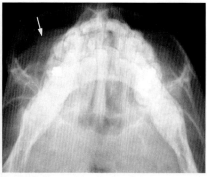

Abb. 54 a, b. *Mikrophthalmus – Verkalkung:* 3jähriger Knabe mit Orbitaverkalkung *(Pfeil)* rechts bei Mikrophthalmus. **a** in der halbaxialen, **b** in der axialen Aufnahme. Augapfel rechts und links *(Pfeilspitzen)*

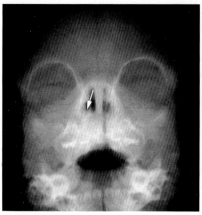
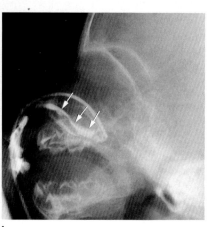

Abb. 55 a, b. *Choanalatresie rechts:* 4 Wochen altes Mädchen. **a** ap-Aufnahme mit gut erkennbarem Sekretstau in der rechten Nasenhöhle *(Pfeil).* **b** Seitenaufnahme mit Kontrastmittelinstallation nach Einbringung durch Ernährungssonde. Nasenboden durch *Pfeile* markiert

daraus nur ungefähre Schätzwerte ableiten. So kann man sagen, daß der Abstand zwischen den beiden am weitesten median liegenden, gut erkennbaren Punkten der knöchernen Orbita beim Säugling nicht kleiner als 14 mm (Grenzwert zum Hypotelorismus) und nicht größer als 22 mm (Grenzwert zum Hypertelorismus) sein soll. Bei einem 5jährigen Jungen oder Mädchen liegt der Mittelwert bei etwa 20 mm, bei einem Erwachsenen bei 25 mm, jeweils mit einem Schwankungsbereich von ± 5 mm. Das sind nur Näherungswerte, die der Kontrolle des „klinischen Blickes" dienen sollen. Bei genetisch relevanten Messungen, z. B. bei nahen Verwandten entsprechend fehlgebildeter Kinder, muß man sich nach den genauen Angaben einer der zitierten Methoden richten, um eine exakte Einordnung zu erzielen.

Hypotelorismus im radiologischen Sinne bezeichnet die Verminderung des knöchernen Interorbitalabstandes. In ausgeprägter Form (s. Abb. 56) ist er kennzeichnend für das Holoprosenzephaliesyndrom (Arhinenzephalie). Die Feststellung von de MYER [41], daß hier die Mittelgesichtsformation eine Vorhersage assoziierter Gehirnfehlbildungen erlaubt, macht diese Schädelregion besonders interessant. Seine Einteilung umfaßt Zyklopie als Extremform mit verschmolzenen Augäpfeln, Ethmozephalie mit extremem Hypotelorismus. Weitere Formen sind: Zebozephalie, Holoprosenzephalie mit medianer Lippenspalte sowie Holoprosenzephaliesyndrom mit medianer Filtrum-Zwischenkiefer-Anlage. In dieser Reihenfolge nimmt der Interorbitalabstand zu, der Hypotelorismus ist jedoch immer noch stark ausgeprägt. Dieses Spektrum läßt sich mit Trigonozephalie und bestimmten Formen des Wachstumshormonmangels (septooptische Dysplasie oder de MORSIER-Syndrom fortsetzen [54]). Vom radiologischen Standpunkt aus ist es besonders interessant, daß man dem Kliniker z. B. bei der Abklärung eines Wachstumshormonmangels (z. B. Sella turcica, Ausschluß eines Tumors) nicht nur durch den Hinweis auf einen Hypotelorismus, sondern auch durch Erkennen eines evtl. vorhandenen singulären Schneidezahns (der vielleicht klinisch noch nicht aufgefallen war) einen entscheidenden diagnostischen Hinweis geben kann, nämlich auf gene-

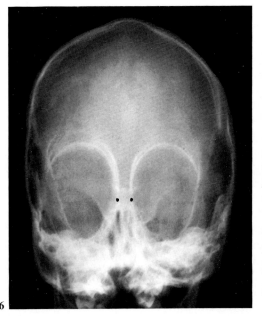
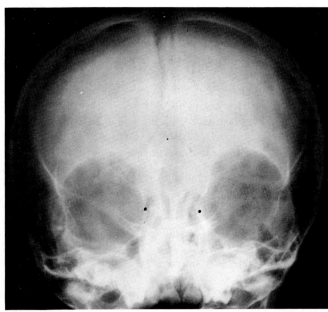

Abb. 56. *Knöcherner orbitaler Hypotelorismus:* 1½jähriger Knabe mit Holoprosenzephaliesyndrom (mediane Gaumenspalte). Die Meßpunkte der Interorbitaldistanz (BIOD = *b*ony *inter*o*r*bital-*d*istance) sind markiert (mit *Punkt*)

Abb. 57. *Hypertelorismus:* 1½jähriges Mädchen mit markierten Meßpunkten für die Interorbitaldistanz *(Punkt)*. Die zugehörige seitliche Schädelaufnahme findet sich in Abb. 13

tische Aspekte (Familienuntersuchung!) [1, 35, 48] bzw. eine mehr komplexe Fehlbildung (Gehirn, Augen, andere Hormone).

Der *Hypertelorismus* steht zumindest morphologisch auf der anderen Seite des Spektrums der medianen Gesichtsfehlbildungen. Oft liegt ihm eine Enzephalo-(Meningo-)zele zugrunde [14, 42]. Dabei ist auch an die frontonasale Dysplasie („Median cleft face"-Syndrom) zu denken. Diese isolierte Fehlbildung des Gesichtes besteht in Hypertelorismus, verbreiterter Nasenwurzel, mediane Spalte von Nase und/oder Oberlippe, evtl. auch des Gaumens, ein- oder beidseitiger Spalte der Nasenflügel, fehlende Nasen„spitze", Cranium bifidum occultum frontale sowie v-förmiges Vorwachsen des Kopfhaares [52]. Aber auch andere genetisch determinierte Syndrome weisen einen Hypertelorismus auf [63]. Schließlich kommt der Hypertelorismus (s. Abb. 57) wohl ähnlich wie Hypotelorismus [28] auch isoliert ohne anderen Krankheitswert familiär vor. Etwas paradox wirkt das gleichzeitige Auftreten von frontonasaler Dysplasie und Holoprosenzephalie [3, 49]. Aber auch isoliert kommt das Cranium bifidum occultum als „Normvariante" familiär vor [59].

2.1.2.3 Skelettdysplasien. 2-4% aller Neugeborenen weisen Skelettdysplasien auf, die oft erst viel später diagnostiziert werden können. Diese Zahl gliedert sich auf in über 100 exakt und umfassend beschriebene einzelne Krankheitsbilder oder Syndrome und über 1000 weniger genau beschriebene oder überhaupt noch nicht „eingeordnete" Einheiten [31]. Ein *charakteristischer Gesichtsausdruck* ist dabei oft ein führendes Symptom. Zahlreiche Standardwerke [22, 23, 65] widmen sich diesen Syndromen. Besonders in nicht ganz typischen Fällen - in der täglichen Praxis bilden diese die Mehrzahl - sind anthropometrische [56], besonders physiognomische Meßwerte [54, 57] als Ergänzung der klinischen Untersuchung wichtig. Auch dem Radiologen stehen zahlreiche *Meßmethoden* zur Verfügung [36, 43]. Außer bei der „Syndrom-Diagnostik" sind diese besonders für die plastische und Gesichtschirurgie von Bedeutung. Die sog. *Kephalometrie* [43, 53] ist eine wissenschaftliche Meßmethode der Ausdehnungen des Kopfes, die einem bestimmten Standard unterliegen. Abstände und Winkel an festgelegten Punkten können an einem Kephalostaten exakt reproduzierbar vermessen werden. Dieser Kephalostat fixiert nicht nur den Kopf des Patienten in einer bestimmten Position, auch der Aufnahmetubus, Fokus-Film bzw. -Patienten-Abstand sind normiert. Bregma,

Inion, Opisthion, Basion, Nasion, Gnathion, Gonion und andere sind anthropologische Fixpunkte des Schädels, die für das Wachstum besondere Bedeutung haben. Für die Zuordnung der Meßwerte stehen heute bereits Computerprogramme als fertige „soft-ware" [60] zur Verfügung. Wie weit solche Methoden die Diagnostik schwieriger Fälle erleichtern, ist jedoch noch nicht endgültig zu entscheiden. Auf die Bedeutung der dreidimensionalen CT-Untersuchung in diesem Bereich an Stelle von oder als Ergänzung dieser Meßwerte soll noch hingewiesen werden [12].

Außer dem bereits beschriebenen Komplex des Holoprosenzephaliesyndroms haben die *Kraniosynostosen* immer auch erhebliche Auswirkungen auf die Gesichtsmorphologie (auch ohne Asymmetrie). Hier sei auf einige faziale Auswirkungen genetisch determinierter, meist autosomal dominant vererbbarer Kraniosynostosesyndrome hingewiesen. Es weist das CROUZON-Syndrom flache Augenhöhlen mit vortretenden Bulbi, Strabismus sowie Mittelgesichtsdefizit auf. Beim APERT-Syndrom kommt noch der Hypertelorismus und ein hoher Gaumen hinzu. Auch beim PFEIFFER-Syndrom besteht ein Hypertelorismus. Beim SAETHRE-CHOTZEN-Syndrom ist besonders die Gesichtsasymmetrie mit abweichendem Nasenseptum sowie der niedrige frontale Haaransatz erwähnenswert. Beim CARPENTER-Syndrom ist die geistige Retardierung hervorstechend. Außer beim CROUZON-Syndrom bestehen immer auch andere Fehlbildungen, vor allem an Händen und Füßen in Form von Syndaktylien u. a. [58].

Bei den *oto-kranio-fazialen Syndromen* liegt ein ein- oder beidseitiger Fehlbildungskomplex der Kiemenbögen (erster bzw. erster und zweiter Kiemenbogen) vor. Nur bei der mandibulofazialen Dysostose (FRANCESCHETTI-Syndrom, TREACHER COLLINS-Syndrom) sind die Fehlbildungen auf den Bereich der ersten beiden Kiemenbögen beschränkt. Die antimongoloide Lidachse mit seitlicher Spaltbildung, Lidkolobome und Kieferhypoplasie sind vordringliche Zeichen. Das Vorwachsen der Haare zur Wange, Fehlbildungen des äußeren Ohres sowie präaurikuläre Anhängsel und Fisteln sind weitere Symptome. Besondere Bedeutung haben die Fehlbildungen des äußeren Gehörganges und des Mittelohres mit entsprechender Schalleitungsstörung (über 30%). Eine Abklärung durch CT (oder konventionelle Tomographie) ist erforderlich [17, 29]. Hinzukommen noch Mandibulafehlbildungen und Gaumenspalten. Beim NAGER-Syndrom liegen vor allem auch Extremitätenfehlbildungen vor, das WILDERVAUCK-Syndrom ist eine Kombination mit der KLIPPEL-FEIL-Anomalie (zervikale Blockwirbel etc.).

Bei der GOLDENHAR-Sequenz ist die mandibulofaziale Dysostose *halbseitig* bzw. asymmetrisch. Abbildung 58 zeigt die Hypoplasie bzw. partielle Aplasie von Mandibula, Maxilla und seitlichem Felsenbein bei einem Säugling mit okulo-aurikulo-vertebraler Dysplasie (GOLDENHAR-Sequenz). Außer diesen relativ häufigen Fehlbildungskombinationen kommen noch zahlreiche, teilweise genetisch fixierte Formen mit halbseitiger Mikrosomie vor [58].

Noch komplexer sind die Fehlbildungssyndrome mit LKG-Spalten [23].

Die ROBIN-Sequenz („PIERRE-ROBIN-Syndrom") mit dem radiologisch gut darstellbaren hypoplastischen Unterkiefer (s. Abb. 59) ist keine eigenständige Einheit. COHEN [9] gibt eine schöne Übersicht der klinischen Syndrome, bei denen die ROBIN-Anomalie vorkommt. Dabei dürfte das STICKLER-Syndrom (Arthroophthalmopathie) [39] eine besondere Bedeutung haben wegen seiner Häufigkeit und des autosomal dominanten Erbgangs. Das WEISSENBACHER-ZWEYMÜLLER-Syndrom [10] ist eine Kombination mit einer fetalen Chondrodysplasie (rhizomele Verkürzung), die später eine gute Wachstumsprognose (Besserungstendenz) hat. Ebenfalls häufig ist das Vorkommen bei der Campomelie [27], dem kostomandibularen Syndrom [40] und dem Syndrom mit Femurhypoplasie [27]. Weitere, vor allem die weniger häufigen Kombinationen sind aus Tabelle 3 zu ersehen.

2.1.3 Diverse Erkrankungen des Gesichtsschädels

2.1.3.1 Trauma. Das häufigste Trauma im Bereich des Gesichtsschädels stellt die Nasenbeinfraktur dar (s. Abb. 60). Nur bei nennenswerter Dislokation, die fast immer bereits klinisch gut erkennbar ist, wird eine Therapie erforderlich. Ähnlich wie beim Erwachsenen können seitliche Fissuren leicht übersehen werden. Ihre Darstellung ist jedoch – falls erforderlich (Konsequenz?) – mit den verschiedenen Panoramaaufnahmeverfahren möglich [6, 43]. Seltener, aber von großer klinischer Bedeutung sind die von LE FORT beschriebenen Frakturen, die besonders bei Aufprallunfällen (z. B. Auto) vorkommen (s. Abb. 61) [15, 34]. Eine Verletzung durch plötzliche Einwirkung im Bereich der Orbita („Verschluß von außen") kann zur „blow-out"-Fraktur führen. Es kommt dabei nach intraorbitaler Druckerhöhung zur Depression des Orbitabodens bzw.

Schädel

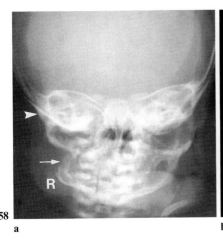
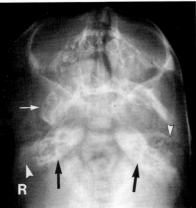
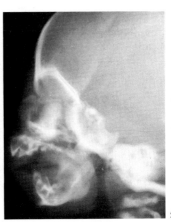

Abb. 58 a, b. GOLDENHAR-Sequenz (1. und 2. Kiemenbogen rechts): Weibliches Neugeborenes mit rechtsseitigem bulbärem Dermoid und Kolobom des Unterlides, Aplasie des äußeren Gehörganges, präaurikulärer Fistel und halbseitiger Gesichtsa(hypo)plasie. **a** zeigt die ap-Aufnahme mit der hypoplastischen rechten Mandibula *(Pfeil)* und dem hypoplastischen lateralen Teil des Felsenbeines *(Pfeilspitze)*. **b** Axiale Schädelbasis nach HIRTZ. Das Innenohr ist beidseits gut zu erkennen *(dicker Pfeil)*. Links ist auch der äußere Gehörgang zu erkennen *(schattierte Pfeilspitze)*

Abb. 59. ROBIN-Sequenz („PIERRE ROBIN-Syndrom"): Weibliches Neugeborenes. Gut erkennbarer hypoplastischer Unterkiefer

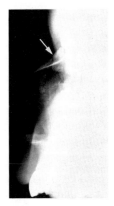

Abb. 60. *Nasenbeinfraktur:* 11jähriger Knabe nach Sturz auf das Gesicht. Fissur ohne Dislokation *(Pfeil)*

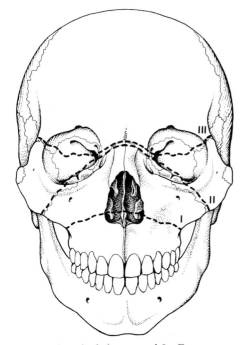

Abb. 61. *Mittelgesichtsfrakturen nach* LE FORT:
I: Le Fort I-Fraktur = Abriß des Alveolarfortsatzes. *II:* Le Fort II-Fraktur = zentrale Mittelgesichtsfraktur. *III:* Le Fort III-Fraktur = Abtrennung des Gesichtsschädels vom Hirnschädel

Tabelle 3. ROBIN-Sequenz und klinische Syndrome. (Mod. nach COHEN [9])

I *häufig bei*
  Arthroophthalmopathie (STICKLER)
  Campomeles Syndrom
  (Zerebro)-kostomandibulares Syndrom
  Femurhypoplasiesyndrom
  Syndrom der persistierenden linken oberen Hohlvene
II *weniger häufig bei*
  BECKWITH-WIEDEMANN-Syndrom
  Diastrophischer Zwergwuchs
  Myotone Dystrophie
  Kongenitale spondyloepiphysäre Dysplasie
  Embryofötales Alkoholsyndrom
  Hydantoinsyndrom
  Trimethadionsyndrom
III *nur wenige Fälle von*
  Syndrom der radiohumeralen Synostose
  Kombination mit überzähligem Metakarpale II
  Gaumenspalten-Amelie-Syndrom
  Kombination mit angeborenem Herzfehler

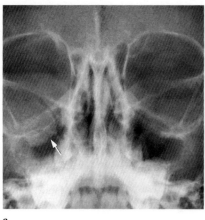
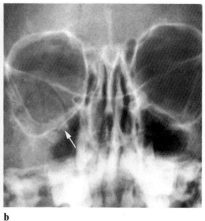

Abb. 62 a, b. *Verdacht „blow out"-Fraktur:* 5½jähriger Knabe. Augenschwellung nach Faustschlag. Zwei verschieden geneigte (**a, b**) Gesichtsschädelaufnahmen zeigen eine Schwellung innerhalb des rechten Kieferhöhlendaches *(Pfeil)*. Eine konventionelle Schichtaufnahme erbrachte *keine* Konturunterbrechung des Orbitabodens

Kieferhöhlendaches mit nachfolgenden Sehstörungen in Form von Doppelbildern. Übersichtsbilder des Gesichtsschädels [8] (s. Abb. 62) können nur einen Verdacht ergeben. Eine Bestätigung kann die konventionelle Schichtuntersuchung bringen. Bei Splitterverletzungen, Verdacht auf Fremdkörper und bei jedem komplexen Trauma ist die hochauflösende Computertomographie die Methode der Wahl [15].

2.1.3.2 Fibröse Dysplasie, Tumoren. Die *fibröse Dysplasie* kommt auch im frühen Kindesalter vor. Sie bildet eine wichtige Differentialdiagnose bei den Erkrankungen der Nasennebenhöhlen, da die Prädilektionsstelle der Gesichtsschädel ist [45]. Abbildung 63 zeigt den Oberkieferbefall eines 5jährigen

Abb. 63. *Fibröse Dysplasie rechter Oberkiefer:* 5jähriger Knabe mit leichter schmerzloser Schwellung des rechten Oberkiefers. Gesichtsschädel pa zeigt eine Aplasie der rechten Kieferhöhle mit mäßiger Verdichtung in diesem Bereich *(Pfeile)*. Die linke Kieferhöhle ist sehr gut angelegt *(Pfeilspitzen)*

Abb. 64. *Fibröse Dysplasie - linkes Keilbein:* 7jähriger asymptomatischer Knabe. Konventionelle Schichtaufnahme mit mäßiger Verdichtung im linken Keilbeinflügel *(Pfeile)*. (Dr. B. Böwing, Univ.-Kinderklinik Erlangen)

Knaben mit leichter, schmerzloser Schwellung im Bereich der aplastischen rechten Kieferhöhle. Wie CANIGIANI u. WICKENHAUSER [7] zeigen, kann die Aktivität dieser schleichenden, prognostisch dubiosen Erkrankung, die nicht selten als Zufallsbefund zu Tage tritt, durch nuklearmedizinische Untersuchungen abgeschätzt werden. Abbildung 64 zeigt einen Befall des linken Keilbeinflügels eines asymptomatischen 7jährigen Knaben. Gesichtsasymmetrie, schmerzlose Schwellungen im Gesichtsbereich oder chronische bzw. rezidivierende Erkrankungen der Nasennebenhöhlen sind häufig Anlaß für entsprechende bildgebende Diagnostik.

Der Cherubismus als familiäre Sonderform fibröser Dysplasien kommt besonders als beidseitige Unterkiefer- bzw. Wangenschwellung vor [30].

Im Bereich des Ober- und Unterkiefers können *Weichteil- und Knochentumoren* auftreten. SCHWEISGUTH [51] beschreibt 297 Rhabdomyosarkome, von denen 125 im Gesichts- und Halsbereich lokalisiert waren. Davon wiederum etwa die Hälfte im Gesichtsschädelbereich. Abbildung 65 zeigt das Ultrasonogramm eines 12jährigen Knaben mit einem Rhabdomyosarkom am rechten Kieferwinkel. Der echodichte Kern innerhalb der echoarmen Schwel-

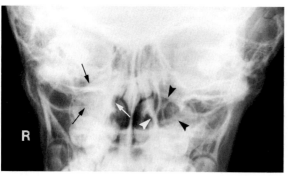
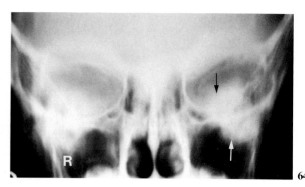

Schädel

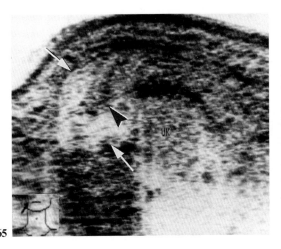
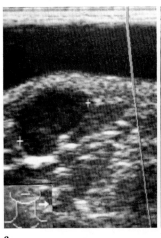
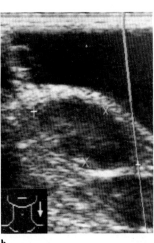

Abb. 65. *Rhabdomyosarkom* paramandibulär rechts: 12jähriger Knabe mit schmerzloser Schwellung rechter Unterkiefer, operativ bestätigt. Uk-Schallschatten des Unterkieferastes. Der Tumor ist mit *Pfeil* markiert, die zentrale Echoverdichtung mit *Pfeilspitze* (weißer Grund - Wasservorlauf)

Abb. 66 a, b. *Leukämie - Erstmanifestation:* Linker Kieferwinkel. 2½jähriges Mädchen. Weichteilsonographie **a** quer zum Unterkieferast **b** längs: echoarmer (flüssigkeitsreicher) Tumor mit einer Ausdehnung von 2 × 3 cm (schwarzer Grund - Wasservorlauf)

lung weist auf Malignität hin. Auch echoarme Strukturen in typischen Lymphknotengebieten sprechen für Flüssigkeitsreichtum bzw. rasches Zellwachstum. Abbildung 66 zeigt den Ultraschallbefund eines 2jährigen Mädchens mit Erstmanifestation einer Leukämie.

Neuroblastome können gelegentlich primäre (s. Abb. 67, CT eines 17jährigen Knaben) noch seltener sekundäre (Metastasen besonders im Bereich der Schädelkapsel) [4] Veränderungen des Gesichtsschädels verursachen. Die Computertomographie ist bei der lokalen Diagnostik die Methode der Wahl. KOZLOWSKI et al. [30] stellen 16 Fälle von mandibulären bzw. paramandibulären Tumoren zusammen: 7 davon unterschiedliche maligne Tumoren. Aber auch Hämatome (bei Hämophilie-Patienten), Hygrome, gutartige (Lymph-)Angiome kommen in Differentialdiagnose [30, 51].

2.1.3.3 Entzündliche (Unter-)Kiefererkrankungen.

Zur Darstellung der Zähne und ihrer näheren Umgebung sind die Orthopantomographie [43] und andere Panoramaverfahren [6] neben eingelegten Zahnaufnahmen am besten geeignet. Gelegentlich zeigt auch die Nativaufnahme des Unterkiefers ent-

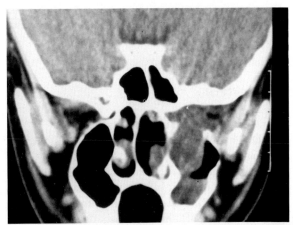
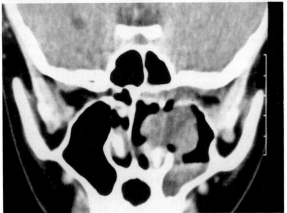

Abb. 67 a, b. *Neuroepitheliom* linke Kieferhöhle (CT): 17jähriger Patient mit M. RECKLINGHAUSEN. **a** Durchbruch laterale Kieferhöhlenwand links. **b** Durchbruch in den Nasenraum. (Dr. B. Böwing, Univ.-Kinderklinik Erlangen)

sprechende Veränderungen. So zeigt Abb. 68 eine dentogene Osteomyelitis bei einem 4jährigen Knaben.

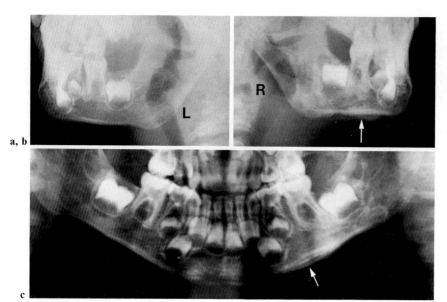

Abb. 68 a–c. *Dentogene Unterkiefer-Osteomyelitis:* 4jähriger Knabe mit fieberhafter Unterkieferschwellung links. **a** Unterkieferaufnahme rechts: Normalbefund. **b** Unterkieferaufnahme links: periostale Reaktion *(Pfeil)* mit aufgelockerter Knochenstruktur. **c** Orthopantomographie des Unterkiefers. Hier ist die periostale Reaktion *(Pfeil)* und die Knochendestruktion darunter noch besser zu sehen

2.2 Schädelbasis

Die Schädelbasis ist der „tiefverborgene" Teil des Schädels bzw. der Umhüllung des Gehirns. Gerade hier bieten sich der Radiologie ideale diagnostische Aufgaben. Auch für die Schädelbasis gilt die Richtlinie, daß nur die Darstellung in mindestens 2 Ebenen eine ausreichend verläßliche Diagnose zuläßt.

Die *seitliche* Aufnahme des Schädels ist wohl für alle Fragestellungen erforderlich. Sie gibt einen guten Überblick über die Ausdehnung der vorderen, mittleren und hinteren Schädelgrube und deren Verhältnis zueinander. Sie ist die wichtigste Projektionsrichtung für die verschiedenen Meßwerte (Basiswinkel, Sella). Zur Beurteilung ist die Kenntnis der Synchondrosen von großer Wichtigkeit. Beim Säugling stellt sich (Abb. 25) die Synchondrosis frontosphenoidalis am dorsalen Ende der vorderen Schädelgrube dar. Beim Neugeborenen ist auch noch die Synchondrosis interspenoidalis am ventralen Rand der Sella turcica erkennbar (Cave: Verwechslung mit dem – hochpathologischen – Canalis craniopharyngeus [38]). Am längsten bleibt die Synchondrosis sphenooccipitalis offen – etwa bis zum 14. Lebensjahr [21]. Man findet sie in Höhe des Clivus, also ventral des Foramen occipitale magnum. Dorsal des Foramen ist auch die Synchondrose zwischen dem Exokziput und dem Supraokziput (Sutura interoccipitalis, Synchondrosis innominata [41] = CAFFEY'sche Synchondrose) im Säuglingsalter weit offen. Eine knapp vor bzw. am vorderen Rand des Foramen occipitale magnum zu findende Synchondrose zwischen Basiokziput und Exokziput kommt gelegentlich bei Frühgeborenen zur Darstellung [8].

Die *axiale Schädelbasisaufnahme* nach HIRTZ (s. Abb. 41) ist für die *vordere und mittlere* Schädelgrube die am besten geeignete 2. Ebene. So läßt sich vor allem die Pneumatisation der Keilbeinhöhlen, aber – bei Zentrierung weiter dorsal – auch jene der Felsenbeine gut beurteilen. Hier ist besonders die Symmetrie bzw. Asymmetrie der Mastoidzellen und ihr Luftgehalt (Verschattung) abschätzbar. Bei geringer Pneumatisation ist auch die Paukenhöhle und ihr Luftgehalt gut erkennbar. Ein Vergleich der inneren Gehörgänge ist praktisch immer, ein solcher der Kochleae meistens möglich.

Im Bereich der *hinteren Schädelgrube* ist die bestgeeignete 2. Ebene die *Hinterhauptsaufnahme* nach ALTSCHUL-UFFENORDE. Sie ist besonders bei traumatologischer Fragestellung wichtig. Aber auch die Mastoidzellen und die Pyramidenspitzen sind bei symmetrischer Aufnahme gut zu vergleichen. Zur Beurteilung des Foramen occipitale magnum sind beide, die axiale Schädelbasisaufnahme (dorsal zentriert) und die Hinterhauptsaufnahme, gleich gut bzw. gleich schlecht geeignet, d. h. der ventrale Rand des Foramen occipitale magnum stellt sich im allgemeinen bei der axialen Aufnahme nach HIRTZ, der dorsale Rand bei der Hinterhauptsaufnahme dar. Hierbei ist aber das *Alter* des Kindes und die *Schädelform* zu berücksichtigen. Im Säuglingsalter

Schädel

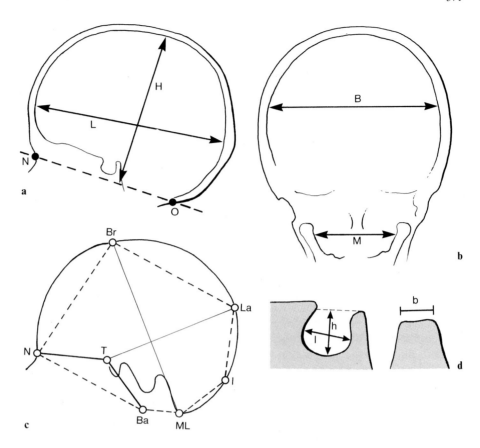

bei weit ausladendem Hinterhaupt (besonders bei aus Beckenendlage geborenen Kindern) ist das Foramen occipitale besser durch die axiale Projektion darstellbar, bei kurzem Hinterhaupt durch die Aufnahme nach ALTSCHUL-UFFENORDE.

2.2.1 Meßmethoden, Sellaregion

Das von den Suturen und Fontanellen ausgehende Wachstum des Schädels wird von der Schädelbasis aus gelenkt [43]. Von hier aus wird in erster Linie das Wachstum des Gehirnschädels (mittlere Schädelgrube) gesteuert, aber auch das des Gesichtsschädels (vordere Schädelgrube) – wechselseitig – beeinflußt. Form und Inhalt der hinteren Schädelgrube spielen bei Fehlbildungen von Gehirn und Rückenmark (ARNOLD-CHIARI-, DANDY-WALKER-Syndrom) eine besondere Rolle. Die meisten radiologischen *Meßmethoden* „kreisen" daher um Strukturen der Schädelbasis, besonders das Tuberculum sellae.

Dem *Schädelindex nach* CRONQVIST zur Größenbestimmung des Gehirnschädels [10] kommt des-

Abb. 69. a–d *Meßmethoden:* **a** und **b** Schädelindex nach CRONQVIST. B Breite, H Höhe, L Länge, M Mandibularabstand, N Nasion, O Opisthion. **c** Hexagon nach EBEL. Ba Basion, Br Bregma, I Inion, La Lambda, ML Schnittpunkt, den man erhält durch eine Linie senkrecht zur Linie La-T; T = Tuberculum sellae. **d** Sellavolumen nach DI CHIRO. b Breite des Sellabodens, h maximale Höhe, l maximale Länge der Sella

halb besondere Bedeutung zu, da die Meßmethode wenig aufwendig ist und doch verläßliche Werte ergibt [1, 17] (s. Abb. 69 a, b).

$$SI = \frac{L + H + B}{M \times 10}$$

Dabei ergibt sich der Schädelindex (SI) aus der Summe von maximaler Länge (L) – gemessen von Tabula interna frontal zu Tabula interna okzipital im seitlichen Röntgenbild –, maximaler Höhe (H) – vertikal gemessen zur Verbindungslinie zwischen Nasion (N) und hinterer Begrenzung des Foramen occipitale magnum (O = Opisthion) – sowie maximaler Breite (B) – gemessen von Tabula interna rechts parietal zu Tabula interna links parietal im sagittalen Strahlengang – geteilt durch den Mandibularabstand (M) – größter Abstand der inneren Begrenzungslinie des Mandibulahalses – multipliziert mit 10. Der Normalbereich liegt zwischen 51 und 56. Dabei erlaubt die zusätzliche Anwendung der Quotienten $\frac{L}{M}$ (maximal 22,2), $\frac{H}{M}$ (maximal 17,2) und $\frac{B}{M}$ (maximal 18,5) eine noch genauere Abgrenzung des Hydrozephalus in Grenzfällen [1]. Solche Messungen bleiben aber nur in einzelnen atypischen Situationen von Bedeutung und gehören in die Hand „meßkundiger" Radiologen. Im allgemeinen werden Klinik und Kopfumfangskurve (Meßband!) die entscheidenden Kriterien der Diagnose Hydrozephalus ergeben.

Die Meßmethode mit dem *Hexagon nach* EBEL [12] ist schon etwas aufwendiger. 4 der 6 äußeren Meßpunkte liegen dabei im Bereich der Schädelbasis und alle kreisen um den zentralen Meßpunkt, das Tuberculum sellae (T) (s. Abb. 69 c). Die Methodik basiert teilweise auf „Winkeln und Strekken", die von BERGERHOFF u. MARTIN [3] angegeben wurden und ist besonders gut geeignet für die Beurteilung pathologischer *Schädelformen* (Verformungen) und deren Wachstum, wie z.B. den Kraniostenosen. Genauere Messungen über das *Wachstum der Schädelbasis* erlauben die *Methoden von* KROGNESS *u.* NYLAND [27]. Sie gehen teilweise auf die von TWINING angegebene Meßlinie (Tuberculum sellae – Protuberantia occipitalis interna) zurück bzw. beziehen sie mit ein. Dabei werden Methoden zur besonderen Beurteilung der vorderen Schädelgrube bzw. der gesamten Schädelbasis angegeben [27, 35] und solche, bei denen besonders die hintere Schädelgrube berücksichtigt wird [25, 26]. Eine besondere Bedeutung hat auch der sog. *Basiswinkel* nach WELCKER [32], der sich aus der Verbindung von Nasion (N) – ventrales Ende der Schädelkapsel in der Medianebene – Tuberculum sellae (T) – „Mittelpunkt" der Schädelbasis – und Basion (Ba) – dorsales Ende der Schädelkapsel, gleichzeitig vordere Begrenzung des Foramen occipitale magnum – ergibt (s. Abb. 69 c). Der Basiswinkel ist beim Neugeborenen groß (142°) und nimmt bis zum 15. Lebensjahr ab (134°). Er ist verkleinert bei der Achondroplasie, aber auch anfangs beim Mikrozephalus. Vergrößert hingegen beim Hydrozephalus und den Kraniostenosen (Kaudalverlagerung des gesamten Keilbeines) [14]. Beim Erwachsenen spricht man bei einem Winkel von über 136° von basilärer Impression, und über 140° von Platybasie [32].

Auch die zentral in der Schädelbasis stehende *Sella turcica* ist ein beliebtes Feld für Meßkundige! Bereits 1927 hat HAAS [18] auf die Wichtigkeit der dreidimensionalen Selladarstellung hingewiesen. Trotzdem waren Meßmethoden, die nur die seitliche Projektion berücksichtigen [42] weit verbreitet und sind dies wohl auch heute noch. FISHER u. DI CHIRO [15] konnten zeigen, daß bei zusätzlicher Verwendung der sagittalen Projektion, viele Fälle von kleiner Sella sich als „pseudo"-klein erwiesen. Daher ist unbedingt zu empfehlen: *wenn schon messen,* dann genau und das heißt, das Volumen bestimmen mittels *seitlicher und sagittaler* Aufnahme. Das *Sellavolumen* nach DI CHIRO u. NELSON [9] wird bestimmt mit der Formel

$$V = \frac{L \times H \times B}{2} \quad \text{(s. Abb. 69 d)}.$$

Dabei ergibt sich das Sellavolumen (V) aus der Hälfte des Produktes aus maximaler Länge (L) der ovoiden Sella turcica, der maximalen Höhe (H) – vertikal zur Verbindungslinie von Tuberculum sellae und oberstem Rand des Dorsum sellae in lateraler Projektion – und der Breite (B) des Sellabodens im sagittalen Strahlengang. Das mittlere Sellavolumen beim größeren Kind und beim Erwachsenen liegt etwa bei 600 mm^3 (exakter Mittelwert 594 mm^3 mit einem Schwankungsbereich von 240–1092 mm^3 [9]).

Wenn man bedenkt, daß das Ziel solcher Messungen nur sein kann, Rückschlüsse auf den wichtigen Inhalt der Sella turcica, nämlich die Hypophyse, zu ziehen, so sind die Fehlermöglichkeiten doch sehr vielfältig. So gibt es ein „Syndrom der leeren Sella" („empty sella"), bei dem durch CT oder andere Untersuchungsmethoden oft auch erst postmortal nachgewiesen wurde, daß Hypophysengewebe fehlt oder nur gering vorhanden ist [49]. Bei diesem im Kindesalter recht seltenen Syndrom kann die Sella im Nativröntgen normal groß [49] oder sogar vergrößert sein [33].

Eine *Vergrößerung* der Sella kann durch ein Kraniopharyngeom bei gleichzeitiger *Destruktion* vor allem des Dorsum sellae verursacht werden (s. Abb. 29). Bei älteren Kindern kommen auch Hypophysentumoren in Frage [37]. Als weitere Ursachen für eine vergrößerte, aber nicht destruierte Sella kommen Hydrozephalus, prämature Nahtsynostosen, besonders aber die *Hypothyreose* sowie seltener andere Hormonstörungen in Frage [14]. Auch bei der Homozystinurie ist die Sella groß [40]. Bei der Hypothyreose ist die Form („cherry" - „bowl") mit dem sehr distinkten Dorsum sellae besonders typisch [46].

Eine *kleine Sella* ist von geringerem diagnostischen Wert. Als fälschlich klein kann die Sella angesehen werden, wenn die Pneumatisation der Keilbeinhöhlen stark ausgeprägt ist, was beim größeren Kind vorkommen kann. Wie oben erwähnt, kann sie auch bei „exakter" Messung klein erscheinen, wenn nur die seitliche Projektion zur Messung herangezogen wird [15, 42]. Schließlich erscheint selbst beim hypophysären Minderwuchs oder allgemeiner Hypophyseninsuffizienz die Sella häufig normal groß [15]. Sie soll nur dann klein erscheinen, wenn die hormonelle Störung vor dem 6. Lebensjahr manifest wird [14]. Betrachtet man die Diskrepanz zwischen knöcherner und (durch Kontrastmittel postmortal markierter) knorpeliger Begrenzung der Schädelbasis beim Neugeborenen und Säugling (s. Abb. 70), so wird man die Bedeutung von Meßmethoden, die sich an der knöchernen Darstellung im Nativbild orientieren, zumindest in diesem Alter noch weiter relativieren müssen.

Veränderungen des Dorsum sellae („Drucksella") beim Erwachsenen werden als verläßlich und typisch beschrieben [37]. Auf ihre „pitfalls" bzw. wesentlich geringere Verläßlichkeit im Kindesalter weisen BERGER et al. hin [2].

Bis zum 6. Fetalmonat findet sich im Keilbeinkörper (Basisphenoid) eine Verbindung zwischen Gehirn und Pharynx. Dieser Canalis craniopharyngeus (als Rest der frühembryonalen RATHKEschen Tasche, der Anlage des Hypophysenvorderlappens) kann offen bleiben bzw. Raum geben für eine Meningo-(Enzephalo-)zele [38]. Eine Vorwölbung in den oberen Rachenraum (Adenoidbereich) kann - wohl noch seltener - auch durch ein Rhabdomyosarkom erfolgen [14]. Die Computertomographie ist in solchen und ähnlichen Fällen von Destruktion der Schädelbasis von großer diagnostischer Wertigkeit [28, 47].

Die eingeblendete *seitliche Aufnahme der Sella turcica* oder der *Adenoide* wird in praxi relativ häufig angefordert und durchgeführt. Ihre Effizienz bzw. *klinische Bedeutung* im Kindesalter ist jedoch *gering*. Die Beurteilung der Rachenmandel („Adenoide") ist klinisch (Inspektion des Rachens und der Trommelfelle) wenig problematisch. Für die Beurteilung der Sella genügen gut eingestellte Schädelübersichtsaufnahmen, so daß „Zielaufnahmen" diesbezüglich von geringem Wert erscheinen. Eine diagnostische Bereicherung kann in der Beurteilung

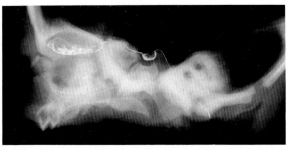

Abb. 70. *Demonstration der knorpeligen Anteile der Schädelbasis (speziell Sella) beim Neugeborenen.* Auf einem postmortal erzielten Schädelpräparat ist Kontrastmittel entlang der Dura aufgetragen. Beachte die erheblichen Anteile des Knorpels, der die knöcherne Schädelbasis überlagert. Wir danken Herrn Prof. Dr. E. Richter, Leiter der Röntgenabtl. der Universitäts-Kinderklinik Hamburg-Eppendorf für die Überlassung der Aufnahme

der *Keilbeinhöhlen* erzielt werden, insbesondere dann, wenn es gelingt, durch Umlagerung (zuerst aufrecht, dann liegend mit horizontalem Strahlengang) einen Erguß mit Flüssigkeitsspiegel in der Keilbeinhöhle nachzuweisen (s. Abb. 46).

2.2.2 Felsenbeine, Mastoide

Die Röntgenanatomie der Felsenbeine (und der Mastoide) ist nicht unkompliziert und erfordert beim Erwachsenen meist die nicht immer einfach einzustellenden und zu interpretierenden Spezialaufnahmen nach SCHÜLLER (Mastoid - Pneumatisation), nach STENVERS (Felsenbein seitlich) und nach E. G. MAYER (Felsenbein axial). Hinzu kommen *beim Erwachsenen* (!) neben den Schädelübersichtsaufnahmen noch andere *Spezialeinstellungen* je nach Interesse und dem Geschick des Untersuchers (und seiner Helfer/innen). Abgesehen von der *Aufnahme nach SCHÜLLER* sind die Spezialprojektionen bei kleinen Kindern, oft aber auch bei größeren Kindern, von der Einstellungstechnik her kaum zu bewerkstelligen. Nach eigenen Erfahrungen werden diese Aufnahmen auch bei kleinen Kindern zwar oftmals verlangt, in praxi gelingt die Durchführung meist nach mehreren Fehleinstellungen nicht: zurückbleiben irritierte Kinder, verunsicherte Eltern und frustriertes Personal. Die Strahlenbelastung der Kinder und der haltenden Person(en) sowie der Zeitaufwand stehen in keinem realistischen Verhältnis zur gewonnenen Diagnosebereicherung! Fast noch krasser ist die Stellungnahme zu konventionellen Schichtverfahren der Felsenbeine bei Kindern: sie sind nicht zu empfehlen (bei kleinen Kindern immer Narkose erforderlich!).

Einige Versuche wurden unternommen, für das Kindesalter modifizierte vereinfachte Aufnahmetechniken anzubieten [4, 29, 30]. Sie fanden bisher wenig Verbreitung. Dies liegt vermutlich an ihren beschränkten Einsatzmöglichkeiten: die Aufnahme nach BIESALSKI [4] wurde für HNO-Ärzte in der Praxis empfohlen, die Aufnahme nach GEFFERTH [30] ist nur bei fehlender oder geringer Pneumatisation sinnvoll, bleibt also praktisch auf das Säuglingsalter beschränkt.

Bei der *endgültigen Abklärung* einer Felsenbeinfraktur (Schädelbasisfraktur) [22], bei der Frage nach Tumor, nach Fehlbildungen [31] und bei anderen komplexen otologischen oder otologisch-neurologischen Fragestellungen [23, 45] ist die moderne *hochauflösende Computertomographie* die Methode der Wahl. Sie kann auch bei kleinen Kindern – in der Regel mit Sedierung – problemlos durchgeführt werden. Die Kernspintomographie kann in einzelnen Fällen eine Bereicherung bringen (besonders bei Kleinhirnbrückenwinkeltumoren [24]). Sie hat den Nachteil höherer Kosten und eines wesentlich höheren Zeitaufwandes. Dies resultiert bei kleinen Kindern in der Notwendigkeit einer Narkose mit all ihren im Magnetfeld entstehenden Problemen. Generell gesprochen ist die hochauflösende *Computertomographie* vor allem in der Beurteilung der knöchernen Strukturen des Felsenbeines *der Kernspintomographie überlegen* und bleibt besonders im Kindesalter für die weiterführende Untersuchung bei komplexer Fragestellung die Methode der Wahl.

Aus all diesen Überlegungen empfehlen wir folgendes relativ einfach erscheinendes *diagnostisches Vorgehen* bei Erkrankungen der Felsenbeine bzw. der Mastoide:

Die Röntgenuntersuchung der Felsenbeine/Mastoide ist hauptsächlich indiziert, um Frakturen und entzündliche Veränderungen (chronische Otitis media, Mastoiditis, Cholesteatom) nachzuweisen bzw. auszuschließen.

Ergeben Schädelübersichtsaufnahmen in 3 Ebenen (ap, seitlich und Hinterhaupt nach ALTSCHULUFFENORDE) den Verdacht auf Beteiligung des

Abb. 71 a–c. *Normale Pneumatisation 14 Monate (links).* Zustand nach Mastoidektomie (rechts). **a** Mastoidaufnahme nach SCHÜLLER rechts. Pathologischer Befund: Zustand nach Mastoidektomie, die ventrale Begrenzung des Defektes ist zu erkennen *(Pfeil).* **b** Axiale Aufnahme nach HIRTZ. Der hintere Rand des Defektes nach Mastoidektomie rechts ist hier gut zu erkennen *(Pfeilspitze).* Links normale altersgemäße Pneumatisation. Der innere Gehörgang *(1),* die Kochlea *(2)* und die Paukenhöhle *(3)* mit den teilweise sichtbaren Gehörknöchelchen sind zu erkennen. Die Bogengänge sind andeutungsweise erkennbar *(4),* überlagern sich jedoch. Das pneumatische System *(5)* ist nur weit lateral deutlich ausgeprägt und noch nicht eindeutig ins Mastoid vorgedrungen. **c** Mastoidaufnahme nach SCHÜLLER links. Normalbefund. Gleichmäßige Ausbreitung der relativ kleinen Zellen um das hier nicht abgrenzbare Antrum

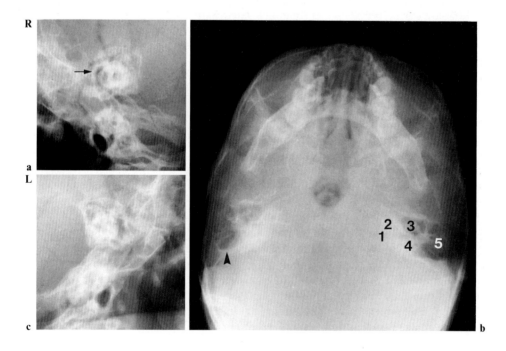

Schläfenbeines, so kann (können) die Aufnahme(n) nach SCHÜLLER eine weitere diagnostische Ergänzung bedeuten. Die genaue Lokalisation und die Abklärung eventueller intrakranieller Läsionen ergibt die Computertomographie.

Bei der *Fragestellung nach entzündlichen Veränderungen* genügt meist die Anfertigung der Aufnahmen nach SCHÜLLER *(beim älteren Kind)*, der Aufnahme nach HIRTZ *(beim Säugling)* oder aller drei Aufnahmen: d. h. es sind *1-3 Aufnahmen* für die Abklärung ausreichend. Auf die Aufnahme *nach HIRTZ* wurde bereits mehrfach hingewiesen. Sie sollte anders als bei der Darstellung der Nebenhöhlen der 2. Serie *weiter dorsal* (Ohrlinie) zentriert werden. Allerdings haben LACZAY u. WEISENBACH [29] gezeigt, daß Zentrierung und Kippung in sagittaler Richtung keine Verminderung der Aussagekraft – zumindest beim Säugling – ergibt.

Ist die Pneumatisation bereits bis in die Mastoide vorgedrungen, so sind (evtl. auch schon beim Säugling) die Schläfenbeinaufnahmen (Mastoide) nach SCHÜLLER – wegen des erforderlichen Vergleichs üblicherweise *beidseits* – zu empfehlen. Bei diesen Schläfenbeinaufnahmen handelt es sich eigentlich um seitliche Schädelaufnahmen (gleiche, relativ einfache Fixierung), bei der die Aufnahmeröhre 25° nach kranial gekippt und auf das plattennahe Ohr (Ohrmuschel weggeklappt) in der „Ohrlinie" zentriert wird. Bei einigermaßen exakter Einstellung projizieren sich dabei innerer und äußerer Gehörgang übereinander und bilden das mehr oder weniger einheitliche Bildzentrum. Ergeben diese Aufnahmen keine endgültige Klärung des Befundes (z. B. Verdacht auf Cholesteatom), besteht Verdacht auf (evtl. tumoröse) Destruktion oder ergeben sich andere überraschende Befunde, so ist die Durchführung der hochauflösenden Computertomographie zu empfehlen.

Welche Aussagen sind nun mit den angegebenen *Nativaufnahme*verfahren möglich bzw. wo liegen die *Grenzen?*

In den Abb. 71-73 sind *axiale Aufnahmen nach HIRTZ* und *Schläfenbeinaufnahmen nach SCHÜLLER* von Kindern im Alter von 14 Monaten, 7 Jahren und 12 Jahren zu erkennen: das rechte Schläfen-

Abb. 72 a–c. *Normale Pneumatisation 7 Jahre (links)* insgesamt etwas gehemmt. Zustand nach Mastoidektomie rechts. **a** Mastoidaufnahme nach SCHÜLLER rechts. Hier ist der knöcherne Defekt gut abgrenzbar, vordere Begrenzung (s. *Pfeile*), an der Begrenzung nach kranial zu sind einige unscharf begrenzte Restzellen verblieben *(Pfeilspitze).* **b** Axiale Aufnahme nach HIRTZ. Hier ist der Operationsdefekt, der relativ weit ventral liegt, nicht so ideal abzugrenzen *(Pfeile).* Das insgesamt normale pneumatische System links ist etwas gehemmt und gerade dabei, in das Mastoid vorzudringen *(Pfeilspitze).* **c** Mastoidaufnahme nach SCHÜLLER links. Gleichmäßige Ausbreitung des pneumatischen Systems um das nicht abgrenzbare Antrum

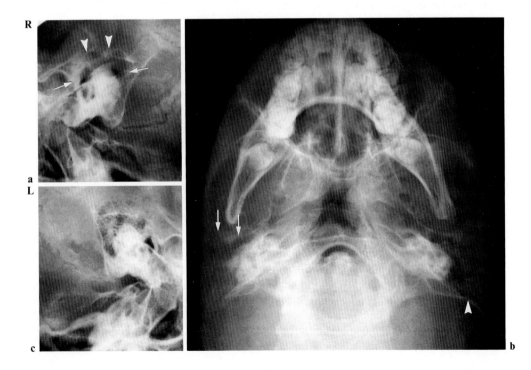

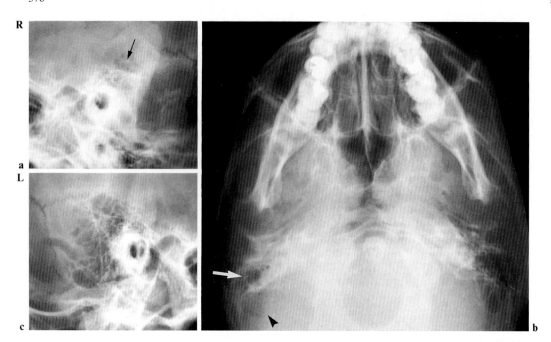

Abb. 73 a–c. *Normale Pneumatisation 12 Jahre (links)*. Mastoiditis rechts. **a** Mastoidaufnahme nach SCHÜLLER rechts. Die Pneumatisation ist gehemmt und gestört. Auch weit in der Periphere finden sich kleine Zellen, zentral gelegentlich größere, die Knochenbälkchen zwischen den kraniodorsal liegenden Zellen sind auffallend breit *(Pfeil)*. **b** Axiale Aufnahme nach HIRTZ. Besser als auf der Aufnahme nach SCHÜLLER ist die im Vergleich zur linken Seite unscharfe Begrenzung der dorsal liegenden Zellen zu erkennen *(Pfeilspitze)*. Als Ausdruck der Störung der Pneumatisation sind einige Zellen weiter zentral im Felsenbein deutlich größer *(dicker Pfeil)*. Links vergleichsweise gut ausgebildetes pneumatisches System mit von ventral nach dorsal zunehmender Zellgröße. **c** Mastoidaufnahme nach SCHÜLLER links. Gut ausgebildetes lufthaltiges pneumatisches System, das zentrifugal bzw. nach dorsal zu größer werdende Zellen aufweist

bein zeigt jeweils einen primär entzündlich bedingten pathologischen Befund (auch Operationsdefekte), während *links* ein *normales* gut lufthaltiges *pneumatisches System* abgebildet ist.

Die Pneumatisation geht vom Antrum bzw. der Schleimhaut der Paukenhöhle aus und kann bereits beim Neugeborenen begonnen haben (s. auch Abb. 75). Oft ist sie jedoch beim Säugling so gering ausgeprägt, daß man in der axialen Aufnahme nicht nur den inneren Gehörgang und die Windungen der Kochlea (auch im späteren Alter noch gut zu erkennen), sondern auch die Bogengänge und die Paukenhöhle – gelegentlich mit Darstellung der Gehörknöchelchen (s. Abb. 76) – abgrenzen kann.

Über die Bedeutung der Pneumatisation der Mastoide gibt es ähnliche Theorien wie bei den Nasennebenhöhlen: die Theorie bezüglich der Verminderung des Schädelgewichtes zur Erleichterung der aufrechten Körperhaltung wird auch hier ergänzt durch die Theorie zur Optimierung der äußeren Form. Auch eine zusätzliche Lärmschutzfunktion wird diskutiert [4]. Jedenfalls ist die *Ausdehnung der Pneumatisation* noch unterschiedlicher – bezüglich Gesamtumfang und Symmetrie – als jene der Nasennebenhöhlen und zeigt erhebliche Wechselwirkung mit verschiedenen Krankheitserscheinungen. So wird das pneumatische System in seiner Entwicklung gehemmt durch rezidivierende Mittelohrentzündungen. Andererseits begünstigt ein gering ausgeprägtes pneumatisches System die Entstehung von Entzündungen. Im allgemeinen dringt die Zellenbildung vom Antrum ausgehend *gleichmäßig* mit dünnen Knochenlamellen als begrenzende Wände nach dorsal in die Mastoidfortsätze vor. Besonders dann, wenn die Entwicklung durch Entzündungen beeinflußt wird, entstehen unterschiedlich große Zellen mit teilweise etwas dickeren Wänden: die Pneumatisation ist dann als *gestört* anzusehen und gilt als Hinweis auf abgelaufene Entzündungen. Ist die Pneumatisation beim 1jährigen Kind überhaupt nicht ausgebildet und beim etwa 6jährigen Kind noch nicht bis ins Mastoid vorgedrungen, so ist diese sicherlich *gehemmt*. Wodurch diese Hemmung bedingt ist, kann im allgemeinen nicht sicher gesagt werden: *anlagemäßige* „Schleimhautschwäche" kommt in Frage oder eine *Folge von Entzündungen* lokaler Art oder andere *allgemeine Erkrankungen*

[4]. Als pathologisch kann sie nur gewertet werden, wenn sie hochgradig und/oder einseitig ist.

Bei dem 7jährigen Knaben (Abb. 72) ist die Pneumatisation links wohl gehemmt, nicht aber gestört. Dies wäre im Zusammenhang mit den schweren Veränderungen rechts (Zustand nach Mastoidektomie) als konstitutionell (anlagemäßige Schleimhautschwäche) zu werten.

Eine ausgeprägte Störung der Pneumatisation bei gleichzeitig „verwaschener" unscharfer Knochenstruktur zeigt Abb. 74 am linken Schläfenbein. Hier ist das pneumatische System in seiner Entwicklung auch gestört und weist daher auf ein chronisches Krankheitsbild hin. Der eigentliche Wert der Aufnahme besteht in der Aufdeckung des aktiven Geschehens (verwaschene Struktur) und damit in der Notwendigkeit einer mehr agressiven Therapie dieser chronischen Otitis.

Ein ähnlicher Befund ergibt sich am rechten Mastoid des 12jährigen Jungen (s. Abb. 73): hier bestand klinisch bereits der Verdacht auf eine Mastoiditis.

Bei der 1jährigen Patientin (Abb. 71) findet sich rechts ein Knochendefekt nach Mastoidektomie mit unauffälligen Nachbarzellen. Bei dem 7jährigen Jungen finden sich rechts neben dem Defekt nach Mastoidektomie unscharf begrenzte Zellen, die den klinischen Verdacht auf Rezidiv bestätigen (Abb. 72).

2.2.3 Foramen occipitale magnum und Umgebung

Das Foramen occipitale magnum bzw. die hintere Schädelgrube ist der röntgenologisch am tiefsten verborgene Teil der Schädelbasis. Die Darstellung mit Nativaufnahmen kann schwierig sein. Zur Darstellung eignen sich neben der *seitlichen* Projektion am besten die *axiale* Schädelbasisaufnahme nach HIRTZ (weiter dorsal zentriert, möglichst stark „überkippt") sowie die *Hinterhauptsaufnahme* nach ALTSCHUL-UFFENORDE (TOWNE). Dabei stellt sich in der HIRTZschen Aufnahme im allgemeinen die vordere (und seitliche) Begrenzung (besonders beim Säugling und Kleinkind) gut dar, während in jedem Alter die Aufnahme nach ALTSCHUL-UFFENORDE die hintere (und seitliche) Begrenzung besser erkennen läßt.

Zur Beurteilung des *Clivus* eignet sich am besten die seitliche Projektion und die HIRTZsche Aufnahme. Gelegentlich findet man hier Tumore [34]. Bei chronisch erhöhtem Schädelinnendruck (Me-

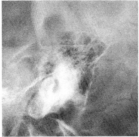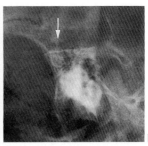

Abb. 74 a, b. *Mastoidbeteiligung bei rezidivierender Otitis media links.* 5½jähriges Mädchen mit Schmerzen über dem Mastoid bei Mittelohrentzündung. **a** Mastoidaufnahme nach SCHÜLLER rechts. Gut ausgebildetes pneumatisches System, leicht gestört. Für dieses Alter besser repräsentativ als das linke Mastoid in Abb. 72. **b** Mastoidaufnahme nach SCHÜLLER links. Im Vergleich zur anderen Seite deutlich gehemmtes pneumatisches System. Kraniodorsal sind die Zellen unscharf begrenzt *(Pfeil)*

ningomyelozele, Kleinhirntumor und Kraniostenosen) kann der untere Anteil des Clivus eine Impression mit Konkavität - tiefer als 2 mm - zeigen [13, 14].

Das *Foramen occipitale magnum* zeigt eine eindeutige *Vergrößerung* bei Kindern mit Meningomyelozelen und ARNOLD-CHIARI-Fehlbildung, wobei das gesamte Gehirn eine Verlagerungstendenz nach kaudal aufweist: insbesondere sind Kleinhirnanteile mit der Cysterna magna durch das Foramen nach kaudal verlagert. Dieser Befund läßt sich von Geburt an durch das ganze Leben hindurch nachweisen, sogar unabhängig davon, ob gleichzeitig ein Hydrozephalus mit oder ohne Ventilableitung besteht [6, 14]. Ein weites Foramen magnum bei Hydrozephalus - auch ohne Meningomyelozele - weist auf ein ARNOLD-CHIARI-Syndrom hin. Sofern man die ultrasonographischen Zeichen [5] für nicht genügend sicher erachtet, ist daher die routinemäßige Anfertigung der Aufnahme nach ALTSCHUL-UFFENORDE bei Hydrozephalus empfehlenswert. Auch die Einziehung (konkaver Verlauf) des unteren Anteiles der Hinterhauptschuppe, wohl in der Gegend der Synchondrosis innominata (CAFFEYsche Synchondrose) im Säuglingsalter gilt als typisch für die ARNOLD-CHIARI-Anomalie („negative squama sign" [6]). Allerdings findet sich dieses Zeichen gelegentlich auch bei völlig normalen Säuglingen.

Auch bei DANDY-WALKER-Zysten oder anderen raumfordernden Prozessen der hinteren Schädelgrube kann es zu einer Vergrößerung des Foramen occipitale magnum kommen.

In der Rechtsmedizin hat die Weite des *normalen*

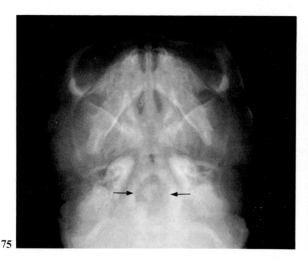

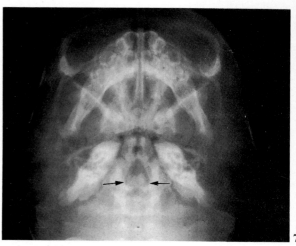

Abb. 75. *Foramen occipitale magnum. Verkleinerung bei Achondroplasie:* Weibliches Neugeborenes mit den typischen Skelettanomalien der Achondroplasie. Axiale Aufnahme nach HIRTZ. Die *Pfeile* markieren die seitliche Begrenzung des Foramen occipitale magnum

Abb. 76. *Foramen occipitale magnum. Erhebliche Verkleinerung bei thanatophorem Syndrom:* Weibliches Neugeborenes, das am 2. Lebenstag verstarb mit den typischen Skelettanomalien des thanatophoren Minderwuchses. Axiale Aufnahme nach HIRTZ. Die Pfeile markieren die seitliche Begrenzung des Foramen occipitale magnum. Vergleiche dazu Abb. 75

Abb. 77. *Okzipitale Ossickel* 11 Tage alter Knabe. Aufnahme nach ALTSCHUL-UFFENORDE. Das Os KERCKRINGI verschmilzt eben mit dem linken Knöchelchen *(Pfeil)*. Rechts besteht noch eine deutliche Naht. Dieser KERCKRINGSche Knochen verläuft in typischer Weise nach kranial zu schmäler werdend *(Pfeilspitze)*. Vergleiche dazu auch Abb. 15

Abb. 78. *Inkomplettes Os* KERCKRINGI 1½jähriges Mädchen. Aufnahme nach ALTSCHUL-UFFENORDE. Bds. sind angedeutet noch Nähte zu erkennen *(Pfeil)*. Bei der medianen Aufhellungslinie handelt es sich um die Überlagerung mit der Sutura metopica *(Pfeilspitze)*. Als Nebenbefund findet sich ein auffallend großer Schaltknochen rechts = „partielles Inkabein" *(dicker Pfeil)*

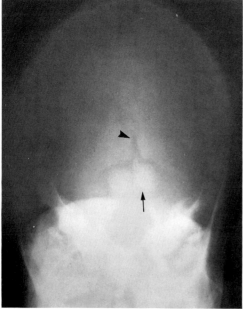

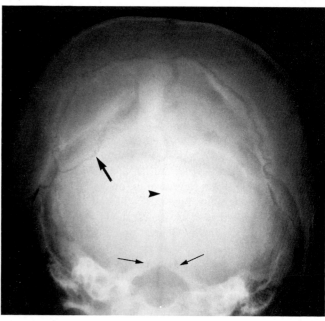

Foramen occipitale magnum *forensische* Bedeutung für die Berechnung der Körperlänge von Feten und Säuglingen [39].

Die *Verkleinerung* des Querdurchmessers des Foramen occipitale magnum findet sich konstant bei der Achondroplasie (s. Abb. 75) und wird hier sowohl für das Auftreten eines Hydrozephalus als auch für plötzliche ungeklärte Todesfälle verantwortlich gemacht [48]. Beim thanatophoren Syndrom ist das Foramen noch kleiner (s. Abb. 76).

Auch einige *dorsal des Foramen occipitale magnum* gelegene Teile des Hinterhauptes zählen zum Bereich der Schädelbasis. Sowohl Exokziput als auch Supraokziput liegen ventrokaudal der von der Protuberantia occipitalis („Inion") in der Medianebene gebildeten Grenze zur Schädelkalotte (während die Schädelkapsel bis zum Foramen magnum reicht).

Hier finden sich zahlreiche *Normvarianten*, deren Kenntnis insbesondere bei der Beurteilung der Hinterhauptsaufnahme nach ALTSCHUL-UFFENORDE aber auch der seitlichen Projektion zum *Ausschluß von Frakturen* und anderen pathologischen Befunden wichtig erscheint. CAFFEY [7] beschreibt bei 4 von 1000 Neugeborenen abnorme Knöchelchen („accessory ossicles") im Bereich der Synchondrosis innominata (wohl treffend als „CAFFEYsche Synchondrose" zu bezeichnen) *zwischen Exokziput und Supraokziput*, die später mit dem Supraokziput verschmelzen (s. Abb. 77 [7]). CAFFEY schätzt die Zahl solcher Knöchelchen, die auf der Aufnahme nach ALTSCHUL-UFFENORDE viel besser zu erkennen sind (insbesondere kleine) auf noch höher. In seiner Untersuchungsserie wurden primär nur seitliche Aufnahmen (Cave: nur 1 Ebene!) durchgeführt.

An der Stelle der Verschmelzung finden sich unterschiedlich meist Vorwölbungen, aber auch Einziehungen, wie sie auf der seitlichen Aufnahme gut zu erkennen sind (s. Abb. 15). Vielleicht ist dies die Ursache für das sog. „negative Schuppen-Zeichen" bei normalen Säuglingen [6, 14].

Eine besondere Stellung nimmt der KERCKRINGsche Fortsatz (auch Manubrium ossis occipitalis nach VIRCHOW) ein [7]. Ein solches Rudiment ist in Abb. 78 zu erkennen. Dies ist der Rest des zwischen dem 4. und 9. Fetalmonat vorhandenen Os KERCKRINGI. Auch hier können beim Persistieren dieser Anomalie durch die seitlichen symmetrischen Nähte *Frakturen vorgetäuscht* werden. Hingegen dürften streng median verlaufende Linien immer Frakturen [16] und nicht einer besonderen Nahtvariante [36] entsprechen. Als Reste der CAFFEYschen Synchondrose oder weiter kranial als Reste der Sutura men-

Abb. 79. *Medianes Emmissarium occipitale:* 2½jähriger Knabe. Aufnahme nach ALTSCHUL-UFFENORDE. Kleine Venenöffnung in Höhe der Protuberantia occipitalis

Abb. 80. *Seitliche Emmissarien:* 11jähriger Knabe. Aufnahme nach ALTSCHUL-UFFENORDE. Bds. großer orthograd getroffener Canalis condylaris (Venenöffnung)

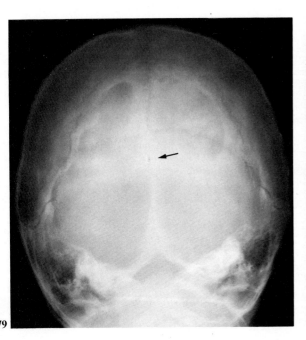
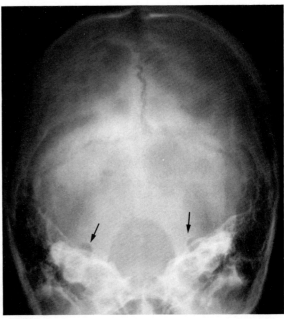

dosa (Höhe des Sinus transversus als Grenze zwischen Supraokziput und dem Interparietale) meist symmetrisch, im Bereich der Sutura mendosa gelegentlich auch gespalten (lateral doppelt) verlaufend, können sich *Aufhellungslinien* finden, die ebenfalls nicht mit Frakturen zu verwechseln sind. Da diese immer *symmetrisch* angelegt sind, dürfte ihre Abgrenzung gegenüber Frakturen keine allzugroßen Schwierigkeiten bereiten.

Weiters können sich *mediane Öffnungen* finden: meist für Gefäße (s. Abb. 79), aber auch beim Cranium bifidum occultum [20], einer „forme fruste" der Meningozele, sowie eben bei (Meningo-) Enzephalozelen [11] und Epidermoiden [19] (s. Abb. 39). Es handelt sich hier um die zweithäufigste Stelle für Meningozelen (nach der lumbosakralen Region). Aber auch seitliche Öffnungen kommen vor (s. Abb. 80) [44].

3 Zusammenfassende Grundregeln

Jede Schädelerstuntersuchung mindestens *in 2 Ebenen*
Als Spezialuntersuchungen reichen die Aufnahmen nach ALTSCHUL-UFFENORDE (TOWNE, „Hinterhauptsaufnahme") und HIRTZ („axiale Schädelbasis")
meist aus.

Zur weiterführenden Diagnostik meist *hochauflösende Computertomographie* sinnvoll.

Zur Beurteilung der wichtigsten Untersuchungsarten s. Tabelle 4. Dabei werden besonders der *Kostenfaktor* nach dem *E*inheitlichen *B*ewertungs-*M*aßstab (EBM) und die *Strahlenbelastung* (speziell Augenlinse) berücksichtigt.

Tabelle 4. Verschiedene Schäteluntersuchungsverfahren: Vergleiche von Kosten, Anwendbarkeit, diagnostischem Wert und Strahlenbelastung

Untersuchungsverfahren	Kosten[a]	Probleme bei der Anwendung[b]	Diagnostische Wertigkeit[c]	Strahlenbelastung[d]	
				Augenlinse	Gonaden
Schädel-Nativ (ap und seitl.)	1,4	problemlos	B	10 mGy	<0,01 mGy
ergänzende Schädelaufnahme[e] („Spezialprojektion") je Aufnahme	1,1	problemlos	+	0,2–7 mGy	<0,01 mGy
Konventionelle Schichtaufnahmen (mit Orbita ap und seitl.)	4,6	ev. Transport/ Narkose	+ +	~250 mGy	0,1–0,2 mGy
Craniales Computertomogramm (mit Orbita)	8,4	Transport/ Sedierung	+ + +	30 mGy	0,05 mGy
Kernspintomographie	21,1	Transport/ Sedierung oder Narkose	+ + bis + + + +	–	–

[a] Kosten nach dem Einheitlichen Bewertungsmaßstab (EBM), bezogen auf eine Thorax-Übersichtsaufnahme (280 Punkte = 1)
[b] Anwendbarkeitsprobleme für einen Säugling/Kleinkind im Kinderkrankenhaus, bezogen auf notwendigen Transport und medikamentöse Ruhigstellung
[c] Diagnostische Wertigkeit, angegeben durch Vermehrung (+, + + ...) der durch Nativaufnahmen gewonnenen Basisinformation (B)
[d] Strahlenbelastung (in mGy), bezogen auf einen etwa 1-jährigen Patienten, für „sensible" Organe, wobei die Linse direkt im Untersuchungsbereich liegt, die Keimdrüsen lediglich im Streustrahlenbereich [20, 50, 51]
[e] Aufnahme nach HIRTZ, ALTSCHUL-UFFENORDE o. SCHÜLLER

Literatur

1.1 Der wachsende Schädel und seine Normvarianten

1. Anderson R, Kieffer SA, Wolfson JJ, Long D, Peterson HO (1970) Thickening of the skull in surgically treated hydrocephalus. Am J Roentgenol 110: 96–101
2. Bartlett JE, Kishore PRS (1976) Familial „doughnut" lesions of the skull. Radiology 119: 385–387
3. Benz G, Falcke V, Willich E (1977/78) Schaltknochen im Kindesalter. Bedeutung und Häufigkeit. Pädiat prax 19: 627–634
4. Boulay G du (1956) The significance of digital impressions in children's skulls. Acta Radiol 46: 112–122
5. Caffey's pediatric x-ray diagnosis (1985) Silverman F (ed), vol 1, 8th edn. Year Book Medical Publ, Chicago, p 16
6. Canigiani G, Salomonowitz E (1984) Die „Doughnut-Lesion" im Schädeldach. Fortschr Röntgenstr 140: 738–740
7. Chemke J, Robinson A (1969) The third fontanelle. J Pediat 75: 617–622
8. Currarino G (1976) Normal variants and congenital anomalies in the region of the obelion. Am J Roentgenol 127: 487–494
9. Erasmie U, Ringertz H (1976) Normal width of cranial sutures in the neonate and infant: an objective method of assessment. Acta Radiol (Diagn) 17: 565–572
10. Fishman MA, Palkes HS, Shackelford GD, Mc Alister WH (1977) Lacunar skull deformity and intelligence. Pediatrics 59: 296–299
11. Franken EA jr (1969) The midline occipital fissure: diagnosis of fracture versus anatomic variants. Radiology 93: 1043–1046
12. Girdany BR, Blank E (1965) Anterior fontanel bones. Am J Roentgenol 95: 148–153
13. Griscom NT, Oh KS (1970) The contracting skull. Am J Roentgenol 110: 106–110
14. Kattan KR (1970) Calvarial thickening after dilantin medication. Am J Roentgenol 110: 102–105
15. Keats TE (1978) Atlas radiologischer Normvarianten. Mit Hinweisen auf vergleichbare krankhafte Röntgenbefunde, übersetzt aus dem Englischen von M. und G. Kaiser, Enke, Stuttgart
16. Keats TE, Holt JF (1969) The calvarial „doughnut lesion". A previously undescribed entity. Am J Roentgenol 105: 314–318
17. Loepp W, Lorenz R (1971) Röntgendiagnostik des Schädels, 2. Aufl. Thieme, Stuttgart, S 2–12
18. O'Rahilly R, Twohig MJ (1952) Foramina parietalia permagna. Am J Roentgenol 67: 551–561
19. Persigehl M, Hövels-Gürich H, v. Bernuth G (1984) Nebenwirkungen am Skelettsystem bei Behandlung mit Prostaglandin E. Fortschr Röntgenstr 141: 427–430
20. Popich GA, Smith DW (1972) Fontanels: range of normal size. J Pediatr 80: 749–752
21. Pryles CV, Khan AJ (1979) Wormian bones: A marker of CNS abnormality? Am J Dis Child 133: 380–382
22. Schmidt-Wittkamp E, Christians H (1970) Die Lückenbildungen der Scheitelbeine: Beobachtungen an 75 Mitgliedern einer Sippe mit gehäuftem Vorkommen von foramina parietalia permagna. Fortschr Röntgenstr 113: 29–38
23. Shapiro R, Robinson F (1976) Embryogenesis of the human occipital bone. Am J Roentgenol 126: 1063–1068
24. Shapiro R, Robinson F (1976) The os incae. Am J Roentgenol 127: 469–471
25. Smith DW, Töndury G (1978) Origin of the calvaria and its sutures. Am J Dis Child 132: 662–666
26. Sper JR, Silverman FN (1964) Symmetrical occipital apertures: A case report. Radiology 83: 1071–1072
27. Tan KL, Tan LKA (1981) Cleidocranial dysostosis in infancy. Pediatr Radiol 11: 114–116
28. Theiler K (1963) Embryonale und postnatale Entwicklung des Schädels. In: Diethelm L, Strnad F (red von) Röntgendiagnostik des Schädels I. Springer, Berlin Göttingen Heidelberg (Handbuch der medizinischen Radiologie, Bd VII/1, S 22–60)
29. Vignaud-Pasquier J, Lichtenberg R, Laval-Jeantet M, Larroche JC, Bernard J (1964) Les impressions digitales de la naissance à neuf ans. Biol Neonate 6: 250–276

1.2 Formen und Verformungen

1. Axton JHM, Levy LF (1965) Congenital moulding depressions of the skull. Br Med J 1: 1644–1647
2. Caffey's pediatric x-ray diagnosis (1985) Silverman F (ed) vol 1, 8th edn. Year Book Medical Publ, Chicago, pp 74–79
3. Karolyi L v (1971) Anthropometrie. Fischer, UTB Taschenbuch, Stuttgart
4. Kotte W (1969) Trigonozephalie. Pädiat prax 8: 489–492
5. Loepp W, Lorenz R (1971) Röntgendiagnostik des Schädels, 2. Aufl. Thieme, Stuttgart, S 66
6. Reisetbauer E, Czermak H (1972) Die Körperlage des Säuglings. Pädiat prax 11: 5–14
7. Rosenblum J, Yousefzadeh DK, Ramilo JL (1986) Skull radiography in infants: potential hazards of the use of head clamps. Radiology 161: 367–368
8. Theander G, Thunander J (1980) Congenital deformities of skull caused by fetal limbs. Acta Radiol (Diagn) 21: 309–313
9. Vignaud-Pasquier J, Lichtenberg R, Laval-Jeantet M, Larroche JC, Bernard J (1964) Les impressions digitales de la naissance à neuf ans. Biol Neonate 6: 250–276
10. Wickenhauser J, Hochberg O (1974) Development anomalies of the occiput. Pediatr Radiol 2: 217–220

1.3 Schädeltrauma

1. Bell RS, Loop JW (1971) The utility and futility of radiographic skull examination for trauma. N Engl J Med 284: 236–239
2. Boulis ZF, Dick R, Barnes NR (1978) Head injuries in children-aetiology, symptoms, physical findings and x-ray wastage. Br J Radiol 51: 851–854
3. Caffey's pediatric x-ray diagnosis (1985) Silverman F (ed), vol 1, 8th edn. Year Book Medical Publ, Chicago, p 62
4. DeSmet AA, Fryback DG, Thornbury JR (1979) A second look at the utility of radiographic skull examination for trauma. Am J Roentgenol 132: 95–97
5. Fendel H et al. (1987) Die Auswirkung (efficacy) diagnostischer Strahlenanwendungen in der Kinderheilkunde 2. Bericht Schriftenreihe Reaktorsicherheit und Strahlenschutz. Der Bundesminister für Umwelt, Naturschutz und Reaktorsicherheit. Röntgenaufnahmen der Nasennebenhöhlen bei Kindern, S 77–86
6. Gagliantini P, Caione P, Fariello G, Rivosecchi M (1980)

Post traumatic leptomeningeal cysts in infancy. Pediatr Radiol 9: 11-14
7. Harris VJ, Meeks W (1978) The frequency of radiolucencies underlying cephalhematomas. Radiology 129: 389-391
8. Harwood-Nash DC, Hendrick EB, Hudson AR (1971) The significance of skull fractures in children: A study of 1187 patients. Radiology 101: 151-155
9. Hayek HW (1988) Das sogenannte Bagatelltrauma des Schädels beim Kleinkind. Röntgenpraxis 41: 330
10. Leonidas JC, Ting W, Binkiewicz A, Vaz R, Scott RM, Pauker SG (1982) Mild head trauma in children: When is a roentgenogram necessary? Pediatrics 69: 139-143
11. Loepp W, Lorenz R (1971) Röntgendiagnostik des Schädels, 2. Aufl. Thieme, Stuttgart, S 125
12. Mayer EG (1959) Diagnose und Differentialdiagnose in der Schädelröntgenologie. Springer, Wien S 173
13. Poznanski AK (1976) Practical approaches to pediatric radiology. Year Book Medical Publ, Chicago, p 261-262
14. Psenner LB (1973) Differentialdiagnose der Erkrankungen des Schädelskeletts. Thieme, Stuttgart, S 167/168
15. Roberts F, Shopfner CE (1972) Plain skull roentgenograms in children with head trauma. Am J Roentgenol 114: 230-240
16. Rothman L, Rose JS, Laster DW, Quencer R, Tenner M (1976) The spectrum of growing skull fracture in children. Pediatrics 57: 26-31
17. Royal College of Radiologists (1981) Costs and benefits of skull radiography for head injury. Lancet II: 791-795
18. St. John EG (1956) The role of the emergency skull roentgenogram in head trauma. Am J Roentgenol 76: 315-319
19. Saulsbury FT, Alford BA (1982) Intracranial bleeding from child abuse: the value of skull radiographs. Pediatr Radiol 12: 175-178
20. Stuck KJ, Hernandez RJ (1979) Large skull defect in a headbanger. Pediatr Radiol 8: 257-258
21. Zelson C, Lee SJ, Pearl M (1974) The incidence of skull fractures underlying cephalhematomas in newborn infants. J Pediat 85: 371-373

1.4 Zeichen erhöhten Hirndruckes

1. Capitanio MA, Kirkpatrick JA (1969) Widening of the cranial sutures. A roentgen observation during periods of accelerated growth in patients treated for deprivation dwarfism. Radiology 92: 53-59
2. Ernest C, Fauré C, Hassan M (1978) Intracranial and intraspinal tumors. In: Kaufmann HJ (ed) Skull, spine and contents, part II. Karger, Basel (Progr pediat Radiol, vol 6, pp 112-199)
3. Poznanski AK (1976) Practical approaches to pediatric radiology. Year Book Medical Publishers, Chicago, p 260
4. Psenner LB (1973) Differentialdiagnose der Erkrankungen des Schädelskeletts. Thieme, Stuttgart, S 150-185
5. Tönnis W, Friedmann G (1964) Das Röntgenbild des Schädels bei intrakranieller Drucksteigerung im Wachstumsalter. Springer, Berlin Göttingen Heidelberg, S 74

1.5 Interkranielle Verkalkungen

1. Gooding CA (1978) The Meninges of children. In: Kaufmann HJ (ed) Skull, Spine and contents, part II. Karger, Basel (Progr pediat Radiol vol 6, pp 55-83)
2. Helmke K, Winkler P (1986) Die Häufigkeit von Pinealisverkalkungen in den ersten 18 Lebensjahren. Fortschr Röntgenstr 144: 221-226
3. Higer HP, Just M, Vahldiek G, Gutjahr P, Pfannenstiel P (1987) MRT bei Neurofibromatose und tuberöser Sklerose. Fortschr Röntgenstr 147: 64-68
4. Holthusen W (1978) Röntgennachweis eines intrakraniellen Abszesses bei einem Neugeborenen durch hochdosierte i. v. Kontrastmittelgabe. Chir praxis 24: 719-724
5. Keats TE (1978) Atlas radiologischer Normvarianten. Mit Hinweisen auf vergleichbare krankhafte Röntgenbefunde übersetzt aus dem Englischen von M und G Kaiser. Enke, Stuttgart, S 5
6. Kendall B, Cavanagh N (1987) Intracranial calcification in paediatric computed tomography. Neuroradiology 28: 324-330
7. Kreller-Laugwitz G, Peter M, Kobel HF, Oppermann HC (1988) Balkenlipom und Hemimegalenzephalie - zwei seltene sonographische Befunde bei Säuglingen mit Anfallsleiden. 37. Jahrestagung der nordwestdeutschen Gesellschaft für Kinderheilkunde, Hannover April 1988
8. Loepp W, Lorenz R (1971) Röntgendiagnostik des Schädels, 2. Aufl. Thieme, Stuttgart, S 103-107
9. Ozonoff MB, Gooding CA (1978) Intracranial calcification in children. In: Kaufmann HJ (ed) Skull, spine and contents, part II. Karger, Basel (Progr pediat Radiol, vol 6, pp 84-111)
10. Terwey B, Doose H (1987) Tuberous sclerosis: magnetic imaging of the brain. Neuropediatrics 18: 67-69
11. Wilich E, Sellier W, Weigel W (1972) Die intrakraniellen Verkalkungen des Kindesalters. Fortschr Röntgenstr 116: 735-750

1.6 Fehlbildungen, Dysplasien

1. Currarino G (1976) Normal variants and congenital anomalies in the region of the obelion. Am J Roentgenol 127: 487-494
2. Kelley RI, Zackai EH, Charney EB (1982) Congenital hydronephrosis, skeletal dysplasia, and severe developmental retardation: The Schinzel-Giedion-syndrome. J Pediat 100: 943:946
3. Kozlowski K (1985) The radiographic clues in the diagnosis of bone dysplasias. Pediatr Radiol 15: 1-3
4. Smith DW (1976) Recognizable patterns of human malformation. Genetic, embryologic and clinical aspects, 2nd edn. Saunders, Philadelphia London Toronto
5. Tan KL, Tan LKA (1981) Cleidocranial dysostosis in infancy. Pediatr Radiol 11: 114-116

2.1 Gesichtsschädel

1. Berry SA, Pierpout ME, Gorlin RJ (1984) Single central incisor in familial holoprosencephaly. J Pediat 104: 877-880
2. Biesalski P (1960) Die Hals-Nasen-Ohren-Krankheiten im Kindesalter. Thieme, Stuttgart, S 55-60

3. Bömelburg T, Lenz W, Eusterbrock T (1987) Median cleft face syndrome in association with hydrocephalus, agenesis of the corpus callosum, holoprosencephaly and choanal atresia. Eur J Pediat 146: 301–302
4. Bousvaros A, Kirks DR, Grossmann H (1986) Imaging of neuroblastoma: an overview. Pediatr Radiol 16: 89–106
5. Brusis T, Mödder U (1984) HNO-Röntgen-Aufnahmetechnik und Normalbefunde. Springer, Berlin Heidelberg New York Tokyo
6. Canigiani G (1972) Das Panorama-Aufnahmeverfahren aus der Sicht des Radiologen. Wien med Wschr (Suppl) 3: 1–24
7. Canigiani G, Wickenhauser J (1982) Zur Diagnose und Aktivitätsbeurteilung der fibrösen Dysplasie des Gesichtsschädels und des Schläfenbeines. Radiologe 22: 253–259
8. Clementschitsch F (1948) Die Röntgendarstellung des Gesichtsschädels. Urban & Schwarzenberg, Wien
9. Cohen MM jr (1976) The Robin anomalad – its nonspecifity and associated syndromes. J Oral Surg 34: 587–593
10. Cortina H, Aparici R, Beltran J, Alberto C (1977) The Weissenbacher-Zweymüller syndrome. A case report with review of the world literature. Pediatr Radiol 6: 109–111
11. Costaras M, Pruzansky S, Broadbent BH jr (1982) Bony interorbital distance (BIOD), head size and level of the cribriform plate relative to orbital height: I. Normal standards for age and sex. J Craniofacial Gen & Devel Biol 2: 5–18
12. Cremin BJ (1988) 3 D CT in craniofacial deformities. 25th Congress of ESPR, Montreux
13. Currarino G, Silverman F (1960) Orbital hypotelorism, arhinencephaly, and trigonocephaly. Radiology 74: 206–217
14. Diebler C, Dylac O (1983) Cephaloceles: clinical and neuroradiological appearence. Associated cerebral malformations. Neuroradiology 25: 199–216
15. Dorobisz H, Voegeli E, Hardt N (1983) Konventionelle Radiologie und Computertomographie bei Gesichtsschädelfrakturen. Röntgen Bl 36: 428–433
16. Ebel KD (1985) Die Schädelbasis im Wachstumsalter. Röntgenpraxis 38: 330–336
17. Fahrendorf G, Galanski M (1984) Röntgendiagnostik der mittleren Schädelbasis. Röntgen Bl 37: 164–177
18. Fauré C (1979) Skull asymmetry in children. A clue for x-ray diagnosis. 4th International postgraduate course of the 16th ESPR-meeting, Köln
19. Feder HM jr, Cates KL, Clementina AM (1987) Pott puffy tumor: a serious occult infection. Pediatrics 79: 625–629
20. Fendel H, Bakowski C, Schneider K, Kuhn MM, Naumann A, Glas J (1984) Die Auswirkung der Röntgenaufnahmen der Nasennebenhöhlen bei der Fragestellung Sinusitis im Kindesalter. In: Die Auswirkung (efficacy) diagnostischer Strahlenanwendungen in der Kinderheilkunde. 1. Bericht – Der Bundesminister des Inneren, S 45–70
21. Goldberg F, Berne AS, Oski FA (1978) Differentiation of orbital cellulitis from preseptal cellulitis by computed tomography. Pediatrics 62: 1000–1005
22. Goodman RM, Gorlin RJ (1977) Atlas of the face in genetic disorders, 2nd edn. Mosby, St. Louis
23. Gorlin RJ, Pindborg JJ, Cohen MM jr (1976) Syndromes of the head and neck. McGraw-Hill, New York, p 110
24. Hanafee WN (1984) Sialographie in Radiologie in der Hals-Nasen-Ohrenheilkunde. Thieme, Stuttgart New York. Deutsche Übersetzung hrsg. v. G. Canigiani, G. Wittich, S 311–338
25. Hansman CF (1966) Growth of interorbital distance and skull thickness as observed in roentgenographic measurements. Radiology 86: 87–96
26. Hayek HW (1988) Sinusitis sphenoidalis als „Pseudomeningitis". 37. Jahrestagung der nordwestdeutschen Gesellschaft für Kinderheilkunde, Hannover, April 1988
27. Holthusen W (1972) The Pierre Robin syndrome: Unusual associated developmental defects. Ann Radiol 15: 253–262
28. Judisch F, Kraft SP, Bartley JA, Jacoby CG (1984) Orbital hypotelorism. An isolated autosomal dominant trait. Arch Ophthalmol 102: 995–997
29. Köster O, Straehler-Pohl HJ, Kim KH (1987) Hochauflösende Computertomographie bei Mißbildungen des Gehör- und Gleichgewichtsorgans. Fortschr Röntgenstr 147: 39–45
30. Kozlowski K, Masel J, Sprague P, Tamaela L, Kan A, Middleton R (1981) Mandibular and para-mandibular tumors in children. Report of 16 cases. Pediatr Radiol 11: 183–192
31. Kozlowski K (1985) The radiographic clues in the diagnosis of bone dysplasias. Pediatr Radiol 15: 1–3
32. Ledesma-Medina J, Osman MZ, Girdany BR (1980) Abnormal paranasal sinuses in patients with cystic fibrosis of the pancreas. Radiological findings. Pediatr Radiol 9: 61–64
33. Lee FA, Donnell GN, Gwinn JL (1977) Radiographic features of fucosidosis. Pediatr Radiol 5: 204–208
34. Litwan M, Fliegel C (1986) Zur Röntgendiagnostik von Mittelgesichtsfrakturen. Radiologe 26: 421–426
35. Lowry RB (1974) Holoprosencephaly (Corr). Am J Dis Child 128: 887
36. Lusted LB, Keats TE (1973) Atlas of Roentgenographic measurement, 3rd edn. Year Book Med Publ, Chicago
37. Mahmalat MO, Schmitt WGH, Beyer HK (1986) Chronische Sinusitis ethmoidalis und sphenoidalis als Zufallsbefund bei der Computertomographie des Schädels. Röntgen Bl 39: 297–300
38. Mayer EG (1959) Diagnose und Differentialdiagnose in der Schädelröntgenologie. Springer, Wien, S 128
39. Meinecke P (1980/81) Das Stickler-Syndrom. Autosomal dominant erbliche Arthro-Ophthalmopathie. Pädiat prax 24: 705–710
40. Meinecke P, Wolff G, Schaefer E (1987) Cerebro-costo-mandibuläres Syndrom ohne cerebrale Beteiligung bei einem 4-jährigen Jungen. Monatsschr Kinderheilk 135: 54–58
41. De Myer W, Zeman W, Palmer CG (1964) The face predicts the brain: diagnostic significance of median facial anomalies for holoprosencephaly (arhinencephaly). Pediatrics 34: 256–263
42. Pollock JA, Newton TH, Hoyt WF (1968) Transsphenoidal and transethmoidal encephaloceles. A review of clinical and roentgen features in 8 cases. Radiology 90: 442–453
43. Poznanski AK (1976) Practical approaches to pediatric radiology. Year Book Medical Publ, Chicago pp 261–265, 267–269
44. Psenner L (1963) Die Röntgendiagnostik der Nase, der Nasennebenhöhlen und des Epipharyx. In: Diethelm L, Strnad F (red. von) Röntgendiagnostik des Schädels I. Springer, Berlin Göttingen Heidelberg (Handbuch der medizinischen Radiologie, Bd VII/1), S 130–364

45. Psenner L (1972) Die fibröse Knochendysplasie im Bereich der Nasennebenhöhlen. Fortschr Röntgenstr 116: 456–469
46. Reck R (1984) Kopfschmerzen durch Erkrankungen im HNO-Bereich. Radiologe 25: 376–380
47. Rieden K, Weber M, Kober B, Flentje M (1986) Diagnostik von Läsionen im Gesichtsschädelbereich – Indikation und Leistungsfähigkeit der konventionellen Röntgentechnik im Vergleich zur Computertomographie. Röntgen Bl 39: 102–109
48. Romshe CA, Sotos JF (1973) Hypothalamic-pituitary dysfunction in siblings of patients with holoprosencephaly (Corr). J Pediat 83: 1088–1090
49. Roubicek M, Spranger J, Wende S (1981) Frontonasal dysplasia as an expression of holoprosencephaly. Eur J Pediat 137: 229–231
50. Schedewie H, Willich E, Gröbe H, Schmidt H, Müller KM (1973) Skeletal findings in homocystinuria: a collaborative study. Pediatr Radiol 1: 12–23
51. Schweisguth O (1984) Solide Tumoren im Kindesalter. Übers. v. B Weiss, bearb. v. MK Neidhardt. Enke, Stuttgart, S 132
52. Sedano HO, Cohen MM jr, Jirasek J, Gorlin RJ (1970) Frontonasal dysplasia. J Pediat 76: 906–913
53. Silverman FN (1976) An introduction in roentgenographic cephalometry. In: Kaufmann HJ (ed) Skull, spine and contents, part I; Karger, Basel (Progr Pediat Radiol, vol 5, pp 137–159)
54. Smith DW (1976) Recognizable patterns of human malformation. Genetic, embryologic and clinical aspects, 2nd edn. Saunders Philadelphia London Toronto, p 370
55. Som PM, Lawson W, Biller HF, Lanzieri CF (1986) Ethmoid sinus disease: CT evaluation in 400 cases. Part I. Nonsurgical patients. Radiology 159: 591–597
56. Spranger J, Ochsenfarth A, Kock HP, Heuke J (1968) Anthropometrische Normdaten im Kindesalter. Z Kinderheilk 103: 1–12
57. Stengel-Rutkowski S, Schimanek P (1985) Chromosomale und nicht-chromosomale Dysmorphiesyndrome. Enke, Stuttgart
58. Stewart RE (1978) Craniofacial malformations: clinical and genetic considerations. Pediatr Clin North Am 25: 485–515
59. Terrafranca RJ, Zellis A (1953) Congenital hereditary cranium bifidum occultum frontalis. With a review of anatomical variations in lower midsagittal region of frontal bones. Radiology 61: 60–66
60. Thomas KA, Cook SD, Westfall RL (1984) CEPHS – A system for computer analysis of cephalometric radiographs. Computer Programs in Biomedicine 18: 193–216
61. Valvassori GE, Potter GD, Hanafee WN, Carter BL, Buckingham RA (1984) Radiologie in der Hals-Nasen-Ohren-Heilkunde. Thieme, Stuttgart New York. Deutsche Übers. hrsg. v. G Canigiani, G Wittich
62. Vidic B (1968) The postnatal development of the sphenoidal sinus and its spread into the dorsum sellae and posterior clinoid processes. Am J Roentgenol 104: 177–183
63. Vögtel D, Däumling S, Wintergerst U, Belohradsky BH, Stengel-Rutkowski S (1987) Das Hypertelorismus-Hypospadie-Syndrom (Greig-Syndrom). Pädiat prax 35: 319–322
64. Wald ER, Pang D, Milmoe GJ, Schramm VL (1981) Sinusitis and its complications in the pediatric patient. Pediatr Clin North Am 28: 777–796
65. Wiedemann HR, Grosse FR, Dibbern H (1976) Das charakteristische Syndrom. Blickdiagnose von Syndromen. Ein Atlas für Klinik und Praxis. Schattauer, Stuttgart

2.2 Schädelbasis

1. Austin JHM, Gooding CA (1971) Roentgenographic measurement of skull size in children. Radiology 99: 641–646
2. Berger PE, Harwood-Nash DC, Fitz CR (1976) The dorsum sellae in infancy and childhood. Pediatr Radiol 4: 214–220
3. Bergerhoff W, Martin M (1954) Messungen von Winkeln und Strecken am Röntgenbild des Schädels von Säuglingen und Kleinkindern. Fortschr Röntgenstr 80: 742–749
4. Biesalski P (1960) Die Hals-Nasen-Ohren-Krankheiten im Kindesalter. Thieme, Stuttgart, S 143, 148
5. Bliesener JA (1985) Die Diagnostik der Arnold-Chiari'schen Mißbildung beim Neugeborenen. Röntgen Bl 38: 305–311
6. Bliesener JA, Schmidt LR (1980) Normal and pathological growth of the foramen occipitale magnum shown in the plain radiograph. Pediatr Radiol 10: 65–69
7. Caffey J (1953) On the accessory ossicles of the supraoccipital bone: Some newly recognized roentgen features of the normal infantile skull. Am J Roentgenol 70: 401–412
8. Chasler CN (1972) Atlas of roentgen anatomy of the newborn and infant skull. Warren H Green Inc, St. Louis, p 8
9. di Chiro G, Nelson KB (1962) The volume of the sella turcica. Am J Roentgenol 87: 989–1008
10. Cronqvist S (1968) Roentgenologic evaluation of cranial size in children. A new index. Acta Radiol (Diagn) 7: 97–111
11. Diebler C, Dulac O (1983) Cephaloceles: clinical and neuroradiological appearance. Associated cerebral malformations. Neuroradiology 25: 199–216
12. Ebel KD (1973) Craniometry of pathologically shaped skull. Ann Radiol 16: 239–244
13. Ebel KD (1974) Craniostenosis-roentgenological and craniometric features. Pediatr Radiol 2: 1–14
14. Ebel KD (1985) Die Schädelbasis im Wachstumsalter. Röntgenpraxis 38: 330–336
15. Fisher RL, di Chiro G (1964) The small sella turcica. Am J Roentgenol 91: 996–1008
16. Franken EA jr (1969) The midline occipital fissure: diagnosis of fracture versus anatomic variants. Radiology 93: 1043–1046
17. Gooding CA (1969) Review of a paper by Cronqvist. Invest Radiol 4: 90
18. Haas LL (1954) Size of sella turcica by age and sex. Am J Roentgenol 72: 754–761
19. Holthusen W, Lassrich MA, Steiner C (1983) Epidermoids and dermoids of the calvarian bones in early childhood: their behavior in the growing skull. Pediatr Radiol 13: 189–194
20. Inoue Y, Hakuba A, Fujitani K, Fukuda T, Nemoto Y, Umekawa T, Kobayashi Y, Kitano H, Onoyama Y (1983) Occult cranium bifidum. Radiological and surgical findings. Neuroradiology 25: 217–223
21. Irwin GL (1960) Roentgen determination at the time of closure of the spheno-occipital synchondrosis. Radiology 75: 450–453
22. Jend HH, Jend-Rossmann I, Crone-Münzebrock W,

Grabbe E (1984) Die Computertomographie der Schädelbasisfrakturen. Fortschr Röntgenstr 140: 147–151
23. König H, Kurtz B (1984) Hochauflösende Computertomographie der Felsenbeine. Fortschr Röntgenstr 141: 129–135
24. König H, Lenz M (1985) Hochauflösende Kernspintomographie der Felsenbeine. Röntgenpraxis 38: 321–327
25. Krogness KG (1978) Posterior fossa measurements. I. The normal size of the posterior fossa. Pediatr Radiol 6: 193–197
26. Krogness KG, Nyland H (1978) Posterior fossa measurements. II. Size of the posterior fossa in myelomeningocele. Pediatr Radiol 6: 198–202
27. Krogness KG, Nyland H (1978) The growth rate of the human cranial base between nasion and inion. Pediatr Radiol 7: 129–132
28. Kuckein D (1983) Osteolytische und osteoplastische Veränderungen der Schädelbasis im Computertomogramm. Röntgen Bl 36: 15–20
29. Laczay A, Weisenbach J (1973) Das Innenohr des Säuglings in der axialen Röntgenaufnahme des Schädels. Z Laryng Rhinol 52: 109–113
30. Laczay A, Weisenbach J (1973) Die quantitative Analyse der Pyramidenaufnahme nach Gefferth. Z Laryng Rhinol 52: 833–836
31. Lloyd GAS, Phelps PD, du Boulay GH (1980) High-resolution computerized tomography of the petrous bone. Br J Radiol 53: 631–641
32. Loepp W, Lorenz R (1971) Röntgendiagnostik des Schädels, 2. Aufl. Thieme, Stuttgart, S 371–376
33. Merle P, Georget AM, Goumy P, Jarlot D (1979) Primary empty sella turcica in children. Report of two familial cases. Pediatr Radiol 8: 209–212
34. Nolte K (1979) Malignant intracranial chordoma and sarcoma of the clivus in infancy. Pediatr Radiol 8: 1–6
35. Nyland H, Krogness KG (1978) The normal calvaria indices of the human skull. Pediatr Radiol 7: 1–3
36. O'Rahilly R (1952) Anomalous occipital apertures. Arch Pathol 53: 509–519
37. Psenner LB (1973) Differentialdiagnose der Erkrankungen des Schädelskeletts. Thieme, Stuttgart, S 150–185
38. Richter E, Pirsig W, Tänzer A (1975) Offener Canalis cranio-pharyngeus mit spheno-pharyngealer Meningoenzephalozele. HNO 23: 240–245
39. Röthig W (1971) Zur Berechnung der Körperlänge von Feten und Säuglingen durch Bestimmung des Querdurchmessers des Foramen occipitale magnum. Z Rechtsmedizin 68: 149–153
40. Schedewie H, Willich E, Gröbe H, Schmidt H, Müller KM (1973) Skeletal findings in homocystinuria: a collaborative study. Pediatr Radiol 1: 12–23
41. Shapiro R, Robinson F (1976) Embryogenesis of the human occipital bone. Am J Roentgenol 126: 1063–1068
42. Silverman FN (1959) Roentgen standards for size of the pituitary fossa from infancy through adolescence. Am J Roentgenol 78: 451–460
43. Smith DW, Töndury G (1978) Origin of the calvaria and its sutures. Am J Dis Child 132: 662–666
44. Sper JR, Silverman FN (1964) Symmetrical occipital apertures: A case report. Radiology 83: 1071–1072
45. Swartz JD (1983) High-resolution computed tomography of the middle ear and mastoid. Radiology 148: 449–454
46. Swischuk LE, Sarwar M (1977) The sella in childhood hypothyroidism. Pediatr Radiol 6: 1–3
47. Thiebot J, Clavier E, Challine B, Henry J (1987) Localisation tumorale sphenoidale isolée chez un enfant, révélatrice d'une histiocytose X. J Radiol 68: 309–311
48. Wang H, Rosenbaum AE, Reid CS, Zinreich SJ, Pyeritz RE (1987) Pediatric patients with achondroplasia: CT evaluation of the craniocervical junction. Radiology 164: 515–519
49. Wilkinson IA, Duck SC, Gager WE, Daniels DL (1982) Empty-sellasyndrom: occurrence in childhood. Am J Dis Child 136: 245–247

3 Zusammenfassende Grundregeln

1. Rosenkranz G, Tellkamp H, Köhler K (1985) Die Strahlenbelastung der Linse beim CT im Orbitabereich. Digit Bilddiagn 5: 66–69
2. Stieve FE (1967) Bevorzugte Darstellung einzelner Körperschichten. In: Vieten H (red. von) Allgemeine röntgendiagnostische Methodik. Springer, Berlin Heidelberg New York (Handbuch der medizinischen Radiologie, Bd III), S 716–1041
3. Teske HJ, Schmitt G, Ewen K (1972) Messungen zur Strahlenexposition der Augenlinse bei Schädelaufnahmen, Schichtaufnahmen der Orbitae und der angrenzenden Bereiche sowie bei angiographischen Untersuchungen. Radiologe 12: 420–424

Gehirn und Rückenmark

H. Traupe

INHALT

1	Untersuchungsmethoden	388
1.1	Technik der Computertomographie	388
1.2	Kernspintomographie	388
1.3	Weichteilwiedergabe im Kernspintomogramm	388
1.4	Ruhigstellung, Sedierung, Narkose	389
1.5	Kontrastmittel	389
2	Die normale Hirnentwicklung und ihre Störungen	390
2.1	Normalbefund bei Neugeborenen	390
2.1.1	Die inneren Liquorräume	390
2.1.2	Die äußeren Liquorräume	391
2.1.3	Das Hirnparenchym	391
3	Entwicklungsstörungen des Gehirns	391
3.1	Störungen der Hirnvolumenentwicklung	391
3.2	Fehlbildungen	392
3.2.1	Hydranenzephalie	392
3.2.2	Porenzephalie und Schizenzephalie	393
3.2.3	Holoprosenzephalie	393
3.2.4	Fehlbildungen der Mittellinienstrukturen	394
3.2.5	Mittellinienzysten	394
3.2.6	Balkenmangel	396
3.2.7	Balkenfehlbildungen	396
3.2.7.1	Agenesie des Septum pellucidum	398
3.2.8	Arachnoidalzysten	398
3.2.9	Kolloidzysten	399
3.2.10	Dysplasien der Hirnrinde	399
3.3	Fehlbildungen des Kleinhirns	400
3.3.1	Dandy-Walker Fehlbildung	400
3.3.2	Arnold-Chiari Fehlbildung	402
3.4	Hydrozephalus	402
3.4.1	Nicht kommunizierender Hydrozephalus	403
3.4.2	Kommunizierender Hydrozephalus	404
3.4.3	Periventrikuläres Ödem	407
4	Neurokutane Systemerkrankungen	407
4.1	M. Recklinghausen	407
4.2	Tuberöse Sklerose	407
4.3	Enzephalofaziale Angiomatose (Sturge Weber)	409
4.4	Hämangiomatose (Hippel-Lindau)	412
4.5	Seltene Phakomatosen	413
5	Gefäßerkrankungen	413
5.1	Arteriovenöse Fehlbildungen	413
5.1.1	Arteriovenöse Mißbildung der Vena Galeni	415
5.2	Hypoxie und Ischämie	417
5.2.1	Ischämisch-hypoxische Läsionen beim unreifen Kind	417
5.2.2	Ischämisch-hypoxische Läsionen beim reifen Kind	418
5.3	Arterielle Verschlußerkrankungen	418
5.4	Sinus und Venenthrombose	419
6	Trauma	421
6.1	Epidurale Blutung	421
6.2	Subdurale Blutung	422
6.3	Subarachnoidale Blutung	422
6.4	Hirnödem (Kontusion)	424
6.5	Zusammenfassende Darstellung der Schädel-Hirn-Verletzungen	425
6.6	Spätfolgen der Schädel-Hirn-Verletzung	428
7	Tumore der hinteren Schädelgrube	429
7.1	Medulloblastome	429
7.2	Ependymom	429
7.3	Pilozytäres Astrozytom	430
7.4	Ponsgliom	431
8	Supratentorielle Tumore	432
8.1	Kraniopharyngeom	432
8.2	Tumore der Pinealisloge	433
8.3	Supratentorielle Astrozytome	435
8.4	Plexuspapillom	436
8.5	Kongenitale Tumore	436
9	Entzündliche Hirnerkrankungen	437
9.1	Intrauterine Infektionen	437
9.1.1	Toxoplasmose	438
9.1.2	Zytomegalie	438
9.2	Meningitis	439
9.3	Enzephalitis	439
9.4	Hirnabszeß	440
9.5	Epi- und Subdurale Abszesse, Empyeme	441
10	Röntgendiagnostik bei Anfallsleiden	441
11	Erkrankungen des Rückenmarkes	442
11.1	Spinale Fehlbildungen	442
11.1.1	Meningozelen und Meningomyelozelen	442
11.1.2	Lipome, Lipomeningozele, Lipomyelomeningozele	443
11.1.3	Tethered Conus	443
11.1.4	Diastematomyelie	443
11.1.5	Syringomyelie und Hydrosyringomyelie	444
11.1.6	Raumfordernde Fehlbildungen	444
11.1.7	Neurofibromatose	445
11.2	Intraspinale Raumforderungen	445
11.2.1	Tumore	447
11.2.2	Entzündliche Erkrankungen	448
11.2.3	Trauma	448
Literatur		449

Für die Überlassung aller in diesem Beitrag gezeigten kernspintomographischen Bilder danke ich Herrn Prof. E. Bücheler, Abteilung für Röntgendiagnostik, Universitätskliniken Hamburg Eppendorf.

1 Untersuchungsmethoden

Die bildgebende Diagnostik neurologischer Störungen im Kindesalter hat sich seit Einführung der zerebralen Computertomographie und der Kernspintomographie entscheidend verändert. Standardverfahren, wie z. B. die zerebrale Angiographie, wurden zu Spezialuntersuchungen mit eingeschränkter Indikation, Pneumenzephalographie und Ventrikulographie konnten nahezu ersatzlos aus dem diagnostischen Spektrum gestrichen werden. Auf der anderen Seite spielt die Ultraschalldiagnostik gerade während der ersten Lebensmonate eine zunehmend entscheidende Rolle und steht eine weitere Verbreitung der Kernspintomographie im Kopf- und Wirbelsäulenbereich bevor. Für den Röntgenarzt bedeutet dieser Wandel einerseits eine erhebliche Erleichterung und Abkehr von invasiven Techniken, andererseits ein Umdenken in röntgenanatomischen Vorstellungen und in der räumlichen Einsicht in die komplizierte Struktur des Gehirns und des Rückenmarks. Dazu kommt die notwendige Auseinandersetzung mit der Diagnostik nun erstmals sichtbarer und z. B. meßbarer Weichteilstrukturen, die mit guter räumlicher Auflösung und neuen Kennwerten wie „Dichte" oder „Signalverhalten" abgebildet werden.

Die zerebrale Computertomographie
Rekonstruierte Dichtemessungen aus kleinen Feldern ergeben mit modernen Geräten eine präzise Abbildung der intrakraniellen Strukturen in axialen, halbaxialen und coronaren Körperebenen. Sagittale Ebenen sind nurmit speziellen CT-Einrichtungen oder durch sekundäre Rekonstruktionen routinemäßig zu gewinnen. Hier ist die Kernspintomographie durch die frei Wahl der Körperebenen überlegen.

1.1 Technik der Computertomographie

Lagerung: Neugeborene Kinder werden zweckmäßig in strahlentransparenten Körper-Kopfschalen, die gestaffelt nach Körpergröße industriell angeboten werden, untersucht. Durch Schaumstoffkeile wird der Kopf leicht angehoben, so, daß die Schichtebene mit der Orbitomeatallinie (Verbindung von Orbitamitte und Porus akustikus externus) einen Winkel von 15–20 Grad bildet. Bei Lagerungsproblemen, z. B. Meningismus, sollte mit der entsprechenden Gantrykippung ausgeglichen werden. In vielen Fällen ist es günstig eine leichte Rotation des Kopfes bei einem bereits sedierten Kind in Kauf zu nehmen um Artefakte durch Rückbewegungen zu vermeiden. Wichtig ist, den oben angegebenen Winkel zwischen Aug-Ohrlinie umsomehr zu betonen, je wichtiger die übersichtliche Darstellung der Strukturen der hinteren Schädelgruppe ist.

Koronare Schichten sind bei kooperativen Kindern dann erreichbar, wenn der Winkel zwischen Aug-Ohr-Linie und Schnittebene etwa 90 Grad beträgt. Diese Form der Untersuchung erfolgt in Rückenlage mit stark extendiertem Kopf nach dem seitlichen Übersichtsbild. Die Schichtdicke beträgt im Bereich der hinteren Schädelgrube 4 mm, im supratentoriellen Bereich 8–10 mm. Selektive Darstellungen im Sella- und Felsenbeinbereich erfolgen mit Schichtdicken von 1–2 mm Dicke. Alle Schichten sind aneinandergrenzend ohne Überlappung oder Zwischenraum anzufertigen [34, 48].

1.2 Kernspintomographie

Als wesentliche Einschränkung und bedingt durch die langen Meßzeiten ist die Untersuchung nur bei kooperativen oder völlig sedierten Kindern möglich. Postoperative Untersuchungen, bei denen mit Sicherheit ferromagnetische Gefäßclips zu erwarten sind, stellen eine Gegenindikation zur Untersuchung dar. Implantierte Ventilsysteme sind potentielle Ursachen von Bildartefakten, aber keine Kontraindikation. Grundsätzlich sollten bei Zweifeln über das Vorhandensein von metallischen Fremdkörpern im Schädelinnenraum Nativaufnahmen oder eine kraniale Computertomographie vor der kernspintomographischen Untersuchung angefertigt werden.

1.3 Weichteilwiedergabe im Kernspintomogramm

Im Vergleich zur kranialen Computertomographie läßt sich die bildhafte Wiedergabe der Hirnstrukturen im Kernspintomogramm durch Veränderung der Aufnahmeparameter weitgehend verändern. Im Folgenden wird vereinfachend von T1 und T2 gewichteten Bildern gesprochen. Der überwiegende Teil der hier wiedergegebenen Bilder wurde im Spin-Echo-Sequenz-Verfahren (SE) gewonnen und zeigt folgende Chrakteristika:

T1-gewichtete Bilder zeigen einen hohen Kontrast zwischen grauer und weißer Stubstanz. Die weiße Substanz wird mit höherer Signalintensität abgebildet (heller) als die graue. Der Liquor ist hier

Abb. 1a, b. 5jähriges Mädchen, Normalbefund; Gegenüberstellung eines T1-gewichteten Bildes, **a** Spin-Echo-Sequenz, Repetitionszeit 450 ms, Echozeit 30 ms, **b** Repetitionszeit 2000 ms, Echozeit 50 ms, Feldstärke 1,5 Tesla. T1-gewichtete Bilder (**a**) eignen sich gut zur Darstellung der anatomischen Verhältnisse. Die graue Substanz ist *grau*, die weiße Substanz *weiß* wiedergegeben. Der Liquor erscheint *schwarz*. In Bild **b** ist das große Marklager *grau* wiedergegeben, die Rinde zeigt ein höheres Signal und läßt die signalarmen Gefäße deutlicher hervortreten. Die Erkennbarkeit der Inselrinde ist deutlich geringer als im T$_1$-gewichteten Bild (**a**)

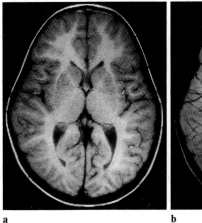
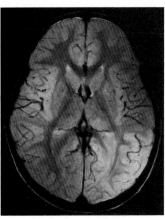

a   b

signalarm (schwarz), die graue Substanz grau dargestellt. Diese Form der Darstellung ist zur Analyse der anatomischen Strukturen gut geeignet (Abb. 1 a).

Mit stärkerer T2-Wichtung wird die graue Substanz mit hoher Protonendichte (Wassergehalt 80%) zunehmend heller, die weiße Substanz mit geringerer Protonendichte (Wassergehalt 72%) zunehmend signalärmer (dunkler) wiedergegeben (Abb. 1 b). Diese Verhältnisse lassen sich durch die Wahl der Ableitungsparameter in einem weiten Bereich variieren und unterliegen während der zunehmenden Myelinisierung der Nervenbahnen und der Abnahme des Wassergehaltes des kindlichen Gehirnes von ca. 90% auf ca. 72% einem meßbaren Wandel [33, 52, 55]. Die komplizierten Zusammenhänge zwischen den physiologischen Veränderungen der Relaxationszeiten des reifenden Gehirnes und den jeweiligen Aufnahmeparametern setzen, vor allem bei der Beurteilung generalisierter Erkrankungen der weißen Substanz, eine genaue Kenntnis des altersentsprechenden Signalverhaltens und des Einflußes der Aufnahmeparameter voraus.

1.4 Ruhigstellung, Sedierung, Narkose

Voraussetzung für einen ungestörten Untersuchungsablauf ist das Vermeiden von Patientenkopfbewegungen für ca. 10–30 min. Bei Neugeborenen und kleinen Kindern hat sich folgendes Vorgehen bewährt:

Versuch der Ruhigstellung durch eine vorausgehende Mahlzeit, Begleitung der Mutter, Abdunkeln des Untersuchungsraumes und Lagerung auf einer Wärmematte. 15–30 min vor Untersuchung Gabe von Chloralhydrat als Mikroklysma (0,6 g).

Bei bestehender Unruhe Gabe eines weiteren Microklysma, ggf. von kleinen Dosen Diazepam oder Promethazin.

Eine Intubationsnarkose ist nur in seltenen Fällen notwendig.

1.5 Kontrastmittel

Im Gegensatz zu allen übrigen Organen des Körpers sind bei der Anwendung der zur Zeit üblichen Kontrastmittel (iodhaltige Kontrastmittel für die kraniale Computertomographie, Gadolinium-DTPA zur Kernspintomographie) [59] im Bereich des Zentralen Nervensystems zwei Effekte zu beobachten:

In normalem Hirngewebe führt die Gabe von Kontrastmittel zu keiner signifikanten Dichteanhebung da ein Übertritt des Kontrastmittels in den neuronalen Extravasalraum durch eine funktionelle Sperre, die Blut-Hirnschranke verwehrt wird. Lediglich in den differenzierbaren Intravasalräumen kommt es durch die Anhebung der spezifischen Dichte und die Signalverstärkung im kontrastmittel-durchmischten Serum zu einer meßbaren und visuell erkennbaren Dichteanhebung bzw. Änderung des Signalverhaltens.

Außerhalb neuronaler Strukturen wie im Bereich der Adenohypophyse und den Hirnhäuten und allen übrigen Organverbänden tritt Kontrastmittel unbeschränkt in den Extravasalraum. Im Falle des Fehlens der Blut-Hirnschranke also bei einer intrazerebralen Metastase, bei noch nicht funktionsfähiger Blut-Hirnschranke wie in neu aussprossenden Kapillaren im Regenerationsgewebe oder bei gestörter Blut-Hirnschranke bei entzündlichen Veränderungen des zerebralen Gefäßbindegewebes, nach

ischämischen Störungen oder in nicht ausreichend differenzierten Gewebeverbänden hirneigener Tumoren tritt Kontrastmittel unbehindert aus dem Intra- in den Extravasalraum. Die diagnostische Absicht durch Kontrastmittelgabe eine pathologische Veränderung besser oder überhaupt zu erkennen ist somit durch folgende Erwartungen begründet:
1. Suche nach einem Bereich erhöhten regionalen Blutvolumens (Angiom, gefäßreicher Tumor).
2. Suche nach einer Zone fehlender, gestörter oder nicht entwickelter Blut-Hirnschranke (z. B. Metastase, Hirntumor, Enzephalitis, früher Infarkt, Narbengewebe).

Neben den bekannten allergischen Zwischenfällen, ihrer potentiellen Störung der Schilddrüsenfunktion und ihrer, speziell beim Kind reduzierten renalen Exkretion, zeigen auch nichtionische Röntgenkontrastmittel neurotoxische Effekte als Erhöhung der zerebralen Krampfbereitschaft und passagere Störung der zerebralen Autoregulation.

Dies zwingt zu einer überlegten Abschätzung der Vorteile und Risiken der Kontrastmittelgabe. Nebenwirkungen durch Gabe von Gadolinium-DPTA sind zur Zeit nicht bekannt [52].

Im klinischen Alltag hat sich für die kraniale Computertomographie folgendes Vorgehen bewährt:

Eine Kontrastmitteluntersuchung ist als primäres oder auf die kontrastfreie Untersuchung folgendes Verfahren indiziert bei
- allen vermuteten Tumoren der Schädelbasisregion,
- allen vermuteten Tumoren der Mittellinie,
- dem Verdacht einer Gefäßfehlbildung bei nicht erklärbaren Epilepsien.

Ein entsprechender Katalog ist zur Zeit für die in der Kernspintomographie wirksamen Kontrastmittel noch nicht zu erstellen.

Kontrastmittelmenge im kranialen Computertomogramm: Bei der deutlich verbesserten Niedrigkontrastauflösung moderner CT-Systeme genügt eine Gabe von 0,5-1 ml Kontrastmittel (Konzentration: 300 mg Jod/ml) pro 1 kg Körpergewicht.

Die intrathekale Gabe von Röntgenkontrastmittel ist nur in seltenen Fällen, z. B. bei Gliomen im Bereich des Chiasma N. optici oder zur Abklärung zystischer intrakranieller, extrazerebraler Veränderungen erforderlich. Die lumbal oder zisternal zu applizierende Menge liegt bei 2-4 ml einer isotonen 300 mg Jod/lm enthaltenden Kontrastmittellösung.

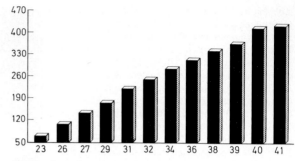

Abb. 2. Gestationsalter und Hirngewicht, erstellt nach Ergebnissen von GRUENWALD u. MINH 1960 in FRIEDE [19]

Zur Kernspintomographie beträgt die zur Zeit übliche Menge von Gadolinium-DPTA 0,1-0,3 mm mol/kg [50].

2 Die normale Hirnentwicklung und ihre Störungen

Im Verlauf der fetalen Hirnentwicklung zeigt das menschliche Gehirn einen außerordentlich raschen Massenzuwachs von der 23. Woche bis zur 41. Woche von ca. 70 auf 420 g, d. h. es versechsfacht sein Volumen. Nach der Geburt verdoppelt sich das Hirngewicht im Verlauf der ersten neun Monate und erreicht über 90% des Erwachsenengewichtes etwa im 6. Lebensjahr [51], sein Endgewicht erst nach dem 12.-13. Lebensjahr (Abb. 2).

Die Myelinisierung aller neuronaler Fortsätze ist erst nach dem 30. Lebensjahr abgeschlossen [60].

Durch die entsprechende Form und Volumenveränderungen des Gehirns ist die Kenntnis des „Normalen" in Abhängigkeit zur Altersstufe bedeutsam. Insbesondere in der Neugeborenenphase ist es oft schwierig konkrete Bezugswerte zu finden.

2.1 Normalbefund bei Neugeborenen

Die Assymetrie des Schädels ist beim Neugeborenen ein Normalbefund und primär durch den Geburtsvorgang bestimmt [46].

2.1.1 Die inneren Liquorräume

Vor allem im Bereich der Seitenventrikel zeigen die inneren Liquorräume eine zur allgemeinen Massenzunahme des Gehirns gegenläufige Entwicklung mit zunehmender Verschmälerung im Lauf der Entwicklung. Diese beginnt bereits in der 10. Schwangerschaftswoche und setzt sich postnatal bis zur endgültigen Ausbildung des Gehirns fort. Verläßliche Meßwerte sind jedoch bislang weder mit linearen, planimetrischen oder volumetrischen Methoden erarbeitet worden. Grundsätzlich gilt, daß bei Frühgeborenen physiologisch weite Ventrikel vorgefunden werden, die Ventrikel zeitgerecht Geborener ein schlitzförmiges Aussehen haben und in den ersten Lebenswochen häufig passagere leichte Erweiterungen der Ventrikel auftreten, die mit dem physiologischen postnatalen Wasser- und Salzverlust einhergehen. Der Befund einer Septum pellucidum-Zyste ist bis zum Alter von 6 Monaten normal.

2.1.2 Die äußeren Liquorräume

Die Weite der äußeren Liquorräume muß in Beziehung zu der Weite der inneren Liquorräume gesehen werden. Weite Subarachnoidalräume im Bereich der basalen Zisternen und der kortikalen Sulci, eine weite, offene Inselzisterne sowie eine Erweiterung im Abschnitt des vorderen Interhemisphärenspaltes sind ein normaler Befund, bei Frühgeborenen die Regel.

Die Größe der Cisterna magna im Bereich der hinteren Schädelgrube kann außerordentlich variabel sein. Eine Erweiterung dieses Raumes bis in die Oberwurmzisternen hinein hat für sich keine pathologische Bedeutung. Sie stellt mit einer Häufigkeit von 0,4% eine Normvariante dar.

2.1.3 Das Hirnparenchym

Die Dichtemessung des Hirnparenchyms im Computertomogramm läßt die dichtere graue Substanz von der weniger dichten weißen beim Neugeborenen besser als bei Erwachsenen differenzieren. Die geringere Dichte der weißen Substanz beruht auf der noch unvollständigen Markscheidenentwicklung, der geringeren Proteinkonzentration und untersuchungstechnischen Faktoren (Strahlenaufhärtung). Graue und weiße Substanz zeigen bei Frühgeborenen einen höheren Wassergehalt als bei Neugeborenen und damit eine vergleichsweise niedrigere Dichte. Selten zeigen sich im kranialen Computertomogramm Inseln erhöhter Dichte unmittelbar neben dem Ventrikelependym, die den Resten der subependymalen Matrix- oder Keimschicht entsprechen [37].

3 Entwicklungsstörungen des Gehirns

Störungen der Hirnentwicklung können in allen Stadien der komplizierten Ausbildung des Organs auftreten, wobei als allgemeine Regel gilt, daß die Störung umso ausgeprägter ist, je früher sie auftritt. Eine Störung der mesenchymalen Induktion der Neuralplatte und des Neuralrohres in der 2.-3. Fetalwoche führt entweder zur Anenzephalie oder den dysraphischen Störungen als Enzephalozele, Myelomeningozele oder der Arnold-Chiarischen Fehlbildung. Ab der 4.-6. Woche, in der das Neuralrohr im Endhirnbereich geschlossen wird und sich die Anlagen des Endhirns, Mittelhirns und der Balken ausbilden, finden wir als Entwicklungsstörung die Holoprosenzephalie, schwerwiegende Gesichtsfehlbildungen und die fehlende oder inkomplete Ausbildung des Balkens.

Das Ventrikelsystem und die Zisternen werden von der 7. bis zur 8. Fetalwoche gebildet, Störungen in diesem Abschnitt sind der Hydrocephalus occlusus, die Dandy-Walkersche Fehlbildung und die Ausbildung der Arachnoidalzysten.

Erst in der 20. Woche und mit zunehmender Differenzierung der Rindenstruktur treten als Fehlbildung die Lissenzephalie, Mikrogyrie und Makrogyrie auf.

Von der 3.-7. Woche, im Zeitraum der normalen Zellproliferation und Zellmigration ist zusätzlich mit den regionalen Hirnhypoplasien, z. B. der Hydranenzephalie, Schizenzephalie, Porenzephalie, Kleinhirnhypoplasie, im Fall der überschießenden Zellvermehrung mit der Induktion eines Teiles der Phakomatosen zu rechnen [19, 57]. Zur in vivo Diagnostik der Hirnfehlbildungen sind alle Methoden, die das Hirngewebe und die Ventrikel darstellen, also heute vor allem die Computertomographie und Kernspintomographie, geeignet. Vaskuläre Fehlbildungen sind nach wie vor eine Domäne der Angiographie.

3.1 Störungen der Hirnvolumenentwicklung

Der entscheidende Ausgangswert zur Frage einer pathologischen Entwicklung der Schädel- und Hirngröße wird durch die Messung des größten Schädelumfanges vorgegeben. Ein allgemeines Zurückbleiben des Hirn- und Schädelwachstums als Mikrozephalie kann 3 Gründe haben:
1. die benigne, primäre Mikrozephalie als chromosomale Aberration oder familiäre Abweichung,
2. einen prämaturen Nahtverschluß oder 3. sekun-

där bei einer generalisierten oder lokalen Hirnatrophie wie im Falle der pränatalen Hirninfektionen. Bekannte Ursachen sind die Toxoplasmose, Zytomegalie, Rötelninfektion, Lues bei der Plazentainsuffizienz, die perinatalen und postnatalen Störungen wie Asphyxie und Ischämie und die Phenylketonurie.

Makrozephalie: Mit der Ausnahme der kongenitalen familiären Makrozephalie ist die Vergrößerung des Kopfumfanges um mehr als zwei Standardabweichungen über die Norm verdächtig auf das Vorliegen einer intrakraniellen Raumforderung. In Frage kommen: ein Hydrozephalus, ein intrakranieller Tumor, eine pathologischen Zunahme des Hirnvolumens wie bei den metabolischen Megaenzephalien oder ein „Pseudotumor cerebri" infolge eines Ödems unklarer Ursache. In seltenen Fällen kann eine Verdickung der Kalotte wie im Fall der Anämie oder den Skelettdysplasien gefunden werden. Zur differentialdiagnostischen Beurteilung einer Mikro- oder Makrozephalie ist die Einsicht in das Verhältnis der Weite der inneren und äußeren Liquorräume durch die Computertomographie oder Kernspintomographie notwendig, in der Tabelle 1 sind die häufigsten Möglichkeiten zusammengefaßt [40]:

Tabelle 1. Ventrikelgröße und Weite der äußeren Liquorräume bei pathologischen Veränderungen des Kopfumfanges:

Verminderung des Kopfumfanges
- mit Erweiterung der inneren und äußeren Liquorräume
  Zerebrale Atrophie
  Hemiatrophie
- ohne Erweiterung der inneren und äußeren Liquorräume
  Prämature Nahtsynostose
  Mikroenzephalie

Vergrößerung des Kopfumfanges
- mit Erweiterung der inneren Liquorräume
  Hydrocephalus occlusus
  Holoprosenzephalie
  Dandy-Walker Zyste
- mit Erweiterung der inneren und äußeren Liquorräume
  Hydrocephalus communicans
  Porenzephalie
  Hydranenzephalie
- mit Erweiterung äußerer Liquorräume
  Hydrocephalus externus
  Arachnoidalzysten
  subdurale Flüssigkeitsansammlungen
- mit Verengung der Liquorräume
  Intra- und extrazerebrale Tumore
    Hirnödem
    Megaenzephalie

3.2 Fehlbildungen

3.2.1 Hydranenzephalie

Hydranenzephalie
Synonym: Anenzephalie, „Blasenhirn"

Definition: Ersatz der normalen Hemisphärenstruktur durch gliös umhüllte Zysten, z. T. sind noch einzelne Hirnareale erhalten, immer erhalten sind die Basalganglien, die Hirnstammstrukturen und das Kleinhirn. Ätiologie: Frühkindliche Hirnläsion etwa im Bereich der 6. Woche am wahrscheinlichsten durch Verschluß der supraklinoidalen A. Carotis interna-Abschnitte; weitere vermutete Ursachen: Kohlenmonoxydvergiftung, Infektionen der Mutter, Strahlenschädigung, intrauterines Trauma. Klinik: Die meisten Kinder sterben während der Geburt (Geburtsstillstand) oder während der ersten Lebensmonate; Ausbleiben der statomotorischen Entwicklung, Anfälle, Schluckstörungen, Störung der konjugierten Blickbewegung.

Röntgenbefunde: Die Hydranenzephalie ist als schwere Form der Porenzephalie zu sehen. Die zerebrale Computertomographie und Kernspintomographie zeigen im Bereich der Hemisphären liquordichte Areale, die Strukturen der Stammganglien heben sich mit deutlich erhöhter Dichter von den bilateralen Zysten ab (Abb. 3). Der Hirnstamm er-

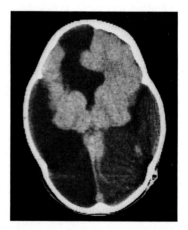

Abb. 3. CT-Bild eines zweieinhalbjährigen Kindes mit ausgeprägter psychomotorischer Retardierung und Blindheit. Das Schnittbild durch die Höhe des Tentoriumgiebels zeigt eine zystisch-membranöse Ausbildung der Temporal- und Okzipitallappen. Die Stammganglien sind beidseits normal angelegt, 3. Ventrikel und Seitenventrikel bilden einen gemeinsamen Liquorraum. Der partiell angelegte linke Frontallappen zeigt einen porenzephalen Defekt, der das Ventrikelsystem mit der Hirnoberfläche verbindet. Typisches Bild bei Hydranenzephalie

scheint schmal, das Kleinhirn ist meist unauffällig dargestellt. Differentialdiagnostisch kann der Ausschluß eines extremen Hydrocephalus occlusus schwierig sein. In diesem Fall soll vor einer Shunt-Operation eine beidseitige Karotisangiographie durchgeführt werden. Fehlen wesentliche Anteile der Hirngefäße ist die Diagnose einer Hydranenzephalie gesichert.

3.2.2 Porenzephalie und Schizenzephalie

Definition: Unter einem Porus wird der Folgezustand einer Schädigung unreifen Hirngewebes ohne reaktive Narbenbildung bezeichnet. Zurück bleiben mehr oder weniger große Defekte, die liquorgefüllt sind und im Parenchym mit oder ohne Anschluß an das Ventrikelsystem oder die Hirnoberfläche (Schizenzephalie) liegen.

Ätiologie: Intrauterine Durchblutungsstörung, postenzephalitisch, posttraumatisch.

Klinik: Psychomotorische Retardierung, Epilepsie, nach Ausmaß der Schädigung spastische Halbseitenlähmung, Hemianopie oder Hemianästhesie.

Röntgenbefunde: Im Röntgenativbild zeigen sich häufig Schädelasymmetrien mit stärkerer Auswölbung der ipsilateralen Kalotte, z.B. mit Kalottenverdünnung. Wegweisende Techniken sind die zerebrale Computertomographie oder Kernspintomographie. Die Weichteildarstellung zeigt eine oder mehrere glattberandete Zonen von Liquordichte im Parenchym mit oder ohne Anschluß an die Hirnoberfläche oder das Ventrikelsystem (Abb. 4 a, b). Typisch ist eine ipsilaterale Volumenverminderung des Hirnparenchyms mit Ventrikelausziehung zur betroffenen Seite hin.

Differentialdiagnostisch kommen raumfordernde extrazerebrale zystische Läsionen, z. B. Arachnoidalzysten in typischer Lokalisation, in Betracht sowie zystische Tumore (Dermoide, Lipome), die jedoch meist eine höhere Dichte oder Fettdichte aufweisen.

3.2.3 Holoprosenzephalie
Synonym: Arhinenzephalie

Definition: Die Holoprosenzephalie ist Folge einer frühen Hirnentwicklungsstörung (3. Gestationswoche) mit mangelhafter oder fehlender Ausbildung des Vorderhirns [16]. Die morphologische Einteilung reicht von der alobaren Holoprosenzephalie mit nur einem Ventrikel ohne Interhemisphärenspalt über die semilobare Form mit Resthirn und angedeutetem Interhemisphärenspalt okzipital bis zur lobaren Holoprosenzephalie mit normaler Hemisphärenausbildung und Fusion der Frontalhörner und frontalen Rinde. Aus den ätiologischen Gemeinsamkeiten erklärt sich die häufige Kombination mit fazialen Fehlbildungen.

Klinik: Lippen-Gaumenspalten, Hypoteleorismus, Mikrozephalie, hormonelle Störungen bei meist fehlender Hypophyse, kongenitale Herzfehler.

Röntgenbefunde: Die Form und Volumenstörung des Gehirns wird durch die kraniale Computerto-

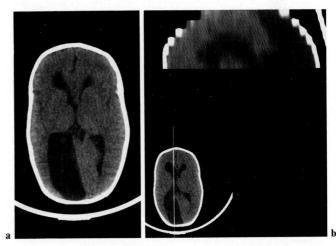

Abb. 4a, b. 2 Monate altes Kind mit psychomotorischer Retardierung; **a** Defekt im Bereich des linken Okzipitallappens und Anschluß an das linke Hinterhorn. **b** Im saggitalen Rekonstruktionsbild Ausdehnung des Defektes nach okzipital und hoch parietal in das Grenzgebiet der A. c. anterior hinein. Ursächlich kann ein thrombembolischer Infarkt im Territorium der A. c. posterior angenommen werden. Klassischer porenzephaler Defekt

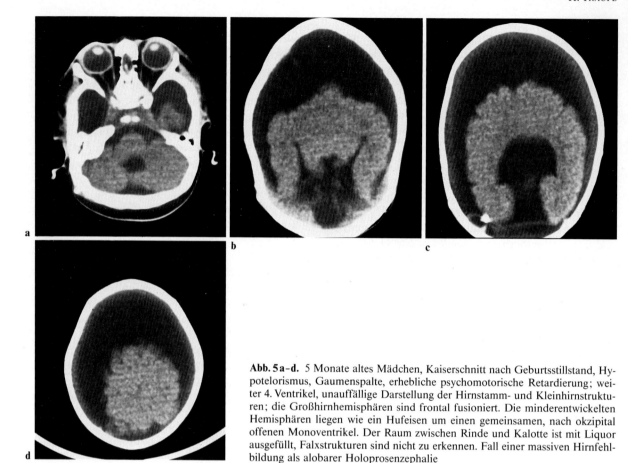

Abb. 5a–d. 5 Monate altes Mädchen, Kaiserschnitt nach Geburtsstillstand, Hypotelorismus, Gaumenspalte, erhebliche psychomotorische Retardierung; weiter 4. Ventrikel, unauffällige Darstellung der Hirnstamm- und Kleinhirnstrukturen; die Großhirnhemisphären sind frontal fusioniert. Die minderentwickelten Hemisphären liegen wie ein Hufeisen um einen gemeinsamen, nach okzipital offenen Monoventrikel. Der Raum zwischen Rinde und Kalotte ist mit Liquor ausgefüllt, Falxstrukturen sind nicht zu erkennen. Fall einer massiven Hirnfehlbildung als alobarer Holoprosenzephalie

mographie der Kernspintomographie am besten nachgewiesen. Es zeigt sich im typischen Fall der alobaren Holoprosenzephalie ein frontal geschlossenes, hufeisenförmig angeordnetes Gehirn, das einen großen, nicht unterteilten Ventrikel umschließt. Die Falx cerebri, der Balken und der 3. Ventrikel fehlen. Kleinhirn und 4. Ventrikel sind normal dargestellt (Abb. 5 a–d). Als radiologische Vorwegdiagnostik ist die Darstellung der Nasennebenhöhlen zum Ausschluß einer Fehlbildung des vorderen Gesichtsschädels angezeigt [38]. Die Angiographie hat keine Bedeutung zur Krankheitsbeschreibung und läßt meist einen einheitlichen Stamm der vorderen Hirnarterien oder die Versorgung beider Frontallappen aus den mittleren Hirnarterien und das Fehlen der A. pericallosa erkennen.

3.2.4 Fehlbildungen der Mittellinienstrukturen

3.2.5 Mittellinienzysten

Ihrer Häufigkeit entsprechend handelt es sich um Flüssigkeitsräume im Septum pellucidum, dem okzipital hiervon gelegenen und oft mit ihm kommunizierenden Cavum Vergae über dem hinteren Dach des 3. Ventrikels und dem Cavum veli interpositi zwischen Plexus chorioideus im Dach des 3. Ventrikels unterhalb des Balkens (Abb. 6 a–c). Die Ursache des Fortbestehens oder der Ausbildung dieser Liquorräume nach dem Säuglingsalter ist nicht geklärt. Die Septum pellucidum-Zyste ist bei Neugeborenen regelhaft nachzuweisen und obliteriert um den 2. Lebensmonat. Bei ca. 10% der Erwachsenen ist sie noch zu erkennen.

Eine klinische Bedeutung kommt den Mittellinienzysten dann zu, wenn sie durch ihre Größe zu einer Verlegung der Foramina Monroi (Septum pellucidum-Zyste) oder der Mittelhirnzysternen (Cavum veli interpositi) mit Hydrocephalus occlusus oder Hydrocephalus communicans führen.

Gehirn und Rückenmark

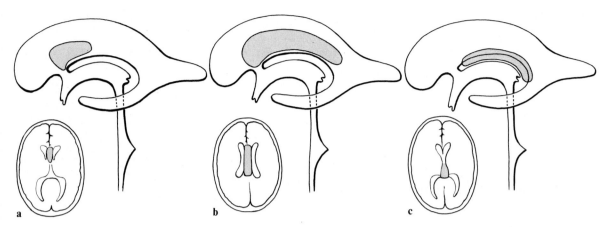

Abb. 6a-c. Diagramm der Mittellinienzysten im axialen und seitlichen Bild; **a** Septum pellucidum-Zyste, **b** Septum pellucidum-Zyste und Cavum Vergae, **c** Cavum veli interpositi

Abb. 7a, b. 17jähriger Patient, Zufallsbefund bei Halbseitenkopfschmerz. Die Schichtaufnahme dicht oberhalb des Foramen Monroi zeigt einen abgekapselten Flüssigkeitsraum zwischen beiden Vorderhörnern (*1*); die Zyste weitet sich nach okzipital (*b*) in ein weites Cavum vergae aus (*3*). Oberhalb der eben erkennbaren inneren Hirnvenen liegt ein weiterer dreieckförmiger Liquorraum als Cavum veli interpositi. Kombination von drei Mittellinienzysten als Septum pellucidum-Zyste, Cavum vergae und Cavum veli interpositi

Abb. 8. 1 Monat altes Mädchen, rasche Zunahme des Kopfumfanges; es zeigt sich eine riesige Mittellinienzyste die vom Dach des 3. Ventrikels ausgeht und zu einer Kompression beider Trigona mit konsekutivem Hydrozephalus der Hinterhörner und Temporalhörner führt. Verdacht auf riesiges Cavum veli interpositi, differentialdiagnostisch kommt eine Arachnoidalzyste des Mittelhirns in Betracht

Radiologische Befunde: Die Mittellinienzysten stellen insgesamt radiologische Zufallsbefunde dar. Wie bei allen Mittellinienstörungen ist die hohe Niedrigkontrastauflösung der Kernspintomographie für ihre Abgrenzung besonders geeignet. Auch in der kranialen Computertomographie stellen sie sich zuverlässig dar (Abb. 7 a, b; 8). Die differentialdiagnostische Bedeutung liegt im Ausschluß raumfordernder und operativ zugänglicher Zysten als Ursache eines Hydrozephalus. Im Bereich der Mittelhirnzysterne ist die Abgrenzung zwischen erweitertem Recessus suprapinealis, Cavum veli interpositi und Arachnoidalzyste nur durch eine zusätzliche Angiographie mit Darstellung der inneren Hirnvenen und ihrer Verlagerung oder durch die Kernspintomographie mit Nachweis dieser Strukturen möglich.

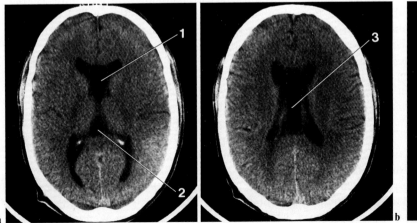

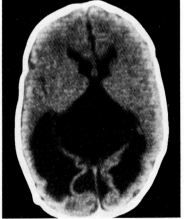

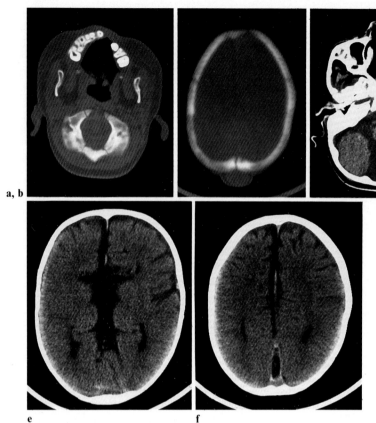

Abb. 9a-f. 2jähriger Junge, Enzephalozele, Hypertelorismus. **a** Kieferspalte und Fehlen des harten Gaumens; **b** okzipitale Enzephalozele; **c, d** infratentoriell auffällig schmaler Hirnstamm, Hypoplasie der rechten unteren Kleinhirnhemisphäre, Wurmaplasie; **e, f** supratentoriell kompletter Balkenmangel, Fehlen des Septum pellucidums, Hochstand des Daches des 3. Ventrikels, schmale Seitenventrikel, bifrontale Atrophie. Beispiel einer komplexen Mittellinienfehlbildung mit Balkenmangel

3.2.6 Balkenmangel

Definition: Die reduzierte oder fehlende Ausbildung der Querverbindungen zwischen beiden Hemisphären im Bereich des Balkens stellt eine Fehlentwicklung der vorderen Kommissurenplatte dar, die klinisch keine einheitlichen Folgen zeigt. Der komplette oder partielle Balkenmangel kann aber mit zahlreichen anderen Fehlbildungen einhergehen: Enzephalozelen, fazialen Fehlbildungen, Heterotopien, der Dandy-Walker-Fehlbildung, der Porenzephalie, einem Hydrozephalus und Fehlbildungstumoren der Mittellinie. Hierin liegt seine klinische Bedeutung [24, 35] (Abb. 9 a-f).

Ätiologisch muß das Auftreten der Fehlausbildung auf den Zeitraum zwischen der 5.-6. Gestationswoche bis zum 4. Gestationsmonat datiert werden.

Röntgenbefunde: Besser als im axialen Schichtbild zeigt die Kernspintomographie die Aufwärtswölbung des Daches des 3. Ventrikels zwischen beide Vorderhörner (Abb. 10 a-c). Im kranialen Computertomogramm ist die Diagnose oft nur im koronaren Rekonstruktionsbild nachzuweisen. Aus dem üblichen Axialtomogramm kann die Diagnose nur dann gestellt werden, wenn der Interhemisphärenspalt ohne Unterbrechung bis in den Bereich des 3. Ventrikels hinein verfolgt werden kann. Ein partieller Balkenmangel ist letztlich nur sicher aus dem saggitalen Kernspintomographie zu ersehen. Ein sehr häufiger Begleitbefund bei Vorliegen eines Balkenmangels ist die Erweiterung der okzipitalen Seitenventrikel. Differentialdiagnostisch muß der Balkenmangel mit erweitertem 3. Ventrikel gegen den Monoventrikel bei der alobaren Holoprosenzephalie abgegrenzt werden.

3.2.7 Balkenfehlbildungen

Dysontogenetische Störungen im Bereich der vorderen Kommissurenplatte führen selten zu den Balkenlipomen (Abb. 11), fetthaltigen, z. T. schalenförmig, z. T. grobschollig verkalkten Tumoren mit geringer Wachstumstendenz [20, 61]. Weitere seltene Tumore aus diesem Bereich sind die Gliome (Abb. 12 a-d), Dermoide und kongenitale Zysten.

Gehirn und Rückenmark

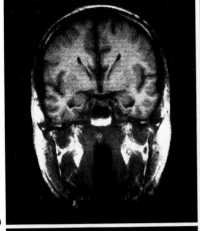
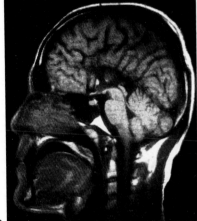
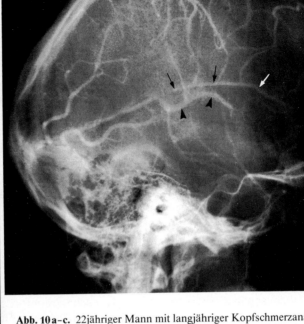
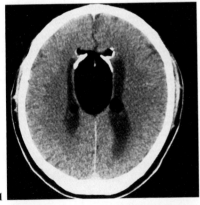

Abb. 10a–c. 22jähriger Mann mit langjähriger Kopfschmerzanamnese. **a** Das koronare Kernspintomogramm zeigt im T1-gewichteten Bild einen durchgehenden Interhemisphärenspalt bis zum Bereich des Hypothalamus. Das Dach des 3. Ventrikels ist nicht zu sehen. **b** Im seitlichen Kernspintomogramm liegt der Sinus saggitalis superior dem Dach des 3. Ventrikels unmittelbar auf. Balkenstrukturen sind in keiner Ebene nachzuweisen. **c** Das Angiogramm des selben Patienten zeigt den Sinus saggitalis superior *(Pfeil)* der inneren Hirnvene *(durchstrichener Pfeil)* aufliegend, der normale Abstand (Balken) zwischen beiden Strukturen fehlt. Kompletter Balkenmangel als Zufallsbefund

Abb. 11. 18jähriger, Befund seit 10 Jahren nativdiagnostisch gesichert, selten Kopfschmerzattacken. Ausgedehnter, fetthaltiger, z. T. schalenförmig verkalkter Tumor in der Balkenregion. Seit Jahren keine Größenzunahme. Balkenlipom als Mittellinienfehlbildung

Abb. 12a–d. 16jähriger Junge, kurze Anamnese mit Hirndrucksymptomen; im CCT nach Gabe von Kontrastmittel massiv anreichernder Tumor im Balkenbereich und konsekutiver Hydrozephalus der Seitenventrikel. Histologisch handelte es sich um ein entartetes Oligodendrogliom. Fehlbildungstumor des Balkens als Gliom

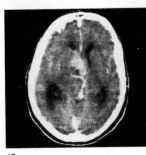
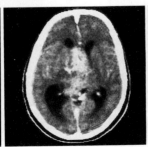
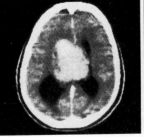
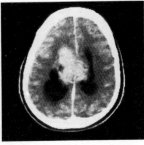

3.2.7.1 Agenesie des Septum pellucidum.

Das Fehlen des Septum pellucidum ist bei der Holoprosenzephalie die Regel, bei Balkenfehlbildungen häufig und als eigenständiger Befund bei der septooptischen Dysplasie selten. Hierbei handelt es sich um eine kombinierte Fehlbildung mit Optikusatrophie und konsekutiv engen Foramina nervi optici bei Visusbeeinträchtigung. Die Dächer der Seitenventrikel laden beidseits weit aus, die Seitenventrikel gehen ineinander über. Im Gegensatz zu der Holoprosenzephalie ist der 3. Ventrikel zu den Seitenventrikeln hin abzugrenzen.

3.2.8 Arachnoidalzysten

Definition: Es handelt sich um die häufigsten intrakraniellen gutartigen Zysten im äußeren Blatt der Arachnoidea. Arachnoidalzysten sind raumfordernd und können mit den äußeren Liquorräumen über einen Ventilmechanismus kommunizieren.

Lokalisation: Temporal, sylvische Fissur, Mittelhirnzisterne, Interhemisphärenspalt, suprasellar, Cisterna magna-Bereich und Kleinhirnbrückenwinkel.

Klinik: Selten epileptische Anfälle, bis zur Entwicklung einer intrakraniellen Raumforderung meist symptomlos, Arachnoidalzysten prädisponieren zu posttraumatischen Blutungen als intrazystische Einblutung oder subduralem Hämatom.

Radiologische Befunde: Im Übersichtsbild zeigt sich häufig eine assymetrische Kalottenauswölbung der Temporalschuppe oder Parietalschuppe, die Kalotte ist in diesem Bereich häufig aber nicht obligat verdünnt. Im streng seitlichen Bild ist die Auswölbung der großen Keilbeinflügel bei temporalen Zysten ungleich.

In anderen Fällen ist der Keilbeinflügel verdickt und sind die angrenzenden Nasennebenhöhlen erweitert. Diese Befunde könnten für eine Entstehung der Zyste auf dem Boden einer primären Temporalpolhypoplasie sprechen.

Im kranialen Computertomogramm und Kernspintomogramm (Abb. 13 a, b) sind sowohl die Gewebequalität der Zyste wie auch das Ausmaß der bewirkten Raumforderung abzugrenzen. Abhängig von der Proteinkonzentration findet man Liquordichte oder leicht erhöhte Dichte bzw. eine Abnahme des Signales im T2-gewichteten Bild (Abb. 14 a–c). Die Knochenbegleitveränderungen sind im kranialen Computertomogramm deutlicher zu erkennen.

Differentialdiagnostische Probleme treten temporal zwischen dem Befund einer Temporallappenaplasie- oder Hypoplasie auf. Hier ist die Beantwortung der Frage, ob eine raumfordernde Wirkung vorliegt, also das Temporalhorn durch eine zystische Raumforderung verlagert ist, entscheidend. Im Bereich der Mittelhirnzisterne ist nicht immer ohne weiteres zu klären, ob es sich nicht um eine Erweiterung des Rezessus suprapinealis oder eine Zyste des Velum interpositums handelt. Parietal kann die Abgrenzung gegenüber einem chronischen subduralen Hämatom Schwierigkeiten bereiten. Die Frage, ob es sich um einen kommunizierenden Liquorraum oder um eine echte Zyste handelt kann prinzipiell durch die kraniale Computertomographie nach intrathekaler Kontrastmittelgabe oder die Liquorraumszintigraphie geklärt werden, ist jedoch ohne therapeutische Konsequenz.

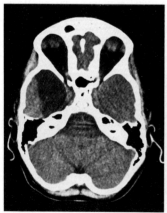
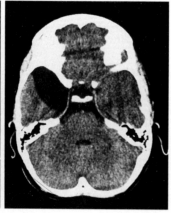

Abb. 13 a, b. 12jähriger mit psychomotorischer Retardierung, Arachnoidalzyste im Bereich der linken mittleren Schädelgrube, leichte Auswölbung des großen Keilbeinflügels. Arachnoidalzyste in typischer Lokalisation

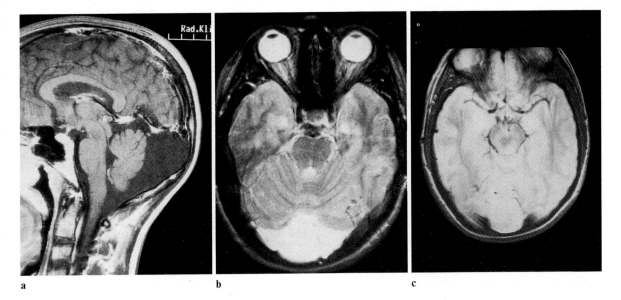

Abb. 14a–c. 14jähriger, bekannter Hydrocephalus occlusus bereits mit einem Ventilsystem versorgt. Ursächlich Darstellung einer riesigen infratentoriellen, extrazerebralen Zyste, die den gesamten Hirnstamm und das Kleinhirn verlagert. Die asymmetrische Auswölbung der Okzipitalschuppe ist deutlich zu erkennen. Infratentorielle Arachnoidalzyste mit Kompression der abführenden Liquorwege

3.2.9 Kolloidzysten

Neuroepitheliale Zysten im vorderen Bereich des 3. Ventrikels, klinische Erscheinungen meist im Erwachsenenalter. Die klassischen Symptome entstehen durch Blockade des Liquorabflußes in den Foramina Monroi.

Radiologisch sind sie im kranialen Computertomogramm, der Kernspintomographie [53] und typischen Verlagerungen des inneren Hirnvenensystems im Angiogramm zu erkennen. Sie zeigen eine Dichtezunahme nach Gabe von Röntgenkontrastmittel [21] (Abb. 15).

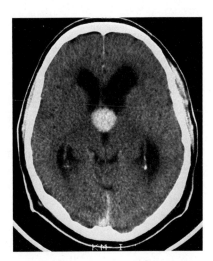

Abb. 15. 18jähriger, hydrozephale Krisen; runder, glatt begrenzter Tumor in Projektion auf das Foramen Monroi mit kräftiger Dichteanhebung nach Kontrastmittelgabe. Typisches Bild einer Kolloidzyste

3.2.10 Dysplasien der Hirnrinde

Fehlentwicklungen der Hirnstruktur als Migrationsstörung der Neuroblasten aus der periventrikulären Matrix zur Hirnoberfläche. Als bekannteste Formen gelten die Pachygyrie (syn.: Agyrie, Lissenzephalie), die Heterotopien und die Hamartome des Tuber cinereum.

Bei der Pachygyrie handelt es sich um eine Veränderung der Hirnoberfläche mit reduzierter Gyrierung oder völligem Fehlen der Gyrie bei zugleich Verdickung der Hirnrinde (Abb. 16a–d). Klinisch geht die Pachygyrie meist mit einer erheblichen psychomotorischen Retardierung, einer Mikrozephalie und einem Anfallsleiden einher. Im Kindesalter bedeutsam ist das Tuber cinereum Hamartom als ektopische graue Substanz in diesem Bereich. Klinisch imponiert es mit Pubertas praecox, in anderen Fällen als Anfallsleiden. Computertomographisch zeigt sich ein hirndichter Tumor ohne Dichteanhebung nach Kontrastmittelgabe und mit dem Signalverhalten grauer Substanz in Projektion auf

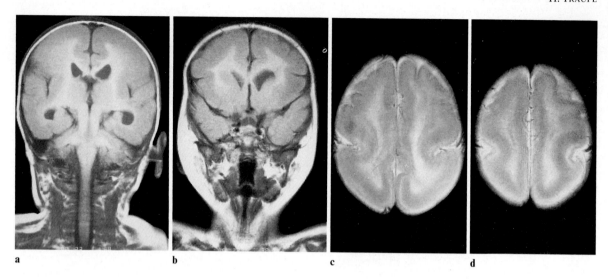

Abb. 16a–d. 6 Monate alter Säugling, generalisierte Anfälle; im Kernspintomogramm Darstellung einer „glatten" Hirnoberfläche und verminderten Fältelung der Hirnoberfläche. Die gesamte Hirnrinde ist in allen Bereichen verdickt. Beispiel einer Pachygyrie

den Tuber cinereum oder die corpora mamillaria [68].

Heterotopien kommen als Migrationsstörung innerhalb der weißen Substanz der Hemisphären oder der Ventrikelwand als noduläre oder flächige Zonen verbliebener grauer Substanz vor.

Diese Befunde sind zuverlässig nur mit der Kernspintomographie auszumachen (Abb. 17 a, b). Klinisch zeigen Kinder mit Heterotopien häufig ein Anfallsleiden.

3.3 Fehlbildungen des Kleinhirns

3.3.1 Dandy-Walker Fehlbildung

Definition: Die Dandy-Walker-Fehlbildung ist eine Entwicklungshemmung des Kleinhirns und Rautenhirns mit einer Hypoplasie oder Aplasie des Kleinhirnwurms, einer zystischen Umwandlung des Daches des 4. Ventrikels und Hochstand des Tentoriums. Die schwerwiegendste Folge ist ein Hydrocephalus occlusus der nicht obligat durch eine Atresie der Foramina Luschkae und Magendie hervorgerufen wird. Die Kombination der Veränderungen mit weiteren Begleiterkrankungen legt einen Entstehungszeitraum vor dem 3. Gestationsmonat nahe. Häufige Begleiterkrankungen sind systemisch die Polidaktilie, Gaumenspalten und das Klippel-

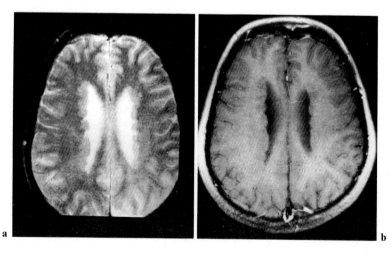

Abb. 17a, b. 20jährige, Anfallsleiden ungeklärter Ursache; Darstellung von Rindengewebe das beide Seitenventrikelwände auskleidet. Die heterotope Rindenstruktur ist sowohl im T1-gewichteten (**a**) wie auch im T2-gewichteten Bild gut zu erkennen. **b** Beispiel einer Heterotopie

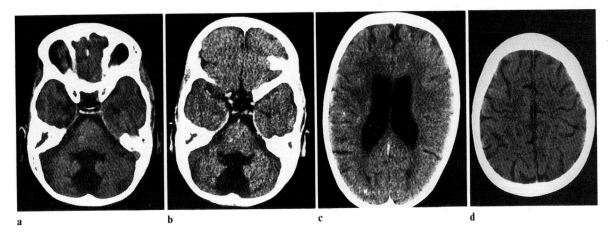

Abb. 18 a–d. 17jähriger Junge, Leukämie, seit Geburt unklare Ataxie; das Dach des 4. Ventrikels ist zu einer Zyste deformiert, die die Okzipitalschuppe erreicht; die mittleren Anteile des Kleinhirns fehlen; supratentoriell weite innere und äußere Liquorräume, der Körper des Balkens ist nicht angelegt. Dandy-Walkersche Fehlbildung mit partiellem Balkenmangel

Feil-Syndrom, im Hirnbereich Hetertopien in der Rindenarchitektur, die Aquäduktstenose der Balkenmangel und Mißbildungstumore.

Klinisch zeigen Kinder mit der Dandy-Walkerschen Fehlbildung die Zeichen erhöhten intrakraniellen Drucks, also Kopfschmerzattacken, Übelkeit und Erbrechen. Den Beschwerden geht oft eine psychomotorische Entwicklungsverzögerung voraus.

Im Röntgenübersichtsbild des Schädels imponieren eine deutliche okzipitale Auswölbung der Kalotte, ein Hochstand des Confluens sinuum und die druckbedingten Kalotten- und Schädelbasisveränderungen bei Hydrozephalus.

Im kranialen Computertomogramm imponiert eine geräumige hintere Schädelgrube und ein großer flüssigkeitsgefüllter Raum der kaudal zwischen den Kleinhirntonsillen beginnt und kranial bis zum Tentorium reicht (Abb. 18 a–d; Abb. 19 a, b). Das Kleinhirn ist frontalwärts verlagert und erscheint hypoplastisch, der Kleinhirnwurm ist in den meisten Fällen nicht zu erkennen. Die zystische Fehlbildung schiebt sich zwischen die Kleinhirnhemisphären und verlagert diese nach lateral. Supratentoriell zeigt sich in typischer Weise ein ausgeprägter Hydrozephalus.

Die angiographische Untersuchung erscheint heute nur dann indiziert, wenn aus den klinischen Umständen eine begleitende angiomatöse Fehlbildung vermutet werden muß.

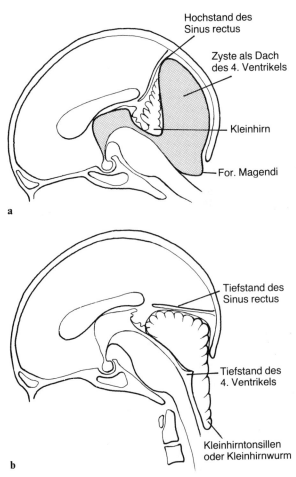

Abb. 19 a, b. Schematische Gegenüberstellung der pathologischen infratentoriellen Veränderungen bei der Dandy-Walkerschen und Arnold Chiarischen Fehlbildung

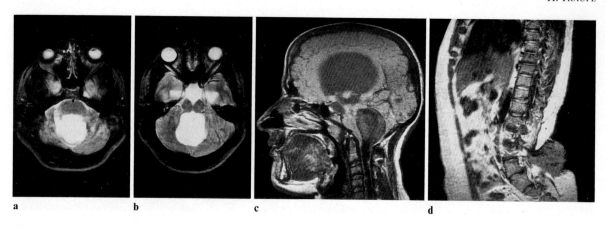

Abb. 20 a–d. 20jähriger, bei Geburt Myelomeningozele, Hydrocephalus internus nach Shunt-Operation, Verlaufskontrolle; im NMR große infratentorielle Zyste mit Kompression des Hirnstamms und der Kleinhirnhemisphären (**a, b, c**); die Medulla oblongata ist elliptisch verformt, im Bereich des 3./4./5. Lendenwirbelkörpers operierte Meningomyelozele und Spina bifida (**d**). Dandy-Walker-Fehlbildung mit typischen Komplikationen

Das sagittale Kernspintomogramm erbringt eine besonders günstige Einsicht in die Lagebeziehung der Zyste zu den Kleinhirnanteilen und der Foramen magnum-Region (Abb. 20 a–d). Differentialdiagnostisch handelt es sich um eine große Cisterna magna oder eine infratentorielle Arachnoidalzyste wenn der 4. Ventrikel von der zisternalen, liquordichten Raumforderung abgrenzbar ist [2].

3.3.2 Arnold-Chiari Fehlbildung

Definition: Die Arnold-Chiari-Fehlbildung bedeutet eine abgeborene Störung der Lagebeziehungen zwischen Kleinhirnwurm, unteren Kleinhirnhemisphären, Hirnstamm und Foramen magnum mit großer Häufung bei Kindern mit Spina bifida. Hirnstamm und Kleinhirn sind dicht zusammengedrängt und nach kaudal verlagert [41, 45].

Klinische Befunde: Im Vordergrund stehen bei Kindern die Symptome erhöhten intrakraniellen Druckes bei einem bestehenden Hydrozephalus und die Veränderungen bei der konkommitanten spinalen dysraphischen Störung. Die wichtigsten Begleiterkrankungen sind neben der Myelomeningozele der Lückenschädel mit einer Häufigkeit von 45%, eine Erweiterung des Foramen magnums, eine Platybasie, zervikal eine Blockwirbelbildung und die Aquäduktstenose.

Radiologische Befunde: Im seitlichen Übersichtsbild erkennt man neben den druckbedingten Veränderungen der Schädelkalotte eine flache Okzipitalschuppe und ein Tiefstand des Confluens sinuum. Der knöcherne obere zervikale Spinalkanal ist erweitert.

Im kranialen Computertomogramm fällt auf, daß die Struktur des 4. Ventrikels nicht zu erkennen und das gesamte Foramen magnum von Hirngewebe eingenommen wird. Die perimedullären Zisternen sind nicht einsehbar. Unterhalb des Tentoriumgiebels imponiert, nahezu das ganze Volumen der hinteren Schädelgrube einnehmend der Kleinhirnwurm. Die Herniation der Kleinhirntonsillen und/oder des Kleinhirnwurmes in den oberen Zervikalkanal ist nur mit der Rekonstruktion dünner Schichten in saggitaler Ebene oder besser durch ein saggitales Kernspintomogramm auszumachen (Abb. 21 a–c). Die Angiographie zum Nachweis kaudal verlagerter Gefäße hat nur noch als präoperative Maßnahme Bedeutung.

3.4 Hydrozephalus

Definition: Als Hydrozephalus wird eine Volumenzunahme des intrakraniellen Liquors bezeichnet, die nicht durch eine angeborene Fehlbildung, eine Verzögerung der Hirnentwicklung oder eine bestehende Hirnatrophie erklärt werden kann. Der auslösende Faktor ist eine Störung der Liquordynamik mit Erhöhung des intrakraniellen Druckes.

Klinik: Die Zunahme des intrakraniellen Druckes führt über das allmähliche Aufbrauchen der intrakraniellen Reserveräume letztlich zu einer Verminderung der zerebralen Hirndurchblutung. Sich entwickelnder Hirndruck äußert sich als Kopfschmerz der

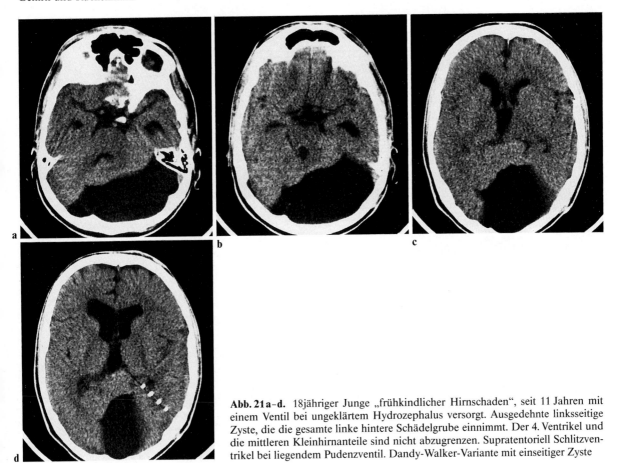

Abb. 21a-d. 18jähriger Junge „frühkindlicher Hirnschaden", seit 11 Jahren mit einem Ventil bei ungeklärtem Hydrozephalus versorgt. Ausgedehnte linksseitige Zyste, die die gesamte linke hintere Schädelgrube einnimmt. Der 4. Ventrikel und die mittleren Kleinhirnanteile sind nicht abzugrenzen. Supratentoriell Schlitzventrikel bei liegendem Pudenzventil. Dandy-Walker-Variante mit einseitiger Zyste

oft von Übelkeit und Erbrechen gefolgt wird. Eine weitere Zunahme des intrakraniellen Druckes führt zu einer Bewußtseinsstörung. Im weiteren Verlauf besteht die Gefahr einer axialen Hirnverschiebung mit Schädigung des Mittelhirns und/oder der basalen Hirnanteile durch Quetschung am Tentoriumschlitz und im Bereich des Foramen magnum (Einklemmung) (Abb. 22 a-c).

3.4.1 Nicht kommunizierender Hydrozephalus

Die häufigste Form ist der nicht kommunizierende Hydrozephalus durch Verlegung der liquorabführenden Wege (Abb. 23). Ursächlich kommt eine Aquäduktstenose- oder ein Aquäduktverschluß (Abb. 24), die Verlegung des Ausganges der 4. Ventrikels bei der Dandy-Walker-Zyste, die selektive Blockade der Foramina Monroi bei einer dort gelegenen Kolloidzyste oder eine Tumorkompression der Liquorwege in diesen Abschnitten in Betracht.

Radiologische Befunde: Die Ventrikelerweiterung ist im Computertomogramm oder Kernspintomogramm leicht zu erkennen. In einem frühen Stadium der Druckerhöhung erweitern sich die spaltförmigen Ventrikelabschnitte im Bereich des 3. Ventrikels und der Temporalhornspitzen. Im weiteren Verlauf kommt es zu einer Ballonierung der großen Ventrikelabschnitte mit Flächenzunahme der Ventrikelwände.

Die Abklärung der Ursachen eines Hydrozephalus ist besonders im Bereich des Aquäduktes schwierig. Einziges Kriterium zur Lagebestimmung der Obstruktion ist der Übergang von erweiterten zu normal weiten Liquorräumen (Abb. 25 a-f), oft ist der betroffene Bereich nur durch die Ventrikulographie, die hier eine der letzten Indikationen findet, abzuklären. Die intraventrikuläre Druckerhöhung geht mit einer im Computertomogramm sichtbaren Dichteverminderung und Signalverschiebung im Kernspintomogramm im periventrikulären Gewebe einher (s. unten).

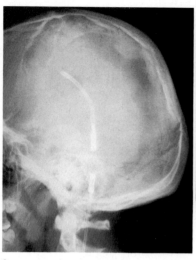
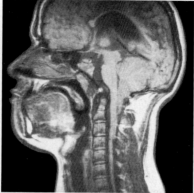
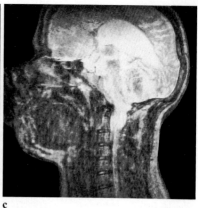

Abb. 22a–c. 16jähriger Junge, mit 3 Jahren Operation einer Meningomyelozele, Hydrocephalus internus mit Ventil versorgt, Verlaufskontrolle bei Zunahme der Paraparesen; als typische Kennzeichen im Nativbild (**a**) erkennt man die sehr enge hintere Schädelgrube und den zugleich weiten oberen Spinalkanal. Im T1-gewichteten Bild (**b**) zeigt sich neben einer ausgeprägten Hypoplasie des Balkens ein Hydrozephalus; infratentoriell Tiefstand des Sinus rectus, Verlagerung des Hirnstammes und Kleinhirnwurmes unter das Niveau des Foramen magnum. Dieser Befund ist auf dem T2-gewichteten Bild (**c**) besonders deutlich. Arnold-Chiarische Fehlbildung mit typischen Komplikationen

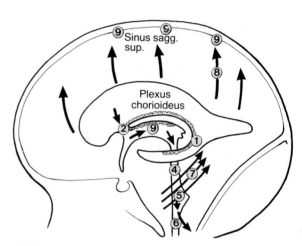

3.4.2 Kommunizierender Hydrozephalus

Im Fall des extraventrikulären obstruktiven Hydrozephalus (syn.: Hydrocephalus communicans) liegt die Behinderung der Liquorpassage entweder im Bereich der basalen Zisternen, des Tentoriumschlitzes, im Bereich der Insel- oder Konvexitätszisternen oder in den Liquorresorptionsstätten der arachnoidalen Granulationen im Sinus saggitalis superior selbst (Abb. 23). Häufigste Ursache des kommunizierenden Hydrozephalus ist eine vorausgegangene Subarachnoidalblutung, z. B. als Folge eines Traumas. Röntgenologisch zeigt sich im Unterschied zum nicht kommunizierenden Hydrozephalus vor allem eine zusätzliche Erweiterung des 4. Ventrikels und, je nach Lage der extraventrikulären Passagebehinderung, eine Erweiterung der äußeren Liquorräume. Als Sonderform ist der „Konstriktive Hyrozephalus" bei der Arnold-Chiarischen Fehlbildung und Meningomyelozele durch Verlagerung des 4. Ventrikels in oder unterhalb des Niveau des Foramen magnums bekannt.

Abb. 23. Häufigste Ursachen des Hydrozephalus
1. Verlegung eines Teiles des Seitenventrikels
   – Ependymom, Plexuspapillom
2. Verlegung der Foramina Monroi
   – Kolloidzyste, Astrozytom, Plexuspapillom, Kraniopharyngeom
3. Verlegung des 3. Ventrikels
   – Pinealislogentumore, Astrozytome, Kraniopharyngeome
4. Verlegung des Aqäduktes
   – Entzündliche Aquäduktstenose, Fehlbildung des Aqäduktes, Tumorkompression
5. Verlegung des 4. Ventrikels
   – Ependymom, Astrozytom, Medulloblastom, Dandy-Walker-Zyste
6. Verlegung des Ausganges des 4. Ventrikels
   – Basale Meningitis, Hirnstammtumore, Fehlbildungen
7. Verlegung der basalen- und Mittelhirnzisternen
   – Meningitis, Tumorkompression, Kompression durch die erweiterten Ventrikelräume selbst
8. Verklebung oder Kompression der Hemisphärenzisternen
   – nach Subarachnoidalblutungen, Meningitiden, operativen Eingriffen
9. Verlegung der Liqorresorptionsstätten
   – nach Subarachnoidalblutungen, Sinusthrombosen, Meningitiden

Abb. 24. 12jähriges Mädchen, Hirndrucksymptomatik; das Ventrikulogramm mit selektiver Darstellung des 3. Ventrikels zeigt eine Erweiterung dieses Liquorraumes im Abschnitt des Rezessus infundibularis *(Pfeil)*. Der 3. Ventrikel prolabiert über das Dorsum sellae in die Zisterna interpeduncularis *(fetter Pfeil)*. Beide Veränderungen führen zu einer Entkalkung und Zuspitzung des Dorsum als typisches Druckzeichen *(offene Pfeilspitze)*. Ursächlich handelt es sich um einen wahrscheinlich postmeningitischen Aquäduktverschluß *(fette Pfeilspitze)*. Hydrocephalus occlusus als Folge eines Aquäduktverschlußes

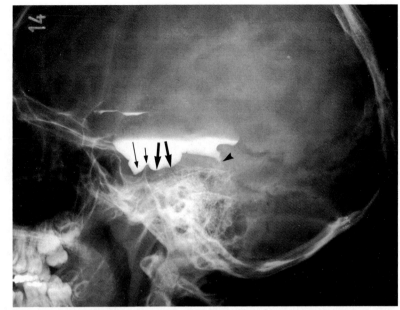

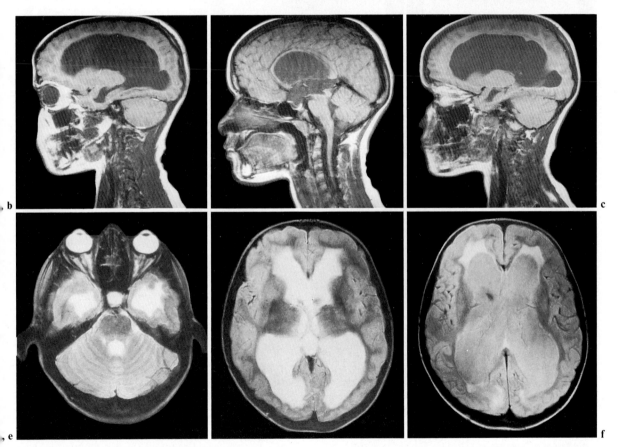

Abb. 25a–f. 11jähriges Mädchen, chronische Kopfschmerzanamnese; die T1-gewichteten (TE 30 ms, TR 500 ms) seitlichen Tomogramme (**a–c**) zeigen die Ballonierung des 3. Ventrikels und der Seitenventrikel bis in den Temporalhornspitzenbereich; im axialen Bild (**d, e**) wiederum Aufweitung der Temporalhörner und des 3. Ventrikels, die inneren Hirnvenen sind deutlich zu erkennen. Im T2-gewichteten (TE 50 ms, TR 2000 ms) Bild (**f**) bessere Darstellung der periventrikulären Ödeme vor allem im Vorderhornabschnitt. Hydrozephalus mit periventrikulärem Ödem

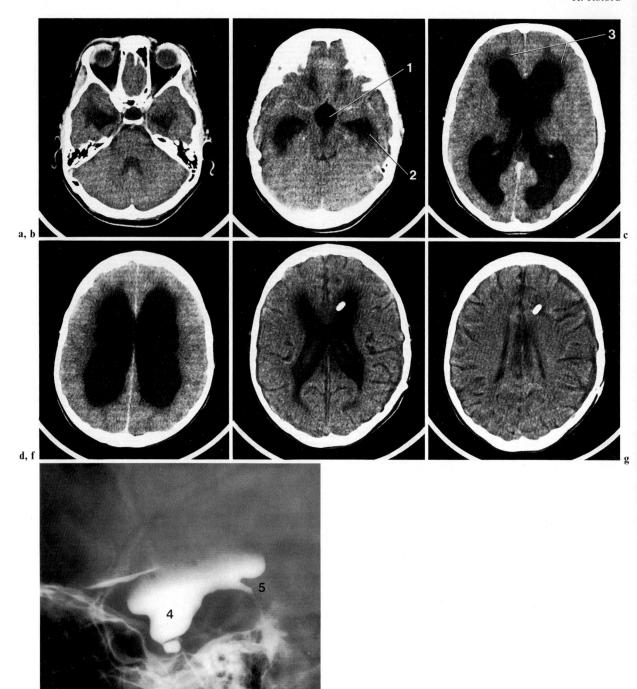

Abb. 26a–g. 11jähriges Mädchen mit intermittierender Hydrozephalussymptomatik in Form von starken Kopfschmerzen, Übelkeit und Erbrechen; im präoperativen Computertomogramm (**a–d**) ausgeprägte Erweiterung aller innerer Liquorräume (*1* erweiterter Rezessus infundibularis, (*2*) erweiterte Temporalhornspitzen). In den höheren Schichten zeigt sich ein bifrontales periventrikuläres Ödem (*3*). Der 4. Ventrikel ist normal weit. Der Ort der Liquorpassagebehinderung ist auf diesen Bildern zwischen 3. und 4. Ventrikel zu vermuten, ein pathologischer Befund jedoch auch nach Kontrastmittelgabe nicht auszumachen. **e** Im Ventrikulogramm der Patientin erkennt man eine starke Erweiterung des 3. Ventrikels (*4*) vor einer etwa 1,5 cm langen hochgradigen Aquäduktstenose (*5*). **f** 11 Tage nach Einbringen eines ventrikulokardialen Shunt-Systems Rückgang der Ventrikelerweiterung, Verbreiterung des Hirnmantels und Entfaltung der extrazerebralen Liquorräume. Das periventrikuläre Ödem ist noch zu sehen. **g** 10 Wochen nach dem chirurgischen Eingriff Schlitzventrikel, Ausbildung eines schmalen Entlastungsergußes über der rechten Hemisphäre. Hydrocephalus occlusus bei Aquäduktstenose vor und nach Ventiloperation

Folge dieser Störungen ist eine mehr oder weniger umfassende Erweiterung der vorgeschalteten Liquorräume (Abb. 21 a-d).

3.4.3 Periventrikuläres Ödem

Ein Hydrozephalus mit gesteigertem intraventrikulären Druck führt regelhaft durch transependymale Liquorresorption zu einer Flüssigkeitsansammlung im periventrikulären Gewebe. Sein Ausmaß entspricht der Höhe des intraventrikulären Druckes, im Fall eines kompensierten Hydrozephalus kann es fehlen. Prädilektionsstelle ist der Bereich vor- und oberhalb des Vorderhorns (Abb. 26 a-g). Die Abgrenzung des periventrikulären Ödems von einer Leukoenzephalopathie als Folge einer typischen perinatal erworbenen ischämische Läsion ist nur dann möglich, wenn sie von einer eindeutigen Ballonierung des Ventrikelsystems begleitet wird [10, 31, 40]. Das periventrikuläre Ödem ist nach Entlastungsoperationen reversibel [30]. Die Darstellung dieser Veränderungen ist im Kernspintomogramm besser möglich als in der Computertomographie, eine Differenzierung zwischen Defekten und Flüssigkeitsansammlung als Ödem jedoch gleichfalls nicht möglich [62].

4 Neurokutane Systemerkrankungen

Unter die neurokutanen Systemerkrankungen fallen die Proliferationsstörugnen der Haut und des zentralen Nervensystems, die durch eine überschießende Zellmultiplikation von Astrozyten, Schwannschen Zellen oder Endothelzellen zur Gewebedysplasie oder blastomatösen Entartung führen. Das Leiden zeigt sich in einem breiten Spektrum von abortiven bis zu voll ausgeprägten Formen. Über den Befall der Haut, des Gehirns und Rückenmarkes hinaus sieht man eine Mitbeteiligung zahlreicher anderer Organe [47].

4.1 M. Recklinghausen

Die generalisierte Neurofibromatose (v. Recklinghausen) ist die häufigste Phakomatose. Sie ist gekennzeichnet durch das Nebeneinander von Proliferationsstörungen an den peripheren Nerven der Haut in Form von Knotenbildung, Hyperplasien der Haut, den typischen Pigmentanomalien (café-au-lait-Flecken), Skelettfehlbildungen, Neurinomen der Hirn- und Rückenmarksnerven, Gliomen des Chiasma und Nervus opticus, andersartigen Hirntumoren wie Meningeomen, pilozytischen Astrozytomen und Ependymomen sowie angiomatösen Fehlbildungen. Zahlreiche Patienten zeigen mehrere völlig verschiedenartige Krankheitsformen. Im Fall der Schwannome ist in 3-5% der Fälle mit einer Malignisierung zu rechnen.

Radiologische Befunde: Typischer und häufiger Befund am Schädelskelett ist die einseitige Hypoplasie oder Aplasie des Keilbeinflügels. Sie wird besonders in der Orbita-Übersichtsaufnahme deutlich und führt zu einer Lückenbildung zwischen mittlerer Schädelgrube und Orbita.

Im kranialen Computertomogramm zeigt sich meist die Protrusion des entsprechenden Temporalpols und eines breiten Liquorsaumes in die Orbita hinein. Die betroffenen Patienten zeigen einen Exophthalmus pulsans [23] (Abb. 27 a-d).

Weitere Prädilektionsstellen der Dysplasien im Schädelbereich sind der Bereich der Lamdanaht mit Knochendefekten und die Schädelbasis mit Skelettasymmetrien. Besonders wichtig ist bei entsprechender Symptomatik der Ausschluß von Erweiterungen der inneren Gehörgänge, der Sehnervenkanäle und der Chiasmarinne über dem Tuberculum sellae.

Die Suche nach intrakraniellen Tumoren wird heute zweckmäßig mit der kranialen Computertomographie oder Kernspintomographie unternommen. Auf die Vielgestaltigkeit der pathologischen Veränderungen wurde hingewiesen, allgemein läßt sich sagen, daß vor der Pubertät das Auftreten von Gliomen im Chiasma-Optikusbereich (10% Wahrscheinlichkeit bei Neurofibromatose), nach der Pubertät der Neurinome im Kleinhirnbrückenwinkel (10% Wahrscheinlichkeit bei einseitigem Befall, bei doppelseitigem Befall pathognomisch für M. Recklinghausen) sowie der Meningeome häufiger ist. Die gezielte Suche sollte immer auch nach Gabe von Kontrastmittel erfolgen. Im Bereich der Gefäße können im Zusammenhang mit dem Grundleiden arteriovenöse Mißbildungen gehäuft auftreten, kindliche Gefäßverschlüsse im Abschnitt der Carotis interna bei Neurinomen der Gefäßnervenendigungen wurden beschrieben.

4.2 Tuberöse Sklerose

Die tuberöse Sklerose ist als seltenes heredofamiliäres Leiden durch die Trias: Adenoma sebaceum, Epilepsie und geistige Retardierung gekennzeich-

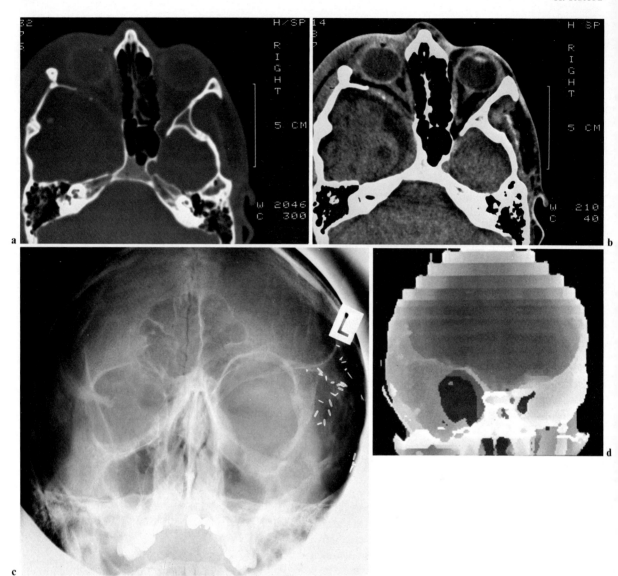

Abb. 27a–d. 17jähriger, multipe Neurofibrome der Haut; computertomographische Darstellung eines Defektes des linken großen Keilbeinflügels mit Lücke zur Orbita hin, Erweiterung der linken mittleren Schädelgrube (**a**). Die Protrusion des Inhaltes der linken mittleren Schädelgrube führt zu einem Exophthalmus (**b**). Die Knochenveränderungen sind im Röntgenübersichtsbild zu sehen. Im 3dimensionalen Computertomogramm (**d**) zeigt sich mit Blickpunkt von der Schädelmitte das gesamte Ausmaß der Veränderungen. Keilbeinflügeldefekt bei M. Recklinghausen

net. Im Hirnbereich entstehen Hyperplasien vor allem in der Wand der Seitenventrikel als subependymale Riesenzellastrozytome mit einer großen Tendenz zur Verkalkung. Außerhalb der Ventrikelwand überwiegen Hyperplasien als Gliazellwucherungen. Die Veränderungen zeigen unter den neurokutanen Erkrankungen die stärkste Tendenz zur Entartung.

Röntgenbebunde: Die typischen Verkalkungen innerhalb der Tubera sind im Röntgenübersichtsbild, ungleich besser aber in der kranialen Computertomographie in ihrer Lage und Form zu bestimmen (Abb. 28 a–f). Der Nachweis im kranialen Computertomogramm gelingt in den ersten Lebensmonaten, im Röntgenbild erst vom 2.–3. Lebensjahr an.

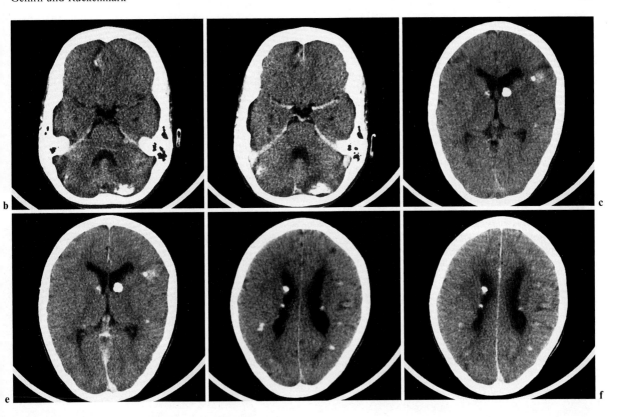

Abb. 28 a-f. 7jähriger Junge, Adenoma subaceum, seit drei Jahren in Behandlung, schweres Anfallsleiden. Im Bereich beider Kleinhirnhemisphären zeigen sich grobschollige Verkalkungen ohne Dichteveränderung nach Kontrastmittelgabe (**b**). Supratentoriell subependymale Verkalkungen und zahlreiche Herde im Marklager, die eine geringe Dichteanhebung nach Kontrastmittelgabe erfahren. Typische Ventrikelwandverkalkungen und Parenchymherde bei tuberöser Sklerose

keit, kleine weichteildichte Noduli durch die Kernspintomographie vor allem nach Gadolinium-Gabe zu erfassen, ist zur Zeit noch nicht etabliert. Die Indikation zur zerebralen Angiographie ist nur vor Operationen und zum Ausschluß selten beschriebener Gefäßstenosen bei tuberöser Sklerose gegeben.

4.3 Enzephalofaziale Angiomatose (Sturge Weber)

Die Sturge-Webersche Erkrankung ist eine angeborene überwiegend mesodermale Proliferationsstörung mit kapillär angioektatischem Angiom vor allem in Trigeminusversorgungsgebiet (Naevus flammeus), der Meningen, des Plexus chorioideus und der Chorioidea, hier mit einem Glaukom vergesellschaftet [1].

Klinisch imponiert der von Geburt an bestehende Naevus flammeus und eine häufig therapieresistente Epilepsie.

Neben den verkalkten Herden, die sowohl im Großhirn wie auch im Kleinhirn auftreten, finden sich Weichteiltumoren, die eine deutliche Tendenz zur Kontrastmittelaufnahme zeigen. Die Weichteilanteile der tuberösen Sklerose zeigen im Verlauf häufig eine Zunahme der Größe und können als in typischer Weise subependymale Vorbuckelungen zu einer Verlegung des Foramen Monroi und konsekutivem Hydrocephalus occlusus führen. Neben den genannten Gewebeveränderungen werden auch umschriebene Zonen erniedrigter Dichte beobachtet und als Demyelinisierungszonen bezeichnet [36]. Sonstige radiologische Untersuchungen: Als Suchmethode verkalkter Herde und ventrikelnaher Veränderungen ist die kraniale Computertomographie allen anderen Verfahren überlegen. Die Möglich-

Radiologische Befunde: Die Röntgennativdiagnostik zeigt pathognomische doppelkonturierte, girlandenartige Rindenverkalkungen frühestens ab dem 2. Lebensjahr, die im Verlaufe des Lebens weiter zu-

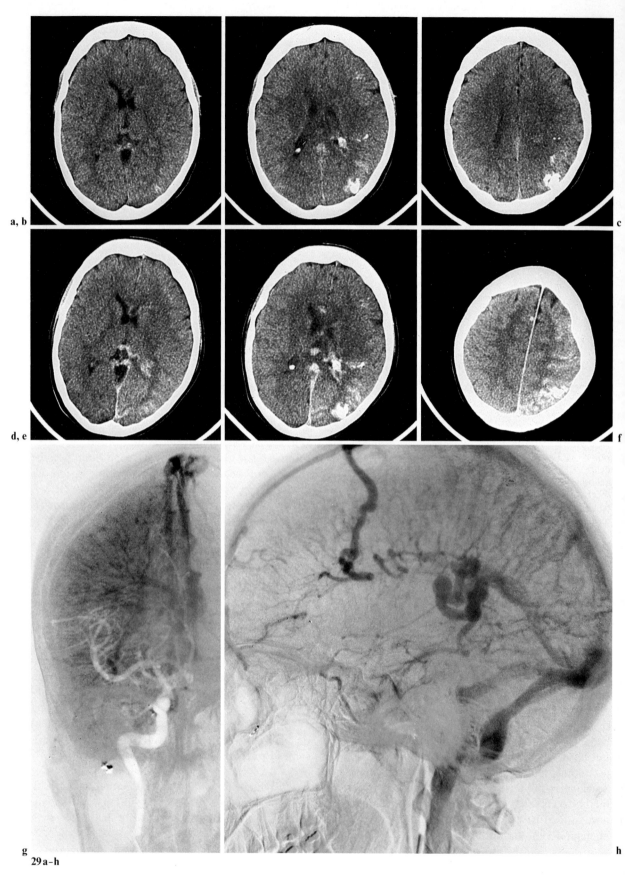

nehmen. Die Verkalkungen liegen in den oberen Rindenschichten mit einer Vorzugslokalisation okzipitoparietal. Der zweite nativdiagnostisch sehr konstante Befund ist die Assymetrie der Schädelkalotte bei bestehender Hemiatrophia cerebri.

Abb. 29 a–n. 20jährige Frau mit seit Jahren bestehendem Anfallsleiden, Naevus flammeus; im Computertomogramm Darstellung feindisperser bis grobscholliger Verkalkungen rechts okzipital bis rechts frontoparietal (**a, b, c**). Nach Kontrastmittelgabe Abbildung deutlich erweiterter innerer Hirnvenen, massives Enhancement im rechten Plexus chorioideus (**e**) und diffuse Dichteanhebung des rechtsseitigen parietookzipitalen Parenchyms (**f**). Im Angiogramm zeigen sich ursächlich eine Deformierung der V. Galeni bei fehlender Darstellung der inneren Hirnvene und zahllose perforierende Arterien, die das innere Hirnvenensystem mit dem Sinus saggitalis superior verbinden (**g, h**). Im Kernspintomogramm, vor und nach Gadoliniumgabe, zeigen sich sowohl die Dysplasien des inneren Hirnvenensystems und die Kollateralsysteme zum Sinus saggitalis superior (**i, j**) als auch das gesamte Ausmaß der meningealen Oberflächenangiomatose (**k-n**). Sturge-Webersche Erkrankung mit Dysplasien der inneren Hirnvenen, typischen Rindenverkalkungen und Blut-Hirn-Schrankenstörung im Bereich der Oberflächenangiomatose

Die kraniale Computertomographie ist gut geeignet, die genaue Ausdehnung der Verkalkungen früh erkennen zu lassen, in der Strukturanalyse ist ihr die Übersichtsaufnahme überlegen. Das Ausmaß der Hirnatrophie ist im kranialen Computertomogramm gut abzuschätzen.

Das gesamte Ausmaß der Fehlbildung wird nur durch die Kernspintomographie nach Gabe eines Blut-Hirn-Schrankentracers (Gadolinium) deutlich (Abb. 29 a–l).

Die Angiographie deckt bei völlig unauffälliger Darstellung des Arteriengebietes und des betroffenen Rindenareals ein weiteres wichtiges Merkmal der Sturge-Weberschen Erkrankung auf, die nahezu konstant vorhandenen Gefäßfehlbildungen des Venensystems [3]. Das innere Hirnvenensystem ist nicht entwickelt, im äußeren Hirnvenensystem zeigen sich Füllungsausfälle des Sinussystems mit Ausbildung von Kollateralkreisläufen.

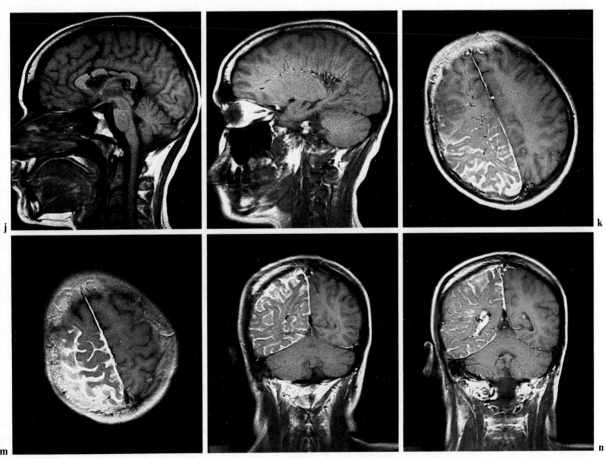

29 i–n

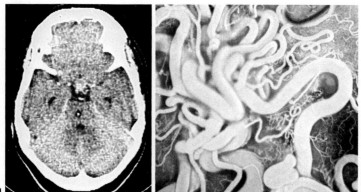
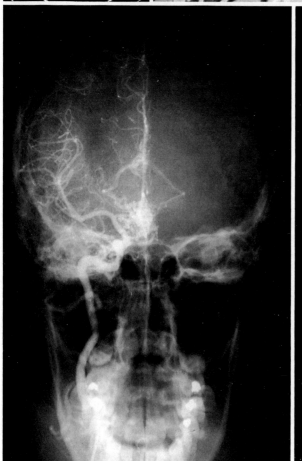
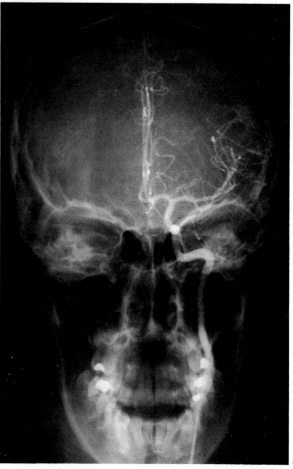

Abb. 30 a–d. 15jähriges Mädchen mit hypophysärer Insuffizienz, Angiomatose der Retina; das Computertomogramm nach Kontrastmittelapplikation zeigt einen kräftig KM anreichernden Tumor suprasellar (**a**). Die fluoreszenzangiographische Darstellung des Augenhintergrundes erbringt den Nachweis der Angiomatose (**b**). Im beidseitigen Karotisangiogramm Darstellung eines nur von rechts gespeisten suprasellaren Angioms (**c, d**). Fall einer enzephaloretinalen Angiomatose (Wyburn-Mason-Syndrom)

4.4 Hämangiomatose (Hippel-Lindau)

Im Kindesalter sehr selten. Es handelt sich um eine diagnostizierte Systemerkrankung mit Entwicklung von Angioblastomen vor allem im Bereich des Kleinhirns und Hirnstammes, selten des Großhirns. Dabei handelt es sich um mesodermale Tumore, mit Bildung ausgedehnter Zysten, die z. T. das Ausmaß des Gefäßtumors weit übertreffen.

Klinisch stehen Kleinhirnsymptome und Augensymptome im Vordergrund.

Radiologische Befunde: Im Nativbild Zeichen des Hydrozephalus, im kranialen Computertomogramm glatt berandete Zysten ohne perifokales Ödem und Verkalkungen. Im Angiogramm kann fast immer das Angiom selbst dargestellt werden. Über den Einsatz der Kernspintomographie liegen zur Zeit noch keine Erfahrungen vor, es ist davon auszugehen, daß sowohl der Zystenanteil wie auch der Gefäßtumor selbst dargestellt werden können.

Differentialdiagnostisch müssen Arachnoidalzysten, Zysten der Dandy-Walker Fehlbildung, Hirnabszesse und das pilozytische Astrozytom abgegrenzt werden.

4.5 Seltene Phakomatosen

Zephalookulokutane Teleangiektasie Louis-Bar (Ataxia teleangiectatica) ca. 10 Fälle in der Literatur; bevorzugt im Kleinkindesalter mit ausgeprägter Kleinhirnatrophie.

Enzephaloretinofaziale Angiomatose (Wyburn-Mason) (ca. 30 Fälle in der Literatur) mit kongenitalen Gefäßmißbildungen im Retina- und dienzephalen Bereich. Es handelt sich um echte arteriovenöse Fehlbildungen die bevorzugt in einem Stromgebiet liegen (Abb. 30 a–d).

Kapillär nicht verkalkende zerebromeningeale Angiomatose (van Bogaert).

Extrem seltene (10 Fälle in der Literatur) diffuse meningeale und kortikale kapillarvenöse Angiomatose ähnlich der Sturge-Weberschen Erkrankung ohne Verkalkungen.

Kutanomeningospinale Angiomatose (Cobb-Syndrom) ca. 20 Fälle in der Literatur; Metamer angeordneter Hautnaevus in Kombination mit spinalem Angiom.

5 Gefäßerkrankungen

Alle beim Erwachsenen bekannten Gefäßfehlbildungen als Aneurysmen und arteriovenöse Fehlbildungen sind nach heutiger Sicht bereits beim Neugeborenen angelegt. Es handelt sich zum einen um angeborene Wandschwächen der vor allem basalen Hirngefäße im Bereich der Muscularis media und Elastica interna, zum anderen um verbliebene Querverbindungen zwischen meningealen oder intrazerebralen Arterien und Venen. Während die arteriovenösen Fehlbildungen im Kindesalter durchaus zu klinischen Symptomen führen, ist die Ruptur eines arteriellen Aneurysmas in diesem Alter ungewöhnlich und extrem selten.

5.1 Arteriovenöse Fehlbildungen

Eine arteriovenöse Fehlbildung entspricht dem unmittelbaren Übergang einer meist wandschwachen Arterie in eine Vene unter Umgehung des dazwischenliegenden Kapillarnetzes.

Die klinischen Folgen ergeben sich aus der krankhaften

Durchblutungssituation:
1. Das Kapillarnetz im umgebenden Hirngewebe wird mangeldurchblutet.
2. Es kommt zu einer druckbedingten Kollateralausbildung um den Ort der Fistel herum und damit zu einer Zunahme an involvierten Gefäßen (Abb. 31 a, b).
3. Mit der Größenzunahme des Angioms und der Shunt-Rate wächst das Risiko einer Gefäßruptur.

Wichtigste klinische Symptome sind somit das Anfallsleiden oder intermittierende ischämische Zustände mit neurologischem Funktionsdefizit als Folge einer regionalen Mangeldurchblutung und die Subarachnoidalblutung.

Radiologische Befunde: Die Diagnostik der arteriovenösen Fehlbildungen ist mit allen nicht invasiven bildgebenden Verfahren unsicher und in hohem Maß abhängig von der Größe der Veränderung. Besteht der Verdacht auf das Vorliegen einer Gefäßfehlbildung muß die kraniale Computertomographie mit Kontrastmittel durchgeführt werden. Der direkte Nachweis ist dann gegeben, wenn nach KM-Gabe eine umschriebene Dichteanhebung erfolgt. Dieses Merkmal ist jedoch solange vieldeutig, solange nicht zugleich typische Gefäßstrukturen als erweiterte Venen oder Arterien erkannt werden können. Ein indirekter Nachweis ist dann gegeben, wenn in der Nähe eines Bereiches hohen regionalen Blutvolumens atrophische Veränderungen ausgemacht werden können. So ist die einseitige Erweiterung eines Temporalhorns bei einer Temporallappenepilepsie nicht nur Hinweis auf die Folgen eines Gewebeunterganges im Bereich eines epileptogenen Herdes, sondern zugleich auf die zugrundeliegende chronische Oligämie in der Umgebung einer arteriovenösen Malformation.

Die Kernspintomographie ist der kranialen Computertomographie bei der Suche nach Angiomen überlegen, da aus dem fehlenden Signal in rasch durchströmten Gefäßen eindeutig auf die Natur des auffälligen Areals geschlossen werden kann, vor operativen Maßnahmen reicht der kernspintomographische Befund jedoch nicht aus (Abb. 32 a–d).

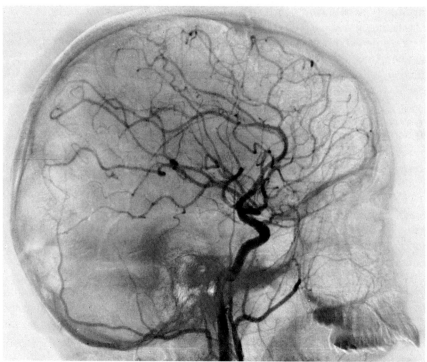

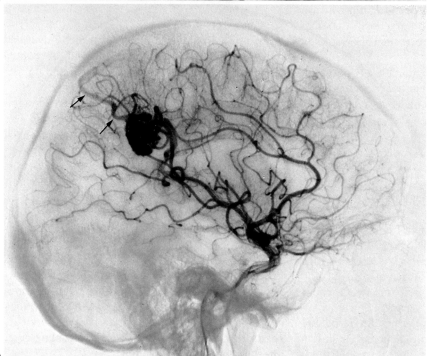

Abb. 31 a, b. Bild **a** zeigt die linksseitige Karotisangiographie eines 10jährigen, der wegen therapieresistenter Grand-mal Anfälle 1968 untersucht wurde. Kein Nachweis einer Gefäßfehlbildung. 1983 Wiederholung der Untersuchung. Es hat sich eine große arteriovenöse Malformation, die aus der linken A. media gespeist wird gebildet. Frühe venöse Drainage als Hinweis auf arteriovenöse Kurzschlüsse zum Sinus sagg. superior hin *(Pfeil)*. Entwicklung einer arteriovenösen Fehlbildung über 15 Jahre

Gehirn und Rückenmark

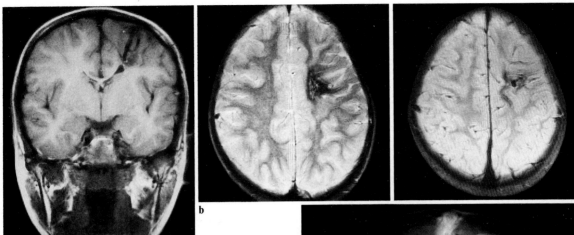

Nach wie vor ist, besonders im Licht moderner Behandlungstechniken, wie der Embolisationstherapie und der stereotaktischen Bestrahlung, die zerebrale Angiographie die entscheidende Maßnahme. Sie ist bei allen Zuständen nach unklarer intrakranieller Blutung, auch dann, wenn ein leichtes Schädel-Hirntrauma zu einer inadequaten periventrikulären Blutung geführt hat, notwendig. Wird eine Fehlbildung gefunden ist die Darstellung aller 4 Hirngefäße zum Ausschluß weiterer Mißbildungen, insbesondere als Aneurysma, erforderlich (Abb. 33 a-c).

Durch die Angiographie sind folgende Fragen zu beantworten:
1. Welche und wieviele Gefäße speisen die Mißbildung?
2. Welche Gefäße drainieren die Mißbildung?
3. Liegen weitere Mißbildungen vor?
4. Wie ist genaue Lage der Mißbildung?
5. Wie sind die Durchströmungsverhältnisse (Transitzeit)?

5.1.1 Arteriovenöse Mißbildung der Vena Galeni

Die sog. Vena Galeni-Aneurysmen stellen eine normale arteriovenöse Malformation in besonderer Lage dar.

Neugeborene mit dieser Fehlbildung zeigen meist eine massive Linksherzinsuffizienz durch die hohe Shunt-Rate der Fehlbildung. Bei älteren Kindern dominiert ein Hydrocephalus occlusus durch Verlegung des Aquäduktabganges. Bei den betroffenen Kindern ist meist ein pulssynchrones Rau-

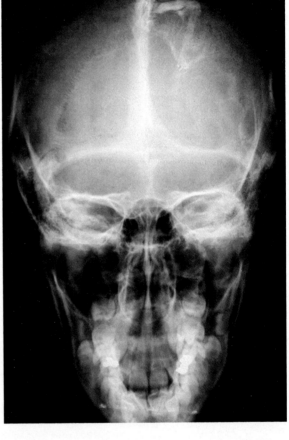

Abb. 32 a-d. 9jähriges Mädchen, Anfallsleiden, im EEG links zentraler Herd; im Kernspintomogramm (SE TE 100 ms, TR 2100 ms) zeigt sich ein vollständiger Signalverlust in geschlängelten, gefäßartigen Bereichen links vom Seitenventrikel bis zur Hirnoberfläche (a, b, c). Unter dem Verdacht auf das Vorliegen einer Gefäßfehlbildung wurde eine Hirnarteriographie durchgeführt. Diese zeigt eine rein venöse Fehlbildung ohne arteriovenöse Kurzschlüße. Rein venöse Gefäßfehlbildung, die Kernspintomographie reicht für die Beurteilung einer arteriovenösen Fehlbildung nicht aus

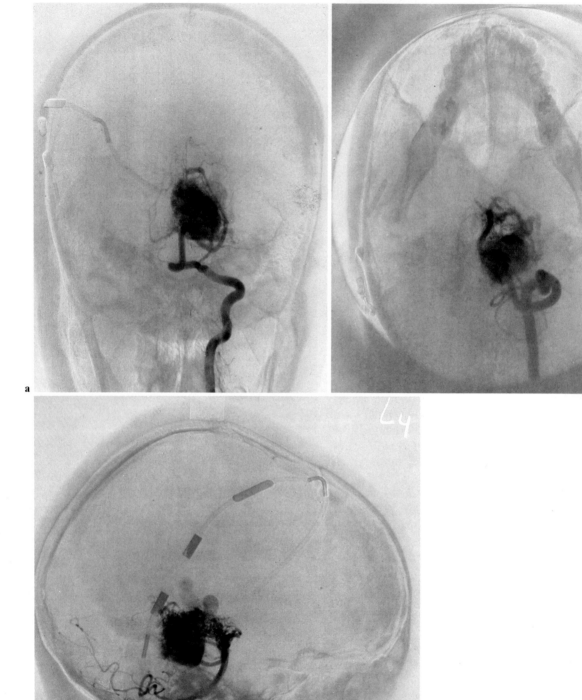

Abb. 33a–c. 14jähriges Mädchen, Hydrozephalussymptomatik, nach Ventilversorgung; im Angiogramm der linken Vertebralarterie füllt sich über zahlreiche Äste aus dem Basilariskopf eine große arteriovenöse Fehlbildung im Oberwurm, dem Mittelhirn und linken Thalamus. Arteriovenöse Fehlbildung im Mittelhirnbereich

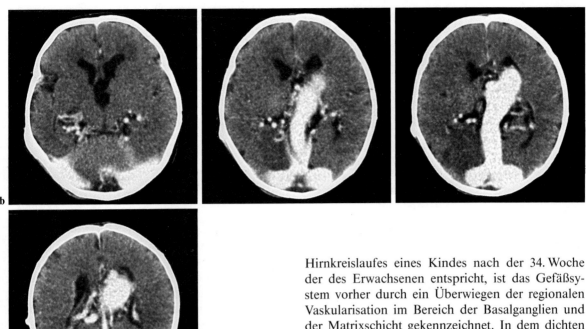

Abb. 34 a-d. 1jähriges Kind, Linksherzerweiterung, Hydrozephalus, Geräusch über der Kalotte; angiographische Darstellung eines großen Aneurysmas der V. Galeni. Die zuführenden Arterien sind stark erweitert, der Confluens sinuum massiv verbreitert. Kongenitale Fehlbildung als Aneurysma der Vena Galeni

schen über der Kalotte zu hören. Die charakteristische Auftreibung der V. Galeni ist im kranialen Computertomogramm gut zu erkennen (Abb. 34 a-d).

In der Angiographie aller Hirngefäße zeigen sich als speisende Arterien die Endäste der Aa. anteriores, Äste aus den proximalen A. posteriores, dem Basilariskopf und perforierende Äste aus dem Circulus Willisii. Der hohe intravenöse Druck im inneren Hirnvenensystem führt zu der oft grotesken Erweiterung der V. Galeni.

5.2 Hypoxie und Ischämie

Die Folgen einer durch Hypoxie oder Ischämie bedingten Hirnschädigung sind in ihrem Erscheinungsbild abhängig von der Reife des Gehirns zum Zeitpunkt der Läsion. Während die Anatomie des Hirnkreislaufes eines Kindes nach der 34. Woche der des Erwachsenen entspricht, ist das Gefäßsystem vorher durch ein Überwiegen der regionalen Vaskularisation im Bereich der Basalganglien und der Matrixschicht gekennzeichnet. In dem dichten Gefäßnetz des periventrikulären Hirngewebes fehlen im prämaturen Stadium wichtige Reaktionsformen des reifen zerebralen Gefäßbindegewebes. Der physiologische bedeutendste Mangel ist das Fehlen der zerebralen Autoregulation, d. h. eine weitgehende Abstimmung des zerebralen intravasalen Druckes auf Veränderungen des systemischen Blutdruckes. Ein Ansteigen des systemischen Blutdruckes kann somit zu einer Ruptur der periventrikulären Gefäße mit intrazerebraler und intraventrikulärer Blutung, ein Absinken des systemischen Blutdruckes zu einer regionalen Mangelversorgung vor allem im periventrikulären Gewebe führen. Die Folgen von Durchblutungsstörungen wirken sich damit beim reifen und unreifen Kind verschieden aus.

5.2.1 Ischämisch-hypoxische Läsionen beim unreifen Kind

Intrakranielle Blutungen bei Frühgeborenen treten innerhalb und außerhalb der Matrixschicht etwa gleich oft auf [37] und sind als intraventrikuläre, subependymale und kortikale Blutungen der kranialen Computertomographie und Ultraschalldiagnostik zugänglich. Eine exakte Beschreibung des Ausmaßes der Blutung [44] - isolierte Blutung in der Matrixschicht, intraventrikuläre Blutung mit normaler Ventrikelweite und intraventrikuläre und/oder Parenchymblutung mit Ventrikelerweiterung - ist zur prognostischen Bewertung des Schadens wichtig.

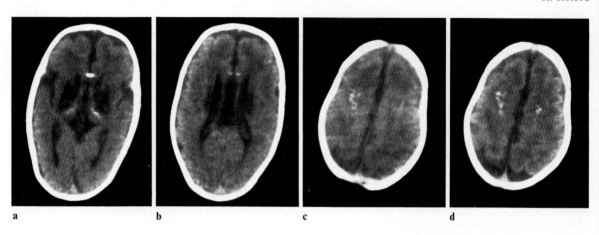

a b c d

Abb. 35 a–d. 5 Monate altes Kind, Mutter Kokainabusus, bekannter Geburtsstillstand, jetzt allgemeine Hypotonie, Spitzfußstellung, Blickabweichung nach oben; bilaterale Defekte periventrikulär, Verkalkungen in den Fornices im Balken und in beiden großen Marklagern. Kompletter Balkenmangel, „offene" stark erweiterte Inselzisternen und kortikale Atrophie. Folgezustand nach periventrikulären Infarkten, subependymalen und intraparenchymatösen Blutungen

Periventrikuläre Durchblutungsstörungen, die mit einem Ödem in diesem Bereich einhergehen sind beim Frühgeborenen im kranialen Computertomogramm nicht sicher nachzuweisen, da durch den hohen Flüssigkeitsgehalt des unreifen Gehirns kein ausreichender Kontrastunterschied zwischen dem Ödem und dem normalen Gehirn erkennbar ist. Kernspintomographische Untersuchungen bei diesen Veränderungen während der ersten Lebenswochen liegen derzeit nicht vor. So sind Defekte nach periventrikulären Infarkten erst später als Verschmälerung des periventrikulären Markes mit sekundärer Verbreiterung der kortikalen Sulci, einer prominenten „offenen" Inselzisterne, oder als zystische Defekte in der Nähe der Ventrikel nachzuweisen [17] (Abb. 35 a–d).

5.2.2 Ischämisch-hypoxische Läsionen beim reifen Kind

Hypoxische oder ischämisch bedingte Läsionen mit Strukturuntergang die besonders das Mark betreffen.

Ursächlich handelt es sich um die Folgen eines Geburtsstillstandes, einer Nabelschnurumschlingung, einer respiratorischen Insuffizienz oder Asphyxien, z. B. nach Ertrinkungsunfällen oder Strangulation.

Im kranialen Computertomogramm zeigt sich eine Dichteminderung der weißen Substanz, die Grenzen zur Rinde hin sind oft nicht mehr zu erkennen. Das zugrundeliegende Hirnödem ist am 1.–3. Tag am deutlichsten und geht nach 5–7 Tagen zurück. Die Region der Stammganglien und des Kleinhirns bleibt meist ausgespaart, diese Strukturen weisen dann im Vergleich zu den Hemisphären eine erhöhte, im Vergleich zum Standard aber normale Dichte auf. Folgeuntersuchungen nach 4–7 Wochen zeigen den Verlust an grauer und weißer Substanz mit einer Erweiterung der inneren und äußeren Liquorräume (Abb. 36 a–d).

5.3 Arterielle Verschlußerkrankungen

Arterielle Verschlußerkrankungen im Kindesalter sind ein ungewöhnliches und seltenes Ereignis. Die Fülle der Möglichkeiten die in diesem Zusammenhang ätiologisch bedacht werden müssen ist in der Tabelle 2 aufgeführt.

Die Auswirkungen eines zerebralen Gefäßverschlusses entsprechen intrauterin und beim Frühgeborenen den Defekten die unter den Kapiteln der erworbenen Hirnfehlbildungen und den hypoxämischen Störungen des periventrikulären Gewebes beschrieben sind, im höheren Alter den bekannten Kern- oder Grenzflächeninfarkten der betroffenen Gefäßgebiete.

Radiologische Befunde: Der Nachweis der Folgen eines Hirninfarktes gelingt im kranialen Computertomogramm etwa 2–3 Tage nach dem akuten Ereignis. Im betroffenen Gefäßgebiet zeigt sich dann über den Zeitraum von mehreren Wochen ein Bereich erniedrigter Dichte, der sich im Falle eines kompletten Gewebeunterganges zunehmend schär-

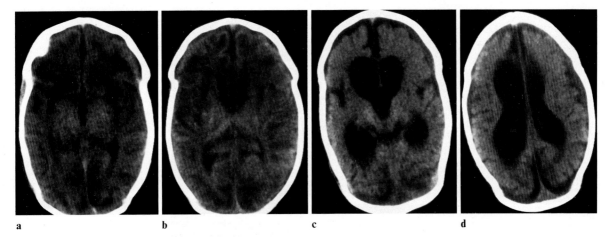

a b c d

Abb. 36 a–d. 5 Monate alter Säugling, Zwillingsgeburt und Frühgeburt, Erytroblastose, in der Ultraschalluntersuchung Nachweis einer postnatalen intrazerebralen Blutung, jetzt linksseitige Hemiparese; im CCT Erweiterung der inneren und äußeren Liqorräume, ausgiebige Defekte beidseits periventrikulär. In Bild (a) ist beidseits im Thalamusbereich noch eine dichtere Matrixzone zu erkennen. Zustand nach periventrikulären Durchblutungsstörungen und perinataler intrazerebraler Blutung

Tabelle 2. Ursachen arterieller Verschlußerkrankungen

1. Embolische Verschlüsse
    Kardiale Ursachen
    Rheumatische Herzerkrankungen
    Endokarditis
    Pulmonale Infektionen
    Embolie durch Plazentagewebe
    Septische Embolie
    Fettembolie
    Gasembolie
    Fehlbildung der großen Gefäße (Thrombose des D. arteriosus)
2. Thrombembolien bei Wanderkrankungen
    Traumatische Läsionen der Halsgefäße
    Leukämische Wandinfiltrationen
    Neoplastische Begleiterkrankungen
    Retropharyngeale Infektionen
    Fibröse Dysplasie
    Homozystinurie
    Mukoviszidose
    Polyarteritis nodosa
    Moya-Moya-Erkrankung
    Atresien der Aorta und supraaortalen Gefäße
    Wandverkalkungen bei
        Vitamin D Hypervitaminose
        Chronische Nierenerkrankungen
    Dissezierende Aneurysmen
    Kongenitale Aneurysmen
3. Rheologische Ursachen
    Polyzythämie
    Hämoblastosen
    Koagulopathien
    Thrombotische Thrombozytopenie

fer demarkiert. Im weiteren Verlauf nimmt die Größe des infarzierten Bereiches weiter ab, so, daß ähnlich den porenzephalen Defekten oft nur ein schmaler Spalt als bleibende Veränderung zu sehen ist.

Die Ursachen einer zerebralen Durchblutungsstörung sind nur angiographisch abzuklären. Typische Befunde stellen die umschriebenen Wandveränderungen der großen Hirngefäße oder die pathologischen Kollateralkreisläufe nach spontaner Reperfusion eines Gefäßverschlusses dar (Abb. 37 a, b).

5.4 Sinus und Venenthrombose

Sinus und Venenthrombosen bedeuten eine Verlegung der großen drainierenden Venensysteme und führen damit zu einer Erhöhung des venösen Ausflußwiderstandes und Reduktion der Hirndurchblutung. Ätiologisch kann unterschieden werden in nicht infektiöse Erkrankungen mit Dehydratation, die Thrombose als Folge einer Meningitis, als Operationsfolge, bei Septitiden und als Folge einer angeborenen Herzerkrankung.

Die Klinik der Sinus und Venenthrombosen entspricht durch die entstehenden Hirninfarkte den zerebralen Durchblutungsstörungen.

Radiologische Befunde: Die Diagnose einer Sinus oder Venenthrombose kann im Vorfeld entweder durch den Nachweis frisch geronnenen intravasalen Blutes im kranialen Computertomogramm, durch den Nachweis eines Füllungsdefektes in der Hirnsequenzszintigraphie und direkt durch die Angiographie gesichert werden. Im kranialen Computertomogramm ohne Kontrastmittelgabe zeigt sich

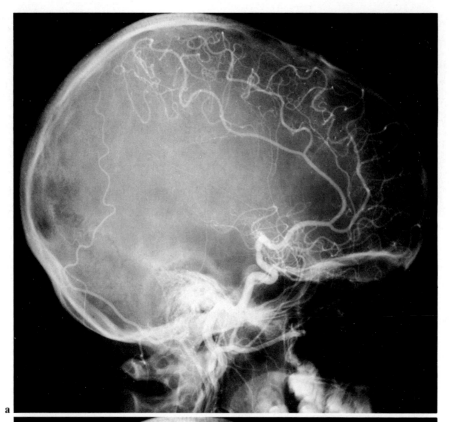

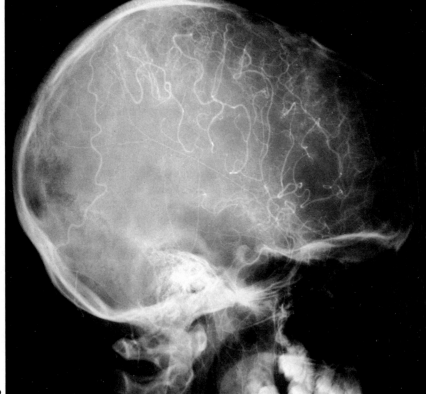

Abb. 37 a, b. 11jähriges Mädchen, akut aufgetretene Hemiparese, im weiteren Verlauf gute Rückbildung. In Bild (**a**) zeigt sich ein völliges Füllungsdefizit der linken A. c. media, die A. chorioidea und die thalamostriären Arterien werden zeitgerecht gefüllt. Bild (**b**), spätere Phase, aus dem Versorgungsgebiet der A. c. anterior füllen sich zahlreiche Kollateralgefäße zur A. c. media hin. Kompletter Mediahauptastverschluß mit Kollateralversorgung aus dem Gebiet der A. c. anterior

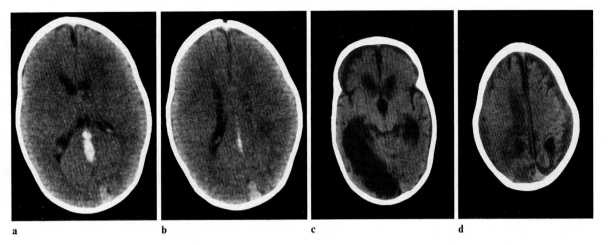

a b c d

meist in den okzipitalen großen Blutleitern eine
auffällige Dichteanhebung die dem Sinus rectus
oder dem Confluens sinuum zuzuordnen ist
(Abb. 38 a–d). Durch die Angiographie, die in diesem Fall am vorteilhaftesten als globale Darstellung
der Hirngefäße durch ein digitales Subtraktionsangiogramm durchgeführt wird, sind die Füllungsdefekte des inneren und äußeren Venensystems unmittelbar zu erkennen.

Abb. 38 a–d. 7 Monate altes Kind, Zustand nach massiver Dehydratation nach überhöhter Kontrastmittelgabe im Rahmen einer Urographie; **a, b** zeigen bei der Untersuchung ohne Kontrastmittelgabe eine Dichteanhebung im Bereich des Confluens sinuum, dem Sinus rectus und dem Sinus sagg. inferior. Supratentoriell verwaschene Mark-Rindenstrukturen bei generalisiertem Hirnödem; 4 Wochen nach dem Ereignis haben sich beidseits okzipital große Gewebedefekte, links stärker als rechts herausgebildet. Zugleich besteht ein Hydrocephalus communicans mit periventrikulären Ödem und ein breites Liquorpolster rechts parietookzipital und links frontal. Sinusthrombase mit bilateralen okzipitalen Infarkten

6 Trauma

Zur primären Bestandsaufnahme nach einem Schädel-Hirn-Trauma und zur Beantwortung der Frage, ob eine weiterführende kraniale Computertomographie erforderlich ist, hat die Schädelübersichtsaufnahme nach den Ergebnissen großer Sammelstatistiken gerade bei Kindern ihre Bedeutung verloren. Es kann heute festgestellt werden, daß der positive oder negative Nachweis einer Schädelfraktur beim Kind speziell in den ersten 3 Lebensjahren keinen Rückschluß auf das Vorliegen oder Fehlen einer intrakraniellen Komplikation erlaubt [28].

So ist in Abhängigkeit von den klinischen Störungen, die kraniale Computertomographie die entscheidende diagnostische Maßnahme nach Schädel-Hirn-Verletzungen bei Kindern. Die im allgemeinen Stunden nach dem Trauma durchgeführte Untersuchung reflektiert aber immer nur den passageren Zustand der oft nicht dem ganzen Ausmaß des Schadens entspricht. Es hat sich gezeigt, daß, wenn der klinische Befund sich weiter verschlechtert oder über längere Zeit keine Besserung der neurologischen Symptome zu sehen ist, weitere computertomographische Folgeuntersuchungen in über 50% der Fälle auch eine deutliche Verschlimmerung des pathomorphologischen Befundes erkennen lassen. So werden aus eben erkennbaren hämorrhagischen Kontusionen große intrazerebrale Blutungen oder aus fokalen Hirnschwellungen ein generalisiertes massiv raumforderndes Hirnödem [9, 67].

Der Wert der Kernspintomographie als diagnostische Maßnahme nach einem Schädel-Hirn-Trauma wird vorläufig vor allem durch die begrenzte Verfügbarkeit und die intensivmedizinische Lücke, die während der Datenerfassung zwangsläufig entsteht, beschränkt. Zum anderen sind zur Zeit keine therapeutisch relevanten Befunde, die über die Aussagekraft der Computertomographie hinausgingen zu erwarten [26, 32, 69].

6.1 Epidurale Blutung

Die epidurale Blutung liegt in einem geschlossenen Raum, der aus der Kalotte und der Dura mater gebildet wird. Ursächlich am bedeutendsten ist der Einriß einer Meningealarterie im temporoparietalen Bereich mit einer lebensbedrohlichen arteriellen

Blutung. Venöse epidurale Blutungen aus der Verletzung eines Sinus sind selten.

Die klinische Bedeutung der arteriellen epiduralen Blutung liegt in der raschen Ausbildung einer intrakraniellen Druckerhöhung mit der Gefahr irreversibler Durchblutungsstörungen. Einen wichtigen diagnostischen Hinweis auf das Vorliegen eines epiduralen Hämatoms ergibt eine erneute Bewußtseinsstörung nach der primären Bewußtlosigkeit („freies Intervall").

Computertomographisch zeigt sich ein spindelförmiger Bereich erhöhter Dichte zwischen Kalotte und Hirnoberfläche (Abb. 39).

6.2 Subdurale Blutung

Die subdurale Blutung venösen Ursprungs entsteht zwischen dem äußeren Blatt der Arachnoidea und der Dura aus der Zerreißung von Brückenvenen. Die intrakranielle Druckerhöhung nimmt langsamer zu. Im kranialen Computertomogramm stellt sich eine haubenförmige Dichteanhebung über einer oder beiden Hemisphären dar (Abb. 40), die in manchen Fällen bis in den Interhemisphärenspalt hineinreicht [18, 54]. Eine exakte Abgrenzung gegenüber der epiduralen Blutung ist oft nicht möglich und für das weitere Vorgehen ohne praktische Bedeutung.

6.3 Subarachnoidale Blutung

Die subarachnoidale Blutung umfaßt den gesamten Liquorraum und entsteht meist aus oberflächennahen oder der Ventrikelwand nahen hämorrhagischen Kontusionen.

Klinisch zeigen sich Kopfschmerzen und ein meningealer Reizzustand. Nachweis oder Ausschluß einer subarachnoidalen Blutung sind von doppelter Bedeutung:

1. Blut im Arachnoidalraum spricht für eine Zerreißung oder Quetschung meist oberflächen- oder ventrikelwandnaher Gewebeverbände mit der Gefahr einer sich später entwickelnden raumfordernden intrakraniellen Blutung.

2. Blut im Liquorraum bedeutet immer die Gefahr eines sich später entwickelnden Hydrocephalus aresorptivus.

Computertomographische Kennzeichen: Dichter („weißer") Interhemisphärenspalt, Dichteanhebung in den Liquorräumen ober- und unterhalb des Tentoriums [11], seltener Dichteanhebung in der Mittelhirnzisterne und den basalen Zisternen die dann nicht mehr klar begrenzt und liquordicht zu sehen sind (Abb. 41 a–d).

Intrazerebrale Blutung. Die intrazerebrale Blutung entsteht als Scherblutung oder infolge einer Hirnquetschung. Aus den zugleich verletzten perforie-

Abb. 39. Klassische epidurale Blutung nach Schädelhirntrauma eines 18jährigen Motorradfahrers; die minderdichte Zone innerhalb der Blutung entspricht noch nicht geronnenem Blut. Dieses Dichteverhalten kann bei sehr frischen Blutungen diagnostische Probleme bereiten

Abb. 40. Klassische frische subdurale Blutung, wiederum Einschlüße von noch nicht geronnenem Blut. Die Blutung reicht in den Interhemisphärenspalt und führt dort zu einer deutlichen Dichteanhebung

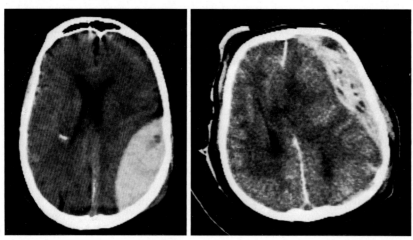

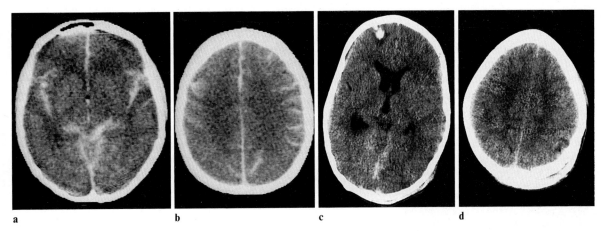

renden Hirngefäßen tritt Blut in den Interzellulärraum (hämorrhagische Kontusion), größere Blutungen konfluieren zu intrazerebralen Hämatomen.

Intraventrikuläre Blutung. Die intraventrikuläre Blutung bedeutet Blutübertritt aus hämorrhagischen Kontusionsherden in das Ventrikelsystem. Intraventrikuläre Blutungen ohne Nachweis einer intrazerebralen Blutung sind immer verdächtig auf das Vorliegen einer ventrikelnahen arteriovenösen Fehlbildung (Abb. 41 c, 42 a-d).

Abb. 41 a-d. Dichteanhebung im Interhemisphärenspalt, den Inselzisternen, der Mittelhirnzisterne und der Region des Tentoriumgiebels (**a**). In der höher gelegenen Schicht sind die kortikalen Sulci und der Interhemisphärenspalt durch geronnenes Blut markiert (**b**). **c** Anderer Patient nach SHT, neben einer kleinen intrazerebralen Blutung links frontal Dichteanhebung im Tentoriumbereich und im Interhemisphärenspalt (**d**). Darstellung von Subarachnoidalblutungen massiver und diskreter Ausprägung

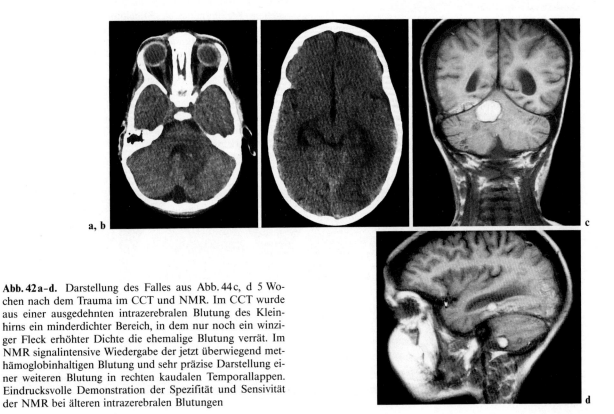

Abb. 42 a-d. Darstellung des Falles aus Abb. 44c, d 5 Wochen nach dem Trauma im CCT und NMR. Im CCT wurde aus einer ausgedehnten intrazerebralen Blutung des Kleinhirns ein minderdichter Bereich, in dem nur noch ein winziger Fleck erhöhter Dichte die ehemalige Blutung verrät. Im NMR signalintensive Wiedergabe der jetzt überwiegend methämoglobinhaltigen Blutung und sehr präzise Darstellung einer weiteren Blutung in rechten kaudalen Temporallappen. Eindrucksvolle Demonstration der Spezifität und Sensivität der NMR bei älteren intrazerebralen Blutungen

6.4 Hirnödem (Kontusion)

Das posttraumatische Hirnödem stellt eine gleichförmige Reaktion in neuronalen Geweberbänden auf eine mechanische Gewalteinwirkung dar. Ein posttraumatisches Hirnödem kann fokal oder generalisiert auftreten. Der Nachweis eines Hirnödems sagt nichts über den weiteren Verlauf im betroffenen Areal aus. So kann es sich um eine passagere funktionelle Störung ebensogut handeln wie um das Vorstadium eines ausgedehnten oder nur einzelne Neurone betreffenden Gewebeunterganges. Ein Hirnödem bedeutet, daß Flüssigkeit aus dem Intravasalraum in den Extravasalraum übergetreten ist [12]. Die Folgen sind eine Zunahme des lokalen Wassergehaltes und eine Schwellung des betroffenen Gebietes. Betrifft die Gewalteinwirkung nicht nur Neuronenverbände, sondern kommt es zusätzlich zu einer auch das zerebrale Gefäßbindegewebe betreffenden Gewebszerreißung ist computertomographisch ein blutig tingiertes Areal als hämorrhagische Kontusion zu sehen (Abb. 43). Im kranialen Computertomogramm oder Kernspintomogramm stellt sich ein Hirnödem raumfordernd und mit erniedrigter Dichte bzw. erhöhtem Protonengehalt dar.

Sonderformen: Das maligne Hirnödem bei Kindern [63] (Abb. 44a–d) nach schweren Schädel-Hirn-Traumen mit Kompression aller intrakranieller Liquorräume, axialer Hirnverschiebung und drohen-

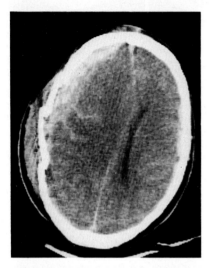

Abb. 43. 18jähriger nach schwerem Schädelhirntrauma; Trümmerfraktur der linken Parietalschuppe, ausgedehntes frontoparietales akutes subdurales Hämatom, angrenzend Kombination aus Subarachnoidalblutung (Interhemisphärenspalt deutlich dichteerhöht) mit Verwischen der Grenze zwischen Blutung und Rinde, hämorrhagischer Rindenkontusion und massivem Hemisphärenödem, das den Ventrikel komprimiert und die derbe, faserreiche Struktur der Falx cerebri verlagert! Nebeneinander von Schädelfraktur, Subdural- und Subarachnoidalblutung und malignem Hirnödem mit Falxverlagerung

Abb. 44a–d. 15jähriges Mädchen nach Autounfall, rechts okzipitales galeales Hämatom, links Fraktur des großen Keilbeinflügels und der Temporalschuppe (*1*), angrenzend stippchenförmige Mark-Rindenblutungen. Dichteverminderung beider Großhirnhemisphären im Vergleich zu den mit dargestellten Kleinhirnanteilen, Mittelhirnzisternen nicht abzugrenzen (*2*). Eine axiale Hirnverschiebung mit Verlagerung dienzephaler Strukturen in den Tentoriumschlitz muß angenommen werden (Einklemmung!). Blutig tingierter Interhemisphärenspalt und kortikaler Sulcus (*4*). Verwaschene Darstellung der Mark-Rindengrenze der linken Hemisphäre; links im großen Marklager (*3*) ist die Dichte der grauen und weißen Substanz erhöht. Differentialdiagnostisch kommt dabei entweder eine postischämische Zone erhöhten regionalen Blutvolumens („Low flow hyperemia") oder diffus blutig imbibiertes Hirngewebe in Betracht. Schädel-Hirn-Trauma mit allen wichtigen zerebralen Folgen

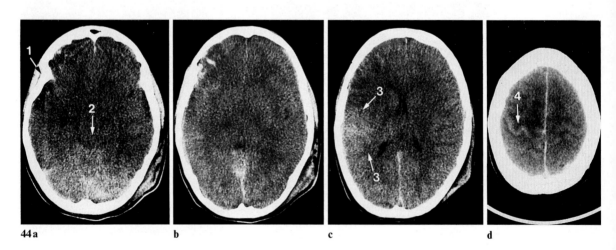

44a   b   c   d

Gehirn und Rückenmark

der Einklemmung des Gehirns in den Tentoriumschlitz oder in das Foramen magnum; das Hirnödem mit umschriebener Störung der zerebralen Autoregulation, das sich im kraniale Computertomographie als Zone erhöhter Dichte bei hohem regionalen Blutvolumen („low flow hyperemia") darstellt (Abb. 44c). Diese Form ist nach klinischer Erfahrung außerordentlich selten.

In dem Begriff der Kontusion werden klinischradiologisch Ursache und Folgen eines Hirnödems zusammengefaßt.

6.5 Zusammenfassende Darstellung der Schädel-Hirn-Verletzungen

Die typischen Folgen eines Schädel-Hirntraumas beinhalten in den meisten Fällen mehrere klassische Einzelveränderungen. Zur systematischen Beschreibung ist die Beantwortung folgender Fragen nützlich:

1. Liegt eine lebensbedrohliche extrazerebrale Blutung vor? Eine „klassische" akute epidurale oder subdurale Blutung ist im kranialen Computertomogramm als Dichteanhebung auf HU-Werte von ca. 80 unschwer zu erkennen. Probleme bereiten subdurale Hämatome etwa 14 Tage nach dem Trauma. Sie sind von gleicher Dichte wie das angrenzende Gehirn und nur durch ihre Raumforderung nachzuweisen. Das gleiche gilt für sehr frische Blutungen unmittelbar nach Trauma. Beidseitige, hirndichte Hämatome (häufigster Zeitraum etwa 14 Tage nach Trauma) sind im kranialen Computertomogramm nicht zuverlässig von einem allgemeinen Hirnödem abzugrenzen, hier kann die Diagnose nur durch die Kernspintomographie oder Angiographie gestellt werden. Im weiteren Verlauf zeigen subdurale Hämatome die Dichte von Liquor und sind wieder einfach zu erkennen, solange nicht eine erneute Einblutung durch weiter zerreißende Brückenvenen auftritt und zu Mischdichten führt.

In unmittelbarer Nachbarschaft von epi- oder subduralen Hämatomen sind angrenzende Ödeme oder hämorrhagische Kontusionen häufig (Abb. 43). Dieser Befund führt zu einer unscharfen Begrenzung des Hämatoms und geht in den meisten Fällen mit einer zusätzlichen Arachnoidalblutung einher.

2. Hat die Gewalteinwirkung zu einer Gewebezerreißung oder Quetschung mit Blutung geführt?

Frisch geronnenes Blut im Schädelinnenraum hebt sich im kraniale Computertomographie mit einer Dichte die etwa der doppelten Hirndichte entspricht deutlich ab. Im Hirnparenchym ist frisch geronnenes Blut als stippchenförmige Dichteanhebung meist in den Mark-Rindengrenzen (Abb. 44a, b) oder in den Stammganglien, also immer dort, wo graue und weiße Substanz aneinandergrenzen, gut zu erkennen. Größere konfluierende Blutungen als intrazerebrales Hämatom zeigen sich entsprechend deutlicher. Der kontinuierliche

Abb. 45a–c. 2jähriges Kind nach Sturz vom Wickeltisch; das Bild am Tag des Traumas zeigt schmale Ventrikel, keine Hirnverschiebung. Die Zonen erhöhter Dichte beidseits frontal zwischen Kalotte und Hirnoberfläche entsprechen Strahlenaufhärtungsartefakten, die klassischen Zeichen einer Subarachnoidalblutung liegen nicht vor. 14 Tage nach Trauma findet sich eine Weitenzunahme der Ventrikel und äußeren Liquorräume (b), die 4 Wochen nach Trauma deutlich rückläufig ist. Als Nebenbefund weite Cisterna magna. Verlauf nach Schädelhirntrauma, retrospektiv generalisiertes Hirnödem bei der Hemisphären das primär nicht sicher nachzuweisen war, passagerer Hydrocephalus communicans nicht gesicherter Ursache (subarachnoidales Blut nicht erkannt?)

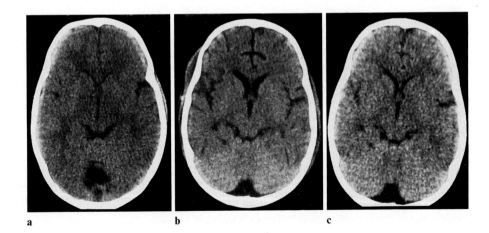

a b c

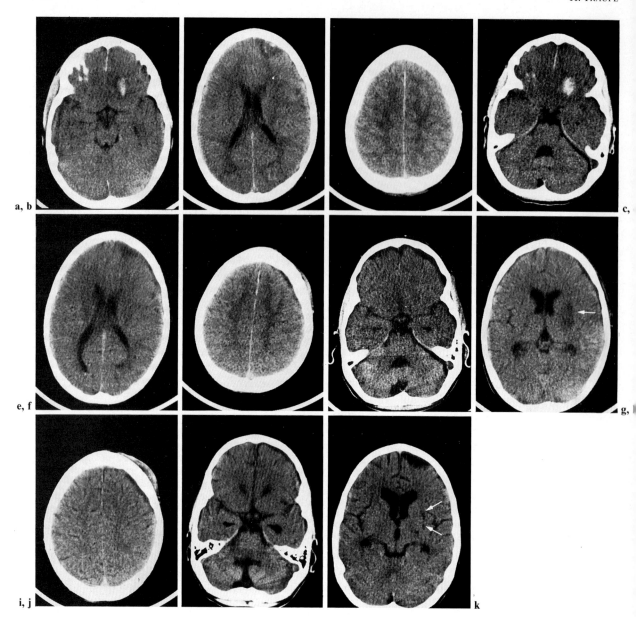

Abb. 46a–k. 6jähriger Junge, schweres Schädel-Hirntrauma nach Fenstersturz; am Tage des Traumas (**a, b, c**) beidseits frontobasale hämorrhagische Kontusionen, Blut im Interhemisphärenspalt; 6 Tage nach dem Trauma Zunahme der Größe der rechten frontalen intrazerebralen Blutung (**d, e, f**), beginnende Resorption der linken frontalen Blutungen, jetzt Blutnachweis in der linken Hinterhornspitze, Beginn eines schmalen rechten frontalen chronischen subduralen Hämatoms; nach weiteren 6 Tagen (**g–i**) sind die bifrontalen Blutungen nicht mehr zu erkennen; Nachweis der vorher komprimierten Sulci der Hirnoberfläche und beginnende Erweiterung der Temporalhornspitzen beidseits, Spuren der rechten frontalen Kontusionsblutung sind nicht mehr nachzuweisen. Das Kind zeigt in diesem Zeitraum eine plötzlich aufgetretene Hemiparese der linken Körperseite. Im Bereich der linken inneren Kapsel ist erstmals ein umschriebenes Ödem zu sehen *(Pfeil)*. Zwei Monate nach dem Trauma (**j, k**) deutliche Erweiterung der inneren und äußeren Liquorräume, besonders gut an den Temporalhornspitzen zu erkennen, scharf demarkierter Mark-Rindendefekt rechts frontal und „Lakune" als schmaler Gewebedefekt im Bereich der rechten Capsula interna *(Pfeil)*. Verlaufsuntersuchung nach Schädel-Hirn-Trauma mit den Komplikationen frontaler Kontusionsblutungen, einer Subarachnoidalblutung mit der Folge einer spastisch bedingten Mangeldurchblutung der rechten Stammganglienarterien und Ödem, später Gewebeuntergang dort. Während der posttraumatische Rindendefekt rechts frontal eindeutig der primären Kontusion zuzuordnen ist, handelt es sich bei der zuletzt sichtbaren allgemeinen Hirnvolumenminderung um eine Kombination aus gerringgradigem Hydrocephalus aresorptivus und disseminierten Hirnnervenzellnekrosen

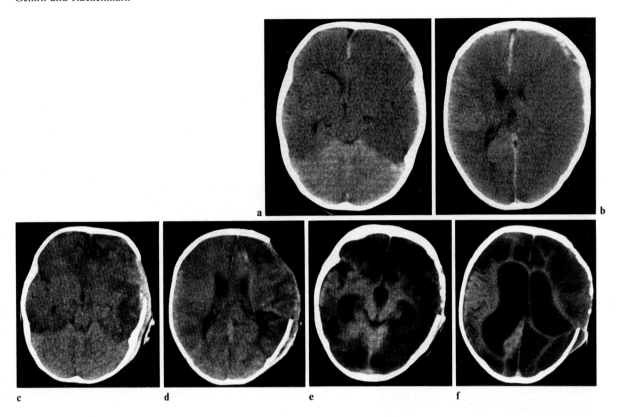

Abb. 47a–f. 6 Monate altes Kind, Fenstersturz; gespannte Fontanelle, Pupillendifferenz rechts weiter als links. Die Ausgangsuntersuchung zeigt ein ausgedehntes Hirnödem, das vor allem die Hemisphären aber auch die Stammganglien und das Kleinhirn betrifft. Über der rechten Hemisphäre ist ein schmales subdurales Hämatom zu sehen, das sich in den Interhemisphärenspalt fortsetzt (**a, b**). Acht Tage nach dem Ereignis und Entleerung des subduralen Hämatoms (**c, d**) zunehmende Dichteminderung des betroffenen Parenchyms, Rückgang des Hirnödems mit Weitenzunahme der Seitenventrikel, beginnende Kolliqation rechts parietookzipital. 3 Monate später (**e, f**) ausgiebige Einschmelzung der gesamten rechten Hemisphäre und von großen Teilen der linken Hemisphäre, maximale Ventrikeldilatation durch Massenabnahme des Gehirns. Posttraumatische Verlaufsuntersuchung; zystischer Gewebeuntergang in beiden Hemisphären

Dichterückgang einer intrazerebralen Blutung im kranialen Computertomogramm über 3–4 Wochen bedeutet lediglich einen Abbau von Hämoglobin, wie in kernspintomographischen Bildern zu sehen ist, liegen weitere Abbauprodukte als Methämoglobin über weitaus längere Zeit am Ort der Läsion (Abb. 42c, d).

In anderen Fällen ist der Ort des Blutaustrittes nicht zu erkennen und die intrakranielle Blutung nur an Dichteveränderungen in den Liquorräumen nachzuweisen.

Ventrikelnahe Blutungen zeigen bei einem Kind in Rückenlage eine Dichteanhebung im Bereich der Hinterhornspitzen. Bei oberflächennahen Blutungen ist die Arachnoidalblutung am sichersten im Interhemisphärenspalt als durchgehende, strichförmige Dichteanhebung nachzuweisen. Dieser, bei Erwachsenen mit Falxverkalkungen normale Befund ist beim Kind immer als krankhaft zu werten (Abb. 41, 43, 44). Das gleiche trifft für die Dichteanhebung in den Liquorräumen unter- und oberhalb des Tentoriums zu (Abb. 41, 44).

3. Liegt eine globale oder lokale Hirnschwellung als Folge eines Ödems vor?

Die Dichtedifferenz zwischen ödematösem und normalem Hirngewebe ist im kranialen Computertomogramm sehr gering. Man achte hier auf fleckige Zonen erniedrigter Dichte vor allem im Bereich der weißen Substanz und eine unscharfe Mark-Rindengrenze im Vergleich zur Gegenseite (Abb. 44). Ebenso wichtig ist die Beurteilung der Weite, Symmetrie und Form der intra- und extrazerebralen Liquorräume. Besonders deutlich zeigt sich z. B. die Schwellung eines Temporallappens an der einseitigen Verlegung der suprasellaren Zisternen.

In vielen Fällen ist der Befund eines Hirnödems erst retrospektiv zu erheben (Abb. 45a–c).

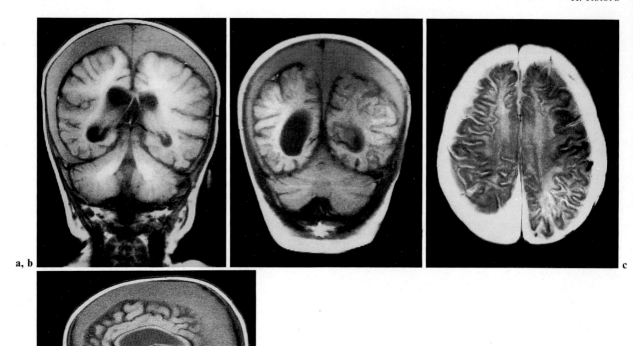

Abb. 48 a-d. 5 Monate altes Kind nach Schädel-Hirn-Trauma subdurales Hämatom, das mehrfach punktiert wurde, bei Zunahme des Kopfumfanges im Verlauf Kontrolle durch Kernspintomographie. Es zeigen sich ausgedehnte, haubenförmige subdurale Hämatome über beiden Hemisphären

6.6 Spätfolgen der Schädel-Hirn-Verletzung

Jede Arachnoidalblutung kann entweder durch Verlegung der Liquorresorptionsstätten im Bereich des Sinus saggitalis superior oder Verklebungen der äußeren Liquorräume zu einem Hydrocephalus aresorptivus oder communicans führen. Diese ernste Komplikation muß somit immer, wenn eine posttraumatische Blutung gesichert wurde, durch ein Kontroll-CT etwa 3 Monate nach dem Trauma ausgeschlossen werden [25] (Abb. 46a-l).

Die zweite Form des posttraumatischen Hydrozephalus kommt durch einen ausgedehnten und disseminierten Hirnparenchymverlust, z.B. nach malignem Hirnödem, zustande und entspricht damit im engeren Sinne einer posttraumatischen Hirnatrophie (Abb. 47a-f).

Erst Wochen bis Monate nach einem Schädel-Hirn-Trauma ist der Umfang der Hirnparenchymverluste abzuschätzen. Da im Normalfall eine Untersuchung vor dem Trauma nicht vorliegt, ist, besonders bei gutachterlichen Stellungnahmen, die schlüssige Zuordnung einer allgemeinen und noch im Normbereich liegenden Erweiterung der inneren und äußeren Liquorräume nicht möglich (Abb. 45). Nur dann, wenn eine fokale Hirnatrophie im Bereich der früher dargestellten Blutung oder Kontusion vorliegt, kann von einem sicheren posttraumatischen Defekt ausgegangen werden (Abb. 46, 47).

Das chronische subdurale Hämatom ist eine häufige posttraumatische Komplikation, die klinisch in vielen Fällen lediglich mit Kopfschmerzen, beim Kleinkind oft mit einer symmetrischen oder asymmetrischen Größenzunahme des Schädels einhergeht (Abb. 48a-d). Chronische subdurale Hämatome sind wegen ihrer Liquordichte sowohl in der kranialen Computertomographie wie auch Kernspintomographie gut zu erkennen.

7 Tumore der hinteren Schädelgrube

7.1 Medulloblastome

Medulloblastome sind neuroblastische Tumore des Kindesalters mit überwiegendem Wachstum im Bereich des Kleinhirns; ihre Gesamthäufigkeit liegt in den großen Sammelstatistiken bei 2-6% aller Hirntumore.

Klinik: Entsprechend ihres rasch raumfordernden Wachstums in der hinteren Schädelgrube zeigen die Medulloblastome früh die Zeichen gesteigerten intrakraniellen Druckes und zerebelläre Störungen.

Röntgenbefunde: Im Röntgennativbild sind die Zeichen erhöhten intrakraniellen Druckes als vermehrte Impressiones digitatae und selten Sellagerüstveränderungen nachzuweisen.

Die kraniale Computertomographie zeigt im Bild vor Kontrastmittelgabe einen meist im Dachbereich des 4. Ventrikel oder im Wurmbereich gelegenen runden, kompakten Bereich von Hirndichte oder erhöhter Dichte, der nach Gabe von KM in 90% der Fälle deutlich an Dichte zunimmt. Seltener sind zystische oder nekrotische Anteile im Tumor zu erkennen. Verkalkungen kommen in etwa einem Viertel der Fälle vor. Medulloblastome führen zu einem mäßiggradigen perifokalen Ödemsaum (Abb. 49a-d) [66].

Die Kernspintomographie bringt als Zusatzinformation im saggitalen Bild die genaue Lage des Tumors zum 4. Ventrikel, insbesondere aber Aufschluß über eine mögliche Infiltration des Rautenhirns (Abb. 50a-d). Im Angiogramm sind die Zeichen der infratentoriellen Raumforderung, meist mit Verlagerung der chorioidalen Schleifen der hinteren, unteren Kleinhirnarterien und eine kapilläre Dichteanhebung nachzuweisen.

Im allgemeinen ist die kraniale Computertomographie zum Nachweis des Tumors ausreichend. Es ist notwendig, den gesamten Schädelinnenraum zum Ausschluß von Metastasen im Bereich des Ventrikelsystems abzuklären.

Differentialdiagnostisch kommt vor allem das pilozytäre Astrozytom, das häufiger Zysten aufweist und das Ependymom des 4. Ventrikels, das häufiger verkalkt in Betracht. Die häufigste Fehldiagnose liegt in der Verwechslung mit dem primär dichteren Oberwurm.

7.2 Ependymom

Epitheloid- oder gliazelliger, neurokutaner Tumor des Ventrikelependyms der bei Kindern vor allem infratentoriell, in einem weitaus kleineren Teil supratentoriell in der periventrikulären weißen Substanz vorkommt [7], bei Jungen häufiger als bei Mädchen, Häufigkeit etwa 1-4% aller intrakranieller Tumore; Malignitätsgrad: 3-4.

Klinik: Abhängig von der Lage Anfälle, Kopfschmerzen, selten neurologische Funktionsstörungen, bei Lokalisation im 4. Ventrikel Hydrozephalussymptomatik.

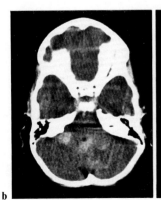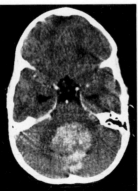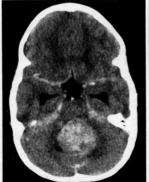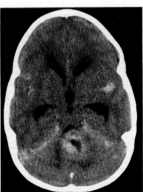

Abb. 49a-d. 6jähriger Junge, seit längerer Zeit starke Kopfschmerzen, zuletzt gehäuft Übelkeit und Erbrechen; die Untersuchung nach Kontrastmittelgabe zeigt inhomogen, fleckige Dichteanhebungen im Bereich des linken Kleinhirnbrückenwinkels, zwischen den Kleinhirntonsillen, infiltrativ im Abschnitt des unteren Rautenhirns und im Kleinhirnwurm mit Verdrängung des 4. Ventrikels nach frontal, geringes perifokales Ödem. Suprateintoriell Ballonierung des 3. Ventrikels und der Temporalhornspitzen, beginnendes periventrikuläres Ödem um beide Vorderhörner. Verdacht auf metastatische Absiedlung in der rechten Inselzisterne. Medulloblastom mit Hydrocephalus occlusus und Verdacht auf supratentorielle Metastase

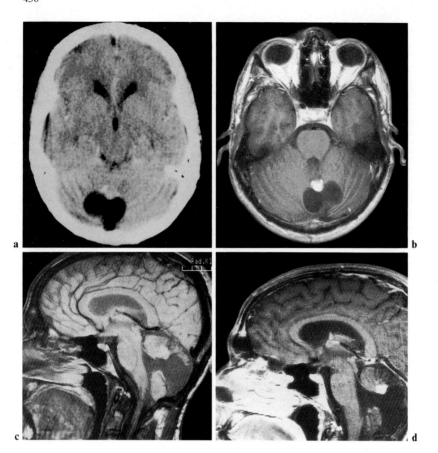

Abb. 50a-d. 20jähriger, Operation eines Medulloblastoms vor 4 Jahren, Nachbestrahlung (60 Gray), Routinekontrolle; im Computertomogramm Darstellung des postoperativen Defektes und auffällige Dichteerhöhung unmittelbar am oralen Dach des 4. Ventrikels im Kleinhirnwurm (**a**). Das NMR vor (**c**) und nach Gabe von Gadolinium (**b, d**) bestätigt den Verdacht auf das Vorliegen eines Tumorrezidives. Rezidiv eines Medulloblastoms nach 4jährigem postoperativen Verlauf

Röntgenbefunde: Im Übersichtsbild Zeichen des erhöhten intrakraniellen Druckes, gelegentlich Verkalkungen.

Im kranialen Computertomogramm häufig primär erhöhte Dichte, z. T. Zysten, häufig Verkalkungen (ca. bei 50%), perifokales Ödem nicht konstant nachweisbar. Überwiegend Dichteanhebung nach KM-Gabe [56]. Im Angiogramm zeigt der Tumor im Bereich der Hemisphären meist pathologische Gefäßstrukturen, im Bereich des 4. Ventrikels sind pathologische Gefäße selten und nur Verlagerungszeichen zu erkennen.

Eine präoperative Kernspintomographie ist zur Abgrenzung des Tumors gegenüber den infiltrierten Hirnanteilen (Rautengrube, Stammganglien) immer erforderlich (Abb. 51a,b).

Differentialdiagnose: Im 4. Ventrikel das Medulloblastom und Papillom, im Bereich der Seitenventrikel das Riesenzellastrozytom bei tuberöser Sklerose, im 3. Ventrikel Tumoren der Pinealis, Kolloidzyste, hemispheriell Sarkome.

7.3 Pilozytäres Astrozytom

Biologisch gutartiger Tumor (Grad 1) des Kindesalter, keine Geschlechtsspezifität; Häufigkeit: 3–7% aller Hirntumore.

Syn.: Zystisches und solides zerebelläres Astrozytom, Spongioblastom, Optikus-Chiasmagliom, Hypothalamusgliom, Infundibulom, Juveniles Astrozytom [71].

Lokalisation: Kleinhirnhemisphären, Kleinhirnwurm, 4. Ventrikel, kaudaler Hirnstamm; Chiasmaregion.

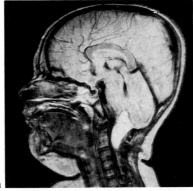
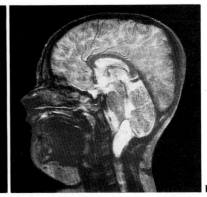

Abb. 51a, b. 5jähriges Mädchen, Fazialisschwäche, Schluckstörungen; im Kernspintomogramm Darstellung eines unmittelbar im Ausgangsbereich des 4. Ventrikels entspringenden Tumors, der z. T. infiltrierend, z. T. neben der Medulla oblongata in den oberen Zervikalbereich einwächst. Ependymom des 4. Ventrikels

Klinik: Hydrozephalussymptomatik, Sehstörungen, Hypothalamussyndrom.

Radiologie: Im Kleinhirnbereich ist der Tumor der kranialen Computertomographie gut zugänglich, teils zystisch, teils solide mit kräftigem Enhancement in den soliden Tumoranteilen (Abb. 52a,b). Das pilozytäre Astrozytom des Hirnstamms und des Chiasmas-N. opticus soll heute in jedem Fall durch die Kernspintomographie gesichert werden (Abb. 53a,b). Hier zeigt sich eine deutliche Signalverstärkung in allen Tumoranteilen. Im kranialen Computertomogramm muß auf Form und Inhalt der suprasellaren Zisterne geachtet werden, bei Ponsgliomen auf die Symmetrie des Hirnstamms und die umgebenden Zisternen [64].

7.4 Ponsgliom

Überwiegend fibrilläres selten pilozytäres Astrozytom des Pons, Krankheitsbeginn häufig vor dem 10. Lebensjahr, Tumorausbreitung in der Medulla oblongata oder zum Mittelhirn.

Klinik: Hirnnervenausfälle, Funktionsausfälle der langen Bahnen, Hydrozephalussymptomatik.

Röntgenbefunde: Der indirekte meist späte Nachweis durch Angiographie und Zisternographie wird heute vollständig durch den frühen Nachweis einer

Abb. 52a, b. 16jähriger Junge, Zustand nach Operation eines „Spongioblastoms" im Alter von 10 Jahren, jetzt Hydrozephalussymptomatik. Im CCT nach Kontrastmittelgabe Darstellung eines polyzyklisch begrenzten Tumors, der aus dem Bereich des Oberwurms durch den Tentoriumschlitz in die Mittelhirnzysternen reicht. In den soliden Tumoranteilen kommt es zu einer kräftigen Dichteanhebung nach KM-Gabe. Der größere Teil des Tumors besteht aus Zysten. Das Ventrikelsystem ist bei liegendem Ventilsystem eng, schmale Entlastungsergüße beidseits. Rezidiv eines typischen pilozytären Astrozytoms

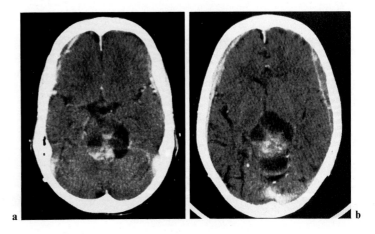

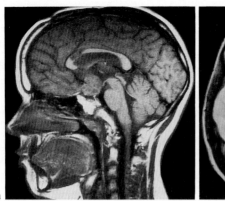
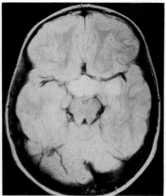

Abb. 53 a, b. 11jähriger Junge, bitemporale Hemianopsie, bekannter M. Recklinghausen; im Kernspintomogramm Darstellung eines ausgedehnten suprasellaren Tumors mit Signalverstärkung im T2-gewichteten Bild (TR 2100/TE 50 ms). Operativ bestätigtes Chiasmagliom

diffus-infiltrierenden Raumforderung mit erhöhter Signalintensität im Kernspintomographie abgelöst. Tumorlage und Ausdehnung sind nur durch diese Technik exakt zu bestimmen. Im kranialen Computertomogramm [4], das nach wie vor als Suchmethode eingesetzt wird, soll jede Asymmetrie und Dichteerniedrigung des Hirnstammes und der Pedunkel, Auftreibung des Hirnstammes und Asymmetrie der peripontinen Zisternen als Hinweis auf ein Ponsgliom bei entsprechender Symptomatik Anlaß zu einer weiterführenden kernspintomographischen

Abb. 54 a-d. 2jähriges Mädchen, minimale Dyxstaxie; auffällig breiter Hirnstamm im Computertomogramm, eine Dichteminderung dieses Bereiches ist nicht zu sehen. Die Kernspintomographie zeigt einen großen Tumor im Bereich der Medulla oblongata, der sich unter der hinteren Rautengrube nach kranial vorbuckelt. Operativ bestätigtes fibrilläres Astrozytom des Pons

Diagnostik geben (Abb. 54 a-d) [64]. Nur bei dem kleineren Teil der Ponsgliome, den pilozytären Astrozytomen, ist mit einer meist unregelmäßigen Dichteanhebung im Tumorbereich zu rechnen (Abb. 52 a, b).

8 Supratentorielle Tumore

8.1 Kraniopharyngeom

Kraniopharyngeome sind extrazerebrale, dysontogenetische, epitheliale Tumore mit größter Häufigkeit in den beiden ersten Lebensdekaden und einem weiteren Häufigkeitsgipfel um das 50. Lebensjahr. Jungen sind deutlich häufiger betroffen als Mädchen. Kraniopharyngeome machen etwa 2-3% aller intrakranieller Tumore aus und entstammen dem Bereich der Rathkeschen Tasche.

Klinik: Entsprechend ihrer z. T. suprasellaren, z. T. intrasellaren Lage kommt es zu Minderwuchs, verzögerter Pubertät, Fröhlichs Syndrom, Diabetes insipidus und dem Chiasmakompressinssyndrom, bei

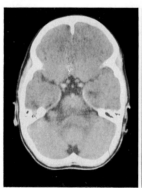
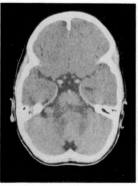
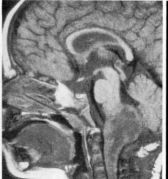
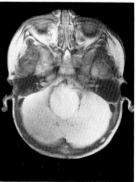

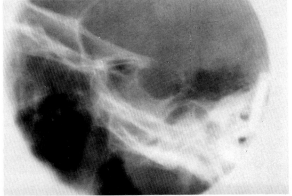

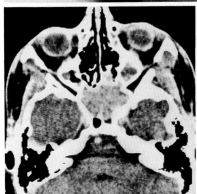 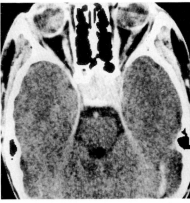 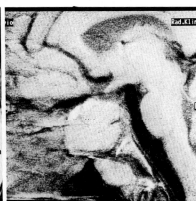

Abb. 55 a–d. 5jähriger Junge, Minderwuchs, bitemporale Hemianopsie; im seitlichen Übersichtsbild erkennt man eine ausgeprägte Doppelkontur des Sellabodens, eine weichteildichte Verlegung der Keilbeinhöhle und Erweiterung des Sellacavums (**a**). Im Computertomogramm nach Kontrastmittelgabe zeigt sich ein ausgedehnter Weichteiltumor, der die Keilbeinhöhle und das Sellacavum ausfüllt (**b, c**). Das seitliche Kernspintomogramm ergibt gute Übersicht der Saggitalausdehnung des Tumors. Kraniopharyngeom mit ausschließlich solider Gewebequalität

weiter suprasellarer Ausdehnung Verlegung des Foramen Monroi und Hydrozephalus.

Röntgenbefunde: Im Übersichts- und Schichtbild der Sella z. T. Sellagerüstdestruktionen sowie intra- und suprasellare Verkalkungen (Abb. 55 a–d).

Im kranialen Computertomogramm können die drei wichtigen Gewebequalitäten der Kraniopharyngeome Zysten, Verkalkungen und solide Tumoranteile, gut unterschieden werden. Zysten in einem suprasellaren Tumor sprechen fast immer für ein Kraniopharyngeom. Nach KM-Gabe komme es ausschließlich in den soliden Tumoranteilen zu einer Dichteanhebung.

Die Kernspintomographie als obligate präoperative Maßnahme zeigt im seitlichen Bild sehr exakt die Lage der zystischen Anteile und die Beziehung des Tumors zu den basalen Gefäßen zum Hypothalamus und den Stammganglien (Abb. 56 a–d).

Die Angiographie ist heute eine präoperative Spezialuntersuchung zum Nachweis der lokalen Gefäßverlagerungen, ein direkter Tumornachweis in der kapillären Phase gelingt meistens nicht. Differentialdiagnostisch kommen das im Kindesalter seltene Hypophysenadenom, Teratome, Germinome, Sarkome und Karzinome des Epipharynx und das Chiasmagliom in Betracht.

8.2 Tumore der Pinealisloge

Häufigster Tumor dieses Bereiches ist das Germinom (Grad 2–3), selten echte Pineozytome (Grad 3–4) und Pinealoblastome (Grad 4); insgesamt seltene Mittellinientumore (Gesamthäufigkeit unter 1%); eindeutige Dominanz bei Jungen; ektopische Pinealome werden im Bereich des Infundibulums und im 4. Ventrikel beobachtet. Pinealome und Germinome metastasieren in das gesamte Liquorsystem.

Klinik: Mittelhirnsymptome, vor allem das Parinaud-Syndrom als vertikale Blickparese und ein Hydrozephalus.

Röntgenbefunde: Die Röntgennativdiagnostik zeigt ausschließlich Zeichen erhöhten intrakraniellen Druckes, selten disperse Verkalkung des Tumors.

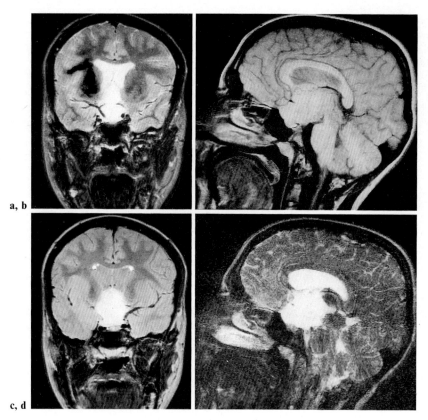

Abb. 56 a–d. 16jähriges Mädchen, bitemporale Hemianopsie, erhebliche Gewichtszunahme seit einem Jahr. Die Kernspintomographie zeigt in verschiedenen Aufnahmeprotokollen einen großen, zystischen Tumor, der die gesamte Keilbeinhöhle ausfüllt, beidseits nach lateral auslädt und zumindest die unteren Anteile der Karotissinus ummauert. Kranialwärts erreicht der Tumor das Foramen Monroi, die Seitenventrikel sind bereits durch eine beginnende Foramen Monroi-Blockade erweitert, an den Vorderhornspitzen sind schmale periventrikuläre Ödemsäume zu erkennen. Darstellung eines zystisch-kolloidalen Kraniopharyngeoms

Abb. 57 a–d. 15jähriger, langsam aufgetretene vertikale Blickparese (Parinaud-Syndrom). Das CCT vor (**a**) und nach (**b**) Gabe von Röntgenkontrastmittel zeigt einen primär dichteren Bereich in der Pinealisloge, der kräftig Kontrastmittel anreichert; die Wand des 3. Ventrikels, das Septum pellucidum und die Wände der Seitenventrikel sind von Tumorgewebe infiltriert. Weitere Tumorabsiedlungen zeigen sich in den kritischen Bereichen des Hypophysenstiels und im 4. Ventrikel. Eine spinale Aussaat muß in diesen Fällen immer vermutet werden, konnte hier jedoch durch Myelographie nicht bewiesen werden. Dysgerminom mit tapetenartiger Metastasierung der Ventrikelwände, Metastasen im Infundibulum und 4. Ventrikel

Im kranialen Computertomogramm findet sich eine isodense bis hyperdense Volumenzunahme in der Pinealisregion mit konstanter, homogener Dichteanhebung nach KM-Gabe. Nach Kontrastmittelgabe sind auch die Abtropfmetastasen vor allem im Bereich des Infundibulums des 4. Ventrikels und der Ventrikelwände gut zu erkennen [58] (Abb. 57 a–d).

Angiographisch zeigen sich typische Gefäßverlagerungen im Bereich der hinteren choroidalen und perikallösen Äste, z. T. auch eine Dichteanhebung

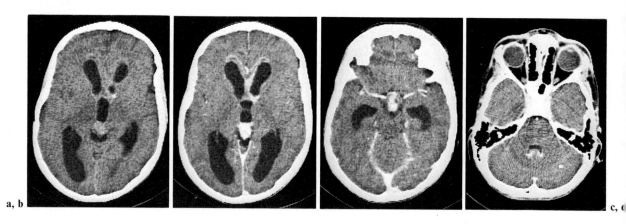

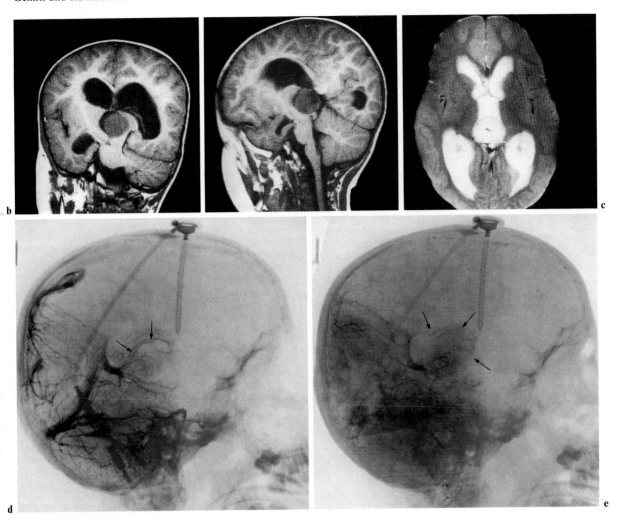

in der kapillären Phase. Die verlagerten Strukturen des inneren Hirnvenensystems lassen die Lage des Tumors exakt bestimmen.

Die Kernspintomographie hat sich als vorteilhaft zur Lagebestimmung und Abgrenzung des Tumors zur Thalamus- und Balkenregion hin erwiesen (Abb. 58 a-e).

Differentialdiagnostisch sind im Bereich der Pinealisloge das Ependymom, das pilozytäre Astrozytom, das Papillom, Teratome und Mißbildungen der inneren Hirnvenen zu erörtern.

8.3 Supratentorielle Astrozytome

Supratentorielle Astrozytome, vor allem temporal sind selten und kommen als maligne und benigne Formen vor. Histologisch zeigen sich Astrozytome niedriger Malignitätsgrade, Glioblastome und Oligodendrogliome, diese meist als Oligodendro-Astrozytome. Die typischen computertomographischen Kennzeichen sind ihre meist temporale Lage, eine primär niedrige Dichte die nach Kontrastmittelgabe nicht oder fleckig-inhomogen verstärkt wird und das häufige Vorkommen von Zysten.

Im Kernspintomogramm zeigen sie sich als signalintense Zonen (Abb. 59 a-d). Es ist zu erwarten,

Abb. 58 a-e. 3jähriger, Hirndrucksymptomatik; kugeliger Tumor in der Pinealisloge mit Ausdehnung in den rechten Thalamus im T1-gewichteten Bild (**a, b**) (SE TR 360 ms, TE 20 ms) und T2-gewichteten Bild (**c**) (TR 600 ms, TE 23 ms, fast field echo). Ausgeprägter Hydrocephalus occlusus durch proximale Aquäduktkompression. Im Angiogramm (**d**) geringfügige Dichteanhebung in der kapillären Phase *(Pfeile)* und bogige Anhebung der inneren Hirnvenen als typisches Zeichen eines Pinealislogentumors (**e**, *Pfeile*). Dysgerminom der Pinealisloge

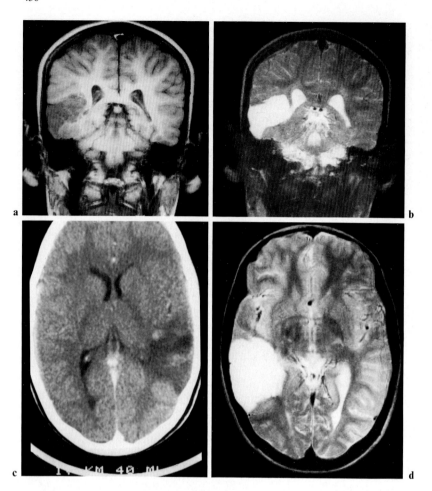

Abb. 59 a-d. 11jähriger Junge, seit langem Temporallappenepilepsie bekannt; im Computertomogramm zeigt sich eine primär ausgedehnte temporale Zone mit niedriger Dichte, die nach Kontrastmittelgabe inhomogen-fleckig dichter wird. Verkalkungen wie bei Oligodendrogliomen und Oligodendroastrozytomen sind nicht zu sehen. Im Kernspintomogramm (TR 550 TE 30/TR 800 TE 150 1,5 Tesla) Nachweis einer ausgedehnten, signalintensen Zone im hinteren Temporallappen. Großhirnastrozytom

daß mit zunehmendem Einsatz der Kernspintomographie zur Epilepsiediagnostik ein höherer Anteil der jetzt erst im Erwachsenenalter im Computertomogramm nachweisbaren Tumore bereits im Kindesalter diagnostiziert werden kann.

8.4 Plexuspapillom

Seltener Tumor des Kindesalters im Bereich der Seitenventrikel, selten im 3. Ventrikel. Die Tumore liegen überwiegend intraventrikulär, selten infiltrieren sie die Wände der Ventrikel (Abb. 60 a-d). Die Computertomographie läßt den intraventrikulären Tumor leicht erkennen, typisch ist eine kräftige Dichteanhebung nach Kontrastmittelgabe und eine tumorspezifische Verkalkung. Das Angiogramm zeigt die hohe Vaskularisation des Tumors. Differentialdiagnostisch muß ein intraventrikuläres Angiom erwogen werden.

8.5 Kongenitale Tumore

Als klassische kongenitale Tumore werden die Epidermoide (syn.: Cholesteatom), Dermoide und Teratome bezeichnet. Das Erkrankungsalter liegt mit Ausnahme der Teratome meist jenseits des 20. Lebensjahres.

Eine ungewöhnliche Kombination von Gewebequalitäten mit einem Nebeneinander von Fett, Kalk und Zysten, vor allem im Bereich der Mittellinie, sollte an diese seltenen Tumore denken lassen. Epidermoide enthalten kein Haar, Teratome können

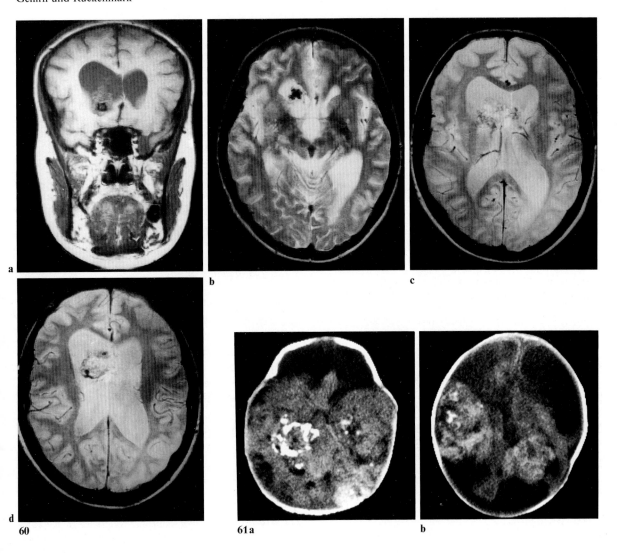

Abb. 60 a–d. 19jähriges Mädchen, Hydrozephalussymptomatik; im Kernspintomogramm zeigen die T1 und T2 gewichteten Bilder Keup, (TR 2000 TE 28/TR 350 TE 30) einen großen intraventrikulären Tumor des linken Vorderhornes. Im Zentrum des Tumors liegt ein signalloser Knoten der einem Gefäßknäuel entspricht. Typisches Bild eines Plexuspapilloms mit Foramen Monroi Blockade

Abb. 61 a, b. Neugeborener, Makrozephalus; im Computertomogramm unstrukturierter Hemisphärenaufbau, große intrakranielle Zysten neben Tumorknoten, die eine inhomogene Gewebestruktur aus dispersen und z. T. grobscholligen Knoten erkennen lassen. Das Kind verstarb innerhalb weniger Tage. Kindlicher Fehlbildungstumor als Teratom

alle Gewebequalitäten enthalten. Vorzugslokalisationen der Teratome sind der Bereich der Pinealisloge, die Suprasellarregion und der Bereich des 4. Ventrikels (Abb. 61 a, b).

Zur Darstellung ist die kraniale Computertomographie derzeit die Methode der Wahl. Die Differentialdiagnose gegenüber Medulloblastomen oder echten Pinealoblastomen ist mit radiologischen Mitteln nicht zu erarbeiten.

9 Entzündliche Hirnerkrankungen

9.1 Intrauterine Infektionen

Die häufigsten Erreger einer intrauterinen Infektion sind Toxoplasmen, Röteln und der Zytomegalievirus. Die pathologischen Veränderungen durch die

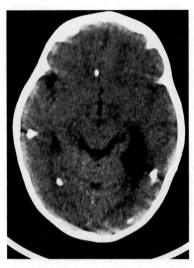

Abb. 62. 19jähriger, zerebrales Anfallsleiden; im Computertomogramm Nachweis mehrerer ventrikelnaher und auch im Marklager gelegener Verkalkungen bei hydrozephaler Erweiterung des rechten Hinterhornes. Typische Verkalkungen und Hydrozephalus nach Toxoplasmoseinfektion

Infektion sind bei Geburt meist abgeschlossen. Nachweisbare Folgen sind der Mikrozephalus, eine Hirnatrophie, ein Hydrozephalus, intrakranielle Verkalkungen und globale oder umschriebene Hirnparenchymdefekte. In wenigen Fällen sind die Symptome der akuten Infektion nach der Geburt vorhanden.

9.1.1 Toxoplasmose

Meist transplazentare Infektion mit hoher Inzidenz eines zugleich bestehenden oder sich entwickelnden Hydrozephalus.

Klinisch geht die Toxoplasmeninfektion häufig mit Anfällen, im Akutstadium mit einer Meningitis, Opistotonus, Hepatosplenomegalie und Fieber einher.

Im Röntgenbefund zeigen sich nativdiagnostisch typische Verkalkungen im Marklager und periventrikulär. Das kraniale Computertomogramm oder die Kernspintomographie zeigen den Hydrozephalus oder mehr oder weniger große Hirnparenchymdefekte als Folge der Krankheit, im Akutstadium können umschriebene Dichteminderungen vor allem periventrikulär, die nach Kontrastmittelgabe eine Blut-Hirn-Schrankenstörung aufweisen, nachgewiesen werden [27] (Abb. 62).

9.1.2 Zytomegalie

Meist kongenitale Infektion mit Hepatosplenomegalie, erythroblastischer Anämie, Thrombozytopenie und petechialen Blutungen.

Radiologisch im Nativbild, früher im kranialen Computertomogramm. Nachweis überwiegend periventrikulärer Verkalkungen obwohl Verkalkungsherde im Bereich der Rinde, im Kleinhirn und Hirnstamm gleichfalls beobachtet wurden. Eine häufige Folge der Erkrankung ist der Mikrozephalus (Abb. 63 a–c).

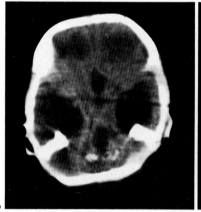
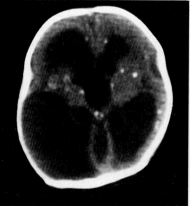
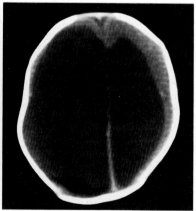

Abb. 63 a–c. 4 Tage alter Säugling, vergrößerter Kopfumfang; im CCT Nachweis zahlreicher intrazerebellärer, subependymaler und intraparenchymatöser Verkalkungen. Ausgeprägter asymmetrischer Hydrocephalus internus mit extremer Verschmälerung des verbleibenden Hirnmantels. Klassisches Bild einer konnatalen Zytomegalieinfektion

Gehirn und Rückenmark

9.2 Meningitis

Als häufige Erreger gelten Hämophilus influenzae, der Herpes simplex Virus, Streptokokken, E. coli und Pseudomonas. Der klinische Verlauf einer Meningitis ist meist unspezifisch als meningealer Reizzustand, Fieber oder subfebrilen Temperaturen, Lethargie und Gewichtsabnahme.

Radiologische Befunde: Die Nativdiagnostik des Schädels kann Hinweise auf den Ort der entzündlichen Veränderungen im Bereich der Nasennebenhöhlen, des Mittelohres oder der Kalotte geben. Ohne weitere Komplikationen ist der computertomographische Befund meistens unauffällig, selten, speziell bei der tuberkulösen Meningitis, wurden Dichteanhebungen im Bereich der weichen Hirnhaut nach Kontrastmittelgabe beschrieben [8, 49]. Komplikationen der Meningitiden als Enzephalitis, Ependymitis, Vaskulitis mit regionalen Durchblutungsstörungen und Hirnödemen und Infarkten, der Hydrocephalus aresorptivus, ein Hirnabszeß oder ein subdurales Empyem sind hingegen sowohl im kranialen Computertomogramm wie auch im Kernspintomographie gut zu erkennen (Abb. 64a-d).

9.3 Enzephalitis

Eigenständige oder aus dem Liquorraum fortgeleitete Entzündung des Gehirns.

Häufigste Erreger beim Kleinkind sind die Meningokokken, Hämophilus influenzae, Candida albicans und Pneumokokken. Im höheren Lebensalter Kryptokokken, Mucor mucosis Aspergillen, der Coxsackie- und Herpes simplex Virus [13], selten Arthropoden.

Im kranialen Computertomogramm kann das die Entzündung begleitende Ödem mit lokaler Dichteminderung als unspezifischer Hinweis auf den Ort der Läsion nachgewiesen werden (Abb. 65a,b) [5]. Die Kernspintomographie ist im Nachweis der Ödemausbreitung eindeutig überlegen (Abb. 66a-d) [12].

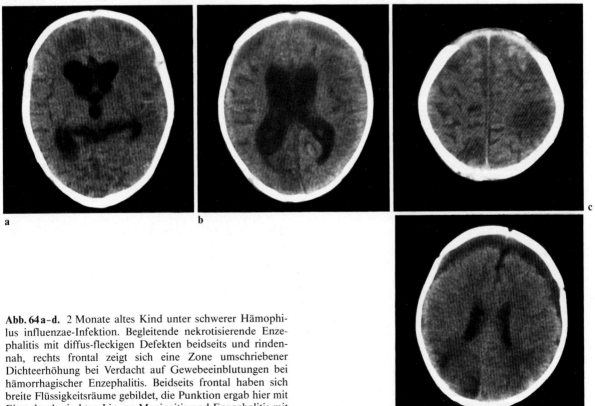

Abb. 64a-d. 2 Monate altes Kind unter schwerer Hämophilus influenzae-Infektion. Begleitende nekrotisierende Enzephalitis mit diffus-fleckigen Defekten beidseits und rindennah, rechts frontal zeigt sich eine Zone umschriebener Dichteerhöhung bei Verdacht auf Gewebeeinblutungen bei hämorrhagischer Enzephalitis. Beidseits frontal haben sich breite Flüssigkeitsräume gebildet, die Punktion ergab hier mit Eiter durchmischten Liquor. Meningitis und Enzephalitis mit generalisierten Gewebenekrosen

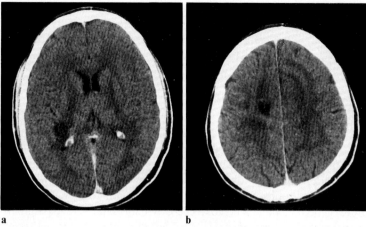

Abb. 65 a, b. 18jähriger, Fieber, Schwäche im linken Bein; das Computertomogramm zeigt eine umschriebene Zone erniedrigter Dichte links lateral des Hinterhornes, einen weiteren Herd links im oberen Marklager. Nach Kontrastmittelgabe war keine Dichteänderung zu sehen. Enzephalitis

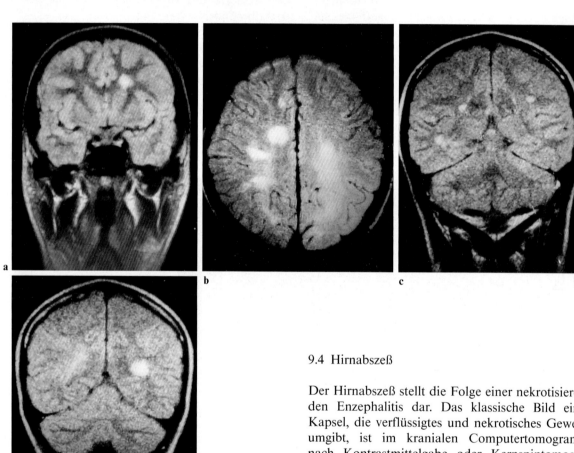

Abb. 66 a-d. 15jähriger, bekannte Enzephalitis; im Kernspintomogramm, besonders deutlich im T2-gewichteten Bild (c, d), Darstellung multipler, fleckiger, signalintenser Bereiche im Marklager und periventrikulär. Bild bei bekannter Zeckenenzephalitis

9.4 Hirnabszeß

Der Hirnabszeß stellt die Folge einer nekrotisierenden Enzephalitis dar. Das klassische Bild einer Kapsel, die verflüssigtes und nekrotisches Gewebe umgibt, ist im kranialen Computertomogramm nach Kontrastmittelgabe oder Kernspintomographie gut zu erkennen [14]. Abszesse sind meist zwei Wochen nach Einsetzen der klinischen Symptome einer Enzephalitis an mehreren Stellen nachzuweisen, das Nebeneinander von kleinen, kontrastmittelanreichernden Herden neben größeren mit zentralen Nekrosen ist sehr typisch (Abb. 67).

Differentialdiagnostisch kommen nekrotisierende Hirntumore wie Metastasen oder Gliome in Betracht.

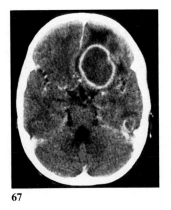
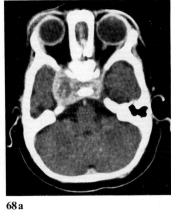
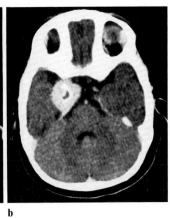

9.5 Epi- und Subdurale Abszesse, Empyeme

Raumfordernde Eiteransammlungen mit und ohne Gaseinschlüssen im Bereich der Schädelbasis und der Kalotte zwischen Knochen und Dura oder Dura und Arachnoidea [70].

Die Klinik wird durch die Lage und das Ausmaß der Raumforderung bestimmt.

Radiologische Befunde: Im Nativbild gelingt der Nachweis ursächlicher entzündlicher Veränderungen der Nasennebenhöhlen, der Kalotte oder des Mittelohres. Der eigentliche Abszeß oder Empyemnachweis bleibt der kranialen Computertomographie und Kernspintomographie vorbehalten.

Im kranialen Computertomogramm ist die Dichte erniedrigt oder hirngleich, nach Kontrastmittelgabe zeigt sich eine Dichteanhebung der Kapsel oder, in Abhängigkeit vom Alter der Veränderung, später eine umfassende Dichteanhebung des ausgebildeten Granulationsgewebes (Abb. 68 a, b). Differentialdiagnostisch kommt bei verflüssigten Abszessen oder Empyemen ein chronisches subdurales Hämatom oder Hygrom in Betracht.

10 Röntgendiagnostik bei Anfallsleiden

Die radiologische Untersuchung anfallskranker Kinder soll klären, ob eine morphologische Veränderung als Ursache des Anfalleidens nachgewiesen werden kann. Das Ergebnis und die Treffsicherheit der radiologischen Untersuchung wird dabei in hohem Maß durch die gewählte Methode bestimmt.

Mit Hilfe der Röntgennativdiagnostik kann eine Schädelasymmetrie im Bereich der Kalotte oder der Schädelbasis gefunden und als Hinweis auf das Vorliegen einer Hirnfehlbildung oder eines perina-

Abb. 67. 6jähriges Mädchen, Endokarditis; im Computertomogramm nach Kontrastmittelgabe Darstellung zweier von einer kräftig Kontrastmittel anreichernden Kapsel umschlossene Nekrosezonen, die fast Liquordichte aufweisen. Typisches Nebeneinander von großen und kleinen Hirnabszessen

Abb. 68 a, b. 6 Monate altes Mädchen, Krankheitsbeginn mit linksseitiger Abduzenslähmung; im Computertomogramm Nachweis eines epiduralen Abszesses links neben dem Keilbeinkörper im Cavum Meckeli; zentrale Einschmelzung und Gasansammlung.

talen Traumas gewertet werden. Auch der Nachweis intrakranieller Verkalkungen bei Hirntumoren, nach Meningitis, Enzephalitis oder intrakraniellen Blutungen kann wichtige Hinweise liefern, eine eindeutige Zuordnung der Befunde ist jedoch nur in wenigen Fällen, wie z. B. bei der Toxoplasmose, möglich. Insgesamt können nativdiagnostisch zahlreiche weitere Ursachen einer Epilepsie nicht erfaßt werden.

Die kraniale Computertomographie hat das Spektrum der Möglichkeiten ganz wesentlich erweitert und den Untersucher erstmals in die Lage versetzt, Weichteilveränderungen als Korrelat eines EEG-Herdes nachzuweisen und erscheint zur Zeit dann als Ausschlußmethode hinreichend, wenn eine eindeutige Ursache, z. B. als Fehlbildung oder erworbener Hirndefekt, benannt werden kann. Ergibt die Computertomographie keinen schlüssigen Hinweis, muß heute die Kernspintomographie als treffsicherste Methode herangezogen werden. Gerade im Bereich des Temporallappens können nur so ein Astrozytom, die Folgen einer Enzephalitis oder einer Hirnnarbe gefunden werden, wenn auch nicht in ihrer Qualität benannt werden.

Vor der kernspintomographischen Untersuchung sollte immer eine Computertomographie nach Kontrastmittelgabe angefertigt werden, da zum einen

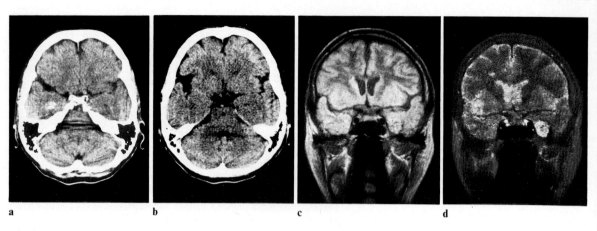

a b c d

Abb. 69 a–d. 17jähriger, generalisierte Krampfanfälle von Geburt an; im Computertomogramm zeigen sich schollige Verkalkungen im linken Temporallappen, die linke Inselzisterne ist erweitert. Das Kernspintomogramm bestätigt den Verdacht auf das Vorliegen eines verkalkten prä- oder perinatal erworbenen Hämatoms und läßt im T2-gewichteten Bild narbige Veränderungen des gesamten medialen Temporalpols erkennen, die wahrscheinlich von der früheren Herniation und Einklemmung des Temporalpols in die suprasellare Zisterne herrühren. Narben und verkalktes Hämatom links temporal, die diagnostischen Aussagen der Kernspintomographie und Computertomographie ergänzen sich

bei vielen Kindern die Ursache des Leidens bereits hier gefunden wird, zum anderen herdspezifische Verkalkungen in ihrer Beziehung zum umgebenden Gewebe wie im Falle der Gefäßfehlbildungen oder der ependymalen und parenchymalen Verkalkungen bei Phagomatosen und nach intrauterinen Infektionskrankheiten oder Blutungen nur computertomographisch zugeordnet werden können (Abb. 69 a–d).

11 Erkrankungen des Rückenmarkes

Zur radiologischen Diagnostik pathologischer Veränderungen des Rückenmarkes stehen heute neben der nativdiagnostischen Darstellung des Wirbelsäulenskelettes die Myelographie, die spinale CT und die Kernspintomographie zur Verfügung.

Die übersichtlichste Darstellung des langgestreckten Organs gelingt nach wie vor am besten mit der Myelographie, die als Summationsbild ohne Einschränkung durch vorgegebene Schichtebenen eine umfassende und präzise Abbildung auch langer Wirbelsäulenabschnitte ermöglicht. Der wesentliche Nachteil der Methode liegt in ihrer Invasivität und der fehlenden Einsicht in intramedulläre Veränderungen, die zuverlässig erst durch die Kernspintomographie aufgedeckt werden können. Die spinale CT ist in ihrer diagnostischen Aussage ohne Dichteanhebung durch intrathekales Kontrastmittel auf die Beschreibung der Beziehung von knöchernem Spinalkanal zum Rückenmarkskanal und durch die Diskontinuität der dünnen Einzelschichten beschränkt. Nach KM-Gabe ist eine, derzeit auch durch die Kernspintomographie nicht erreichbare räumliche Zuordnung des Spinalkanales, der Medulla und des umgebenden Liquorraumes möglich. Intramedulläre Weichteilveränderungen selbst sind in nur beschränktem Umfang erfaßbar.

11.1 Spinale Fehlbildungen

11.1.1 Meningozelen und Meningomyelozelen

Die Meningomyelozele stellt die häufigste spinale Fehlbildung dar und bedeutet eine Ausweitung des Duralsackes unter Einschluß von oft pathologisch veränderter Medulla spinalis, Nervenwurzeln, dorsalen Ganglien, den Meningen und Blutgefäßen. Meningomyelozelen liegen überwiegend lumbal, dort dorsal, selten lateral oder ventral und können weitere Fehlbildungen wie epidermale Zysten und sogar Teratome enthalten.

Die myelographische oder computertomographische Darstellung der Fehlbildung vor Operation ist selten erforderlich.

Meningozelen sind Erweiterungen des Duralsackes ohne pathologische Veränderungen an den Nervenwurzeln und der Medulla. Sie kommen seltener vor als die komplexe Fehlbildung der Meningomyelozele die überaus häufig mit der Arnold-Chiarischen Fehlbildung einhergeht (s. Kap. Fehlbildungen des Gehirns).

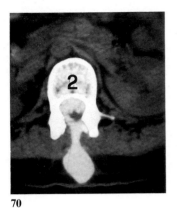 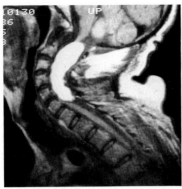 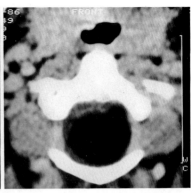

70   71a   b

Die computertomographische und kernspintomographische Untersuchung kann ebenso wie die Myelographie Aufschluß über den Inhalt der Duralsackerweiterung geben und ist vor allem dann von Nutzen, wenn weitere Mißbildungstumoren wie Gefäßfehlbildungen, Lipome und Teratome ausgeschlossen werden sollen (Abb. 70).

Die einfachste Fehlbildung der Rückenmarkshüllen ist die meist asymptomatische spina bifida.

11.1.2 Lipome, Lipomeningozele, Lipomyelomeningozele

Zeigt sich in Verbindung mit der Spina bifida eine subkutane bis peridurale Lipomatose meist mit Behaarungsanomalien der darüberliegenden Haut, handelt es sich um eine meist lumbosakrale Lipomatose. Da im gesamten Spinalkanal Fettgewebe vorkommt, sind Lipome auch in anderen Abschnitten des Rückenmarkkanales, vor allem thorakal, seltener zervikal zu sehen.

Während die Myelographie ein Lipom als extramedulläre Raumforderung ohne weitere Zuordnungsmöglichkeit darstellen läßt, sind die Computertomographie und Kernspintomographie für eine Gewebespezifizierung besser geeignet (Abb. 71 a, b).

11.1.3 Tethered Conus

Unter dem Begriff eines „Tethered Conus" versteht man ein kaudal fixiertes Rückenmark in Kombination mit einer Spina bifida occulta und einen Tiefstand des Conus medullaris mit verdicktem Filum terminale. Diese Veränderungen gehen meist mit einer Erweiterung des Duralsackes einher.

Abb. 70. 2jähriges Kind, Hydrozephalus bei Arnold-Chiarischer Fehlbildung, Behaarungsanomalie in Höhe des 2. Lendenwirbelkörpers; im Übersichtsbild Bogenschlußanomalie an diesem Wirbelkörper, im Computertomogramm nach intrathekaler Kontrastmittelgabe Aussackung der Meningen bis in das subkutane Fettgewebe, normale Darstellung des Markes. Lumbale Meningozele

Abb. 71a, b. 18jähriger, vor 10 Jahren myelographisch nachgewiesene Raumforderung im zervikalen Spinalkanal, zunehmende Tetraparese; das Kernspintomogramm zeigt einen Tumor mit kräftigem Signal von C1 bis C6/7. Eine entsprechende Signalzone ist im Nackenwulst und in der tiefen Nackenmuskulatur zu sehen (a). Im Computertomogramm zeigt ein Querschnitt in der Höhe des 2. HWK eine Erweiterung des Spinalkanales und Fettgewebe, das den gesamten Spinalkanal einnimmt und das Mark nach ventral preßt (b). Intraspinales, zervikales Lipom mit Markkompression

Die klinischen Zeichen sind unterschiedlich ausgeprägt, z. T. als motorische oder sensible Störungen, häufig als Muskelschwäche, einem abnormalem Reflexstatus und selten mit Blasenentleerungsstörungen. Die röntgenologische Darstellung gelingt am besten durch die Myelographie oder die Kernspintomographie unter Verwendung von Oberflächenspulen. Auch in der kranialen Computertomographie ist der verdickte Konus in Höhe der mittleren Lendenwirbelsäule zu beweisen. Die Röntgennativdiagnostik zeigt eine Verbreiterung des Interpedunkularabstandes (Abb. 72a,b).

11.1.4 Diastematomyelie

Häufig in Kombination mit einer Spina bifida cystica, erweitertem Interpedunkularabstand und Meningomyelozele. Zwischen einem gespaltenen unte-

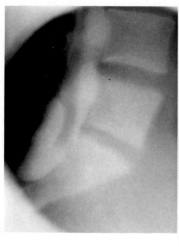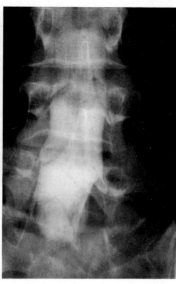

Abb. 72 a, b. 19jähriger, chronische Rückenschmerzen; das Myelogramm im a. p.-Bild (**a**) zeigt eine ausgeprägte Erweiterung des lumbalen Spinalkanales. Konusspitze und Filum terminale sind nicht zu unterscheiden, die lumbalen Wurzeln verlaufen bei dem vorliegenden Tiefstand des Rückenmarkes fast horizontal zu den Nervenaustrittslöchern hin. Im Seitbild (**b**) ist der Stand des unteren Rückenmarkes besser abzugrenzen. „Tethered cord", Nachweis des Konus im Lumbalbereich

ren Rückenmark zeigt sich ein meist knöchernes Septum, selten eine membranöse Platte. Die Rückenmarkshälften sind oft ungleich kräftig entwickelt. Das z. T. schräg stehende Septum zwingt das Mark in eine verdrehte Position. In anderen Fällen ist die Medulla zweigeteilt, eine dazwischenliegende knöcherne Trennwand fehlt.

Diese Fehlbildung ist am besten mit der Computertomographie zu erfassen (Abb. 73 a–c).

11.1.5 Syringomyelie und Hydrosyringomyelie

Die Hydrosyringomyelie stellt eine kongenitale Erweiterung des Zentralkanales dar. Sie ist bei einem hohen Prozentsatz bei Kindern mit Meningomyelozelen nachzuweisen, das Ausmaß der Erweiterung des Spinalkanales geht oft mit der des Hydrozephalus parallel. Der überwiegende Teil der Hydromyelien zeigt sich zervikal, lumbal sind nur ca. 10% anzutreffen.

Vor Einführung der Kernspintomographie war die Computertomographie nach intrathekaler Kontrastmittelgabe und später Ableitung die diagnostische Methode der Wahl, heute wird die Diagnose mit der Kernspintomographie gesichert.

11.1.6 Raumfordernde Fehlbildungen

Zu den Fehlbildungstumoren des Spinalkanales bei Kindern zählen die Teratome mit einer Häufigkeit von 7% aller spinaler Raumforderungen, die Dermoide und Epidermoide (14%) und die im Kindes-

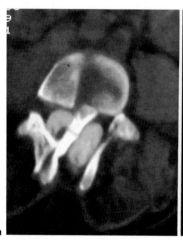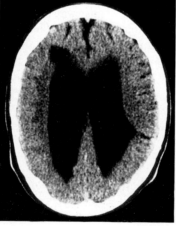

Abb. 73 a, b. 20jährige, chronische Rückenschmerzen, Untersuchungen wegen eines chronischen HWS-Syndroms; als Zufallsbefund zeigt sich in Höhe des 5. Lendenwirbelkörpers ein Knochensporn (**a**), der von der Wirbelkörperhinterfläche bis zum Wirbelbogen reicht, ober- und unterhalb dieses Befundes ist der Duralsack zweigeteilt. Im Computertomogramm des Kopfes (**b**) findet sich ein ausgeprägter Hydrozephalus. Diastematomyelie mit Hydrozephalus

Gehirn und Rückenmark

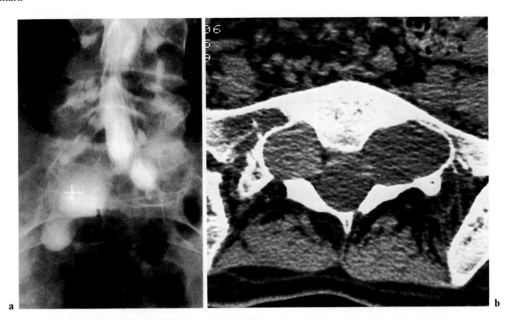

Abb. 74a, b. 18jähriges Mädchen, chronische lumbalgieforme Beschwerden; im Computertomogramm Nachweis einer Erweiterung des Sakralkanales, wobei auf der linken Seite eine höhere Dichte als rechts auffiel (**a**). Zum sicheren Ausschluß eines Neurinoms wurde eine Myelographie durchgeführt (**b**). Hier konnten große zystische Räume, die die Wurzeltaschen weit nach peripher begleiten, festgestellt werden. Ausgedehnte Wurzeltaschenzysten sche Bedeutung. Im Computertomogramm kann die Differentialdiagnose zwischen einem Neurinom und einer weiten Wurzeltasche schwierig sein und oft nur nach intrathekaler Gabe von Röntgenkontrastmittel gestellt werden (Abb. 74a, b).

11.1.7 Neurofibromatose

alter sehr selten beobachteten spinalen Arachnoidalzysten [29].

Teratome beinhalten alle drei Keimschichten und zeichnen sich als intraspinale Raumforderung gemischter Gewebequalität mit regionaler Erweiterung des Spinalkanales und einer Spina bifida aus. Die Epidermoide und Epidermoidzysten entstehen gleichfalls aus verbliebenen Zellresten und sind häufig durch einen Dermalsinus mit der Hautoberfläche verbunden. Symptome entstehen meist durch Infektionen.

In einem hohen Prozentsatz sind zugleich Wirbelkörperanomalien und eine Spina bifida vorhanden.

Im Computertomogramm oder Kernspintomogramm kann der Verlauf des Sinus verfolgt und die Ausdehnung der z. T. intramedullären, z. T. extramedullär-subduralen Raumforderung beurteilt werden.

Spinale Arachnoidalzysten stellen flüssigkeitsgefüllte subarachnoidale überwiegend thorakal gelegene Raumforderungen dar, die lumbal gelegenen perineuralen Zysten begleiten als erweiterte Wurzeltaschen die Nervenwurzeln und haben keine klini-

Radiologisches Leitsymptom der Neurofibromatose bei einer spinalen Beteiligung ist die Skoliose, eine zervikale Kyphose, Blockwirbelbildungen und umschriebene Erweiterungen des Spinalkanals. Schwannome im Bereich der Nervenwurzeln mit Erweiterung des Nervenaustrittsloches, mit rein intraspinaler Ausdehnung und gemischte Formen stellen mit ca. 20% den höchsten Anteil aller kindlichen intraspinalen Tumoren [6].

Die Erweiterung des knöchernen Nervenaustrittsloches ist bereits auf den Röntgenübersichtsaufnahmen gut nachzuweisen, der Tumor selbst kann im Computertomogramm nach Kontrastmittelgabe und problemlos in der Kernspintomographie in seiner Lage und Ausdehnung bestimmt werden (Abb. 75a–f).

11.2 Intraspinale Raumforderungen

Die klinische Symptomatik der intraspinalen Raumforderung bei einem intraspinalen Tumor oder nach einem Trauma ist geprägt durch den seg-

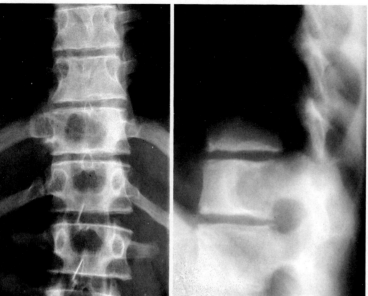

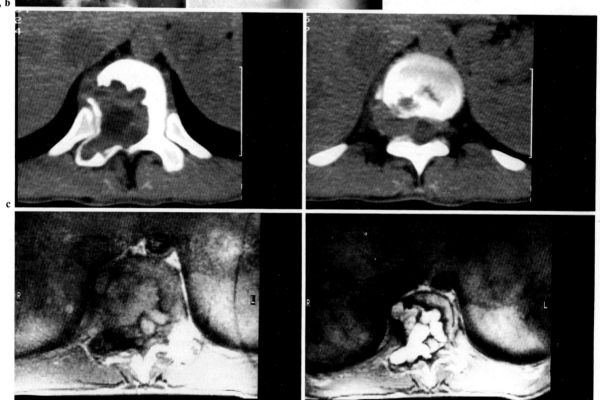

Abb. 75 a-f. 18jähriger, bekannter M. Recklinghausen, seit langem gürtelförmige, segmentale Schmerzausstrahlung thorakolumbal. Im Übersichtsbild fehlt die Bogenwurzel des 11. Brustwirbels rechts (**a**). Die seitliche Schichtaufnahme (**b**) läßt einen großen Defekt des hinteren Anteils des Wirbelkörpers erkennen. Das Computertomogramm zeigt den Knochendefekt und die Erweiterung des rechten Nervenaustrittloches durch einen Weichteiltumor (**c, d**). Im Kernspintomogramm (**e, f**) ist der Tumor besonders im T2-gewichteten Bild (**f**) in ganzem Umfang nachzuweisen. Großes thorakaolumbales Neurinom

mentalen Ausfall umschriebener neurologischer Funktionen als Querschnittssyndrom oder spinale Halbseitenstörung (Brown-Sequard-Syndrom).

Die radiologische Diagnostik muß rasch erfolgen und folgende Fragen beantworten:

1. Lage der Raumforderung, exakte Darstellung der Ober- und Untergrenze der Läsion?

2. Beziehung zum Rückenmark und zum Spinalkanal - handelt es sich um eine medulläre, extradurale oder intradurale extramedulläre Raumforderung?

3. Funktionelles Ausmaß der Störung - wie hochgradig ist die Einengung und damit die Kompression des Markes?

4. Gewebequalität der Raumforderung und mögliche pathogenetische Zuordnung?

Die Methoden bildhafter Darstellung sind zur Klärung der Ursachen einer akuten spinalen Raumforderung in unterschiedlichem Maß geeignet.

Vor jeder Untersuchung soll das Wirbelsäulenskelett dargestellt werden, da die Kenntnis einer knöchernen Beteiligung für jedes weitere Vorgehen von hoher Bedeutung ist. Sind Defekte oder Frakturen an Wirbelkörpern oder Bogenanteilen zu erkennen, muß deren Ausmaß abgeklärt und eine differentialdiagnostische Zuordnung versucht werden. Hierzu ist die konventionelle Schichttechnik oder die Computertomographie geeignet. Mit der Computertomographie ist der Spinalraum zugleich einsehbar, die konventionelle Tomographie veranschaulicht jedoch in bislang unübertroffener Weise den zu erwartenden Operationssitus.

Die aktuelle Bedrohlichkeit einer spinalen Raumforderung kann neben der klinischen Symptomatik am besten mit der Myelographie abgeschätzt werden. Sie zeigt einen kompletten oder inkompletten Stop der Kontrastmittelpassage zuverlässig an. Ein weiterer Vorteil liegt in der zeitlichen Kürze der Untersuchung und darin, daß die Tumorgrenzen exakt festgestellt werden und vom Durchleuchtungsbild direkt auf den Patientenkörper übertragen werden können. Es erscheint zur Zeit verlockend alle oben angeführten Fragen in einer kernspintomographischen Untersuchung zu klären. Neben den allgemeinen Einschränkungen der Verfügbarkeit muß jedoch bedacht werden, daß es bei allen eingangs aufgezählten Fragen nicht um eine ungefähre Abschätzung, sondern im Hinblick auf die operative Versorgung und vor allem postoperative Prognose auf eine randscharfe Aussage ankommt, die die Kernspintomographie zur Zeit aus untersuchungstechnischen Gründen nicht konstant und in angemessener Zeit zu liefern in der Lage ist.

Die akute Bedrohung durch eine bleibende Druckschädigung des Rückenmarkes rechtfertigt nach wie vor folgendes Vorgehen:

1. Darstellung des Skelettbefundes im Röntgenbild.
2. Myelographie zur Begrenzung der Raumforderung und zur funktionellen Beurteilung.
3. Computertomographie gegebenfalls nach der Myelographie zur Bestimmung der exakten transversalen Ausdehnung.

11.2.1 Tumore

Die im Kindesalter beobachteten Tumore des Rückenmarkes und der abgehenden Nerven und Nervenwurzeln entstehen häufig als Metastasierungen aus dem intrakraniellen Bereich (Abb. 76a,b), die eigenständigen intramedullären Tumore als Epen-

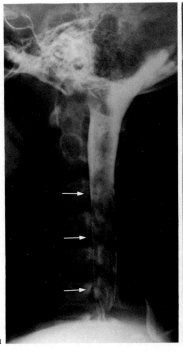
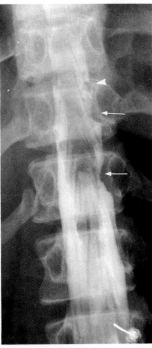

Abb. 76a, b. 16jähriges Mädchen, bekannter Pinealislogentumor als Germinom. Die Myelographie des zervikalen Spinalkanales (a) zeigt eine Verlegung des Arachnoidalraumes beginnend bei HWK 2/3 und einen kompletten Stopp der Kontrastmittelpassage bei HWK 6/7 *(Pfeile)*. Die von lumbal durchgeführte Untersuchung läßt in Höhe von TH 9 bis TH 12 eine unregelmäßige Kontur des Arachnoidalraumes links *(Pfeile)* mit einem erbsgroßen Füllungsdefekt links in Höhe von TH 11 erkennen *(durchstrichener Pfeil)*. Metastasierung eines Pinealistumors in den zervikalen und thorakalen Arachnoidalraum

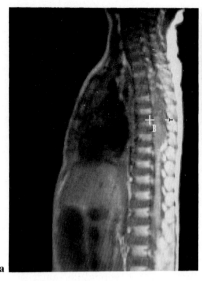
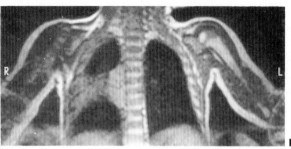

Abb. 77a, b. 1jähriges Kind, Paraparese der Beine; im Kernspintomogramm Nachweis eines rechten paravertebralen Tumors der in den Spinalkanal einwächst. Histologisch handelte es sich um ein Sarkom

dymom und Astrozytom treten meist erst im Erwachsenenalter auf. Intramedulläre Metastasen beim Kind sind ungewöhnlich, häufig hingegen aus dem Wirbelkörper nach intraspinal einwachsende Tumore.

Tumore die bei primärem intrakraniellen Sitz in den Duralsack metastasieren sind das Medulloblastom und die Fehlbildungstumore der Pinealisloge. Extradurale Raumforderungen beim Kind entstehen durch Infiltrationen der myeloischen Leukämie, der Wirbelsarkome (Abb. 77 a, b), bei Wilmstumoren, selten bei Riesenzelltumoren.

11.2.2 Entzündliche Erkrankungen

Hier sind vor allem die fortgeleiteten Entzündungen aus dem Wirbelsäulenbereich als Spondylitis, Empyem oder Abszeß von Bedeutung. Meist kann der Untersuchungsabschnitt durch segmentale Ausfälle oder eine räumlich begrenzte Klopf- oder Druckschmerzhaftigkeit eingegrenzt werden.

Die Computertomographie zeigt das Ausmaß des Wirbelbefalles und der intraspinalen Ausdehnung zuverlässig (Abb. 78). Auch im Kernspintomogramm kann der entzündete Bereich als Zone hohen Signales ohne weiteres erkannt werden. Die Untersuchung muß in jedem Fall über alle Segmente bis in den normalen Bereich hinein erfolgen.

11.2.3 Trauma

Posttraumatische Läsionen des Rückenmarkes stellen einen akuten Notfall dar, bei dem eine intraspinale Raumforderung als verlagertes Knochenfragment oder eine intraspinale epidurale oder subdurale Blutung rasch erkannt oder ausgeschlossen werden müssen. Die Untersuchung muß rasch und für den Betroffenen schonend erfolgen. Die nativdiagnostische Untersuchung umfaßt ein seitliches und ein anteroposteriores Bild des betroffenen Wirbelsäulenabschnittes. Beide Aufnahmen können in Rückenlage, seitlich mit angestellter Filmkasette erfolgen. Ist der traumatisierte Bereich eingegrenzt, muß, der Schwere der neurologischen Ausfälle entsprechend, eine sofortige Myelographie, ggf. mit aszendierender und deszendierender Kontrastmittelfüllung, angeschlossen und der Stopbereich markiert werden. Im Falle einer Passagebehinderung

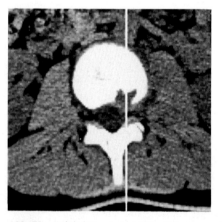

Abb. 78. 14jähriger, segmentale Schmerzen thorakolumbal, Fieber; im Computertomogramm Nachweis eines Wirbelkörperdefektes im Hinterkantenbereich. Im sagittalen Rekonstruktionsbild wölbt sich ein Weichteiltumor über das Bandscheibenfach in den Spinalkanal hinein. Spondylodiszitis unklarer Herkunft

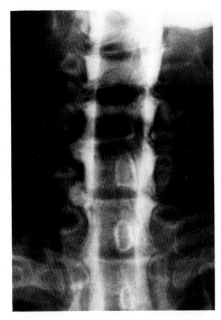

Abb. 79. 16jähriger Junge, nach Zweiradunfall schlaffe Parese des rechten Armes; im Myelogramm Darstellung der Wurzeltaschen beidseits. Die Wurzeltaschen zwischen HWK 5 und HWK 7 rechts sind erweitert und unregelmäßig konturiert. Im Gegensatz zu allen übrigen Taschen sind hier keine Wurzelfasern nachzuweisen. Wurzelausriß in zwei Segmenten

kann mit Hilfe der Computertomographie, deren Ursache besser dargestellt werden, im Falle eines posttraumatischen Querschnittsyndroms ist diese Erweiterung jedoch aus Zeitgründen vor Entlastungsoperation nicht obligat. Bei allen Rückenmarksverletzungen ist eine rasche Durchführung der notwendigsten Untersuchungen für die weitere Prognose des Patienten von ausschlaggebender Bedeutung. Einen Sonderfall stellen die posttraumatischen Wurzelausrisse dar, die meist durch ein Überstreckungstrauma des Armes, vor allem nach Zweiradunfällen, auftreten (Abb. 79).

Die Bedeutung der Untersuchung liegt im Ausschluß eines Wurzelausrisses mit der therapeutischen Konsequenz einer dann nicht mehr sinnvollen operativen Konsolidierung einer Armplexusschädigung. Untersuchungstechnisch sind die zervikale Myelographie und die Computertomographie nach intrathekaler Kontrastmittelgabe gleichrangig.

Literatur

1. Alexander GL (1972) Sturge-Weber syndrom. In: Vinken G, Bruyn GW (Hrsg) Handbook of clinical neurology. North-Holland, Amsterdam
2. Archer CR, Oarwish H, Smith K jr (1978) Enlarged cisternae magnae and posterior fossa cyst simulating Dandy-Walker syndrome on computed tomography. Radiology 127: 681-686
3. Bentson JR, Wilson GH, Newton TH (1971) Cerebral venous drainage pattern of the Sturge-Weber syndrome. Radiology 101: 111-118
4. Bilaniuk LT, Zimmerman RA, Littman P et al. (1980) Computed tomography of brain stem gliomas in children. Radiology 134: 89-95
5. Caroll B, Lane B, Normann D, Enzmann DR (1977) Diagnosis of progressive multifocal leukoencephalopathy by computed tomography. Radiology 122: 137-141
6. Casselman ES, Mandell GA (1979) Vertebral scalloping in neurofibromatosis. Radiology 131: 89-94
7. Centeno RS, Lee AA, Winter J, Barba D (1986) Supratentorial ependymomas: neuroimaging and clinicopathological correlation. J Neurosurg 64(2): 209-215
8. Cockrill HH, Dreisbach J, Lowe T, Yamaguchi T (1978) Computed tomography in leptomeningeal infections. Amer J Roentgenol 130: 511-515
9. Cooper PR, Marvilla K, Moody S, Clark WK (1979) Serial computerized tomographic scanning and the prognosis of severe head injury. Neurosurgery 5: 566-569
10. Di Chiro G, Armitsu T, Brooks RA et al. (1979) Computed tomography profiles of periventricular hypodensity in hydrocephalus and leukoencephalopathy. Radiology 130: 661-666
11. Dolinskas CA, Zimmerman RA, Bilaniuk LT (1978) A sign of subarachnoid bleeding on cranial computed tomograms of pediatric head trauma patients. Radiology 126: 409-411
12. Drayer BP, Rosenbaum AE (1979) Brain edema defined by computed tomography. J Comput Assist Tomogr 3: 317-323
13. Enzmann DR (1984) Imaging of infections and inflammations of the central nervous system: computed tomography, ultrasound and nuclear magnetic resonance. Raven, New York
14. Enzmann DR, Britt RH, Placone R (1983) Staging of human brain abszess by computed tomography. Radiology 146: 703-708
15. Enzmann DR, Ransom B, Normann D, Talberth E (1978) Computed tomography of herpes simplex encephalitis. Radiology 129(2): 419-425
16. Fitz CR (1983) Holoprosencephaly and related entities. Neuroradiology 25: 225-238
17. Flodmark O, Roland EH, Hill A, Whitfield MF (1987) Periventrikular leukomalacia: radiologic diagnosis. Radiology 162: 119-124
18. Forbes GS, Sheedy PF (1978) CT in the evaluation of subdural hematoma. Radiology 126: 143-148
19. Friede RL (1975) Developmental neuropathology. Springer, New York Berlin Heidelberg
20. Fuij T, Takoa T, Iot J, Konishi Y, Okuno T, Suzuki J (1982) Lipoma of the corpus callosum: a case report with a review. Comput Radiol 6(5): 301-304
21. Ganti SR, Antunes JL, Louis KM, Hilal SK (1981) Computed tomography in the diagnosis of colloid cysts of the third ventricle. Radiology 138: 385-391

22. Ganti SR, Hilal SK, Stein BM, Silver AJ, Mawad M, Sane P (1976) CT of pineal region tumors. AJR 146(3): 451–458
23. Gardeur D, Palmieri A, Mashaly R (1983) Cranial computed tomography in the phakomatoses. Neuroradiology 25: 293–304
24. Grogono JL (1968) Children with agenesis of the corpus callosum. Dev Med Child Neurol 10: 613–616
25. Gudeman SK, Kishore PRS, Becker DP et al. (1981) Computerized tomography in the evaluation, incidence and significance of posttraumatic hydrocephalus. Radiology 141: 597–602
26. Han JS, Kaufmann B, Alfidi RJ et al. (1984) Head trauma evaluated by magnetic resonance and computed tomography: a comparison. Radiology 150: 71–77
27. Handler LC, Mervis B (1983) Cerebral cysticercosis with reference to the natural history of parenchymal lesions. AJNR 4: 709–712
28. Harwood-Nash DC, Bruce HE, Hudson AR (1971) The significance of skull fractures in children. Radiology 101: 151–155
29. Harwood-Nash DC, Fitz CR (1976) Neuroradiology in infants and children. Mosby, St. Louis
30. Heinz ER, Ward A, Drayer BP, Dubois PJ (1980) Distinction between obstructive and atrophic dilatation of ventricles in children. J Comput Assist Tomogr 4: 320–325
31. Hindermash T, Greitz T (1977) Hydrocephalus, atrophy and their differential diagnosis: CFS dynamics investigated by computer cisternography. In: DuBoulay GH, Moseley IF (ed) Computerized axial tomography in clinical practice. Springer, Berlin Heidelberg New York
32. Jenkins A, Teasdale C, Hadley MD, Macpherson P, Rowanm JO (1986) Brain lesions detected by magnetic resonance imaging in mild and severe head injuries. Lancet 2: 445–446
33. Johnson MA, Pennock JM, Bydder GM, Steiner RE, Thomas D et al. (1983) Clinical NMR imaging of the brain in children. Normal and neurologic disease. AJR 141: 1005–1018
34. Kazner E, Wende S, Grumme TH, Lanksch W, Stochdorph O (eds) (1982) Computed tomography in intracranial tumors. Springer, Berlin Heidelberg New York
35. Kendall BE (1983) Dysgenesis of the corpus callosum. Neuroradiology 25: 239–256
36. Kingsley DPE, Kendall BE, Fitz CR (1986) Tuberous sclerosis: a clinicoradiological evaluation of 110 cases with particular reference to atypical presentation. Neuroradiology 28: 38–46
37. Ludwig B (1984) Kraniale Cumputertomographie bei Neugeborenen. Habilitationsschrift, Mainz
38. Manelfe C, Sevely A (1982) Neuroradiological study of holoprosencephalies. J Neuroradiol 9: 15–45
39. Mori K (1985) Anomalies of the nervous system: neuroradiology and neurosurgery. Thieme-Stratton, New York
40. Mori K, Handa H, Murata T, Nakano Y (1980) Periventricular lucency in computed tomography of hydrocephalus and cerebral atrophy. J Comput Assist Tomogr 4: 204–209
41. Naidich TP, McLone DG, Fulling KH (1983) The Chiari II malformation. IV. The hindbrain deformity. Neuroradiology 25: 179–197
42. Naidich TP, Zimmerman RA (1987) Common congenital malformations of the brain. In: Brant-Zawadzki M, Normann D (eds) Magnetic resonance imaging of the central nervous system. Raven New York
43. Packer RJ, Zimmerman RA, Bilaniuk LT et al. (1985) Magnetic resonance imaging of lesions of the posterior fossa and upper cervikal cord in childhood. Pediatrics 76: 84–90
44. Papile IA, Burstein J, Burstein R, Koffler H (1978) Incidence and evolution of subependymal and intraventricular hemorrhage: a study of infants with birth weights less than 1500 gm. J Pediatr 92: 529–534
45. Paul KS, Lye RH, Strang FA, Dutton J (1983) Arnold-Chiari malformation: review of 71 cases. J Neurosurg 58: 183–187
46. Picard L, Claudon M, Roland J, Jeanjean E, Andre M, Plenat P, Vert P (1980) Computerized tomography in premature infants – normal appearances. In: Caille JM, Salamon G (ed) Computerized tomography. Springer, Berlin Heidelberg New York
47. Piepgras U (1984) Neurokutane Systemerkrankungen. Thieme, Stuttgart New York
48. Radue W, Kendall BE, Moseley (1987) Computertomographie des Kopfes, 2. Aufl. Thieme, Stuttgart New York
49. Rovira M, Romero F, Torrent O, Ibarra B (1980) Study of tuberculous meningitis by CT. Neuroradiology 19: 137–141
50. Runge VM (1985) The use of Gd-DPTA as a perfusion agent marker of blood-brain barrier disruption. Magn Reson Imag 3: 43–55
51. Scammon RE (1933) Growth and development of the child. Part II, Anatomy and Physiology. The central nervous system. In: White House Conference on Child Health and Protection. Century, New York London
52. Schmidt H (1987) Kontrastmittel. In: Lissner J, Seiderer M (Hrsg) Klinische Kernspintomographie. Enke, Stuttgart
53. Scotti G, Scialfaa G, Colombo N et al. (1987) MR in the diagnosis of colloid cysts of the third ventricle. AJNR 8: 370–372
54. Sipponen JT, Sepponen RE, Silvula A (1984) Chronic subdural hematoma: demonstration by magnetic resonance. Radiology 150: 79–85
55. Smith A, Weinstein MA, Modic MT et al. (1985) Magnetic resonance with marked T2 weighted images: improved demonstration of brain lesions, tumor, and edema. AJNR 6: 691–697
56. Swartz JD, Zimmerman RA, Bilianuk LT (1982) Computed tomography of intracranial ependymomas. Radiology 143: 97–101
57. Ulrich H (1976) Malformations of the nervous system, perinatal damage and related conditions in early life. In: Blackwood W, Corsellis J (eds) Greenfield's neuropathology, 3 rd edn. Year Book Medical Publishers, Chicago
58. Vorcapic P, Pendl G (1985) Neuroimaging of mass lesions of the pineal region in infancy and childhood. Acta Neurichir (Wien) (Suppl) 35: 65–69
59. Weinmann HJ (1984) Characteristics of Gadolinium-DPTA complex: a potential NMR contrast agent. AJR 142: 619–624
60. Yakolev PI, Lecours AR (1967) The myelogenetic cycles of regional maturation of the brain. In: Minikowski A (ed) Regional development of the brain in early life. Blackwell, Oxford Edinburgh
61. Zee CS, McComb JG, Segall HD, Tsai FY, Stanley P (1981) Lipomas of the corpus callosum associated with frontal dysraphism. J Comput Assist Tomgr 5: 201–205
62. Zimmerman RA, Fleming CA, Lee BC, Saint-Louis LA, Deck MD (1986) Periventricular hyperintensity as seen by magnetic resonance. AJR 146: 443–450

63. Zimmerman RA, Bilaniuk LT, Bruce D, Dolinskas C, Obrist W, Kuhl D (1978) Computed tomography of pediatric head trauma: Acute general cerebral swelling. Radiology 126: 403–408
64. Zimmerman RA, Bilaniuk LT, Brune L et al. (1978) Computed tomography of cerebellar astrocytoma. AJR 130: 929–933
65. Zimmerman RA, Bilaniuk LT, Packer R et al. (1985) Resistive NMR of brain stem gliomas. Neuroradiology 27: 21–25
66. Zimmerman RA, Bilaniuk LT, Pahlajani H (1978) Spectrum of medulloblastomas demonstrated by computed tomography. Radiology 126: 137–141
67. Zimmerman RA, Bilianuk LT (1978) Cranial CT in the diagnosis and management of acute head trauma. AJR 131: 16–34
68. Zimmerman RA, Bilianuk LT, Grossmann RI (1983) Computed Tomography in migration disorders of human brain development. Neuroradiology 25: 257–263
69. Zimmerman RA, Bilianuk LT, Hackney DB, Goldberg HI, Grossman RI (1986) Head injury: early results of comparing CT and high field MR. AJNR 7: 757–764
70. Zimmerman RD, Leeds NE, Danzinger A (1984) Subdural empyema: CT findings. Radiology 150: 417–420
71. Zülch KJ (1980) Principles of the new World Health Organization (WHO) Classification of Brain Tumors. Neuroradiology 19: 59–66

Wirbelsäule

C. P. FLIEGEL

INHALT

1	Die wachsende Wirbelsäule im Röntgenbild	454
1.1	Primäre und sekundäre Ossifikationszentren	454
1.2	Normale Röntgenbefunde der kindlichen Wirbelsäule	455
1.2.1	Die Wirbelsäule des reifen Neugeborenen	455
1.2.2	Normale Wirbelsäule mit 3 Monaten	457
1.2.3	Normale Wirbelsäule eines 2Jährigen	457
1.2.4	Normale Wirbelsäule eines 5Jährigen	458
1.2.5	Normale Wirbelsäule eines 10Jährigen	459
1.2.6	Normale Wirbelsäule eines 16Jährigen	460
1.3	Normvarianten	460
1.3.1	Halswirbelsäule	460
1.3.1.1	Der dritte okzipitale Kondylus	461
1.3.1.2	Os odontoideum	461
1.3.1.3	Partielle Fusion des hinteren Atlasbogens mit dem Os occipitale	461
1.3.1.4	Partielle Defekte des hinteren Atlasbogens	462
1.3.1.5	Ossiculum terminale	462
1.3.1.6	Der vordere Atlasbogen beim Neugeborenen	462
1.3.1.7	Die Synchondrose zwischen Dens und Körper von C_2	462
1.3.1.8	Der nach dorsal abgeknickte Dens	462
1.3.1.9	Wirbelbogenvariante der oberen Halswirbelsäule (C_2–C_5)	462
1.3.2	Normvarianten der Brustwirbelsäule	463
1.3.3	Lumbosakrale Wirbelsäule	464
2	Angeborene Mißbildungen	467
2.1	Isolierte Mißbildungen	467
2.1.1	Fehlbildungen einzelner oder mehrerer benachbarter Wirbelkörper	467
2.1.1.1	Keilwirbel	467
2.1.1.2	Zentraler Defekt der Bildung eines Wirbelkörpers, sog. „Schmetterlingswirbel"	468
2.1.1.3	Lateraler Defekt der Bildung einzelner Wirbelkörper: Halbwirbel	468
2.1.2	Wirbelbogendefekte	468
2.1.2.1	Atlasbogenaplasie partiell oder total	468
2.1.2.2	Wirbelbogenhypoplasie oder -aplasie im Bereich der Lendenwirbelsäule	468
2.1.3	Störungen der Segmentierung mit dem Resultat sog. „Blockwirbel"	468
2.1.3.1	Totales Ausbleiben der Segmentierung	468
2.1.3.2	Ausbleiben der Segmentierung der ventralen Wirbelkörperanteile mit dem Resultat einer Kyphose	468
2.1.3.3	Laterale Blockbildung	469
2.2	Komplexe (gemischte) Fehlbildungen	471
2.2.1	Klippel-Feil-Syndrom	471
2.2.2	Sakralagenesie	471
2.2.2.1	Asymmetrische Sakraldefekte	471
2.2.3	Spondylokostale und spondylothorakale Dysplasie	473
2.2.4	Dysraphiekomplex	473
2.3	Wirbelsäulenveränderungen bei Skelettdysplasien	476
3	Entzündlich-infektiöse Wirbelsäulenerkrankungen	480
3.1	Unspezifische bakterielle Diszitis/Spondylitis	480
3.1.1	Seltene Formen der bakteriellen Spondylodiszitis	481
3.1.2	Spinale und vertebrale Lokalisation des Echinokokkus	481
3.2	TBC-Spondylitis	481
3.3	Chronische juvenile Arthritis der Wirbelsäule	483
4	Tumoren und tumorartige Läsionen der Wirbelsäule	483
4.1	Primäre benigne Tumoren	483
4.1.1	Osteochondrom	483
4.1.2	Osteoblastom und Osteoidosteom	483
4.1.3	Aneurysmatische Knochenzyste	484
4.2	Primäre maligne Tumoren	484
4.2.1	Ewing Sarkom	484
4.3	Tumorartige Läsionen	486
4.3.1	Histiozytose (solitäre Läsion = Eosinophiles Granulom, multiple Läsionen = Hand-Schüller-Christian'sche Form)	486
4.4	Sekundäre Tumoren der Wirbelsäule	486
4.4.1	Metastasen anderer Primärtumoren	486
4.4.2	Wirbelmanifestationen primär generalisierter neoplastischer Erkrankungen	487
5	Traumatische Veränderungen	488
5.1	Halswirbelsäule	488
5.2	Thorakolumbale Wirbelsäule, Frakturen und Luxationen	489
5.2.1	Ursachen	489
5.2.2	Traumamechanismus	489
5.2.3	Kompressionsfrakturen ohne Rückenmarksverletzung	489
5.2.4	Kompressionsfraktur mit Verletzung des Rückenmarks	489
5.3	Röntgendiagnostik bei Verdacht auf ein schweres Wirbelsäulentrauma	491
5.4	Wirbelsäulenveränderungen nach Strahlentherapie	493
5.5	Spondylolyse und Spondylolisthese	493
6	Wirbelsäulenveränderungen bei Systemerkrankungen	493
6.1	Wirbelsäulenveränderungen bei endokrinologischen Erkrankungen	494
6.1.1	Hypothyreose	494

6.1.2	Cushing Syndrom	494
6.2	Hämolytische Anämien	496
6.2.1	Thalassämia major	496
6.2.2	Sichelzellanämie	496
6.3	Speicherkrankheiten	497
6.3.1	Mukopolysaccharidosen und Mukolipidosen	497
6.3.2	Morbus Gaucher	497
6.4	Aminosäurestoffwechselstörungen	497
6.4.1	Homozystinurie	497
6.5	Neurofibromatose	497
6.6	Marfan Syndrom	497
7	Wirbelsäulenveränderungen mit unbekannter oder multifaktorieller Ätiologie	499
7.1	Scheuermann'sche Adoleszentenkyphose	499
7.1.1	Ätiologie und Pathogenese	499
7.1.2	Inzidenz und Klinik	500
7.1.3	Röntgenbefunde	500
7.2	Skoliose (idiopathische Formen)	501
7.2.1	Ätiologie und Pathogenese	501
7.2.2	Klinik und Verlauf	502
7.2.3	Diagnostik	502
7.3	Verkalkungen der Zwischenwirbelscheiben	502
7.4	Idiopathische juvenile Osteoporose	505
Literatur		507

1 Die wachsende Wirbelsäule im Röntgenbild

Die fötale Wirbelsäule läßt sich um die 10. Schwangerschaftswoche röntgenologisch darstellen. Die Gesamtlänge des Fötens ist zu diesem Zeitpunkt 90 mm. Nach TÖNDURY [60] treten die ersten Ossifikationskerne im Bereich der unteren Brustwirbelsäule auf. Von dort schreitet der Verknöcherungsprozeß nach kranial und kaudal fort. Aus diesem Grund zeigt das Röntgenbild eines Fötens immer verschiedene Stadien der Ossifikation in den einzelnen Wirbelsäulenabschnitten (Abb. 1).

Wenn man die Wirbelkörper von Th_{12} als Ausgangspunkt nach kranial verfolgt, so werden die Ossifikationszentren allmählich zu immer flacheren Scheiben; nach kaudal werden sie kleiner, bleiben aber rundlich. Die Form der einzelnen Knochenkerne kann stark variieren, ein Befund, der in engem Zusammenhang mit der ebenfalls sehr variablen Gefäßversorgung steht. In Übereinstimmung mit anderen Autoren fand TÖNDURY [60] in vergleichenden axialen Schnittserien Gefäße, die von ventral, von dorsal, von dorsolateral oder von allen Seiten zugleich das Ossifikationszentrum erreichen und von diesen Punkten aus den Abbau des Knorpels und den nachfolgenden Anbau des Knochens einleiten. So kommt es häufig zu asymmetrischen oder auch gedoppelten Ossifikationszentren, die aber nicht als Vorläufer von Mißbildungen anzusehen sind.

1.1 Primäre und sekundäre Ossifikationszentren

In der 10. Schwangerschaftswoche lassen sich im Bereich der unteren Brustwirbelsäule jeweils drei primäre Ossifikationszentren pro Wirbel unterscheiden: ein zentraler Knochenkern im Wirbelkörper und je ein Knochenkern in der rechten und linken Hälfte des Bogens (Abb. 1). Diese Kerne vergrößern sich konzentrisch bis zur Geburt aber radiologisch durch knorpelige Zwischenstücke scheinbar voneinander getrennt, bis es am Ende des zweiten Lebensjahres zum dorsalen Bogenschluß und zwischen dem 3. und 6. Lebensjahr zum Verschluß zwischen Körper und Bogen kommt. Die *sekundären Ossifikationszentren* (Abb. 2) erscheinen frühestens mit ca. 7 Jahren bei Mädchen als flache knöcherne Randleisten der Wirbelkörper und verschmelzen mit dem Körper 5–10 Jahre nach ihrem ersten Auftreten. Erst ungefähr im 16. Lebensjahr zeigen sich die Apophysen der Bogenfortsätze und verschmelzen mit ihnen ca. im 25. Lebensjahr; einzelne Apophysen können aber auch als separate knöcherne

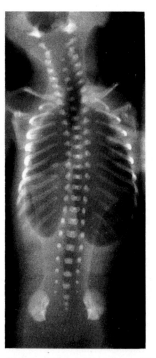

Abb. 1. Wirbelsäule eines Fötens aus der 16. Schwangerschaftswoche. Die Körper der unteren Thorakal- und oberen Lumbalwirbelsäule sind am weitesten entwickelt, ihre Größe nimmt nach kranial ab, oberhalb von C_4 ist keine Ossifiaktion der Wirbelkörper mehr erkennbar. Die Wirbelbögen lassen paarige Ossifikationszentren erkennen, die Verbindung zu den Körpern ist knorpelig

Abb. 2. Sekundäre Ossifikationszentren:
A Apophysen der oberen Gelenkfortsätze;
B ringförmige Apophysen der Wirbelkörper;
C Apophysen der Querfortsätze;
D Apophysen der Dornfortsätze und
E der unteren Gelenkfortsätze

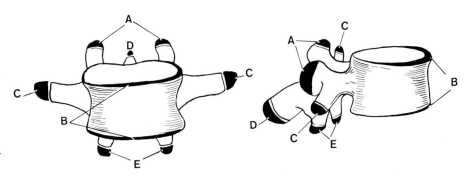

Elemente persistieren, was im Falle eines vorausgegangenen Wirbelsäulentraumas zur Verwechslung mit Frakturen der Dorn-, Quer- oder Gelenkfortsätze führen kann.

1.2 Normale Röntgenbefunde der kindlichen Wirbelsäule

1.2.1 Normale Wirbelsäule des reifen Neugeborenen

Die Wirbelsäule des reifen Neugeborenen (Abb. 3 a, b) hat eine durchschnittliche Gesamtlänge von ca. 24 cm. Die physiologischen Kurvaturen sind nur andeutungsweise erkennbar. Die Wirbelsäule erscheint gestreckt mit Ausnahme der lumbosakralen Lordose. Alle Wirbelbögen erscheinen in der ap-Projektion dorsal „offen", d. h. sie sind dort noch knorpelig. Der knorpelige Bogenanteil ist bei Th_{12} am kleinsten (Transversaldurchmesser 0,5 mm), nimmt aber nach kranial bis auf 8 mm bei C_2, und nach kaudal bis auf 4 mm bei L_5 zu. Diese Befunde spiegeln den Prozeß der fötalen Verknöcherung der Wirbelsäule wieder. Die knorpelige Brücke zwischen den Wirbelbögen und den -körpern kommt im seitlichen Bild ebenfalls als „Spalt" von ca. 1–2 mm Breite zur Darstellung, als sog. neurozentrale Synchondrose. Der Zwischenwirbelraum erscheint sehr hoch, im Bereich der oberen Halswirbelsäule ist der Wirbelkörper von C_3 etwa gleich hoch wie der angrenzende Zwischenwirbelraum. Das Verhältnis von Wirbelkörper: Bandscheibe im

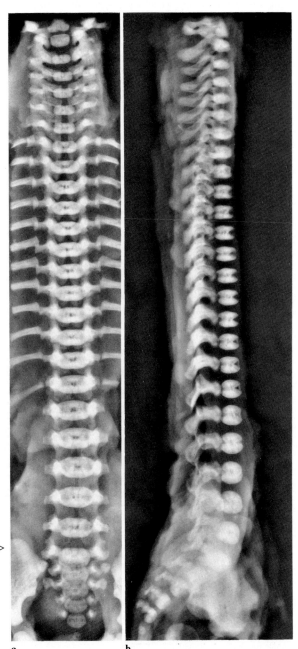

Abb. 3. a Wirbelsäule eines reifen Neugeborenen ap: Alle Wirbelbögen erscheinen dorsal noch „offen" weil knorpelig. Im Zentrum der Wirbelkörper erkennt man die paarigen Gefäßkanäle. **b.** Seitliches Bild derselben Wirbelsäule: Deutlich erkennbar die knorpelige neurozentrale Synchondrose zwischen Wirbelbogen und -körper und die ausgeprägte ventrale und dorsale gefäßbedingte Kerbe an den Wirbelkörpern der mittleren und unteren Brustwirbelsäule

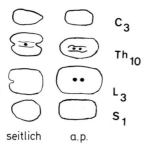

Bereich der unteren Brustwirbelsäule verschiebt sich zu Gunsten der Wirbelkörper auf ca. 3:1. Die Höhe der Zwischenwirbelräume wird vorgetäuscht durch die noch knorpeligen Deckplatten der angrenzenden Wirbelkörper. Die Form der Wirbelkörper ist sehr unterschiedlich in den vier Hauptabschnitten der Wirbelsäule (Abb. 4); auch die Dimensionen des Spinalkanals wechseln stark von der maximalen Ausdehnung im Bereich der Halswirbelsäule bis zur kleinsten Ausdehnung im Bereich der unteren Thorakalwirbelsäule. Dieses Verhalten zeigt sich deutlich in den meßbaren Bogenwurzelabständen (Abb. 5).

Abb. 4. Form der Wirbelsäule in den vier Abschnitten der Wirbelsäule beim Neugeborenen. C_3 ap: nahezu rechteckige Form mit abgerundeten Ecken. C_3 seitlich: Tropfenform mit Spitze nach ventral, Th_{10} ap: ovale Form mit zentral paarigen Gefäßkanälen, Th_{10} seitlich: „Sandwichform" mit tiefer dorsaler und ventraler Einkerbung und zentraler Fusion der kranialen und kaudalen Hälfte. L_3 ap: ovale Form ähnlich den thorakalen Wirbelkörpern aber deutlich größer, Gefäßkanäle weniger deutlich erkennbar. L_3 seitlich: Einkerbung von dorsal, bikonvexe Deckplatten. S_1 ap: rechteckige Form wie Halswirbelkörper, S_1 seitlich: ovale Form ohne Kerben

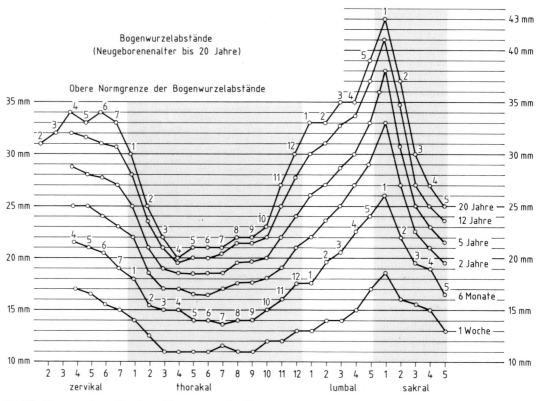

Abb. 5. Alle Kurven zeigen die obere Normgrenze der Bogenwurzelabstände, gemessen an einem Normalkollektiv von 200 Patienten. (Nach SCHWARZ [58])

1.2.2 Normale Wirbelsäule mit 3 Monaten (Abb. 6)

1.2.3 Normale Wirbelsäule eines 2 Jährigen (Abb. 7a, b)

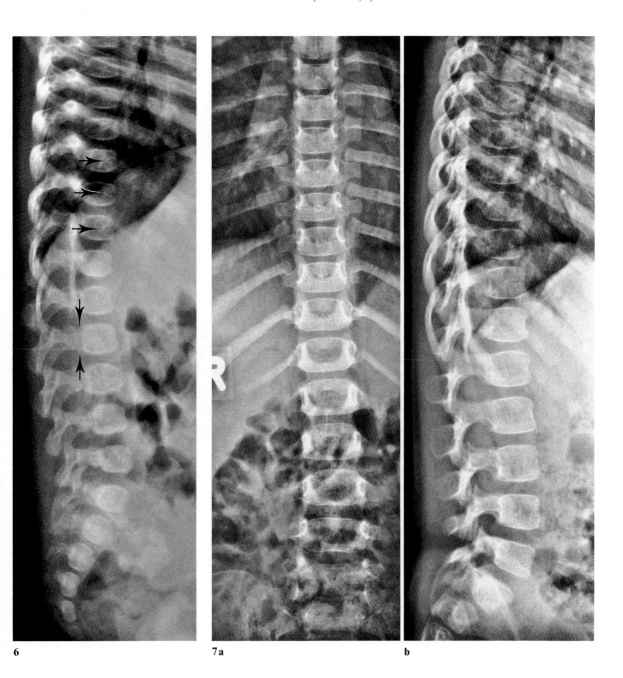

Abb. 6. Seitliches Bild der Wirbelsäule im Alter von 3 Monaten. Ventrale Gefäßkanäle noch gut erkennbar in der unteren Brustwirbelsäule *(horizontale Pfeile)*, Synchondrose zwischen Wirbelkörper und Wirbelbogen noch schwach sichtbar *(vertikale Pfeile)*. Physiologische Krümmungen erst andeutungsweise vorhanden

Abb. 7a, b. Normale Wirbelsäule mit 2 Jahren. Physiologische Brustkyphose und Lendenlordose vorhanden. Nahezu alle Wirbelkörper haben noch bikonvexe Deckplatten. Wirbelbögen dorsal knöchern verschlossen, Spinalfortsätze als knöcherne Strukturen erkennbar

1.2.4 Normale Wirbelsäule eines 5Jährigen (Abb. 8a–d)

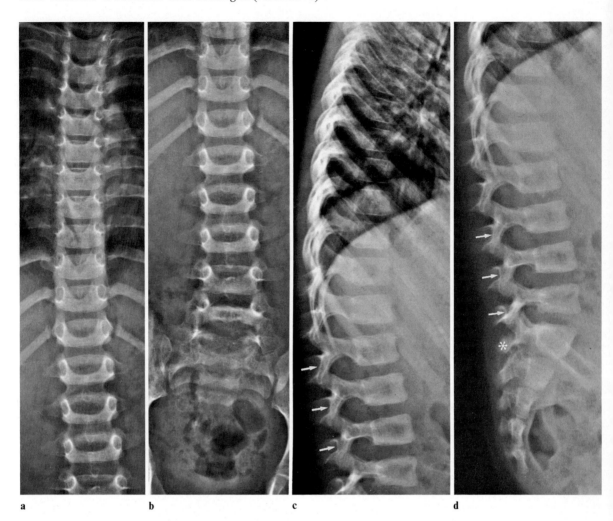

Abb. 8a–d. Normale Wirbelsäule ap und seitlich mit 5 Jahren. Horizontale Deckplatten im LWS-Bereich mit diskreter zentraler Impression durch den Nucleus pulposus. Im Seitenbild zeigt sich jetzt deutlich die dorsale Knochenlamelle des Wirbelbogens *(Pfeile)*. Dornfortsatz von S_1 leicht hypoplastisch (Normvariante, *)

1.2.5 Normale Wirbelsäule eines 10 Jährigen (Abb. 9 a–c)

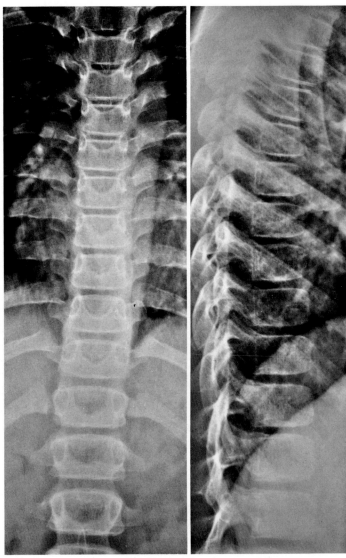

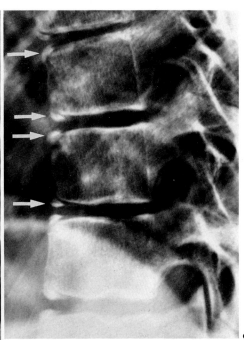

Abb. 9 a, b. Normale Wirbelsäule ap und seitlich mit 10 Jahren. Beginnende Verknöcherung der Ringapophysen in der oberen und mittleren Brustwirbelsäule. Die relative Höhe der Zwischenwirbelscheiben nimmt ab im Vergleich zu jüngeren Kindern. **c** Deutliche Verknöcherung der Ringapophysen *(Pfeile)* am thorakolumbalen Übergang bei einem 12jährigen Mädchen

1.2.6 Normale Wirbelsäule eines 16 Jährigen (Abb. 10 a–c)

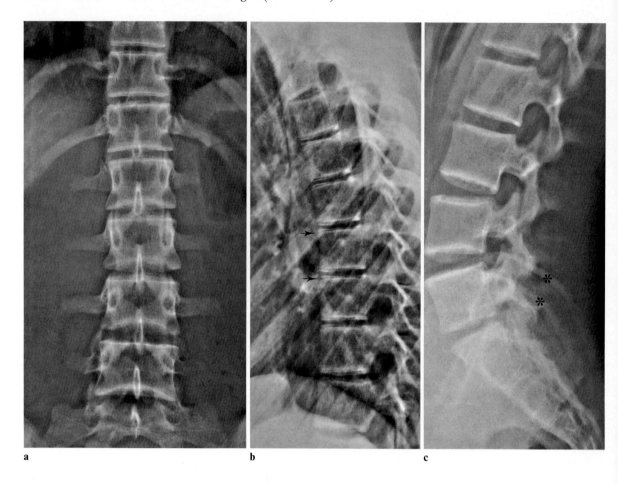

a b c

Abb. 10 a–c. Normale Wirbelsäule mit 16 Jahren. Ringapophysen partiell mit Wirbelsäule fusioniert, aber noch als lineare Knochenlamelle oder auch Randleiste entlang den Wirbelkörpern erkennbar *(Pfeilspitze)*. Deutliche Darstellung der Gelenkfortsätze und Zwischenwirbelgelenke im Bereich der Lendenwirbelsäule. Nebenbefund: Beckenkammapophysen (*)

1.3 Normvarianten

1.3.1 Halswirbelsäule (Abb. 11) (normale Entwicklung 28. SSW)

Kleinere Anomalien in der Atlantookzipitalregion sind zahlreich, haben aber im Kindesalter meist keine klinische Bedeutung. Ausnahmen davon sind die basilare Impression und die atlantookzipitale Fusion mit Einengung des Foramen magnum, die beide zu neurologischen Ausfällen führen können. Die wichtigsten Varianten sollen aufgeführt werden.

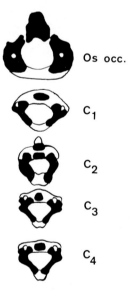

Abb. 11. Normale Ossifikation der oberen Halswirbelsäule in der 28. Schwangerschaftswoche nach ALEXANDER 1906: Knochen = schwarz, Knorpel = weiß

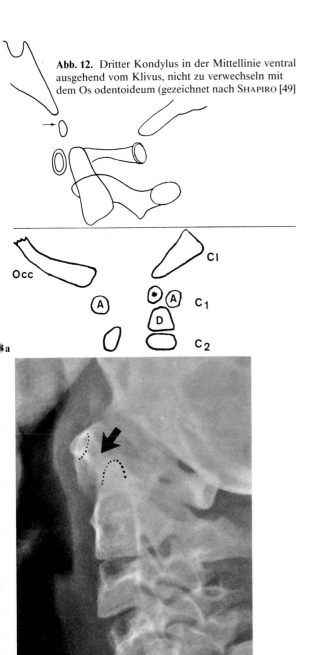

Abb. 12. Dritter Kondylus in der Mittellinie ventral ausgehend vom Klivus, nicht zu verwechseln mit dem Os odentoideum (gezeichnet nach SHAPIRO [49])

Abb. 13. a Os odentoideum (*). Beachte den rundlichen hypoplastischen Dens, der noch eine offene Knorpelfuge zum Körper von C_2 aufweist. *A* Atlas, *D* Dens, *Occ* os occipitale, *Cl* Clivus. b 6jähriger Patient mit Trisomie 21 ohne neurologischen Zeichen (die Aufnahme wurde wegen einer Trachealstenose gemacht). Auffällig ist die deutlich vergrößerte Distanz zwischen vorderem Atlasbogen und Dens von 7 mm (normal bis 4 mm). Der Befund *(Pfeil)* ist ein Hinweis für eine atlantoaxiale Instabilität

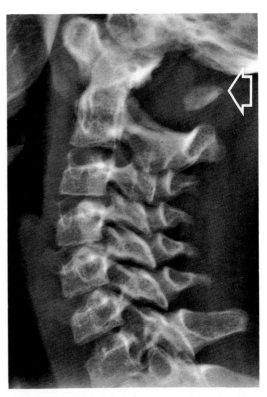

Abb. 14. Partielle Aplasie des Atlasbogens, der vorhandene Rest des hinteren Bogenanteils kommt als isoliertes Ossikulum zur Darstellung *(Pfeil)*. Der gezeigte Patient wurde anläßlich eines Traumas der Halswirbelsäule geröngt. Die vorliegende Anomalie entspricht der Variante c in der Abb. 15

1.3.1.1 Der dritte okzipitale Kondylus ist ein knöchernes Element in der ventralen Mittellinie zwischen dem Vorderrand des Foramen magnum und dem vorderen Atlasbogen (Abb. 12 nach SHAPIRO [49].

1.3.1.2 Os odontoideum: Diese Anomalie ist regelmäßig assoziiert mit einem hypoplastischen Dens. Im seitlichen Röntgenbild der oberen Halswirbelsäule erkennt man es als separates knöchernes Element oberhalb des hypoplastischen Dens oder auch etwas ventral verlagert zwischen dem vorderen Atlasbogen und dem Os occipitale (Abb. 13 a). Diese Anomalie und die atlantoaxiale Instabilität (Abb. 13 b) wird gelegentlich beim Down-Syndrom beobachtet [61].

1.3.1.3 Partielle Fusion des hinteren Atlasbogens mit dem Os occipitale. Diese Variante kommt radiologisch zum Ausdruck durch ein scheinbares Fehlen des hinteren Atlasbogens, oder bei vollständiger Fusion zeigt sich eine komplette Inkorporation des

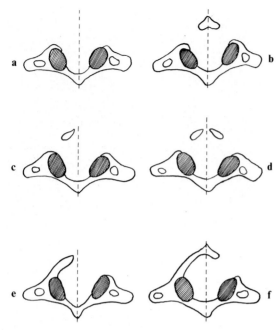

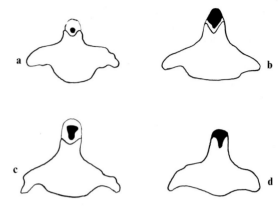

Abb. 16a–d. Varianten des Ossiculum terminale. (Nach GEIPEL 1935 und TORKLUS u. GEHLE [62])

Abb. 15a–f. Varianten der Aplasien des hinteren Atlasbogens. (Nach TORKLUS u. GEHLE [62])

1.3.1.5 Ossiculum terminale: Dabei handelt es sich um ein separates Ossifikationszentrum der Densspitze, das meist mit fortschreitender Verknöcherung bis zum 7. Lebensjahr vollständig in den Dens inkorporiert wird (Abb. 16, 17) [61].

Atlas in das Os occipitale, so daß auch die Massa lateralis und der vordere Atlasbogen radiologisch nicht mehr nachweisbar sind.

1.3.1.6 Der vordere Atlasbogen beim Neugeborenen kann noch rein knorpelig sein, was aber nicht mit einem Defekt zu verwechseln ist (Abb. 18a) [14].

1.3.1.4 Partielle Defekte des hinteren Atlasbogens (Abb. 14, 15) sind klinisch meist ohne Bedeutung, sie werden fast immer als Zufallsbefunde entdeckt [13].

1.3.1.7 Die Synchondrose zwischen Dens und Körper von C_2 ist bei Säuglingen und Kleinkindern im Allgemeinen noch breit und verschließt sich bis zum Alter von 7 Jahren. Bei vorausgegangenem Trauma im Bereich der oberen Halswirbelsäule kann sie Anlaß zu Verwechslungen mit einer Querfraktur des Dens geben (Abb. 18b).

1.3.1.8 Der nach dorsal abgeknickte Dens. Das Gleiche gilt für den nach dorsal abgeknickten Dens, auch er stellt eine Normvariante dar und ist nicht Ausdruck einer Fraktur [53].

Auch in der mittleren Halswirbelsäule finden sich gelegentlich abnorme Defekte oder Fusionen vor allem im Bereich der Bögen:

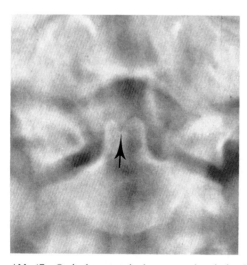

Abb. 17. Ossiculum terminale entsprechend der Variante a aus Abb. 16

1.3.1.9 Wirbelbogenvariante der oberen Halswirbelsäule (C_2–C_5) Fusion der Bögen zwischen C_2 und C_3 (Abb. 19), partielle Bogendefekte von C_3, variable Form und Größe der Spinalfortsätze und fehlende Fusionen zwischen physiologischen Apophysen und dem zugehörigen Wirbelfortsatz sind häufig klinisch meist bedeutungslose Varianten. Dasselbe gilt für Bogenschlußdefekte im Bereich einzelner Wirbel, meist im unteren Anteil der Halswirbelsäule.

Abb. 18. a Scheinbares Fehlen des vorderen Atlasbogens, der hier bei einem jungen Säugling im Alter von wenigen Wochen noch nicht ossifiziert ist. Die Synchondrose zwischen Dens und Körper von C_2 ist noch knorpelig und sieht aus wie eine Zwischenwirbelscheibe *(Pfeil)*.
b „Offene" (= knorpelige) Synchondrose zwischen Dens und Körper von C_2 bei einem 5jährigen Kind, nicht zu verwechseln mit einer Fraktur *(Pfeil)*

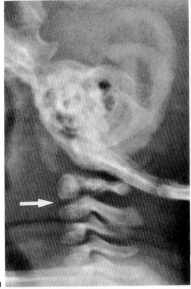

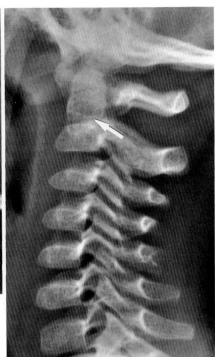

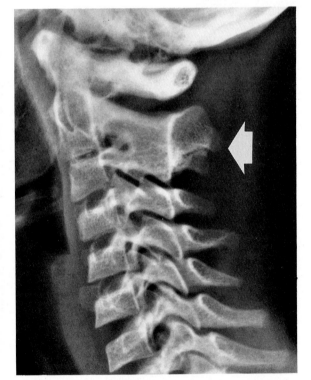

Abb. 19. Fusion der Wirbelbögen von C_2 und C_3 *(Pfeil)* hier bei einem klinisch asymptomatischen Kind von 7 Jahren

1.3.2 Normvarianten der Brustwirbelsäule

Beim Neugeborenen zeigt sich gelegentlich außer der Sandwichkonfiguration der Wirbelkörper im seitlichen Bild eine zentrale Verdichtung aller Wirbelkörper, sog. „Knochen im Knochenphänomen", entsprechend einer physiologischen Sklerose eines frühen Verknöcherungsstadiums im Laufe der intrauterinen Entwicklung. Der Befund kann sich gelegentlich bei schweren intrauterinen Streßsituationen im Verlaufe der letzten 3 Schwangerschaftsmonate verstärken als Ausdruck einer Störung der Mineralisation. Sehr variabel ist die Größe und Konfiguration der ventralen Einkerbungen der Wirbelkörper im seitlichen Bild, die durch venöse Gefäßkanäle bedingt sich und bis zum 5. bis 6. Lebensjahr gesehen werden können (Abb. 20). Gelegentlich können diese Gefäßkanäle sogar bis ins Er-

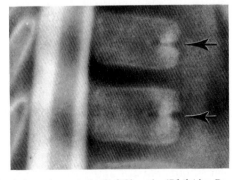

Abb. 20. Persistierende ventrale Gefäßkanäle *(Pfeile)* im Bereich der mittleren Brustwirbelsäule, dargestellt als Nebenbefund bei einer Myelographie mit Tomographie. Beachten Sie auch den normalen Spinalkanal und das normale Rückenmark

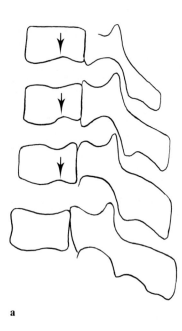 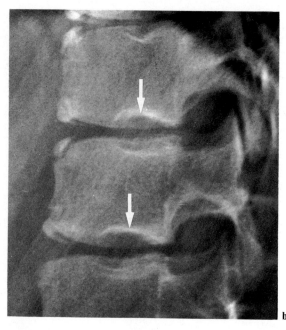

Abb. 21a, b. Kräftige Impression des Nucleus pulposus in Form des sog. „Amorbogens" an den Deckplatten der Lendenwirbelsäule *(vertikale Pfeile)*. Deutliche Verknöcherung der Randleistenapophysen *(horizontale Pfeile)*

wachsenenalter persistieren. Die Bogenwurzeln zeigen in den Aufnahmen mit sagittalem Strahlengang eine große Variabilität der Form von rundlich bis längsoval, auch der Größe und des Durchmessers, auch kleine Seitendifferenzen sind nicht als pathologisch zu bewerten. Das vollständige Fehlen oder die Hypoplasie einer Bogenwurzel kann ebenfalls gelegentlich als asymptomatische Variante beobachtet werden (s. Abb. 30, Abschn. 2.1.2.2).

Besonders häufig sind Bogenschlußdefekte in allen Abschnitten der Brustwirbelsäule, häufig auch assoziiert mit einem palpatorischen Fehlen des zugehörigen Dornfortsatzes.

Im Bereich der Zwischenwirbelscheiben werden gelegentlich Verkalkungen des Nucleus pulposus beobachtet [8], vor allem im Bereich der Hals- und Brustwirbelsäule. Meistens handelt es sich dabei um Zufallsbefunde ohne Krankheitswert (s. Abschn. 7.3).

1.3.3 Lumbosakrale Wirbelsäule

Spindelige Auftreibungen der dorsalen Hälfte der Zwischenwirbelscheiben mit korrespondierender Verschmälerung der angrenzenden Wirbelkörper werden als Überbleibsel der ursprünglich knorpeligen Chorda dorsalis aufgefaßt und sind in der Regel ohne pathologische Bedeutung [16] (Abb. 21a, b).

Die Lendenwirbelsäule ist auch der Prädilektionsort für die frontale Wirbelspalte (coronal cleft) die sich im seitlichen Bild vor allem bei Neugeborenen und jungen Säuglingen zeigt und die ebenfalls als Residuum der Chorda dorsalis aufgefaßt wird (Abb. 22). Obwohl es sich hier im Prinzip um eine Normvariante handelt, finden sich bei bestimmten Skelettdysplasien typischerweise gehäuft solche knorpelige Chordareste, z. B. beim Kniest Syndrom und bei der Chondrodysplasia punctata.

Unvollständig verschlossene Wirbelbögen sind im Bereich der unteren Lendenwirbelsäule und der

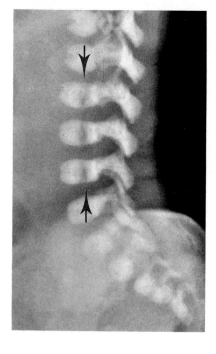

Abb. 22. Frontale Wirbelkörperspalten bei einem Neugeborenen bei L_2 bis L_4 *(Pfeile)* als Normvariante

Wirbelsäule

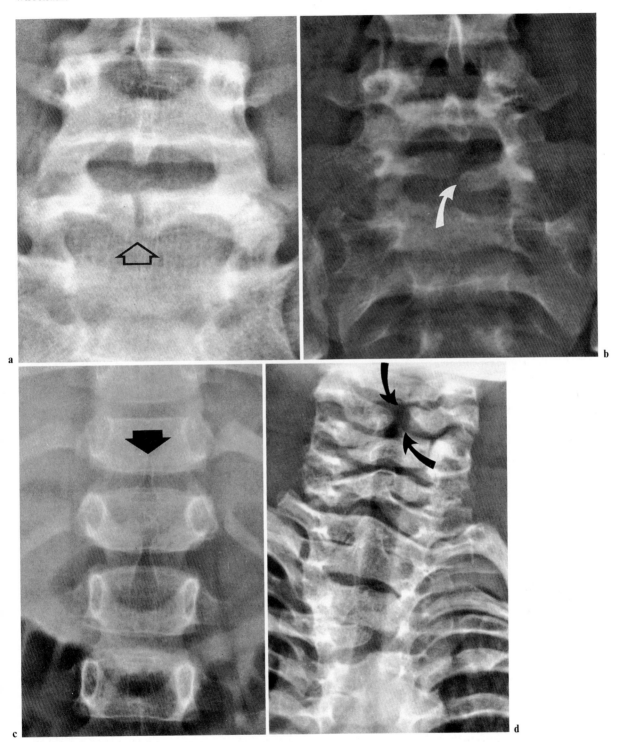

ersten zwei Sakralwirbel besonders häufig. In der Regel handelt es sich um eine verspätete Verknöcherung, es kann aber auch ein tatsächlicher Bogenschlußdefekt, entsprechend einer Schwachform einer Spina bifida vorliegen. Wenn keine Erweiterung

Abb. 23. a Knorpeliger Bogenanteil oder unvollständiger Verschluß bei L_5 eines 15jährigen Mädchens *(offener Pfeil);* **b** ähnlicher Befund bei einem 8jährigen Kind *(geschwungener Pfeil);* **c** fehlender Dornfortsatz und Bogenschlußdefekt bei Th_{11} und Th_{12} *(fetter Pfeil).* **d** Bogendefekt bei C_5 *(Pfeile)*

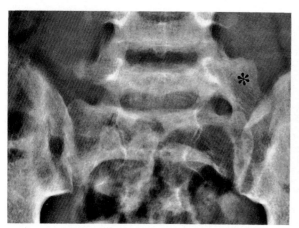

Abb. 24. Einseitige Sakralisation von L_4 (*)

des Spinalkanals mit vergrößertem Bogenwurzelabstand nachweisbar ist und keine klinische Symptomatik für eine echte Spina bifida spricht, bedürfen diese Befunde keiner weiteren diagnostischen Abklärung (Abb. 23a,b). Ähnliche Defekte können auch im Bereich der Brustwirbelsäule angetroffen werden (Abb. 23c) und auch der Halswirbelsäule (Abb. 23d).

Fehlende Querfortsätze im Bereich der oberen Lendenwirbelsäule sowie rudimentäre Rippenanlagen sind relativ häufige und bedeutungslose Varianten. Offene Apophysenfugen an den lumbalen Querfortsätzen bei Adoleszenten sollten nicht mit Frakturen verwechselt werden.

Häufig sehen wir auch Assimilationen des 5. Lumbalwirbels zum Sakrum (einseitig oder doppelseitig) oder umgekehrt die Lumbalisation des 1. Sakralwirbels (Abb. 24), so daß die Lendenwirbelsäule dann 6 Segmente aufweist. Die meisten dieser Befunde sind bedeutungslose Normvarianten, es kann aber bei einseitiger Sakralisation des 5. Lendenwirbels auch zu klinischen Symptomen kommen, so daß diese Anomalien auch unter dem Namen der lumbosakralen Übergangsstörungen als echte Mißbildungen mit Krankheitswert angesehen werden müssen. Die fehlende Fusion von kaudalen Gelenkfortsätzen mit dem Wirbelbogen im Bereich der Lendenwirbelsäule zeigt sich durch einen schräg verlaufenden bandförmigen Defekt zwischen dem Wirbelbogen und dem Gelenkfortsatz. Auch diese Normvariante kann mit einer Fraktur verwechselt werden. Das kongenitale Fehlen einer ganzen Bogenwurzel ist ein eindrucksvoller Befund (Abb. 30). Seine Bedeutung und Bewertung hängt im wesentlichen von der klinischen Symptomatik ab. Prinzipiell handelt es sich um eine Fehlbildung,

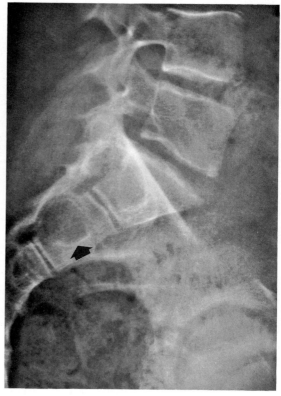

Abb. 25. Pseudozyste des Sakrums *(Pfeil)* hervorgerufen durch die Fossa cribrosa (Pat. von A. Giedion, Zürich)

die aber nicht obligatorisch Symptome macht. Gelegentlich kann die kontralaterale Bogenwurzel eine erhebliche Verstärkung durch dichten kortikalen Knochen besitzen, ein Befund der aber auch nicht obligatorisch mit Rückenbeschwerden vergesellschaftet ist [38].

Konkave Rückseiten und Vorderseiten der Lendenwirbelkörper sind Grenzbefunde, die im einzelnen von tumorbedingten Befunden oder Mißbildungen ähnlicher Konfiguration abgegrenzt werden müssen.

Fehlende Fusionen von Apophysen der Randleisten der Lendenwirbelkörper ohne Dislokation sind einfache Normvarianten. Sobald eine Dislokation bei symptomatischen Kindern festgestellt wird, muß an ein chronisches Wirbelsäulentrauma gedacht werden [34]. Der Wirbelkörper von L_5 in seitlicher Projektion zeigt häufig eine leichte Keilform, was nicht mit einer Kompressionsfraktur verwechselt werden sollte. Eine abnorme Dichte des Wirbelkörpers von S_1 im seitlichen Bild ist ebenfalls eine häufige Beobachtung, die wahrscheinlich z.T. durch die additive Projektion beider Beckenschaufeln auf das Sakrum zustande kommt.

Wirbelsäule

Eine relativ ungewöhnliche Variante stellt die Pseudozyste des Sakrums dar, die hervorgerufen wird von der beidseitigen Fossa cribrosa des Sakrums [37] (Abb. 25).

Das Verknöcherungszentrum des 1. Kokzygealsegments ist bei Kindern häufig außerordentlich dicht. Es läßt sich von einem Blasenstein durch seine Lage in der Verlängerung des Sakrums in der Mittellinie identifizieren.

2 Angeborene Mißbildungen

2.1 Isolierte Mißbildungen

2.1.1 Fehlbildungen einzelner oder mehrerer benachbarter Wirbelkörper

2.1.1.1 Keilwirbel. Einzelne oder multiple Keilwirbel (Abb. 26) [65] führen klinisch meist zu mehr oder weniger stark ausgebildeten Kyphosen, häufig mit ausgeprägter Tendenz zur Progression. Im Extremfall kann die Anlage eines Wirbelkörpers vollständig fehlen mit dem Resultat einer schweren Kyphose mit Knickbildung [65]. Im Bereich der Halswirbelsäule kann sich auch eine Spondyloptose entwickeln (Abb. 27 a,b). Wegen der Gefahr der Rückenmarkkompression und Paraplegie bedürfen die betroffenen Patienten einer sorgfältigen primären neurologischen und radiologischen Diagnostik.

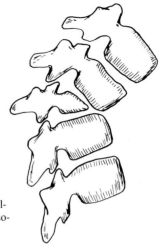

Abb. 26. Angeborener Keilwirbel mit erheblicher Kysophierung der Wirbelsäule. (Nach WINTER [65])

Neben Nativaufnahmen und konventioneller Tomographie mit sagittalen Schnitten ergibt vor allem die MR-Untersuchung eine ausgezeichnete Darstellung der Rückenmarksituation (Abb. 27 b).

Abb. 27. a Seitliche Halswirbelsäule eines 6monatigen Knaben mit kurzem Hals. Dieses Tomogramm zeigt nahezu vollständiges Fehlen des Wirbels von C_5 mit Luxation der oberen Halswirbelsäule nach ventral. **b** Die MRI-Untersuchung durchgeführt von Dr. Fuermeier, Freiburg im Breisgau, zeigt die schwere Beeinträchtigung des Rückenmarks desselben Patienten im Alter von 3 Jahren, nachdem er eine Paraplegie der Beine entwickelt hat *(Pfeile)*

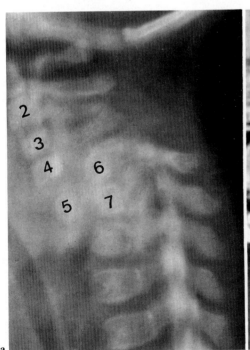
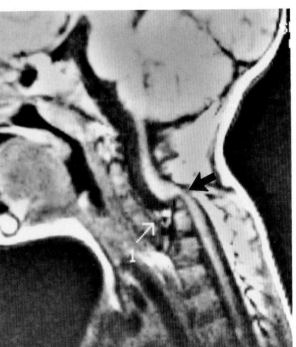

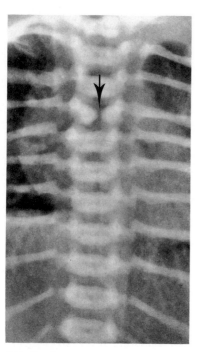

Abb. 28. Schmetterlingswirbel bei einem Neugeborenen mit multiplen Skelettmißbildungen. Beachte den vertikalen Wirbelkörperspalt *(Pfeil)*

2.1.1.2 Zentraler Defekt der Bildung eines Wirbelkörpers, sog. „Schmetterlingswirbel". Es handelt sich um ein Ausbleiben der Fusion der linken und rechten Hälfte der Wirbelkörperanlage, meist ohne klinische Deformität. Von unserer Erfahrung abweichend gibt WINTER [65] an, daß Schmetterlingswirbel häufig mit einer Kyphose assoziiert sind (Abb. 28).

2.1.1.3 Lateraler Defekt der Bildung einzelner Wirbelkörper: Halbwirbel sind häufig und zeigen sich klinisch meist als Skoliose mit einem Halbwirbel am Scheitelpunkt der Krümmung. Die gleichseitige Hälfte des zugehörigen Wirbelbogens kann mitbetroffen sein. Der radiologische Nachweis der Anomalie gelingt meist schon beim jungen Säugling durch eine ventrodorsale Aufnahme in Rückenlage (Abb. 29 a, b).

2.1.2 Wirbelbogendefekte

2.1.2.1 Atlasbogenaplasie partiell oder total (Abb. 14, 15)

2.1.2.2 Wirbelbogenhypoplasie oder -aplasie im Bereich der Lendenwirbelsäule (Abb. 30 a, b)

2.1.3 Störungen der Segmentierung mit dem Resultat sog. „Blockwirbel"

2.1.3.1 Totales Ausbleiben der Segmentierung zwischen zwei benachbarten Sklerotomen führt zu einer vollständigen Form des Blockwirbels, die lediglich eine leichte Verkürzung der Wirbelsäule zur Folge hat (Abb. 31). Der Befund hat keine klinischen Konsequenzen.

2.1.3.2 Ausbleiben der Segmentierung der ventralen Wirbelkörperanteile mit dem Resultat einer Kyphose. Diese ventrale Blockbildung über 2–3 Segmente ist identisch mit dem sog. „anterior unsegmented bar" im angloamerikanischen Schrifttum. Gelegentlich ist es schwierig, eine kongenitale Blockbildung von einer Erworbenen nach Spondylitis, Trauma oder M. Scheuermann zu unterscheiden.

Der in Abb. 32 gezeigte Patient wurde im Alter von 15 Jahren wegen einer Kyphose orthopädisch untersucht und initial als kongenitaler Blockwirbel diagnostiziert. Röntgenbilder aus der Neugeborenenzeit zeigten aber eine vollständig normale Wirbelsäule. Damals hatte der Patient eine bakterielle Sepsis mit einer Spondylitis durchgemacht. Auf-

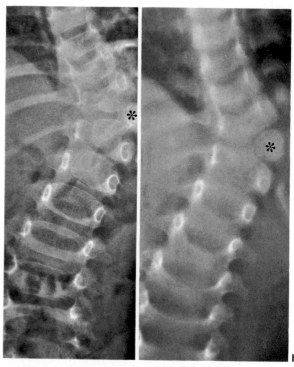

Abb. 29 a, b. 2jähriges Mädchen mit Skoliose, hervorgerufen durch einen Halbwirbel (*). Es fehlt die rechte Hälfte des Wirbels einschließlich Bogen und Rippe

Wirbelsäule

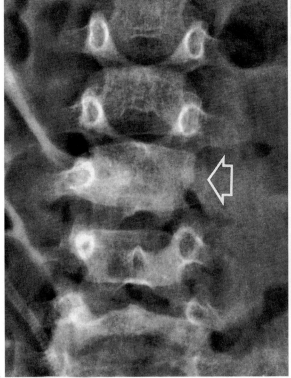

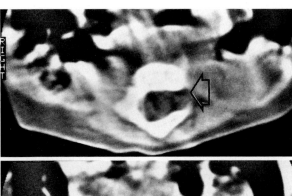

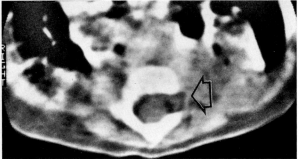

Abb. 30 a, b. Nahezu vollständiges Fehlen der linken Bogenwurzel von L₃ *(weißer Pfeil)*. Im Computertomogramm erkennt man deutlich den Defekt, aber auch einen schmalen spangenförmigen Rest der stark hypoplastischen Bogenwurzel *(schwarze Pfeile)*

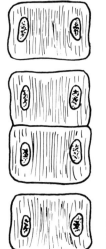

Abb. 31. Schematische Zeichnung eines Blockwirbels in Frontalansicht. (Nach WINTER [65])

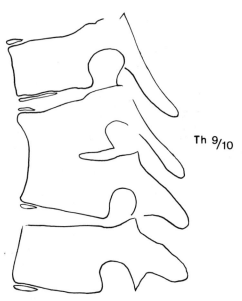

grund der Anamnese müssen wir annehmen, daß der im Alter von 15 Jahren entdeckte Blockwirbel der Restzustand der abgeheilten Spondylitis ist.

2.1.3.3 Laterale Blockbildung
Synonym: unilateral unsegmented bar

führt meist zu einer rasch progredienten Skoliose, ohne kyphotische oder lordotische Komponente (Abb. 33 a, b).

Abb. 32. 15jähriger Patient mit Kyphose im Bereich der unteren Brustwirbelsäule. Fusion der Wirbelkörper Th₉ und Th₁₀ nach Sepsis im Neugeborenenalter (gezeichnet nach Originalröntgenaufnahme). Daneben zeigen sich deutliche Ossifikationen der Ringapophysen der Wirbelkörper

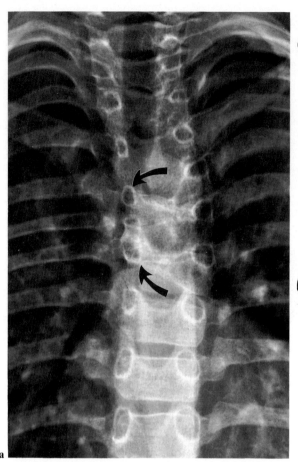
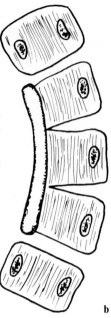

Abb. 33. a Laterale Fusion von mehreren Wirbeln der mittleren Brustwirbelsäule *(Pfeil)* mit diskreter Skoliosebildung. **b** Schemazeichnung einer lateralen Blockbildung über 3 Segmente. (Nach WINTER [65])

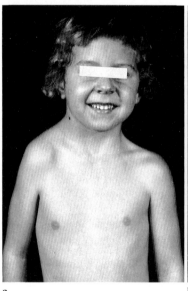
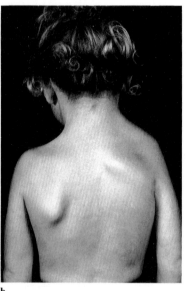

Abb. 34a, b. 4jähriges Mädchen mit Klippel-Feil-Syndrom und Sprengelscher Deformität rechts

Wirbelsäule

2.2 Komplexe (gemischte) Fehlbildungen

Die oben beschriebenen Mißbildungen können auch kombiniert vorkommen, meist mit der Folge von mehr oder weniger schweren Kyphosen oder Skoliosen.

2.2.1 Klippel-Feil-Syndrom

Nach der Erstbeschreibung von KLIPPEL u. FEIL im Jahre 1912 [31] besteht das Syndrom aus einer Verkürzung und Deformität der Halswirbelsäule und oberen Brustwirbelsäule durch multiple Block-, Keil- und Halbwirbelbildungen mit Fehlbildungen der benachbarten Rippen. Embryologisch wird ein Ausbleiben der normalen Segmentierung der mesodermalen Somiten in der 3.-8. Schwangerschaftswoche angenommen. Die meisten Fälle sind sporadisch, vereinzelt wurden aber auch familiäre Fälle beschrieben. Beim vollausgeprägten Syndrom ist der Hals stark verkürzt, der Haaransatz tief, daneben finden sich häufig ein Pterygium, ein Schulterblatthochstand (Sprengel'sche Deformität) und gelegentlich Mißbildungen der Ohren, des Herzens und der Nieren (Abb. 34a, b).

Die Diagnose ist klinisch zu vermuten, die morphologischen Veränderungen der Wirbelsäule lassen sich aber nur radiologisch sicher beurteilen [24] (Abb. 35). In der Abb. 35 zeigen sich multiple Halbwirbel, Blockwirbel und Schmetterlingswirbel der unteren Halswirbelsäule und oberen Brustwirbelsäule, dazu Rippenmißbildungen und eine asymmetrische Höhe der Skapula. Die Patientin hatte auch Mißbildungen eines Ohres und des Herzens (Transposition der großen Gefäße mit VSD und offenem Ductus Botalli).

2.2.2 Sakralagenesie

Syndrom der kaudalen Regression.

Ätiologie, Pathogenese, Klinik: Als ätiologische Faktoren werden vor allem ein mütterlicher Diabetes und eine Chromosomenanomalie (Trisomie 22) diskutiert [17, 41].

Das Ausmaß der Mißbildung und damit auch das klinische Bild sind sehr variabel. Ein breites Spektrum vom Fehlen einzelner distaler Sakralwirbel bis zur vollständigen Sakralagenesie mit Verschmelzen der Darmbeine in der Mittellinie und der unteren Extremitäten beim sog. „Mermaid-Syn-

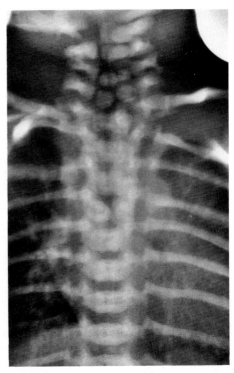

Abb. 35. Wirbelsäule ap eines jungen Säuglings mit Klippel-Feil-Syndrom: Multiple Halbwirbel, Schmetterlingswirbel und Rippenanomalien

drom" sind viele Übergangsformen beschrieben. Assoziierte Malformationen der unteren Extremitäten, des Urogenital- und Darmtraktes und auch des Nervensystems sind nahezu obligatorisch (Abb. 36a, b).

Die assoziierten Mißbildungen bedürfen einer genauen Abklärung, weil meist unmittelbare therapeutische Konsequenzen daraus resultieren.

Die wichtigsten dieser gesuchten Mißbildungen sind:
1. Analatresie
2. Herzmißbildungen
3. Meningomyelozelen
4. Nieren- und Blasenmißbildungen
5. Hüftgelenksluxationen
6. Dandy-Walker-Zyste.

2.2.2.1 Asymmetrische Sakraldefekte (Szimitar-Sakrum: siehe *Currarino-Triade* als Sonderform der Dysraphie [25, 29] (Abb. 37, 38a-c).

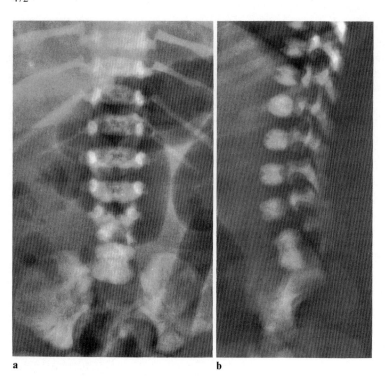

Abb. 36a, b. Sakralagenesie bei einem Neugeborenen mit zusätzlicher Hypoplasie der unteren Lendenwirbelsäule und Fusion von L_4 und L_5

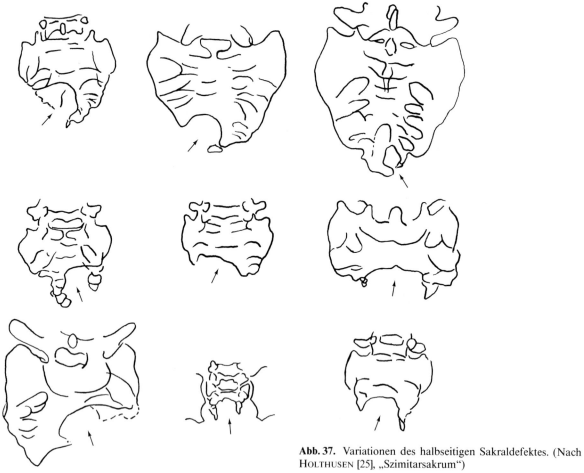

Abb. 37. Variationen des halbseitigen Sakraldefektes. (Nach Holthusen [25], „Szimitarsakrum")

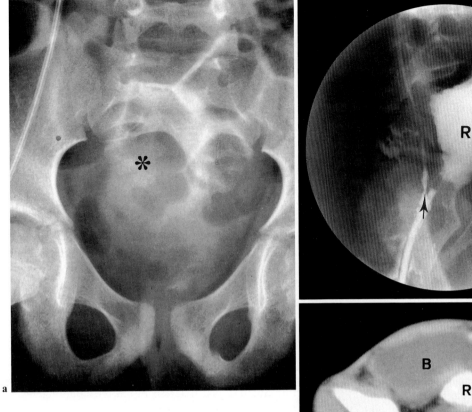

Abb. 38 a–c. Patient mit Currarino-Triade bestehend aus rechtsseitigem Sakraldefekt (*), präsakraler Masse *(M)* und Fistel zwischen Rektum und Masse *(Pfeil)*.
B Blase, *R* Rektum, *M* Masse, *S* Sakrum. (Der Fall wurde von Dr. W. HOLTHUSEN, Hamburg, freundlicherweise zur Verfügung gestellt)

2.2.3 Spondylokostale und spondylothorakale Dysplasie
Synonym: Jarcho-Levin-Syndrom

Zwei autosomal vererbte Krankheitsbilder mit morphologisch sehr ähnlichen Malformationen der Wirbelsäule und des Rippenthorax: Multiple Block-, Halb- und Schmetterlingswirbel mit assoziierten Rippendefekten und Fusionen. Bei der spondylothorakalen Dysplasie steht die Verkürzung der Burstwirbelsäule um mehrere Wirbelsegmente mit dorsal konvergierenden Rippen im Vordergrund [35, 15] (Abb. 39).

Der klinische Verlauf ist abhängig vom Ausmaß der Ateminsuffizienz, allgemein ist die Prognose schlecht.

2.2.4 Dysraphiekomplex
Synonym: Spina bifida

- Meningomyelozele,
- Spina bifida occulta,
- Lipomyeloschisis,
- Diastematomyelie,
- Embryonale Raumforderungen (Dermoidzyste, Teratom, Lipom, Arachnoidalzyste),
- Syringohydromyelie,
- „Currarino-Triade" (Sakraldefekt, präsakrale Masse, anorektale Mißbildungen),
- Rachischisis („split notochord syndrome").

Ätiologie, Pathogenese, Klinik. Embryologisch liegt den meisten Varianten der spinalen Dysraphie ein

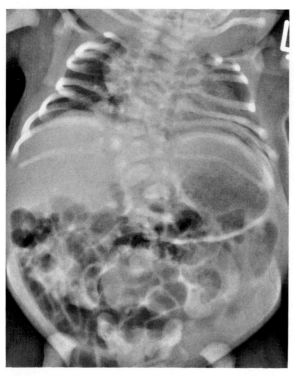

Abb. 39. Neugeborenes mit spondylothorakaler Dysplasie: Stark verkürzte Brustwirbelsäule mit dorsal konvergierenden Rippen und multiplen Wirbeldefekten

lokales Ausbleiben des Neuralrohrverschlusses zugrunde, der normalerweise in der vierten Schwangerschaftswoche abgeschlossen ist. Ätiologisch ist eine multifaktorielle, polygene Genese anzunehmen, da innerhalb einer Familie ein deutliches Wiederholungsrisiko besteht. Exogene Faktoren werden diskutiert, sind aber bisher nur tierexperimentell nachgewiesen worden [18].

Klinisch zeigen die betroffenen Patienten je nach Schweregrad der Mißbildung vollständige Querschnittslähmungen oder isolierte neurologische Ausfälle der Blase oder der unteren Extremitäten. Die Meningomyelozele wird häufig schon intrauterin sonographisch diagnostiziert, am besten gelingt der Nachweis in der 16. bis 20. Schwangerschaftswoche. Beim Neugeborenen zeigen sich die schwersten Formen der Dysraphie bereits bei der Inspektion des Rückens. Ein Teil der Dysraphieformen gibt sich durch Hautveränderungen am lumbosakralen Übergang zu erkennen: Ein behaarter Nävus, ein Hämangiom, ein Lipom, ein Fistelgang oder ein Schwanzrudiment sind gute klinische Hinweise auf das Vorliegen einer Dysraphie. Dazu kommen neurologische Ausfälle der unteren Extremitäten, eine rezidivierende Meningitis bei neuren-

terischen Kommunikationen oder neurogene Blasen- und Darmstörungen. Gelegentlich findet sich als einziger Hinweis eine progrediente Fußdeformität oder trophische Störungen an den Beinen. Ein Teil der Fälle wird zufällig im Zusammenhang mit Röntgenuntersuchungen des Abdomens, der Hüften und der Wirbelsäule entdeckt. Wichtig ist, darauf hinzuweisen, daß ein reiner Bogenschlußdefekt bei L_5 oder S_1 ohne Erweiterung des Spinalkanals lediglich eine Normvariante darstellt.

Pathologische Anatomie der Dysraphieformen in schematischer Darstellung (Abb. 40).

Diagnostik: Grundlage jeder weiteren Diagnostik sind Nativaufnahmen der Wirbelsäule in zwei Ebenen, beim Neugeborenen eignet sich auch die Sonographie zum Nachweis intraspinaler Anomalien.

Die neuroradiologische Diagnostik (Myelographie und CT-Myelographie) findet sich im Kapitel 5, Gehirn und Rückenmark (H. Traupe).

Dysraphieröntgenbefunde: In einer größeren Serie von 110 Dysraphiepatienten in Toronto [42] wurde in über der Hälfte der Fälle (56%) ein sog. „Thetered cord" also ein abnorm tiefer Conus medullaris mit einem dorsal fixierten Filum terminale nachgewiesen. Bei 12% der Patienten ergab die neuroradiologische Abklärung lediglich knöcherne Veränderungen der Wirbelbögen mit abnorm weitem Spinalkanal und erweitertem Durasack. Bei 28% der Patienten fand sich eine Form von Meningomyelocele, eine Lipomyeloschisis in 35%, eine Diastematomyelie in 28%, eine Syringohydromyelie in 21% und Dermoidzysten, Teratome und neurenterische Zysten in 11%. Wie aus den Zahlen hervorgeht, fanden sich etliche dieser dysraphischen Mißbildungen in Kombination miteinander. Die vollständige Abklärung der Dysraphien inklusive CT-Myelographie ist obligatorisch vor einem neurochirurgischen Eingriff, der in letzter Zeit für nahezu alle der oben genannten Dysraphievarianten empfohlen wird, wenn neurologische Zeichen einer Rückenmarksbeteiligung vorhanden sind [11].

Knöcherne Veränderungen der Wirbelsäule bei der Dysraphie (Leichte Form: Abb. 41, schwere Form: Abb. 42)
- Wirbelbogendefekte und mehrere Segmente;
- Erweiterung des Spinalkanals, erkennbar an vergrößerten Bogenwurzelabständen und vergrößertem Sagittaldurchmesser im Seitenbild;
- Zeichen einer intraspinalen Raumforderung: (Impression der Wirbelkörperhinterwand mit

Wirbelsäule

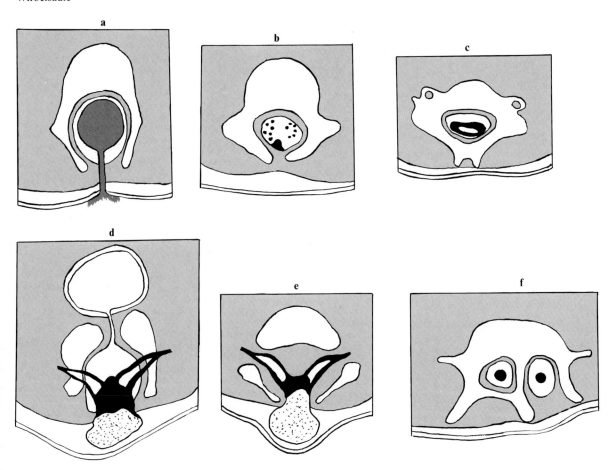

Abb. 40 a–f. Dysraphievarianten: **a** intraspinales Dermoid mit offenem Wirbelbogen und Fistel der Haut; **b** dorsal fixiertes, verdicktes Filum terminale, unregelmäßige Anordnung der Nervenwurzeln der Cauda equina, offener Wirbelbogen; **c** Syringohydromyelie im Halsmark, **d** Lipomyeloschisis, dorsal fixierter Conus medullaris, subkutanes Lipom mit Verbindung zum Rückenmark, neurenterische Fistel, weit offener Wirbelbogen; **e** Lipomyeloschisis ähnlich wie bei 40 d aber ohne neurenterische Fistel; **f** Diastematomyelie mit vollständiger Verdoppelung des knöchernen Spinalkanals (einseitig offen), des Durasacks und des Myelons.
weiß Knochen und Kontrastmittel im Subarachnoidalraum; *schwarz* neurale Strukturen (Myelon und Nervenwurzeln); *hellgrau* peridurales Gewebe; *dunkelgrau* Dermoidzyste

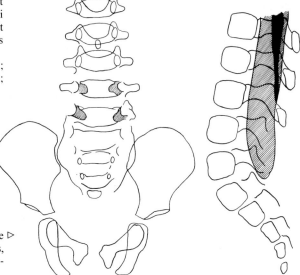

Abb. 41. Dysraphie, leichte Form bei 2jährigem Kind: offene Wirbelbögen bei L$_{4/5}$, leichte Erweiterung des Spinalkanals, dorsal fixiertes Filum terminale im seitlichen Bild des Myelogramms, weiter Durasack

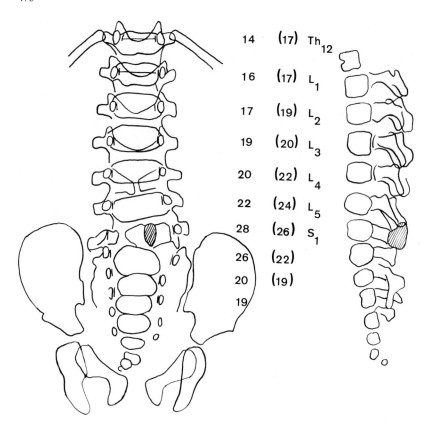

Abb. 42. Dysraphie, schwere Form bei 3monatigem Säugling: offene Wirbelbögen bei L_4–S_2, massive Erweiterung des Spinalkanals (s. Bogenwurzelabstände, obere Grenze der Norm ist in Klammern angegeben). Zusätzlich findet sich bei S_1 noch ein knöchernes Septum in der Sagittalebene als Ausdruck einer Diastematomyelie

Verminderung des Sagittaldurchmessers der betroffenen Wirbelkörper, Verschmälerung der Bogenwurzeln);
- Knochenseptum der Median-Sagittalebene bei einem Teil der Patienten mit Diastematomyelie (Abb. 43 a, b);
- Segmentierungs- und Fusionsanomalien der Wirbelkörper und Wirbelbögen;
- Skoliosen, Kyphosen, Hyperlordosen, Beinlängenunterschiede.

Die meisten dieser Befunde sind lumbosakral lokalisiert, können aber prinzipiell auch im Bereich der Thorakal- und Halswirbelsäule vorkommen [11].

2.3 Wirbelsäulenveränderungen bei Skelettdysplasien
(s. Kap. 3.7, Skelettdysplasien von I. GREINACHER)

An dieser Stelle soll nur hingewiesen werden auf den Teil der generalisierten Skelettdysplasien, wo spezifische Wirbelsäulenbefunde wesentlich zur Diagnose beitragen. Viele Skelettdysplasien haben eine normale Wirbelsäule oder zeigen eine allgemeine Abflachung der Wirbelkörper, ohne spezifische diagnostische Zeichen, einige entwickeln im Laufe des Wachstums eine Skoliose oder Kyphose, aber nur wenige haben charakteristische Veränderungen an den Wirbeln:
- Osteogenesis imperfecta (Abb. 44 a);
- Marmorknochenkrankheit (Abb. 44 b);
- Achondroplasie (Abb. 44 d, g, h);
- Pseudoachondroplasie (Abb. 44 i);
- Spondyloepiphysäre Dysplasie (kongenitale Form) (Abb. 44 k, l): Hypoplasie des Dens axis und flache, birnenförmige Wirbelkörper im seitlichen Bild;
- diastrophischer Zwergwuchs: ausgeprägte Kyphose der Halswirbelsäule und Skoliose der gesamten Wirbelsäule;

Wirbelsäule

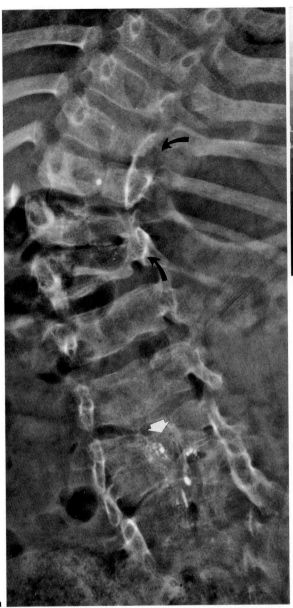

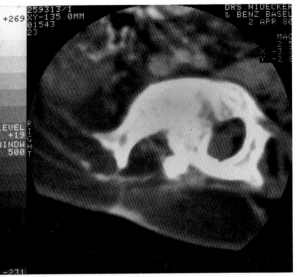

Abb. 43. a 10jähriges Kind mit Meningomyelozele und Diastematomyelie *(Pfeilspitze),* Fusion der linken Wirbelbogenhälften (gekrümmte Pfeile), am thorakolumbalen Übergang mit Skoliose, **b** Computertomogramm desselben Patienten auf Höhe der Diastematomyelie: vollständige Verdoppelung des Spinalkanals mit offenem Bogen rechts

Abb. 44 a–l s. Seite 478, 479

Abb. 44. a Osteogenesis imperfecta: leichte Platyspondylie, Osteopenie. Nebenbefund: Perlschnurringe mit multiplen Frakturen. **b** Marmorknochenkrankheit mit regelrecht geformten aber massiv sklerotischen Wirbeln. **c** Thanatophorer Zwergwuchs: ausgeprägte, generalisierte Abflachung der Wirbelkörper mit charakteristischer Form, scheinbar stark verdickte Zwischenwirbelscheiben. **d** Achondroplasie: kuboide dorsal konkave Wirbelkörper, enger Spinalkanal. **e** Chondroplasia punctata: vertikale Wirbelkörperspalte in der Frontalebene („coronal cleft") punktförmige Ossifikationszentren im Bereich der Bögen. **f** Kniest-Syndrom: keilförmige Wirbelkörper mit angedeutetem „coronal cleft" und ausgeprägte Lumbosakrallordose. **g, h** Achondroplasie im Alter von 3 Jahren und 9 Monaten. Auffallend kleine Bogenwurzelabstände im Bereich der unteren Lendenwirbelsäule und enger Spinalkanal auch im Sagittaldurchmesser. Hyperlordose des lumbosakralen Übergangs. Ausgeprägte Konkavität der Wirbelkörperhinterwand von Th_{12}–L_5. Daneben erkennt man auch die typische Konfiguration der kurzen und breiten Darmbeine mit horizontalem Azetabulum. Diese Befunde sind diagnostisch für eine Achondroplasie. **i** Pseudoachondroplasie im Alter von 6 Jahren und 4 Monaten. Kurze hohe Wirbelkörper mit bikonvexen Deckplatten und ventralem zungenförmigen Vorspringen der zentralen Wirbelkörperanteile. **j** Metatroper Zwergwuchs im Alter von 10 Jahren. Breite, flache Wirbelkörper mit einer nach ventral gerichteten Keilform. Angedeutete Buckelbildung der dorsalen Wirbelkörperanteile. Konkave Wirbelkörpervorderwand am thorakolumbalen Übergang mit Kyphosierung; enger Spinalkanal und kleine Foramina intervertebralia. **k, l** Spondyloepiphyseale Dysplasie vom Congenita-Typ mit Kyphoskoliose, Hypoplasie der ventralen Wirbelkörperanteile am thorakolumbalen Übergang *(Pfeil)* im Alter von 6 Jahren

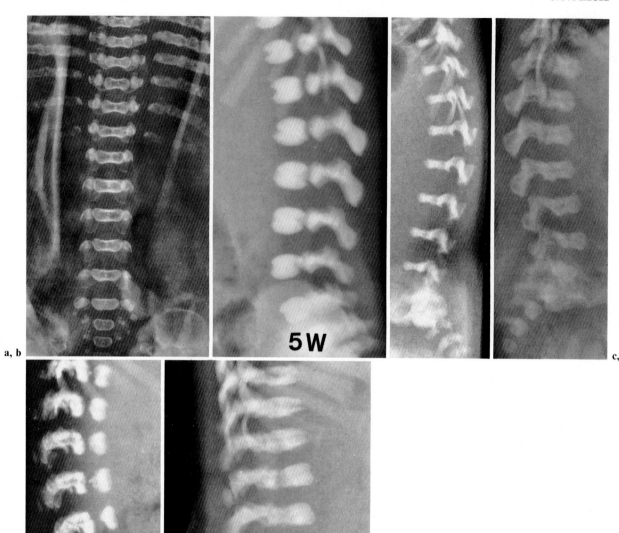

a, b
c,
e f

44 a–f
Legende siehe S. 477

Wirbelsäule

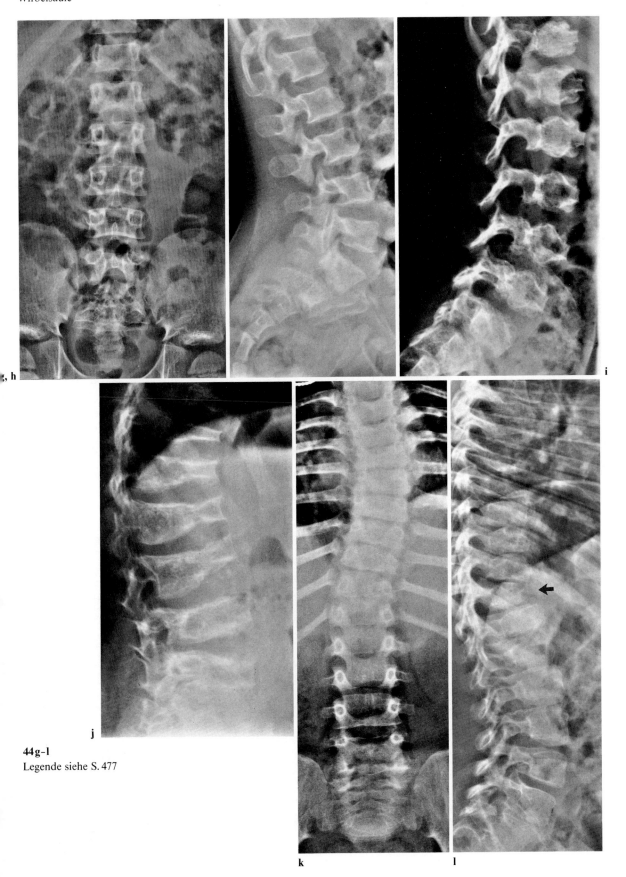

44g–l
Legende siehe S. 477

- metatropischer Zwergwuchs: rhomboide Form der Wirbelkörper, Keilform und allgemeine Platyspondylie (Abb. 44j), spitzer Dens axis;
- Kniest'sche Dysplasie: Wirbelkörperspalte in der Frontalebene und keilförmige Abflachung mehrerer Wirbelkörper (Abb. 44f);
- spondyloepiphysäre Dysplasie (Tardaform), vermehrtes Wachstum der zentralen und dorsalen Wirbelkörperanteile mit Verschmälerung der korrespondierenden Bandscheiben, vermindertes Wachstum im Bereich der ringförmigen ventralen Epiphysen der Wirbelkörper;
- thanatophore Dysplasie, zungenförmige ventrale Fortsätze der allgemein abgeflachten Wirbelkörper (Abb. 44c);
- Chondrodysplasia punctata (rezessive Form): frontale Wirbelkörperspalte an der Brustwirbelsäule und Lendenwirbelsäule (Abb. 44e).

3 Entzündlich-infektiöse Wirbelsäulenerkrankungen

3.1 Unspezifische bakterielle Diszitis/Spondylitis

Synonym: Spondylodiszitis, bakteriell oder viral

Ätiologie: Der häufigste nachweisbare Erreger ist Staphylococcus aureus, daneben sind aber schon eine Vielzahl anderer Bakterien und auch Viren nachgewiesen worden. Häufig gelingt der Erregernachweis nicht [21].

Pathogenese: Über eine Bakteriämie (Sepsis) kommt es zur Ansiedlung von Bakterien im Zwischenwirbelraum, von wo aus ein Übergriff auf die beiden angrenzenden Wirbelkörper stattfindet. Die entzündlich destruktiven Veränderungen können auf die Wirbelsäule beschränkt bleiben, es kann aber auch zu einem paravertebralen Abszeß und zu einer intraspinalen Ausdehnung kommen.

Klinik: Rückenschmerzen, Fieber, Leukozytose, hohe Blutsenkungsgeschwindigkeit.

Der Verlauf ist sehr unterschiedlich, leichte nahezu inapparente Formen und schwerste Verläufe mit Destruktion der Wirbelkörper und Gibbusbildung und anderern Wirbelsäulendeformitäten werden beobachtet [63].

Diagnostik: Bei unklarer Klinik in der Frühphase Blutkultur und Skelettszintigraphie. Analog zur Osteomyelitis der langen Röhrenknochen lassen sich ossäre Veränderungen im Röntgenbild erst nach ca. 2 Wochen nachweisen. Das Röntgenbild

Abb. 45. a Seitliches Bild der Wirbelsäule eines 2jährigen Knabens mit Rückenschmerzen: diskrete Verschmälerung der Zwischenwirbelscheibe L_2/L_3 *(Pfeil)* und Auflockerung der angrenzenden Deckplatten. **b** Tomographie desselben Wirbelsäulenabschnittes zeigt die Ausdehnung des Befundes im Knochen etwas besser *(Pfeil)*. **c** Szintigraphie mit Technetium Diphosphonat zeigt deutlich vermehrte Aktivität von zwei Wirbelsegmenten *(Pfeil)*

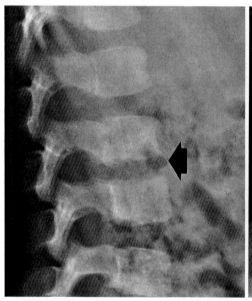
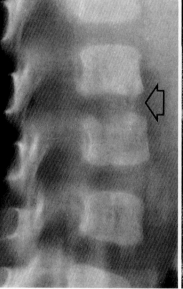
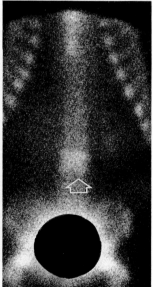

a b c

im seitlichen Strahlengang zeigt eine Verschmälerung der Zwischenwirbelräume und destruktive Herde in den angrenzenden Wirbelkörperabschnitten. Bei einem Teil der Fälle läßt sich auch ein paravertebraler Abszeß nachweisen. Die Ausdehnung des Abszesses, auch in Richtung auf den Spinalkanal ist wesentlich zuverlässiger im CT erkennbar [48] (Abb. 45 a–c).

Im Verlauf der Erkrankung kann es zur vollständigen Zerstörung der Zwischenwirbelscheiben und zu einer sekundären Blockwirbelbildung kommen (Abb. 46 a–d).

3.1.1 Seltene Formen der bakteriellen Spondylodiszitis

Salmonellose und Bruzellose [12].

Abb. 46 a–d. Verlauf einer Spondylodyszitis bei einem adoleszenten Mädchen über 4 Monate: **a, b** akutes Stadium, schmerzbedingte linkskonvexe Skoliose als Schonhaltung. Diskrete Verschmälerung des Zwischenwirbelraumes L_1/L_2 *(Pfeil);* **c** deutliche ossäre Destruktion der angrenzenden Wirbelkörperanteile auf dem Höhepunkt der Erkrankung; leichtes Abgleiten von L_1 nach dorsal; **d** 4 Monate nach Beginn der Erkrankung: weitgehende Destruktion des Diskus; reparative Sklerosierung der angrenzenden Deckplatten. Persistierend Retrolisthesis von L_1

3.1.2 Spinale und vertebrale Lokalisation des Echinokokkus

[10]. Es handelt sich um eine seltene Manifestation der Infektion mit Echinococcus granulosus mit dem Befund einer Wirbelkörperexpansion und Destruktion mit paraspinaler und intraspinaler Ausdehnung.

3.2 TBC-Spondylitis

Pathogenese: Infektion mit Mycobacterium tuberculosis in der Phase der Primärinfektion oder auch als tertiäre Form nach mehrjährigem Intervall zur Primärinfektion. Selten einmal durch BCG im Anschluß an eine Impfung [47]. Einzelne oder auch mehrere Wirbelsegmente können betroffen sein, am häufigsten in der Brustwirbelsäule und Lendenwirbelsäule. Der Zwischenwirbelraum ist fast immer befallen, zusammen mit den beiden benachbarten Wirbelkörpern, die mehr oder weniger stark zerstört und später deformiert werden. Paravertebrale Abszesse, z. T. mit Verkalkung, sind in den meisten Fällen nachweisbar [6].

Klinik: Es kommt zu Rückenschmerzen und Gibbusbildung.

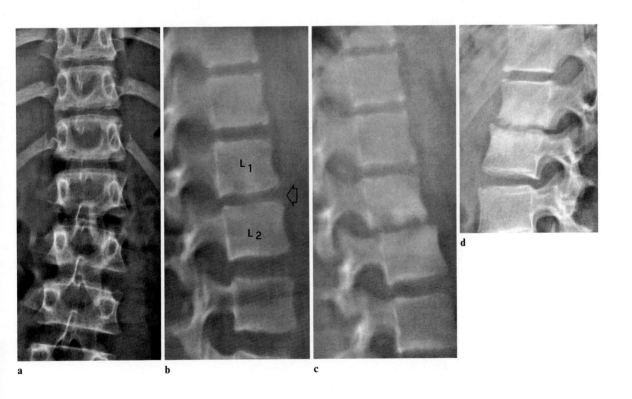

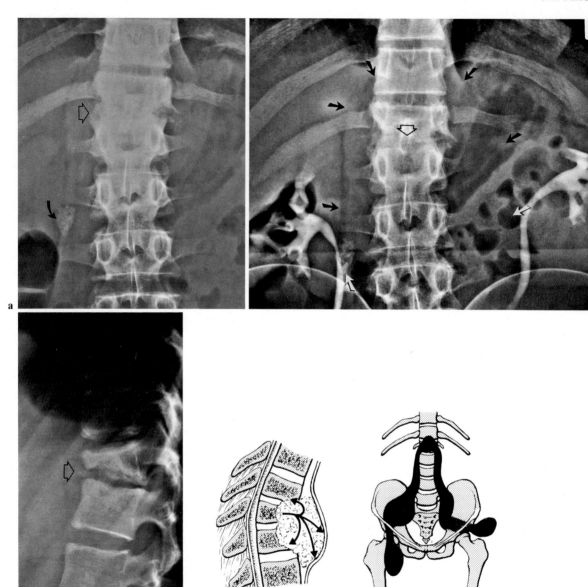

Abb. 47a–d. Tb-Spondylitis bei einem 16jährigen Adoleszenten: ausgeprägte Verschmälerung der Zwischenwirbelscheiben Th_{12}/L_1 *(Pfeil)* mit destruktiven Veränderungen des kranial angrenzenden Wirbelkörpers von Th_{12}. Ausgedehnte paraspinale Abszeßbildung mit Verkalkung rechts *(gebogener Pfeil)*, Verlagerung der linken Niere, erkennbar in der Urographie in Abb. 47b. Ausdehnung des Abszeß durch *Pfeile* markiert. **d** Schematische Darstellung der Entstehung und Ausbreitung eines Tb-spondylitischen Abszesses entlang des Ileopsoas bis in die proximale Femurmuskulatur medial oder lateral in die Glutealmuskulatur (Nach TACHDJIAN [58a])

Diagnostik: Das Nativröntgenbild zeigt häufig ähnliche Befunde wie die unspezifische bakterielle Spondylitis, so daß zusätzlich meist noch bakteriologische Untersuchungen für die Diagnostik erforderlich sind. Relativ typisch sind die Zeichen der Verkalkung im Bereich der paravertebralen Abszesse [27].

Genaue Lokalisation und Ausdehnung der paravertebralen Anteile des Prozesses gelingen am besten mit Hilfe der Computertomographie, evtl. kombiniert mit einer Myelographie (Abb. 47a–c). Schematische Darstellung nach TACHDJAN (Abb. 47d).

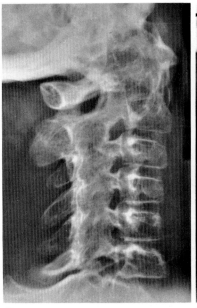
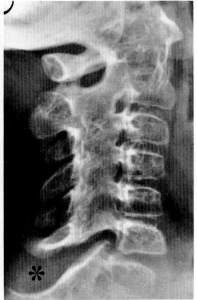
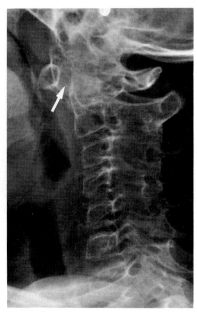

48a b 49

3.3 Chronische juvenile Arthritis der Wirbelsäule

Synonom: juvenile rheumatoide Arthritis

Die Halswirbelsäule ist am häufigsten betroffen, selten einmal die Sakroilealgelenke. Meist erfolgt die Wirbelsäulenbeteiligung im Rahmen einer bereits bekannten chronischen juvenilen Arthritis mit Befall anderer Gelenke. Der Befall der Zwischenwirbelgelenke der Halswirbelsäule kann aber auch die erste Manifestation der Krankheit sein [50]. Frühveränderungen sind radiologisch schwer nachweisbar. Deutliche reaktive Befunde im Verlauf der Erkrankung sind verschmälerte Gelenkknorpel, unregelmäßige Gelenkflächen und nach jahrelangem Verlauf vollständige Ankylosen mehrerer oder aller Halswirbelgelenke (Abb. 48 a, b).

Die Verbreitung des Abstandes zwischen Dens und vorderem Atlasbogen ist nur bei einem Teil der Fälle nachweisbar [56] (Abb. 49).

4 Tumoren und tumorartige Läsionen der Wirbelsäule

4.1 Primäre benigne Tumoren

4.1.1 Osteochondrom

Meist als Bestandteil der multiplen kartilaginären Exostosen, häufiger an den Wirbelfortsätzen und selten an den Wirbelkörpern lokalisiert.

Abb. 48a, b. Chronisch juvenile Arthritis der Halswirbelsäule bei einem 12jährigen Mädchen mit vollständiger Ankylosierung der Zwischenwirbelgelenke von C_2–C_6. Bei der Flexion *(b)* erkennt man nur noch eine Öffnung des Raumes zwischen den Dornfortsätzen von C_6 und C_7 (*)

Abb. 49. Subluxation zwischen vorderem Atlasbogen und Dens bei einer anderen Patientin mit chronischer juveniler Arthritis *(Pfeil)*

Zur Diagnosestellung ist meistens die Nativaufnahme ausreichend, je nach Klinik und Lokalisation kann aber auch eine Computertomographie erforderlich sein (Abb. 50 a, b).

4.1.2 Osteoblastom und Osteoidosteom

Diese beiden primären Knochentumoren sind zusammen mit der aneurysmatischen Knochenzyste (AKZ) die weitaus häufigsten gutartigen Wirbelsäulentumoren. Schmerzen und sekundäre Skoliosen sind die üblichen klinischen Zeichen. Die gesuchte Läsion findet sich meist als sklerotischer oder lytischer Herd in einem Anteil des Wirbelbogens, der Gelenkfortsätze oder auch einmal des Spinalfortsatzes [36]. In den meisten Fällen ist neben den Nativaufnahmen eine Tomographie oder Computertomographie erforderlich zur genauen Charakterisierung und Lokalisierung der Läsion. Eine Unterscheidung zwischen Osteoblastom und Osteoidosteom ist häufig nicht sicher möglich (Abb. 51 a, b).

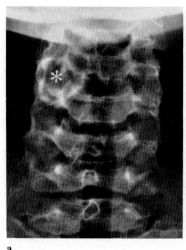
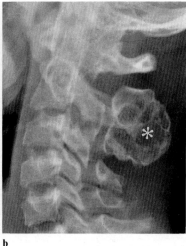

Abb. 50a, b. Großes Osteochondrom, ausgehend vom Bogen von C$_2$ bei einem Patienten mit multiplen kartilaginären Exostosen (*)

Größere Osteoblastome können sich von der Bogenwurzel nach ventral in den Wirbelkörper ausdehnen; Osteoblastome mit einer starken Expansion ergeben ein ähnliches Erscheinungsbild wie die aneurysmatische Knochenzyste (s. Fall 16 bei KOZLOWSKI [36]).

4.1.3 Aneurysmatische Knochenzyste

Von allen publizierten aneurysmatischen Knochenzysten finden sich etwa 10-15% in der Wirbelsäule [36, 54], davon 60% im Bereich des Wirbelbogens und 40% in den Wirbelkörpern, am häufigsten in der Lendenwirbelsäule. Die Läsion führt im typischen Fall zu einer „Aushöhlung" des betreffenden Wirbelabschnitts. Im Wirbelkörper kommt es meist zu einer Wirbelkompression, im Bogen zur Auftreibung mit teilweise massiven destruktiven Veränderungen („fehlende Bogenwurzel") die äußere, begrenzende Knochenlamelle ist in diesen Fällen eierschalendünn, sie stellt sich am besten in der Computertomographie dar (Abb. 52a-d).

Wegen der ausgeprägten destruktiven Veränderungen wird häufig zunächst ein maligner Tumor angenommen. Prinzipiell ist eine aneurysmatische Knochenzyste auch als sekundärer Prozeß, ausgelöst durch einen anderern Primärtumor denkbar [1].

4.2 Primäre maligne Tumoren

4.2.1 Ewing Sarkom

Von den primären malignen Tumoren der Wirbelsäule steht das Ewing Sarkom weitaus an erster Stelle der Häufigkeit, es ist etwa 10mal häufiger als das Osteosarkom [54].

Die klinischen Zeichen sind Rückenschmerzen, neurologische Ausfälle und allgemeines Krankheitsgefühl von relativ kurzer Dauer im Vergleich zu den oben behandelten benignen Tumoren.

Die Expansion des Tumors über die Grenze des befallenen Wirbels hinaus sind verantwortlich für die relativ schwere Symptomatik.

Die diagnostischen *Röntgenbefunde* reichen von einem sklerosierten Wirbelkörper mit oder ohne Kompression bis zu schweren lytischen Veränderungen in einem Wirbelabschnitt oder auch im Sakrum (Abb. 53). Die Ausdehung der Weichteilkomponente des Tumors läßt sich am besten computer-

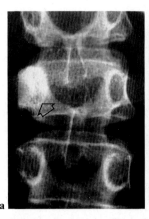
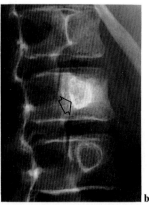

Abb. 51a, b. Massive Sklerosierung der Bogenwurzel von L$_2$ durch ein Osteoblastom *(Pfeil)* (Überlassung der Abbildungen durch G. BELUFFI, Pavia)

Wirbelsäule

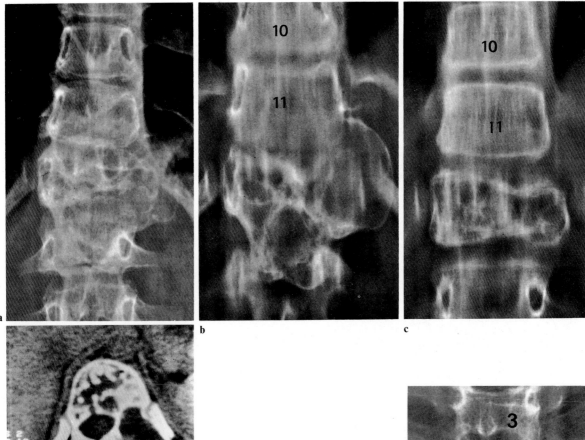

Abb. 52. a Aneurysmatische Knochenzyste von Th₁₁ mit massiver Expansion im Bereich des Bogens und partieller Kompression des Wirbelkörpers. Sowohl die konventionelle (**b, c**) als auch die Computertomographie (**d**) zeigen den zystischen Charakter der Läsion und die erhaltene äußere Schale. Eine Beeinträchtigung des Spinalkanals ist nicht nachweisbar

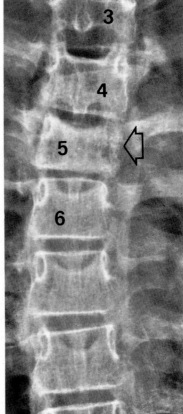

Abb. 53. Ewing Sarkom von Th₅; der betroffene Wirbel zeigt ▷ eine leichte Kompression des Körpers und ein Fehlen der linken Bogenwurzel *(Pfeil)*. Die Diagnose konnte hier nur histologisch gestellt werden, da die Röntgenbefunde unspezifisch sind (Überlassung durch D. FÄRBER, München)

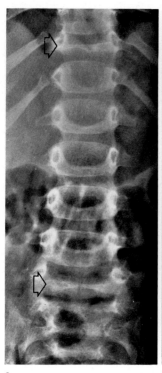 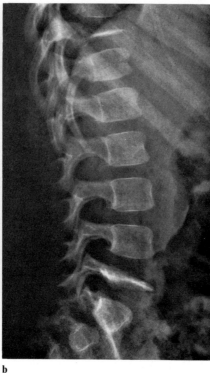

Abb. 54a, b. Histiozytose bei Th_{12} und L_5 bei einem 4jährigen Knaben mit Rückenschmerzen. Der Befund besteht aus einer Vertebra plana *(Pfeil)* ohne Befall der angrenzenden Zwischenwirbelscheiben und einer deutlichen Verdichtung der komprimierten Wirbelkörper ohne wesentliche Deformität der Wirbelsäule

tomographisch darstellen. Diese Befunde sind speziell wichtig im Blick auf die Lagebeziehung des Tumors zum Spinalkanal und zum Rückenmark.

Alle übrigen primären malignen Tumoren sind so selten, daß sie hier nicht besprochen werden sollen.

4.3 Tumorartige Läsionen

4.3.1 Histiozytose (solitäre Läsion = Eosinophiles Granulom, multiple Läsionen = Hand-Schüller-Christian'sche Form)

Diese tumorartige Läsion imponiert im Röntgenbild als mehr oder minder hochgradige Vertebra plana, meist mit ausgeprägter Verdichtung des zu einer dünnen Platte komprimierten Wirbelkörpers (Abb. 54a,b).

Klinische Symptomatik: Meist sind es Rückenschmerzen, die zur Untersuchung führen. Bei Kleinkindern äußert sich das Problem in der Weigerung zu sitzen und zu stehen, in Bauchlage sind die Kinder meist frei von Beschwerden.

Diagnostik: Die Sicherung der Diagnose im Fall einer Solitärläsion ist schwer zu sichern. Die Skelettszintigraphie hilft in vielen Fällen, weitere Läsionen an anderen Orten im Skelett aufzufinden, wo dann meist eine Biopsie leichter möglich ist als am Wirbelkörper [28].

Differentialdiagnostisch ist bei dieser Form der Vertebra plana auch an einen Wirbelkörperkollaps bei einem M. Gaucher zu denken (Abb. 55).

Die Vertebra plana Calvé ist eine reine Ausschlußdiagnose. In den allermeisten Fällen sollte es gelingen, eine pathologisch bedeutungsvollere Diagnose als lediglich eine aseptische Knochennekrose des Wirbelkörpers anzunehmen.

4.4 Sekundäre Tumoren der Wirbelsäule

4.4.1 Metastasen anderer Primärtumoren

- Neuroblastom,
- Medulloblastom,
- Retinoblastom,
- Wilms Tumor,
- Ewing Sarkom,
- Osteogenes Sarkom,
- Rhabdomyosarkom.

Bei all diesen Sekundärtumoren kann es sich um einzelne oder multiple, lytische oder osteoplastische

Wirbelsäule

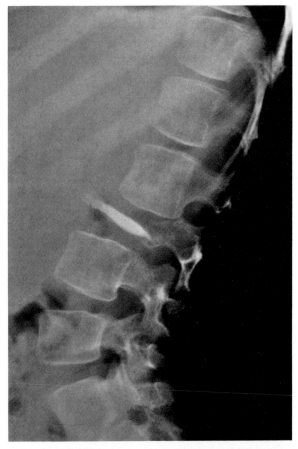

Die wichtigste Diagnose aus dieser Gruppe ist die Leukämie, meist in Form der akuten lymphatischen Leukämie (ALL, seltener das non-Hodgkin-Lymphom).

Die klinischen Beschwerden in Form von Rückenschmerzen können das erste Zeichen einer Leukämie sein. Gelegentlich wird auch ein inadäquates Trauma in der Anamnese angegeben. Röntgenologisch sieht man in einem solchen Fall multiple teilweise komprimierte Wirbelkörper, mit mehr oder weniger ausgeprägter Osteoporose (Abb. 56). Der Befund des sog. Fischwirbels ist eher die Ausnahme.

Beim non-Hodgkin-Lymphom kann der betroffene Wirbelkörper auch massiv sklerotisch sein. Die Bandscheiben sind immer erhalten [20].

Abb. 55. Vertebra plana von L_3 bei einem 9jährigen Mädchen mit Morbus Gaucher. Deutliche Retrolisthesis von L_2 mit Einengung der Foramina ober- und unterhalb des komprimierten Wirbels

Herde handeln, die meist in den Wirbelkörpern lokalisiert sind [20]. Der einzelne Befund ist nicht diagnostisch, läßt sich aber fast immer im Zusammenhang mit der Anamnese des Patienten diagnostizieren. Wichtig ist auch hier wie bei der Histiozytose herauszufinden, ob es sich um einen solitären Herd oder um einen multifokalen Prozeß handelt. In erster Linie eignet sich die Skelettszintigraphie zur Beantwortung dieser Frage.

4.4.2 Wirbelmanifestationen primär generalisierter neoplastischer Erkrankungen

- Leukämie,
- Lymphome (Hodgkin und non-Hodgkin-Lymphome),
- Histiozytose X (s. Abschn. 4.3.1)

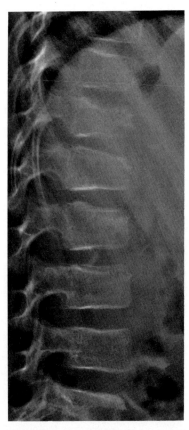

Abb. 56. Multiple partielle Wirbelkörperkompressionen bei einem 7jährigen Knaben mit akuter lymphatischer Leukämie mit verminderter Trabekelzeichnung und Demineralisierung aller Wirbelkörper. Der Befund ist unspezifisch aber doch typisch für eine akute lymphatische Leukämie, auch als Erstmanifestation

5 Traumatische Veränderungen

Die kindliche Wirbelsäule zeigt aufgrund ihrer Flexibilität relativ selten schwere traumatische Befunde. In einzelnen Fällen können aber auch Rückenmarksverletzungen beobachtet werden, ohne daß radiologisch eine Fraktur oder Luxation nachweisbar ist. Dies gilt besonders beim Geburtstrauma, wo es bei schwierigen Beckenendlagen zu erheblichen Überstreckungen der Wirbelsäule und dabei zu Zerreißungen und Blutungen im Rückenmark kommen kann [32].

5.1 Halswirbelsäule

Ein häufiges Ereignis ist der posttraumatische Schiefhals, bei dem die Röntgenuntersuchung meist nur eine Fehlstellung von C_1 und C_2 zeigt im Sinne einer fixierten Rotation gegenüber dem Dens (Abb. 57).

Nur selten kommt es im Bereich der Halswirbelsäule zu eigentlichen Frakturen oder Luxationen (Abb. 58, 59).

Die klassischen Frakturen von Jefferson- und Hangman-Typ kommen überwiegend bei älteren Kindern und Jugendlichen vor [52].

Wichtig ist die Kenntnis der vorgetäuschten Frakturen im Bereich der Halswirbelsäule:
- *Synchondrose zwischen Dens und Körper von C_2:* sie täuscht eine Querfraktur an der Basis der Dens vor, die Synchondrose schließt sich in der Regel zwischen dem 3. und 7. Lebensjahr (s. Abb. 18).
- *Neurozentrale Synchondrose:* sie kann eine Fraktur am Übergang vom Wirbelkörper zum Bogen

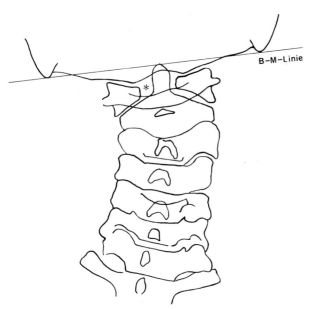

Abb. 57. Posttraumatischer Schiefhals mit fixierter Rotation von C_1 gegenüber C_2. Außer der Schiefhaltung erkennt man die ungleiche Distanz zwischen Massa lateralis des Atlas und Dens (*) im Seitenvergleich. Als Orientierungshilfe dient die Bimastoidlinie *(B-M-Linie)*. Dieser Befund kann auch ohne Trauma auftreten

Abb. 58. Traumatische Luxation von Atlas und übriger Halswirbelsäule nach dorsal mit Abscherung des oberen Halsmarks mit sofortiger Todesfolge

Abb. 59. Geburtstraumatische Luxationsfraktur des Atlas *(Pfeil)* durch Hyperextension mit Hämatomyelie des oberen Halsmarks und Tetraplegie

Abb. 60. Pseudoluxation von C_2 über C_3 nach ventral und Pseudofraktur des Dens *(Pfeil)*. Diese Befunde sind normal bei jungen Kindern unter 6 Jahren, werden aber häufig als Subluxation oder Densfraktur fehlinterpretiert

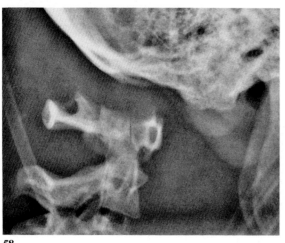
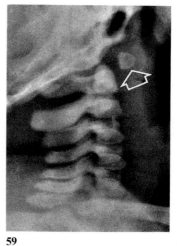
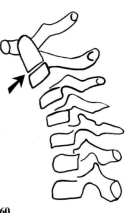

vortäuschen. Diese Synchondrosen schließen sich zwischen dem 7. und 15. Lebensjahr.
- *Stufenbildung zwischen den Wirbelkörpern von C_2 und C_3 bei leichter Flexion der Halswirbelsäule:* diese Stufenbildung wird häufig als Subluxation fehlinterpretiert [5]. Dabei ist die Swischuk'sche Verbindungslinie der Wirbelbögen der ersten drei Halswirbel (Abb. 60) praktisch immer normal und dient zum Ausschluß einer echten Luxation.

5.2 Thorakolumbale Wirbelsäule, Frakturen und Luxationen

5.2.1 Ursachen

Stürze aus großer Höhe, Sportunfälle, Verkehrsunfälle, gelegentlich auch Kindesmißhandlungen, bei denen es zu übermäßigen Flexionen oder Extensionen des Rumpfes kommt.

5.2.2 Traumamechanismus

Stauchung der Längsachse, übermäßige Flexion, Extension, Seitwärtsneigung oder Torsion sowie Kombination mehrerer dieser Komponenten.

5.2.3 Kompressionsfrakturen ohne Rückenmarksverletzung

Die häufigste Form im Kindesalter ist die Wirbelkörperkompression durch eine übermäßige Flexion der Wirbelsäule [26] (Abb. 61a–c).

5.2.4 Kompressionsfraktur mit Verletzung des Rückenmarks

Bei zunehmender Kompression vergrößert sich die Möglichkeit, daß die dorsalen Anteile des Wirbelkörpers in den Wirbelkanal verlagert werden und

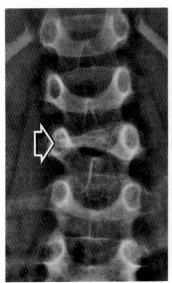
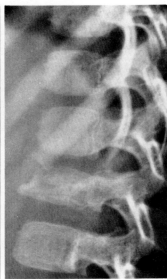
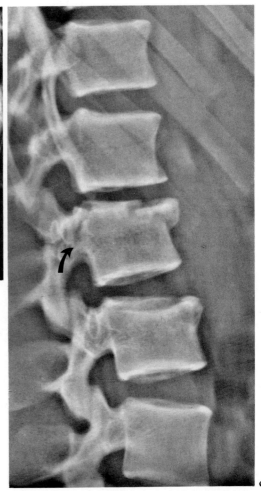

Abb. 61a–c. Kompressionsfraktur der Lumbalwirbelsäule ohne Beeinträchtigung des Rückenmarkes. **a, b** Das jüngere Kind zeigt eine reine überwiegend rechtsseitige Wirbelkörperkompression *(Pfeil).* **c** Das ältere, 15jährige Kind zeigt außer der Wirbelkörperkompression von L_2 und L_3 auch noch eine Fraktur am Ansatz des Bogens bei L_2 *(gebogener Pfeil),* was zu einer Instabilität in diesem Segment führt und damit zu einer längeren Immobilisierung

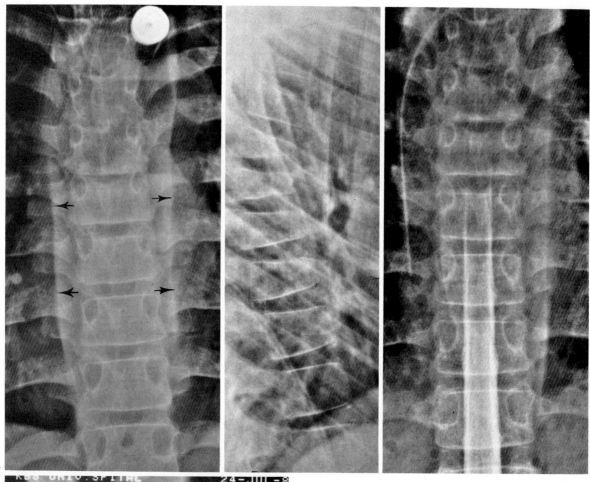
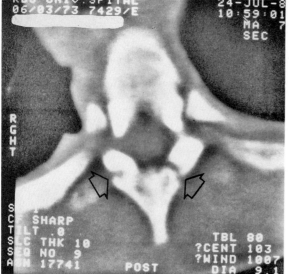

Abb. 62 a–d. Kompressionsfraktur der mittleren Brustwirbelsäule mit Verletzung des Rückenmarkes und Paraplegie. Die Nativaufnahmen (**a, b**) zeigen in der ap-Projektion ein ausgedehntes paraspinales Hämatom *(Pfeilspitzen)*, im Seitenbild multiple Keilwirbel mit erheblichem Höhenverlust und Kyphosierung. **c** zeigt in der Myelographie einen kompletten Kontrastmittelstop bei Th_7. Die Computertomographie in **d** zeigt außerdem noch Frakturen eines Bogens im Bereich der Lamina *(offene Pfeile)*. Eine Verlagerung von Wirbelkörperanteilen in den Spinalkanal war jedoch nicht nachweisbar

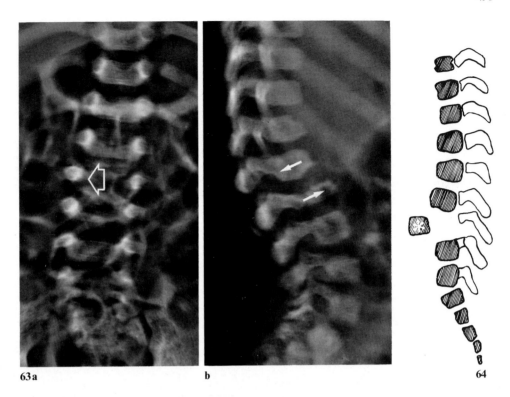

Abb. 63a, b. Luxationsfraktur der Lendenwirbelsäule bei einem jungen Säugling als Teil einer Kindesmißhandlung (*horizontale Pfeilspitzen* in **b**). Sprengung des Rings von L₂ mit Verlagerung der Bogenwurzel nach rechts lateral (*offener weißer Pfeil*)

Abb. 64. Vollständige traumatische Separierung eines Wirbelkörpers vom Bogen und Ventralverlagerung des Körpers (*) (sog. vagabundierender Wirbelkörper nach FAURE et al. [16a])

das Rückenmark komprimieren und schädigen (Abb. 62a–d).

Außerdem kann es bei diesem Traumamechanismus neben der Kompression des Wirbelkörpers auch zu einer dorsalen Zerreißung der Längsbänder oder zu Wirbelbogenfrakturen mit erheblicher Instabilität dieses Wirbelsäulensegments kommen. Ähnliche Verletzungen sind auch im Zusammenhang mit Kindesmißhandlungen beobachtet worden (Abb. 63a,b), im Extremfall mit vollständiger Abtrennung und Luxation eines Lendenwirbelkörpers nach ventral als sog. „vagabundierende Wirbel" (Abb. 64).

5.3 Röntgendiagnostik bei Verdacht auf ein schweres Wirbelsäulentrauma

Nativaufnahmen im ventrodorsalen und seitlichen Strahlengang sollten in einer Lagerung durchgeführt werden, die das Rückenmark nicht gefährdet, d. h. bei Rückenlage des Patienten mit vertikalem Strahlengang für die ventrodorsale Projektion und mit horizontalem Strahlengang für die seitliche Projektion. Danach läßt sich in Absprache mit dem Traumatologen und Neurologen entscheiden, ob weitere Spezialuntersuchungen nötig und möglich sind. Die meiste zusätzliche Information, vor allem über den Spinalkanal und das Rückenmark ist von einer Computertomographie mit Kontrastmittel zu erwarten. Für diese Untersuchung ist eine Umlagerung des Patienten nicht erforderlich, vorausgesetzt, daß die seitliche Spinalpunktion zwischen den Wirbelbögen von C₁ und C₂ gewählt wird [40].

Die Standardaufnahmen und auch die konventionelle Tomographie geben eine gute Orientierung über die Gesamtsituation der Wirbelsäule, aber die Computertomographie zeigt eine Vielzahl von sonst unsichtbaren Befunden:
- Fragmenten die in den Spinalkanal verlagert sind und das Rückenmark beeinträchtigen,
- Blutungen im Spinalkanal,
- direkte Traumatisierung des Rückenmarks mit Rupturen und Blutungen.

Zusätzlich lassen sich auch assoziierte Frakturen und Blutungen im Thorax, im Abdomen und Beckenbereich darstellen.

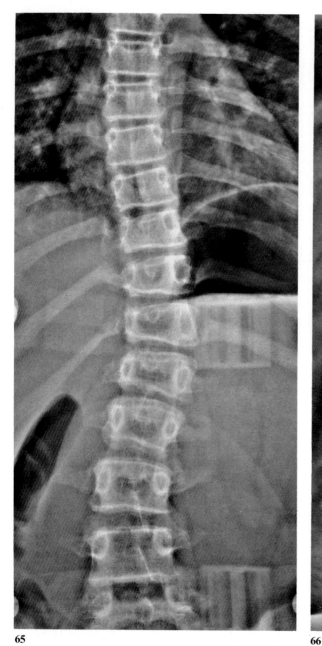 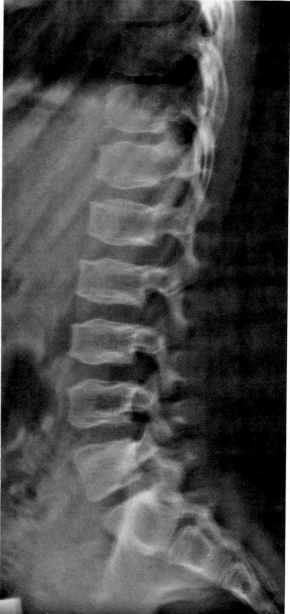

Die Behandlung der schweren und komplizierten Wirbelsäulenfrakturen mit Verletzung des Rückenmarks beruht auf der möglichst genauen Darstellung der traumatisch veränderten anatomischen Situation, vor allem wenn ein operativer Eingriff zur Dekompression des Rückenmarks oder zur Stabilisierung der Wirbelsäule geplant werden soll.

Abb. 65. Skoliosebildung 10 Jahre nach einer Strahlentherapie für ein rechtsparaspinales Neuroblastom im Alter von 11 Jahren und 5 Monate. Man erkennt die einseitig verkleinerten und keilförmig deformierten Wirbelkörper im Bereich des ehemaligen Bestrahlungsfeldes

Abb. 66. Bestrahlungsbedingte Deformierung und Hypoplasie der Wirbelkörper der Lendenwirbelsäule 10 Jahre nach Bestrahlung eines Wilms-Tumors im Alter von 3 Jahren. Hier kam es nicht zur Ausbildung einer Skoliose, weil eine symmetrische Bestrahlung der Wirbelsäule durchgeführt worden war

5.4 Wirbelsäulenveränderungen nach Strahlentherapie

Ungefähr 70% von bestrahlten Wilmstumorpatienten zeigten Skoliose oder Kyphoskoliose in einer Nachuntersuchung von RISEBOROUGH [45].

In Abhängigkeit von der Strahlendosis und der Wahl des Bestrahlungsfeldes kommt es dabei zu einem einseitigen oder doppelseitigen Wachstumsstillstand der Wirbelkörper und -bögen mit dem Resultat einer Verkürzung oder Verkrümmung der Wirbelsäule. Auch der vollständige Einschluß eines Wirbelsäulensegments in das Bestrahlungsfeld kann die Ausbildung einer Skoliose oder Kyphose nicht in jedem Fall verhindern. Eine Dosisabhängigkeit konnte von verschiedenen Autoren nachgewiesen werden [43, 46].

Eine Dosis von 20-30 Gy, verabreicht innerhalb von 30 Tagen, führt bei nahezu allen Patienten zu einem Wachstumsstillstand mit Deformierungen der Wirbelkörper und -bögen mit oder ohne Skoliose.

Die Veränderungen können bereits 6 Monate nach der Strahlentherapie nachgewiesen werden. Die größte Empfindlichkeit gegenüber der Bestrahlung besteht vor dem 6. Lebensjahr und während der Adoleszenz. Die Bestrahlung in der Lumbalregion führt meist auch zu einer erheblichen Verkleinerung des Os ilium, was ebenfalls zur Entwicklung einer Skoliose beitragen kann. Den typischen Befund einer Skoliose 10 Jahre nach Strahlentherapie zeigt die Abb. 65 bei einer Patientin nach Ganglioneuroblastom der rechten Nebenniere. Die Wirbelkörper im Bestrahlungsfeld zeigen eine Keilform unterschiedlicher Ausprägung. Die Skoliose ist relativ leicht, im gezeigten Bild im Korsett 22° nach COOB, ohne Korsett 36°. Im seitlichen Strahlengang zeigt ein anderer Patient ohne Skoliose einen Höhenverlust der bestrahlten Wirbel und eine Formanomalie ähnlich wie bei einer Pseudoachondroplasie (Abb. 66) 10 Jahre nach Bestrahlung eines Wilms Tumors.

5.5 Spondylolyse und Spondylolisthese

Spondylolyse und Spondylolisthese sind definiert als einseitige oder doppelseitige Defekte in der Pars interarticularis eines Wirbelbogens, meistens L_4 oder L_5 mit oder ohne Abgleiten des Wirbelkörpers von L_5 über S_1 nach ventral. Die Entstehung des Defektes wird heute von den meisten Autoren als streßbedingt angenommen [64]. Biomechanische Studien haben gezeigt, daß vor allem bei Hyperextension, Torsion und axialer Kompression ein vermehrter Streß in der Pars interarticularis der Wirbelbögen der unteren Lendenwirbelsäule nachweisbar ist [57].

Inzidenz und Klinik: Am häufigsten werden Spondylolisthese und Spondylolyse zwischen dem 6. und 10. Lebensjahr diagnostiziert, in einem Teil der Fälle als asymptomatischer Zufallsbefund. Es kann nach dem 6. Lebensjahr mit einer Inzidenz von ca. 5% gerechnet werden [7]. Das Risiko eines Wirbelgleitens ist am größten zwischen dem 10. und 15. Lebensjahr.

Schmerzen am lumbosakralen Übergang der Wirbelsäule ist das häufigste Symptom, der Schmerz wird als dumpf und anhaltend angegeben. Die Haltung eines Kindes mit ausgeprägter Spondylolisthese ist charakterisiert durch
- lumbosakrale Kyphose,
- Hyperlordose der oberen Lendenwirbelsäule und unteren Brustwirbelsäule,
- Unfähigkeit gerade zu stehen, ohne die Kniegelenke leicht zu beugen,
- Beckenschiefstand und Skoliose,
- palpable Stufe zwischen den Dornfortsätzen von L_5 und S_1.

Röntgenbefunde: Für die Diagnose einer Spondylolisthese genügt eine seitliche Aufnahme der lumbosakralen Wirbelsäule. Sie erlaubt auch die Gradeinteilung und damit auch die prognostische Beurteilung (Abb. 67). Die Abbildung zeigt die wichtigsten Befunde und die quantitative Auswertung nach TAILLARD [59].

Wenn die seitliche Aufnahme keine Spondylolisthese zeigt und auch keinen Bogendefekt erkennen läßt, ist es bei deutlichen klinischen Symptomen gerechtfertigt, Aufnahmen der Lendenwirbelsäule im Liegen ap und in beiden Schrägdurchmessern zu machen. Sie zeigen im positiven Fall eine einseitige Sklerose einer Bogenwurzel und in den Schrägprojektionen den gesuchten Defekt in der Pars interarticularis des Wirbelbogens von L_5, seltener L_4 (Abb. 68a, b).

6 Wirbelsäulenveränderungen bei Systemerkrankungen

Die systematische Darstellung dieser Erkrankung findet sich im Kapitel 3.6, Stoffwechselstörungen des Skeletts und sekundäre Osteopathien von

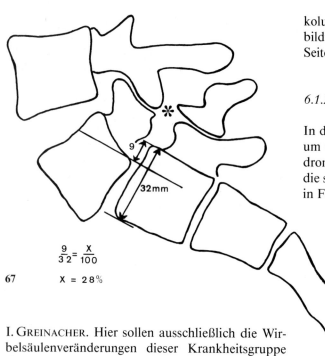

kolumbalen Übergang und einer ventralen Hakenbildung der oberen Lumbalwirbelkörper, die im Seitenbild zur Darstellung kommt (Abb. 69a, b).

6.1.2 Cushing Syndrom

In den meisten beobachteten Fällen handelt es sich um ein steroidinduziertes, iatrogenes Cushing-Syndrom mit ausgeprägter generalisierter Osteoporose, die sich an der Wirbelsäule besonders eindrucksvoll in Form von multiplen Wirbelkörperkompressionen z. T. mit Fischwirbelkonfiguration zeigt (Abb. 70a–c).

I. GREINACHER. Hier sollen ausschließlich die Wirbelsäulenveränderungen dieser Krankheitsgruppe dargestellt werden.

6.1 Wirbelsäulenveränderungen bei endokrinologischen Erkrankungen

6.1.1 Hypothyreose

Außer einer generellen Reifungsverzögerung der vertebralen Wachstumszonen zeigt die Wirbelsäule bei Hypothyreose im Kleinkindesalter eine typische Deformität im Sinne einer Kyphosierung am thora-

Abb. 67. Spondylolisthese von 28% mit beidseitigem Bogendefekt von L_5 (*). Quantitative Beurteilung des Ausmaßes der Spondylolisthese nach TAILLARD [59]

Abb. 68a, b. Spondylolyse; Defekt im Bogen von L_5 links *(Pfeil);* zeichnerische Darstellung des Defektes im Hals des Scotch Terriers, den man sich in die Schrägaufnahme der unteren Lendenwirbelsäule hineindenkt

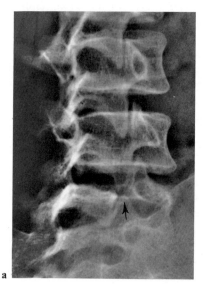

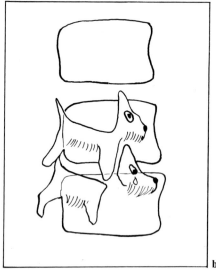

Wirbelsäule

Abb. 69. a 6 Monate alter Säugling mit klinischen Zeichen einer Hypothyreose. Thorakolumbalkyphose, Hakenform des Wirbelkörpers von L$_2$ *(Pfeil)* etwas weniger deutlich auch von L$_1$, Sklerose der Deckplatten. **b** 13jähriges Mädchen mit unbehandelter Hypothyreose: „Infantile" Wirbelkörperform mit ausgeprägter ventraler Einkerbung am Ort des ursprünglichen Gefäßkanals und Sklerose der Deckplatten

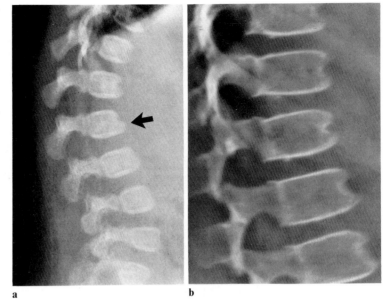

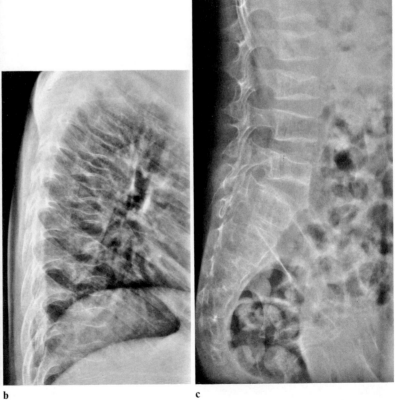

Abb. 70 a–c. Wirbelsäule einer 10jährigen Patientin mit steroidbedingtem Cushing-Syndrom. Ausgeprägte Osteoporose und generalisierte Fischwirbelbildung

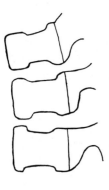

Abb. 71. Zeichnung der typischen Veränderung an der Lendenwirbelsäule bei Sichelzellanämie: zentrale Impression der Deckplatten mit einer scharfen Stufe

6.2 Hämolytische Anämien

6.2.1 Thalassämia major

Wie auch das übrige Skelett zeigt die Wirbelsäule bei diesem Krankheitsbild als Folge der Expansion des roten Knochenmarkes eine Vergröberung der Spongiosatrabekel und eine dünne Kortikalis. Wesentliche Deformitäten oder Kompressionen der Wirbelkörper kommen nur ausnahmsweise vor.

6.2.2 Sichelzellanämie

Im Gegensatz zu den anderen hämolytischen Anämien zeigt die Wirbelsäule bei der Sichelzellanämie charakteristische Befunde; neben einer allgemeinen Osteoporose und vergröberten Trabekelzeichnung zeigen diese Patienten im Seitenbild der Wirbelsäule eine typische, zentrale Impression der Deckplatten, die sich morphologisch deutlich von den Veränderungen bei allgemeiner Osteoporose unterscheidet (Abb. 71).

Die Veränderungen zeigen sich nach MOSELEY [39] meistens erst nach dem 10. Lebensjahr, sind aber auch schon bei 5jährigen Patienten mit Sichelzellanämie beobachtet worden. Ausnahmsweise scheint dieser Befund auch bei der Thalassämie, der Sphärozytose und bei M. Gaucher vorzukommen. Die Genese der Verlängerung ist unklar.

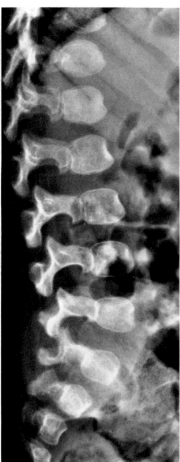

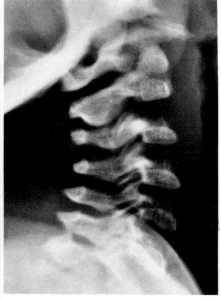

Abb. 72. a 2jähriger Knabe mit Mukopolysaccharidose Typ I-H. In der seitlichen Aufnahme der Lendenwirbelsäule erscheinen die Wirbelkörper der oberen Lendenwirbelsäule bikonvex, außerdem zeigen sie eine mehr oder weniger stark ausgeprägte Hakenform. b Seitliches Bild der Halswirbelsäule desselben Patienten: auffällig ist die Abflachung aller Wirbelkörper mit relativ sehr hoch erscheinenden Zwischenwirbelscheiben. Der Spinalkanal ist weit und der Dens ist kurz. Die atlantoaxiale Distanz zwischen vorderem Atlasbogen und Dens ist vergrößert, was bei vereinzelten Patienten auch zur vollständigen atlantoaxialen Luxation mit Kompression des Halsmarkes führen kann

6.3 Speicherkrankheiten

6.3.1 Mukopolysaccharidosen und Mukolipidosen

In dieser Krankheitsgruppe ist die Wirbelsäule häufig mitbetroffen, die Befunde sind allerdings nicht spezifisch. Sie reichen von bikonkaven Impressionen der Deckplatten über hakenförmige Wirbelkörper bis zur Platyspondylie mit Skoliosebildung [51]. Besonders auffällig und charakteristisch ist die Hakenform im Seitenbild der oberen Lendenwirbelsäule, ähnlich wie bei der Hypothyreose (Abb. 72a), und die flachen Wirbelkörper der Halswirbelsäule (Abb. 72b).

Diese Wirbelkörperform findet sich bei der MPS I-H, MPS I-S, MPS VI, bei der GM I-Gangliosidose Typ I und den Mukolipidosen II und III.

Platyspondylie findet sich besonders ausgeprägt bei MPS IV, Skoliosen bei Mukolipidose II (I-cell-disease).

6.3.2 Morbus Gaucher

Bei dieser autosomal rezessiv vererbten Lipidose finden sich außer einer generalisierten Osteoporose und den typischen Veränderungen an den langen Röhrenknochen gelegentlich Wirbelkörperkompressionen ähnlich wie bei der Histiozytose (s. Abb. 55) [2] und in seltenen Fällen zentrale Deckplatteneinbrüche wie bei der Sichelzellanämie [23] (s. Abb. 71).

6.4 Aminosäurestoffwechselstörungen

6.4.1 Homozystinurie

Diese autosomal rezessive Erkrankung, die verursacht wird durch einen Mangel an Zystathion-Synthetase, bei den betroffenen Patienten mit fortschreitendem Alter mehr oder minder ausgeprägte Skoliosen mit Osteoporose und Platyspondylie mit bikonkaven Wirbelkörpern und kompensatorischer Höhenzunahmen der Zwischenwirbelscheiben hervor [50] (Abb. 73, 74a-c).

6.5 Neurofibromatose

Neben zahlreichen Skelettmanifestationen verursacht die Neurofibromatose bei etwa 10% der von ihr betroffenen Patienten eine Skoliose, die sich

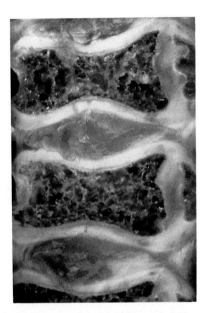

Abb. 73. Sagittalschnitt eines Lendenwirbelkörpers bei Homozystinurie: bikonkave Form des Wirbelkörpers und ausgeprägte Vergröberung des Trabekelmusters mit Rarefizierung der feinen Trabekel eines 13 Jahre 7 Monate alten Patienten. (Nach SCHEDEWIE et al. [55], freundlicherweise zur Verfügung gestellt von H. GRÖBE, Nürnberg)

aufgrund der radiologischen Befunde von der idiopathischen Skoliose differenzieren läßt: die Kurvenform ist im typischen Fall angulär, betrifft meist ein relativ kurzes Wirbelsäulensegment und ist rasch progredient [30] (Abb. 75a-c).

Deformierungen der Wirbelkörper („scalloping"), Erweiterungen der Foramina intervertebralia und paraspinale „Tumoren" sind meist Folge einer Duraektasie und sind nicht verursacht durch Neurofibrome. Das Ausmaß der Duraektasie zeigt sich erst in der Myelographie, sie ist möglicherweise auch ursächlich mitbeteiligt an der Pathogenese der Skoliose.

6.6 Marfan Syndrom

Wie die Homozystinurie zeigt auch dieses autosomal dominant vererbte Krankheitsbild Wirbelsäulenveränderungen. Kyphoskoliosen kommen etwas häufiger vor als bei der Homozystinurie. Morphologisch finden sich im typischen Fall deutliche Unterschiede zwischen beiden Krankheitsbildern. Die wichtigsten Merkmale sind in den Abbildungen 74 und 76 gegenübergestellt. Beim Marfan-Syndrom erscheinen die einzelnen Wirbelkörper höher als bei normalen Individuen (Abb. 76a), wogegen die mei-

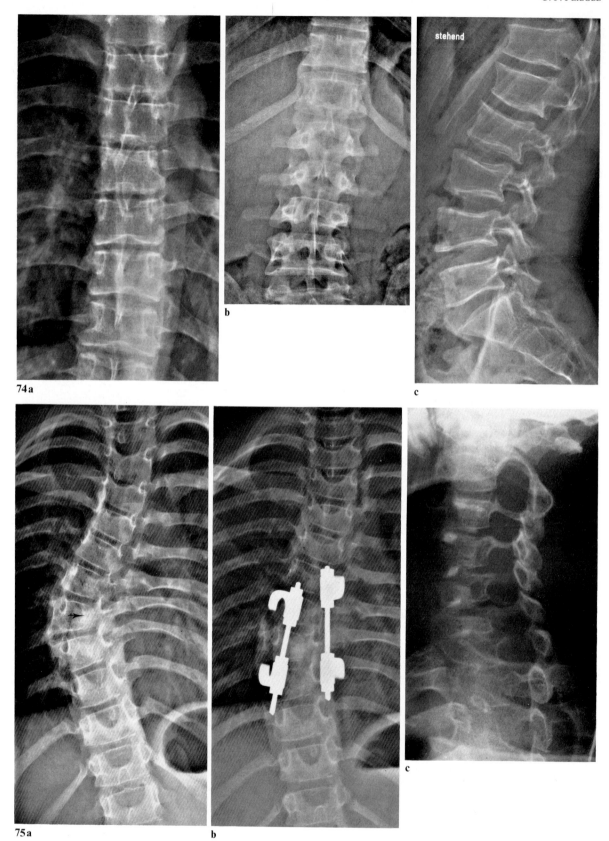

74a

75a   b   c

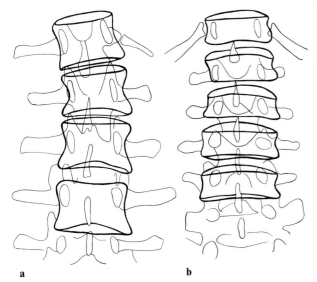

Abb. 76a, b. Gegenüberstellung der Wirbelform bei Marfan-Syndrom und Homozystinurie. Beide Krankheitsbilder führen zu einer Skoliosebildung. Die Wirbelkörper beim Marfan-Syndrom sind in aller Regel höher als normal, bei der Homozystinurie findet sich meist eine deutliche Abflachung mit konkaver Einziehung der Seitenwände

◁——————————————

Abb. 74a–c. 16jähriger Patient mit Homozystinurie. Bikonkave Wirbelkörper, besonders ausgeprägt im Bereich der Lendenwirbelsäule. Auch die vertikalen Wände des Wirbelkörpers sind zum Zentrum hin konkav, was sich wiederum besonders deutlich im Bereich der Lendenwirbelsäule zeigt. Die Wirbelkörper der Brustwirbelsäule zeigen vor allem eine zentrale Impression, die aber nicht so eine eckige Stufenbildung aufweist wie bei der Sichelzellanämie

Abb. 75. a 8jährige Patientin mit bekannter Neurofibromatose und Ausbildung einer progredienten Skoliose im Bereich der mittleren Brustwirbelsäule. Typisch ist die kurzbogige anguläre Form dieser Skoliose. Der Scheitelwirbel ist keilförmig deformiert, seine Spitze weist zur konkaven Seite der Skoliose (Pfeil). **b** Wegen der raschen Progredienz mußte trotz des niedrigen Alters der Patientin eine operative Aufrichtung und Fixation der Skoliose durchgeführt werden. Die Abbildung zeigt auf der konvexen Seite der Skoliose einen kurzen Stab mit Kompressionshaken und auf der Konkavseite einen ebensolchen Stab mit Distraktionshaken. Die Kurvatur der ursprünglichen Skoliose ist deutlich korrigiert. **c** Schrägaufnahme der Halswirbelsäule eines Patienten mit Neurofibromatose: der auffälligste Befund ist die massive Erweiterung multipler Foramina intervertebralia durch Neurofibrome der Nervenwurzeln oder multiple Duraektasien (die Abbildung wurde freundlicherweise von I. GREINACHER, Mainz, zur Verfügung gestellt)

sten Homozystinuriepatienten abgeflachte, bikonkave Wirbelkörper zeigen (Abb. 76b), die fast immer osteoporotisch sind [9]. Zur sicheren Unterscheidung der beiden Krankheitsbilder sind aber die Röntgenbefunde an der Wirbelsäule nicht ausreichend, erst die positive Familienanamnese beim Marfan-Syndrom einerseits und die Zeichen einer mentalen Retardierung und thromboembolische Komplikationen bei der Homozystinurie andererseits erlauben eine Differenzierung.

7 Wirbelsäulenveränderungen mit unbekannter oder multifaktorieller Ätiologie

7.1 Scheuermann'sche Adoleszentenkyphose

Die Scheuermann'sche Kyphose ist definiert als abnorme Konvexität der thorakalen Wirbelsäule in der Adoleszenz mit radiologisch nachweisbaren Knorpelhernien des Nucleus pulposus durch die Deckplatten der angrenzenden Wirbelkörper mit sekundärer Keilwirbelbildung.

7.1.1 Ätiologie und Pathogenese

Zahlreiche ätiologische Faktoren werden diskutiert, aber es herrscht keine Einigkeit über die Genese der Erkrankung. In einer kleinen Zahl der Fälle konnte ein dominanter Erbgang nachgewiesen werden [22]. Andere Autoren [3] haben vermehrte Wachstumshormonproduktion, mit Großwuchs und avanciertem Skelettalter bei einer Gruppe von Patienten nachweisen können.

Nach AUFDERMAUR [4] und anderen Autoren liegt der primäre Defekt in der Wachstumszone der Deckplatten, wo zelluläre und Matrixanomalien histologisch gefunden wurden. An den betroffenen Stellen war die knorpelige Wachstumszone abnorm dünn oder fehlte vollständig. Die Hernien des Bandscheibenmaterials wurden genau an diesen Stellen beobachtet. Primäre Anomalien der Bandscheiben selbst waren in den histologisch untersuchten Fällen nicht nachweisbar, ebensowenig waren die Ringapophysen der Wirbelkörper primär verändert. Der aus den Knorpelhernien resultierende Höhenverlust im Bereich der ventralen Wirbelanteile, also des Wirbelkörpers und der Zwischenwirbelscheibe führt zwangsläufig zu einer Kyphosierung, da die dorsalen Wirbelstrukturen die normale Höhe der Wirbelsegmente vollständig aufrechterhalten.

7.1.2 Inzidenz und Klinik

Die Scheuermann'sche Kyphose tritt meist erst nach dem 10. bis 12. Lebensjahr auf, die Inzidenz liegt bei ca. 1%. Diese Zahl wurde in einem Schul-Screening-Programm an ca. 15000 Kindern in Rom ermittelt. Klinisch lassen sich zwei Formen der Scheuermann'schen Kyphose unterscheiden, die häufigere mit dem Scheitelpunkt der Kyphose bei Th_7–Th_9 und eine seltenere Form mit dem Scheitelpunkt bei Th_{11}–Th_{12}. Das Hauptsymptom außer der Deformierung ist der Rückenschmerz, der bei jüngeren Patienten weniger häufig als bei älteren Adoleszenten angegeben wird.

7.1.3 Röntgenbefunde

Die Diagnose einer Scheuermann'schen Kyphose wird vor allem durch die seitliche Röntgenaufnahme der Wirbelsäule gestellt. Im charakterischen Fall zeigen sich die folgenden Befunde:
- Kyphosewinkel über 40°,
- Keilwirbel,
- Verschmälerung der Zwischenwirbelscheibe,
- unregelmäßige Deckplatten,
- Schmorl'sche Knorpelhernien (Abb. 77a, b).

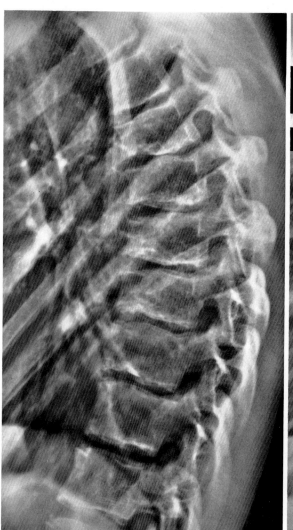
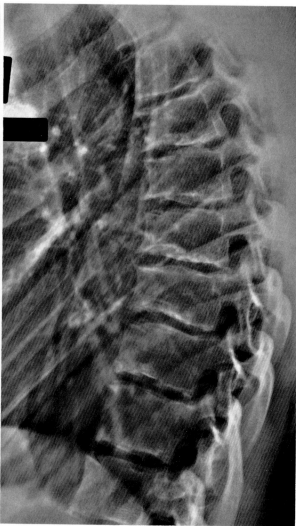

Abb. 77. a Scheuermann'sche Kyphose der Brustwirbelsäule mit unregelmäßigen Deckplatten und ventraler Höhenminderung der Wirbelkörper. Herniation von Diskusmaterial in die angrenzenden Wirbelkörper sind an mehreren Segmenten erkennbar. **b** zeigt dieselbe Wirbelsäule nach einem Verlauf von 2 Jahren. Nach dieser Zeit erkennt man eine partielle Konsolidierung der Wirbelkörperform ohne eigentliche Normalisierung der Befunde

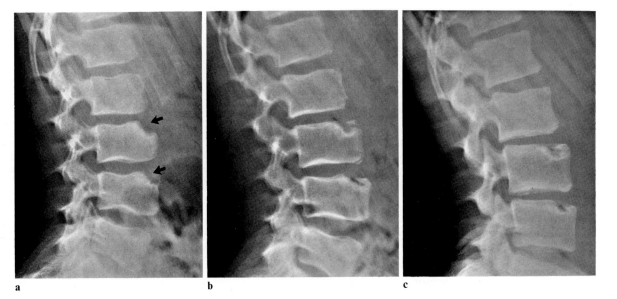

Sonderformen: bei einzelnen Patienten mit einer Schmerzsymptomatik am thorakolumbalen Übergang, können analoge Veränderungen im Bereich der Wirbelkörper und Zwischenwirbelscheiben mit rein lumbaler Lokalisation identifiziert werden (Abb. 78 a–c).

Eine weitere Variante wird gebildet durch die ebenfalls lumbal lokalisierten ventralen Knorpelhernien, die wahrscheinlich durch chronisch einwirkendes Trauma bei sportlich aktiven Kindern im Alter von 11–14 Jahren beschrieben wurden [33].

7.2 Skoliose (idiopathische Formen)

Definition: seitliche Krümmung der Wirbelsäule mit Rotation aus der anatomischen Normalposition. Echte Skoliosen haben neben der seitlichen Krümmung in der Frontalebene immer noch eine Rotation der einzelnen Wirbel um die Längsachse. Im Spontanverlauf zeigt sich meistens eine Progression der Deformität, und es kommt sekundär zu strukturellen Veränderungen der Wirbelkörper, insbesondere zur Ausbildung von Keilwirbeln, sekundären Rippendeformitäten und Beckenfehlstellungen.

Skoliosen auf der Basis einer anatomischen Mißbildung oder einer generalisierten Skelettdysplasie finden sich im Abschnitt 2 dieses Kapitels, sekundäre Skoliosen nach Trauma und als Folge einer Strahlentherapie im Abschnitt 5 und Skoliosen als Teil einer Systemerkrankung im Abschnitt 6.

Abb. 78. a Sonderform der Scheuermann'schen Erkrankung im seitlichen Bild der Lendenwirbelsäule mit Verlauf über 4 Jahre. Zu Beginn ventrale Herniation der Zwischenwirbelscheibe in die Oberkante der Wirbelkörper von L_3 und L_4 *(Pfeil).* **b** Nach Ossifikation der zugehörigen Randleistenapophysen, beginnende Auffüllung der ursprünglichen Defekte. **c** Nach 4 Jahren immer noch deutlich sichtbare Residuen der ursprünglichen Knorpelhernie wie von KOZLOWSKI [33] beschrieben

7.2.1 Ätiologie und Pathogenese

Nach den Untersuchungen von RISEBOROUGH u. WYNNE-DAVIES, [44] sind für die idiopathischen Skoliosen vor allem genetische Faktoren verantwortlich, am ehesten mit einem dominanten Erbgang und einem starken Überwiegen der weiblichen Patienten mit einem Verhältnis von ca. 10:1 für die häufigste Form der Adoleszentenskoliose.

Für die Pathogenese der progressiven Formen ist die Wachstumsgeschwindigkeit des Patienten und damit auch seine Wirbelsäule der entscheidende Faktor. Es ist bisher aber nicht gelungen, den primären Mechanismus für die Entstehung einer Skoliose zu ermitteln, außer in Fällen mit lokalen, einseitigen Wachstumsverzögerungen durch definierte pathologische Prozesse wie z. B. eine asymmetrisch applizierte Strahlentherapie oder einseitige Blockwirbelbildungen. Auch die experimentell erzeugten Skoliosen bei Tieren ergaben kein brauchbares Modell für die idiopathische Skoliose im Wachstumsalter des Menschen.

7.2.2 Klinik und Verlauf

Die sog. Säuglingsskoliose ist üblicherweise eine leichte Form einer rechts- oder linkskonvexen thorakalen Skoliose mit spontaner Ausheilung im Laufe des ersten und zweiten Lebensjahres. Wenn die Skoliose bei der ersten Erfassung bereits massiv ist (Skoliosewinkel nach COBB größer als 35°) und eine kompensatorische Gegenkurve nachweisbar ist, dann ist die Prognose meist ungünstig. Ebenso scheinen Skoliosen, die bald nach dem Säuglingsalter erstmals in Erscheinung treten eine ausgeprägte Progressionstendenz zu haben, sind aber relativ selten. Die häufigste und damit auch wichtigste Form der idiopathischen Skoliosen manifestiert sich meist nach dem 10. Lebensjahr. Klinisch fällt die primäre Deformität der Thoraxkonturen, der Schulterblätter oder der Beckenfehlstellung auf. Schmerzen sind ein Hinweis auf eine Skoliose andersartiger Genese durch entzündliche oder tumorbedingte Knochenprozesse.

7.2.3 Diagnostik

Die heute angestrebte Früherfassung erfolgt durch die Eltern, den Kinderarzt und durch das Schul-Screening für die Adoleszentenskoliose. In der weiteren Diagnostik ist die Röntgenaufnahme der ganzen Wirbelsäule im Stehen in 2 Ebenen die entscheidende Maßnahme. Die Röntgenuntersuchung erlaubt in den meisten Fällen bereits zu Beginn eine Zuordnung zur Gruppe der idiopathischen Skoliosen oder sie läßt spezielle Befunde erkennen, die weitere diagnostische und therapeutische Schritte erforderlich machen.

Besonders wichtig ist das Erkennen der folgenden Befunde:
- Wirbelmißbildungen,
- atypische Kurvenverläufe (95% aller idiopathischen Skoliosen bei Adoleszenten sind rechtskonvex),
- Kurven mit sehr kleinem Krümmungsradius wie z. B. bei der Neurofibromatose,
- ungleiche Höhe der Beckenkämme als Zeichen einer Beinlängendifferenz,
- Verkürzung eines Wirbelsäulensegmentes als Hinweis auf eine vorausgegangene Strahlentherapie.

Erst wenn diese Punkte geklärt sind, erfolgt das Messen der Krümmungswinkel nach der Methode von COBB (Abb. 79).

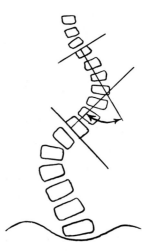

Abb. 79. Messung des Skoliosewinkels nach COBB

Für die Verlaufsbeobachtungen und die Frage der Therapiebedürftigkeit ist die Progressionsgeschwindigkeit der gemessenen Krümmungswinkel entscheidend zusammen mit dem Ausmaß der klinisch sichtbaren Deformität. Ein wichtiger Parameter für die Verlaufsbeurteilung ist das Skelettalter des Patienten, aus dem der Zeitraum bis zum Wachstumsabschluß ermittelt werden kann. Das Skelettalter läßt sich durch ein Handröntgenbild bestimmen. Eine alternative Methode ist die Beurteilung der Beckenkammapophyse, deren Größe und Fusionsgrad mit dem Beckenkamm (Rissersches Zeichen) eine Abschätzung des zu erwartenden Intervalls bis zum Wachstumsabschluß ermöglicht. Je näher sich ein Skoliosepatient am Zeitpunkt des Wachstumsabschlusses befindet, desto geringer ist die Wahrscheinlichkeit einer weiteren Progredienz seiner Skoliose (Abb. 80a, b).

7.3 Verkalkungen der Zwischenwirbelscheiben

Definition: Kalksalzeinlagerungen in den Zwischenwirbelscheiben, meist im Bereich des Nucleus pulposus, seltener auch im Faserknorpelanteil der Bandscheiben ohne bekannte Ätiologie. Seltene Ausnahmen von dieser idiopathischen Form sind Verkalkungen im Zusammenhang mit Vit.-D-Überdosierung, Hyperparathyreoidismus, Ochronose und Hämochromatose.

Inzidenz: Nicht eindeutig festzulegen, da die meisten Fälle nicht publiziert werden. Bis 1979 waren ca. 110 Fälle bei Kindern beschrieben [8]. Verkal-

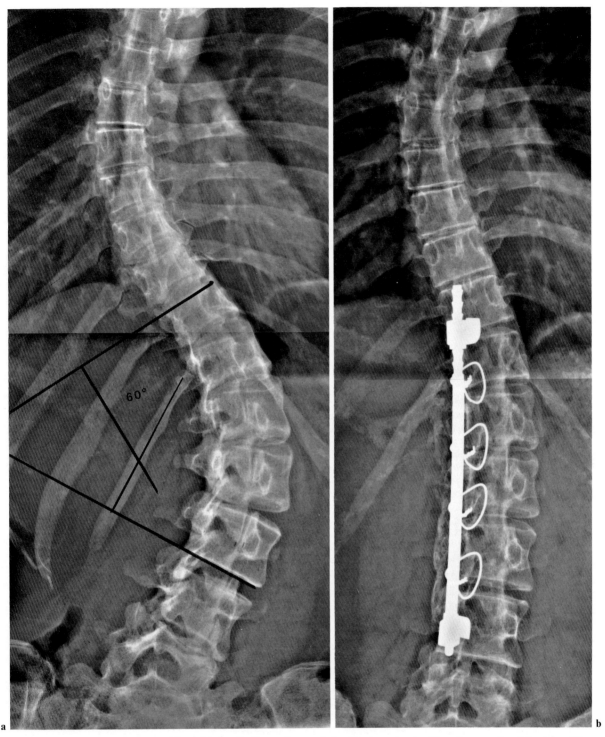

Abb. 80. a Schwere progrediente idiopathische Skoliose mit einem Winkel von 60°, gemessen nach COBB; **b** dieselbe Patientin nach operativer Implantation eines Harrington Stabs auf der Konkavseite der Hauptkurve mit erfolgreicher Distraktion und weitgehender Korrektur des ursprünglichen Krümmungswinkels

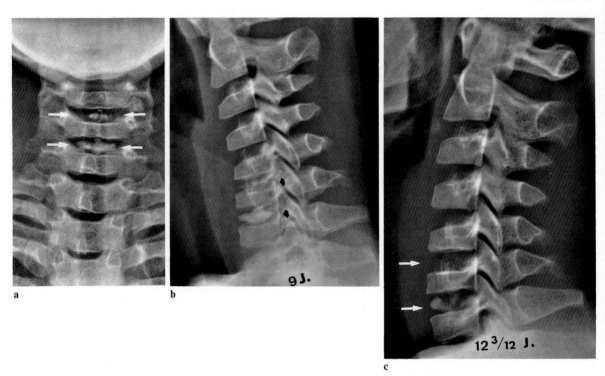

Abb. 81 a–c. 9jähriger Knabe bei dem 3 Wochen nach einem Trauma und persistierenden Schmerzen im Bereich der linken Schulter diese multiplen Verkalkungen der Zwischenwirbelscheiben der unteren Halswirbelsäule *(Pfeile)* entdeckt wurden. Eine Kontrolle nach 3 Jahren zeigte einen deutlichen Rückgang der Verkalkungen in beiden betroffenen Segmenten. Auffällig ist auch eine Abflachung des dazwischen liegenden Wirbelkörpers, was aber nicht als Traumafolge betrachtet wird

kungen in den Zwischenwirbelscheiben scheinen bei Knaben etwas häufiger zu sein als bei Mädchen, wobei die Knaben vor allem eine Häufung im Bereich der Halswirbelsäule zeigen, bei Mädchen ist die Verteilung gleichmäßig über alle Abschnitte der Wirbelsäule [8].

Klinik: Häufig asymptomatisch als Zufallsbefund. Die meisten Fälle wurden entdeckt im Zusammenhang mit einem Wirbelsäulentrauma oder unspezifischen Schmerzzuständen der Wirbelsäule. Der Verlauf ist praktisch immer gutartig, die meisten Verkalkungen verschwinden im Laufe von 6–12 Monaten mit und ohne Therapie.

Röntgenbefunde: Solitäre oder multiple querovale Verdichtungen im Zentrum der Zwischenwirbelscheibe von Halswirbelsäule, Brustwirbelsäule oder Lendenwirbelsäule. Nach der Arbeit von BLOM-QUIST [8] anhand von 112 pädiatrischen Patienten finden sich die Verkalkungen bei Knaben zu ⅔ im Halswirbelbereich, häufig im ventralen Anteil des Diskus. Ein typischer Patient im Alter von 9 Jahren (Abb. 81 a–c), zeigt als Hauptbefund eine schlanke ovaläre Verschattung nahezu der ganzen Bandscheibe zwischen C_6 und C_7. Zusätzlich erkennt man eine partielle Verkalkung der nächst höheren Bandscheibe und eine Höhenverminderung des dazwischenliegenden Wirbelkörpers, ein Befund, der im Bereich der Halswirbelsäule häufig gesehen wird. Röntgenkontrollen dieses Patienten über 3 Jahre zeigen ein Verschwinden der Verkalkungen in der Bandscheibe C_5–C_6 und eine partielle Auflösung der soliden Verkalkung bei C_6–C_7.

Bei Mädchen sind die Verkalkungen gleichmäßiger über alle Wirbelsäulenabschnitte verteilt; bei beiden Geschlechtern kommen solitäre und multiple Bandscheibenverkalkungen vor. Einen typischen Befund zeigt die Abb. 82 a, b eines 8jährigen Mädchens am Übergang von Thorakal- zur Lumbalwirbelsäule.

Als Komplikation wird gelegentlich eine Herniation des verkalkten Bandscheibenmaterials nach ventral, lateral oder dorsal beobachtet, wie z. B. bei dem Patienten in Abb. 83 a, b. Neurologische Zeichen sind auch in diesen Fällen meistens nicht vorhanden.

Abb. 82 a, b. Bandscheibenverkalkung zwischen Th$_{12}$ und L$_1$ bei einem 8jährigen Mädchen als Zufallsbefund *(Pfeile)*

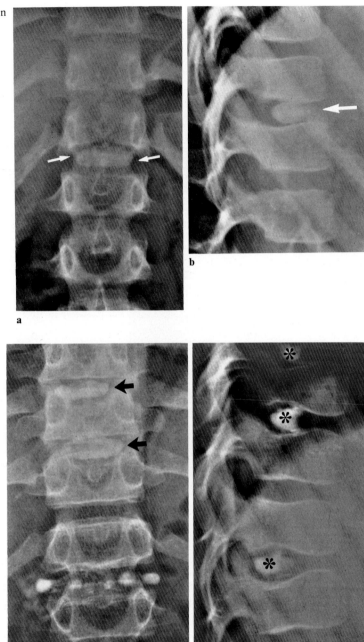

Abb. 83 a, b. Multiple idiopathische Zwischenwirbelscheibenverkalkungen *(Pfeile* in Abb. a, * in Abb. b) bei einem Knaben mit Rückenschmerzen ohne neurologische Ausfälle. Auffällig ist die laterale Herniation des verkalkten Bandscheibenmaterials im unteren Segment zwischen Th$_{12}$ und L$_1$. Dieser Befund stellt eine der möglichen Komplikationen mit meist gutartigem Spontanverlauf dar

Differentialdiagnostisch kommen lediglich die seltenen sekundären Diskusverkalkungen im Zusammenhang mit Stoffwechselanomalien in Betracht. Vit.-D-Überdosierung, Hyperparathyreoidismus, Ochronose, Hämochromatose. Alle diese Erkrankungen sind im Kindesalter extrem selten.

7.4 Idiopathische juvenile Osteoporose

Eine ausführliche Darstellung des Krankheitsbildes findet sich im Kapitel 3.6 über die angeborenen und erworbenen Osteopathien von I. Greinacher.

Die idiopathische juvenile Osteoporose manifestiert sich in allen Skelettstrukturen, aber die Wirbelsäule zeigt besonders schwerwiegende Veränderungen im Sinne einer massiven Demineralisation,

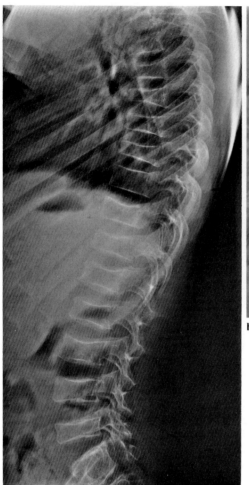
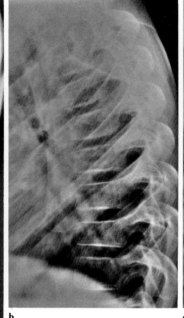
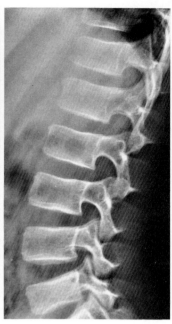

Abb. 84a–c. 7jähriger Knabe mit Rückenschmerzen und ausgeprägter idiopathischer generalisierter Osteoporose aller Skelettstrukturen. Besonders eindrücklich erkennbar in dieser seitlichen Wirbelsäulenaufnahme: außer der allgemeinen Osteoporose erkennt man multiple Wirbelkörperkompressionen mit Keilwirbelbildung im Bereich der mittleren und unteren Brustwirbelsäule sowie bikonkaven Wirbelkörpern der Lendenwirbelsäule. Nach Ablauf von 2 Jahren und Therapie mit Fluor nahezu vollständige Normalisierung der Befunde. Man erkennt noch andeutungsweise die ursprünglichen Keil- und Fischwirbel, sog. „Bone in bone"-Phänomen

multiplen ungleichmäßigen Wirbelkompressionen mit Keil- und Fischwirbelbildung (Abb. 84a). Im Verlauf der Erkrankung kommt es spontan oder unter Therapie über mehrere Jahre zu einer weitgehenden Normalisierung der Mineralisation und auch der Wirbelkonfiguration (Abb. 84b). Als Residualbefund erkennt man meistens noch feine horizontale Skleroselinien, die die ursprüngliche Wirbelkörperdeformierung erkennen lassen (Abb. 84c). Differentialdiagnostisch sind alle Erkrankungen mit einer generalisierten Osteoporose auszuschließen, bevor die definitive Diagnose einer juvenilen idiopathischen Osteoporose gestellt werden kann.

Für Verlaufsbeobachtungen des Mineralsalzgehaltes der Wirbelkörper besteht seit wenigen Jahren eine quantitative Bestimmungsmethode mit Hilfe der Computertomographie zur Verfügung [19]. Bei dieser Methode werden jeweils zwei axiale Schichten der Wirbelkörper von L_1 und L_2 zusammen mit einem geeichten Phantom angefertigt und quantitativ ausgewertet. Das Phantom enthält 4 Kammern mit bekannten Konzentrationen von K_2HPO_4 zwischen 50 und 200 mg pro ml. Daraus konnten für ein Normalkollektiv von Kindern Werte von ca. 180 ± mg pro ml für den spongiösen Knochen der untersuchten Wirbelkörper errechnet werden. Die Methode erlaubt eine saubere Trennung von normalen und pathologischen Befunden und ist wegen der geringen Strahlendosis von ca. 100 mRem auch für Verlaufskontrollen unter Therapie geeignet.

Literatur

1. Adler CP (1983) Aneurysmale Knochenzyste. In: Knochenkrankheiten. Thieme, Stuttgart New York
2. Amstutz HC, Carey EJ (1966) Skeletal manifestations of Gaucher's disease. J Bone Joint Surg 48A: 670–701
3. Ascani E, Borelli P, La Rosa G, Montanaro A, Turturo F (1982) Malattia di Scheuermann. I. Studio ormonale. Progressi in patologia vertebrale. Gaggi Ed, Bologna, (Le Cifosi, vol 5, p 97)
4. Aufdermaur M (1981) Juvenile Kyphosis (Scheuermann's disease) Radiography, histology and pathogenesis. Clin Orthop 154: 166–174
5. Bailey DK (1952) The normal cervical spine in infants and children. Radiology 59: 712–719
6. Bailey HL, Gabriel M, Hodgson AR et al. (1972) Tuberculosis of the spine in children: operative findings and results in one hundred consecutive patients treated by removal of the lesion and anterior grafting. J Bone Joint Surg 54A: 1633–1657
7. Baker D, McHollick W (1956) Spondyloschisis and spondylolisthesis in children. J Bone Joint Surg 58A: 933–934
8. Blomquist HK et al. (1979) Calcification of intervertebral discs in childhood. Ped Radiol 8: 23–26
9. Brenton DP, Dow CJ (London) James JIP, Hay RL, Wynne-Davies R (Edinburgh) (1972) Homocystinuria and Marfan's syndrome. A comparison. J Bone Joint Surg 54B: 277–298
10. Braithwaite FRCS, Lees RF (1981) Vertebral Hydatid Disease: Radiological Assessment. Radiology 140: 763–766
11. Braune M, Herberg HP, Sörensen N (1982) Die Myelographie bei Säuglingen und Kleinkindern mit lumbosacralen Dysraphien. Röntgenpraxis 35: 221–226
12. Chinh TL (1982) Salmonella vertebral osteomyelitis. Am J Dis Child 136: 722–724
13. Dalinka MK, Rosenbaum AE, van Houten F (1972) Congenital absence of the posterior arch of the atlas. Radiology 103: 581
14. Dedick AP, Caffey J (1953) Roentgen findings in the skull and chest in 1030 newborn infants. Radiology 61: 13
15. Devos EA (1978) Spondylocostal dysostosis in South African sisters. Eur J. Pediatr 128: 7–15
16. Dietz GW, Christensen EE (1976) Normal „cupid's bow" contour of the lower lumbar vertebrae. Radiology 121: 577–580
16a. Faure C, Steadman CL, Lalande G, Al Moudares N, Marsault CL, Bennet J (1979) La vertèbre vagabonde. Ann Radiol 22: 96–99
17. Finer NN, Bowen P, Dunbar LG (1978) Caudal regression anomalad (sacral agenesis) in siblings. Clin Genet 13: 353–358
18. Fitz CR (1982) Midline anomalies of the brain and spine. Radiol Clin North Am 20: 95–104
19. Gilganz V, Varterasian M, Senac MO and Cann CE (1986) Quantitative spinal mineral analysis in children. Ann Radiol 29: 380–382
20. Greinacher I, Gutjahr P (1976) Tumorbedingte Veränderungen im Röntgenbild der kindlichen Wirbelsäule. Mschr Kinderheilk 124: 519–526
21. Grünebaum HK et al. (1982) Imaging diagnosis of non pyogenic discitis in children. Ped Radiol 12: 133–137
22. Halal F, Giedhill RB, Fraser FC (1978) Dominant inheritance of Scheuermann's juvenile Kyphosis. Amer J Dis Child 132: 1105–1107
23. Hansen GC, Gold RH (1977) Central depression of vertebral end plates: A „pathognomonic" sign of sickle hemoglobinopathy in Gaucher's disease. Amer J Roentgenol 129: 343–344
24. Hensinger RN, MacEvan GD, Pizzutillo PD (1974) The Klippel-Feil syndrome. J Bone Joint Surg 56A: 1764
25. Holthusen W, Britel T, Brinkmann B, Gunkel J, Janneck C und Richter E (1985) Die Currarino-Triade. Ein autosomal-dominant erblicher Komplex von anorektaler Mißbildung, Sakrokokzygealdefekt und präsakralem Tumor. Beobachtung von 9 weiteren Fällen. Fortschr Röntgenstr 143: 83–89
26. Horal J, Nachemson A, Scheller S (1972) Clinical and radiological long-term follow-up of vertebral fractures in children. Acta Orthop Scand 43: 491–503
27. Hsu LCS, Yau CMC (1985) Tuberculosis of the spine. In: Bradford DS, Hensinger RM (eds) The pediatric spine. Thieme, Stuttgart New York, p 68
28. Kieffer SA, Nesbit ME, D'Angio GJ (1969) Vertebra plana due to histiocytosis X: serial studies. Acta Radiol (Stockh.) 8: 241
29. Kirks DR et al. (1984) The Currarino-Triade. Ped Radiol 14: 220–225
30. Klatte EC, Franken EA and Smith JA (1976) The radiographic spectrum of neurofibromatosis. Seminars in Roentgenol 11: 17–33
31. Klippel M, Feil A (1912) Un cas d'absence des vertèbres cervicales. Nouv Iconogr Salpêt 25: 223
32. Koch B, Eng G (1979) Neonatal spinal cord injury. Arch Phys Med Rehabil 60: 378–381
33. Kozlowski K (1977) Anterior intervertebral disc herniations in children. Pediat Radiol 6: 32–35
34. Kozlowski K (1979) Anterior intravertebral disc herniations in children: unrecognized chronic trauma to the spine. Australas Radiol 23: 67
35. Kozlowski K (1981) Spondylo-costal dysplasia – Severe and moderate types (report of 8 cases). Australas Radiol 25: 81
36. Kozlowski K, Beluffi G, Masel J, Diard F, Ferrari-Ciboldi F, Le Dosseur P and Labatut J (1984) Primary vertebral tumors in children. Report of 20 cases with brief literature review. Pediatr Radiol 14: 129–139
37. Kreyenbühl W, Hessler C (1973) A variation of the sacrum on the lateral view. Radiology 109: 140
38. MacLeod S, Hendry GMA (1982) Congenital absence of a lumbar pedicle. Pediatr Radiol 12: 207–210
39. Moseley JE (1974) Skeletal changes in the anemias. Seminars Roentgenol 9: 169–184
40. Naidich TP et al. (1979) Computed tomography of spinal fractures. In: Thompson RA, Green JR (eds). Advances in neurology 22. Raven Press, New York. pp 207–253
41. Passarge E, Lenz W (1966) Syndrome of caudal regression in infants of diabetic mothers: Observations of further cases. Pediatrics 37: 672–674
42. Pettersson H, Harwood-Nash DCF (1982) CT and myelography of the spine and cord. Techniques, anatomy and pathology in children. Springer, Berlin Heidelberg New York
43. Probert JC, Parker BR (1975) The effects of radiation therapy on bone growth. Radiology 114: 155–162
44. Riseborough T, Wynne-Davies R (1973) Genetic survey of idiopathic scoliosis in Boston, Massachusetts. J Bone Joint Surg 55A: 974–982
45. Riseborough EJ, Gribias SL, Burton R et al. (1976) Skele-

tal alteration following irradiation for Wilms' tumor. J Bone Joint Surg 58 A: 526–536
46. Rutherford H, Dodd GD (1974) Complications of radiation therapy: growing bone. Semin Roentgenol 9: 15–27
47. Sandström S (1983) Multifocal sclerotic BCG spondylitis in a 13 year old girl. Pediatr Radiol 13: 239–240
48. Sartoris D et al. (1983) Childhood discitis – CT-findings. Radiology 149: 701–707
49. Shapiro R, Robinson F (1976) Anomalies of the craniovertebral border. Am J Roentgenol 127: 281–287
50. Silverman FN (1985) The neck, spine and pelvis. In: Silverman FN (ed), Caffey's pediatric x-ray diagnosis. An integrated imaging approach. 8th edn. Year Book Medical Publishers, Chicago, pp 321–322
51. Spranger J (1972) The systemic mucopolysaccharidoses. Ergebn Inn Med Kinderheilk 32: 165–265
52. Swischuk LE (1977) Anterior displacement of C_2 in children: Physiologic of pathologic? Radiology 122: 759–763
53. Swischuk LE et al. (1979) The posterior tilted dens: Normal variation simulating fracture. Pediatr Radiol 8: 27–28
54. Schajowicz F (1981) Tumors abd tumorlike lesions of bone and joints. Springer, New York Heidelberg Berlin
55. Schedewie H, Willich E, Gröbe H, Schmidt H, Müller KM (1973) Skeletal findings in homodystinuria. Pediat Radiol 1: 12–23
56. Schilling F, Haas P, Schacherl M (1963a) Die spontane atlanto-axiale Dislokation (Ventralluxation des Atlas) bei chronischer Polyarthritis und Spondylitis ankylopoetica. Fortschr Röntgenstr 99: 518
57. Schulitz K, Niethard FU (1980) Strain on the interarticular stress distribution. Arch Orthop Traumat Surg 96: 197–202
58. Schwarz GS (1956) Normal interpediculate distances in children and adults. Am J Roentgenol 76: 476–481
58a. Tachdjian MO (1972) Pediatric orthopedics. Saunders, Philadelphia London Toronto, p 688
59. Taillard W (1954) La spondylolisthésis chez l'enfant et l'adolescent. Acta Orthop Scand 24: 115
60. Töndury G (1958) Entwicklungsgeschichte und Fehlbildungen der Wirbelsäule, Hippokrates, Stuttgart
61. Torklus D, Gehle W (1968) Das Os odontoideum als Okzipitalwirbelmanifestation. Radiol Clin Biol 37: 321
62. Torklus D, Gehle W (1975) Die obere Halswirbelsäule, 2. Aufl, Thieme, Stuttgart
63. Wenger DR, Bobechko WP, Gilday DL (1978) The spectrum of intervertebral disc-space infection in children. J Bone Joint Surg 60 A: 100–108
64. Wertzberger KL, Peterson HA (1980) Acquired spondylolysis and spondylolisthesis in the young child. Spine 5: 437–442
65. Winter RB (1983) Congenital deformities of the spine, Thieme-Stratton Thieme, New York Stuttgart, pp 12–17

Becken

1 Das Hüftgelenk

M. ZIEGER

INHALT

1	Anatomie	509
1.1	Radiologie	511
1.2	Sonographie	512
2	Entwicklung	514
2.1	Hüftpfanne	514
2.2	Hüftkopf	517
2.3	Koxaler Femur	517
3	Dysplasie und Luxation	517
3.1	Entstehung und Häufigkeit	517
3.2	Pathologie	517
3.3	Einteilung	519
3.3.1	Radiologische Klassifikation	519
3.3.2	Sonographische Klassifikation	520
3.4	Diagnostik	521
3.4.1	Radiologisch	521
3.4.2	Sonographisch	521
3.5	Reposition	524
3.6	Verläufe und Komplikationen	527
Literatur		528

1 Anatomie

Infolge des noch nicht abgeschlossenen Wachstums sind beim Kinde die knöchernen Strukturen der Hüftpfanne und des Femur durch knorpelige Wachstumsfugen voneinander getrennt oder sie sind – wie der Hüftkopf des Neugeborenen – erst knorpelig angelegt. Die Hüftpfanne setzt sich aus den drei Ossifikationszentren im Os ilium, im Os ischii und im Os pubis zusammen, welche im Pfannengrunde in Form der sog. Y-Fuge aneinanderstoßen [7, 11, 22] (Abb. 1). Bis zum Alter von etwa 3-4 Monaten ist in der knorpeligen Femurepiphyse noch kein Ossifikationszentrum erkennbar. Der Oberschenkelschaft mit dem erst angedeuteten Schenkelhals ist mit Ausnahme der Trochanterabschnitte beim Neugeborenen knöchern angelegt.

Der Trochanter major zeigt erst mit 5-6 Jahren ein Ossifikationszentrum. Zwischen den knorpeligen Wachstumszonen des Pfannendaches und dem knorpeligen Hüftkopf befindet sich der Gelenkknorpel und der virtuelle Gelenkspalt. Vom Pfannendach ausgehend bildet der Ringknorpel des Labrum acetabulare eine zusätzliche Sicherung für die Zentrierung des Hüftkopfes (Abb. 2). Die Gelenkbinnenräume werden durch die Gelenkkapsel umschlossen, welche lateral dem Labrum acetabulare aufliegt, medial- und lateralseitig in die knorpeligen Trochanteren einstrahlt, während sie dorsal und ventral in das Periost des Femur in Höhe der Inter-

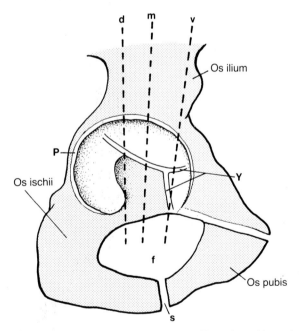

Abb. 1. Aufsicht auf die Hüftpfanne: Os ilium, Os pubis, und Os ischii, die im Pfannengrund in Form der Y-Fuge *(Y)* aneinandertreffen. Foramen obturatorium *(f)*, Pfannenrand *(P)*. Gestrichelt sind Schnittebenen durch die Pfanne eingezeichnet (vgl. Abb. 8), dorsal *(d)* mit stärker gewölbtem hinteren Pfeiler, medial *(m)* mit geradem Verlauf des Os ilium, ventral *(v)* mit kürzerem, nach lateral ausladendem Os ilium. Synchondrosis puboischiadica *(s)*

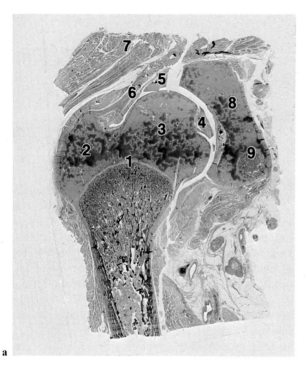

Abb. 2 a, b. Frontalschnitt durch das Hüftgelenk. **a** Anatomisches Präparat mit Knochen-Knorpelgrenze *(1)* Trochanterknorpel *(2)*, Kopfknorpel *(3)*, der bei fast fehlendem Schenkelhals in den Trochanterknorpel übergeht. Ligamentum capitis femoris *(4)*, knorpeliger Pfannenrand = Labrum oder Limbus *(5)*, in den Trochanter major einstrahlende Gelenkkapsel *(6)*, Glutäalmuskulatur *(7)*. Knorpeliger Pfannengrund *(8)* mit knöchernem Anschnitt des Os ischii *(9)*. **b** Schema: *1* Cutis, *2* Subcutis mit Tractus iliotibialis, *3* Musculus glutaeus medius, *4* Septum intermusculare, *5* Musculus glutaeus minimus, *6* knorpeliger Erker, *7* Labrum acetabulare, *8* Gelenkkapsel, *9* Knochen-Knorpel-Grenze (Wachstumszone), *(10)* koxaler Femur, laterale Kontur, *11* knöcherner Erker, *12* Pfannenkonkavität, *13* knorpeliger Hüftkopf, *14* Y-Fuge im Pfannengrund

Bei der Abbildung der hier aufgeführten Strukturen des Hüftgelenkes ergeben sich je nach verwendeter Methode und Projektion bzw. Schnittführung unterschiedliche Bilder.

trochanterlinie mündet. Dadurch wird neben dem eigentlichen Gelenkspalt zwischen Hüftkopf und Pfanne der Gelenkraum mit den dorsalen und ventralen Rezessus gebildet, wobei letztere besonders weit nach kaudal reichen (Abb. 3). Um die Gelenkkapsel herum sind mehrlagig Ligamenta angelegt, denen oberflächenwärts die Muskulatur aufliegt. Infolge des Verlaufes der Muskulatur und der Ligamenta bilden die ventralen Rezessus denjenigen Abschnitt des Gelenkraumes, in dem die umgebenden Strukturen einer räumlichen Ausdehnung den geringsten Widerstand entgegensetzen. Deshalb sammeln sich hier intraartikuläre Flüssigkeiten am besten erkennbar an.

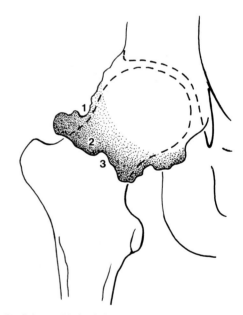

Abb. 3. Schema Verlauf der Gelenkkapsel in Aufsicht von ventral mit Zona orbicularis *(1)*, ventrolateralen und ventromedialen Rezessus *(2)*, Peripherer Ansatzpunkt der Gelenkkapsel am Femur intertrochanter *(3)*. Der ventromediale Rezessus bildet den kaudalsten Punkt des Gelenkbinnenraumes

Das Hüftgelenk

1.1 Radiologie

Bei der Röntgenaufnahme werden knöcherne Strukturen, Verkalkungen und Luftansammlungen bzw. Vakuumphänomene sowie fetthaltige Gewebsbestandteile unterscheidbar abgebildet. Knorpelige Strukturen, ligamentäre und muskuläre Anteile des Gelenkes sind nicht differenzierbar. In a. p.-Projektion erkennt man je nach Alter des Kindes das Vorhandensein von Ossifikationszentren und deren Größe, wobei daraus indirekt die Lage und Größe der knorpeligen Anteile abgelesen werden können [11, 28] (Abb. 4).

Durch den Caput Collum-Diaphysenwinkel und die Antetorsion des Schenkelhalses zur Femurachse erhält man eine unterschiedliche relative Position von Femurkopf zu Schenkelhals und -schaft sowie zu den Trochanteren, wenn man unterschiedliche Projektionen verwendet. Die größte Abbildung des CCD-Winkels ergibt sich auf der a. p.-Aufnahme mit gestreckten und innenrotiert gehaltenen Beinen. Bei Außendrehung der Beine und Abduktion von jeweils 40° bilden Femur, Schenkelhals und Schaft nahezu eine gerade Linie. Bei Neugeborenen ist die Aufnahme nach ANDRÉN und VON ROSEN besonders zur Darstellung der Zentrierung des koxalen Femurendes auf die Hüftpfanne geeignet (Abb. 5). Die axiale Aufnahme in der Lauenstein-Projektion ermöglicht es, von der Seite den Femurkopf, den Schenkelhals mit Wachstumsfuge und Schaft darzustellen (Abb. 6). In dieser Aufnahme werden die Position der Femurepiphyse zur Metaphyse sowie evtl. strukturelle Veränderungen im Hüftkopf besonders deutlich.

Abb. 4 a, b. Röntgenaufnahme, a. p. Projektion eines gesunden Hüftgelenkes. **a** Neugeborenes, 1 Tag alt. Os ilium *(1)*, Os pubis *(2)* und Os ischii *(3)*, die Pfanne mit Pfannendach *(4)* und Y-Fuge *(5)* im Pfannengrund bildend. Koxales Femurende *(6)* mit Wachstumszone *(7)*, knorpeligem Hüftkopf *(8)* und Trochanter major *(9)*. **b** 3 Jahre altes Mädchen. Deutliche Ausbildung des knöchernen Erkers *(1)* und der Konkavität des Pfannendaches *(2)* mit fortbestehender Y-Fuge *(3)*. Aus dem koxalen Femur hat sich der Schenkelhals *(4)* mit Trochanter major *(5)* und minor *(6)* entwickelt. Wachstumsfuge *(7)* zum Kopfkern der Femurepiphyse *(8)*. Aufhellungslinie *(9)* entlang der Gelenkkapsel, die in den Trochanter major einstrahlt. *Gestrichelt* = CCD- (Caput-Collum-Diaphysen) Winkel

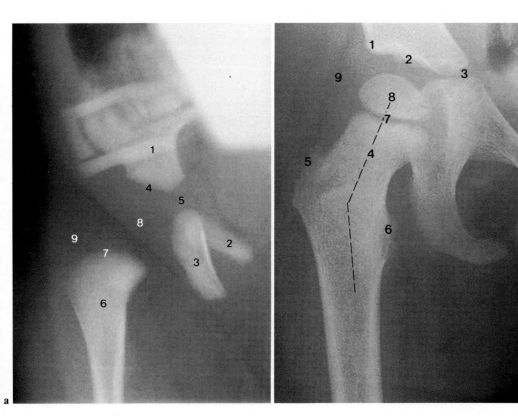

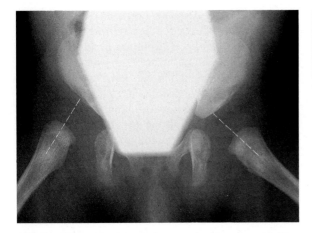

Abb. 5. Röntgenspezialaufnahme nach ANDRÉN und VON ROSEN: a. p. Projektion, 45° Abduktion beider Beine, Streckung und Innenrotation. 4 Wochen altes Neugeborenes mit rechtsseitiger Hüftluxation und Pfannendysplasie, jedoch korrekter Zentrierung links. Im Normalfall darf die Längsachse des Oberschenkels die Pfanne nicht lateral des Pfannendaches treffen

Abb. 6. Aufnahme nach LAUENSTEIN: ap Projektion mit Abduktion und Außenrotation des Oberschenkels. Darstellung der Femurepiphyse *(1)*, der Wachstumsfuge *(2)* und des Schenkelhalses *(3)* bei Übereinanderprojektion der Trochanteren *(4)*

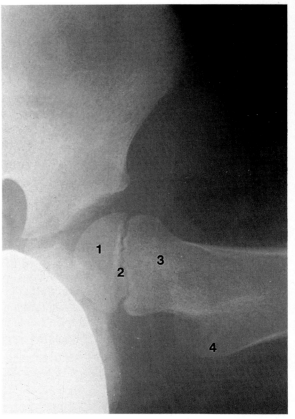

1.2 Sonographie

Sonographisch lassen sich vom Knochen nur dessen Konturen darstellen, dafür sind Knorpel und Weichteilstrukturen sowie Labrum acetabulare, Gelenkkapsel und Muskulatur eindeutig zu differenzieren. Bei koronarer (frontaler) Schnittführung von der Region des Trochanter major aus ergeben sich Schnittbilder des Hüftgelenkes, die mit der a. p.-Röntgenaufnahme vergleichbar sind [11, 12, 22] (Abb. 7). Die knöchernen Strukturen des koxalen Femurendes, des Os ilium, des Pfannenerkers, Pfannendaches und Pfannengrundes stellen sich als echohelle Konturen dar. Die knorpeligen Anteile des Trochanter major, des Hüftkopfes, des Erkers mit Labrum acetabulare kommen echoarm zur Darstellung. Der Gelenkknorpel ist nahezu echofrei. Im Bereich der Y-Fuge finden sich Fett- und Bindegewebsanteile sowie das Ligamentum capitis femoris, so daß sich hier die Y-Fuge echohell abbildet. Die fibrösen Anteile der Gelenkkapsel sowie das Septum intermusculare und die Muskelfaszien kommen als echohelle Streifen zur Darstellung, während die dazwischenliegende Glutaealmuskulatur ähnlich wie der hyaline Knorpel des Hüftkopfes echoarm ist. Abhängig vom Alter des Kindes ist die Größe der knorpeligen Anteile des Pfannenerkers ebenso wie die eines Ossifikationszentrums im Hüftkopf unterschiedlich. In der Sonographie ergeben sich je nach Position der koronaren Schnittebene relativ zur Hüftpfanne unterschiedliche Bilder, anhand deren die räumliche Orientierung ermöglicht wird (Abb. 8). Die Y-Fuge verläuft dorsal weiter kranial als im Zentrum der Pfanne, das Os ilium zeigt im dorsalen Pfannenabschnitt eine knöcherne Wulstbildung, während es ventral nach lateral bogig abweicht [11, 12]. Die jeweilige Darstellung der Femurstrukturen erlaubt gleichfalls eine Orientierung, eine gleichbleibende Position des Beines vorausgesetzt. In einer mehr dorsalen Schnittführung kommt der knorpelige Trochanter major mit der in ihn einstrahlenden Gelenkkapsel zur Abbildung, während bei mehr ventraler Schnittführung die Gelenkkapsel direkt in das Periost übergeht, und der knorpelige Trochanter major nicht mehr zur Darstellung kommt. Entsprechend ändert sich die Abbildung der anatomischen Strukturen bei Außenrotation oder vermehrter Flexion des Beines. Bei

Das Hüftgelenk

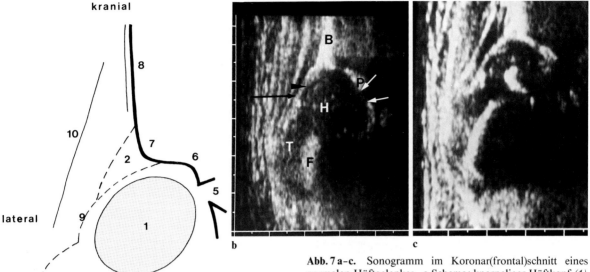

Abb. 7 a–c. Sonogramm im Koronar(frontal)schnitt eines normalen Hüftgelenkes. **a** Schema: knorpeliger Hüftkopf *(1)*, knorpeliger Erker mit Labrum *(2)*, Knorpel des Trochanter major *(3)*, Kontur des koxalen Femurendes *(4)*, Y-Fuge *(5)*, Pfannendach *(6)* mit knöchernem Erker *(7)* und lateraler Kontur des Os ilium *(8)*. Gelenkkapsel *(9)* dem Labrum *(2)* aufliegend, Septum intermusculare *(10)* zwischen Musculus glutaeus minimus und medius. **b** Sonogramm eines 2 Monate alten Kindes. Knöcherner Femur *(F)*, Trochanter major *(T)*, knorpeliger Hüftkopf *(H)*, Os ilium *(B)*, Pfanne *(P)* mit Y-Fuge *(Pfeile)* im Pfannengrund. Gelenkkapsel *(langer Pfeil)* und Labrumspitze *(Pfeilspitze)*. **c** Sonogramm eines 6 Monate alten Kindes. Deutlich erkennbarer Kopfkern (halbmondförmige Darstellung der lateralen Kontur) innerhalb des knorpeligen Hüftkopfes

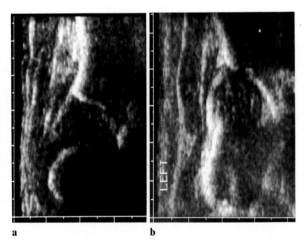

Abb. 8 a, b. Unterschiedliche Schnitte durch die Hüftpfanne und deren Charakteristika (vgl. Abb. 1). **a** Koronarschnitt durch dorsale (**d**) Pfannenanteile mit kurzem Pfannendach infolge kranialen Verlaufes der Y-Fuge und Knickbildung im Verlauf des Os ilium. **b** Koronarschnitt durch ventrale (**v**) Pfannenanteile mit nach lateral herausschwenkendem Os ilium, bereits direkt in das Periost einstrahlender Gelenkkapsel, der Trochanter ist nicht mehr angeschnitten

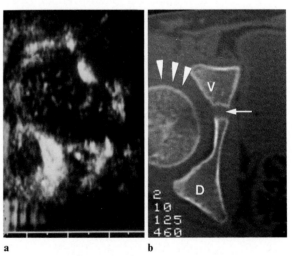

Abb. 9 a, b. Axialer Schnitt von lateral. **a** Sonogramm mit radiären Echolinien im Hüftkopf, den Gefäßen der Endstrombahn entsprechend. **b** Computertomogramm eines 7jährigen Knaben. Y-Fuge *(Pfeil)*, ventrale *(V)* und dorsale *(D)* Pfeiler des Hüftgelenkes. Der vordere Pfannenrand ist gegenüber dem hinteren flacher und wird erst während der Adoleszenz gleich hoch. Grenzschicht zwischen Kopfknorpel und Gelenkknorpel *(Pfeilspitzen)*

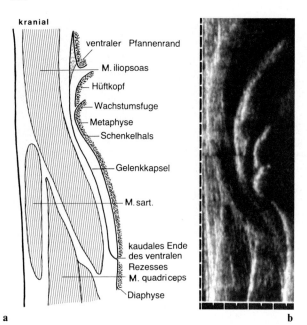

Abb. 10a, b. Sagittale Schnittführung von ventral. **a** Schema bei dem Verlauf des Schenkelhalses angepaßter Schnittführung. **b** Sonogramm eines 5jährigen mit normalen Verhältnissen im Bereich des ventralen Gelenkrezessus, normale Stellung der Femurepiphyse zur Metaphyse

axialer Schnittführung von lateral (Abb. 9) in Höhe des Trochanter major wird die Einstellung des Hüftkopfes in die Pfanne, der radiäre Verlauf der in den Hüftkopf einstrahlenden Gefäße, die Y-Fuge im Pfannengrund sowie die Konfiguration des vorderen und hinteren Pfannenpfeilers sichtbar. Bei sagittaler Schnittführung von ventral (Abb. 10) kommt je nach Orientierung des Schnittes am Schenkelhals dieser in voller Ausdehnung oder schräg angeschnitten zur Darstellung. Desweiteren erkennt man den vorderen Pfeiler des Pfannenrandes, den Hüftkopf in der ventralen Kontur, die Wachstumsfuge mit der Antetorsion des Schenkelhalses und den zwischen Knochen und Musculus iliopsoas liegenden ventralen Gelenkrezessus. Die relative Stellung der Femurepiphyse zur Wachstumsfuge und der Metaphyse wird bei einer schräg von ventrolateral geführten Schnittführung (RAO) deutlicher, so daß hier ein eventueller Abrutsch der Epiphyse nach medial-dorsal ausgeprägter zur Darstellung kommt.

2 Entwicklung

Das Hüftgelenk ist bei Geburt im Vergleich zu den anderen Gelenken nur gering ossifiziert; einem relativ großen, knorpeligen Hüftkopf steht eine noch kleine und kurze knöcherne Pfanne mit entsprechend großem knorpeligen Anteil der Überdachung gegenüber [3, 19] (Abb. 11, 12).

2.1 Hüftpfanne

Die Ossifikationskerne des Os ilium, Os pubis und Os ischii, welche die Pfanne bilden, entstehen im 3. und 4. Embryonalmonat. Das Wachstum der Hüftpfanne findet in Form einer primär chondralen Volumenvermehrung und sekundären Ossifikation statt, so daß die Y-Fuge während der gesamten Wachstumsperiode offen bleibt, der Pfannendach- und Erkerabschnitt in den randständigen (lateralen) Partien knorpelig ist und von medial nach lateral heraus ossifiziert. Die lateralen Abschnitte des Os ilium wachsen in Form periostaler Knochenappositionen, wobei diese Wachstumsform gegenüber der perichondralen Ossifikation etwas langsamer ist [29]. Daher verschiebt sich der beim Frühgeborenen gerundete Erker nach laterokaudal mit zunehmender Verlängerung des Pfannendaches und vergleichsweise langsamerer Wachstumsgeschwindigkeit lateral am Os ilium. Die Umwandlung des Knorpels im Rahmen der sekundären Ossifikation wird durch Druck und Belastung durch den korrekt eingestellten, normal großen Femurkopf stimuliert [3, 12, 19, 23, 29] (Abb. 13, Tabelle 1, 2).

Tabelle 1. Mittelwerte der Pfannendachwinkel normaler kindlicher Hüften nach A. Dür. (Aus Fochem u. Klumair [8])

Ende des	männl.	weibl.
1. Monats	27°	29,5°
2. Monats	25°	28°
3. Monats	23,5°	26,5°
4. Monats	22,6°	26°
5. Monats	22°	25,2°
6. Monats	20,6°	24,1°
7. Monats	20°	23,2°
8. Monats	19,4°	22°
9. Monats	18,5°	20,7°
10. Monats	18,4°	20,5°
11. Monats	18,3°	20,2°
12. Monats	18,2°	20°
2. Jahres	18,1°	19,5°
3. Jahres	16°	17,2°
4. Jahres	14,1°	14,5°
5. Jahres	9,5°	14°

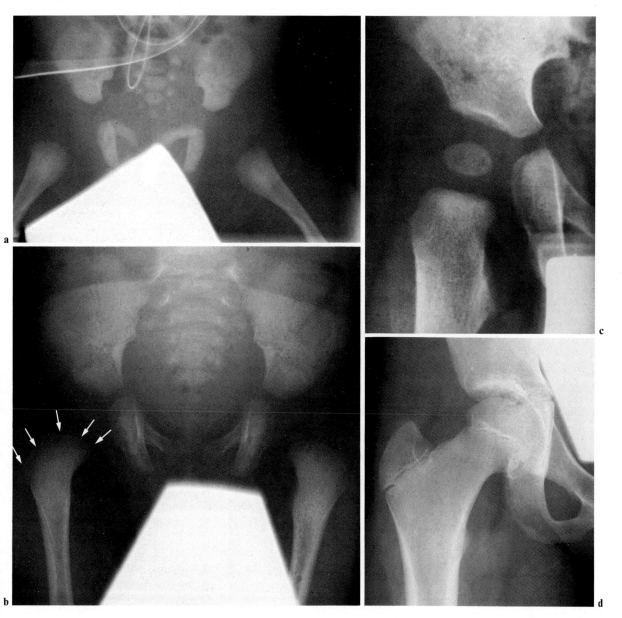

Tabelle 2. Altersbezogene Normwerte gesunder Hüftgelenke. Alpha = Pfannendachwinkel, Beta = Stellung des Labrum, Delta = Stellung des knöchernen Pfannendaches zur Grundlinie durch das Os ilium. (Aus ZIEGER u. SCHULZ [31])

Alter (Monate)	Alpha (x ± s)	Beta (x ± s)	Delta (x ± s)
0	61,1 ± 3,17	57,6 ± 4,90	73,2 ± 3,97
1	62,2 ± 3,12	52,6 ± 5,04	75,2 ± 3,62
2	62,8 ± 2,23	50,3 ± 3,61	76,6 ± 2,67
3	64,6 ± 2,23	48,0 ± 3,84	77,6 ± 2,56
4	65,0 ± 2,02	45,5 ± 3,08	78,9 ± 1,92
5	65,5 ± 2,28	46,1 ± 4,28	78,6 ± 2,71
6	65,2 ± 1,98	43,6 ± 3,21	79,4 ± 2,62

Abb. 11 a–d. Entwicklung des Hüftgelenkes im Röntgenbild (vgl. Abb. 4). **a** Frühgeburt aus der 28. Schwangerschaftswoche (SSW); noch fehlende Assoziation der einzelnen Sakralkerne, bereits erkennbare Pfanne mit -dach, sehr weite Y-Fuge. **b** Reifgeborenes 1 Woche alt. Deutlich kleinere Y-Fuge mit vergrößerten Ossifikationszentren des Os pubis und ischii. Erkennbare Wachstumsfuge zum Trochanter und Hüftkopf *(Pfeile)*. **c** 9 Monate alt. Kopfkern knöchern abgrenzbar, beginnende Ossifikation des Schenkelhalses mit jetzt separater Wachstumsfuge zum Hüftkopf und zum Trochanter major. **d** 12 Jahre alt. Separates Ossifikationszentrum im Trochanter major und minor. Bereits schmalere Wachstumsfugen zwischen Schenkelhals und Femurkopfepiphyse sowie in der Y-Fuge

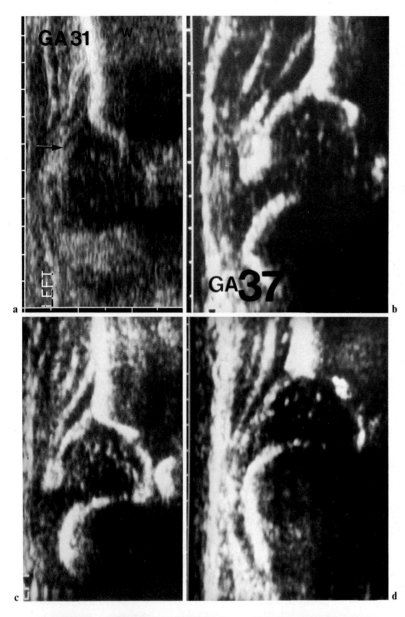

Abb. 12 a–d. Entwicklung im Sonogramm (vgl. Abb. 7). **a** Frühgeborenes (31. Schwangerschaftswoche). Schräges Pfannendach mit deutlich gerundetem Erker und breitbasig aufsitzendem Labrum. Limbusspitze *(Pfeil)* noch echoarm. **b** Frühgeborenes (37. Schwangerschaftswoche). Nahezu horizontaler Verlauf des Pfannendaches, noch leicht gerundeter Erker mit relativ großem, die Pfanne nach lateral überragendem Hüftkopf. **c** Reifgeborenes, 1 Woche alt. Gute Überdachung des Hüftkopfknorpels durch knöcherne Pfannenstrukturen, echodichteres Labrum. **d** 6 Wochen alt. Eckige Konfiguration des Erkers. Knöcherner Kopfkern noch nicht abgrenzbar

Abb. 13 a–c. Gehemmte Ossifikation der Pfanne bei Femurhypoplasie. **a** Sonogramm der rechten Seite: Praktisch fehlende Pfanne mit nur angedeutet bogiger Buckelung zur Y-Fuge. Hypoplastischer Femurknochen von 16 mm (normal ist beim Reifgeborenen 15±9 mm) mit knorpeligem proximalem Ende, „Femurepiphyse", von 9 mm in Luxationsstellung. **b** Normal entwickelte Gegenseite. Leicht abgerundeter Erker bei horizontal verlaufendem Pfannendach, Durchmesser des Hüftkopfes 15 mm, altersentsprechend. **c** Röntgenaufnahme

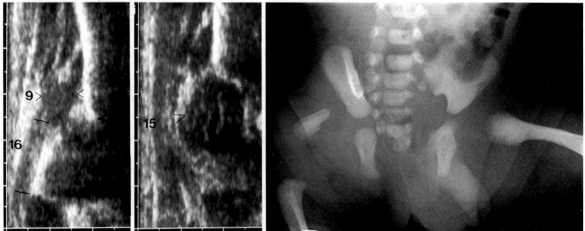

2.2 Hüftkopf

Das Ossifikationszentrum der Femurepiphyse erscheint erst relativ spät im 2.-4. Lebensmonat. Im Anschluß daran schreitet die knöcherne Umwandlung des knorpelig präformierten Hüftkopfes rasch fort. Zum Zeitpunkt der Geburt erfolgt die Vaskularisation der Epiphyse aus Arterien des Ligamentum teres sowie überwiegend aus den medialen, aber auch lateralen Ästen aus der Arteria circumflexa femoris medialis. Die Arteria circumflexa femoris lateralis versorgt den Trochanter major und die ventralen Anteile des Schenkelhalses. Die Gefäße innerhalb des Hüftkopfknorpels sind funktionelle Endarterien, Anastomosierungen treten erst im Bereich des knöchernen Anteiles auf. Im Alter von etwa 4-7 Jahren bilden sich mit fortschreitender Ossifikation die retinakulären, in den Kopf radiär einstrahlenden Gefäße zurück, so daß die Blutversorgung nahezu ausschließlich durch den proximalen Ast der Arteria circumflexa femoris medialis vorgenommen wird. Hier ist eine besondere Anfälligkeit für Verletzungen gegeben [19, 29].

2.3 Koxaler Femur

Ein Ossifikationszentrum im Trochanter major tritt zwischen dem 2. und 7. Lebensjahr, meistens zwischen dem 3. und 5. Jahr auf, während der Epiphysenkern des Trochanter minor etwa 4 Jahre später in Erscheinung tritt. Die Ossifikation in der Wachstumszone schreitet dergestalt fort, daß eine Streckung des ursprünglich kurzen Schenkelhalses sowie eine zunehmende Varisierung mit fortschreitender Ausreifung eintritt [19, 29] (Tabelle 3).

3 Dysplasie und Luxation

3.1 Entstehung und Häufigkeit

Die Häufigkeit angeborener Hüftgelenksveränderungen wie Dysplasien, Subluxationen und Luxationen liegt in Deutschland etwa zwischen 2 und 5% [1, 5, 11, 16, 29]. Die weiße Rasse, besonders die slawische, ist bevorzugt betroffen mit deutlichen regionalen Unterschieden in Europa. Im Gegensatz dazu sind Hüftgelenkserkrankungen bei Negern und Chinesen sehr selten. Mädchen sind 5-8mal so häufig wie Knaben, die linke Hüfte häufiger als die rechte erkrankt. Zur Ätiologie gibt es eine Vielzahl von Theorien wie mechanische Ursachen, hauptsächlich durch intrauterine Position der Extremitäten sowie endogene Faktoren, wie hormonelle Auflockerung des Kapsel- und Halteapparates des Hüftgelenkes [5, 6, 9, 11, 18, 20, 27, 28]. In allen Fällen einer Dysplasie wird die Entwicklung der Hüftpfanne meist in ihren lateralen und/oder ventralen Anteilen gehemmt entweder durch eine forcierte Herausdrängung des Hüftkopfes bei ungünstiger Position des Beines beim Föten, durch primäre Ossifikationshemmung im Pfannendach- und Erkerbereich oder durch instabile Einstellung des Hüftkopfes, die dann den Pfannenrand verstärkt bei Laxizität des Band- und Kapselapparates belastet.

Tabelle 3. Altersabhängige Normalwerte für den Caput-Collum-Diaphysen Winkel. (Nach FOCHEM u. KLUMAIR [8])

Alter	Mittelwert CCD-Winkel (°)
3 Wochen	150
1 Jahr	148
3 Jahre	145
5 Jahre	142
9 Jahre	138
15 Jahre	133

3.2 Pathologie

Allen Fällen angeborener Hüftgelenksveränderungen ist eine Ossifikations- und Entwicklungsstörung im Pfannendach- und Erkerbereich gemeinsam [5, 6, 9, 18, 20, 28, 29]. Die Knorpelbildung im Hüftkopf ist ungehindert, die sekundäre Ossifikation im Hüftkopf erfolgt jedoch aufgrund der geringeren oder fehlenden Druckinduktion verspätet (Abb. 14). Die Knorpelbildung im Pfannen- und Erkerbereich ist zunächst ungestört, infolge einsetzender Deformierung bei lateralisierendem Hüftkopf erfolgen eine Wachstumshemmung sowie histologische Umbauten als Fehlentwicklung bei abnormer Belastung. Eine unzureichende Ausprägung der Pfannenkonkavität mit ungenügender Wiederlagerfunktion bei auftretender Druckbelastung und das Unvermögen der knöchernen und knorpeligen Bestandteile, den Hüftkopf in der Pfanne zu halten, führen zu einer instabilen Einstellung des Hüftkopfes, der entweder in bestimmten Bewegungseinstellungen aus der Hüftpfanne heraus- oder nur in speziellen abgespreizten Positionen wieder in den Pfannengrund zurückwandert (Abb. 15). Dieser sich gegenseitig bedingende und aufschaukelnde Prozeß

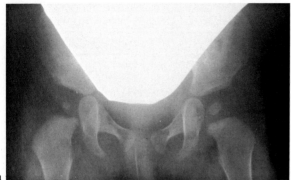
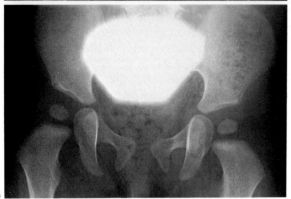

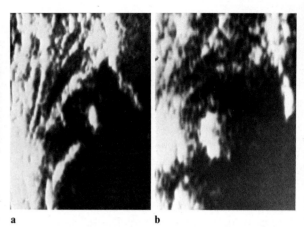

Abb. 16 a, b. Ossifikationshemmung des Pfannenerkers. **a** Subluxation mit leicht lateralisiertem Hüftkopf, deutlich deformierter Erkerknorpel bei fehlender Ossifikation der lateralen Pfannenanteile. **b** Praktisch fehlende Pfanne, die rinnenförmig deformiert ist, Luxationsstellung des Hüftkopfes mit komprimiertem Labrum zwischen Kopf und Pfanne

Abb. 14 a, b. Ossifikationsstörung. **a** Kleinerer Hüftkopfkern auf einer Seite als Hinweis auf eine anbehandelte Dysplasie mit noch bestehender Entwicklungsverzögerung und irregulär konfigurierter Pfanne lateralseitig. Normale Gegenseite mit altersentsprechender Ossifikation. **b** Verzögerte Ossifikation des Erkers und Pfannendaches im Sinne der Dysplasie. Noch normale Position des Femur, also keine Sub- oder Luxation

Abb. 15 a, b. Mobile oder instabile Hüfte. **a** Schema (Neutralposition, unter Provokation), *D,* Distanzierung des Hüftkopfes vom Pfannengrund. **b** Sonogramm in Neutralposition *(links), (rechts)* unter Provokation mit vermehrter Flexion und Adduktion des Beines mit resultierendem Lateralwandern des Hüftkopfes und Verformung der knorpeligen Erkerstrukturen

führt zu zunehmender Deformierung im Erker- und Pfannendachbereich [6, 9, 11, 15, 18]. Je frühzeitiger in der Entwicklung die Instabilität auftritt, desto ausgeprägter wird die Ossifikationshemmung nicht nur im Erker, sondern auch in den mehr medial gelegenen Pfannendachbereichen, so daß im Extremfall die Pfanne nahezu vollständig in eine flache Rinne umgewandelt ist (Abb. 16). Wesentliche pathologische Merkmale sind somit die Ossifikationshemmung im Erker, im Pfannendach mit gegebe-

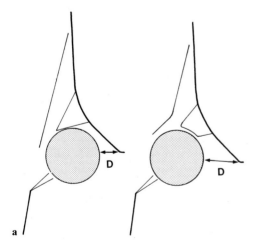
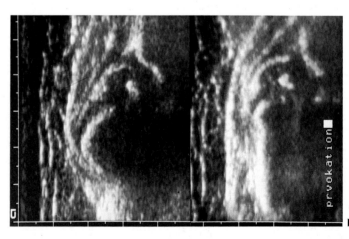

nenfalls Deformierung und sekundären Umbauprozessen und dementsprechend ungenügende Haltefunktion mit daraus resultierender Instabilität [4, 11, 18, 24].

3.3 Einteilung

Hüftveränderungen wie Dysplasie und Luxationen können ätiologisch in idiopathische und teratologische Veränderungen eingeteilt werden. Letztere finden sich bei neuromuskulären Erkrankungen wie Meningomyelozelen, infantiler Zerebralparese oder Arthrogrypose. Das Besondere an den teratologischen gegenüber den idiopathischen Formen liegt darin, daß sich bei ihnen im weiteren Verlauf infolge der gestörten Bewegungskoordination, der atypischen Druck- und Zugbelastung der Pfanne deutliche Verschlechterungen in initial normalen bis nur gering veränderten Gelenken ergeben können.

Im Folgenden wollen wir uns mit der idopathischen, kongenitalen Hüftdysplasie beschäftigen, für welche der Grundsatz gilt, daß sich aus einer gesunden Hüfte keine pathologische entwickelt [11, 16, 25, 29].

3.3.1 Radiologische Klassifikation

Pfannendysplasie: Bei einem gegenüber den Normalwerten altersbezogen vergrößerten Pfannendachwinkel spricht man von einer Dysplasie, wobei je nach Ausprägungsgrad die Pfannenkonkavität und die Sklerosezone im Bereich des Pfannendaches fehlen können [13, 14, 17, 18, 28, 29, 30]. Als Sonderform wird die Restdysplasie abgegrenzt, bei welcher sich muldenförmige, rinnenartige Defekte lateral am Pfannenerker finden. In jedem Fall besteht eine korrekte Zentrierung des Hüftkopfes und koxalen Femurendes auf die Pfanne. Der Grad der knöchernen Überdachung nimmt mit zunehmendem Schweregrad der Dysplasie ab (Abb. 17). Während der eben beschriebene Begriff der Dysplasie lediglich die Pfannenkonfiguration beschreibt, basiert die Klassifikation nach DUNN [6] auf der zusätzlichen, schwerpunktsmäßigen Beurteilung der Stellung und Stabilität des Hüftkopfes.

Beim Grad I handelt es sich um eine Instabilität der Einstellung, wobei unter forcierter Aufnahme der Hüftkopf in Subluxationsstellung gebracht werden kann.

Grad II: hier steht der Hüftkopf in Subluxationsstellung, d. h. lateralisiert vom Pfannengrund und leicht kranialisiert mit jedoch erhaltener Lagebeziehung zum Erker.

Grad III: bei weiterer Lateralisation und Kranialisation besteht die Unterstellung des Hüftkopfes unter die Labrumstrukturen nicht mehr, so daß bei diesem Typ eine vollständige Luxation vorliegt.

Die relative Stellung des Hüftkopfes zur Pfanne ist bei kleinen Kindern, wenn der Hüftkopf noch nicht knöchern abgegrenzt werden kann, schwierig zu beurteilen.

Abb. 17. Klassifikation nach DUNN (schematisch) Grad I: instabil, subluxierbar; angehobener und nur leicht deformierter Limbus in Neutralstellung. Grad II: Subluxiert; deutlich deformierter Limbus, leicht kranialisierter Hüftkopf. Grad III: Komplette Luxation; Labrum zwischen Hüftkopf und Pfanne interponiert

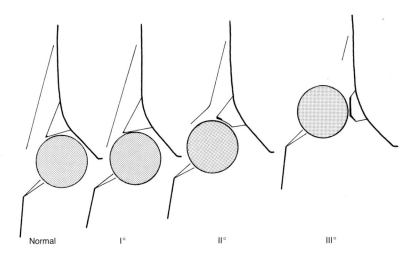

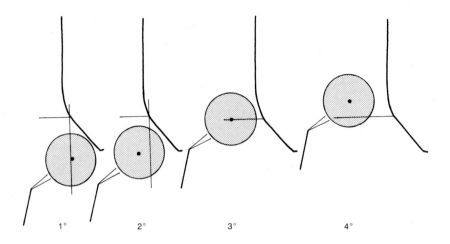

Abb. 18. Klassifikation des Arbeitskreises für Hüftdysplasie (AHK) Grad 1: Kopfkern medial der Ombrédannelinie, der Senkrechten durch den Pfannenerker. Grad 2: Kopfkern lateral der Ombrédannelinie, kaudal des Pfannendaches. Grad 3: Kopfkern auf Höhe des Pfannenerkers. Grad 4: Kopfkern kranial des Erkers

Darüberhinaus ist radiologisch das Labrum in seiner Position zum Hüftkopf nicht direkt darstellbar. Daher erscheint die Klassifikation des Arbeitskreises für Hüftdysplasie, die sich auf die relative Position der Epiphyse zum Erker bezieht, sinnvoller [29] (Abb. 18).

3.3.2 Sonographische Klassifikation

Durch die Sonographie ist – wie bisher nur mit Hilfe der Arthrographie – die direkte Darstellung der knorpeligen Kopf- und Pfannenanteile sowie die Abbildung des Labrum möglich. Demzufolge umfaßt die sonographische Klassifikation sowohl den Bezug auf die Konfiguration der Pfanne, die Stellung und Beweglichkeit des Hüftkopfes als auch auf die Überdachung und Position der Limbusabschnitte [4, 11, 25, 31] (Tabelle 4).

Hüfttyp I: Normalbefund mit altersabhängiger, jedoch übergreifender Überdachung des Hüftkopfes durch das knöcherne Pfannendach und den eckig oder gerundet konfigurierten Erker bei stabiler Einstellung. Entsprechend erfolgt eine Unterteilung in I a „reife Hüfte" mit eckiger Konfiguration des Erkers, I b „altersentsprechende Hüfte" mit leicht gerundetem Erker und relativ zur Pfanne großem Hüftkopf.

Typ II: Reifungsverzögerung (Dysplasie). Analog dem Begriff aus der Röntgendiagnostik ist der Erker geringer ossifiziert, also gerundet, die knorpeligen Erkeranteile sind relativ größer. Die Pfannen-

Tabelle 4. Kriterien zur sonographischen Klassifikation

Typ	I			II			III		IV
	A	R D	B	A	R D	M	A	M	
Erker	eckig	Defekt lateral	rund	rund	Defekt lateral	rund	deformiert		fehlend
Alpha		>61°		<61°,	>50°		>50°		<50°
Delta		>78°		<78°,	>66°		<66°		<44°
Pfannendach	nahezu horizontal				schräg		schräg		schräg
Konkavität	+ +				+		0		0
Stabilität	ja			ja		ja	nein	ja	nein	–
Lateralisation	0			0		0	+ – + +	+ – + + +	+ + +

konkavität ist gering vermindert. Als Sonderformen können die Restdysplasie mit einem überwiegend randständigen, lateralen Ossifikationsdefekt sowie die instabile Hüfte, Typ II m, angesehen werden. Diese Form wird zumeist bei neuromuskulären Erkrankungen gefunden.

Typ III: Subluxation. Ausgeprägtere Ossifikationsverzögerung im Erker mit großen, deformierten Knorpelabschnitten, so daß eine stabile Einstellung und ausreichende Überdachung des Hüftkopfes nicht mehr gewährleistet ist. Drastisch verminderte bis aufgehobene Pfannenkonkavität. Je nach dem Ausmaß der Instabilität kann man unterscheiden zwischen einer in Neutralstellung nur gering lateralisierten Form Typ III a, dem Hüfttyp III m im Sinne der mobilen Hüfte, wobei sich der Hüftkopf unter Provokation, also während Bewegung, weit lateralisieren läßt, und der Subluxation, in welcher der Hüftkopf in Neutralstellung weit lateralisiert und gering kranialisiert ist, jedoch leicht reponiert werden kann. Als weitere Sonderform kann der Typ III b definiert werden, bei dem es durch länger fortbestehende Druckbelastung der knorpeligen Erkeranteile infolge histologischer Veränderung zu Strukturverdichtungen im Sonogramm gekommen ist.

Typ IV: Luxation. Hier ist in Neutralstellung der Hüftkopf weit lateralisiert und kranialisiert ohne Beziehung zu den knorpeligen Erkerabschnitten, welche mehr oder weniger zwischen Hüftkopf und Pfanne liegen. Als Sonderform kann hier das Vorliegen eines Repositionshindernisses, wie z. B. sperrende Labrumanteile oder verdickte Ligamenta, vermerkt werden.

3.4 Diagnostik

3.4.1 Radiologisch

Die beiden gebräuchlichsten Einteilungen nach DUNN und nach dem Arbeitskreis für Hüftdysplasie setzen jeweils neben einer korrekt a. p. eingestellten Aufnahme die Kenntnis der Lage des Hüftkopfes in Bezug auf die knorpeligen oder knöchernen Pfannenanteile voraus. Jedoch ist bei kleineren Kindern durch die noch fehlende Abgrenzung eines knöchernen Hüftkopfzentrums diese Aussage nicht ohne weiteres möglich. Für diese Situation gibt es eine Vielzahl von Hilfslinien, die in Abb. 19 im einzelnen aufgeführt sind [1, 2, 13, 14, 28, 29]. Mit Hil-

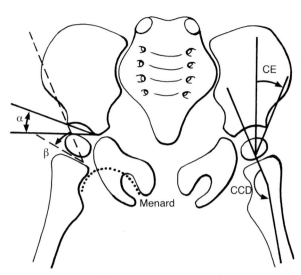

Abb. 19. Schema Beckenmessungen: α-Winkel = Pfannendachwinkel, Verbindungslinie Y-Fuge am Os ilium zum knöchernen Erker bezogen auf die Hilgenreinersche Linie (Verbindung beider Y-Fugen). β-Winkel nach ZSERNAVICZKY u. TÜRK, Tangente zum proximalen Femurende bezogen auf die Verbindungslinie des medialen Femurendes zum Pfannenerker. Shanton-Menardsche Linie = Verbindungsbogen von Foramen obturatorium zur medialen Femurkontur. *CCD* = Caput-Collum-Diaphysenwinkel mißt den Grad der Medialneigung (Varusstellung) des Schenkelhalses. *CE* = Wiberg-Winkel mißt das Ausmaß der knöchernen Überdachung des Hüftkopfes

fe dieser Konstruktionen lassen sich entsprechend der oben aufgeführten Klassifikationen verschiedene Hüfttypen zuordnen (Abb. 20). Die Normwerte für den Pfannendachwinkel Alpha finden sich in Tabelle 1. Bei größeren Kindern bereitet die Diagnose einer Luxation, besonders bei hohen Luxationen mit Ausbildung von Sekundärpfannen, keine Probleme. Als wichtigste zusätzliche Aufnahme sei erneut auf die von Rosen-Aufnahme verwiesen [2] (vgl. Abb. 5, 20 c).

3.4.2 Sonographisch

Die sonographische Klassifikation setzt eine korrekte Schnittebene voraus. Die Kriterien hierfür seien kurz wiederholt: Gerade Darstellung des Os ilium im erkernahen Bereich entlang der Basis des Musculus glutaeus minimus; Abbildung der Hüftpfanne in ihrem größten Durchmesser mit Darstellung des Unterrandes des Os ilium in der Y-Fuge, dabei in der Regel auch Darstellung des Labrum mit der Limbusspitze [11]. Im Normalfall wird hierbei gleichzeitig der Hüftkopf in seinem

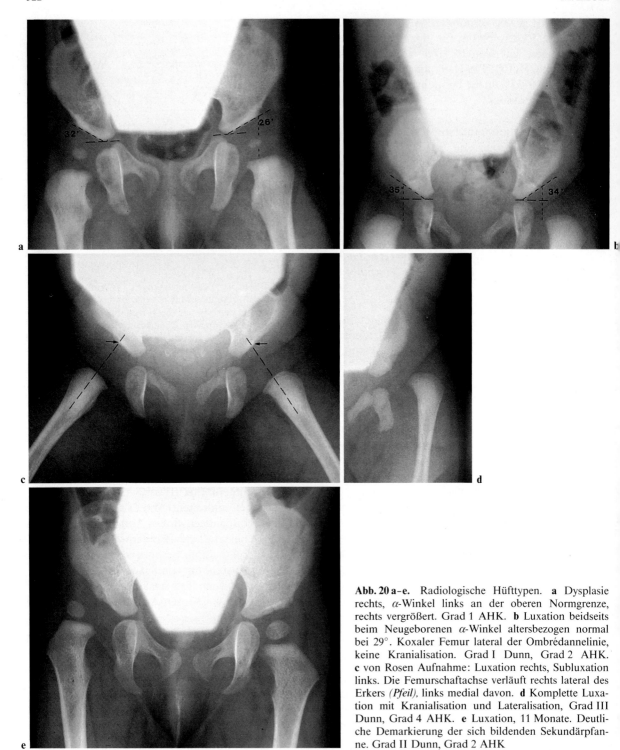

Abb. 20 a-e. Radiologische Hüfttypen. a Dysplasie rechts, α-Winkel links an der oberen Normgrenze, rechts vergrößert. Grad 1 AHK. b Luxation beidseits beim Neugeborenen α-Winkel altersbezogen normal bei 29°. Koxaler Femur lateral der Ombrédannelinie, keine Kranialisation. Grad I Dunn, Grad 2 AHK. c von Rosen Aufnahme: Luxation rechts, Subluxation links. Die Femurschaftachse verläuft rechts lateral des Erkers *(Pfeil)*, links medial davon. d Komplette Luxation mit Kranialisation und Lateralisation, Grad III Dunn, Grad 4 AHK. e Luxation, 11 Monate. Deutliche Demarkierung der sich bildenden Sekundärpfanne. Grad II Dunn, Grad 2 AHK

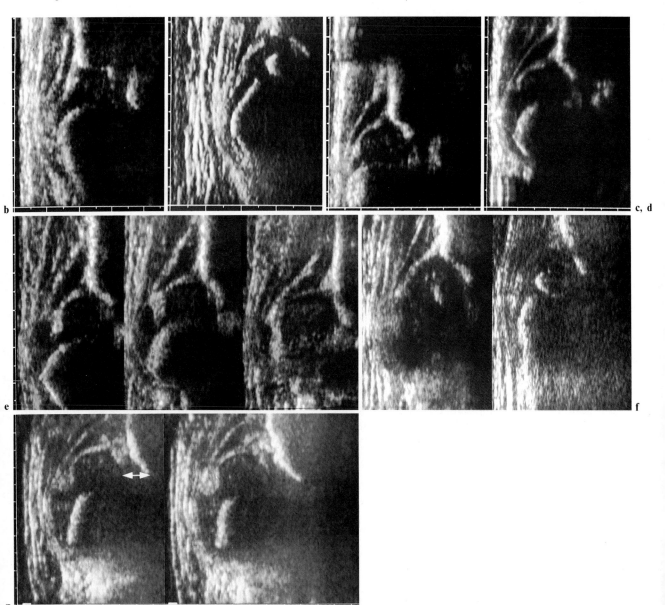

Abb. 21 a–g. Sonographische Hüfttypen. a Typ I, reife Hüfte bei einem 4 Wochen alten Kind. Eckige Erkerkonfiguration, horizontale Stellung des Pfannendaches. Der knorpelige Kopf wird zu gut ⅔ knöchern überdacht. b Typ I mit Kopfkern, 6 Monate alt. Laterale Kopfkernkontur auf Höhe des Os ilium sichtbar, somit wird der Kopfkern vollständig knöchern überdacht. c Typ II A, unreife Hüfte, 1 Woche alt. Physiologisch noch gerundeter Erker, relativ kurze Pfanne, so daß der Hüftkopf nur knapp zur Hälfte knöchern überdacht wird. Horizontaler Verlauf des kurzen Pfannendaches. Keine Lateralisation. d Typ II, Reifungsverzögerung (Dysplasie). Abgeschrägtes Pfannendach mit deutlicher Rundung des Erkers im Sinne des Ossifikationsdefektes. Kopf wird weniger als 50% überdacht, latente Instabilität. e Typ II D, instabile Hüfte (dezentrierend). Vollständige Einstellung (Zentrierung) des Hüftkopfes in die Pfanne in Neutralstellung (links), unter zunehmender Provokation während dynamischer Untersuchung (Mitte, rechts) deutliche Lateralisation des Hüftkopfes und Abweichen nach dorsal. Daher ändert die Pfanne auch ihre Form. f Typ III, Hochgradige Dysplasie. Sehr schräg verlaufende Pfanne, Lateralisation und Kranialisation des Hüftkopfes in Neutralstellung, jedoch noch knorpelige Überdachung durch den deformierten Erker (Subluxation). g Typ IV, vollständige Luxation. Der Hüftkopf liegt laterokranial des Erkerknorpels vom Pfannengrund separiert und distanziert (Pfeile)

Tabelle 5. Flußschema für die Typisierung von Hüftbefunden

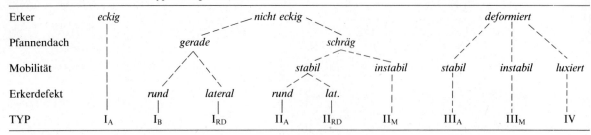

größten Durchmesser mit angeschnitten. Mit Ausnahme normaler, reifer Hüftsituationen, welche an dem eckigen Erker erkennbar sind, sollte eine Prüfung der Stabilität des Hüftgelenkes durch die sog. dynamische Untersuchung erfolgen [25]. Hierzu wird bei vermehrter Adduktion und Flexion des Beines der Femur nach kranial gedrückt und dabei in der Standardebene beobachtet, inwieweit sich der Hüftkopf bei diesem Manöver aus dem Gelenk heraus entfernt. Bei Kindern innerhalb der ersten Lebenswochen ist ein leichtes Anrucken des Hüftkopfes normal, sofern dabei die knorpeligen Bestandteile des Erkers sich praktisch nicht in ihrer Stellung ändern. Die Beobachtung der Erkerkonfiguration, der Stellung des Pfannendaches sowie des Verhaltens des Hüftkopfes unter der dynamischen Untersuchung erlaubt rasch eine Klassifikation aufgrund des visuellen Eindruckes (Tabelle 5). Die einzelnen Hüfttypen sind beispielhaft in der Abb. 21 aufgeführt.

Im Falle einer Luxation mit primärer Stellung des Hüftkopfes außerhalb der Pfanne wird in der Regel der Hüftkopf in seinem vollen Durchmesser erst bei einer mehr dorsal gewählten Schnittführung sichtbar. Dabei wird dann der hintere Pfeiler der Pfanne angeschnitten, der eine etwas eckigere Konfiguration aufweist als in der Standardebene. Anschließend an die Dokumentation einer Luxation sollte im Rahmen der dynamischen Untersuchung ein Repositionsversuch erfolgen, wobei in Abduktions- und Außenrotationsstellung des Beines sowie eventueller Traktion am Oberschenkel versucht wird, den Hüftkopf in die Pfanne einzustellen (Abb. 22).

3.5 Reposition

Während der Ultraschalluntersuchung kann initial die Möglichkeit zur Reponierung des lateralisierten Hüftkopfes in die Pfanne geprüft werden. Nach

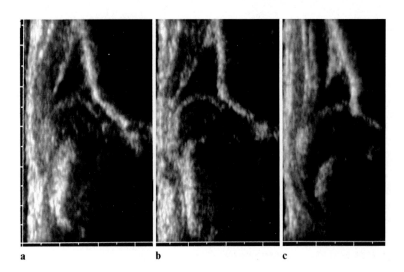

Abb. 22 a–c. Hüftluxation. **a** Standardebene mit Dokumentation der hochgradigen Pfannendysplasie, Lateralisation und Kranialisation des Hüftkopfes. **b** Dorsal der Standardebene kommt der Hüftkopf im größten Durchmesser zur Darstellung. **c** Bei Versuch der Reposition Einstellung des Hüftkopfes auf den Erker, keine tiefe, korrekte Einstellung in die Pfanne

Abb. 23 a, b. Kontrolle einer Reposition im Röntgen. **a** Offene Reposition beidseits mit liegenden Drainagen. Korrekte Einstellung bds. Messung der Distanz koxaler Femur zum Pfannengrund an Köhlerscher Tränenfigur *(kurze Striche)*, Femur zu Y-Fuge medial *(längere Striche)* oder Achsenverlauf durch den Schenkelhals zur Pfanne *(lange Striche)*. **b** Aufnahme in Spreizschiene. Reluxation rechts mit Kaudalposition des koxalen Femurendes, keine Zentrierung in die Pfanne. Links normale Verhältnisse

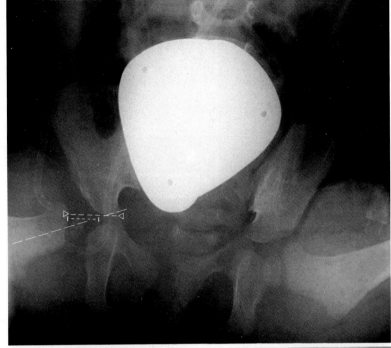

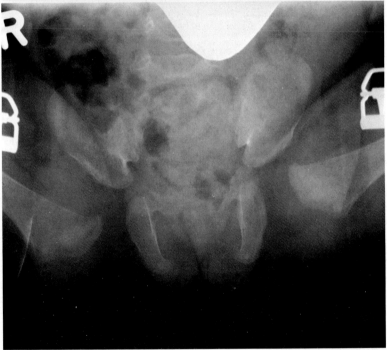

Einleiten einer Therapie, z. B. mit Spreizschiene und/oder Beugebandagen, wird in der Regel eine Kontrolle der korrekten Rezentrierung des Hüftkopfes erforderlich sein. Aufgrund der liegenden Abduktionshilfsmittel und der Abduktion des Beines ist eine typische Schnittführung ebenso wie eine Röntgenaufnahme in den bisher beschriebenen Standardpositionen nicht durchführbar.

Zur Beurteilung der korrekten Reposition und Zentrierung des Hüftkopfes wird eine von Hand gehaltene, möglichst unter Durchleuchtung korrekt a.p. eingestellte Aufnahme des Beckens mit Zen-

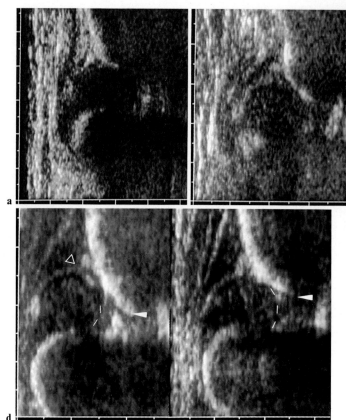

Abb. 24 a-d. Kontrolle der Reposition im Sonogramm. **a** Korrekte Einstellung des Hüftkopfes in die Pfanne. **b** Subluxationsfehlstellung in Schiene mit deutlich abgedrängten Erkerstrukturen durch lateralisierten Hüftkopf. **c** Komplette Luxationsstellung in Schiene. Hüftkopf außerhalb der Pfanne mit verdichtetem Erkerknorpel, V. a. interponierte Limbusanteile. **d** Hüftluxation *(links)*, Pfannengrund *(Pfeilspitze)*, komprimierter Erkerknorpel *(offene Pfeilspitze)*; Schienenstellung *(rechts)*, weiterhin lateralisierter Hüftkopf *(Kontur gestrichelt)*, zentriert auf etwas geringer deformierten Erker: Subluxation, keine tiefe Einstellung

trierung auf die Pfannenebene angefertigt, wobei die Größe der Foramina obturatoria ein einfaches Kriterium für eine eventuelle Verdrehung des Beckens darstellt. Zur Beurteilung ist neben einer nahezu seitengleichen Abbildung der Foramina obturatoria auf eine möglichst gleiche Haltung beider Beine zu achten. Die Bewertung ergibt sich dann im Seitenvergleich anhand zweier wesentlicher Kriterien [9, 27, 30] (Abb. 23):

1. Distanz des koxalen Femurendes von der Gelenkpfanne, wobei hier als Referenzstruktur die Y-Fuge, bei älteren Kindern die Köhlersche Tränenfigur oder die mediale Pfannenbegrenzung im Bereich der Y-Fuge dienen kann. Bei dieser Messung ist eine Seitendifferenz von 1 mm noch zu tolerieren. Die Messung der Distanz des Hüftkopfkernes von Pfannenstrukturen ist oft wenig hilfreich, da auf der erkrankten Seite der Epiphysenkern wesentlich kleiner sein kann.
2. Achsenverlauf des Schenkelhalses zur Pfanne in Analogie zur von Rosen-Aufnahme. Das Beispiel aus Abb. 23b zeigt bei einer Luxationsstellung die Kaudalposition des koxalen Femurendes mit knorpeligem Hüftkopf, die offensichtliche Fehlzentrierung (die Achse durch den Schenkelhals verläuft nicht durch die Pfanne) sowie eine typische Annäherung des koxalen Femurendes an Pfannenstrukturen, da der Hüftkopf meist kaudodorsolateral hinter die Pfanne tritt.

Sonographisch werden infolge der erzwungenen Schnittführung von dorsolateral nicht mehr die mittleren Pfannenanteile, sondern der hintere Pfannenpfeiler angeschnitten. Aus diesem Grunde kann bei dieser Untersuchungsform lediglich die Zentrierung der Hüfte in das Gelenk, nicht jedoch die Konfiguration im Pfannendach- und Erkerbereich beschrieben werden. Die Abb. 24 demonstriert das sonographische Bild der korrekten Zentrierung oder der Reluxation. Diagnostisches Kriterium ist der Nachweis von Kopfanteilen in der Pfanne, wobei ein Ossifikationszentrum im Hüftkopf die Diagnosefindung erleichtert, jedoch können bereits die knorpeligen Anteile des Hüftkopfes in ihrer relativen Position zur Pfanne nachgewiesen werden. Zusätzlich kann der Verlauf der knöchernen Kontur des koxalen Femurendes in der Zentrierung auf die Hüftpfanne verfolgt werden. Im Falle einer inkor-

Das Hüftgelenk

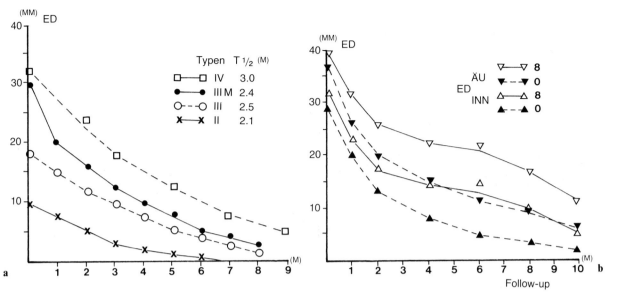

Abb. 25 a, b. Ausheilung von Dysplasien. a Rückbildung der knöchernen Erkerdefekte bei den Hüfttypen Dysplasie (II) und (III), mobile Hüfte (III m) und Luxation (IV) dargestellt gegenüber Zeit in Monaten. b Rückbildung der Erkerdefekte im inneren und äußeren Anteil gegenüber der Zeit in Monaten bei Luxationen, die innerhalb der ersten 4 Monate (0) oder erst mit 8 Monaten (8) behandelt werden

rekten Einstellung mit kompletter Luxation oder Zentrierung auf den Erker wird der Hüftkopf deutlicher als im Falle einer korrekten Zentrierung in den Weichteilen um den Erker sichtbar.

Während ein Repositionshindernis radiologisch ohne Anwendung der Arthrographie überhaupt nicht darstellbar ist [30], kann mitunter ein eingekrempelter Limbus oder ein verdicktes Ligament im Pfannengrund sonographisch direkt dargestellt werden. Häufiger ist jedoch dieser Nachweis nicht möglich. Eine unter Sicht versuchte Reposition des Hüftkopfes, welche nicht gelingt, mit anschließender langsamerer Beugebandagenbehandlung mit weiterhin nachweisbarer Fehlposition des Hüftkopfes läßt jedoch mit hoher Wahrscheinlichkeit ein Repositionshindernis annehmen.

3.6 Verläufe und Komplikationen

Nach erfolgreicher Behandlung bilden sich die Ossifikationsdefekte in der Regel rasch zurück. Bei schwereren Erkrankungsformen des Hüftgelenkes mit subluxierter oder luxierter Position des Hüftkopfes kommt es nicht nur zur Ossifikationsstörung, sondern auch zur Deformierung der erkerna-

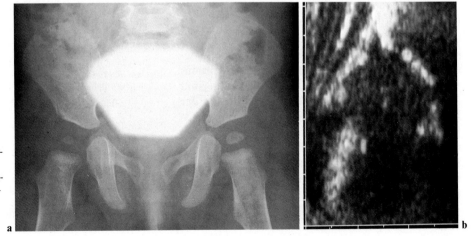

Abb. 26 a, b. Restdysplasien. a Röntgenbild mit typischem muldenförmigen Defekt lateral am Pfannenerker. b Korrespondierendes Sonogramm mit gleichartiger Darstellung des Ossifikationsdefektes

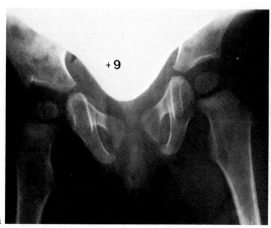
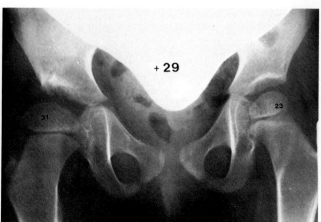

Abb. 27 a, b. Coxa magna nach Luxation. **a** Röntgenaufnahme 9 Monate nach Therapiebeginn. **b** Aufnahme 29 Monate nach Therapiebeginn mit Größendifferenz des rechten Kopfkernes um 8 mm gegenüber links

hen Knorpelanteile mit im Laufe der Zeit auftretenden sekundären Umbauvorgängen [11]. Nach korrekter Zentrierung des Hüftkopfes bilden sich diese Deformierungen und Verdichtungen in einer Initialphase rasch zurück. Der Wiederaufbau, also die Nachossifikation bis zur normalen altersentsprechenden Pfannenkonfiguration, geht etwas langsamer vonstatten. Für die Gesamtausheilungsdauer ist das Alter zum Diagnosezeitpunkt bei instabilen Hüftsituationen von großer Bedeutung (Abb. 25). Im Falle von Therapiekomplikationen wie Reluxationen bleibt dieser Ausheilungsvorgang verständlicherweise aus.

Im Verlaufe der Nachossifikation kommt es zu einer radiologisch wie sonographisch nachweisbaren rascheren Auffüllung der medialen gegenüber den lateralen Anteilen aus dem Pfannenerker und Os ilium, so daß sich die für Restdysplasien typischen muldenförmigen Defekte lateral ausbilden [31] (Abb. 26). Neben Reluxationen und persistierender Instabilität des Hüftgelenkes bei primär nicht erkannten interponierenden Strukturen sind als Komplikationen die verzögerte Ossifikation der Femurepiphyse, die sogenannte Kopfaufbaustörung und der Luxations-Perthes mit partieller oder totaler Nekrose des Hüftkopfes, z. B. infolge der Repositionsversuche, zu nennen. Auf diese Erkrankungen wird im folgenden Abschnitt unter M. Perthes weiter eingegangen.

Eine seltenere Komplikation ist die Ausbildung einer Coxa magna (Abb. 27).

Literatur

1. Anders G (1982) Früherkennung und funktionelle Behandlung der Hüftdysplasie und Hüftluxation. Z Orthop 120: 100–104
2. Andrèn L, Rosen S von (1958) The diagnosis of dislocation of the hip in newborns and the preliminary results of immediate treatment. Acta Radiol 49: 89–95
3. Brückl R, Tönnis D (1979) Zum Wachstum des jugendlichen Hüftgelenkes. Eine planimetrische Untersuchung an Röntgenbildern. Arch Orthop Traumat Surg 93: 149–159
4. Clarke NMP, Harcke HTH, Mc Hugh P et al. (1985) Real-time ultrasound in the diagnosis of congenital dislocation and dysplasia of the hip. J Bone Joint Surg 67 B: 406–412
5. Debrunner AM (1983) Orthopädie. Die Störungen des Bewegungsapparates in Klinik und Praxis. Huber, Bern, S 463–514
6. Dunn PM (1976) The anatomy and pathology of congenital dislocation of the hip. Clin Orthop Rel Res 119: 23
7. Ferner H, Staubesand J (Hrsg) (1982) Sobotta. Atlas der Anatomie des Menschen, Bd 2. Urban & Schwarzenberg, München, S 246–257
8. Fochem K, Klumair Z (1976) Atlas der röntgenologischen Meßmethoden. Maße und Winkel für den praktischen Gebrauch. Springer, Berlin Heidelberg New York, S 48
9. Freiberger RH (1986) Congenital Dislocation of the hip and other Skeletal Abnormalities of the lower Extremities. In: Taveras JM, Ferrucci JT (eds) Radiology, diagnosis-imaging-intervention, vol 5: Skeletal radiology, section 11, Lippincott, Philadelphia
10. Graf R (1984) Hüftgelenk. In: Weitzel D, Dinkel E, Dittrich M, Peters H (Hrsg) Pädiatrische Ultraschalldiagnostik. Springer, Berlin Heidelberg New York Tokyo, S 231–241
11. Graf R (1986) Sonographie der Säuglingshüfte. Ein Kompendium, 2. Aufl. Enke, Stuttgart
12. Harrison TJ (1961) The influence of the femoral head on pelvic growth and acetabular form in the rat. J Anat 95: 12
13. Heipertz W, Maronna U (1981) Der Wert der Röntgenuntersuchung in den ersten sechs Lebenswochen. In: Fries G, Tönnis D (Hrsg) Hüftluxation und Hüftdysplasie im Kindesalter. Med Lit Verlagsges, Uelzen, S 25–28

14. Hilgenreiner H (1925) Zur Frühdiagnose und Frühbehandlung angeborener Hüftgelenksverrenkung. Med Klin 21: 1385-1388, 1425-1429
15. Kummer B (1986) Biomechanische Grundlagen der Statik des Hüftgelenkes. Z Orthop 124: 179-187
16. Mau H, Michaelis H (1983) Zur Häufigkeit und Entwicklung auffallender Hüftbefunde (Dysplasiekomplex) bei Neugeborenen und Kleinkindern. Z Orthop 121: 601-607
17. Moseley CF (1978) Growth. In: Lovell WW, Winter RB (eds) Pediatric orthopedics, vol I. Lippincott, Philadelphia, pp 27-40
18. Ogden JA (1981) Congenital dysplasia of the hip. In: Resnick D, Niwayama G (ebs) Diagnosis of bone and joint disorders, vol 3. Saunders, Philadelphia, pp 2452-2490
19. Ogden JA (1983) Development and growth of the hip. In: Katz JK, Sifferts RS (eds) Management of the hip disorder in children. Lippincott, Philadelphia
20. Ogden JA, Moss HL (1978) Pathologic anatomy of congenital hip disease. In: Vol 2 Weil UH (ed) Acetabular dysplasia - skeletal dysplasias in childhood. Springer, Berlin Heidelberg New York (Progress in orthopaedic surgery, vol 2)
21. Ortolani M (1951) Frühdiagnose und Frühbehandlung der angeborenen Hüftgelenksverrenkung. Kinderärztl Praxis 19: 404
22. Pfeil J, Rohe K, Hagens G von (1986) Darstellung des neonatalen Hüftgelenkes in der anatomischen Frontalebene und im Ultraschallbild. Z Orthop 124: 188-191
23. Ponseti IV (1978) Growth and development of the acetabulum in the normal child. Anatomical, histological and roentgenographic studies. J Bone Jt Surg 60 A: 575-585
24. Rális Z, Mc Kibbin B (1973) Changes in shape of the human hip joint during its development and their relation to its stability. J Bone Jt Surg 55 B: 780
25. Schulz RD (1986) Ultraschalluntersuchung des Hüftgelenkes bei Neugeborenen und Säuglingen. In: Bessler W, Fuchs WA, Lütolf UM, Rösler H (Hrsg) Neue Aspekte radiologischer Diagnostik und Therapie. Jahrbuch 1985 der Schweizerischen Gesell f Radiol u Nuklearmed. Huber, Bern, S 65-77
26. Schuster W (1973) Röntgenologische Beurteilung der dysplastischen Hüftpfanne. Orthop 2: 219-225
27. Schwetlick W (1976) Die kindliche Luxationshüfte. Enke, Stuttgart
28. Silverman FN (ed) (1985) Caffey's pediatric X-Ray diagnosis, 8th edn. Year Book Med Publ, Chicago, pp 344-348
29. Tönnis D (1984) Die angeborene Hüftdysplasie und Hüftluxation im Kindes- und Erwachsenenalter. Springer, Berlin Heidelberg New York Tokyo
30. Tönnis D et al. (1984) Die Einstellung der angeborenen Hüftluxation unter Arthrographiekontrolle, eine individuelle, risikoverringernde und zeitsparende Methode. Z Orthop 122: 50-61
31. Zieger M, Schulz RD (1987) Ultrasonography of the infant hip. Part III Clinical application. Pediatr Radiol 17: 226-232

2 Hüftgelenkserguß

U. Dörr

INHALT

1   Diagnostik 531
1.1 Radiologische Diagnostik 531
1.2 Computertomographische Diagnostik 533
1.3 Sonographische Diagnostik 533
2   Wertigkeit 534
Literatur 536

Entzündliche Affektionen des Hüftgelenkes wie septische Koxitis, Coxitis fugax, Infektarthritis, rheumatoide Arthritis und intrakapsuläre Schenkelhalsosteomyelitis führen zu intraartikulären Flüssigkeitsansammlungen. Ferner finden sich Hüftgelenksergüsse bei Traumen mit und ohne knöcherne Beteiligung, aseptischer Hüftkopfnekrose, Tumoren und der Epiphysiolysis capitis femoris.

Der straffe Bandapparat des Hüftgelenkes durch das extrakapsuläre Ligamentum iliofemorale, das Ligamentum ischiofemorale und das Ligamentum pubofemorale bewirkt bereits bei Ergußvolumina von wenigen Millilitern einen deutlichen intraartikulären Druckanstieg mit konsekutiver Minderperfusion der proximalen Femurepiphyse. Zusätzlich können purulente Ergüsse durch proteolytische Enzymaktivität eine direkte Destruktion des Gelenkknorpels, der Pfanne und des Hüftkopfes verursachen.

Intraartikuläre Drucksteigerung und Kapseldistension führen via Schmerzrezeptoren zu einer Schonhaltung des Beines in Flexion und Außenrotation. Arthralgien im Rahmen viraler Infekte des Respirationstraktes, entzündlicher Darmerkrankungen, allergischer Reaktionen und maligner Systemerkrankungen sowie Erkrankungen des periartikulären Weichteilmantels können klinisch ebenfalls als akute Koxitis imponieren.

Die weit gefächerte Differentialdiagnose der akut schmerzhaften Hüfte und die Notwendigkeit einer raschen therapeutischen Intervention erfordern eine bildgebende Diagnostik zum Nachweis bzw. Ausschluß eines Gelenksergusses, möglicher Ursachen bzw. bereits eingetretener Komplikationen.

1 Diagnostik

1.1 Radiologische Diagnostik

Beckenübersichtsaufnahmen und axiale Projektionen des Hüftgelenkes ermöglichen eine genaue Beurteilung der knöchernen Strukturen und der Weite des Gelenkspaltes, die Gelenkkapsel mit ihren Recessus ist jedoch nicht abgrenzbar.

Die periartikuläre Weichteilzeichnung wird durch Fettstreifen gebildet, medialseitig entlang der medialen Kontur des Musculus iliopsoas, lateralseitig zwischen Musculus rectus femoris und Musculus tensor fasciae latae bzw. Musculus gluteus medius und Musculus gluteus minimus gelegen. Die Distension der Gelenkkapsel kann zu einer Verdrängung der einzelnen Muskelgruppen führen, radiologisch durch einen konvexbogigen Verlauf der Fettstreifen zu erkennen. Verwaschene Weichteilzeichnung kann Folge eines periartikulären Begleitödems sein (Abb. 1 a, b).

Angaben zur Sensitivität dieser indirekten Ergußzeichen variieren in einem weiten Bereich [6, 7], wobei unzureichende Objektivierbarkeit die unterschiedlichen Ergebnisse mitbegründet; nach eigenen Untersuchungen sind eindeutige radiologische Befunde anhand der Weichteilzeichnung nur bei 30% der Patienten mit nachgewiesenem Erguß zu erheben [8]. Eine Verbreiterung des Gelenkspaltes ist in seltenen Fällen zu beobachten [7]; zur Beurteilung der Symmetrie wird am häufigsten die mediale Gelenkspaltweite (Distanz zwischen Köhlerschem Tränenzeichen und proximaler Femurmetaphyse) herangezogen und eine Differenz von mehr als

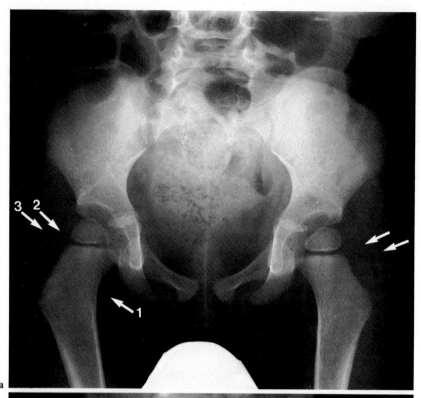

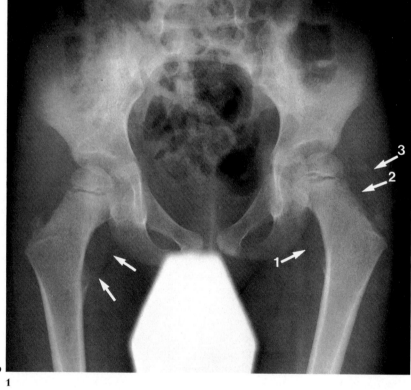

2 mm als ergußverdächtig bewertet; eine unterschiedliche Rotation bzw. Abduktion des Oberschenkels im Hüftgelenk alleine kann jedoch eine solche Seitendifferenz vortäuschen.

Im Säuglingsalter führen Gelenksergüsse in über 50% der Fälle zu einer Lateralisation- bis Subluxationsstellung des Hüftkopfes bei normaler Pfannenentwicklung aufgrund eines noch elastischeren Kapselbandapparates.

1.2 Computertomographische Diagnostik

Die Computertomographie ermöglicht die Darstellung der Gelenkkapsel im Bereich des Hüftkopfes sowie ihres ventralen und dorsalen Recessus entlang der Schenkelhalskontur. Die Breite der Gelenkkapsel beträgt normalerweise weniger als 5 mm, ihre Dichte 75 bis 95 HU [1].

Ergußformationen zeigen sich als hypodense Areale zwischen abgedrängter Gelenkkapsel und Femurkontur, wobei abhängig von der Ergußmenge die Gelenkkapsel - Femurdistanz in den einzelnen Schnittebenen variieren kann (Abb. 2). Zur Differenzierbarkeit zwischen purulenten, serösen und hämorrhagischen Ergüssen anhand von Dichtewerten liegen derzeit keine Ergebnisse vor. Neben dem eindeutigen Ergußnachweis trägt die Computertomographie durch die Wiedergabe ossärer und periartikulärer Strukturen zur differentialdiagnostischen Abklärung eines Hüftgelenksergusses bei.

1.3 Sonographische Diagnostik

Sonographisch ist der anteriore Anteil der Gelenkkapsel im gesamten Verlauf einsehbar. Dieser ventrale Recessus stellt den am weitesten nach kaudal reichenden Anteil des Gelenkraumes dar, der peri-

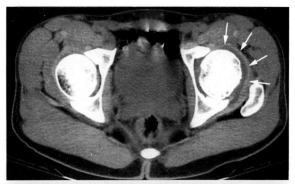
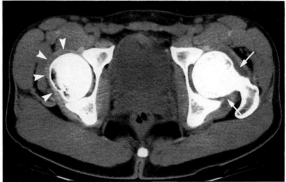

Abb. 2. Computertomographische Darstellung eines linksseitigen Hüftgelenksergusses als hypodenses Areal mit Distension der verbreiterten Gelenkkapsel *(oben)*, der ventralen und dorsalen Recessus *(unten)*. Normaler Verlauf der Gelenkkapsel rechtsseitig mit Pfeilspitzen markiert

◁
Abb. 1a, b. Hüftgelenkserguß, **a** bei septischer Koxitis mit unscharfer Begrenzung und Verdrängung besonders der lateralen Fettstreifenzeichnung *(Pfeile)*, **b** bei Coxitis fugax. Neben der Unschärfe der lateralen Weichteilzeichnung imponiert hier ein konvexbogiger Verlauf des medialen Fettstreifens *(Pfeil)*. Bei fehlender knöcherner Destruktion bzw. periostaler Reaktion ist röntgenmorphologisch eine Unterscheidung zwischen bakterieller und abakterieller Ursache des Ergusses nicht möglich. Periartikuläre Weichteilzeichnung: Mediale Kontur des Musculus iliopsoas *(1)*, Fettschicht zwischen Musculus rectus femoris und Musculus tensor fasciae latae *(2)*, Fettstreifen zwischen Musculus gluteus medius und M. gluteus minimus *(3)*

artikuläre Weichteilmantel setzt ventralseitig einer Kapselausdehnung einen nur geringen Widerstand entgegen, so daß bereits geringe Ergußmengen von 1 ml nachweisbar sind [6]. Derart geringe Ergußvolumina erfordern eine subtile Untersuchungstechnik bei maximaler Extension und Außenrotation. Bei Flexionsstellung im Hüftgelenk können sich Ergüsse durch Umverteilung in den dorsalen Recessus dem Nachweis entziehen; in Außenrotationsstellung verläuft die Schnittebene durch den medialseitig tiefsten Punkt des Recessus colli inferior (Abb. 3 a-c).

Sonographische Kriterien einer intraartikulären Flüssigkeitsansammlung sind eine seitendifferente Schenkelhalskapseldistanz von mehr als 2 mm und eine echoarme bis echofreie Formation im ventralen Recessus. Synoviale Reaktionsform, Kapseldicke, Konfiguration und Position des Hüftkopfes sowie periartikuläre Weichteilstrukturen tragen zur weiteren differentialdiagnostischen Abklärung des Ergusses bei.

Das typische sonographische Bild der Coxitis fugax ist ein echofreier Erguß, die Synovia ist meist

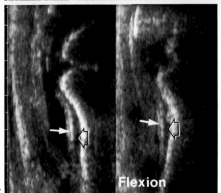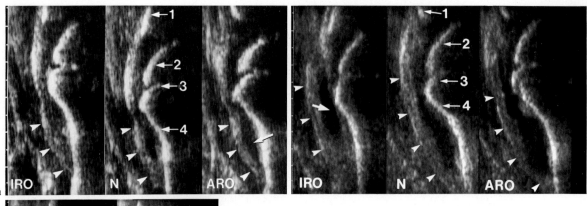

Abb. 3a–c. Sonographische Nachweisbarkeit eines Hüftgelenksergusses in Abhängigkeit von der Stellung des Beines. *Rotation:* Kleine Ergußmengen lassen sich am deutlichsten in Außenrotationsstellung *(ARO)* des Beines nachweisen (**a**, *Pfeil*), bei Innenrotation *(IRO)* des Beines zeigt sich ein normaler Verlauf der Gelenkkapsel *(Pfeilspitzen)*. Größere Ergußformationen führen zu einer Ausspannung des Recessus colli superior und sind damit auch bei Innenrotationshaltung darstellbar (**b**, *Pfeil*); beachte im Vergleich zu Neutral- bzw. Außenrotationsaufnahmen die relativ craniale Lage und nach caudal unscharfe Begrenzung des Ergusses. Anteriorer Pfannenrand *(1)*, Hüftkopf *(2)*, Wachstumsfuge *(3)*, Schenkelhalskontur *(4)*. *Beugung* (**c**): Ausgedehnte, nicht echofreie Ergußformation, abgehobenes Periost *(Pfeil)* und subperiostal gelegene Flüssigkeitsansammlung *(offener Pfeil)* bei maximaler Extension des Beines. Bei Untersuchung in Schonhaltung *(Flexion)* entzieht sich der freie Erguß durch Umverteilung dem Nachweis, lediglich die subperiostale Flüssigkeit ist unverändert erkennbar

diffus, seltener fokal verbreitert und gegen die fibrösen Kapselanteile abgrenzbar; knöcherne Konturen und periartikuläre Weichteile sind normal (Abb. 4a, b). In der Resorptionsphase treten bei etwa ⅔ der Coxitis fugax-Ergüsse feine Binnenreflexe auf, die durchschnittliche Rückbildungszeit liegt bei 8 Tagen (Abb. 4c, d).

Über diesen Zeitraum hinaus persistierende, beidseitige oder wechselseitige Ergüsse lassen an eine para- oder postinfektiöse Arthritis oder eine rheumatoide Arthritis denken; die Textur der Ergüsse ist in diesem Fall ebenfalls nicht echofrei bei erhaltener Differenzierbarkeit von Synovia und Capsula fibrosa.

Die meist ausgedehnten Ergußformationen bei bakterieller Koxitis sind nicht echofrei; sie weisen ein gröberes Reflexmuster auf, die Verteilung der Reflexe kann inhomogen sein (Abb. 5). Eine diffuse, scharf konturierte Synovialverbreiterung wie bei der Coxitis fugax konnte in eigenen Studien bei septischen Ergüssen nicht nachgewiesen werden; fakultativ kann die Gelenkkapsel verdickt, der angrenzende Weichteilmantel ödematös aufgelockert sein. Konturdefekte und spiculaeartige Appositionen entlang der Schenkelhalsmetaphyse zeigen eine ossäre Mitbeteiligung bei septischer Koxitis an, werden jedoch auch bei intrakapsulär gelegener Schenkelhalsosteomyelitis beobachtet (Abb. 6a–c). Der Nachweis einer ergußbedingten Lateralisation des Hüftkopfes erfolgt in coronarer Schnittführung (s. dort).

Die Echostruktur des Hämarthros – traumatisch oder bei einer Epiphysiolysis capitis femoris – ist abhängig vom Zeitpunkt der Untersuchung: frische intraartikuläre Blutungen sind echoarm bis echofrei; mit zunehmender Koagulation treten der Synovia aufgelagerte, eine Kapselverdickung vortäuschende oder schwebende Echokomplexe auf (Abb. 7).

2 Wertigkeit

Die Häufigkeit des Symptomes akuter Hüftschmerz mit Schonhaltung im pädiatrischen Bereich – LANDIN et al. [5] ermittelten alleine für die Coxitis fugax ein Erkrankungsrisiko von 3% – erfordern neben

Hüftgelenkserguß

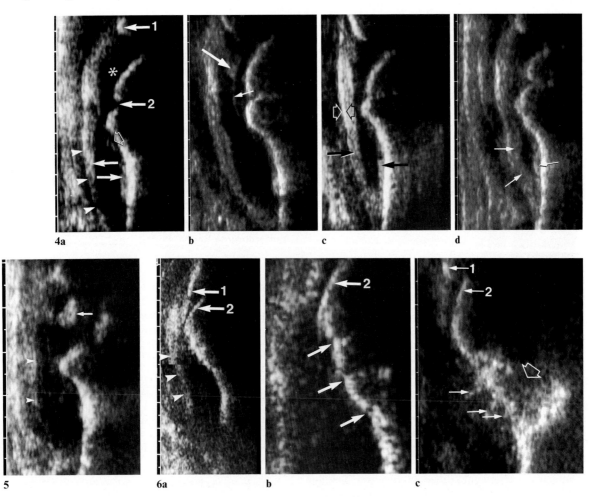

Abb. 4a-d. Coxitis fugax. Akutphase: Ausspannung der Gelenkkapsel, (**a**, *Pfeilspitzen*) durch einen echofreien Erguß, Hypertrophie der Synovia *(Pfeile)*, wobei der Schenkelhalskontur anliegend eine umschrieben ausgeprägtere Verbreiterung der Synovia imponiert *(offener Pfeil)*. Die bandförmige, echoarme Formation (*) zwischen anteriorem Pfannenrand *(1)* und Wachstumsfuge *(2)* entspricht dem knorpeligen Hüftkopfanteil. **b** zeigt deutlich die Grenzfläche zwischen ausgedehntem echofreiem Erguß und Hüftkopfknorpel *(Pfeil)*; intrakapsulär gelegenes Labrum acetabulare *(langer Pfeil)*. *Resorptionsphase:* Innerhalb des Ergusses läßt sich ein feines Reflexmuster erkennen (**c**). Fortbestehende diffuse Synovialverbreiterung (**c, d,** *Pfeile*) bei erhaltener Abgrenzbarkeit der fibrösen Kapsel *(offener Pfeil)*

Abb. 5. Septische Koxitis mit inhomogen vergröbertem Reflexmuster; die Gelenkkapsel *(Pfeilspitze)* ist gegen den periartikulären Weichteilmantel und gegenüber dem Erguß nur noch unscharf abgrenzbar; aufgelockerte Struktur des Hüftkopfes *(Pfeil)* bei diesem 10 Monate alten Säugling als Zeichen der beginnenden Hüftkopfnekrose

Abb. 6a-c. Intrakapsuläre Schenkelhalsosteomyelitis: Ausgedehnter, nicht echofreier Erguß mit verbreiterter, unscharf begrenzter Kapsel (**a**, *Pfeilspitze*). Die Detailaufnahme (**b**) verdeutlicht die Konturauflockerung *(Pfeile)* im Bereich des osteomyelitischen Herdes. Postoperativ (**c**) zeigen sich ein gut demarkierter knöcherner Defekt *(offener Pfeil)* und spiculaeartige Periostreaktionen *(Pfeile)*. Pfannenrand *(1)*, Hüftkopfkontur *(2)*

anamnestischen Angaben, klinischem Befund und Laborparametern eine rationelle bildgebende Diagnostik.

Die hohe Sensitivität der Sonographie und der Computertomographie bezüglich des Ergußnachweises ist durch verschiedene Studien belegt [2, 4, 6, 8]; die Einsatzmöglichkeiten der Computertomographie werden jedoch durch Strahlenexposition, Untersuchungsdauer, Verfügbarkeit und Kosten limitiert. Hochauflösende Ultraschalltechnologie ermöglicht neben dem sicheren Ergußnachweis bzw. -ausschluß eine Differenzierung verschiedener Ergußformen und Ursachen: Purulente Ergüsse (bakterielle Koxitis; Schenkelhalsosteomyelitis) lassen sich anhand der Echostruktur und der synovialen Reaktion von serösen bzw. serofibrinösen Flüssig-

als Stufe am epimetaphysären Übergang direkt darstellbar; die Femurepiphyse weist ab einem M. Perthes - Stadium II nach CATTERALL typische Kontur- und Strukturveränderungen auf [3]. Die Sonographie ist damit Methode der Wahl zum Nachweis eines Hüftgelenksergusses und dessen Verlaufsbeobachtung; sie ist als erstes bildgebendes Verfahren bei allen akuten bis subakuten Schmerzzuständen des Hüftgelenkes indiziert.

Die Wertigkeit konventioneller radiologischer Bildgebung liegt in der Darstellung knöcherner Strukturen bei Verdacht auf hüftgelenksnahe Frakturen, zur Beurteilung des Ausmaßes entzündlicher Destruktionen und zur Stadieneinteilung bzw. Therapieplanung bei M. Perthes und Hüftkopfabrutsch.

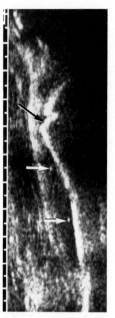

Abb. 7. Hämarthros mit einzelnen schwebenden Echokomplexen *(Pfeile)* innerhalb eines nicht echofreien Ergusses als Zeichen der Koagulation. Es handelt sich um eine subakut verlaufende Epiphysiolysis capitis femoris; klaffende Epiphysenfuge mit Stufenbildung *(schwarzer Pfeil)*

keitsansammlungen (Coxitis fugax, Infektarthritis) unterscheiden. Entzündliche Arrosionen, Osteolyen und Periostreaktionen lassen sich im Vergleich zum Röntgen entscheidend früher nachweisen. Schließlich ist zu erwähnen, daß sowohl der M. Perthes als auch der Hüftkopfabrutsch im Initialstadium mit einem Erguß einhergehen und so klinisch als Coxitis fugax imponieren können. Die Epiphysiolyse ist sonographisch bei einem Abrutschwinkel über 10°

Literatur

1. Dihlmann W, Nebel G (1983) Computed tomography of the hip joint capsule. J Comput Assist Tomogr 7: 278-285
2. Dörr U, Zieger M, Hauke H (1988) Ultrasonography of the painful hip - prospektive studies in 204 patients Ped Radiol 19: 36-40
3. Dörr U, Zieger M (1989) Morbus Perthes - Aussagemöglichkeiten und Stellenwert der Sonographie. Radiologe 29: 182-186
4. Egund N, Wingstrand H, Forsberg L, Petterson H, Sandèn G (1986) Computed tomography and ultrasonography for diagnosis of hip joint effusion in cildren, Acta Orthop Scand 57: 211-215
5. Landin LA, Daniellson LG, Wattsgard C (1987) Transient synovitis of the hip. J Bone Joint Surg 69 B: 238-242
6. Marchal GJ et al. (1987) Transient synovitis of the hip in children; role of US. Radiology 162: 825-828
7. Silverman FN (ed.) (1985) Caffey's pediatric X-Ray diagnosis, 8th edn. Year Book Med Publ, Chicago p 923
8. Zieger M, Dörr U, Schulz RD (1987) Ultrasonography of hip joint effusions. Skelet Radiol 16: 607-611

3 Morbus Perthes

H. HAUKE

INHALT

1 Frühdiagnose 537
2 Fragmentationsstadium und prognostische
  Kriterien 539
3 Perthesähnliche Erkrankungen 544
3.1 Meyersche Dysplasie 544
3.2 Differentialdiagnose zum Morbus Perthes 546
Literatur 550

Die aseptische Knochennekrose des Femurkopfes – der M. Perthes-Calvé-Legg [8, 29, 38] – ist eine androtrope Erkrankung, die zwischen dem 3. und 11., mit maximaler Häufigkeit zwischen dem 6. und 8. Lebensjahr, auftritt. Bei Negern ist die Erkrankung etwa 10mal seltener als bei anderen Rassen. Dies spricht für eine genetische Disposition wie die Erfahrung, daß bei einem größeren Teil der Kinder eine graduell unterschiedliche Skelettretardierung nachweisbar ist [15, 17, 20, 26]. Jungen sind 4–5mal häufiger betroffen als Mädchen [7]. Die Häufigkeit der doppelseitigen Erkrankung schwankt zwischen 10–25%. Die Femurköpfe erkranken dann mit großer Regelmäßigkeit nacheinander, meist in Abständen von Monaten. Diese Einseitigkeit der Erkrankung bzw. die Seitendifferenz des Stadiums stellt ein wichtiges differentialdiagnostisches Kriterium dar. Bei gleichzeitigem Befall beider Gelenke sollte eine Hypothyreose, eine multiple epiphysäre Dysplasie oder eine spondyloepiphysäre Dysplasie in Erwägung gezogen werden [39, 51].

Die Ätiologie der Erkrankung ist nach wie vor ungeklärt. Aufgrund der variablen Gefäßentwicklung des proximalen Femurendes mit verminderter Zal der zuführenden arteriellen Gefäße und der daraus resultierenden Reduktion der Strömungsgeschwindigkeit in den Marksinus wird die Entstehung einer latenten ischämischen Phase der proximalen Femurepiphyse als Prädisposition für die Entwicklung des M. Perthes angenommen [1].

Nach CAFFEY [7] ist die ischämische Femurkopfnekrose Folge eines chronischen Traumas, bei dem der Femurkopf vom Azetabulumdach kompremiert wird. Nuklearmedizinische und angiographische Untersuchungen sprechen für das Bestehen einer Hypovaskulation des betroffenen Femurkopfes [11, 46].

Die *klinische* Differentialdiagnose des M. Perthes richtet sich nach der Einschränkung der Hüftbeweglichkeit, vorwiegend die Innenrotation betreffend. Es liegt oft bereits eine röntgenologisch faßbare Veränderung am Hüftkopf vor, obwohl klinische Symptome erst von kurzer Dauer sein können. Gelegentlich erfolgt die Entdeckung eines M. Perthes auch rein zufällig.

Die *observation hip* beinhaltet die vorläufige Benennung einer zunächst unbekannten Hüftaffektion des Kindes. Oft handelt es sich um eine akute transsitorische Synovitis (Coxitis fugax) mit guter Prognose für das Gelenk. SALTER [43] fand bei 5% der Kinder mit „observation hip" später einen M. Perthes. Die Häufigkeit einer Perthesschen Erkrankung nach transsitorischer Synovitis beträgt nach Untersuchungen von LANDIN et al. [27] etwa 3,4%.

1 Frühdiagnose

Die Röntgensymptome der Erkrankung brauchen einige Monate zur Entwicklung, so daß bei klinischem Perthesverdacht und normalem Röntgenbild die Knochenszintigraphie mit osteotropen Radionuklidverbindungen eingesetzt werden sollte [18]. Beim M. Perthes erkennt man einen scharf begrenzten Aktivitätsdefekt [6, 12, 16, 41], der die betroffenen Femurkopfanteile markiert (Abb. 1).

Initiale Röntgenzeichen des M. Perthes sind:
- Verbreiterung des Gelenkspaltes, vorwiegend des medialen und kranialen Gelenkspaltanteiles mit manchmal schon geringer Höhenverminderung der

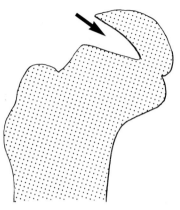

Abb. 1. Knochenszintigramm im Frühstadium des M. Perthes. Typischer Aktivitätsdefekt (s. *Pfeilmarkierung*)

betroffenen Epiphyse und mögliche Lateralisation des Hüftkopfes (Abb. 2).
- Bildung einer subchondralen marginalen Fraktur des Hüftkopfes. Diese Veränderung trifft vor allem das superoanterolaterale Kopfsegment. Der Befund ist besonders deutlich oder überhaupt erst auf der Lauensteinaufnahme zu erkennen (Abb. 3). Diese osteochondritische Form des M. Perthes muß in vielen Fällen als prognostisch ungünstig angesehen werden. Die Hüftsonographie zeigt bei der osteochondritischen Form des M. Perthes in der Regel einen Gelenkerguß, und zwar in Abhängigkeit von der klinischen Symptomatik [52].

Die Kernspintomographie (MRT) ist imstande frühzeitig, d. h. noch vor den sichtbaren radiologischen Veränderungen eine Hüftkopfnekrose und damit einen M. Perthes zu erfassen [4, 10, 22, 30, 33, 40, 42, 45]. Typisches Kriterium der Nekrose im MR-Bild ist eine deutliche, umgrenzte Signalminderung. Eine entscheidende Rolle kann die MRT bei der Lösung differentialdiagnostischer Probleme geben, insbesondere der Differenzierung zwischen Nekrose und Ossifikationsstörung. Als Nachteil der Methode muß gegenwärtig neben dem hohen Kostenaufwand gerade bei der Untersuchung von kleinen Kindern die lange Meßzeit von mindestens 30 min [21] angesehen werden. MRT und Szintigraphie weisen etwa gleiche Empfindlichkeit auf [10, 37].

Zur MR-Diagnostik haben sich die Spinn-Echo-Sequenzen (SES) in koronarer und parasagittaler Schnittführung als wertvoll erwiesen [40]. In diesen Bildebenen kann eine exakte Größenbeurteilung und topographische Zuordnung des nekrotischen Areals des Hüftkopfes im T1-betonten Scan erreicht werden. Das Ausmaß der Signalintensitätsminderung im nekrotischen Hüftkopfabschnitt zeigt Unterschiede, die von den verschiedenen Nekrosestadien abhängig sind (Abb. 4). Als besonderer Vorteil der MRT ist festzustellen, daß der kontralaterale Befall frühzeitig nachweisbar bzw. auszuschließen ist. HEUCK et al. [21] konnten die MRT bei 31 Kindern mit M. Perthes mit Erfolg einsetzen.

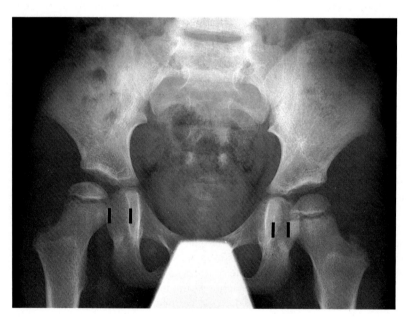

Abb. 2. Röntgenfrühzeichen eines M. Perthes rechts. Bestehende Gelenkspaltverbreiterung mit Vergrößerung des horizontalen Abstandes des unteren Endes der Epiphysenfuge zum Pfannenboden (Head-socket-distance). Entsprechendes gilt für die Femurkopfkern-Pfannendach-Distanz. Zusätzliche pathologische strukturelle Veränderungen am Hüftkopf und an der lateralen Metaphysenregion. *Merke:* Die Koxitis kann ebenfalls zur Distanzvergrößerung führen

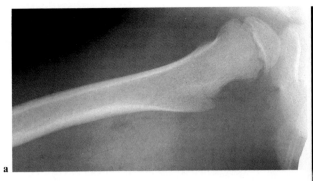
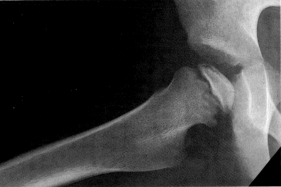
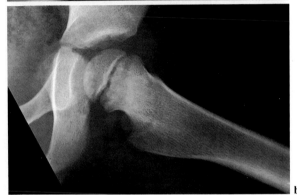

Abb. 3. a Osteochondritische Form des M. Perthes rechts. In der Lauenstein-Projektion zarte 5 mm lange subchondrale marginale Fraktur. In der Beckenübersicht nicht sichtbar. – 6jähriger Junge. **b** Lauenstein-Projektion bds. bei 7jährigem Jungen. Rechts ausgedehntere subchondrale Aufhellung über 50% der Kopfzirkumferenz betreffend. Höhenverminderung der Epiphyse im Vergleich zur gesunden linken Seite

2 Fragmentationsstadium und prognostische Kriterien

Der weitere typische Perthes-Verlauf über mehrere Jahre ist durch Veränderungen am Hüftkopf und Schenkelhals charakterisiert.

Bei der Interpretation des Röntgenbildes muß auf folgende Veränderungen geachtet werden:
- Ausmaß des nekrotischen Bezirkes der Kopfepiphyse,
- Sklerosezone zwischen normalem und krankhaften Abschnitt der Kopfepiphyse (Bildung eines Sequesters),
- Metaphysäre Veränderungen.

Das Ausmaß der Hüftkopfbeteiligung wird am besten nach der Stadieneinteilung von CATTERALL [9] oder HIROHASHI [24] durchgeführt. Von CATTERALL wird eine feine Unterscheidung der Epiphysennekrose in 4 Gruppen vorgenommen, verbunden mit einer Analyse der metaphysären Veränderungen (Abb. 5).

Bei der mildesten Form des M. Perthes, der Gruppe I nach CATTERALL, findet sich nur eine anterosuperiore Läsion ohne Kollaps und Sequesterbildung der Epiphyse. Die spontane Prognose ist gut. In den Stadien II–IV zeigt sich die graduell unterschiedliche Kopfsequestrierung (Abb. 6) bis zur totalen Nekrose mit oft ausgedehnten metaphysären Veränderungen (Abb. 7). Eine metaphysäre Beteiligung – sog. „Halsperthes" – (Abb. 8) kann bereits frühzeitig im Verlaufe der Erkrankung auftreten [7, 47]. Im Einzelfall kann dadurch manchmal die Unterscheidung zwischen einer Perthesschen Erkrankung und einer Oberschenkelosteomyelitis mit nachfolgender Störung der Blutversorgung des Femurkopfkernes schwierig sein.

Die endgültige Prognose des M. Perthes wird weiterhin von „head-at-risk"-Faktoren [9] mitbestimmt (Abb. 9). Als „head-at-risk"-Faktoren sind zu nennen:
- die laterale Subluxation der Femurkopfepiphyse,
- Verkalkungen bzw. Verknöcherungen lateral der Epiphyse,
- ausgedehnte metaphysäre Beteiligung,
- die horizontale Wachstumsfuge,
- die V-förmige Aussparung infolge Osteoporose am lateralen Kopfpol (Zeichen nach GAGE).

Für die Spätprognose des M. Perthes haben sich allerdings hauptsächlich nur zwei Risikofaktoren als signifikant erwiesen, und zwar die laterale Subluxa-

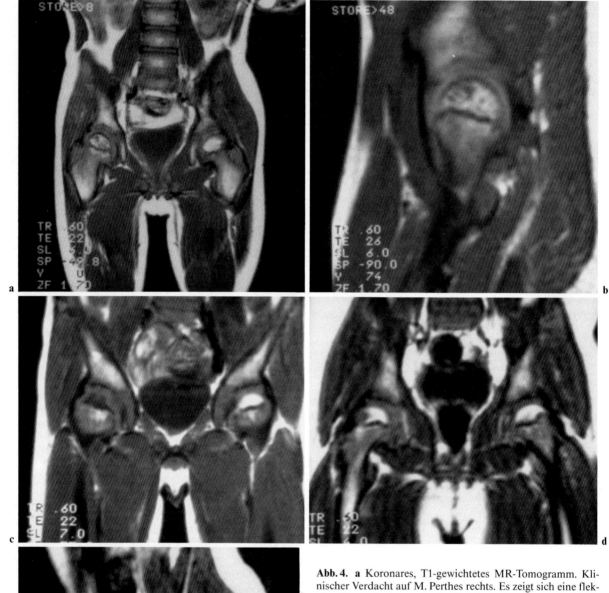

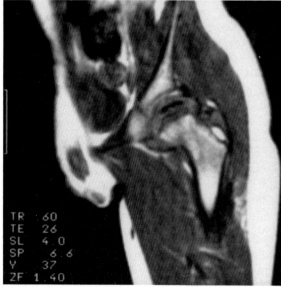

Abb. 4. a Koronares, T1-gewichtetes MR-Tomogramm. Klinischer Verdacht auf M. Perthes rechts. Es zeigt sich eine fleckige Signalminderung in der Epiphyse des rechten Hüftkopfes. Die Form der Hüftkopfepiphyse ist nicht verändert. Zu diesem Zeitpunkt waren die Röntgenübersichtsaufnahmen unauffällig. **b** Derselbe Patient wie in Abb. 4a im sagittalen Strahlengang untersucht. **c** Weiter fortgeschrittener M. Perthes. Hohe, normale Signalintensität in der Hüftkopfepiphyse linksseitig. Vollständige Signalminderung in der rechten Hüftkopfepiphyse. T1-gewichtetes koronares MR-Tomogramm. **d** M. Perthes des rechten Hüftkopfes. T1-gewichtetes Bild. Signalminderung im lateralen Abschnitt der Hüftkopfepiphyse, während der mittlere und mediale Abschnitt eine normale, hohe Signalintensität aufweist. **e** Fortgeschrittener M. Perthes des linken Hüftgelenkes. T1-gewichtete Schicht. Die Schichtebene wurde parallel zur Achse des Schenkelhalses gewählt. Es zeigt sich eine Sinterung der Epiphyse (schwarz) und eine mittlere Signalintensität in dem knorpeligen Anteil der Hüftkopfepiphyse. (Mit freundlicher Genehmigung von Prof. Dr. REISER, Institut für Radiologie der Universität Münster)

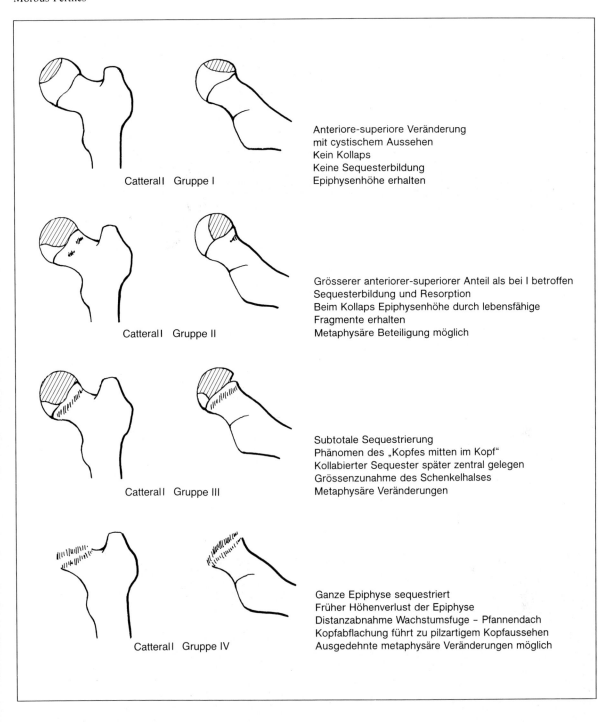

Abb. 5. Anteriore-superiore Veränderung mit zystischem Aussehen. Kein Kollaps. Keine Sequesterbildung. Epiphysenhöhe erhalten. Größerer anteriorer-superiorer Anteil als bei I betroffen. Sequesterbildung und Resorption. Beim Kollaps Epiphysenhöhe durch lebensfähige Fragmente erhalten. Metaphysäre Beteiligung möglich. Subtotale Sequestrierung. Phänomen des „Kopfes mitten im Kopf". Kollabierter Sequester später zentral gelegen. Größenzunahme des Schenkelhalses. Metaphysäre Veränderungen. Ganze Epiphyse sequestriert. Früher Höhenverlust der Epiphyse. Distanzabnahme Wachstumsfuge – Pfannendach. Kopfabflachung führt zu pilzartigem Kopfaussehen. Ausgedehnte metaphysäre Veränderungen möglich

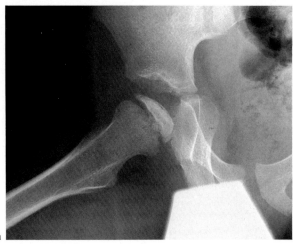 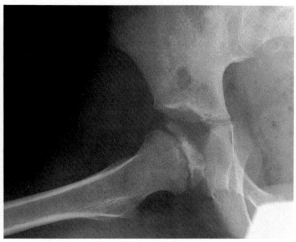

Abb. 6a, b. Rechtes Hüftgelenk in Lauenstein-Projektion bei 6jährigem Mädchen. **a** Submarginale Fraktur, deutliche Höhenabnahme der Epiphyse, mit partieller Strukturverdichtung, Gelenkspalterweiterung und geringen metaphysären Knochenstrukturaufhellungen. Geringe Pfannendekonfiguration. **b** Progredienz: 1 Jahr später: Catterall II mit Nekrose des anterosuperioren Anteils. Verbreiterung der Metaphyse

tion (Abb. 10) und die laterale Verknöcherung. Diese radiologisch in den ersten Monaten erkennbaren Phänomene führen in einem hohen Ausmaß zu einem irregulären Wiederaufbau des Kopfes mit fehlender Sphärizität [13, 14, 44].

Bei der lateralen Verknöcherung handelt es sich nach CATTERALL [9] um eine Ossifikationsinsel innerhalb des Wachstumsknorpels. Dieses prognostisch wichtige „head-at-risk"-Zeichen wird beim älteren Kind häufiger gefunden als bei Jüngeren (Abb. 11). Die Femurkopflateralisation ist abzugrenzen von der Extrusion des Hüftknochens aus der Hüftpfanne durch die relative Größenzunahme bei Coxa magna. In der Rangfolge für das radiologische Endresultat steht weiterhin das Alter bei Beginn der Perthesschen Erkrankung. Die Altersab-

Abb. 7a, b. M. Perthes rechts bei 7jährigem Knaben. Verlauf der Erkrankung seit 2 Jahren. Zustand nach Varisierungsosteotomie. Beckenübersicht und rechts Hüftgelenk nach LAUENSTEIN: Stadium Catterall IV. Sequestrierung der gesamten Epiphyse, Verplumpung und Verkürzung des Schenkelhalses und metaphysäre Beteiligung

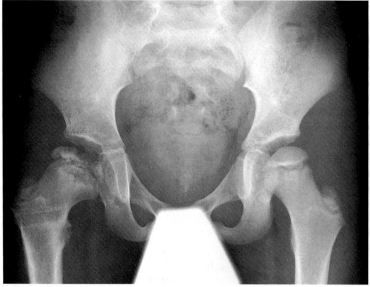 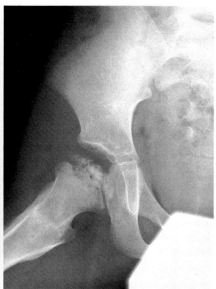

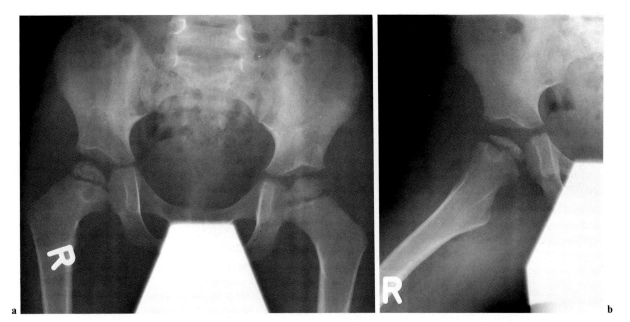

Abb. 8a, b. 3½jähriger Junge mit M. Perthes rechts; Beckenübersicht und LAUENSTEIN rechts. Stadium Catterall IV mit metaphysärem Befall in Form einer zystischen Strukturveränderung. Beginnender Perthes links

hängigkeit der Prognose beim M. Perthes wird durch zahlreiche Autoren hervorgehoben [5, 24, 26, 48]. STULBERG et al. [49] fanden, daß besonders ungünstige Verlaufsformen bei Krankheitsbeginn jenseits des 9. Lebensjahres beobachtet werden können. GREEN et al. [19] setzten das Alter auf 8 Jahre fest. Die Festlegung auf eine besondere Altersstufe, ab welcher eine eher ungünstige Prognose gestellt werden muß, wird sonst meistens auf das 6. Lebensjahr angesetzt. MINTOWT-CZYZ u. TAYLOR [32] sehen als entscheidend für die Prognose eine Altersgrenze von 5 Jahren an. Darunter ist der Kopfkern im Vergleich zum Volumen an Wachstumsknorpel relativ klein und ein Kopfzusammenbruch ist weniger zu befürchten. Als bemerkenswert muß das Fehlen eines Zusammenhanges zwischen der Catterall-Gruppe und dem Zwischen- und Endresultat angesehen werden [14]. Die anderen drei „head-at-risk"-Faktoren haben keinen signifikanten Einfluß auf das Endresultat, erstaunlicherweise auch nicht das Ausmaß der metaphysären Veränderungen. Durch verschiedene gemessene Indices am Hüftkopf können geometrische Aussagen über die Gelenkqualität gemacht werden [2]. Der Eindruck einer eher benignen Erkrankung des Hüftgelenkes beim M. Perthes wird durch das Fehlen von arthro-

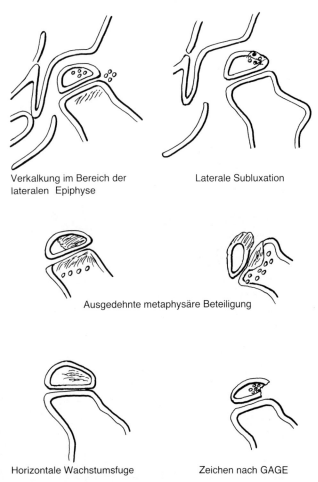

Abb. 9. Schema der „head-at-risk"-Faktoren

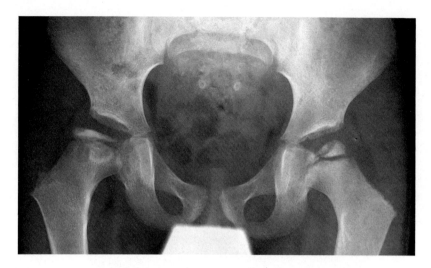

Abb. 10. 4jähriger Junge mit klinischen Beschwerden seit über 1 Jahr. Beckenübersicht: M. Perthes beiderseits. Rechte Hüfte: Stadium Catterall IV und laterale Subluxation der Epiphyse und metaphysäre Zysten. Linke Hüfte: Catterall III ohne head-at-risk-Zeichen

Abb. 11 a–c. M. Perthes recht – Beginn der Erkrankung mit 9 Jahren. **a** Im Alter von 10 Jahren (31. 7. 79) Catterall-Gruppe III. Head-at-risk-Zeichen: geringe Subluxation, laterale Verkalkung. **b** Progredienz mit Extrusionstendenz und lateraler Verkalkung, ausgedehnte metaphysäre Veränderungen. Flache Pfanne. **c** Im Alter von 19 Jahren: irregulärer Kopfaufbau, Coxa magna, Schenkelhalsverkürzung und Trochanter Major-Hochstand

tischen Veränderungen bzw. nur leichten Arthrosezeichen bei über 50% der Langzeitpatienten bestärkt.

3 Perthesähnliche Erkrankungen

3.1 Meyersche Dysplasie

Die Dysplasia epiphysealis capitis femoris [31] unterscheidet sich wesentlich vom typischen M. Perthes durch das Auftreten im frühen Kindesalter, durch verzögerte und unregelmäßige Ossifikation

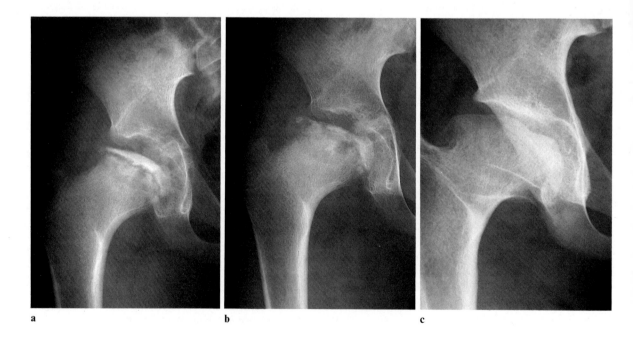

a　　　　　　　　　b　　　　　　　　　c

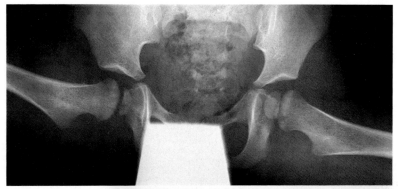
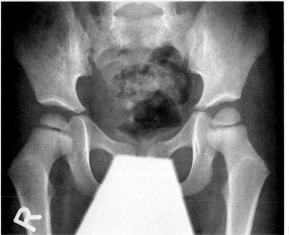

Abb. 12a, b. 3jähriges Mädchen mit Meyerscher Dysplasie. Zufallsbefund anläßlich einer Röntgenaufnahme wegen Trauma prox. Oberschenkel. Klinisch unauffällig. a In der Lauenstein-Projektion verkleinerter rechter Femurkopfkern mit granulierter Struktur. b 1 Jahr später noch geringe Seitendifferenz in der Größe der Hüftkopfkerne. Skelettszintigraphie unauffällig

mit einem, zwei oder selten mehreren Ossifikationszentren und durch das Fehlen der generalisierten Kondensation des Kopfes sowie auch das Fehlen von metaphysären Veränderungen (Abb. 12). Die Veränderungen der Meyerschen Dysplasie, die in ca. 40% beidseitig sind, bilden sich entweder vollständig zurück, oder es bleiben diskrete Abflachungen des Femurkopfes bestehen. Das Prädilektionsalter beträgt 2–5 Jahre. Von entscheidender Bedeutung ist die klinische Beschwerdefreiheit der Kinder bei einer Meyerschen Dysplasie. Die Befunde am Hüftkopf werden häufiger als Zusatzbefund bei anderen Untersuchungen entdeckt, z. B. bei einem Ausscheidungspyelogramm etc. Die Differentialdiagnose zwischen der Perthesschen Erkrankung und der Meyerschen Dysplasie ist oft schon durch die beschriebenen klinischen und röntgenologischen Befunde möglich. Im Zweifelsfall kann die Skelettszintigraphie weiterhelfen, die bei der Meyerschen Dysplasie eine normale Nuklidspeicherung aufweist [51]. Die Kinder mit einer Meyerschen Dysplasie bedürfen trotzdem einer Überwachung, da Übergänge zum M. Perthes nach BATORY [1] bis zu 20% möglich sind. Möglicherweise handelt es sich aber bei der Meyerschen Dysplasie doch um abortive Verläufe eines M. Perthes. Diese Ansicht wurde übrigens von MEYER selbst vertreten.

Demgegenüber läßt sich von der Meyerschen Dysplasie die im Kindes- und jugendlichen Alter selten zu beobachtende *Osteochondrosis dissecans* des Femurkopfes (Abb. 13) gut unterscheiden. Hier müssen vor der Annahme einer dissezierenden Hüftkopfosteochondrose segmentale ischämische Knochennekrosen, isoliert bleibende Nebenkerne sowie osteochondrodysplasien in Erwägung gezogen werden. Schließlich verschmelzen manchmal bei der Reparation des M. Perthes einzelne Ossifikationszentren nicht mit dem Hüfthauptteil des umgebauten Femurkopfes [25]. Die Osteochondrosis dissecans der Hüftpfanne ist noch viel seltener als am Hüftkopf. Grubenförmige Einkerbungen an der Spitze des Femurkopfes ein- oder beidseitig ohne nachweisbares Dissekat können Hinweise für Ossifikationsvarianten („femoral head noth") sein und sollten nicht als abortive Formen eines M. Perthes angesehen werden [35].

3.2 Differentialdiagnose zum Morbus Perthes

Als weitere Ursachen einer aseptischen Nekrose am Femurkopf im Kindes- und Jugendalter kommen hauptsächlich infrage [39]:
- Hüftkopfnekrosen nach Therapie einer Hüftluxation und -Dysplasie – sog. *Luxations-Perthes* –,
- postseptische Arthritis,
- Frakturen und Luxationsfrakturen,
- Blutkrankheiten (Sichelzellanämie, Thalassämie),
- M. Gaucher,
- juvenile rheumatische Arthritis,
- Pankreatitis,
- Steroidtherapie,
- renale Osteodystrophie,
- trichorhinophalangeales Syndrom.

Unter dem Sammelbegriff der aseptischen „Hüftkopfnekrosen„ werden auch heute noch partiell oder totale Zerstörungen des Hüftkopfes zusammengefaßt, die als lokale Antwort eines erkrankten Knochenareals zu verstehen sind. Der Morphogenese liegt ein multifaktorielles Geschehen zugrunde, in dem nach unserem heutigen Wissenstand neben der statistischen Komponente konstitutionelle, metabolische und vaskuläre Störungen in diesem rein spongiösen Knochen eine bedeutende Rolle spielen können [23].

Bei der Behandlung der Luxationshüfte ist die Hüftkopfnekrose die gefürchteste Komplikation *(Luxationsperthes)*. Die Femurkopfnekrose bei der Luxationshüfte weist dabei eindeutig Abhängigkeit zur Art der Behandlung auf. Lange Fixierung, besonders in Beuge- und Abduktionsstellungen sowie Repositionsversuche, provozieren die Entstehung der Nekrose der Femurepiphyse [50]. Die röntgenologischen Veränderungen sind oft kaum vom genuinen M. Perthes zu unterscheiden, außer, wenn noch charakteristische Zeichen der primären Luxation bzw. Dysplasie vorhanden sind (Abb. 14). Die Folgen von Knorpelnekrosen sind erst aus der fehlerhaften Entwicklung der späteren Femurkopfform mit charakteristischen Verformungen des koxalen Femurendes, der Schenkelhalsverkürzung und der Bildung einer Coxa magna sowie einem Trochanterhochstand ersichtlich (Abb. 15). Die Femurkopfnekrosen nach einer Koxitis sind ebenso wie die epimetaphysären Veränderungen nach einer Säuglingsosteomyelitis durch die Anamnese und die vorhandenen Vorbefunde meist gleich zu differenzieren. Dies gilt auch noch für eine Reihe anderer ischämischer Knochennekrosen.

Die posttraumatische Femurkopfnekrose kann sich nach einer medialen und lateralen Schenkel-

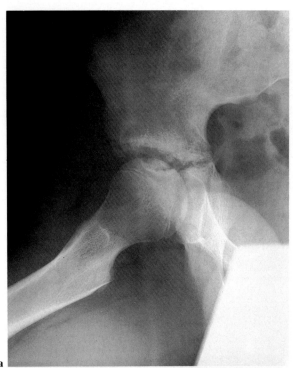
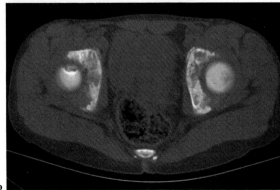

Abb. 13a, b. 13jähriger Junge. Minimale Hüftbeschwerden bei Belastung beiderseits. **a** Röntgenaufnahme in Lauenstein-Projektion: Umschriebene sklerotische Demarkierung eines quer-ovalen Herdes an der Gelenkoberfläche. Das sequesterartige, separierte Dissekat wird durch eine spaltförmige Aufhellungszone vom Hauptknochen getrennt. **b** Im CT Nachweis des anterosuperior lokalisierten Dissekats. Die „Gelenkmaus" hat das Bett nicht verlassen

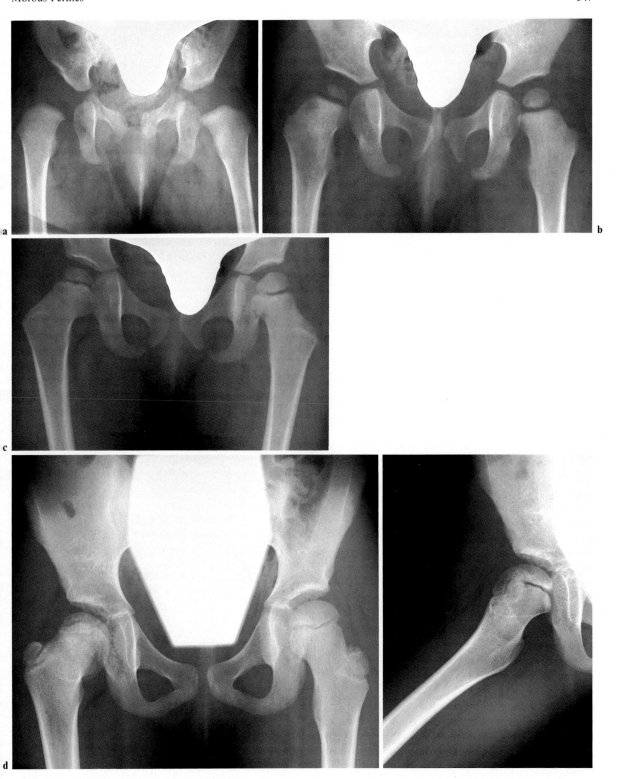

Abb. 14a–d. Hüftkopfnekrose rechts ausgehend von einer Luxation und durchgeführter Schienenbehandlung. **a** Beckenübersicht im Alter von 5 Monaten. Hüftluxation und -Dysplasie. Nach Schienenbehandlung Auftreten einer Hüftkopfnekrose geringen Grades („Luxationsperthes"). **b, c** Graduell unterschiedlich ausgeprägte Nekrose mit 1½ bzw. 2½ Jahren. **d** Beckenübersicht und Lauenstein rechts: Deutliche Kopfabflachung mit lateraler dorsokaudaler Abkippung und partiellem vorzeitigen Epiphysenschluß lateralseitig

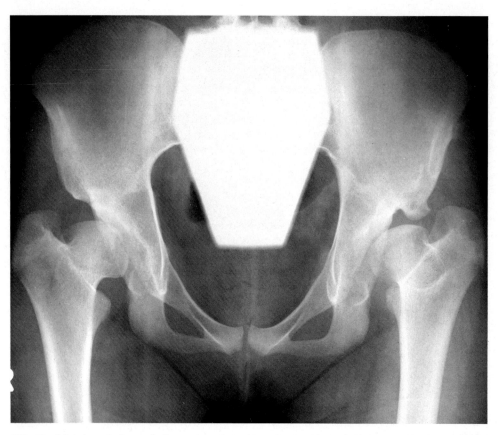

Abb. 15. 14jähriger Patient mit Zustand nach Hüftluxation links im Säuglingsalter, beidseitiger Hüftkopfnekrose nach Schienenbehandlung. *Defektheilung* mit deutlicher Pfannendysplasie mit steilerem Verlauf der insgesamt flachen Gelenkpfanne. Ausgeprägte Deformierung der Femurköpfe sowie Verbreiterung und Verkürzung der Schenkelhälse sowie resultierender Trochanterhochstand (Megatrochanter) links stärker als rechts. Zustand nach Beckenosteotomie bds. (Chiari)

Abb. 16. a Gesundes rechtes Hüftgelenk eines 8jährigen Jungen. Untersuchungsbedingungen: Kernspintomographie, Repetitionszeit TR = 0,7 sec., Echozeit TE = 30 msec. Koronare Schichtung. Signalreiche Darstellung des fetthaltigen Knochenmarkes im Bereich der kaudalen Beckenschaufel in Höhe des Acetabulum sowie im Bereich des Schenkelhalses und des proximalen Oberschenkelschaftes. Signalreiche Darstellung auch des Hüftgelenkkopfes mit glatter Begrenzung der Kopfkappe, die von normaler Größe ist. Zwischen Kopfkappe und Azetabulum noch deutliche Knorpelkappe mit mäßiger Signalintensität. **b** Links Hüftgelenk eines 18jährigen Jungen, der seit früher Kindheit wegen einer Sichelzellanämie in Behandlung steht mit heftigen Schmerzen im Bereich der linken Hüfte. Untersuchungsbedingungen: Kernspintomographie, Repetitionszeit TR = 0,4 sec., Echozeit TE = 17 msec. Es zeigt sich ein scholliges, teilweise kaum mehr signallieferndes Knochenmark im Bereich des Schenkelhalses und des proximalen Oberschenkelschaftes sowie in Höhe der distalen Beckenschaufel im Bereich des Azetebulum. Der Hüftgelenkskopf ist zusammengesintert, irregulär begrenzt, es zeigt sich auch eine Infraktion. Es handelt sich bei diesem Fall nicht um eine landläufige aseptische Hüftkopfnekrose, sondern um eine die Grundkrankheit komplizierende Osteomyelitis mit wahrscheinlich vasookklusiv bedingter Hüftkopfnekrose. (Freundliche Überlassung der Aufnahmen: Prof. Dr. REITHER, Radiologisches Zentrum – Klinikum der Stadt Nürnberg)

Abb. 17. 18jährige Patientin mit akuter lymphatischer Leukämie in der Remission. Kortison-indizierte Hüftkopfnekrose bds. seit dem 16. Lebensjahr. Beckenübersicht: Röntgenzeichen der fortgeschrittenen Hüftkopfnekrose mit Nekrosekollaps, demarkierender Reparation und Kopfdekonfiguration. Periostale Apposition am Schenkelhals medial

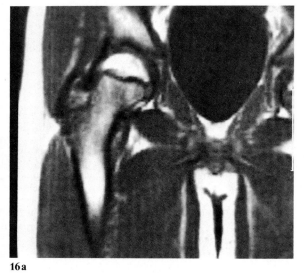
16a

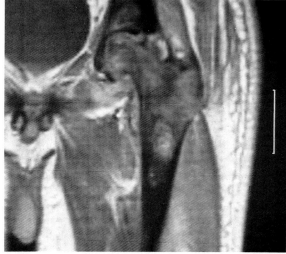
b

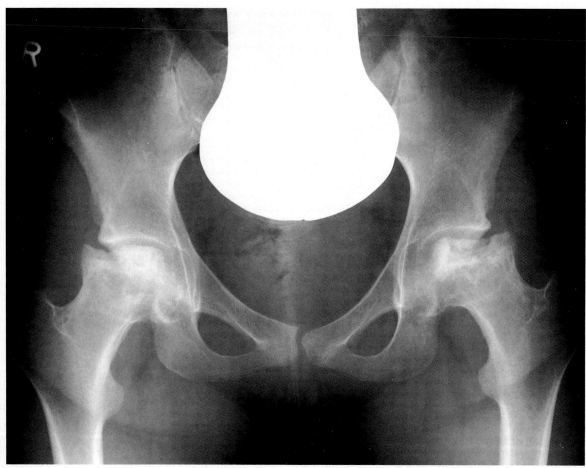
17

halsfraktur entwickeln, sie kommt auch nach traumatischer Hüftgelenksluxation vor.

Angeborene, heriditäre Hämoglobinapathien, beispielsweise die Sichelzellanämie, können mit destruktiven Skelettveränderungen und besonders häufig mit einer Hüftkopfnekrose einhergehen [3, 28]. Gegenüber dem M. Perthes bleibt der Schenkelhals bei der Sichelzellanämie lange Zeit intakt. Kernspintomographische Untersuchungen können das Ausmaß der Veränderungen deutlicher dokumentieren (Abb. 16). Die Thalassämie ist eine genetische und klinisch heterogene Krankheitsgruppe, die sich klinisch als hämolytische Anämie manifestiert. Besonders die Thalassämie major (Cooley-Anämie) zeigt röntgenologisch Skelettveränderungen, die mit mehr oder weniger der Sichelzellkrankheit entsprechen, einschließlich der eher selten auftretenden Femurkopfnekrose [34].

Eine lang dauerne juvenile rheumatoide Arthritis kann zu strukturellen Deformitäten aus der Hüfte führen. Coxa magna, verkürzter Schenkelhals, Subluxation und zystenartige Läsionen, besonders sog. Ligamentum teres-Zysten dokumentieren die Folge der Ischämie am Femurkopf während der juvenilen rheumatischen Arthritis [36].

Ischämische Knochennekrosen sind ferner als Nebenwirkung der Steroidtherapie auch im Kindesalter bekannt. Die Kortisonnebenwirkung ist manchmal im Einzelfall schwierig zu beweisen, wenn sich ischämischen Knochennekrosen im Rahmen steroidbehandelnder Erkrankungen entwickeln, bei denen Knochennekrosen auch ohne Kortisontherapie vorkommen (Abb. 17).

Es soll nochmals betont werden, daß eine Hypothyreose, eine Meyersche Dysplasie und eine Spondyloepiphysäre Dysplasie eine aseptische Nekrose vortäuschen können.

Literatur

1. Batory I (1982) Die Ätiologie des Morbus Perthes und seine Beziehung in der Dysplasia capitis femoris. Z Orthop 120: 833-849
2. Bellemans MA, Lagey CH, Erbsmann F, Cremer-Perlmutter N (1979) Acetabular measurements in normal children and Perthes' disease at the onset of the affection and during the course of the illnes. Ann Radiol 22: 100-107
3. Ben Dridi MF, Oumaya A, Gastli H, Doggaz C, Bousnina S, Fattoum S, Ben Osman R und Gharbi HA (1987) Radiological abnormalities of the skeleton in patients with sickle-cell anemia - A study of 222 cases in Tunisia - Pediatr Radiol 17: 296-302
4. Bluemm RG, Falke THM, Ziedses des Plantes BG jr, Steiner RM (1985) Early Legg-perthes disease (ischemic necrosis of the femoral head) demonstrated by magnetic resonance imaging. Skeletal Radiol. 14: 95-98
5. Bowen JR, Foster BK, Hartzell CHR (1984) Legg-Calvé-Perthes disease, Clinical Orthop 185: 97-108
6. Bower GD, Sprague P, Geijsel H, Holt K, Lovegrove FT (1985) Isotope bone scans in the assessment of children with hip pain or limp. Pediatr Radiol 15: 319-323
7. Caffey J (1968) The early roentgenographic changes in essential coxa plana: their significance in pathogenesis. AJR 103: 620-634
8. Calvé J (1910) Sure une forme particuliere greffée sur des deformations charactéristiques de l'extremité superieure du femur Rev Chir 42: 54-84
9. Catterall A (1971) The natural history of Perthes' disease J Bone Joint Surg 53 B: 37-53
10. Coles PV, Yoon YS, Makley JT, Kalamchi A (1984) Nuclear magnetic resonance imaging in Legg-Calvé Perthes disease. J Bone Joint Surg (Am) 66: 1357-1363
11. Danigelis JA, Fisher RL, Ozonoff MB, Sziklas JL (1975) 99^m Tc Polyphosphate bone imaging in Legg-Perthes disease, Radiology 115: 407-413
12. Ebel KD, Treves S (1985) Pädiatrische Nuklearmedizin. In: Hundeshagen H (red von) Nuklearmedizin. Springer, Berlin Heidelberg New York Tokyo (Handbuch der medizinischen Radiologie, Bd XV/3, S 465-486)
13. Engelhardt P, Kaufmann L (1982) Synopsis diagnostischer und prognostischer Begriffe beim Morbus Perthes. Orthopäde: 11: 3-10
14. Engelhardt P (1985) Die Spätprognose des Morbus Perthes: Welche Faktoren bestimmen das Arthroserisiko? Z Orthop 123: 168-181
15. Exner GU, Schreiber A (1986) Wachstumsretardierung und Aufholwachstum bei Morbus Perthes. 2. Orthopäd 124: 192-195
16. Fotter R, Lammer J, Ritter G (1982) Szintigraphische 5-Jahres-Studie bei Kindern mit Morbus Perthes. Fortschr Röntgenstr 137: 141-146
17. Girdany BR, Osman MC (1968) Longitudinal growth and skeletal maturation in Perthes' disease. Raidol Clin North Amer 6: 245-215
18. Gordon J, Peters AM, Nunn R (1987) The symptomatic hip in childhood: Szintigraphic findings in the presence of a normal radiograph. Skeletal Radiol 16: 383-386
19. Green NE, Beauchamp RD, Griffin PP (1981) Epiphyseal Extrusion as a Prognostic Index in Legg-Calvé Perthes Disease. J Bone Jt Surg 63 A: 900-905
20. Harrison MHM, Turner MH, Jacobs P (1976) Skeletal immaturity in Perthes' disease. J Bone Joint Surg 58 B: 37-40
21. Heuck A, Lehner K, Schittich I, Reiser M (1988) Die Wertigkeit der MR für Diagnostik, Differentialdiagnostik und Therapiekontrolle des Morbus Perthes Fortschr Röntgenstr 148 (2): 189-194
22. Heuck A, Reiser M, Rupp N, Lehner K, Erlemann R (1987) Die Darstellung der Femurkopfnekrose in der MR-Tomographie. Fortschr Röntgenstr 146 (2): 191-195
23. Heuck FHW, Treugut H (1984) Die „Hüftkopfnekrose" bei metabolischen und hormonellen Osteopathien - eine radiologisch-morphologische Analyse. Radiole 24: 319-337
24. Hirohashi K (1980) Perthes disease. A classification bases of the extent of epiphyseal and methaphyseal involvment. Internat Orthop (SIGOT) 4: 44-55
25. Kamhi E, Mac Ewan GD (1975) Osteochondritis dessecans in Legg-Calvé Perthes disease. J Bone Joint Surg 57 A: 506-509

26. Katz JF, Siffert S (1977) Skeletal maturity in Legg-Calvé-Perthes disease. Internat Orthop (SICOT) 1: 227-230
27. Landin LA, Danielsson LG, Wattgärd C (1987) Transient synovitis of the hip. Its incidence, epidemiology and relation to Perthes' disease. J Bone Joint Surg (Brit) 69 B (2): 238-242
28. Lee REJ, Golding JSR, Serjeant GR (1981) The radiological features of avascular necrosis of the femoral head in homozygous sickle cell disease. Clin Radiol 32: 205
29. Legg AT (1910) An obscure affection of the hip joint. Boston med Surg J 162: 202-204
30. Littrup PJ, Aisen AM, Braunstein EM et al. (1985) Magnetic resonance imaging of femoral head development in roentgenographically normal patients. Skeletal Radiol 14: 159-163
31. Meyer J (1964) Dysplasia epiphysealis capitis femoris: A clinical-radiological syndrom and its relationship to Legg-Calvé-Perthes disease. Acta orthop Scand 34: 183-197
32. Mintowt-Czyz W, Taylor K (1983) Indication for weight relief and containment in the treatment of Perthes' disease. Acta orthop Scand 54: 439-445
33. Mitchell DG, Rao VM, Dalinka MK, Spritzer CE, Alavi A, Steinberg M, Fallon M, Kressel H (1987) Femoral head avascular necrosis: correlation of MR amaging, radiographic staging, radionuclide imaging and clinical findings. Radiology 162: 709-715
34. Orzincolo C, Castaldi G, Scutellari PN, Bariani L, Pinca A (1986) Aseptic necrosis of femoral head complicating thalassemia. Skeletal Radiol 15: 541-544
35. Ozonoff MB, Ziter FMH jr (1987) The femoral head noth. Skeletal Radiol 16: 19-22
36. Patriquin HB, Camerlain M, Trias A (1984) Late sequelae of juvenile rheumatoid arthritis of the hip: A follow-up study into adulthood. Pediatr Radiol 14: 151-157
37. Perlmutter N, Ferster A, Hauzeur JPH, Lamoureux J, Pasteels JL, Segebarth C (1986) Magnetic resonance of ischemic bone necrosis. Pediatr Radiol 16: 350 Abstract 23 rd Congress of ESPR
38. Perthes G (1910) Über Arthritis deformans juveniles. Dtsch Z Chir 106: 111-159
39. Poznanski AK (1987) Hip disorders in children. In: Bones-Joints-Soft Tissues-Abstracts. 19th International Diagnostic Course, Davos, pp 122-126
40. Reiser M, Rupp N, Stetter E (1983) Erfahrungen mit der NMR-Tomographie des Skelettsystems. Fortschr Röntgenstr 139: 365-372
41. Ritter G (1982) Der Morbus Perthes in der Szintigraphie - Frühdiagnose, Verlauf und therapeutische Konsequenzen. Z Orthop 120: 850-859
42. Rupp N, Reiser M, Hipp E, Heller H, Lukas P, Allgauer B, Hawe W (1985) Diagnostik der Knochennekrose durch magnetische Resonanz-(MR)-Tomographie. Fortschr Röntgenstr 142 (2): 131-137
43. Salter RB (1970) Textbook of disorders and injuries of the muscular skeleton system. William & Wilkens, Baltimore
44. Schmitz B (1985) Die Lateralisation des Hüftkopfes - ihre Bedeutung für die Pathogenese, Diagnose, Therapie und Verlauf der Perthes'schen Erkrankung. Z Orthop 123: 156-162
45. Scoles PV, Yoon YS, Makley JT, Kalamchi A (1984) Nuclear magnetic resonance imaging in Legg-Calvé-Perthes disease. J Bone Joint Surg (Am) 66 A: 1357-1363
46. Siegling CW, Endert G, Ritter H, Schumann E (1984) Die Bedeutung der radiologischen Diagnostik bei komplexer Untersuchung von Femurkopfkernnekrosen. Radiologe 24: 313-318
47. Silvermann FN (1985) Lesions of the femoral neck in Legg-Perthes-disease. AJR 144: 1249-1254
48. Snyder CR (1975) Legg-Perthes-Disease in the young hip-does it necessarily do well? Bone JT Surg 57 A: 751-759
49. Stulberg SD, Cordell LD, Harris WH, Ramsey PL, Mac Ewen CD (1975) Unrecognized childhood hip disease: a major cause of idiopathic osteoarthritis of the hip. In: The Hip, Mosby, St. Lous. pp 212-228
50. Tönnis D (1978) Hüftluxation und Hüftkopfnekrose. Bücherei der Orthopäden, Bd. XXI. Enke, Stuttgart
51. Tröger J (1983) Besonderheiten der Röntgendiagnostik der Synchondrosis ischiopubica und des Femurkopfes beim Kind. Radiologe 23: 59-65
52. Zieger M, Dörr U, Schulz RD (1987) Ultrasonography of hip joint effusions. Skeletal Radiol 16: 607-611

Gelenke

I. Joppich und Th. Diehm

INHALT

1	Anatomie der Gelenke	553
2	Radiologisches Erscheinungsbild der Gelenke	554
3	Gelenkveränderungen	556
3.1	Angeborene Fehlbildungen	556
3.2	Kongenitale Dislokationen	556
4	Entzündliche Gelenkveränderungen	558
4.1	Arthritis – Allgemeine Betrachtung	558
4.2	Akute transitorische Synovitis der Hüfte – Coxitis fugax	559
4.3	Bakterielle Arthritis	560
4.4	Juvenile rheumatoide Arthritis	560
4.5	Bursitis	561
5	Traumatische Gelenkveränderungen	561
5.1	Allgemeines, Diagnostik	561
5.2	Luxationen	562
5.2.1	Luxationen der oberen Extremität	562
5.2.2	Luxationen der unteren Extremität	563
5.3	Epiphysenläsionen	563
5.3.1	Epiphysiolyse	563
5.3.2	Epiphysenfrakturen	563
5.3.3	Wachstumsstörungen	564
5.3.4	Crush-Trauma	564
5.3.5	Kondylusabrisse	564
5.3.6	Übergangsfrakturen	565
5.3.7	Battered-child-Verletzungen	565
5.4	Flake fractures	566
5.5	Geburtsverletzungen	566
5.6	Gelenkerguß: Hämarthros – Hämophilie	568
6	Tumoröse Gelenkveränderungen	569
6.1	Tumoren	569
6.2	Zysten	569
6.3	Ganglien	569
7	Degenerative Gelenkveränderungen	569
	Literatur	570

1 Anatomie der Gelenke

Gelenke stellen die differenzierteste Form von Knochenverbindungen dar. Nach internationaler Nomenklatur wird unterschieden in faserige, knorpelige und gelenkige Knochenverbindungen. Zu den bindegewebigen Verbindungen zählen Syndesmosen, die weder Gelenkknorpel noch Kapsel aufweisen, desweiteren die Sutura als Verbindung angrenzender Knochenareale durch straffe Bandmassen wie z. B. Schädelknochen. Bei dieser Form der Knochenverbindung kommt es im Laufe der Entwicklung normalerweise zur knöchernen Verschmelzung.

Die knorpeligen Verbindungen unterscheiden sich nach der Art des morphologischen Aufbaues in Synchondrosen, bestehend aus hyalinem Knorpel mit sekundärer Verknöcherung und sog. Symphysen, die vorwiegend aus Faserknorpel bestehen, wie sie in den Zwischenwirbelscheiben und der Schambeinfuge vorzufinden sind. Im Gegensatz zu den o. g. Formen von morphologischen Verbindungen angrenzender Knochenstrukturen, die primär eine Stabilisierung bewirken sollen und daher nur eine minimale oder begrenzte Beweglichkeit ermöglichen, gestattet eine Gelenkanlage eine funktionell weiterreichende Mobilität. Ein derartiges Gelenk setzt sich zusammen aus der Gelenkfläche, die meist von hyalinem Knorpel, seltener von Faserknorpel überzogen ist. Die Dicke des Gelenkknorpels ist bei einzelnen Gelenken sowie auch innerhalb desselben Gelenkes unterschiedlich ausgeprägt. Diese Knorpelschicht ermöglicht aufgrund ihrer Verformbarkeit die Anpassung an die gegeneinander bewegten Gelenkkörper zur Schaffung einer maximalen Berührungsfläche zwischen Gelenkenden mit der Möglichkeit einer Druckverteilung bei Belastung. Weiterer Baustein ist die Gelenkkapsel als Verbindung von Skelettanteilen und Begrenzung des Gelenkinnenraumes gegen die Umgebung. Sie besteht aus einer äußeren Membrana fibrosa und der inneren Schicht der Membrana synovialis, die sowohl nerven- als auch gefäßreich ist. Diese Membrana synovialis gleicht im Aufbau den serösen Häuten und besitzt wie diese die Möglichkeit zur Sezernierung und Resorption. Bei Imbalance dieser beiden Funktionen kommt es zur Ergußbildung. Die eigentliche Gelenkhöhle ist ein spaltförmiger Raum, ausgefüllt von Synovia, einer schleimigen Flüssigkeit, die vor allem der Ernährung des Gelenkknorpels dient (Abb. 1).

Neben den aufgeführten primären Gelenkbe-

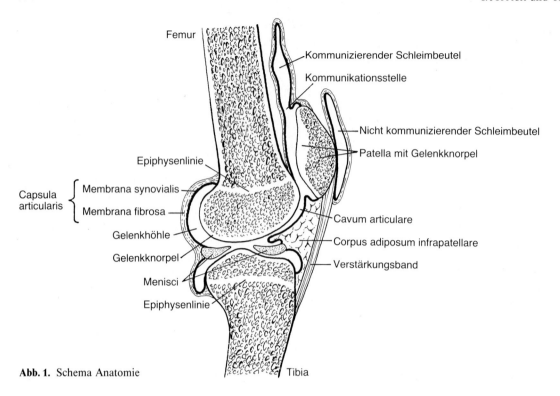

Abb. 1. Schema Anatomie

standteilen gibt es noch weitere Elemente in Form von Disci und Menisci articularis, aufgebaut aus derbem Bindegewebe, die als Puffer- oder Ausgleichsgewebe bei inkongruenten Gelenkflächen dienen, desweiteren faserige Schleimbeutel, die manche Gelenkpfanne vergrößern, sowie Schleimbeutel, die das Gleiten von Sehnen und Muskeln und das gegenseitige Verschieben benachbarter Gewebsschichten ermöglichen. Unter Berücksichtigung der beteiligten Skelettanteile sowie dem Grade der Beweglichkeit, der anatomischen Form der Gelenkkörper und der Bewegungsachsen kann eine Einteilung der Gelenke erfolgen in:

- einfaches Gelenk - an der Gelenkbildung sind mehr als 2 Skelettelemente beteiligt, z. B. Ellbogengelenk.
- Kugelgelenk mit Bewegungsmöglichkeit in allen 3 Ebenen des Raumes, z. B. Schultergelenk.
- Walzengelenk - es gestattet nur Bewegungen in einer Ebene, Variationen sind das Scharnier- bzw. Radgelenk, z. B. Ellen-Oberarmgelenk bzw. Ellen-Speichengelenk.
- Ellipsoidgelenk mit Bewegungsmöglichkeit um 2 oder 3 Hauptachsen bei elliptischen Gelenkflächen, z. B. Handwurzelgelenk.
- Sattelgelenk, analoge Bewegungsmöglichkeit wie beim Ellipsoidgelenk, z. B. Handwurzel-Mittelhandgelenk des Daumens.
- ebenes Gelenk - plane Gelenkflächen artikulieren, z. B. Zwischenwirbelgelenke der Halswirbelsäule.

2 Radiologisches Erscheinungsbild der Gelenke

Die röntgenologische Darstellung der Gelenke beinhaltet routinemäßige Aufnahmen in zwei senkrecht zueinander stehenden Ebenen, die in der Zusammenschau einen dreidimensionalen Eindruck erlauben. Bei paarig angelegten Knochenverbindungen kann der Seitenvergleich unter den gleichen Aufnahmebedingungen für die Diagnosefindung hilfreich sein. Die Arthrographie als invasives diagnostisches Vorgehen mit positiven oder negativen Kontrastmitteln wird in der Pädiatrie nur in Ausnahmefällen durchgeführt. Sehr gute morphologische Einblicke gestatten neben der Computertomographie der Gelenke insbesondere auch die Sonographie mittels der hierfür verfügbaren modernen Geräte.

Trotz mannigfacher Projektionsmöglichkeiten bringt die Nativdiagnostik der Gelenke, insbesondere beim Säugling und jungen Kleinkind, nicht selten weit weniger Aufschlüsse als man es aufgrund klinischer Symptome erwarten würde. Ursache hierfür ist die radiographische Gleichwertigkeit der an der Gelenkbildung beteiligten Gewebsstrukturen. Knorpel kann aufgrund seiner Bindegewebsdichte nicht vom angrenzenden Weichteilgewebe (Muskulatur, Sehnen, Bänder, Gelenkflüssigkeit) unterschieden werden.

Durch seine geringe Dichte und niedrigere Ordnungszahl ermöglicht artikuläres Fettgewebe durch die stärkere Schwärzung des Films eine befriedigende Abgrenzung gegenüber den übrigen „wasserdichten" Gelenkbestandteilen.

Neben dem bisher Genannten prägt die Skelettreife eindrucksvoll das röntgenologische Erscheinungsbild des dargestellten Gelenkes. Die radiologische „Weite des Gelenkes" variiert in den einzelnen Altersgruppen erheblich, entsprechend der Größenzunahme der Knochenkerne in den gelenkangrenzenden Epiphysen (Abb. 2).

Gelegentlich beobachtet man bei Thoraxaufnahmen von Säuglingen und jüngeren Kleinkindern eine sichelförmige Luftkontrastierung im Schultergelenk (Abb. 3). Es handelt sich dabei um das sog. Vakuumphänomen durch Eindringen von Sauer-

Abb. 2a-d. Die radiologische Weite des Gelenkspaltes abhängig vom Lebensalter, dargestellt am Kniegelenk. **a** Frühgeborenes, **b** reifes Neugeborenes, **c** 2 Jahre, **d** 5 Jahre

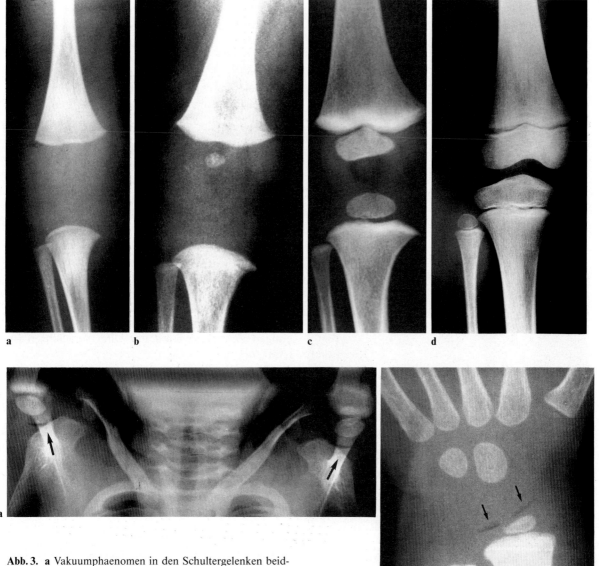

Abb. 3. a Vakuumphaenomen in den Schultergelenken beidseits, **b** im Handgelenk (M. DOWN)

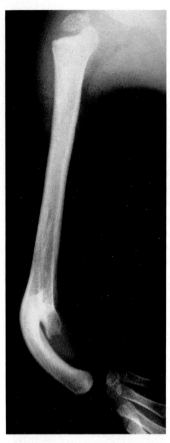

Abb. 4. Kongenitale Ankylose des Ellenbogengelenks mit humeroulnarer und humeroradialer Synostose bei partieller Aplasie des Radius

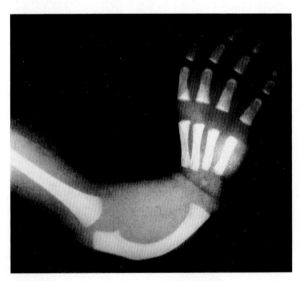

Abb. 5. Radiusaplasie: Fehlen des Humeroradial-, Radioulnar- und Radiocarpal-Gelenkes, sekundäre Ulnaverkrümmung, Aplasie des 1. Strahls der Hand

stoff und Kohlendioxyd aus dem periartikulären Gewebe in den Gelenkinnenraum bei abrupter Überdehnung des Gelenkes durch Abduktion und gleichzeitigem Abfall des Gelenkinnendruckes. Am zweithäufigsten ist das Vakuumphänomen in den Hüftgelenken anzutreffen. Auch hier ist der auslösende Mechanismus eine rasche und starke Abduktion. Das Vakuumphänomen ist ein natürliches, passageres Ereignis und klinisch bedeutungslos. Das eingedrungene Gas wird innerhalb kurzer Zeit resorbiert bzw. durch Flüssigkeit ersetzt.

3 Gelenkveränderungen

3.1 Angeborene Fehlbildungen

Gelenkaplasie: Die Gelenkaplasie oder kongenitale Synostose basiert auf einer sehr frühen Differenzierungsstörung der Gliedmaßenentwicklung und ist meist mit anderen Mißbildungen des entsprechenden Skelettabschnittes vergesellschaftet (Abb. 4, 5).

Gelenkaplasien sind insgesamt selten. Etwa 100 Fälle von Aplasien des Ellenbogengelenkes sind in der Literatur dokumentiert [12]. Da es sich beim Ellenbogengelenk um drei Einzelgelenke handelt, sind dementsprechend auch verschiedene Synostosen möglich. Die Aplasie des proximalen Radioulnargelenkes tritt häufiger auf als die humeroulnare - bzw. humeroradiale Synostose. Neben doppelseitigem Auftreten ist die familiäre Häufung bekannt. Das männliche Geschlecht ist häufiger betroffen als das weibliche. Nach dem Grad der Synostose sowie der zugrundeliegenden Ursache lassen sich 2 Arten unterscheiden:

Typ I – Es liegt eine unvollständige Entwicklung des Radiusköpfchens vor, das über eine Strecke von einigen Zentimetern mit der Ulna verwachsen ist (Abb. 6a).

Typ II – Das Radiusköpfchen ist kongenital disloziert und die Synostose liegt im Bereich der Tuberositas. Die Gesamtausdehnung der Verknöcherung ist im Vergleich zum Typ I kurzstreckiger (Abb. 6b).

Die Synostosen können sich mit zunehmendem Lebensalter durch Mitverknöcherung der Membrana interossea ausdehnen.

3.2 Kongenitale Dislokationen

Luxationen bzw. Dislokationen betreffen in der Mehrzahl der Fälle nur ein Gelenk, jedoch sind multiple kongenitale Dislokationen als Teilsympto-

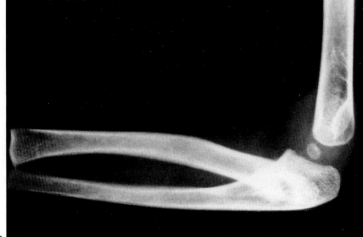
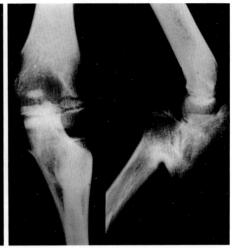

Abb. 6. a Radiolulnare Synostose Typ I, **b** radioulnare Synostose Typ II

me verschiedener Syndrome bekannt. Charakteristisches Beispiel hierfür wäre das Larsen-Syndrom mit der Kombination aus Luxation im Ellenbogen sowie im Knie- und Hüftgelenk, verbunden mit der charakteristischen Facies und fakultativ auftretenden Wirbelkörperanomalien. Auch bei der Arthrogryposis multiplex trifft man neben den typischen Gelenkversteifungen ein- oder beidseitige Hüftluxationen sowie Luxationen im Knie- und Ellenbogengelenk (Abb. 7). Zu nennen wäre ferner das Cornelia-de-Lange-Syndrom mit Radiusluxation und Klinodaktylie. Unter Klinodaktylie versteht man eine Fingerdeviation im Interphalangealgelenk. Am häufigsten ist der Kleinfinger betroffen. Die Klinodaktylie kann mit einer Brachymesophalangie, Pseudo- und Zapfenepiphysen vergesellschaftet sein, daneben bedingen auch akzessorische Phalangen die Deviation wie z. B. der triphalangeale Daumen (Abb. 8).

Als prädisponierende Faktoren, die zur kongenitalen Luxation führen, sind Dysplasien der Gelenke anzusehen, so daß der Gelenkschluß nicht gewährleistet ist und bereits physiologische Bewegungsabläufe zur Dislokation führen. Daneben werden auch intrauterine Zwangshaltungen als auslösender Faktor diskutiert. Abzugrenzen sind diese Fehlstellungen der Gelenkflächen von den sekundären Luxationen durch Geburtstraumen, wie z. B. im Schultergelenk durch eine obere Plexuslähmung mit hieraus resultierender mangelhafter muskulärer Fixierung des Humeruskopfes in der Schulterblattpfanne und nachfolgender Luxation des Humeruskopfes nach unten und zur Seite. Im Röntgenbild ist die Distanz der proximalen Humerusmetaphyse zur Fossa glenoidalis vergrößert (Abb. 9). Differentialdiagnostisch ist hier eine Abgrenzung gegenüber Erguß bzw. Pyarthros von entscheidender Bedeutung. Die durch Flüssigkeit oder Eiter bedingte Fehlstellung und Gelenkspalterweiterung wäre als sog. Distensionsluxation zu bezeichnen. Die angeborene Luxation des Ellenbogengelenkes tritt fast ausschließlich als Radiuskopfluxation auf (Abb. 5). Die Verrenkung erfolgt entweder nach vorn oder hinten, so daß die Diagnose allein durch eine a. p.-Aufnahme häufig nicht gestellt werden kann. Zur Diagnosefindung führt hierbei die seitliche Aufnahme des Ellenbogengelenkes. Sehr selten wird eine Luxation sowohl von Radius als auch Ulna vorgefunden. Voraussetzung hierfür sind erhebliche Fehlbildungen der artikulierenden Skelettanteile und ungenügende Fixierung durch den Kapselapparat. Die kongenitale Hüftluxation stellt streng betrachtet eine statisch ausgelöste postnatale Deformierung dar, die in 3 Stufen abläuft. Aus einer primären Dysplasie entsteht eine Subluxation und letztlich die manifeste Luxation. Eine Valgisierung und Antetorsion begünstigt ihre Entstehung. Eine Sonderform der Hüftluxation stellt die Imbalanceluxation bei Patienten mit Meningomyelozelen als Ausdruck eines gestörten muskulären Gleichgewichtes am Hüftgelenk dar. Durch erhöhten Tonus der Hüftflexoren und Adduktoren resultiert eine Antetorsion im Gelenk, die die Luxationsneigung begünstigt.

Das angeborene Genu recurvatum muß als Vorstufe der angeborenen Knieluxation angesehen

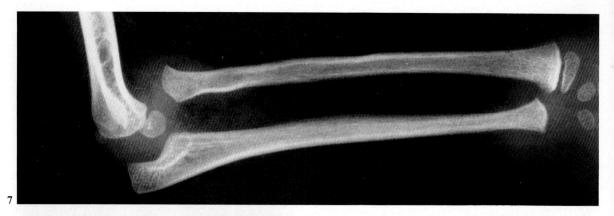

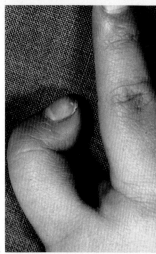 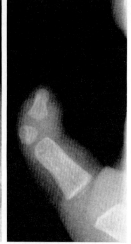

Abb. 7. Kongenitale Radiusluxation bei Arthrogryposis multiplex

Abb. 8a, b. Triphalangealer Daumen. Deviation in den interphalangealen Gelenken

Abb. 9. Geburtstraumatische Plexuslähmung mit sekundärer Luxation des rechten Humeruskopfes

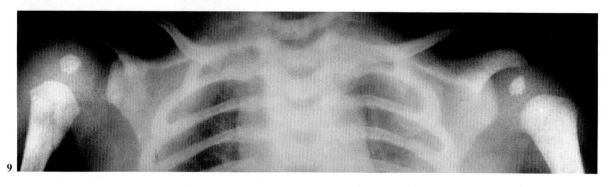

werden, wobei sich aus einer pathologischen Überstreckbarkeit des Gelenkes später eine Luxation manifestiert. Meist ist die Tibia nach ventral verlagert, beidseitiges Auftreten ist häufiger zu beobachten. Kommt es zur totalen Luxation der Tibia, resultiert auch ein seitlicher Stabilitätsverlust im Kniegelenk (Abb. 10).

4 Entzündliche Gelenkveränderungen

4.1 Arthritis – Allgemeine Betrachtung

Die Arthritis stellt eine Schädigung der Synovialmembran eines Gelenkes als Reaktion auf infektiöse, toxisch-entzündliche, allergische und biochemisch-endokrine Noxen dar. Die Synovialmembran des betroffenen Gelenkes reagiert mit Hyperämie, Exsudation und Proliferation. Als Folge der Hyperämie kommt es zum Gelenkerguß mit kapsulärem und periartikulärem Ödem. Die Proliferation manifestiert sich in Form einer Wucherung der synovialen Membran sowie einer Dickezunahme der fibrösen Kapsel.

Nach DIHLMANN [11] stellen sich die pathomorphologischen Vorgänge röntgenologisch wie folgt dar:
- arthritische Weichteilzeichen,
- arthritische Kollateralphänomene,
- arthritische Direktzeichen.

Die arthritischen Weichteilzeichen entsprechen einer Volumenzunahme im Gelenkinnenraum oder im periartikulären Bereich. Ihre Erkennbarkeit hängt von den anatomischen Gegebenheiten ab. So sind bei einzelnen Gelenken, wie z. B. dem Sternoklavikular- oder dem Sarkoiliakalgelenk, keinerlei Weichteilzeichen zu beobachten, anders am Knie- und Ellbogengelenk, wo bereits eine Volumenzunahme von wenigen Millilitern röntgenologisch erfaßt werden kann. Ferner sind die Weichteilzeichen gelegentlich altersabhängig. Die Weichteilzeichen treten im Zeitraum von wenigen Tagen bis Wochen nach Krankheitsbeginn auf.

Als arthritische Kollateralphänomene bezeichnet man röntgenologisch faßbare Veränderungen in der Umgebung entzündeter Gelenke, die Wochen bis Monate nach Krankheitsbeginn beobachtet werden und sich als fleckig subchondral und metaphysär gelegene Transparenzerhöhung darstellen. Ihre Entstehung basiert auf einer Störung des physiologischen Knochenumbaus im Rahmen der Entzündung sowie der Schmerz und/oder therapeutisch bedingten Immobilisation des entsprechenden Gelenkabschnittes.

Arthritische Direktzeichen treten im allgemeinen erst Monate bis Jahre nach Erkrankungsbeginn auf. Sie entstehen durch chondroosteolytische Prozesse, die zu subchondralen Spongiosaaufhellungen führen sowie durch den sog. Pannus, einem zellreichen fibrovaskulären Gewebe, das sich in den Gelenkrezessus bildet und auf die Knorpel-Knochengewebe vordrängt, dort zu Erosionen, Destruktionen, Mutilation und Dissektion führt. Erosion und Destruktion sind quantitative Unterschiede der Zerstörung des gelenkbildenen Knochens. Die Mutilation ist hauptsächlich an kleinen Gelenken anzutreffen. Kommt es zur Abstoßung eines nekrotischen Areals aus dem gelenkbildenden Knochen, so spricht man von Dissektion. Als Ausdruck des Gelenkknorpel-

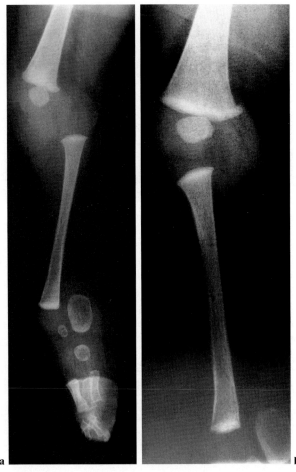

Abb. 10a, b. Luxation einer hypoplastischen Tibia im Kniegelenk und im Sprunggelenk bei Fibulaaplasie

abbaus resultiert eine Verschmälerung des radiologischen Gelenkspaltes. Fibröse oder knöcherne Ankylose sind die Endstadien der Arthritis. Bei Auflockerung oder Destruktion des Knorpel-Bandapparates stellen sich Gelenkfehlstellungen, Deviationen, Subluxationen und Luxationen ein.

4.2 Akute transitorische Synovitis der Hüfte – Coxitis fugax

Die flüchtige Coxitis tritt meist einseitig, selten beidseits auf und befällt Kinder zwischen einem Jahr und 14 Jahren. Ihre Ursache liegt überwiegend in toxisch-allergischen Reaktionen der Synovialmembran, viel seltener in akuten Infektionen. Sie beginnt akut oder schleichend mit Schmerzen und Bewegungseinschränkungen sowie charakteristi-

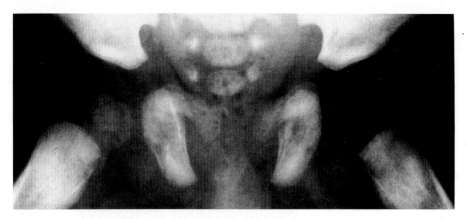

Abb. 11. Verkalkendes Hämatom nach geburtstraumatischer Epiphysenläsion

schem Hinken. Von immenser Wichtigkeit ist ihre Abgrenzung gegenüber dem Initialstadium der juvenilen rheumatoiden Arthritis sowie bakteriellen Arthritiden. Gedacht werden muß auch an die Möglichkeit der Frühmanifestation eines M. Perthes, dies inbesondere deshalb, da einige Kinder mit Coxitis fugax nach einer Latenz von wenigen Monaten die klinischen und röntgenologischen Zeichen einer aseptischen Hüftkopfnekrose aufweisen. DIHLMANN empfiehlt daher Patienten mit einer Coxitis fugax im Zeitraum von 2 Monaten nach Krankheitsbeginn einer neuerlichen Röntgenuntersuchung zu unterziehen.

4.3 Bakterielle Arthritis

Eine bakterielle Arthritis entsteht am häufigsten über eine hämatogene Ansiedlung der Bakterien in der Synovialmembran oder im subchondralen Knochenmark. Selten sind Verletzungen die Ursache der Bakterieninvasion. Häufigste Erreger sind Staphylokokken, insbesondere Staphylococcus aureus und Haemophilus influenza. Im Vordergrund stehen die Bakteriämien im Gefolge von Infekten der oberen Luftwege neben Pyodermien, bei Neugeborenen die purulente Omphalitis. Zu den seltenen Erregern sind die Salmonellen zu rechnen. Insbesondere bei Patienten mit Sichelzellanämie kann es neben der häufigeren Salmonellenosteomyelitis auch mal durch diese Erreger zur eitrigen Arthritis kommen. Die häufigere Manifestation bakterieller Arthritiden bei Säuglingen und Kleinkindern kann mit einer für diesen Lebensabschnitt wachstumsabhängig erhöhten Durchblutungsrate erklärt werden. Erstes Röntgensymptom ist oft eine erhebliche periartikuläre Weichteilschwellung durch das entzündliche Ödem. Die hierdurch bedingte Volumenzunahme führt nicht selten zu einer Fehlstellung der artikulierenden Gelenkanteile in Form einer Distensionsluxation. Je nach dem betroffenen Gelenk reichen bereits wenige Milliliter Ergußflüssigkeit aus, um diese Veränderungen erkennen zu lassen. Für die Differentialdiagnose wichtig ist die Abgrenzung dieser pathologischen Volumenzunahme, bedingt durch das initiale Ödem bei bakterieller Infektion gegenüber einem traumatischen Hämatom oder einer gelenknahe sich manifestierenden Osteomyelitis. So zeigt eine geburtstraumatische Femurepiphysenlösung als Folge der intraartikulären Blutung zunächst ebenfalls eine Femurdistension, ehe nach 10–14 Tagen das verkalkende Hämatom in Verbindung mit einer möglichen Periostreaktion auf diese Genese hinweist (Abb. 11). Nicht unerwähnt bleiben sollte die Möglichkeit einer iatrogen ausgelösten bakteriellen Arthritis, z. B. einer Coxarthritis als Komplikation nach Punktionen der V. femoralis bei Neugeborenen. CAFFEY [7] zitiert eine diesbezügliche Publikation von CHACA und ORTH, die bei 13 Patienten nach Femoralispunktion in den ersten Lebenstagen mit einer durchschnittlichen Latenzzeit von 10 Tagen Hinweise auf eine entzündliche Gelenkerkrankung fanden.

4.4 Juvenile rheumatoide Arthritis

Die juvenile rheumatoide Arthritis ist eine nicht seltene Erkrankung von Kindern und Jugendlichen unter 16 Jahren. Epidemiologisch ist mit einer Gesamthäufigkeit von 1–3 Erkrankungen auf 10 000 Kinder zu rechnen.

Pathogenese und Ätiologie sind unklar. Hereditäre Ursachen scheinen eine gewisse Rolle zu spielen, wofür das gehäufte Auftreten bestimmter HLA-Antigene spricht.

Tabelle 1. Subgruppen der juvenilen rheumatoiden Arthritis

Juvenile rheumatoide Arthritis
1. Systemischer Verlauf
   Still-Syndrom
2. Polyartikulär
   a) seronegative Form
   b) seronegative Form
3. Oligoartikulär
   a) Typ I Iridozyklitistyp
   b) Typ II Sakroiliitistyp

Pathologisch-anatomisch handelt es sich um eine chronische, nichteitrige Entzündung der Synovia. Die hyperplastische und verdickte Synovia breitet sich auf den Gelenkknorpel aus und führt zusammen mit dem begleitenden Erguß zur Gelenkschwellung. Im weiteren Verlauf der Erkrankung kommt es zu Gelenkknorpelerosionen bis zur Gelenkzerstörung.

Das Röntgenbild zeigt in der Frühphase lediglich eine gelenknahe Osteoporose. Später können destruierende Veränderungen mit Verschmälerung des Gelenkspaltes, Usuren bis hin zur Gelenkzerstörung folgen.

Nach dem klinischen Erscheinungsbild unterscheidet man 5 Untergruppen der juvenilen rheumatoiden Arthritis (Tabelle 1). Diese Unterteilung ist für die Diagnose, die Therapie und Prognose sinnvoll.

- Systemischer Verlauf - Still Syndrom. Häufigkeit je nach Autor zwischen 10 und 20%. Initialsymptome sind intermittierendes Fieber gelegentlich mit Begleitexanthem. Bei der Mehrzahl der Kinder bestehen Leber-, Milz- und Lymphknotenvergrößerungen. Die Arthritis kann Wochen oder Monate später auftreten. In 20-30% kann eine Herzbeteiligung als Peri- oder Myokarditis nachgewiesen werden.
- Polyartikulär. Weitgehend symmetrische Arthritis sowohl der großen als auch der kleinen Gelenke insbesondere der Fingergelenke. Meist sind 4-8 Gelenke betroffen.
- Seronegative-kindliche Form mit einer Häufigkeit von ca. 30-40%.
- Seropositive-adulte Form mit einer Häufigkeit von 5-10%.
- Oligoartikuläre Formen

Typ I - Iridozyklitistyp mit Krankheitsgipfel um das 3. Lebensjahr, überwiegend bei Mädchen. Betroffen sind die großen Gelenke wie Knie- und Sprunggelenk. Vergesellschaftet ist die Erkrankung die asymmetrisch auftritt häufig mit einer chronischen Iridozyklitis. Bei ca. 70% der Patienten sind antinukleäre Antikörper im Serum nachweisbar.

Typ II - Sakroiliitistyp. Zumeist sind Jungen zwischen 6 und 16 Jahren betroffen. Typisch ist eine Mon- oder Oligoarthritis mit Bevorzugung der großen Gelenke der unteren Extremitäten. Auch Kreuzschmerzen und Beschwerden im HWS-Bereich können vorkommen. Rund 90% der Erkrankten sind HLA B 27 positiv.

Die Arthritis kann die Iliosakralgelenke mit einbeziehen. Läßt sich die Mitbeteiligung röntgenologisch verifizieren, spricht man von einer juvenilen Spondylarthritis, der Übergang in einen M. Bechterew ist möglich.

4.5 Bursitis

Häufig tritt im Rahmen einer Arthritis eine Bursitis auf. Der entzündlich veränderte Schleimbeutel stellt sich im Röntgenbild in Form einer weichteildichten Verschattung dar. Eine Besonderheit im medialen Kniegelenksbereich stellt die Popliteazyste oder Baker-Zyste dar. Sie beruht auf der Kommunikation der Bursa gastrocnemio-semimembranosa mit der Synovia des Kniegelenkes. Im Verlauf einer rheumatoiden Arthritis oder einer Synovialitis und bei Erkrankungen mit chronischem Gelenkerguß wurde ihr Auftreten beobachtet. Ihr Entstehen beruht möglicherweise auf einem Ventilmechanismus, der den Übertritt von Synovia in die Bursa erlaubt. Daneben werden insbesondere im Kindesalter Kapselanomalien als prädisponierende Faktoren diskutiert. Die Baker-Zyste ist üblicherweise asymptomatisch (s. auch Abschn. 6.3).

5 Traumatische Gelenkveränderungen

5.1 Allgemeines, Diagnostik

Traumatische Gelenkschwellungen unterscheiden sich radiologisch nicht von denen entzündlicher Genese, Gelenkspaltverbreiterungen und vermehrte Weichteilzeichnungen sind unspezifische Röntgenhinweise. Osteochondrale Ausrisse oder knorpelige freie Gelenkkörper sind in Abhängigkeit vom Ossifikationsalter der Kinder meist nicht sichtbar.

Zur Diagnose traumatischer Gelenkläsionen ist stets die Röntgenaufnahme des Gelenkes in 2 Ebenen nötig. Die Computertomographie zur Gelenkergußdiagnostik bei Kleinkindern hilft kaum weiter. Die Ultraschalldiagnose ermöglicht die Erkennung auch kleinerer Ergüsse in jeder Altersgruppe, weniger hilfreich ist sie bezüglich differentialdiagnostischer Überlegungen.

5.2 Luxationen

Die Luxation ist eine Dislozierung der durch ein Gelenk miteinander verbundenen Knochenenden aus ihrer normalen Stellung. Sie geht zumindest mit einer Kapseldehnung, meist aber mit einer Kapsel- oder Bandzerreißung einher. Durch die schmerzhafte Fehlhaltung des Gelenkes sind Röntgenaufnahmen in exakter anterior-posteriorer und seitlicher Ebene nicht immer möglich, so daß ohne Vergleichsaufnahmen der Gegenseite gelegentlich diagnostische Schwierigkeiten bestehen können. Das gilt insbesondere bei noch nicht ossifizierten Stadien des Knochenwachstums. Auch Subluxationen (Beispiel: Subluxatio capituli radii Chassaignac) entziehen sich in ihrem typischen Verletzungsalter des Kleinkindes der radiologischen Diagnostik. In Zweifelsfällen sind zusätzlich schräge oder halbschräge Aufnahmen oder Durchleuchtungen, manchmal sogar in Narkose, unverzichtbar.

Luxationen und Subluxationen sind letztlich an allen Gelenken möglich.

5.2.1 Luxationen der oberen Extremität

Sternoklavikulargelenk: selten, differentialdiagnostisch muß eine mediale Klavikulafraktur abgegrenzt werden.

Akromioklavikulargelenk: meist Pseudoluxation bei erhaltenem Bandapparat: die Klavikula disloziert aus dem Periostschlauch.

Schulterluxation: meist traumatisch, habituell bei Kindern selten. Auffällig ist die deformierte Schultersilhouette, der Humeruskopf liegt vor der Pfanne oder in der Axilla.

Ellenbogen: Die häufigste Verrenkungverletzung im Kindesalter ist die Subluxation des Radiusköpfchens. Ihr geht typischerweise ein ruckartiger Zug am Arm des an der Hand gehaltenen und stolpernden Kleinkindes voraus, wonach der Arm schlaff, wie gelähmt, offenbar schmerzhaft geschont, herabhängt. Dabei rutscht das noch nicht ausgeformte Radiusköpfchen unter das Ligamentum anulare radii, wo es in Pronationsstellung festhängt (Pronation douloureuse). Eine Röntgenuntersuchung ist unnötig und unergiebig. Nach Reposition ist der Arm sofort wieder frei beweglich.

Bei der späteren Radiusköpfchenluxation, isoliert oder zusammen mit einer Ulnaschaftfraktur als „Monteggia-Fraktur", zerreißt das Ligamentum anulare radii häufig und löst das radioulnare Gelenk auf, so daß eine fortbestehende Fehlposition des proximalen Radius zur Beugehemmung führt (Abb. 12).

Die Luxation des humeroulnaren Gelenkes nach dorsal, selten lateral ist häufig mit einem Abriß des Epicondylus ulnaris humeri (Ansatz der Armbeugen) kombiniert, der in den aufgeklappten Gelenkspalt springt (Abb. 13).

Handgelenk- und Fingergelenkluxation: sie sind sehr selten, klinisch und radiologisch diagnostisch unproblematisch.

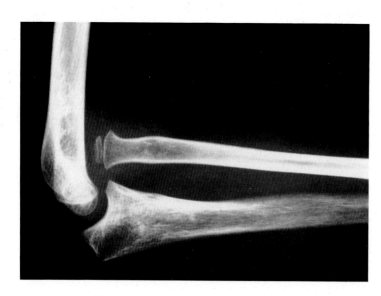

Abb. 12. Traumatische Luxation des Radius im humeroradialen und radioulnaren Gelenk, in der Regel mit Zerreißung des Ligamentum anulare radii und Perforation des Radiusköpfchens durch die Gelenkkapsel in die umgebenden Weichteile einhergehend

Gelenke

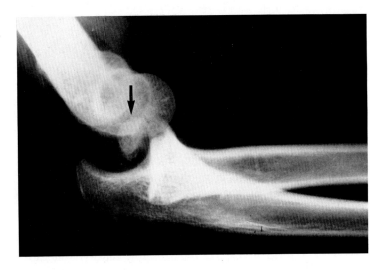

Abb. 13. Luxation des Unterarmes im humeroulnaren Gelenk nach dorsal. Meist gleichzeitiger Abriß des Epicondylus ulnaris humeri durch Überdehnung der Armbeuger und Luxation in den Gelenkspalt *(Pfeil)*

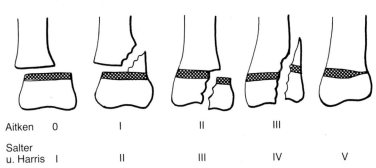

Abb. 14. Einteilung der Epiphysenverletzungen nach AITKEN und SALTER u. HARRIS

Aitken   0   I   II   III
Salter u. Harris   I   II   III   IV   V

5.2.2 Luxationen der unteren Extremität

Hüftluxationen kommen kongenital dysplastisch oder traumatisch vor.

Traumatisch: durch starke direkte Gewalteinwirkung, meist nach dorsal, das betroffene Bein wird in Innenrotation und Beugung gehalten. Die radiologische Diagnose ist einfach.

Patella: häufig habituell im Wachstumsalter bei nicht ausreichend straffem Bandapparat, in der Regel nach lateral. Bei häufigen Rezidiven, insbesondere mit begleitendem Erguß bei kleinsten knöchernen Ausrissen, droht eine Chondropathie der Patella.

Luxationen in den Sprung- oder Fuß-/Zehengelenken kommen kaum vor.

5.3 Epiphysenläsionen

Epiphysenverletzungen können in einer Lösung der Physenlinie (Epiphysiolyse) in Form einer Aufklappung, einer seitlichen Verschiebung, einer Distraktion oder einer Stauchung (Crush-Trauma) bestehen und/oder mit einer zusätzlichen Fraktur kombiniert sein (Abb. 14).

5.3.1 *Epiphysiolyse*

In der Regel reichen die äußeren Lagen der Gelenkkapsel über die Epiphysenlinie bis zur Metaphyse, während die eigentliche Gelenkhöhle die Epiphysenlinie nicht erreicht. Insofern sind Epiphysiolysen nur bedingt Gelenkverletzungen, zumal die Lösung im metaphysären, nicht im epiphysären Bereich der Wachstumsfuge erfolgt. Radiologisch geht jedoch die normale Anatomie verloren, sind die korrespondierenden Gelenkflächen nicht in normaler Stellung zueinander oder ihr Abstand ist erweitert, die Weichteilkonturen durch Ödem und Hämarthros verdickt.

5.3.2 *Epiphysenfrakturen*

Epiphysenfrakturen sind zusätzliche Knochenbruchlinien, die von der Fuge in die Metaphyse (Schaftfraktur) oder in die Epiphyse (Gelenkfraktur) verlaufen. Die gebräuchlichsten Einteilungen nach dem Röntgenbild sind die von AITKEN sowie SALTER u. HARRIS (Abb. 14).

5.3.3 Wachstumstörungen

Jede Fraktur, in besonderem Maße aber die Epiphysenverletzung, kann posttraumatische Wachstumsstörungen nach sich ziehen. Diese betreffen entweder die Längsrichtung der Knochenachse oder/und den zeitlichen Ablauf des Wachstums. Es kann die gesamte Epiphyse involviert sein, wobei die Aktivität des Wachstumsknorpels erhöht oder vermindert bzw. gestopt sein kann, was zu einer Verlängerung oder Verkürzung des Knochens führt. Es kann aber auch nur ein Teil der Epiphyse betroffen sein, wobei das Wachstum asymmetrisch beschleunigt (selten) oder gebremst wird, woraus Achsabweichungen resultieren. Die Knorpeldefekte heilen knöchern aus, dabei verbindet eine knöcherne Brücke die Epiphyse mit der Metaphyse (Epiphysiodese).

Wird eine zusätzliche Dislokation nicht beseitigt, so entstehen Gelenkstufen oder Inkongruenzen der Gelenkfläche, die die freie Gelenkbeweglichkeit einschränken.

5.3.4 Crush-Trauma

Epiphysiolyse oder Epiphysenfraktur können auch durch eine axial wirkende Stauchungskraft verursacht werden. Frisch ist ein derartiges Crush-Trauma praktisch nicht erkennbar, therapeutisch nicht beeinflußbar, radiologisch sind erst die Spätfolgen durch vorzeitigen partiellen oder kompletten Verschluß der Wachstumfuge erkennbar.

5.3.5 Kondylusabrisse

Kondylenabrisse sind typische Gelenkfrakturen, die die Epiphyse als Aitken II- oder III-Frakturen in Längsrichtung kreuzen und durch Abscherung meist eine Stufe in der Gelenkfläche bilden (Abb. 15). Die komplizierte Gelenkmechanik von

Abb. 15. Condylus femoris-Fraktur Aitken III mit klaffendem Frakturspalt und konsekutiver Stufenbildung der Gelenkrolle

Abb. 16a, b. Condylus radialis humeri-Fraktur Aitken III mit stufenbildender Dislokation von mehr as 2 mm (Operationsindikation), häufig im seitlichen Bild deutlicher sichtbar

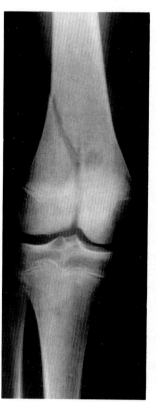
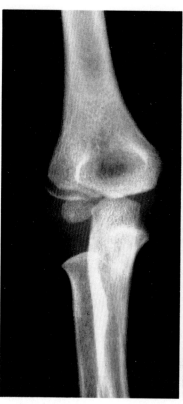
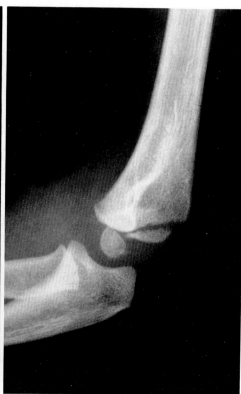

Gelenke

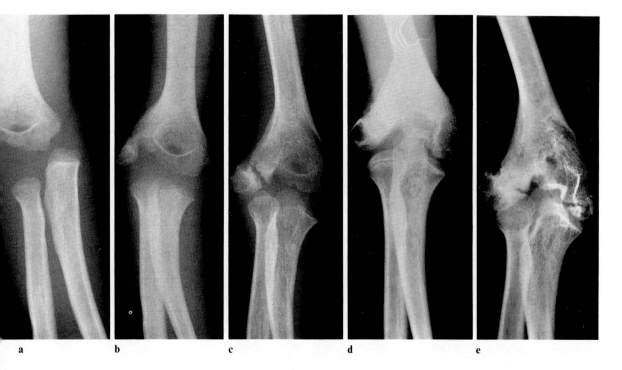

a   b   c   d   e

Abb. 17 a–e. Condylus radialis humeri-Fraktur Aitken III mit Dislokation und Rotation des Fragmentes. Die nichtbehandelte Fehlstellung ergibt eine schwere präarthrotische Deformierung, obwohl das Gelenk nach 17 Jahren praktisch ohne Bewegungseinschränkung ist. Aufnahmen am Unfalltag, nach 1 Monat, 8 Monaten, 5 Jahren, 17 Jahren

Scher- und Zugkräften ansetzender Muskelgruppen und Bandfesselungen halten zwar z. B. den frakturierten Condylus radialis humeri noch im „Gelenkbereich", kippen und drehen ihn aber in der Regel aus seiner Achse um oftmals nahezu 180°. Bei noch fehlender Knochenkerndarstellung ist dies radiologisch manchmal nur schwer oder gar nicht erkennbar. Die Fähigkeit des wachsenden Organismus ermöglicht gelegentlich trotz derartiger Dislokationen und Rotationen noch eine beschwerdefreie Beweglichkeit eines nicht statisch belasteten Gelenkes über einige Jahre, stellt aber naturgemäß eine schwere präarthrotische Deformität dar (Abb. 16, 17).

5.3.6 Übergangsfrakturen

Im Alter zwischen Jugendlichem und Erwachsenem bei schon partiellem physiologischen Fugenverschluß kommen vor allem an der distalen Tibiaepiphyse sog. Übergangsfrakturen vor. Es handelt sich um eine Kombination von Epiphysenlösung und Epiphysenfraktur, evtl. mit metaphysärem Keil mit insgesamt kompliziertem Frakturverlauf. Diese Frakturen werden nach ihrem Verlauf entweder als rein epiphysäre Fraktur oder mit zusätzlichem metaphysärem Keil auch twoplane- oder triplane-Fraktur genannt. Die Röntgendiagnose ist in der üblichen 2-Ebenen-Technik oft nicht ausreichend möglich, so daß zusätzlich die p. a.-Ebene oder ein axiales CT nötig ist.

5.3.7 Battered-child-Verletzungen

Bei Kindsmißhandlungen finden sich neben häufig gleichzeitig vorhanden subperiostalen Blutungen an den Diaphysen der langen Röhrenknochen und metaphysären Knochenabsprengungen vor allem epiphysäre Verletzungszeichen, meist gleichzeitig an mehreren Gelenken. Dabei handelt es sich um atypische Ossifikationen der Epiphysenbereiche, schwer zuzuordnende Deformierungen der radiologischen Gelenkkonturen durch subperiostal verkalkte Hämatome oder disloziert verheilte Knochenabsprengungen oder Ausrisse. Nicht selten sind beide Ellenbogengelenke oder proximale und distale Epiphyse am gleichen Knochen verletzt (Abb. 18, 19).

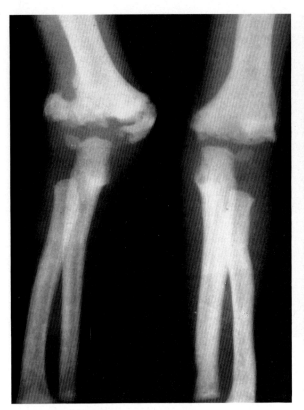

Abb. 18. Battered-child-Syndrom: schwere traumatische Deformierungen an beiden distalen Humerusepiphysen

5.4 Flake fractures

Flake fractures sind chondrale oder osteochondrale Abscherungen als Begleitläsion von Luxationen. Es sind rein epiphysäre Frakturen ohne Fugenbeteiligung. Häufig ist dies am Kniegelenk bei Patella-Luxationen der Fall, sei es an der medialen Patellaseite oder lateralen Femurrolle. Diese Verletzungen sind radiologisch oft nicht zu erfassen, gegebenenfalls nur im axialen Bild zu sehen. Häufig besteht ein Hämarthros. Sind im Punktat Fettaugen, so ist die Diagnose klinisch ausreichend sicher zu stellen.

5.5 Geburtsverletzungen

Geburtsverletzungen sind meist diaphysäre Frakturen, am häufigsten der Klavikula. In weniger als etwa 1/10 der Verletzungen finden sich jedoch Gelenkveränderungen inform von Epiphysenlösungen. Da bei Kindern Gelenkkapsel und Gelenkbänder sehr widerstandsfähig sind, kommt es kaum je zu Gelenkluxationen, sondern zu Ephiphysiolysen im

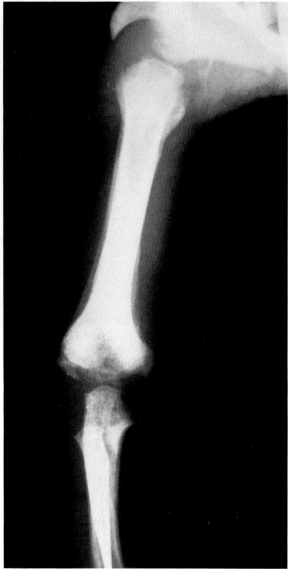

Abb. 19. Battered-child-Syndrom: gleichzeitige traumatische Schädigung der proximalen und distalen Humerusepiphyse

weniger stabilen Epiphysenknorpel. Nur selten sind metaphysäre Abrisse vorhanden (Salter-Harris II).

Bei der Erstuntersuchung wenige Stunden nach der Geburt sind die radiologischen Zeichen äußerst gering, häufig nur im Vergleich zur gesunden Seite festzustellen: Weichteilschwellungen, Gelenkspaltverbreiterung oder diskrete Vergrößerung des Abstandes der Metaphyse zu Bezugspunkten des Gelenkes.

Bei noch fehlenden Ossifikationszentren sind selbst stärkere Dislokationen radiologisch oft kaum zu erkennen; selbst wenn diese vorhanden sind,

Abb. 20a–c. Geburtstraumatische Lösung der proximalen Humerusepiphyse links, am 3. Tag geringe Gelenkspaltverbreiterung und Dislokation, nach 2 und 3 Wochen deutliche Kallusbildung als Zeichen der Epiphysiolysis, fortbestehende Fehlstellung der Metaphyse zur Gelenkpfanne

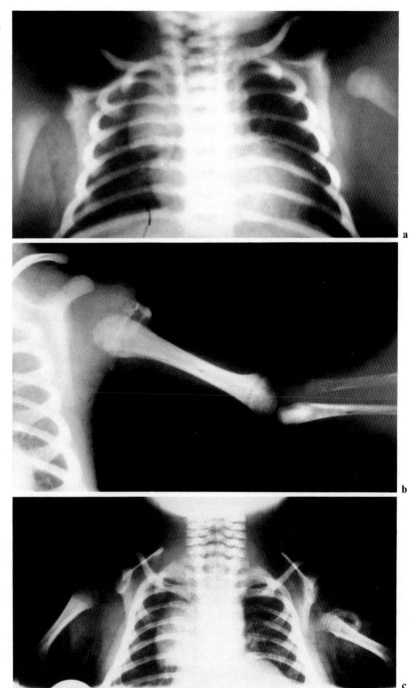

sind sie aber oft nur gering disloziert und somit auch schwer erfaßbar. Der unmittelbar posttraumatische Röntgen-Befund ist dann negativ. Erst durch das Auftreten des Kallus und der verkalkenden subperiostalen Hämatome nach ca. 8–10 Tagen ist dann die Epiphysenfraktur radiologisch zu objektivieren (Abb. 20).

Am häufigsten sind die proximalen und distalen Humerusepiphysen betroffen, gegebenenfalls ist radiologisch im Seitenvergleich eine gewisse Diaphysendislokation hinweisend, da die Epiphysenlösung direkt nicht darstellbar ist. Erst wenige Wochen später stellt sich etwa der Oberarmkopfkern größer entwickelt zusammen mit erheblicher Kallusbil-

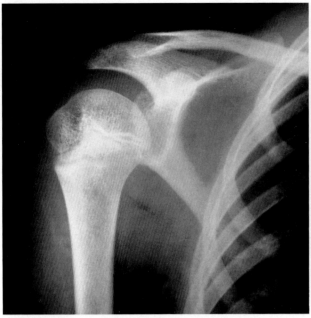 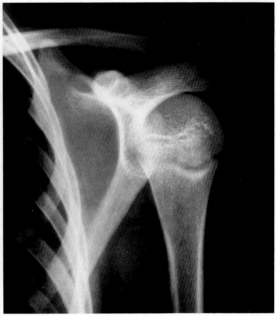

Abb. 21. Akute Blutung in das rechte Schultergelenk bei Haemophilie mit deutlicher Gelenkspalterweiterung im Seitenvergleich

dung dar. Gelegentlich kommen auch proximale oder distale Femurepiphysenlösungen vor, die radiologische Diagnostik ist ebenfalls anfangs nur unbefriedigend möglich.

5.6 Gelenkerguß: Hämarthros – Hämophilie

Gelenkergüsse können entzündlich oder hämorrhagisch sein, gelegentlich Begleiterscheinungen von Stoffwechselerkrankungen (z. B. Gicht). Blutige Ergüsse sind traumatisch bedingt oder entstehen im Rahmen einer Hämophilie. Am häufigsten ist das Kniegelenk betroffen. Radiologisch ist lediglich eine deskriptive, keine kausale Diagnose der Gelenkschwellung möglich. Es sei denn, daß im Rahmen von Bandverletzungen oder spontan reponierten Luxationen begleitende ossäre Verletzungen vorliegen. Bei entsprechendem Verdacht im Röntgenbild können Spezialaufnahmen, evtl. auch eine Tomographie, weiterhelfen. Freie Knochenschatten an atypischer Stelle erfordern eine diagnostische und therapeutische Arthroskopie bzw. Operation, wobei das Fragment exstirpiert oder bei entsprechender Größe mittels Fibrinkleber oder resorbierbarer Stifte refixiert werden muß. Ein Hämarthros muß durch Punktion oder Spülung entleert werden, da bei Kindern der Nähr- und Sauerstofftransport im Gelenkknorpel durch Diffusion erfolgt und Hämarthros und begleitende traumatische abakterielle Entzündung der Synovia zu Ernährungsschäden des Knorpels führen.

Hämophilie: Im Rahmen einer Hämophilie kann es zu Blutungen ins Gelenk oder wesentlich seltener in Spongiosa oder Epiphyse des Knochens kommen. 15% aller Hämophilie-Patienten zeigen Gelenkblutungen. Diese erfolgen meist nach unbemerkten oder Bagatelltraumen mit klinischer Symptomatik des Schmerzes und der Schwellung. Radiologische Untersuchungen zeigen keinerlei Frakturen oder Fehlstellungen der Achse, meist jedoch eine deutliche Distension der Kapsel und des Gelenkspaltes (Abb. 21).

Bei bekannter Hämophilie ist die Diagnose klar, so daß sich hier naturgemäß die Punktion verbietet. Traumen, Polyarthritis oder andere Gelenkentzündungen müssen sorgfältig (ohne Punktion!) ausgeschlossen werden, das hämarthrotische Gelenk konservativ durch Immobilisation und Kortikoide behandelt werden. Im übrigen siehe Therapie der Hämophilie.

Es besteht eine hohe Rezidivquote, allein schon durch die natürliche kindliche Aktivität und damit Exposition zu neuen Traumen bzw. rezidivierenden Mikrotraumen bei normaler Belastung. Die großen Gelenke sind bevorzugt betroffen, in absteigender

Gelenke

Folge Knie, Ellenbogen, Sprunggelenke, Schulter, Handgelenk, Hüfte.

Die rezidivierenden intraartikulären Blutungen führen zu Verdickung und lokaler Hypertrophie der Synovia, Knorpelerosionen mit fibrösen Vernarbungen, kleine subchondrale Blutungen mit mikroosteolytischen Bezirken und Gelenkflächenirregularitäten, der lokalen Hyperämie folgen vorzeitige partielle Maturationen an den Epiphysen. Es resultiert eine chronische Arthropathie, in extremis bis zur Ankylose.

Diese vorbeschriebenen Gelenkveränderungen lassen sich radiologisch erfassen, am deutlichsten am Kniegelenk.

6 Tumoröse Gelenkveränderungen

6.1 Tumoren

Echte Tumoren der Gelenke sind äußerst selten, im Kindesalter kommen sie praktisch nicht vor. Das gilt sowohl für benigne Tumoren, wo nur Einzelfälle von Angiomen, Chondromen, Chondrofibromen und Lipomen mitgeteilt sind, wie auch für osteogene Sarkome und Ewing-Sarkome, deren Sitz nicht die Gelenke sind. Synoviale Sarkome sind Tumoren späterer Lebensjahrzehnte.

6.2 Zysten

Auch zystische Knochenprozesse sind im gelenknahen Epiphysenbereich ausgesprochene Raritäten.

Alle osteolytischen oder osteoplastischen Veränderungen im Gelenkbereich sind meist radiologisch nicht eindeutig zuzuordnen und bedürfen einer definitiven bioptisch-histologischen Abklärung.

6.3 Ganglien

Ganglien sind synoviale zystische Tumoren, die der Gelenkkapsel, Sehnenscheide oder Sehne aufsitzen. Bei Gelenkganglien besteht eine Verbindung zum Gelenk, wodurch die Füllung der Zyste mit gallertigem, wasserklarem Inhalt je nach Gelenkstellung unterschiedlich sein kann. Bei Kindern finden sich diese Gebilde bevorzugt in der Kniekehle (Baker-Zyste) und im Handgelenkbereich. Die Ätiologie ist ungeklärt, Traumen, chronische Überlastung, versprengte Bindegewebe der Gelenkanlage, Entzündungen bzw. postentzündliche Regressionen, Geschwulsttheorien werden diskutiert. Radiologisch stellen sie sich als Weichteilschatten dar, auch bei

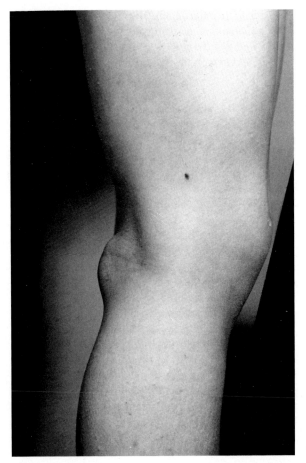

Abb. 22. Baker-Zyste des Kniegelenkes ohne Gelenkspalterweiterung

praller Füllung und Gelenkverbindung ist der Gelenkspalt nicht verbreitert, die Funktion des Gelenkes nicht eingeschränkt, Beschwerden bestehen selten. Die Diagnose ergibt sich deutlich aus dem klinischen Befund, eine Röntgendiagnostik ist im Grunde überflüssig (Abb. 22).

7 Degenerative Gelenkveränderungen

Den entzündlichen und traumatischen akuten Gelenkerkrankungen stehen die degenerativen gegenüber. Sie beruhen auf Überlastungsschäden, rezidivierenden Traumen, Osteochondrosis dissecans, chronischen Blutungen bei Hämophilie, Stoffwechselkrankheiten wie Gicht und Diabetes und andere. Diese Ätiologien zeigen schon, daß eine Arthrosis deformans kaum eine Gelenkerkrankung des Kindesalters ist, bestenfalls Folge einer unzureichenden Therapie im Sinne einer Präarthrose oder präarthrotischer Deformierungen. Hier kämen eher kongenitale Gelenkveränderungen und Gelenksteifen oder hereditäre Faktoren infrage. Es ist aber letztlich ungeklärt, ob es eine primäre Degeneration gibt.

Degenerative Gelenkveränderungen sind Abnutzungs-, Aufbrauchs- und Alterserscheinungen des Gelenkknorpels [27], Folge eines Mißverhältnisses zwischen Abnutzung und physiologischer Regeneration [31]. Degeneration ist Folge bestimmter Einwirkungen, z. B. bei wiederholter Gewalteinwirkung oder Traumen ohne Wiederherstellung der normalen Anatomie, Entwicklungsstörungen angeborener oder erworbener Art, aquirierter Entzündungen oder systemischer Erkrankungen.

Die Röntgenologie hat hier diagnostische Möglichkeiten erschlossen, sowohl Anfangsstadien, jahrelange Latenz, allmähliche Progredienz zu erkennen, wie auch zu differenzieren in entzündliche und nichtentzündliche Veränderungen an den Gelenken. Das ermöglicht, degenerative Gelenkprozesse, Kontrakturen oder Ankylosen in kongenitale intrauterin erworbene oder hereditäre Mißbildungen (Synostosen, Dysplasien), in erworbene posttraumatische oder postentzündliche oder an mehreren Gelenken gleichzeitig auftretenden systemische Gelenksteifen (Polyarthritis) sowie schließlich Inaktivitätssteifen einzuteilen.

Literatur

1. Adams JA (1963): Transient synovitis of the hip joint in children. J Bone Jt Surg 45 B: 471
2. Ansell BM (1978) Chronic arthritis in childhood. Ann rheum Dis 37: 107
3. Ansell BM, Kent PA (1977) Radiological changes in juvenile chronic polyarthritis. Skel Radiol 1: 129
4. Ansell BM, Steiger U (1978) Rheumatische Erkrankungen. In: Bachmann KD, Ewerbeck H, Joppich G, Kleihauer E, Rossi E, Stalder GR (Hrsg) Pädiatrie in Praxis und Klinik, Bd I. Thieme, Stuttgart
5. Brown I (1975) A study of the „capsular" shadow in disorders of the hip in children. J Bone Jt Surg 57 B: 175
6. Birkner R (1977): Das typische Röntgenbild des Skeletts. Urban & Schwarzenberg, Berlin München Wien
7. Caffey J (1978) Pediatric X-Ray diagnosis. Year Book Medical Publishers, Chicago
8. Carlson DH, O'Connor J (1976) Congenital dislocation of the knee. Amer J Roentgenol 127: 465
9. Coventry MB, Johnson EW (1952) Congenital absence of the fibula. J Bone Jt Surg 34 A: 941
10. Cremin BJ, Beighton P (1978) Bone dysplasias of infancy. A Radiological Atlas. Springer, Berlin Heidelberg New York
11. Dihlmann W (1987) Gelenke, Wirbelverbindungen. 3. Aufl. Thieme, Stuttgart
12. Endler F, Fochem K, Weil UH (1984) Orthopädische Röntgendiagnostik. Thieme, Stuttgart
13. Färber D (1984) Geburtstraumatische Epiphysenverletzung. Pädiatr Prax 29: 273
14. Grebe H (1964) Aplasie der Ellbogen und anderen Gelenke. In: Becker PE (Hrsg) Humangenetik, Bd II. Thieme, Stuttgart
15. Habermann ET, Sterling A, Dennis RI (1976) Larsen's syndrome. A heritable disorder. J Bone Jt Surg 58 A: 558
16. Hackenbroch M (1957): Degenerative Gelenkserkrankungen. In: Homann G, Hackenbroch M, Lindemann K (Hrsg). Handbuch der Orthopädie. Thieme, Stuttgart
17. Hardinge K (1970) The etiology of transient synovitis of the hip in childhood. J Bone Jt Surg 52 B: 100
18. Heimann G (1988) Diagnostik der Osteomyelitis im Neugeborenen-, Säuglings- und späteren Kindesalter. In: Cotta H, Braun A (Hrsg) Knochen- und Gelenkinfektionen. Springer, Berlin Heidelberg
19. Keats ThE (1984) Atlas of normal roentgen variants that may simulate disease. Year Book Medical Publishers, Chicago
20. Kelly DW (1980) Congenital dislocation of the radial head: Spectrum and natural history. J Pediat Orthop 1: 295
21. Klopfer F (1950) Die Distensionsluxation im Röntgenbild. Fortschr Röntgenstr 73: 357
22. Laer L von (1986) Frakturen und Luxationen im Wachstumsalter. Thieme, Stuttgart New York
23. Lorenz K, Oppermann J (1985) Die juvenile rheumatoide Arthritis. Enke, Stuttgart
24. Mardau-Bey R, Gier R (1979) Congenital radial head dislocation. J Hand Surg 4: 316
25. Maroteaux P (1972) La maladie des synostoses multiples. Nouv Presse méd 45 (1): 3041
26. Maroteaux P (1979) Bone diseases of children. Lippincott, Philadelphia Toronto
27. Oehlecker F: Zit nach Hackenbroch (1957)
28. Ozonoff MB (1979) Pediatric orthopedic radiology, Saunders, Philadelphia
29. Oestreich AE, Crawford AH (1985) Atlas of pediatric orthopedic radiology. Thieme, Stuttgart
30. Parsch K (1988) Die septische Arthritis beim Säugling und Kleinkind. In: Cotta H, Braun A (Hrsg) Knochen-Gelenkinfektionen. Springer, Berlin Heidelberg
31. Payr E: Zit. nach Hackenbroch (1957)
32. Poznanski AK (1979) The hand in radiologic diagnosis. Saunders, Philadelphia
33. Rompe G (1968): Die Arthogryposis multiplex congenita und ihre Differentialdiagnose. Thieme, Stuttgart
34. Salzer M (1966) Über den congenitalen Tibiadefekt. Zbl Chir 85: 672
35. Schulte-Wissermann H (1985): Rheumatische Krankheiten. In: Schulte FJ, Spranger J (Hrsg) Lehrbuch der Kinderheilkunde. Fischer, Stuttgart
36. Siguda PF (1973): Die Dysplasie des Kniegelenkes. Zbl Orthop 111: 488
37. Stöver B (1986) Radiologische Diagnose des battered child Syndrom. Monatsschr Kinderheilkd 134: 322
38. Swischuk LE (1980) Radiology of the newborn and young infant. William & Wilkins, Baltimore
39. Taybi H (1982) Radiologie der Syndrome. Thieme, Stuttgart
40. Tischer W, Gdanietz K (1988) Kinderchirurgie. Thieme, Leipzig
41. Truckenbrodt H (1987) Rheumatische Erkrankungen. In: Niessen KH (Hrsg) Pädiatrie. VCH-Verlagsgesellschaft, Weinheim

Weichteile

R. Schumacher

INHALT

1 Einleitung 571
2 Entzündungen 572
3 Weichteiltumoren 574
3.1 Allgemein 574
3.2 Speziell 576
4 Weichteilverkalkungen 578
4.1 Verkalkungen der Kutis und Subkutis 579
4.2 Verkalkungen der Subkutis und Muskulatur 579
4.3 Ektope Verknöcherungen 580
5 Generalisierte Muskelerkrankung, spinale und
  neurale Muskelatrophie 581
Literatur 583

1 Einleitung

Die neuen bildgebenden diagnostischen Verfahren Computertomographie (CT) und Sonographie haben die Möglichkeiten der Weichteildarstellung wesentlich erweitert. Die Kernspintomographie daneben ist in der Lage neben der bildlichen Darstellung auch Einblicke in den Stoffwechsel von Weichteilprozessen durch die Anwendung der Spektroskopie am lebenden Objekt zu gewähren.

Die Absorptionsunterschiede für Röntgenstrahlen verschiedener Weichteilgewebe sind, außer für Fettgewebe, nur sehr gering. Die Weichteilgewebe Muskulatur, Bindegewebe, Knorpel, Lymphknoten, Blut- und Lymphgefäße, die Hautgebilde sowie die Körperflüssigkeiten besitzen sämtlich einen von Wasser nur gering unterschiedenen Massenabsorptionskoeffizienten. Deshalb stellen sich die Weichteilgewebe z. B. der Extremitäten im konventionellen Röntgensummationsbild als undifferenzierte, homogene Schatten dar. Nur das Fettgewebe der Subkutis sowie die intermuskulären Septen bilden sich wegen der größeren Strahlentransparenz an Grenzen zu anderen Geweben als Aufhellungsstreifen bzw. -zone ab. Die übrigen Weichteilgewebe lassen sich im konventionellen Röntgenbild ohne Kontrastierung (Luft, Kontrastmittel) nicht differenzieren. Nur wenn Blutgefäße durch das transparentere Subkutangewebe ziehen, lassen sie sich vereinzelt allein schon aufgrund des Objektkontrasts erkennen (Abb. 1). Das subkutane Bindegewebsretikulum hingegen stellt sich normalerweise nur im Bereich der relativ dicken Fußsohle dar.

Bildgebende Verfahren wie die Xeroradiographie, die Isodensentechnik oder die elektronische Bildharmonisierung haben heutzutage, wie vergleichende Studien nahelegen, wohl eher historische Bedeutung, als daß sie zusätzlich, therapiewichtige Information liefern würden.

Die CT liefert eine räumliche Verteilung der Gewebeabsorptionskoeffizienten. Die CT ist in der Lage, auch geringe Absorptionsunterschiede, wie sie in Weichteilen vorliegen, abzubilden. Dadurch kann eine bildliche Differenzierung verschiedener Gewebetypen erfolgen. Darüberhinaus ermöglicht die CT zur weiteren Befundobjektivierung relative Dichtemessungen, die in Hounsfield-Einheiten angegeben werden.

Die Sonographie bildet im Unterschied zu den bisher geschilderten Verfahren die räumliche Verteilung der Gewebeimpedanzen ab. Dabei setzt sie die im Körper entstehenden Ultraschallechos entsprechend ihrer Stärke in bildlich darstellbare Grauwerte um. Die Geräte sind so ausgelegt, daß sie eine deutliche Differenzierung der nur gering unterschiedlichen Weichteilgewebeimpedanzen ermöglichen. Somit werden Störungen der normalen Schichtung von Weichteilgeweben bzw. umschriebene Echogenitätsänderungen leicht erkennbar (Abb. 2). Für das pädiatrische Krankengut sind 5 MHz-Schallköpfe mit kurzer und mittlerer Fokussierung geeignet.

Die heute angewendete Kernspintomographie, auch als Magnetic Resonance Imaging (MRI) bezeichnet, bildet die räumliche Verteilung von Wasserstoffatomen im Gewebe ab. Damit ist eine bildliche Differenzierung verschiedener Gewebetypen möglich. Knöcherne Skelettanteile geben wegen ihrer physikalischen Eigenschaften keine verwertbaren Bildsignale. Die Untersuchungsmodalitäten für

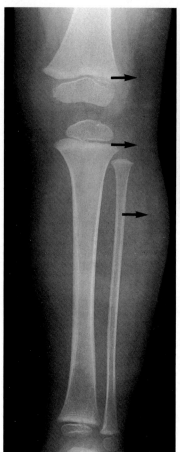
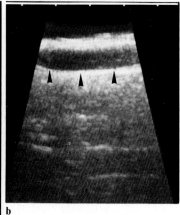
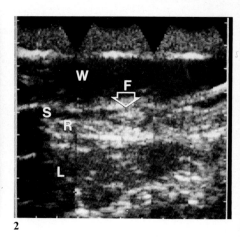

Abb. 1 a, b. Hämangiektasia hypertrophicans Klippel-Trénaunay links. **a** Breiter Gefäßschatten im subkutanen Fettgewebe lateral *(Pfeile)*. Die linke Tibia ist 5 mm länger als die rechte. **b** Sonographische Darstellung der subcutanen Phlebektasie *(Pfeile)* bei Hämangiektasia hypertrophicans (KLIPPEL-TRÉNAUNAY)

Abb. 2. Paramedianer Transversalschnitt bei oberflächlicher, derber Resistenz paramedian im Epigastrium: Direkt unter der echoreichen Kutis in der Subkutis *(S)* gelegene ovale, echoreiche Struktur *(Pfeil)*, die gegen den spindelförmigen Musculus rectus abd. *(R)* gut abgesetzt ist. Im unteren Bildteil ist Lebergewebe *(L)* abgebildet: Fibrom, keine Hernie. Wasservorlaufstrecke *(W)*

viele Körperregionen sind augenblicklich noch Gegenstand der Forschung. Insbesondere ist auf die Verwendung geeigneter Oberflächenspulen bei der Untesuchung zu achten, da hiervon die diagnostische Qualität der Methode entscheidend abhängt. Die Anwendung der Kernspinspektroskopie gibt, anders als die bisherigen Verfahren, einen Einblick in den Gewebestoffwechsel.

Kontrastdarstellungen wie Arteriographie, Phlebographie und Lymphographie sind einzelnen, begrenzten Fragestellungen vorbehalten, wie präoperativer Tumordiagnostik, Gefäßmißbildungen und eventuell im Rahmen eines Staging bei malignen Erkrankungen. Lymphödeme selbst lassen sich nach einer subkutanen Injektion von Patentblau durch die sichtbare Darstellung des erweiterten cutanen Lymphretikulums erkennen.

2 Entzündungen

Die Reaktion des Organismus auf eine Infektion ist die Entzündung, die mit einer lokalen Hyperämie, Exsudation und Leukozyteninfiltration einhergeht. Gewebsnekrosen, Exsudat und abgestorbene Leukozyten charakterisieren Eiter. Ein Abszeß wird ab dem 3.-5. Tag durch einsprießendes Granulationsgewebe demarkiert.

Die röntgenologischen Frühzeichen einer Weichteilentzündung oder Osteomyelitis sind, worauf GIEDION [2] eindrücklich hinwies, Weichteilzeichen, nicht die verkalkte, abgehobene Periostlamelle. Die Weichteilzeichen sind der durch das lokalisierte Ödem verursachte dichtere Weichteilschatten und in Gelenksnähe die verschleierte Abbildung der periartikulären Fettkörper bzw. ihre Verdrängung. Im fortgeschrittenen Stadium tritt neben der ödembedingten Weichteilschwellung eine Erweiterung und Vergrößerung des subkutanen Retikulums auf mit Verdickung der Subkutis und ihrer zunehmend schlechteren Abgrenzbarkeit gegen die Muskulatur

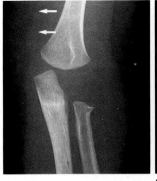 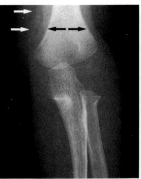 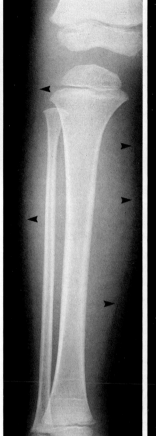 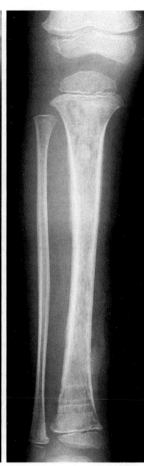

Abb. 3 a, b. Kleinkind mit seit 1 Tag bestehender schmerzhafter Bewegungseinschränkung im linken Ellenbogengelenk. **a** Weichteilschwellung, Verschleierung der Muskelfettgrenze an der Medianseite des distalen Oberarms *(Pfeile).* **b** Vier Wochen später wieder regelrechter Weichteilschatten *(äußere Pfeile),* minimale Periostreaktion an der distalen Humerusmetaphyse *(innere Pfeile).* Ergebnis bei frühzeitig behandelter Osteomyelitis.
c, d. Kleinkind. Seit mehreren Tagen schmerzhafte Schwellung des rechten Unterschenkels. **c** Weichteilschwellung, Verschleierung der Muskelfettgrenze im Bereich des gesamten Unterschenkels, Erweiterung der subcutanen Lymphspalten *(Pfeile),* noch keine Periostreaktion. **d** Zwei Wochen später ausgeprägte ungleichmäßige Entkalkung der gesamten Tibia mit zarter Periostreaktion im proximalen Diaphysenbereich. Verlauf bei spätem Therapiebeginn

(Abb. 3). Nach Erfahrungen von REISER et al. [7] sowie FLETCHER et al. [1] besteht mit Hilfe der MR die Möglichkeit, zwischen entzündlichem und nichtentzündlichem Ödem zu unterscheiden, was röntgenologisch allein schwierig ist.

Computertomographisch zeigen frische Entzündungen Dichtewerte um 40 Hounsfield-Einheiten (HU), die im Verlauf der Einschmelzung auf Werte unter 30 HU sinken. Eiweißreiche Zysten zeigen noch geringere Werte um 10 HU. Nach intravenöser Kontrastmittelgabe bildet sich das stark vaskularisierte Granulationsgewebe als hyperdenser Ring um den hypodensen Abszeß ab.

Weichteilentzündungen haben ziemlich unabhängig von der Anamnesedauer von malignen Tumoren unterschiedene angiographische Zeichen: eine beträchtliche Hypervaskularisation, eine deutliche Anfärbung und eine frühzeitige venöse Anfärbung, jedoch keine Ausbildung von Tumorgefäßen.

Sonographisch bildet sich ein Weichteilabszeß als echoarme Zone im Gewebe ab. Ein gleichartiges Erscheinungsbild zeigen jedoch auch Muskelhämatome bei Hämophilen sowie Rhabdomyolysen (Abb. 4). Abszesse sind meist unregelmäßig begrenzt, nicht scharf abgesetzt. Vereinzelt beinhalten diese Zonen umschriebene Regionen vermehrter Echogenität, z. B. auch die typischen Zeichen kleiner Gasansammlungen. Daneben stellt sich auch die Verdickung des Weichteilmantels und die Änderung seiner Echogenität dar: die Muskulatur wird echoreicher und die internen Muskelechos verbreitern sich. Die intermuskulären Septen gehen im „Rauschen" der Muskelechogenität unter. Das subkutane Fettgewebe wird ebenfalls dicker und verliert an Echogenität [10].

Gasbildende Weichteilinfektionen weisen röntgenologisch schwammartig bis bandförmig angeordnete Gasbläschen im Bereich der Gasphlegmone oder des -abszesses auf. Die häufigsten Keime sind Coli, Streptokokken und Staphylokokken, während Clostridien eher im Hintergrund stehen. Prädisponierend sind perforierende Verletzungen sowie als

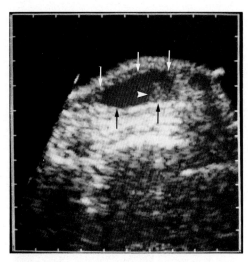

Abb. 4. Wangenschwellung nach Verkehrsunfall. Sonographisch subcutan gelegene liquide Raumforderung *(Pfeile)* mit randständigem, rundem Echobefund *(Pfeilspitze):* Hämatom mit frischem Koagel

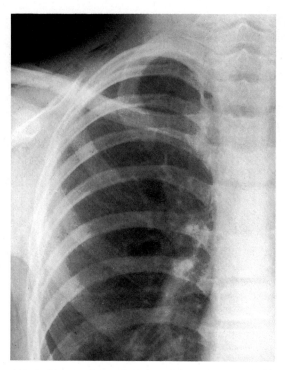

Abb. 5. Hautemphysem bei obstruktivem Atemwegsinfekt

Grunderkrankung der Diabetes. Weichteilemphyseme nach Operationen resorbieren sich innerhalb einiger Tage (Abb. 5).

Entzündlich vergrößerte Lymphknoten stellen sich sonographisch echoarm dar. Dies ist ein unspezifisches Zeichen, da sich auch Lymphome bei malignen Systemerkrankungen echoarm abbilden. Eine Einschmelzung, die gerade bei Kieferwinkelabszessen wegen des ausgeprägten derben perifokalen Ödems palpatorisch oft schwer erkennbar ist, läßt sich sonographisch durch den Nachweis von Flüssigkeit beweisen. Die sonographischen Zeichen für Flüssigkeit sind in absteigender Wertigkeit: 1. laterale Beugungsschatten, 2. dorsale Schallverstärkung und 3. Echofreiheit der Struktur. Insbesondere ist zu beachten, daß Eiter sich sonographisch nicht echofrei abbildet. Der sonographische Nachweis von Eiter erleichtert bei klinisch nicht eindeutigem Befund die Entscheidung zur Inzision (Abb. 6).

3 Weichteiltumoren

3.1 Allgemein

Die Aussagekraft bildgebender Verfahren wie konventionelle Radiologie, Xeroradiographie, CT und Angiographie bezüglich der Artdiagnose und Dignitätsbestimmung von Weichteiltumoren ist beschränkt. Die bildgebende Diagnostik kommt bei Weichteiltumoren erst zum Einsatz, wenn die Veränderungen schon klinisch-palpatorisch erkennbar sind. Ihre wesentliche Aufgabe besteht in der Feststellung von Größe, Ausdehnung und Beziehung zu Nachbarstrukturen von Weichteiltumoren, da diese Informationen direkten Einfluß auf die therapeutischen Maßnahmen haben. Große Weichteiltumore bilden sich wegen ihres, bis auf die stark fetthaltigen Tumore, kaum vom Wasser abweichenden Schwächungsverhaltens gegenüber Röntgenstrahlen im konventionellen Röntgenbild als Zone vermehrter Dichte ab, allein aufgrund der vermehrten, absorbierenden Masse. Das MRI scheint trotz der unterschiedlichen Relaxationszeiten von Tumorgewebe gegenüber Normalgewebe wegen der großen Streubreite der Normalwerte keine eindeutige Differenzierung zu ermöglichen.

Eine sichere Artdiagnose kann mittels bildgebender Methoden nur beim gutartigen Lipom durch Dichtemessungen im CT gestellt werden. Hinweise auf die Dignität können bei einigen Tumoren aus der Art und Verteilung von Verkalkungen gewonnen werden: Irreguläre, amorphe Verkalkungen weisen auf Malignität, während gut abgrenzbare Kalkablagerungen eher für Gutartigkeit sprechen. Phlebolithen werden bei vaskulären Prozessen beobachtet (Abb. 7).

Weichteile

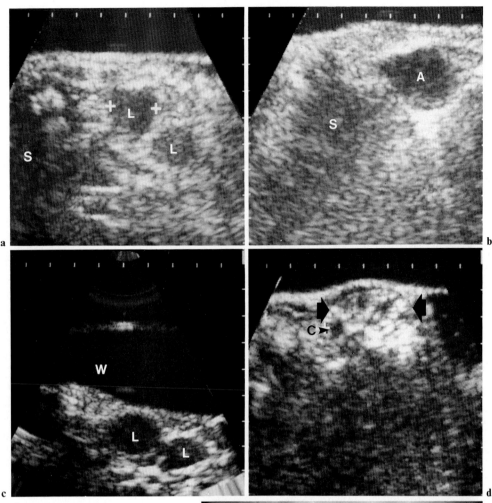

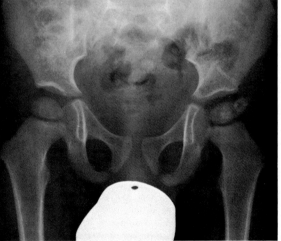

Abb. 6 a–e. Lymphknotenbefunde. **a, b** Ablauf einer eitrigen Lymphknoteneinschmelzung in der rechten Axilla. **a** Im echoreichen axillären Fettgewebe liegen zwei vergrößerte, mittelgradig echogene Lymphknoten *(L)* (Entzündungsstadium). Schallschatten *(S)* des Humeruskopf. **b** Zwei Tage später hat sich an dieser Stelle eine singuläre, etwas echoärmere Struktur mit angedeuteter dorsaler Schallverstärkung gebildet: Einschmelzung *(A)*. **c** Unspezifische, virale Lymphadenitis. 5 mm unterhalb der der Kutis stellen sich zwei sehr echoarme Lymphknoten *(L)* ohne dorsale Schallverstärkung dar. Wasservorlaufstrecke *(W)*. **d** Lymphknotenmetastase eines lymphoepithelialen Karzinom des Epipharynx. Sonogramm eines supraklavikulären Lymphknotens. Das 3,5 cm große Lymphom zeigt einen auffallenden Echoreichtum mit eingestreuten echoarmen Arealen *(Pfeile)*. *C* bezeichnet die dahinter gelegene A. carotis communis. (Abb. 6 a–d nach SCHUMACHER et al. [8]). **e** Verkalkter regionaler Lymphknoten nach BCG-Impfung links inguinal

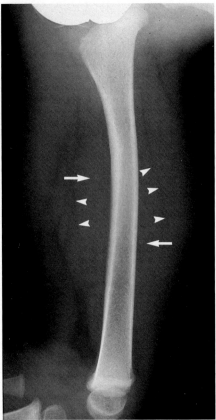

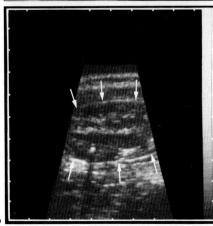

Abb. 7a, b. Kleinkind mit deutlicher Schwellung des linken Oberschenkels. **a** Röntgenologisch weichteildichte, spindelige Raumforderung zu beiden Seiten der Femurdiaphyse *(kleine Pfeile)*, in die, hinweisend auf einen Gefäßprozeß, drei kleine Phlebolithen eingebettet sind *(große Pfeile)*. **b** Im Sonogramm stellt sich eine Verkalkung mit dorsalem Schallschatten inmitten eines gemischt echogenen, zur Muskulatur hin gut abgrenzbaren Areals dar *(Pfeile)*

Der Stellenwert der Angiographie in der Weichteildiagnostik liegt in der Darstellung der Gefäßversorgung eines Tumors, der Darstellung von pathologischen Gefäßen, die jedoch nicht pathognomonisch für maligne Tumoren sind, sowie von Satellitentumoren. Insbesondere bei Gefäßtumoren ist die auf diese Weise zu gewinnende Information über zu- und abführende Gefäße für den Chirurgen wichtig.

BERNARDINO et al. [1] sehen Vorteile des Ultraschalls einmal wegen der freien Schnittführung und weisen ihm den ersten Platz in der Tumornachsorge zu. Der Ultraschall ist der CT und der Xeroradiographie bei der Differenzierung zwischen Narbengewebe und lokalem Tumorrezidiv überlegen. Dies ist insbesondere deshalb wichtig, da 50% der Rezidive am Ort des Primärtumors auftreten, gefolgt von Lungenmetastasen in 38% [9]. Tumorrezidive zeigen eine deutlich erhöhte Signalintensität in der Kernspintomographie gegenüber Narbengewebe, so daß sich hier eine Differenzierungsmöglichkeit eröffnet [2].

„Bei alledem darf jedoch nicht vergessen werden, daß selbst die Pathologen bei dieser Gruppe von Erkrankungen oft große Mühe haben, eindeutige Zuordnungen zu treffen und die Dignität zweifelsfrei zu beurteilen. Die radiologischen Versuche zur Klärung der Artdiagnose und Dignität peripherer Weichteiltumoren müssen an diesem „Schwierigkeitsstandard" gemessen werden" [5].

3.2 Speziell

Über die Häufigkeit benigner Weichteiltumoren im Kindesalter liegen, anders als über maligne keine Angaben vor. Nur wenige Weichteiltumore lassen sich anhand röntgenmorphologischer Kriterien oder ihrer Lagebeziehung bzw. aus begleitenden klinischen Erscheinungen (Café-au-lait Flecken, tuberöse Xanthome) eindeutig diagnostizieren.

Größere, verdrängend wachsende Lipome lassen sich an ihrer vermehrten Strahlentransparenz erkennen (Abb. 8). Dies trifft hingegen auf bindegewebereiche Lipome nicht mehr zu. Im Rahmen von Mißbildungen werden sie auch im Zentralnervensystem (Balkenlipom) und bei Dysraphien des Spinalkanals beobachtet.

Eine oberflächliche Lage mit charakteristischen sandartigen Verkalkungen zeigen verkalkende Epitheliome (Malherbe). Es handelt sich meist um sehr kleine, derbe eher ertastbare Hauttumore im Hals-

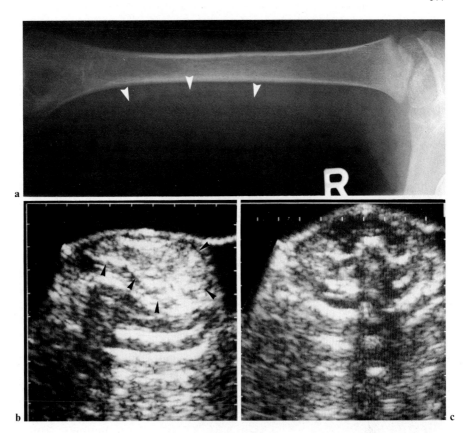

Abb. 8 a-c. Weicher, sehr langsam wachsender Tumor an der Oberarmaußenseite. **a** Zur Muskulatur hin glatt begrenzte Zone vermehrter Strahlentransparenz *(Pfeile).* **b** Im Transversalschnitt Zone deutlich vermehrter Echogenität *(Pfeile),* insbesondere gegenüber der echoarmen Subkutis. Histologisch: Lipom. **c** Oberarmtransversalschnitt der gesunden Seite

Armbereich, die jedoch bis zu mehreren Zentimetern groß werden können.

Neurofibrome großer Nerven bilden sich als Raumforderungen in den Gefäß-Nervenscheiden ab. In der CT stellen sie sich als homogene Raumforderung dar, während diese Tumoren im Sonogramm als echoarm erscheinen und in der MRI eine hohe Signalintensität besitzen [11]. Weitere diagnostische Kriterien können Skelettveränderungen, insbesondere die connatale Pseudarthrose der Tibia, sein.

6% aller Krebserkrankungen im Kindesalter sind durch maligne Weichteiltumore bedingt. Davon stellt das Rhabdomyosarkom mit 80% den weit überwiegenden Großteil und ist damit nahezu ebenso häufig wie das Neuroblastom oder der Wilms-Tumor. Die häufigsten Lokalisationen sind die Kopfregion mit 36%, die Extremitäten mit 23% und der Urogenitaltrakt mit 18%. Die Gruppenzuweisung erfolgt aufgrund histologischer Kriterien. Alle übrigen Weichteilsarkome treten wesentlich seltener auf. Hiervon sind die häufigeren: Synovialome, Fibrosarkome, Leiomyosarkome, maligne Hämangioperizytome und Liposarkome. Neurofibrosarkome unterscheiden sich in der CT von Neurofibromen durch eingestreute Areale bzw. Streifen geringerer Dichte. Die Dichtedifferenz wird durch Kontrastmittelgabe verstärkt. Diese Strukturunregelmäßigkeiten werden verursacht durch Tumorne-

Tabelle 1. Weichteilsarkome im Kindesalter (ohne Neuroblastom). (Nach LAMPERT [8])

Rhabdomyosarkom	85%
Synovialsarkom	7%
Fibrosarkom	7%
Andere	1%
Liposarkom	
Leiomyosarkom	
Hämangioperizytom	
Malignes Mesotheliom	
Extraskelettäres Ewing-Sarkom	

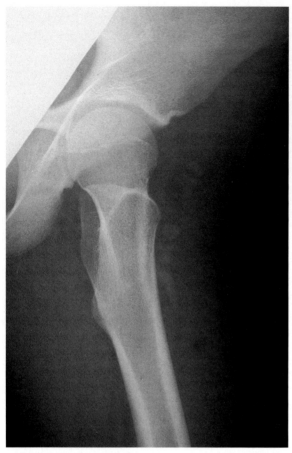

Abb. 9. Uncharakteristische, schollige Weichteilverkalkung lateral des Collum femoris bei Synovialsarkom. Verlagerung und Vergröberung des paraartikulären Fettstreifens durch den Tumor

Tabelle 2. Zusammenstellung gut und bösartiger Tumore, bei denen Kalkeinlagerungen beobachtet wurden

Benigne Tumore	Maligne Tumore
Lipom	Liposarkom
Chondrom	Chondrosarkom
Hämangiom	Hämangioperizytom
Mesenchymom	Malignes Mesenchymom
juv. aponeur. Fibrom	Fibrosarkom
Epitheliom (Malherbe)	Schweißdrüsenkarzinom
Schwannom	Synovialsarkom
Leiomyom	embryonales Rhabdomyosarkom
	extraossäres Osteosarkom
	Neuroblastom

Eine kortikale Hypertrophie eines langen Röhrenknochen in der Nähe eines Weichteiltumors weist auf eine langsame Wachstumsgeschwindigkeit und ist kein Kriterium für die Tumormalignität. Erst die lokale Destruktion des Kortex ist Ausdruck der Tumorinvasion [12].

4 Weichteilverkalkungen

Weichteilverkalkungen sind röntgenologisch auffallende Befunde. Pathophysiologisch werden dystrophe und metastatische dystope Verkalkungen unterschieden. Formalradiologisch bietet sich eine Differenzierung nach der Lokalisation und Struktur an (Kalkeinlagerung – Knochenbildung). Weichteilverkalkungen treten unter pathophysiologischen Bedingungen im alkalischen Milieu auf, da dort Kalziumionen schlechter löslich sind und präzipitieren. Die dystrophische Form der Verkalkung findet im nekrotischen Gewebe statt, in „pathologischen Produkten" wie Phlebolithen, Exsudaten Hämatomen (Abb. 10) und Gewebe mit vermindertem Stoffwechsel (Narben) sowie im Rahmen entzündlicher Veränderungen (Tuberkulose) und bei Kollagenosen. Der metastatischen Form der dystopen Verkalkung liegt eine Verschiebung des Ca-P-Gleichgewichts zugrunde, so daß es an Stellen mit physiologischerweise erhöhtem Gewebe-pH (verminderte Wasserstoffionenkonzentration) zu einer Ausfällung von Kalzium im Gewebe kommt: Nierenmark, Alveolen, Magenmukosa. Diese Verkalkungsform tritt im Rahmen von Vitamin D-Intoxikationen und Störungen der Parathyreoideafunktion auf.

krosen, Einblutungen und zystische Degeneration. Maligne Entartung von Neurofibromen wurde schon bei 10jährigen beobachtet und tritt bei 2% der Patienten unter 30 Jahren auf [2].

Maligne Weichteiltumore neigen zu Lokalrezidiven. Sie metastasieren bevorzugt in regionale Lymphknoten und in die Lunge. Kalkeinlagerungen treten in amorpher, als Sichel- bzw. Spangenform und als heterotope Ossifikation auf. Eine Kalkeinlagerung in eine Weichteilraumforderung ist verdächtig auf einen Tumor, zunächst Neuroblastom und Teratom. Sie kann jedoch nicht als verläßliches diagnostisches Kriterium gewertet werden, da die verschiedensten gut- und bösartigen Tumoren (Abb. 9) Kalkeinlagerungen haben können:

Weichteile

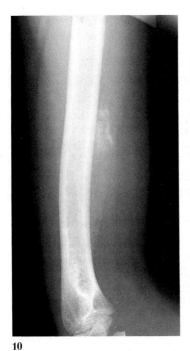 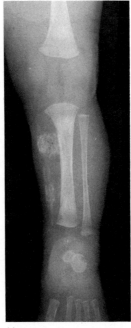 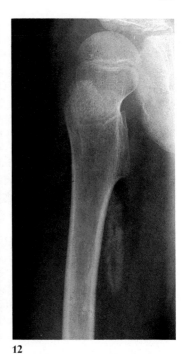

10 11 12

4.1 Verkalkungen der Kutis und Subkutis

Verkalkungen der Subkutis werden im Rahmen von lokalisierten Entzündungsreaktionen beobachtet: Bei der Liponekrosis neonatorum tritt in der ersten Lebenswoche eine plaque-artige Infiltration der Subkutis auf mit den histologischen Zeichen der Entzündung und Nekrose. Im Heilungsstadium, das sich über Wochen erstreckt, bilden sich vorübergehend kleinere und gröbere subkutane Verkalkungen.

Paravenöse Injektionen verschiedener gewebetoxischer Substanzen (Phenobarbital, Bikarbonat, Diazepam, Zytostatika ...) führen über eine lokale, nicht-eitrige Entzündung zur Kalkeinlagerung. Die perivaskuläre Präzipitation von paravasal injiziertem Kalziumglukonat führt zu ähnlichen Veränderungen (Abb. 11). Kleinere Granulome resorbieren sich im Verlauf, größere werden perkutan abgestoßen.

Das Ehlers-Danlos-Syndrom (bisher 9 verschiedene Formen beschrieben) ist eine erbliche Anlagestörung des Bindegewebes, die sich vorwiegend in einer leichten Verletzbarkeit der Haut, Wundheilungsstörungen und Überstreckbarkeit der Gelenke äußert. Daneben besteht eine abnorm gesteigerte Gefäßfragibilität mit Hämatombildung. Diese können verkalken. Typisch für das E-D-S sind jedoch kuglige, sukutan gelegene Verkalkungen, bei denen es sich um kleine verkalkte fetthaltige Zysten han-

Abb. 10. Verkalktes, intramuskuläres Hämatom bei Hämophilie A

Abb. 11. Streifige und grobfleckige subkutane Verkalkungen nach paravasaler Kalziuminjektion bei einem Frühgeborenen

Abb. 12. Schollige Weichteilverkalkung bei 8 Jährigem mit terminaler Niereninsuffizienz. (Mit freundlicher Erlaubnis von Prof. Dr. J. TRÖGER, Heidelberg)

delt [2]. Sie bilden die Basis der radiologischen Diagnostik des E-D-S. Im Unterschied zu Phlebolithen sind sie oberflächlicher gelegen.

4.2 Verkalkungen der Subkutis und Muskulatur

Calzinosis circumscripta und Calcinosis universalis sind rein deskriptive Begriffe. Sie beinhalten keine Beziehung zur Ätiologie der Verkalkung ohne begleitende Hypercalzämie. Im einen Fall handelt es sich um umschriebene Verkalkungen der Haut und Unterhaut vorzugsweise in Gelenksnähe und auf die Extremitäten beschränkt, im anderen Fall mit zusätzlicher Einbeziehung der Muskulatur. Diese wird beim CRST-Symptomenkomplex (Kalzinose, Raynaud-Phänomen, Sklerodaktylie und Teleangiektasie), der bei Kollagenosen (Sklerodermie, Dermatomyositis, Periarteriitis nodosa, systemischer Lupus erythematodes) auftritt, beobachtet.

AWOTEDU u. KOMOLAFE berichten über einen Fall von Calzinosis universalis im Rahmen einer abdominellen Tuberkulose, wobei die Pathogenese des Verkalkungsmusters jedoch ungeklärt bleibt.

Im Rahmen einer Vitamin D-Intoxikation werden vorwiegend gelenksnahe, grobschollige Weichteilverkalkungen des Kapselapparates, der Schleimbeutel und der Sehnenscheiden beobachtet. Andere Erkrankungen mit der für die Kalkablagerung ursächlichen Hyperkalzämie sind der primäre und sekundäre Hyperparathyreoidismus, die Sarkoidose und das Burnett-Syndrom (Milch-Alkali-Syndrom). Gelenksnahe Kalkeinlagerungen treten auch im Rahmen der chronischen, dialysepflichtigen Niereninsuffizienz auf (Abb. 12). Alle diese Erkrankungen zeigen ein gleichartiges, grobscholliges Verkalkungsmuster.

Die Lipokalzinogranulomatose Teutschlaender (in der angelsächsischen Literatur als „tumoral calcinosis" bezeichnet) ist eine familiäre und fast nur bei Schwarzen beschriebene Form der subkutanen Kalkeinlagerungen in der Nähe großer Gelenke. Sie ist laborchemisch durch eine Hyperphosphatämie bei Normokalzämie charakterisiert. Der Erkrankungsbeginn fällt in die erste und zweite Dekade. Radiologisch stellen sich subkutan im Bereich der Schleimbeutel gelegene, grobschollige, scharf abgrenzbare Verkalkungen dar. Die Verkalkungen können sehr groß werden und mit dem benachbarten Bindegewebe und der Muskulatur verbacken sein. In die röntgenmorphologische Differentialdiagnose müssen die chronische Niereninsuffizienz, die Hypervitaminose D, das Milch-Alkali-Syndrom, die Sarkoidose und der Hyperparathyreoidismus einbezogen werden, die genau dasselbe Verkalkungsmuster zeigen können, sich jedoch laborchemisch abgrenzen lassen [5]. Es handelt sich hierbei also um eine Ausschlußdiagnose.

Im Verlauf der seltenen Dermatomyositis treten bei ¾ der Patienten sowohl subkutan gelegene wie muskuläre Verkalkungen auf, insbesondere lineare Verkalkungen der Muskelfaszien in Gelenksnähe. In ausgeprägten Fällen entsteht das Bild der Calzinosis universalis. BLANE et al. [3] weisen in diesem Zusammenhang auf ein weiteres, nicht sehr häufiges, jedoch typisches retikuläres Verkalkungsmuster der Subkutis hin. Es handelt sich bei dieser Kollagenose um eine multisystemische Erkrankung mit einer Kombination von erythematoiden, indurativen und atrophischen Hautveränderungen sowie einer nicht-eitrigen Entzündung der quergestreiften Muskulatur. Die proximale Extremitätenmuskulatur ist bevorzugt befallen. Die primären Hautveränderungen, vorzugsweise periorbital, inguinal und an den Streckseiten der Fingergelenke, sind bläulich-violett tingiert (Lilakrankheit). Wegen Befalls der Atemmuskulatur führt die Erkrankung in 40% der Fälle zum Tode. Die Schwere der Erkrankung geht parallel zur Ausdehnung der Verkalkungen. Subkutane Verkalkungen können sich spontan zurückbilden bzw. werden perkutan abgestoßen. Verkalkungen der Muskulatur treten ebenfalls bei der Polymyositis auf, deren Abgrenzung histologisch von der Dermatomyositis möglich ist.

4.3 Ektope Verknöcherungen

Die Myositis ossificans progressiva (MOP) ist eine seltene Erkrankung mit autosomal dominantem Erbgang und wechselnder Expressivität. VASTINE et al. [7] und EATON et al. [1] berichten über das Auftreten der MOP bei zwei homozygoten Zwillingspaaren. Jungen erkranken im Verhältnis 3:1 häufiger. Der klinische Verlauf beginnt mit einer umschriebenen, entzündlichen – schmerzhaften Schwellung und Infiltration tiefer gelegener Gewebe, häufig im Nacken beginnend. Unter Induration bilden sich die akuten Entzündungszeichen innerhalb von Tagen bis Wochen zurück. Histologisch geht das interstitielle Ödem in eine Bindegewebsproliferation der mesodermalen Strukturen über. Im Endstadium werden degenerative Veränderungen der Muskulatur, wahrscheinlich durch die umgebende Bindegewebsreaktion verursacht, beobachtet. Hier tritt im weiteren Verlauf die ektope Ossifikation auf. Die Patienten werden durch die Versteifung zunehmend immobil und hilflos. Überlebenszeiten bis ins hohe Alter wurden jedoch bei der prognostisch zweifelhaften Erkrankung berichtet. Die Pathophysiologie der MOP ist nicht endgültig geklärt. Es scheint jedoch eine Beziehung zwischen der Entzündung der Weichteilläsion und einem auslösenden Trauma zu bestehen.

Röntgenologisch finden sich die bandförmigen Muskel- und Bindegewebsverknöcherungen, die zu Brückenbildungen somit Ankylose der darunterliegenden Gelenke führen. Pseudoexostosen treten an Stellen auf, an denen üblicherweise kartilaginäre Exostosen entstehen. Im Unterschied zu diesen zeigen sie jedoch keine Knorpelkappe bzw. fehlt auch die charakteristische Ballonierung an den Enden der Exostose. Als diagnostisches Kriterium werden ein Hallux valgus und eine Hypoplasie der Großzehe und des Daumens gefordert. Oft besteht eine Ankylose der Großzehphalangen. Eine Brachyme-

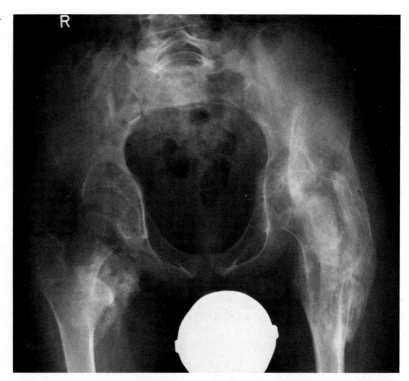

Abb. 13. Ankylosierende Myositis ossificans circumscripta bei einem Kind mit apallischem Syndrom nach Schädeltrauma

sophalangie V wird fast regelmäßig beobachtet. Eine Fusion der Dornfortsätze im HWS-Bereich als isolierter Röntgenbefund tritt auch bei der rheumatoiden Arthritis auf. THICKMAN et al. [6] beschreiben als zusätzliche Zeichen eine Verdickung der medialen Kortikalis im Tibiabereich.

Zirka 75% aller Fälle von Myositis ossificans circumscripta (MOC) haben ein Trauma in der Anamnese. Die übrigen Patienten leiden an neurologischen Erkrankungen (apallisches Syndrom, Paraplegie, Poliomyelitis, Tetanus, Schädel-Hirn-Trauma), hatten III°ige Verbrennungen oder gehören zu der kleinen Gruppe mit sog. spontaner MOC. Für letztere werden jedoch auch Mikrotraumen verantwortlich gemacht. Prädilektionsstellen sind die großen, eher rumpfnahen Gelenkbereiche. Die MOC betrifft vorwiegend Adoleszenten (Abb. 13). Die Erkrankung verläuft in drei Etappen: Zunächst tritt eine schmerzhafte Weichteilschwellung auf, in der frühestens nach drei Wochen strukturlose Kalkeinlagerungen erkennbar werden. Diese dehnen sich aus und bekommen nach sechs Wochen eine ossäre Strukturierung. Die Schmerzen nehmen im Verlauf ab. Das Erscheinungsbild der MOC auf Serienaufnahmen dokumentiert diese „Reifung" der Läsion. Histologisch stellt sich eine Dreischichtung dar mit prolieferierenden Fibroblasten und nekrotischer Muskulatur zentral, in der Mittelzone Osteoblasten mit Knocheninseln und peripher reifen Knochentrabekeln ohne Invasion in die Umgebung. Diese Schichtung mit Reifung des Gewebes nach peripher läßt ein Sarkom vermissen. Computertomographisch spiegelt sich dieser zonale Aufbau ebenfalls in einer dichteren wallartigen äußeren Verkalkungszone wider. HEIKEN et al. [4] weisen zusätzlich auf die gute Abgrenzbarkeit vom Periost und benachbarten Knochen hin. Differentialdiagnostisch zum juxtakortikalen Osteosarkom und Synovialsarkom fehlt der Weichteiltumor.

5 Generalisierte Muskelerkrankung, spinale und neurale Muskelatrophie

Bis zur Einführung der Computertomographie trug die Radiologie wenig zur Diagnostik dieser Erkrankung bei, die sich auf klinisches Erscheinungsbild, Anamne, Laborbefunde, Elektromyogramm und die Histologie stützte. Ein jeglicher Nichtgebrauch bzw. Erkrankung der Muskulatur führen zu einem Ersatz der Muskulatur durch Fettgewebe. Dies läßt sich computertomographisch durch die Messung der Dichte (Hounsfield-Einheiten) darstellen. Entsprechend dem muskulären Befall lassen sich verschiedene Fettverteilungsmuster nachweisen. So fallen bei der Poliomyelitis die ausgesprochen

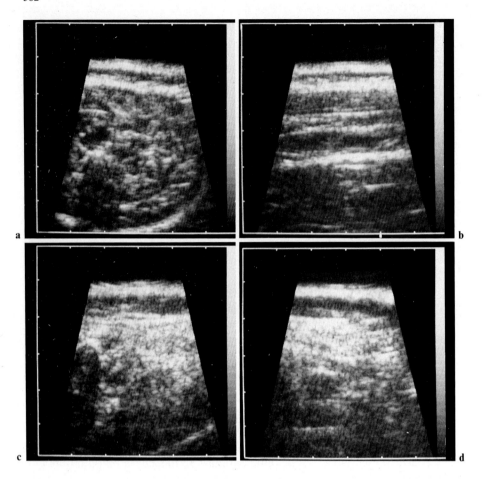

Abb. 14a, b. Sonographisch normale Oberschenkelmuskulatur. Transversal- und Logiturinalschnitt. Schmales subkutanes Fettgewebe, gute Differenzierbarkeit der Muskelbündel. **c, d** Verbreiterte Subkutis, deutlich erhöhte Muskelechogenität und verschleierte Muskelsepten bei Muskeldystrophie

asymmetrische Fetteinlagerung und der vorwiegende Befall der proximalen Extremitätenmuskulatur auf. Die Muskeldystrophien zeigen ein symmetrisches Befallsmuster evtl. unter Aussparung des M. psoas. Die Fetteinlagerung in die Muskeln führt zu einer deutlichen Echogenitätserhöhung im Sonogramm. Diese kann so groß ausfallen, daß das ansonsten starke Femurecho bei der Untersuchung der Oberschenkelmuskulatur ausgelöscht wird (Abb. 14). Bei den Muskeldystrophien wandelt sich allein die Echogenität der Muskulatur, während sich bei der spinalen progressiven Muskelatrophie zusätzlich eine deutlich verdickte Subkutis darstellt. Dieser Befund erlaubt eine Differenzierung zwischen Dystrophie und Atrophie. Die Stärke der muskulären Echogenitätsänderung geht nicht direkt parallel zur muskulären Funktionseinschränkung sondern eher zur Stärke der histologischen Befunde.

ROTT u. RÖDL [5] fanden bei sonographischen Untersuchungen weiblicher Mitglieder aus Familien mit Duchennescher Muskeldystrophie zur Erkennung der Konduktorinnen ebenfalls eine Steigerung der Muskelechogenität. Ursache hierfür ist, daß in der Muskulatur von Konduktorinnen ebenfalls ein, wenn auch nicht so ausgeprägter, partieller dystrophischer Prozeß stattfindet. Mit einer verfeinerten Ultraschalltechnik gelingt es, ca. 90% der über 20 Jahre alten Konduktorinnen zu erkennen. Damit hat diese Untersuchung mindestens die gleiche diagnostische Aussagekraft wie die Bestimmung der Kreatin-Kinase und steuert wesentliche Information zur genetischen Beratung bei.

Mit Hilfe der P 31 Spektroskopie konnten Ross et al. [4] beim Muskelphosphorylasemangel, einer auf die Muskulatur beschränkten Gykogenose Typ McArdle, in vivo Veränderungen der relativen Konzentrationen von ATP, anorganischem Phosphat und Phosphocreatinin bei körperlicher Belastung feststellen und durch diese Untersuchung die Diagnose sichern.

Literatur

1 Einleitung

1. Berger PE, Kuhn JP (1978) Computed tomography of tumors of the musculoskeletal system in children. Radiology 127: 171–175
2. Bernardino ME, Bao-Shan Jing, Thomas JL, Lindell MM, Zornoza J (1981) The extremity soft-tissue lesion: a comparative study of ultrasound, computed tomography, and xeroradiography. Radiology 139: 53–59
3. Burk Jr DL, Dalinka MK, Schiebler ML, Cohen EK, Kressel HY (1988) Strategies for muskoloskeletal magnetic resonance imaging. Radiol Clin North Am 26: 653–672
4. Reiser M, Rupp N, Stetter E (1983) Erfahrungen mit der NMR-Tomographie des Skelettsystems. Fortschr Röntgenstr 139: 365–372
5. Scott JA, Rosenthal DI, Brady TJ (1984) The evaluation of muskuloskeletal disease with magnetic resonance imaging. Radiol Clin North Am 22: 917–924

2 Entzündungen

1. Fletcher BD, Scoles PV, Nelson AD (1984) Osteomyelitis in children: detection by magnetic resonance. Radiology 150: 57–60
2. Giedion A (1960) Weichteilveränderungen und radiologische Frühdiagnose der akuten Osteomyelitis im Kindesalter. Fortschr Röntgenstr 93: 455–466
3. Hayden CK, Swischuk LE (1979) Paraarticular soft-tissue changes in infections and trauma of the lower extremity in children. Am J Roentgenol 134: 307–311
4. Jucker A (1978) Gasbildende Weichteilinfektionen im Röntgenbild. Fortschr Röntgenstr 129: 126–127
5. Kaplan GN (1980) Ultrasonic appearance of rhabdomyolysis. Am J Roentgenol 134: 375–377
6. Lechner G, Kotz R, Ponhold W, Powischer G, Salzer M, Waneck R (1979) Angiographische Diagnose und Differentialdiagnose bei Entzündungen des Knochens und der Weichteile. Fortschr Röntgenstr 131: 187–196
7. Reiser M, Rupp N, Stetter E (1983) Erfahrungen bei der NMR-Tomographie des Skelettsystems. Fortschr Röntgenstr 139: 365–372
8. Schumacher R, Klingmüller V, Reither M (1981) Ultraschalldiagnostik oberflächennaher Strukturen im Kindesalter. Fortschr Röntgenstr 135: 635–640
9. Schumacher R, Bittner P (1981) Die Sonographie als wertvolle Hilfe bei der differentialdiagnostischen Klärung einer Kieferwinkelschwellung. Pädiat Prax 25: 703–705
10. Vincent LM (1988) Ultrasound of soft tissue abnormalities of the extremities. Radiol Clin North Am 26: 131–144
11. Wallis G, van Kaick G, Schimpf KL, Zeltsch P (1981) Ultraschalldiagnostik von Muskelhämatomen bei Hämophiliepatienten. Fortschr Röntgenstr 134: 153–156
12. Wegener OH (1981) Ganzkörper-Computer-Tomographie Schering AG, Berlin

3.1 Weichteiltumoren, allgemein

1. Bernardino ME, Bao-Shan Jing, Thomas JL, Lindell MM Jr, Zornoza J (1981) The extremity soft-tissue lesion: a comparative study of ultrasound, computed tomography, and xeroradiography. Radiology 139: 53–59
2. Burk Jr DL, Dalinka MK, Schiebler ML, Cohen EK, Kressel HY (1988) Strategies for muskoloskeletal magnetic resonance imaging. Radiol Clin North Am 26: 653–672
3. Donhuijsen K, Leder L-D (1983) Zur Pathologie der häufigsten malignen Weichteiltumoren. Radiologe 23: 491–501
4. Levine E, Kyo Rak Lee, Neff JR, Maklad NF, Robinson RG, Preston DF (1979) Comparison of computed tomography and other imaging modalities in the evaluation of musculoskeletal tumors. Am J Roentgenol 131: 431–437
5. Peters PE, Friedmann G (1983) Radiologische Diagnostik maligner Peripherer Weichteiltumoren. Radiologe 23: 502–511
6. Riddlesberger MM Jr (1981) Computed tomography of the musculoskeletal system. Radiol Clin North Am 19: 463–477
7. Stanley P, Miller JH (1978) Angiography of extremity masses in children. Am J Roentgenol 130: 1119–1124
8. Scott JA, Rosenthal DI, Brady TJ (1984) The evaluation of musculoskeletal disease with magnetic resonance imaging. Radiol Clin North Am 22: 917–924
9. Vezeridis MP, Moore R, Karakousis CP (1983) Metastatic patterns in soft-tissue sarcomas. Arch Surg 118: 915–918

3.2 Weichteiltumoren, speziell

1. Brasch RC, Kim OH, Kushner JH, Rosenau W (1981) Ossification in a soft tissue embryonal rhabdomyosarkoma. Pediatr Radiol 11: 99–101
2. Coleman GB, Arger PH, Dalinka MK, Obringer AC, Raney BR, Meadows (1983) CT of sarcomatous degeneration of neurofibromatosis. Am J Roentgenol 140: 383–387
3. Donhuijsen K, Leder L-D (1983) Zur Pathologie der häufigsten malignen Weichteiltumoren. Radiologe 23: 491–501
4. Haller JO, Kassner EG, Ostrowitz A, Kottmeier PK, Pertschuk LP (1977) Pilomatrixoma (calcifying epithelioma of Malherbe): radiographic features. Radiology 123: 151–153
5. Heiken JP, Lee JKT, Smathers RL, Totty WG, Murphy WA (1984) CT of benign soft-tissue masses of the extremities. Am J Roentgenol 142: 575–580
6. Israels SJ, Chan HSL, Daneman A, Weitzman SS (1984) Synovial sarcoma in childhood. Am J Roentgenol 142: 803–806
7. Karasick D, O'Hara AE (1977) Juvenile aponeurotic fibroma. Radiology 123: 725–726
8. Lampert F (1983) Maligne Weichteiltumoren im Kindesalter. In: Weber U, Müller K (Hrsg) Periphere Weichteiltumoren. Thieme, Stuttgart New York
9. Ledesma-Medina J, Sang Oh K, Girdany BR (1980) Calcification in childhood leiomyoma. Radiology 135: 339–341
10. Peters PE, Friedmann G (1983) Radiologische Diagnostik maligner peripherer Weichteiltumoren. Radiologe 23: 502–511

11. Rafto SE, Gefter WB (1988) MRI of the upper aerodigestive tract and neck. Radiol Clin North Am 26: 545-571
12. Rich PJ, King W III (1982) Benign cortical hyperostosis underlying soft-tissue tumors of the tigh. Am J Roentgenol 138: 419-422

4.1 Verkalkungen der Kutis und Subkutis

1. Harris V, Ramamurthy RS, Pildes RS (1975) Late onset of subcutaneous calcifications after intravenous injections of calcium gluconate. Am J Roentgenol 123: 845-849
2. Hollister DW (1978) Heritable disorders of connective tissue: Ehlers-Danlos syndrome. Pediatr Clin North Am 25: 575-592
3. Sartorius DJ, Luzzatti L, Weaver DD, Macfarlane JD, Hollister DW, Parker MD (1984) Type IX Ehlers-Danlos syndrome. Radiology 152: 665-670

4.2 Verkalkungen der Subkutis und Muskulatur

1. Allgayer B, Reiser M, Jäger R (1983) CT-Befunde bei verkalkten Pseudotumoren bei Hämodialysepatienten. Fortschr Röntgenstr 138: 732-735
2. Awotedu AA, Komolafe F (1984) Calcinosis universalis associated with tuberculosis. Pediatr Radiol 14: 177-179
3. Blane CE, White SJ, Braunstein EM, Bowyer SL, Sullivan DB (1984) Patterns of calcification in childhood dermatomyositis. Am J Roentgenol 142: 397-400
4. Bohan A, Peter JB (1975) Polymyositis and dermatomyositis. Part 1 u. 2 N Engl J Med 292: 344-347; 292: 403-407
5. Clarke E, Swischuk LE, Hayden CK (1984) Tumoral calcinosis, diaphysitis, and hyperphosphatemia. Radiology 151: 643-646
6. Pohl W (1977) Calcinosis interstitialis universalis bei Dermatomyositis. Fortschr Röntgenstr 126: 273-274
7. Sewell JR, Liyanage B, Ansell BM (1978) Calcinosis in juvenile dermatomyositis. Skeletal Radiol 3: 137-143

4.3 Ektope Verknöcherungen

1. Eaton WL, Conkling WS, Daeschner CW (1957) Early myositis ossificans progressiva occurring in homozygotic twins. J Pediatr 50: 591-598
2. Fauré C, Vital C, Gueriot J-C (1972) Calcifications et ossifications des parties molles para-articulaires chez les enfants brûlés. Ann Radiol 15: 733-738
3. Goldman AB (1976) Myositis ossificans circumscripta: a benign lesion with a malignant differential diagnosis. Am J Roentgenol 126: 32-40
4. Heiken JP, Lee JKT, Smathers RL, Totty WG, Murphy WA (1984) CT of benign soft-tissue masses of the extremities. Am J Roentgenol 142: 575-580
5. Kegel W (1981) Kasuistischer Beitrag zum Krankheitsbild der Myositis ossificans localisata. Fortschr Röntgenstr 135: 613-614
6. Thickman D, Bonakdar-pour A, Clany M, Orden J van, Steel H (1982) Fibrodysplasia ossificans progressiva. Am J Roentgenol 139: 935-941
7. Vastine JH II, Vastine MF, Arango O (1948) Myositis ossificans progressiva in homocygotic twins. Am J Roentgenol 59: 204-212

5 Generalisierte Muskelerkrankung, spinale und neurale Muskeldystrophie

1. Hadar H, Gadoth N, Heifetz M (1983) Fatty replacement of lower paraspinal muscles: normal and neuromuscular disorders. Am J Roentgenol 141: 895-898
2. Heckmatt JZ, Leeman S, Dubovitz V (1982) Ultrasound imaging in the diagnosis of muscle disease. J Pediatr 101: 656-660
3. Riddlesberger MM (1981) Computed tomography of the musculoskeletal system. Radiol Clin North Am 19: 463-477
4. Ross BD, Radda GK, Gadian DG, et al. (1981) Examination of a case of McArdle's syndrome by P 31 nuclear magnetic resonance. Radiology 1338-1342
5. Rott H-D, Rödl W (1985) Imaging techniques in muscular dystrophies. Clinical Genetics 28: 179-180

Kindergynäkologie

E. WILLICH

INHALT

Einführung		585
1	Besonderheiten des weiblichen Genitale in den verschiedenen Altersstufen und ihre Bildgebung	586
1.1	Neugeborenenperiode	586
1.2	Kindheit	586
1.3	Präpubertät und Pubertät	586
1.4	Vagina	586
1.5	Uterus	586
1.6	Ovarien	588
1.6.1	Topographie der Ovarien	588
1.6.2	Ultraschalldiagnostik der Ovarien	588
2	Bildgebende Methoden und ihre Indikationen	590
2.1	Ultraschalldiagnostik	591
2.2	Röntgennativdiagnostik des Abdomen	591
2.3	Skelettuntersuchung (Schädel, Hand, Becken)	591
2.4	Röntgendiagnostik mit Kontrastmitteln	592
2.4.1	Intravenöse Urographie	592
2.4.2	Miktionszysto-Urethrographie	592
2.4.3	Kolon-Kontrasteinlauf	592
2.5	Computertomographie (Schädel, Becken)	592
2.6	Angiographie	592
2.7	Spezielle Röntgendiagnostik	592
2.7.1	Kolpographie	592
2.7.2	Retrograde Kolpozystographie	593
2.7.3	Hysterosalpingographie	594
2.8	Kernspintomographie	594
3	Anomalien und Mißbildungen des weiblichen Genitale	594
3.1	Äußeres Genitale	595
3.2	Vagina	598
3.2.1	Pathologische Anatomie	599
3.2.2	Bildgebende Diagnostik	600
3.3	Uterus	604
3.4	Ovarien und Tuben	606
3.4.1	Ovarien im Inguinalkanal (Leistenovarien)	606
3.4.2	Torsion des Ovar	608
3.5	Intersexualität	610
3.5.1	Morphologie (pathologische Anatomie und Ultraschalldiagnostik)	610
3.5.2	Radiologische Symptome	611
3.6	Gartner-Gangreste	615
4	Assoziation von Mißbildungen des Genitaltraktes mit solchen anderer Organabschnitte	617
4.1	Assoziierte Mißbildungen des Harntraktes	618
4.1.1	Blasenekstrophie	618
4.1.2	Nierenagenesie	618
4.2	Assoziierte Mißbildungen des Darmtraktes	619
4.3	Assoziierte Mißbildungen des Harn- u. Darmtraktes	619
4.4	Assoziierte Mißbildungen des Skelettes	619
5	Tumoren und Zysten des Genitale	620
5.1	Taktisches Vorgehen in der klinischen und bildgebenden Diagnostik	620
5.2	Vagina	622
5.3	Uterus	623
5.4	Ovarien	623
5.4.1	Follikelzysten bei Neugeborenen	623
5.4.2	Ovarialzysten im weiteren Kindesalter	624
5.4.3	Gutartige Ovarialzysten	625
5.4.4	Ovarialzysten vor der Pubertät	625
5.4.5	Solide Ovarialteratome	627
5.4.6	Seltenere Ovarialtumoren	627
5.5	Lymphatische Leukämie	627
6	Syndrome mit Beteiligung des weiblichen Genitale	628
6.1	Kaufman-Syndrom	628
6.2	Pubertas praecox-Syndrom	628
6.3	Potter-Syndrom	629
6.4	Hand-Fuß-Genital-Syndrom	629
6.5	Turner-Syndrom (XO-Gonadendysgenesie)	629
6.6	Mayer-von Rokitansky-Küster-Syndrom	633
6.7	Stein-Leventhal-Syndrom	633
6.8	Adrenogenitales Syndrom	633
7	Urethrovaginaler Influx	634
Literatur		635

ABKÜRZUNGEN

i. v. U. = intravenöse Urographie
MCU = Miktionszysto-Urethrographie
AGS = Adrenogenitales Syndrom

Einführung

Die Gynäkologie des Kindesalters, seit über 45 Jahren eine spezielle Forschungsrichtung, hat sich inzwischen in den meisten Ländern als interdisziplinäres Fach etabliert. 1 bis 3% des gynäkologischen Untersuchungsgutes stellen Patientinnen unter 16 Jahren dar. Hierbei sind im Spektrum der Erkrankungen Anomalien und Fehlbildungen mit 3 bis 6% beteiligt, Entzündungen des weiblichen Genitale mit 45–60%, Geschwülste mit 2%, Verletzungen mit 5–10%, Blutungs- und hormonale Störungen mit 11–27%, Gravidität, Unzucht und sonstige Ereignisse mit bis zu 7%.

Von der Gynäkologie des Erwachsenen unterscheidet sich die der Kinder bezüglich des Krankheitsspektrums durch folgende Besonderheiten:
a) gehäuftes Vorkommen angeborener Anomalien und Mißbildungen des Genitale
b) Unterschiede im histologischen Spektrum gut- und bösartiger Tumoren
c) Wachstumsbedingte Veränderungen, insbesondere Reifungsstörungen mit Akzeleration oder Retardation
Darüberhinaus kommen spezielle Eigenarten des Kindesalters hinzu, die in psychologischer Hinsicht, im Hinblick auf die ärztliche Untersuchung, die Diagnostik und Therapie eine besondere fachliche Qualifikation erfordern. Die bildgebende Diagnostik nimmt hierbei einen wesentlichen Platz ein.

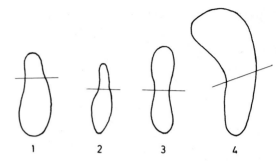

Abb. 1. Uterusgröße im Kindesalter mit Markierung der Relation von Zervix und Korpus. Schematisch nach PETER u. VESELÝ [72] (*1* Neugeborenenalter; *2* Kindheit; *3* Pubertät; *4* Adoleszenz)

1 Besonderheiten des weiblichen Genitale in den verschiedenen Altersstufen und ihre Bildgebung

Die Kindergynäkologie läßt sich bezüglich des hormonalen Geschehens in 3 Phasen mit folgenden physiologischen und morphologischen Besonderheiten einteilen:

1.1 Neugeborenenperiode

Die aus dem mütterlichen Kreislauf stammenden zirkulierenden Östrogene entsprechen im Blutspiegel dem der Mutter, die Brustdrüsen sind bei 80% der Neugeborenen oft noch wochenlang geschwollen. Die Vaginalänge beträgt im Mittel 3,2 cm, die des Uterus 3 cm, was im Hinblick auf die Darstellung mit bildgebenden Methoden in diesen Altersstufen von Bedeutung ist. Die Tuben stellen 3–4 cm lange, sehr dünne Kanäle dar. Die Ovarien liegen ungefähr in Nabelhöhe und damit erheblich höher als beim Erwachsenen. Dies ist besonders im Hinblick auf den Strahlenschutz bei Untersuchungen der Becken- und Hüftregion von Bedeutung.

1.2 Kindheit

Es handelt sich um die hormonale Ruheperiode. Nach den ersten 3 Lebenswochen sind die plazentaren und mütterlichen Östrogene ausgeschieden. Die Länge der Vagina nimmt zu und erreicht bis zur Pubertät eine Länge von 10–12 cm. Der Uterus durchläuft eine allmähliche Involution und erreicht erst mit Pubertätsbeginn wieder die Größe während der Geburt. Das Corpus uteri wird so dünn, daß sein Durchmesser 0,5 cm nicht überschreitet. Das Verhältnis von Zervix zu Korpus beträgt 2:1 (Abb. 1, 2). Die Größe der Ovarien dagegen nimmt während der Kindheit langsam zu. Diese sind ebensowenig wie der Uterus rektal palpabel.

1.3 Präpubertät und Pubertät

Die Phase der geschlechtlichen Reifung beginnt mit dem Anstieg der bis dahin niedrigen Gonadotropine vom 9. Lebensjahr an und erreicht 2 Jahre später den Übergang zur Pubertät, mit deren Eintritt die Lutein-Werte ansteigen. Diese beginnt mit einem Knochenalter von etwa 10½ Jahren und ist eng mit der geschlechtlichen Reife verbunden. Der jähe Anstieg des den Androgenspiegel weit übertreffenden Östrogenspiegels führt zu einem Wachstumsschub, der 2 Jahre früher als bei Knaben einsetzt und sich auch in den entsprechenden Differenzen im Knochenalter zwischen den Geschlechtern niederschlägt. Der Höhepunkt des Längenwachstums fällt jedoch bei Knaben und Mädchen mit Eintritt der Pubertät zusammen.

Unter dem Einfluß der Ovarialöstrogene entwickelt sich das Corpus uteri, dessen Länge bei der Menarche 5,5 cm beträgt, und es erfolgt die Schließung der Epiphysenfuge am Ende der Wachstumsperiode. Während zur Zeit der Menarche das Verhältnis von Zervix zu Uterus noch 1:1 beträgt, haben diese 2–3 Jahre später die Ausmaße des Erwachsenen erreicht und das Größenverhältnis von 1:2 (Abb. 1).

1.4 Vagina

Die Vagina läßt sich sonographisch in allen Altersstufen kaudal des Uterus bis zur Symphyse darstellen. Sie bildet 2 parallele dichte Reflexbänder, die durch eine schmale reflexarme, vom Lumen hervorgerufene Zone abgegrenzt sind.

Die unbeabsichtigte, durch falsche Katheterlage hervorgerufene Füllung der Vagina anstelle der Blase oder der urethrovaginale Influx während der Miktionszysto-Urethrographie (MCU) (S. 634) zeigen auch im Röntgenbild die relative Größe der Scheide schon im Neugeborenen- und Säuglingsalter (Abb. 3).

1.5 Uterus

Der Uterus ist im Längsschnitt des Ultraschallbildes als länglich-ovale, echoarme Struktur dorsal der Harnblase in glatter Begrenzung schon von der Geburt an meist gut darstellbar. Im Querschnitt ist er

Kindergynäkologie

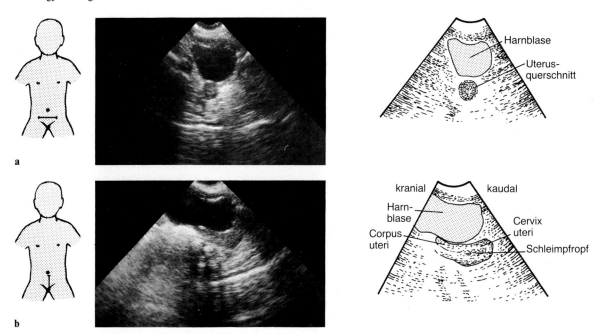

Abb. 2 a, b. Sonogramme des Genitale eines 4 Wochen alten Mädchens. Echoreicher Uterus als Normvariante bei Neugeborenen. **a** Horizontaler Querschnitt, **b** medianer Längsschnitt. Relativ große kolbenförmige Zervix (Länge 8 mm), Korpus kleiner und fingerförmig (Länge 6 mm). Lineare Echogenitätsvermehrung im Bereich der Zervix durch einen Schleimpfropf. (Aufn. Dr. K. SCHNEIDER, Universitäts-Kinderklinik München)

elliptisch und imprimiert die gefüllte Blase. Die Längsachse weicht oft von der Mittellinie nach links ab.

Beim *Neugeborenen* ist das Corpus uteri wegen der noch wirkenden Stimulation durch mütterliche Hormone größer als die Zervix und der Gesamtuterus auch noch länger als in der Präpubertät, im Durchschnitt nach sonographischen Messungen 3,4 cm lang [67], das Volumen beträgt 3,6 cm^3. Er ist in diesem Alter noch tropfenförmig, in der Ruheperiode bis zur Pubertät tubulär, erst danach birnenförmig.

Erst nach der Pubertät ist das Corpus uteri gegen die Zervix leicht ventralwärts abgewinkelt. Die Berechnung des Uterusvolumens ist durch Bestimmung von Länge, Breite und Tiefe möglich. Es beträgt (nach ALZEN et al. [2], Mittelwerte von 81 Kindern) bei Mädchen:

unter 115 cm Körpergröße	0,9 cm^3
von 116–130 cm Körpergröße	1,2 cm^3
von 131–150 cm Körpergröße	2,9 cm^3
über 150 cm Körpergröße	14,3 cm^3

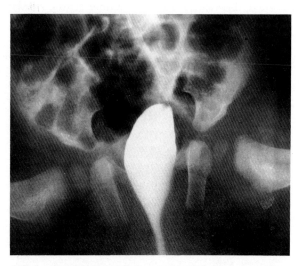

Abb. 3. Versehentliche Kolpographie bei 3 Monate altem Säugling (Fehlposition des Katheters beim MCU) (Aus WILLICH u. BENZ [103])

Daraus ist ersichtlich, daß das Uterusvolumen in der hormonalen Ruheperiode fast konstant bleibt, um bis zur Pubertät sprunghaft zuzunehmen.

Andere Autoren [3, 10, 46] setzen die Uterusvolumina in Beziehung zum Lebensalter. Auch hierbei wird die abrupte Größenzunahme vom 10. Lebensjahr ab deutlich: das mittlere Uterusvolumen vergrößert sich von 1,4 cm^3 mit 7 Jahren auf 53 cm^3 mit 17 Jahren.

Die *sonographischen Daten der Uterusentwicklung* wurden inzwischen mehrfach gemessen [10, 60]. Sie betragen

	Präpubertär (bis 8. Lj.)	Postpubertär
Uteruslänge (Mittelwert in cm)	3	6,7–9
Uterusbreite (Mittelwert in cm)	0,8–1,2	2,5–6
Uterustiefe (Mittelwert in cm)	0,8	2,5
Uterusvolumen in cm^3	0,5–2,5	20 –70

Betrachtet man die Zervix- und Korpuslänge getrennt, so findet man eine auffällige Abhängigkeit vom Lebensalter: während im Säuglingsalter das Verhältnis von Zervix zu Corpus uteri ca. 2–3:1 beträgt, gleicht sich das Verhältnis dann zwischen dem 2. und 6. Lebensjahr auf Werte zwischen 1,0–1,5:1 an. Zwischen dem 6. und 8. Lebensjahr wird dann ein Zervix- zu Korpusverhältnis von 1:1 erreicht, das Korpus ist noch dünner als die Zervix (Abb. 1 und 4).

Jenseits des 8. Lebensjahres wächst das Korpus schneller als die Zervix, und es findet sich dann eine umgekehrte Relation zwischen Zervix und Korpus nämlich 1:1,5 bis 1:2,0. Schon vor dem Eintritt der Menstruation ist die adulte Uterusform und -länge erreicht (Abb. 4; 82).

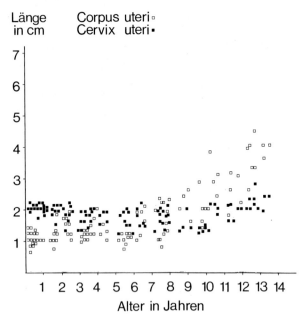

Abb. 4. Verhältnis der Länge der Cervix uteri zum Corpus uteri im Verlauf der Kindheit. (Nach SCHNEIDER u. FENDEL [82]

Die Echogenität des Uterus ist sowohl von Patient zu Patient als auch abhängig vom Lebensalter sehr unterschiedlich. Darüber hinaus findet man z. T. sehr echoreiche Uteri bei Neugeborenen und – regelmäßig – nach dem Menstruationseintritt.

Die praktische Bedeutung der Kenntnis von Form und Größe des Uterus besteht bezüglich einer exakten sonographischen Aussage in der Mißbildungsdiagnostik, bei der Abklärung von Raumforderungen im kleinen Becken und der Erfassung von Störungen in der Pubertätsentwicklung (Pubertas praecox, Pubertas tarda, primäre Amenorrhö) sowie bei Minderwuchs.

1.6 Ovarien

1.6.1 Topographie der Ovarien

Aus Gründen des Strahlenschutzes war bisher die Kenntnis der Lage der Ovarien in den verschiedenen Altersabschnitten der Kindheit für den Radiologen eine unabdingbare Voraussetzung. Mit der Sonographie verlagert sich das Studium der Ovarien in die diagnostische Bildgebung; die Röntgenuntersuchung der Hüftgelenke bei angeborener Hüftdysplasie mit entsprechender Strahlenbelastung der Ovarien sollte nunmehr der Vergangenheit angehören.

Bei Frühgeborenen sind die Ovarien nach anatomischen Studien immer oberhalb der Linea terminalis gelegen, bei Reifgeborenen sind sie höchstens bis zu dieser Höhe deszendiert. Allgemein wird die Lage der Ovarien bis zur Geburt in Höhe dieser Linie angegeben, während sie im Säuglingsalter in das kleine Becken deszendieren. Mit 2 Jahren ist der Deszensus der Ovarien weitgehend abgeschlossen. Die Lateraldistanz ist bei Früh- und Neugeborenen am ausgeprägtesten, der Abstand zwischen den beiden Ovarien beträgt bei Neugeborenen 34–38 mm. Sie liegen meist asymmetrisch und sind enorm beweglich: 1,5 cm kranialwärts bei Säuglingen, bis zu 3 cm bei Kleinkindern, woraus sich die Lagevariabilität erklärt.

1.6.2 Ultraschalldiagnostik der Ovarien

Bei gut gefüllter Blase lassen sich die Ovarien im Ultraschallbild bei Kindern in den ersten Lebensjahren gar nicht, nach dem 2. Lebensjahr schwierig, zwischen dem 7. und 10. Lebensjahr gelegentlich oder nicht sicher, deutlich jedoch erst ab 10 Jahren darstellen. Zur Auffindung der Ovarien sind die La-

Kindergynäkologie

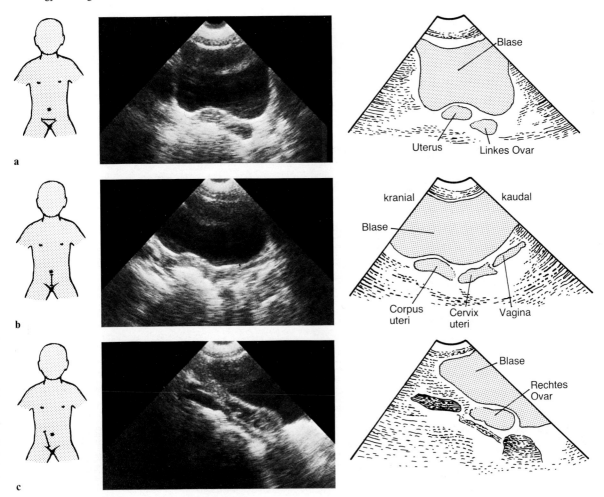

ge des Uterus und der M. obturatorius internus sowie der M. iliopsoas zu bestimmen. Man sieht dann die Ovarien dem erstgenannten Muskel anliegen (Abb. 5).

Vor der Pubertät sind die Ovarien günstig, und zwar glatt begrenzt und mit echoarmer Binnenstruktur in 3 Ebenen sonographisch darstellbar. Sie sind bezüglich ihrer Länge im Längsschnitt, bezüglich der Dicke (=Höhe) und Breite im Querschnitt meßbar, woraus sich ihr Volumen nach der Formel $\frac{\text{Länge} \times \text{Breite} \times \text{Höhe}}{2}$ errechnet [50].

Dies beträgt in der Präpubertät höchstens 1 cm^3.

In der Pubertät kommt es sprunghaft zur Größenzunahme. Ein Volumen von über 1 cm^3 zeigt die Pubertät an. Die prä- und postpubertären Normwerte des Ovar betragen nach LIPPE u. SAMPLE [60]

	präpubertär	postpubertär
Ovarvolumen	0,13–0,9	1,8–5,7
Mittelwert	0,46	4,0

Abb. 5 a–c. Normale Sonogramme des inneren Genitale beim gesunden 12 Jahre alten Mädchen. **a** Querschnitt durch die Harnblase: Der Uterus wölbt die Harnblasenhinterwand vor. Linkes Ovar etwas dorsal und lateral des Uterus sichtbar, rechtes nicht mit angeschnitten. **b** Längsschnitt durch die Harnblase derselben Patientin: von kaudal nach kranial erkennt man Vagina, Zervix und Corpus uteri. **c** Schrägschnitt derselben Patientin durch den größten Längsdurchmesser des rechten Ovars. Die unterschiedliche Echogenität des Ovars ist durch die Follikelreifung bedingt und physiologisch. (Aufnahme Dr. K. SCHNEIDER, Univ.-Kinderklinik München)

IVARSSON et al. [46] stellten eine Zunahme des mittleren Ovarvolumens von 0,7 cm^3 mit 10 Jahren auf 5,8 cm^3 mit 17 Jahren fest. Dabei ergab sich eine gute Korrelation zu den Uterusvolumina und dem Skelettalter.

Praktische Bedeutung erlangten diese Messungen bei hochwüchsigen Mädchen unter Östrogentherapie zur Wachstumsbremsung. Dabei zeigen sich die Ovarien im Ruhestadium, d. h. ohne Ausbildung von Follikeln, ähnlich dem präpubertären Status. Aus der erkennbaren Follikelreifung und Ovulation nach beendeter Östrogentherapie läßt sich der Nachweis der Fertilität dieser hochwüchsigen Mädchen erbringen [77] (Abb. 6).

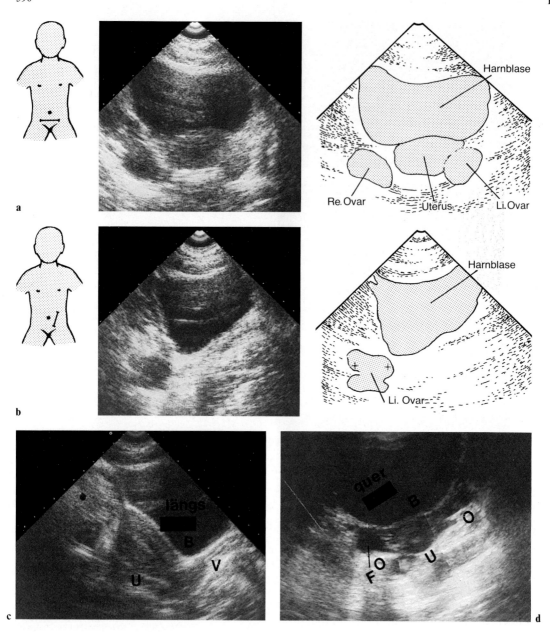

Abb. 6 a–d. Postpubertäres normales Ovar. Sonographie des Genitale bei 18 Jahre alter Adoleszentin. Uterus und Ovar zu frühem Zeitpunkt eines Zyklus. Keine Follikeldarstellung. **a** Querschnitt, **b** Längsschnitt gekippt. – c und d: Sonographie des Genitale bei 18 Jahre alter fertiler Adoleszentin: Großer Follikel in einem Ovar. **c** Längsschnitt, **d** Querschnitt *O* Ovar, *B* Blase, *F* Follikel, *U* Uterus, *V* Vagina. (Aufnahme Priv. Doz. Dr. RIEBEL, Univ.-Kinderklinik, Hamburg)

Die Lage der postpubertären Ovarien ist recht variabel und auch abhängig von der Uteruslage, und zwar hinter oder oberhalb des Uterus, woraus Fehlbeurteilungen bezüglich der Adnexe resultieren können.

2 Bildgebende Methoden und ihre Indikationen

2.1 Ultraschalldiagnostik

Die Ultraschalldiagnostik ist in der Kindergynäkologie inzwischen zu einer vorrangigen Methode geworden, die als Suchtest nach der gynäkologischen

Untersuchung mit Inspektion des äußeren Genitale am Anfang der bildgebenden Methoden einzusetzen ist, besonders anstelle der mit Strahlenbelastung einhergehenden Verfahren [36, 100]. In Abschnitt 1 wurde bereits auf die Möglichkeit exakter Größenmessung der inneren Genitalorgane hingewiesen. Zudem ist die Möglichkeit gegeben, gleichzeitig den Harntrakt wegen assoziierter Fehlbildungen mitzuuntersuchen, Begleitbefunde auch vonseiten des Harntrakts zu erfassen und Kontrollen nach Behandlung ohne Belastung des Patienten durchzuführen [51, 60].

Als *Indikationen* können somit Bauchschmerzen aller Art, Unterbauchtumor, unklare oder resistente Tastbefunde im Unterbauch, Veränderungen des äußeren Genitale (Hymenalatresie, Intersexualität), ferner Hirsutismus, Amenorrhö, Leukämie und therapieresistente Harnwegsinfektionen gelten.

2.2 Röntgennativdiagnostik des Abdomen

Nicht selten tarnen sich gynäkologische Affektionen als „akutes Abdomen" oder als unklarer Bauchschmerz, so daß eine *Abdomenübersichtsaufnahme* angefertigt wird, dies auch bei Raumforderungen des Abdomens. Tumorbedingte und andere Verkalkungen oder Skelettelemente im Bauchraum, z. B. durch ein Teratom (Abb. 27), ferner Zeichen der Perforation durch Fremdkörper sind hierbei zu diagnostizieren. Differentialdiagnostisch sind Ileuszustände, Invagination oder Peritonitis, besonders bei Aufnahmen in aufrechter Position oder in Linksseitenlage des Patienten zu erwägen.

2.3 Skelettuntersuchung (Schädel, Hand, Becken)

Erkrankungen des weiblichen Genitale, insbesondere Anomalien, Mißbildungen und endokrine Störungen wirken sich in vielfacher Hinsicht am wachsenden Skelett aus. Prototyp hierfür ist die Gonadendysgenesie (Turner-Syndrom s. S. 629), bei der fast alle Skelettabschnitte pathologische Veränderungen aufweisen können. Die gonadale Steuerung des Längenwachstums vom 12. Lebensjahr an führt ebenfalls zu zahlreichen altersgebundenen Krankheitszuständen, z. B. Epiphysiolysis capitis femoris.

Die Röntgenaufnahme des Schädels in 2 Ebenen kann gezielt bei Amenorrhö, bei der jugendlichen Galaktorrhö, unklaren Wachstumsstörungen und bei hormonproduzierenden Tumoren sowie solchen des Zwischenhirns wegen der hierbei oft vorzeitigen Geschlechtsreife indiziert sein, insbesondere zur Beurteilung der Sella turcica. Veränderungen beim M. Turner s. S. 629.

Die Röntgenaufnahme des Handskeletts ist die wichtigste und bei allen Affektionen des Genitale indizierte Untersuchung.

Sie dient zur Bestimmung des Knochenalters und Kalksalzgehaltes, ist von hohem Aussagewert bei allen Reifestörungen, wie vorzeitiger oder verspäteter Pubertät, z. B. beim Pubertas praecox-Syndrom (s. S. 628). Mit ihr läßt sich auch das zeitliche Auftreten der Pubertät voraussagen: ist das Knochenalter retardiert, so wird die Pubertät später eintreten, ist es akzeleriert, so tritt sie früher ein.

Störungen der Geschlechtsentwicklung und Anomalien der Geschlechtsorgane ebenso wie Minder- oder Hochwuchs stellen weitere Indikationen für die Handaufnahme dar, so z. B. auch das adrenogenitale Syndrom (s. S. 613). Mit Hilfe eines entsprechenden Atlanten lassen sich die Akzeleration und Retardierung bestimmen sowie die endgültige Körpergröße bei Minder- und Hochwuchs voraussagen, da mit dem Epiphysenschluß in der Pubertät das Längenwachstum zu sistieren pflegt. Eine Beteiligung des Handskelettes wird bei zahlreichen dysgenetischen und tumorösen Krankheitsprozessen des kindlichen Genitale angetroffen.

Der *Kalksalzgehalt* wird maßgeblich von den Östrogenen beeinflußt. Mangel derselben führt zu Osteoporose (z. B. beim Turner-Syndrom), Normalproduktion ruft eine positive Kalzium- und Phosphorbilanz hervor. Da der Östrogenspiegel vor der Pubertät physiologisch niedrig ist, wirkt sich dessen Mangel erst in und nach der Pubertät aus.

Die Röntgenaufnahme des Beckens wird zur Sicherung verdächtiger Befunde im Sonogramm, bei Traumata der Unterbauchregion, bei Fremdkörperverdacht, ferner bei Blasenekstrophie und Epispadie (Symphysendehiszenz) angefertigt. Bei Unfällen kommen sowohl Frakturen oder Fissuren wie auch stumpfe Unterbauchtraumen mit Genitalrupturen in Frage; an Fremdkörper ist bei Blutungen oder therapieresistentem Fluor aus der Scheide zu denken.

Handelt es sich um schattendichte, z. B. metallische Fremdkörper, so kann die 2. Ebene zwecks Lagebestimmung und Vermeidung von Verletzungen bei der Extraktion erforderlich werden. Weiterhin werden sonographisch schwer faßbare Verkalkungen im kleinen Becken sichtbar, so bei Tumoren, Konkrementen im distalen Ureter und der Blase oder beim „wandernden amputierten Ovar" nach Torsion und hämorrhagischer Infarzierung [5, 102] (Abb. 27, s. Seite 608 f.).

2.4 Röntgendiagnostik mit Kontrastmitteln

2.4.1 Intravenöse Urographie

Der Nativaufnahme folgt nach der Sonographie und Prüfung einer echten Indikation die *intravenöse Urographie bzw. Infusionsurographie*. Die engen topographischen Beziehungen zwischen Genitale und Harntrakt machen ein Übergreifen von raumfordernden Prozessen mit morphologischen und funktionellen Veränderungen möglich, z. B. Hydrometrokolpos mit Harnabflußstörung und Verdrängungssymptomen oder Einbeziehung des Urogenitaltraktes in Tumoren. Anomalien und Fehlbildungen des äußeren Genitale machen ebenfalls oft die Kontrastuntersuchung des Harntraktes erforderlich, da Obstruktion und Lage der Ureteren sowie Impression oder Kompression der Harnblase wichtige Aufschlüsse geben und assoziierte Fehlbildungen des Harntraktes miterfaßt werden.

Die Anwendung der Ganzkörperkontrastdarstellung nach O'CONNOR u. NEUHAUSER [70] ist durch die Ultraschalldiagnostik weitgehend verdrängt worden (Abb. 20 a).

2.4.2 Miktionszysto-Urethrographie

Für die Miktionszysto-Urethrographie gelten ähnliche Maßstäbe wie für die intravenöse Urographie. Jene gehört zum festen Bestandteil der Röntgenuntersuchung des Harntraktes, aber wegen der engen Lagebeziehungen zum weiblichen Genitale auch zur gynäkologischen Untersuchung, mit der sie kombiniert wird (s. S. 593).

2.4.3 Kolon-Kontrasteinlauf

Der Kolon-Kontrasteinlauf ist der Klärung anorektaler Fehlbildungen mit Genitalbeteiligung, insbesondere bei Verdacht auf persistierende Kloake und bei Anus imperforatus vorbehalten. Bei Tumoren, z. B. des Ovars, oder einem „Unterbauchtumor" infolge von Hydrometrokolpos bringt er diagnostisch nicht weiter.

2.5 Computertomographie (Schädel, Becken)

Die *Computertomographie des Schädels* hat die Pneumenzephalographie abgelöst. Sie kann bei zentraler Ursache von Genitalveränderungen bei Mädchen, z. B. bei Pseudo-Pubertas praecox, indiziert sein, insbesondere bei Raumforderungen des Schädels: Astrozytome, Arachnoidalzysten, Spongioblastome, Neurofibromatose mit Chiasmagliom u. ä.

Die Computertomographie des Beckens liefert in der Diagnostik von gynäkologischen Affektionen bei Unklarheiten oder Verdachtsmomenten in den vorgenannten Untersuchungsmethoden entscheidende Beiträge und ist diagnostisch ähnlich ergiebig wie die Ultraschalldiagnostik [97]. Zahlenmäßig tritt sie jedoch bei Kindern wegen ihrer Strahlenbelastung in den Hintergrund. Sie ist vorwiegend in der Tumordiagnostik und bei Verlaufskontrollen unter Therapie indiziert [40, 71].

2.6 Angiographie

Mit dem Einsatz neuer, nicht-invasiver Methoden wurden die Gefäßdarstellungen erheblich zurückgedrängt. Als umbilikale Arteriographie bei Neugeborenen mit ätiologisch unklaren sonographisch diagnostizierten „Bauchzysten" oder als untere Kavographie in Zusammenhang mit einer nachfolgenden Ausscheidungsurographie bei Tumoren (und der Fragestellung nach Tumorthromben; [105]) ferner als selektive Angiographie zur präoperativen Klärung der Gefäßversorgung und der Dignität von gynäkologischen Tumoren [58] wird sie noch gezielt eingesetzt.

2.7 Spezielle Röntgendiagnostik

Die zur Röntgendarstellung des weiblichen Genitale üblichen speziellen Kontrastmethoden werden unter dem Sammelbegriff der Gynäkographie (oder Genitographie) zusammengefaßt.

2.7.1 Kolpographie

Die alleinige Kontrastdarstellung der Scheide wird vorgenommen bei Kolpitis, Fluor oder Blutung mit Verdacht auf Fremdkörper der Vagina, in der Regel erst nach vorheriger Endoskopie. Auch Anomalien des äußeren Genitale, Klitorishypertrophie, der große Unterbauch bei Hydrokolpos, interlabiale Raumforderung, Urinsekretion aus der Vagina (ektopisch in der Vagina mündender Ureter) oder der Verdacht auf Zysten (Gartner-Gang-Zysten in der Vaginalwand s. S. 615) bzw. Tumoren (Rhabdomyosarkom) rechtfertigen die Indikation zur Kolpographie.

Sie wird am besten mit einem Ballonkatheter wie zur Blasenkatheterisierung oder einer Injektionsspritze mit einem aus Hartgummi bestehenden birnen- oder olivenförmigen Ansatz (nach „Tarnowski") zum Verschluß des Introitus vaginae durchgeführt.

Unbeabsichtigte Kolpogramme durch Fehleinführung des Katheters in die Vagina statt in die Harnblase können wegen der bei Säuglingen relativ großen Scheide zu Fehlinterpretationen führen (s. Abb. 3).

2.7.2 Retrograde Kolpozystographie

Sie wird in der Regel mit der MCU kombiniert, da damit gleichzeitig Anomalien des unteren Harntraktes oder eine Beeinträchtigung dieses Organabschnittes verbunden sein können.

Indikation für die Untersuchung sind alle klinischen Abweichungen des äußeren Genitale vom normalen Befund einschließlich der Analregion, da sich tiefergreifende Mißbildungen verbergen können: Intersexualität, Dislokation der Urethra- und Vaginalöffnung, ektopischer Anus, Blasenekstrophie; weitere Indikationen stellen die postoperative Kontrolle nach chirurgischen Eingriffen im Genitale, der Verdacht auf Sinus urogenitalis oder eine Kloake (nur 1 oder 2 Öffnungen im Perineum) dar. Die in Frage kommenden Untersuchungsmethoden sind in Abb. 7 schematisch wiedergegeben.

Bei der *Flushing- oder Spültechnik* erfolgt die Kontrastmittelinjektion über einen Konus, der der äußeren Öffnung fest aufgepreßt wird, um gegen das Perineum abzudichten und einen Rückfluß des Kontrastmittels zu verhindern. Die *Einfachkathetertechnik* bedient sich eines nicht zu flexiblen Katheters mit schattengebender Spitze, der nach Einführung wieder bis kurz vor die äußere Öffnung zurückgezogen wird, um nicht andere Hohlräume und Gänge zu überlagern. Gute Abdichtung gegen die Körperoberfläche ist erforderlich.

Die *Mehrfachkathetertechnik* ist nur bei distal gelegener Mündung der Urethra im Sinus urogenitalis möglich mit dem Ziel, einen Katheter in die Blase, den zweiten in die Vagina einzubringen (Abb. 12b). Letzteres wird durch Sondierung der perinealen Wand eines Sinus urogenitalis mittels Metallkatheters mit abgebogener Spitze erleichtert (Abb. 28c, 29c). Die Kontrastierung der genitalen Hohlräume erfolgt mittels 30%igen Kontrastmittels, evtl. in Kombination mit Luft oder – für den 2. Hohlraum, z. B. die Vagina – mit hochprozentigem Kontrastmittel (76%). Je höher der Grad der Maskulinisierung oder je tiefer der Sinus urogenitalis, um so schwieriger ist die Kolpozystographie. Diesen Schwierigkeiten läßt sich auch mit Abklemmen des Orificium urethrae externum nach vorheriger Prallfüllung der Blase begegnen. Die retrograde Darstellung der Vagina gelingt dann meist durch die unter Miktion entstehende Druckerhöhung. Gelangt man mit dem Katheter primär in die Vagina oder macht die Blasenfüllung Schwierigkeiten, so läßt sich letztere auch suprapubisch bewerkstelligen.

Alle Untersuchungen werden unter Durchleuchtungskontrolle mit Bildverstärker bei Anwendung

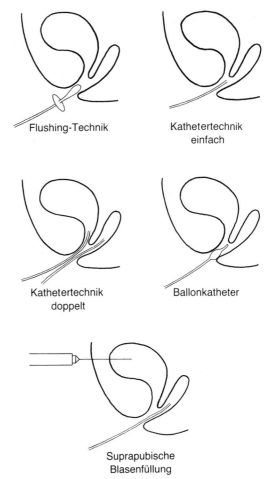

Abb. 7. Röntgenologische Untersuchungsmethoden des weiblichen Genitale (am Beispiel des Sinus urogenitalis). (Aus WILLICH [102a])

der 100 mm-Kamera vorgenommen. Bei operativen Konsequenzen empfehlen sich dazu Einzelbilder in Großformat zur Abschätzung der topographischen und metrischen Verhältnisse in der Operationsplanung und eine Bleimarkierung der äußeren Öffnung (Abb. 28c, 32b, 35b). Gute Sedierung, selten Narkose, sind bei Säuglingen und Kleinkindern Voraussetzung für eine zügige und exakte Untersuchung. Nähere Einzelheiten zur Technik siehe bei EBEL u. WILLICH [19] oder FORTIER-BEAULIEU [23].

Die retrograde Kolpozystographie ist neben der orientierenden Sonographie die einzige nicht-operative Methode zur Klärung der anatomischen und topographischen Situation des fehlgebildeten Genitale. Da sie von den Größenverhältnissen unabhängig ist, kann sie schon bei Neugeborenen durchgeführt werden. Zur Bestimmung des praktikablen Geschlechtes ist bei allen Intersexformen die radiologische Differenzierung der Grundtypen (s. Abb. 28-33) erforderlich. Diese ermöglicht in Zusammenhang mit weiteren Labormethoden die endgültige Geschlechtszuordnung und erleichtert eine evtl. plastische Korrektur (s. Tabelle 3).

2.7.3 Hysterosalpingographie

Wenn bei der Kolpographie eine Impression in der Vagina durch die Cervix uteri sichtbar ist, so kann durch Sondierung des Zervikalkanals mittels Katheters und anschließender Kontrastmittelinstillation ein Hysterogramm gewonnen werden (Abb. 8). Dieses ist im übrigen bei Mißbildungen der Vagina mit Verdacht auf solche auch des Uterus indiziert, jedoch kommt eine Kontrastmitteldarstellung des Uterus und der Tuben auch unbeabsichtigt nach Kolpographien oder zufällig bei Miktionszysto-Urethrographien vor. Mit der Möglichkeit der Ultraschalldiagnostik sind ihre Indikationen, z. B. beim Turner-Syndrom oder bei Verdacht auf Uterusmißbildungen, wesentlich eingeschränkt und mehr dem Erwachsenenalter vorbehalten.

Abb. 8 a, b. Hysterosalpingographie bei 8 Jahre altem Mädchen. **a** Vorderbild, **b** Seitenbild. (Aus WILLICH u. BENZ [103])

2.8 Kernspintomographie

Mit der Kernspintomographie kann eine nichtinvasive präzise Diagnostik von anatomischen Details des weiblichen Beckens erreicht werden. Im Bereich der *Vagina* ist die partielle und komplette Agenesie sowie deren Assoziation mit anderen Anomalien infolge von Entwicklungsstörungen der Müllerschen Gänge exakt zu diagnostizieren. Dies spielt in der chirurgischen Planung insofern eine Rolle, als diese vom Vorhandensein oder Fehlen der Cervix uteri, sowie dem Funktionszustand des Endometrium abhängig ist [91]. Partielle oder komplette Vaginaduplikaturen sind ebenso sicher zu erfassen [44] wie Mißbildungen des *Uterus* [64].

3 Anomalien und Mißbildungen des weiblichen Genitale

Anomalien und Fehlbildungen machen unter den kindergynäkologischen Erkrankungen nur ca. 4% aus; nimmt man jedoch die Chromosomenanomalien und hormonalen Fehlentwicklungen hinzu, so erhöht sich diese Zahl.

Hauptmanifestationsalter für die Erkennung von Mißbildungen sind das Neugeborenenalter, die Pubertät und die Ehe.

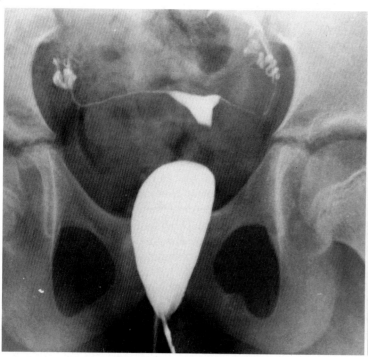
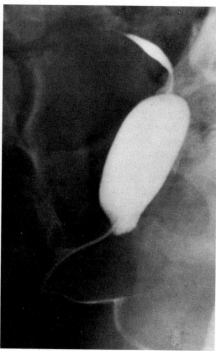

Kindergynäkologie

Tabelle 1. Indikationen und Kontraindikationen für bildgebende Diagnostik bei Veränderungen des äußeren weiblichen Genitale

Klinischer Befund	Ursache	Klin. Diagnostik	Ultraschall-diagnostik	Röntgen-diagnostik	Bemerkungen
Genitalhypertrophie (Labia minora-Vergrößerung)	mütterl. Östrogene	–	+	(+)	spontaner Rückgang
Klitorishypertrophie	multiätiol	Ketosteroid-Werte	–	+	
Tumoren der Klitoris		Probeexcision	–	–	
Interlabiale Weichteil-vorwölbung					
– prolabierte ektopische Ureterozele	meist angeboren	Urin-Abpunktion	+	+	Nierenduplikatur
– Urethraprolaps	erworben		–	–	bei Frauen
– paraurethrale u. a. Zysten der Vagina	angeboren	Abpunktion der Zyste	+	–	Nierenagenesie bei Gartnerschen Zysten
– Hymen imperforatum	angeboren	Abpunktion des Schleims	+	(+)	Hydrometrokolpos
– Hydrometrokolpos	Vaginalatresie	Abpunkt. d. Schleimes	+	(+)	
– Rhabdomyosarkom	–	Probeexcision	+	+	
Weibliche Epispadie	Clitoris bifida	Lokalbefund	–	+	
Weibliche Hypospadie	angeboren	Inspektion	+	+	
Labiensynechie	angeboren	Lösung	+	(+)	
Duplikatur	angeboren	Inspektion	+	+	weitere Verdoppelung am Urogenitaltrakt

Indikationen für den Einsatz bildgebender Diagnostikmethoden sind bei Neugeborenen das klinische Symptom des „großen Abdomens", in allen Altersstufen Veränderungen des äußeren Genitale, Wachstumsprobleme, welche auf das Genitale hinweisen, Störungen der Geschlechtsentwicklung, insbesondere der Pubertät, und Funktionsbehinderung der Nachbarorgane, wie z. B. Stuhlverhaltung oder Miktionsstörungen (s. Tabelle 1). Letztere weisen bereits auf die engen embryologischen und topographischen Beziehungen zum Harn- und Darmtrakt hin. Beide können auch in ein Mißbildungssyndrom einbezogen sein, wie auch umgekehrt der Anus imperforatus oder die Blasenekstrophie häufig mit Genitalanomalien assoziiert sind.

3.1 Äußeres Genitale

Jede Anomalie des äußeren Genitale sollte zu weiteren röntgendiagnostischen Maßnahmen im Urogenitalsystem Anlaß geben. Auch indirekte Zeichen, wie z. B. der urethrovaginale Influx bei der MCU, können auf eine Anomalie des äußeren Genitale hinweisen (s. S. 634 und Abb. 49).

Bei der *Klitorishypertrophie* liegt meist eine hormonale Ursache vor. Häufigste Ursache ist das adrenogenitale Syndrom, das meist mit einem Sinus urogenitalis gekoppelt ist, seltener kommt sie beim Pseudohermaphroditismus femininus vor.

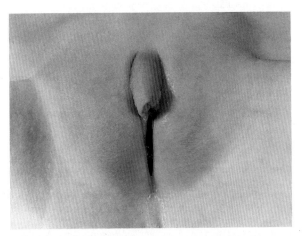

Abb. 9. Klitorishypertrophie bei intersexuellem Genitale Typ IV (nach SHOPFNER). Klinisch Pseudohermaphroditismus masculinus bei 4jährigem Patienten (MCU s. Abb. 31 d). (Aus WILLICH u. BENZ [103])

Da die Inspektion des äußeren Genitale oft keine eindeutige Differenzierung zwischen Klitorishypertrophie und Mikropenis zuläßt, kann jene auch chromosomale Ursachen haben, und es muß eine Intersexualität (Hermaphroditismus) erwogen und die röntgendiagnostische Klärung durchgeführt werden (Abb. 9).

Androgene und gestagene Hormone, die in der Schwangerschaft als Medikament zugeführt wurden, können ebenso wie androgenbildende Tumoren der Schwangeren (Nebennierenrindentumor, Androblastom des Ovars) zur Vermännlichung des äußeren Genitale bei Neugeborenen führen. Sie sind kaum von der Klitorishypertrophie des adrenogenitalen Syndroms zu unterscheiden.

Bei gesunden Neugeborenen kann die Klitorishypertrophie Ausdruck der Wirkung mütterlicher Östrogene sein; ohne weitere Veränderungen des äußeren oder inneren Genitale ist sie beim Wiedemann-Beckwith-Syndrom bekannt. Sehr selten sind die Tumoren der Klitoris: Lipome, Hämangioendotheliome, Lymphangiome und Neurofibrome [48, 76].

Der Begriff der *Genitalhypertrophie* beinhaltet eine gelappte, zwischen den Labien lokalisierte Weichteilschwellung infolge der Vergrößerung der Labia minora beim Neugeborenen [54], die den Introitus vaginae einnehmen und durch Vergrößerung auch der Vagina und des Uterus einen Tumor vortäuschen kann. Mittels der Ultraschalldiagnostik oder durch Kolpographie läßt sich der normale pseudotumoröse Charakter klären und ein Hydrometrokolpos ausschließen. Gleichzeitige Brustdrüsenschwellung weist auf die ätiologisch verantwortlichen mütterlichen Östrogene hin. Die Genitalhypertrophie geht innerhalb von einigen Wochen nach der Geburt zurück, sie darf nicht mit interlabialen Tumoren oder Beckentumoren verwechselt werden.

Interlabiale Weichteilvorwölbungen erfordern eine genaue Inspektion des äußeren Genitale, da zahlreiche Ursachen mit unterschiedlicher diagnostischer und therapeutischer Konsequenz in Frage kommen (s. Tabelle 1) [66]. Wichtig ist die Differenzierung des Meatus externus urethrae vom Introitus vaginae. Differentialdiagnostisch sind zu berücksichtigen die *Hypertrophie der kleinen Labien bei Genitalhypertrophie* und eine *prolabierte ektopische Ureterozele*.

Letztere entspringt aus dem Meatus externus, wird vom Urin umflossen und zeigt eine glatte Oberfläche. Mit der Abpunktion von Urin läßt sich die Diagnose sichern und die Ureterozele verkleinern. Voraussetzung für die Operation ist eine komplette urologische Röntgendiagnostik (i. v.-U., MCU), da die Ureterozelen in der Regel bei Kindern mit einer Duplikatur der zugehörigen Niere und des Ureters einhergehen.

Paraurethrale Zysten sind kleiner, können spontan rupturieren und werden durch Punktion der Zyste diagnostisch gesichert. Röntgendiagnostik und Endoskopie sind überflüssig. Selten kann sich auch ein *Hydrometrokolpos* zwischen den Labien vorwölben und den ganzen Introitus vaginae ausfüllen. Ist er Folge eines Hymen imperforatum, so setzt dies eine intakte Vagina voraus und erfordert nach der Sonographie keine weitere Röntgendiagnostik.

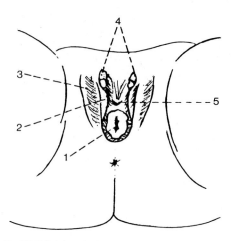

Abb. 10. Weibliche Epispadie. (Nach GROB [37]) *1* Introitus vaginae, *2* Labium minus, *3* Labium majus, *4* gespaltene Klitoris mit Präputium, *5* trichterförmige Urethra

Weiterhin muß gedacht werden an das *Rhabdomyosarkom* der *Blase, Vagina* und des *Uterus,* das auf die ersten 6 Lebensjahre beschränkt ist, während der Prolaps der Urethra im Kindesalter noch nicht vorkommt.

Die weibliche Epispadie stellt eine Übergangsform zur Blasenekstrophie dar, die Klitoris ist gespalten, die Urethra kurz, der Blasenhals weit (Abb. 10).

Beschränkt sich die Epispadie auf die Klitoris, so kann diese Anomalie leicht übersehen werden. Die Mädchen kommen dann im 3.–4. Lebensjahr wegen Inkontinenz zur Behandlung. Der leichtere Grad besteht in einer gespaltenen Klitoris, zwischen deren Anteilen die Harnröhre mündet.

Röntgenologisch empfiehlt sich zur Klärung der unteren Harnwege eine MCU, ferner eine Beckenübersichtsaufnahme wegen der meist vorhandenen Symphysendehiszenz (Abb. 36).

Bei der weiblichen Hypospadie ist durch einen Entwicklungsdefekt die Urethra abnorm posterior an der vorderen Vaginalwand gelegen und ihre Mündung zum Vestibulum vaginae hin abgewinkelt.

Die Klitoris ist oft gespalten oder mangelhaft ausgebildet. Die Urethra ist verkürzt, der Meatus externus kann stenosiert sein, der Blasenhals bleibt jedoch normal (Abb. 11, 49 c). Während milde Formen symptomlos bleiben, führen ausgeprägte zum urethrovaginalen Influx (s. S. 634), bei dem die Vagina erstaunliche Mengen Urin retinieren und sich enorm vergrößern kann, als „überfüllte Blase" fehlgedeutet. Die entstehende Harnabflußstörung kann zur Stauung bis in die Nieren und zu sekundärer Hydronephrose führen. Klinisch bestehen Inkontinenz und Harnwegsinfektion. Entdeckt wird diese Anomalie oft erst im Schulalter.

Obligate Untersuchungen sind daher eine i. v. Urographie und ein MCU.

Kindergynäkologie

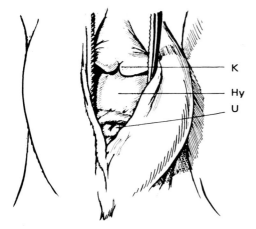

Abb. 11. Weibliche Hypospadie. (Nach HUBER u. HIERSCHE [45]) Urethralöffnung *(U)* innerhalb des Hymens *(Hy)*. Gespaltene Klitoris *(K)*

Die Labiensynechie stellt eine Verklebung der kleinen Labien bei Neugeborenen und Säuglingen dar. Die Vulva ist durch eine transparente Membran, welche von der hinteren Kommissur bis zur Klitoris reicht, inkomplett verschlossen, der Urin entleert sich ebenso wie das Vaginalsekret durch eine kleine Öffnung zwischen der Membran und Klitoris. Die Verklebungen lassen sich leicht lösen und bedürfen keiner weiteren diagnostischen oder therapeutischen Maßnahme.

Hinter der Labiensynechie können sich jedoch auch ein Sinus urogenitalis, eine Hymenalatresie oder ein Hymen imperforatum verbergen. In unklaren Fällen ist die röntgenologische Abklärung durch die zunächst einfach vorhandene kleine Öffnung erforderlich (Abb. 12 a). Im MCU zeigt sich in der Hälfte der Fälle von Labiensynechie ein vesikoureteraler Reflux, regelmäßig ein pathologischer Influx in die Vagina unter der Miktion. Wird die Blase entleert, so bleibt die Vagina mit Kontrastmittel gefüllt. Kontrolle nach Lösung der kleinen Labien zeigt ein Verschwinden des urethrovaginalen Influxes. Da häufig eine Harnwegsinfektion vorliegt, sollten die Nieren sonographisch und ggfls. urographisch untersucht werden, zumal relativ häufig organische Veränderungen, wie z. B. Duplikatur oder refluxbedingte Megaureteren, gefunden werden [6].

Duplikaturen des äußeren Genitale, insbesondere der Klitoris und Vulva, kommen nicht nur bei der Epispadie, sondern auch im Rahmen von Verdoppelungen der Urogenitalorgane (Urethra, Vagina, Blase) sowie des Intestinaltraktes (Kolon, Rektum,

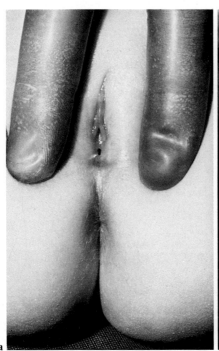
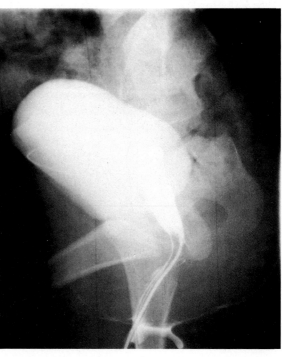

Abb. 12 a, b. Labiensynechie bei 2jährigem Mädchen **a** äußeres Genitale: Verdacht auf Sinus urogenitalis. **b** Kolpozystographie (Mehrfach-Kathetertechnik mit 70 mm-Kamera). Vor Diagnosestellung: 2 getrennte Öffnungen, anschließend Lösung der Synechie. (b aus WILLICH u. BENZ [103])

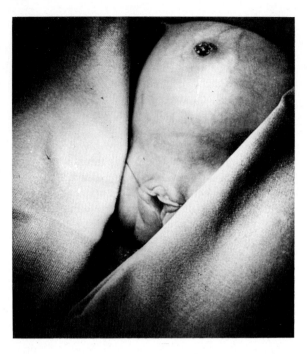

Abb. 13. Hydrometrokolpos bei jungem Säugling: Unterbauchtumor

Abb. 14 a–h. Mißbildungen der Vagina und des Hymen. (Mod. nach KERN [53])

Anus, Ileum, Zäkum) vor und verpflichten zur weiteren röntgenologischen Abklärung [49].

Angeborener Verschluß des Hymens (Hymen imperforatum und Hymenalatresie) siehe Abschnitt 3.2.

3.2 Vagina

Die klinische Symptomatik der Vaginalfehlbildungen hängt von der Art der Mißbildung ab.

Die Aplasie äußert sich in primärer Amenorrhö, Leibschmerzen, Sterilität und Unfähigkeit zur Kohabitation. Sie wird erst nach der Pubertät diagnostiziert. Auch die *Duplikaturen* werden in der Regel erst bei Kohabitationsstörungen und eingetretener Schwangerschaft diagnostiziert. Nur bei Atresie einer Vaginalhälfte kommt es schon bei der Geburt zum „Unterbauchtumor". Dieser ist bei den *Atresien der Vagina* das Leitsymptom beim jungen Säugling, verursacht durch Schleimretention bei funktionsfähigem Uterus (Abb. 13). Nur bei geringer zervikaler Sekretion kann es auch erst während der Menarche zu Unterleibskoliken, Meteorismus, Harn- oder Stuhlentleerungsstörungen und zur Amenorrhö mit sicht- oder tastbarer Unterbauchvorwölbung kommen. Statt der Scheidenöffnung findet sich bei der Inspektion lediglich eine kleine Einziehung. Handelt es sich um einen *angeborenen Verschluß nur des Hymens* (Abb. 14 a), so ist dieses nach außen vorgewölbt und bläulich schimmernd.

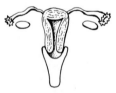

a) Hymenalatresie

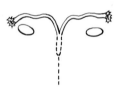

b) Aplasie der Vagina (und des Uterus)

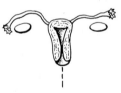

c) Atresie der Vagina

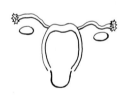

d) Atresie und Hypoplasie der Vagina mit Hydrometrokolpos

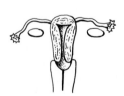

e) Vagina septa

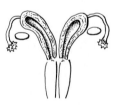

f) Duplikatur der Vagina (mit Uterus duplex)

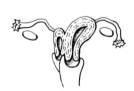

g) asymmetrische Duplikatur des Uterus und der Vagina

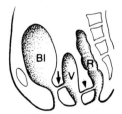

h) Rektovaginalfistel ▼
Urethrovaginalfistel ↓
(Bl = Blase, V = Vagina, R = Rektum)

Die Punktion des verschlossenen Hymens bestätigt die Diagnose und ermöglicht die Therapie. Das klinische Symptom des *ektopisch in die Vagina mündenden Ureters* besteht im Harnträufeln oder in unregelmäßigem unwillkürlichem Harnabgang. Willkürliches Harnlassen bleibt dabei erhalten, der Blasenhals zeigt normale Schlußfähigkeit. Lange Zeit werden derartige Kinder als „Enuretiker" abgestempelt, die vaginale Sekretion als klinisches Leitsymptom wird dabei übersehen. Die Diagnose wird manchmal erst im Schul- oder Erwachsenenalter aufgrund der rezidivierenden Harnwegsinfektionen gestellt.

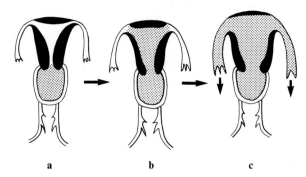

Abb. 15 a–c. Pathogenese der Schleimretention bei Vaginalatresie. **a** Hydrokolpos, **b** Hydrometrokolpos, **c** Hydrokolpometrosalpinx mit Übertritt ins Peritoneum

3.2.1 Pathologische Anatomie

Der gemeinsame Ursprung von Vagina und Uterus aus den Müllerschen Gängen führt in der Regel zu Mißbildungen *beider* Organe. So besteht z. B. eine *Aplasie* bei beiden gemeinsam (Abb. 14 b), oder es fehlen der Uterus und das obere und mittlere Drittel der Vagina bei Vorhandensein nur des unteren Vaginaldrittels (Hypoplasie).

Eine Ausnahme hiervon machen nur die Intersexualität und das adrenogenitale Syndrom, bei denen ein Uterus vorhanden, die Scheide jedoch hypoplastisch ist oder fehlt.

Bei der *Atresie der Vagina* kann das Hymen eine kleine oder größere Öffnung aufweisen, welche vom Hymenalrand umringt ist, jedoch gibt es auch multiple Perforationsöffnungen des Hymen. Die Vaginalatresie stellt einen totalen Verschluß dar, welcher entweder durch eine dicht hinter dem Hymen gelegene häutige Membran oder durch eine längere atretische Strecke verursacht sein kann (Abb. 14 c).

Dieser Verschluß führt beim Neugeborenen und jungen Säugling zum Hydrokolpos, durch Rückstau in den Uterus schließlich zum Hydrometrokolpos (Abb. 14 d, 15). Bei Ansammlung nur kleiner Sekretmengen bleibt diese Fehlbildung zunächst unbemerkt, äußert sich dann jedoch beim pubertierenden Mädchen als Hämatokolpos: bei den ersten Menstruationen füllt sich die geschlossene Vagina mit Blut.

Die *Hypoplasie der Vagina* ist überzufällig häufig mit Uterusfehlbildungen assoziiert. Regelmäßig kommt sie beim Pseudohermaphroditismus masculinus vor.

Duplikaturen sind Ausdruck von Verschmelzungsmängeln der Uterovaginalkanäle. Von der echten Doppelanlage abzugrenzen ist die *Septierung*, die sich als Mittellinien- oder queres Septum manifestieren kann (Abb. 14 e, f). Letzteres führt zum Hydrometrokolpos bzw. Hämatokolpos. *Rek-*

tovaginalfisteln kommen bei Atresie der Vagina relativ häufig vor. Hierbei kann der Anus normal oder stenotisch sein. Ebenso kann eine rektoperineale Fistel vorliegen [92].

Rektovaginale Fisteln bei normaler Vaginalöffnung finden sich bei Analagenesien. Sie münden in die hintere Vaginalwand. Die Folge sind Kot- bzw. Mekoniumentleerung aus der Vagina oder auch Kotstauungsileus (Abb. 14 h).

Die sehr seltenen *urethrovaginalen Fisteln* und die *vesikovaginalen Fisteln* [88] münden in die vordere Vaginalwand. Eine weitere seltene Mißbildung, bei der gleichzeitig eine Kommunikation mit der Blase bestehen kann, ist die *ektopische Mündung eines Ureters in die Vagina* [55].

Sie ist meist mit weiteren Fehlbildungen assoziiert: bei bis zu 80% der Patienten handelt es sich um Duplikaturen der Nieren und Ureteren, wobei eine überzählige Niere rudimentär, dysplastisch und funktionsarm ist, seltener um einen Solitärureter (Abb. 16).

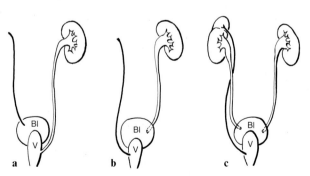

Abb. 16 a–c. Ureterverlauf bei vaginaler Ureterektopie. **a** Vaginaler Solitärureter bei Nierendysplasie der Gegenseite, **b** vaginaler Solitärureter bei homolateraler Nierendysplasie, **c** vaginale Ureterektopie bei Duplikatur (80% der Fälle)

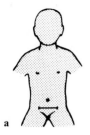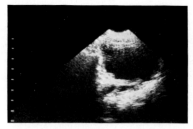
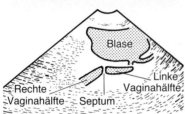
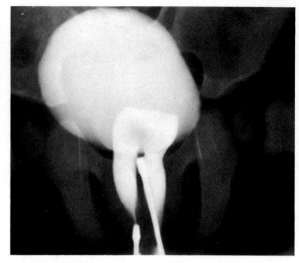

Abb. 18. Duplikatur der Vagina. Kolpographie mit Metallkatheter bei 11 Monate altem Mädchen (Dr. I. GREINACHER, Univ.-Kinderklinik, Mainz). (Aus WILLICH u. BENZ [103])

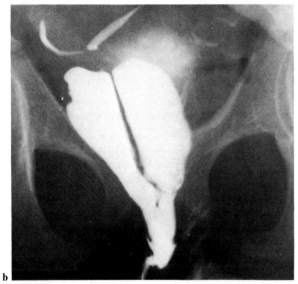

Abb. 17 a, b. Vagina septa mit Kloakenfehlbildung bei 6jährigem Mädchen. **a** Sonographie: Querschnitt durch die Harnblase. Dorsal derselben finden sich die beiden flüssigkeitsgefüllten Vaginen. **b** Kolpographie: septierte Vaginalhälften, fehlende Uterusdarstellung, mit Kontrastmittel gefüllte Tuben, Übertritt in die Bauchhöhle. (Aufnahme Dr. SCHNEIDER, Univ.-Kinderklinik, München)

3.2.2 Bildgebende Diagnostik

Mit der Ultraschalluntersuchung allein lassen sich bereits zahlreiche Vaginalfehlbildungen diagnostizieren, so die *Vaginalaplasie* [44, 50, 91], wobei den klinischen Hinweis bereits der fehlende Introitus vaginae bei normal angelegter Vulva gibt. Die Vaginalaplasie ist auch das Leitsymptom des Mayer-von Rokitansky-Küster-Syndroms (s. S. 633). Bei sonographischer (oder röntgenologischer) Feststellung einer *Hypoplasie der Vagina* muß wegen der fast regelmäßigen Vergesellschaftung mit Fehlbildungen auch der Uterus abgeklärt werden.

An zweiter Stelle der Vaginaluntersuchung steht die *Kolpographie*.

Duplikatur und Septierung der Vagina sind zwar bereits sonographisch gut darstellbar (Abb. 17), jedoch werden vor chirurgischen Eingriffen in der Regel auch die Kolposkopie und Kolpographie eingesetzt: durch die meist äußerlich schon sichtbaren getrennten Introitus vaginae werden 2 Katheter eingeführt und die Vaginalhälften gesondert mit Kontrastmittel gefüllt (Abb. 18).

Entscheidend für die radiologische Abklärung von Vaginalmißbildungen ist die Frage, ob es sich um eine *obstruktive* oder *nicht-obstruktive Anomalie* handelt.

Die Prototypen der *obstruktiven Vagina- (und Uterus-) Mißbildungen* sind die *Gynatresien*. Die Ultraschalluntersuchung gibt in der Regel den Hinweis auf die Ursache des „Unterbauchtumors", den Hydrokolpos (Abb. 19), und bietet darüber hinaus den Vorteil, Veränderungen des Harntrakts, und zwar assoziierte Nierenanomalien wie auch sekundäre Veränderungen der harnabführenden Wege mitzuerfassen, jedoch ist eine sichere Differenzierung von Ovarialzysten nicht immer möglich [61]. Ergeben sich sonographisch verdächtige oder unklare Verhältnisse, so sollte auf jeden Fall eine i.v. Urographie angeschlossen werden. Diese wird beim sonographisch festgestellten Hydrokolpos am be-

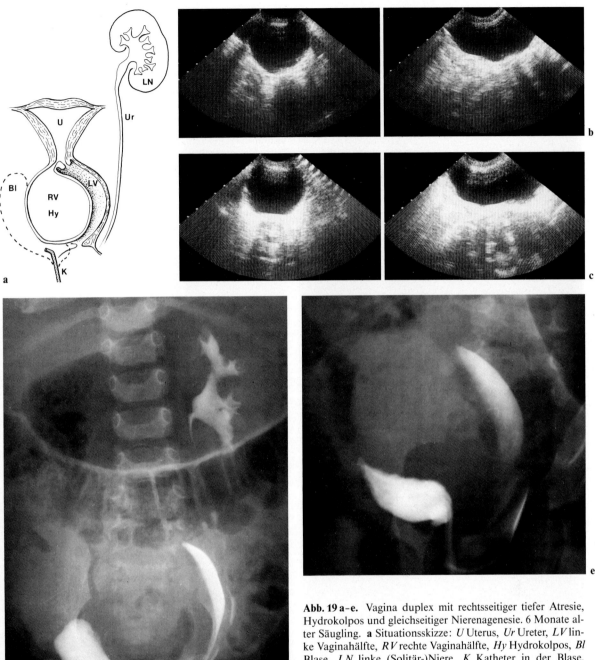

Abb. 19 a–e. Vagina duplex mit rechtsseitiger tiefer Atresie, Hydrokolpos und gleichseitiger Nierenagenesie. 6 Monate alter Säugling. **a** Situationsskizze: *U* Uterus, *Ur* Ureter, *LV* linke Vaginahälfte, *RV* rechte Vaginahälfte, *Hy* Hydrokolpos, *Bl* Blase, *LN* linke (Solitär-)Niere, *K* Katheter in der Blase. **b, c** Sonographie quer (links) und längs (rechts) vor (oben) und nach (unten) Blasenentleerung mit Darstellung des bei Entleerung der Blase verbleibenden zystischen Hohlraumes. Fehlen der rechten Niere. **d, e** i. v. Urographie und anschließende MCU in 2 Ebenen. Hypertrophierte linke Solitärniere. Die Blase ist komprimiert und nach rechts kaudal bzw. ventral disloziert. Unter Miktion füllt sich die bogig nach links und dorsal verdrängte und elongierte Hemivagina. Das ganze kleine Becken wird von der atretischen und ballonartig aufgeweiteten, nicht kontrastgefüllten rechten Hemivagina eingenommen. Lateralverdrängung auch des linken Ureters. (Operativ gesicherte Beobachtung, Dr. W. HOLTHUSEN, Albers-Schönberg-Institut, Allg. Krankenhaus, St. Georg, Hamburg)

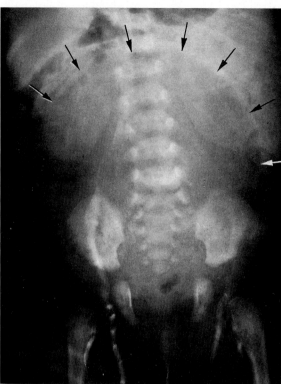

Abb. 20 a-c. Hydrometrokolpos in der i. v. Urographie in Kombination mit unterer Kavographie, **a** untere Kavographie mit Ganzkörperkontrastdarstellung: der Hydrometrokolpos stellt sich als kontrastarmer, scharf begrenzter Raum *(Pfeile)* im ganzen Mittel-Unterbauch dar. Kontrastmittel in der V. femoralis und V. cava inferior. (Aus WILLICH u. BENZ [103]) **b** Situationsskizze bei 11 Tage altem Mädchen zu Abb. c. *Bl* Harnblase, *RU* rechter Ureter, *LU* linker Ureter, *RN* und *LN* aufgestaute Nierenhohlsysteme rechts und links. **c** 10 min später Ausscheidung (i. v. Urographie): Lateraldislokation der Ureteren. Harnabflußstörung mit Dilatation der harnableitenden Wege und Nieren. Abgeflachte, in den rechten Unterbauch dislozierte Harnblase

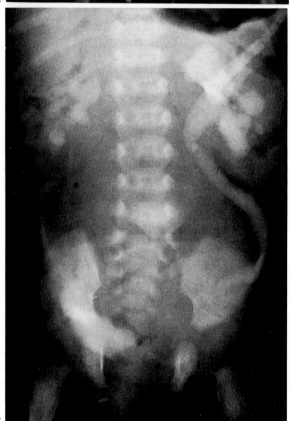

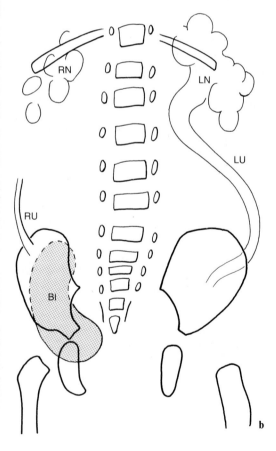

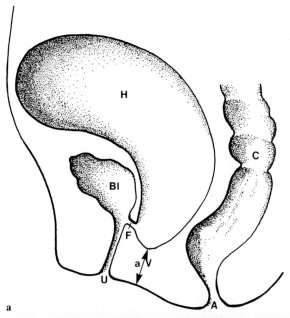

Abb. 21 a, b. Atresie der Vagina mit Hydrokolpos und Fistel zwischen Blasenhals und Vagina. **a** Situationsskizze: *H* Hydrokolpos (stark sekretgefüllte Vagina), *Bl* Harnblase, *F* Fistel, *aV* atretischer Vaginaabschnitt, *C* Colon, *A* Anus, *U* Urethra. **b** MCU-Serie: Mit der Blasenentleerung füllt sich über die Urethrovaginalfistel die atretische Vagina

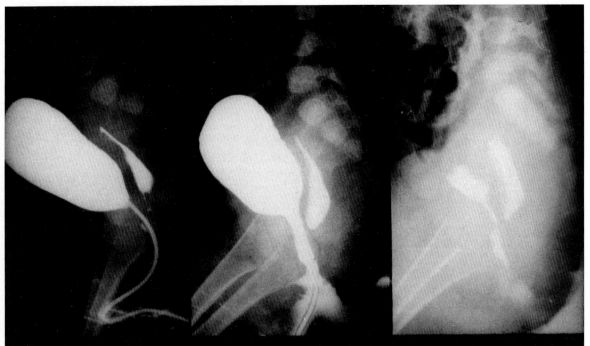

sten mit der unteren Kavographie kombiniert: der schleimgefüllte Hohlraum erscheint dann transparenter als die Umgebung, die Ureteren sind nach lateral abgedrängt, das Hohlsystem der Nieren gestaut, die Blase imprimiert und disloziert (Abb. 20). Gelingt die Füllung der Vagina wegen der Atresie nicht oder ist eine Vaginalöffnung nicht sichtbar, so ist die MCU einzusetzen, da nicht selten eine Urethrovaginalfistel besteht. Durch den Übertritt des Kontrastmittels von der Urethra in die Vagina wird dann letztere gefüllt (Abb. 21). Andernfalls lassen sich die Verhältnisse durch die Punktion der Verschlußmembran und anschließende Kontrastmittelgabe oder durch die operative Öffnung und plastische Schaffung eines Scheidenausgangs diagnostisch sichern.

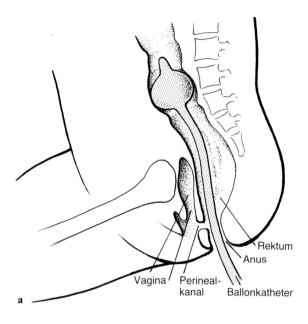

Abb. 22 a, b. Rekto-Vaginalfistel. **a** Technisches Vorgehen nach TSUCHIDA [92]). **b** Rekto-Vaginalfistel bei Analagenesie. 14jähriges Mädchen. (Aufnahme der RöAbt. d. Städt. Kinderkrankenhauses Köln-Riehl, Prof. Dr. Kl.-D. EBEL). (Abb. **b** aus WILLICH u. BENZ [103])

Differentialdiagnose: beim „Unterbauchtumor" des Neugeborenen kommen außer dem Hydrometrokolpos in Frage:
- große Harnblase (bis 48 Std. postnatal physiologisch),
- Hydronephrose und -ureteren infolge Harnabflußstörung,
- Ovarialzyste.

Die Indikation zur Diagnostik der nichtobstruktiven Vaginalanomalien tritt in der Regel erst in oder nach dem Pubertätsalter ein.

Zur Diagnostik der *ektopischen Mündung des Ureters in die Vagina* genügt in der Regel die Farbstoffprobe oder i. v. Urographie, besonders wenn es sich um Nieren- und Ureterduplikaturen handelt.

Schwieriger ist die Diagnose des *ektopisch mündenden Solitärureters*, aber auch der duplizierten ektopischen Ureteren, wenn der zugehörige Nierenanteil dysplastisch bzw. funktionsarm ist. Hierzu müssen die Zystoskopie (mit Befund eines fehlenden Ostiums und Trigonums auf der gleichen Blasenhälfte) und Kolpographie herangezogen werden. Da die Hälfte der stummen Nieren mit ektopischem Solitärureter disloziert ist, müssen sie sonographisch lokalisiert werden [31]. Neuerdings gelang deren Darstellung sicher mit der Computertomographie nach Kontrastmittelgabe und Spätaufnahmen [94].

Der Nachweis der *Rektovaginalfistel* erfolgt am besten mit der von TSUCHIDA [92] angegebenen Technik (Abb. 22).

3.3 Uterus

Uterusfehlbildungen bleiben in der Kindheit meist unbemerkt, wenn nicht das äußere Genitale mitbetroffen ist.

Beim pubertierenden Mädchen weisen die ausbleibende Menarche oder Menstruationsbeschwerden, bei der erwachsenen Frau Kohabitationsbeschwerden, Infertilität oder pathologische Geburtsverläufe auf Uterusanomalien hin. Obstruktive Uterusfehlbildungen verursachen eine Vergrößerung des Unterbauches mit zyklischen Unterleibskrämpfen infolge Hämatometra.

Symmetrische Doppelmißbildungen werden in der Regel erst entdeckt, wenn eine Ehe infertil bleibt oder wiederholt Aborte auftreten. Bei den *asymmetrischen Doppelmißbildungen* kann beim Kind das zervikale Sekret, später das Menstrualblut nicht abfließen. Blasen- oder Darmentleerungsstörungen sind die Folge; häufig führt erst die Auftreibung des Bauches zur Untersuchung.

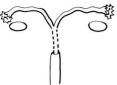
a) Uterusaplasie

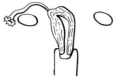
b) U. unicornis unicollis (halbstg. Aplasie)

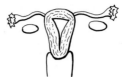
c) Zervixatresie

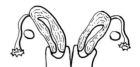
d) U. didelphys (Duplikatur, auch der Vagina)

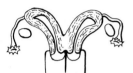
e) Uterus bicornis bicollis (m. doppelter Vagina)

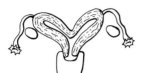
f) Uterus bicornis unicollis

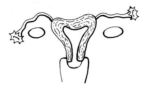
g) Uterus arcuatus

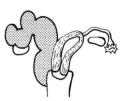
h) Asymmetr. U. duplex m. Hemiatresie, Hämatometra u. Hämatosalpinx bei der Menarche

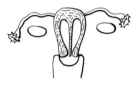
i) Uterus septus

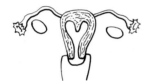
k) Uterus subseptus

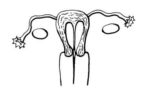
l) Uterus septus m. Vaginaduplikatur

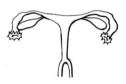
m) Uterushypoplasie

Bei der zervikalen Hypersekretion finden sich die ersten Symptome bereits im Neugeborenenalter, sonst erst nach der Menarche. Dennoch können Duplikaturen lange Zeit übersehen werden, da aus einem der Uterushörner meist eine Periodenblutung erfolgt.

Die wichtigsten Formen der Uterusfehlbildungen sind in Abb. 23 zusammengestellt. Ihre *Klassifikation* erfolgt nach ZANETTI [109] in 4 Gruppen:

1. *Hemmungsmißbildungen infolge ausbleibender oder gehemmter Entwicklung der Müllerschen Gänge.*

Hierzu gehört die *Uterusaplasie,* bei der der Uterus lediglich als bindegewebiger Strang angelegt ist (Abb. 23 a). Die Aplasie gibt es auch halbseitig, wobei die kontralaterale Seite einen normalen Anteil mit Eileiter besitzt (Uterus unicornis unicollis; Abb. 23 b). Die *Uterusatresie* läßt sich sonographisch oder hysterographisch diagnostizieren. Anstelle des Uterus findet sich ein Strang bzw. die Atresie eines Hornes bei allgemeiner Hypoplasie. Sie ist gewöhnlich halbseitig und führt schon beim Neugeborenen zur Hydrometra (Abb. 23 c, 25).

Abb. 23. Mißbildungen des Uterus. (Mod. nach KERN [53])

2. *Mißbildungen infolge unvollkommener oder fehlender Verschmelzung der Müllerschen Gänge*

Hierzu gehören die *symmetrischen Duplikaturen;* beim Uterus didelphys (Abb. 23 d) handelt es sich um zwei gleich große Uteri, meist mit Doppelung der Vagina. Der Uterus duplex bicornis weist eine partielle Fusion des medialen Wandbereiches auf (Abb. 23 e), die Vagina kann solitär oder gedoppelt angelegt sein. Beim Uterus bicornis unicollis sind nur die Uterushörner doppelt, Zervix und Vagina jedoch einfach angelegt (Abb. 23 f). Der Uterus arcuatus stellt schließlich die geringste Ausprägung der Doppelung dar (Abb. 23 g). *Asymmetrische Doppelbildungen* entstehen durch Zurückbleiben einer Anlage hinter dem Wachstum der anderen. Sie führen lediglich zur Retention des zervikalen Sekretes eines septierten Hornes, woraus schon beim Säugling eine Hemihydrometra mit Darm- oder Blasenentleerungsstörung entsteht (Abb. 23 h, 25).

3. *Hemmungsmißbildungen infolge Persistenz des sagittalen Septums*

Das mediale Septum kann nach Vereinigung der Müllerschen Gänge persistieren: Uterus septus (Abb. 23 i). Bei partieller Teilung des Uteruscavum handelt es sich um einen Uterus subseptus (Abb. 23 k).

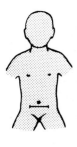 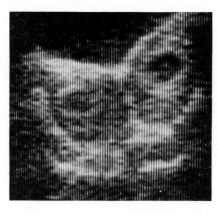 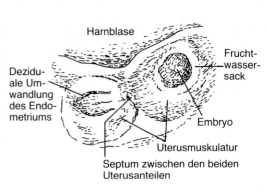

Abb. 24. Uterus bicornis bei 24jähriger Gravida in der 8. Schwangerschaftswoche. Horizontaler Querschnitt eines Sonogramms. Der Embryo ist im rechten Uterusanteil gerade sichtbar, im linken Anteil findet sich eine deziduale Umwandlung des Endometriums. Durch die Gravidität bedingte enorme Verdickung der Uterusmuskulatur (Aufn. Prof. Dr. W. O. SCHMIDT, Univ.-Frauenklinik, Heidelberg)

Mit der Septierung des Uterus geht häufig eine Doppelung der Zervix und der Vagina einher (Abb. 23 l), es gibt hierbei jedoch auch eine einfach angelegte Zervix und Vagina (Abb. 25).

4. Entwicklungsdefekte des Uteruskavum.
Hierzu gehören die Hypoplasie (Abb. 23 m), ferner der infantile Uterus, welcher sich durch ein Mißverhältnis zwischen Korpus und Zervix auszeichnet.

Bildgebende Diagnostik: Die radiologische Darstellung von Uterusanomalien gelingt heutzutage orientierend mit der Ultraschalldiagnostik (Abb. 24, 25).

Aplasien, Septierungen und Duplikaturen, sowie auch pathologische Erweiterungen durch Schleim- bzw. Blutansammlungen bei obstruktiven Mißbildungen, lassen sich gut darstellen. Die Ultraschalldiagnostik ist der Hysterosalpingographie in der Darstellung rudimentärer Komponenten, extrauteriner Strukturen und der inneren Struktur des Endometriums überlegen.

Tabelle 2 gibt die Klassifikation der Uterusfehlbildungen in radioanatomischer Hinsicht, zusammengestellt nach dem röntgenologischen Erscheinungsbild, wieder.

Wegen der häufigen Kombination von Uterusfehlbildungen mit solchen der harnableitenden Wege ist eine vollständige uroradiologische Abklärung erforderlich. Neuerdings gelingt es mittels der Kernspintomographie, Uterusfehlbildungen sicher darzustellen [64].

3.4 Ovarien und Tuben

Mißbildungen der Tuben und Ovarien sind sehr selten.

Akzessorische Tuben verursachen keine Symptome und sind daher auch nicht behandlungsbedürftig.

Angeborene Aplasie der Tuben gibt es bilateral partiell oder komplett einseitig (Abb. 26 a). Im letzteren Fall liegt in der Regel eine Uterusfehlbildung bei normalen Ovarien vor (Abb. 26 b). Alle genannten Anomalien, wie auch Hypoplasie und Duplikatur, werden erst in der Fortpflanzungsphase bedeutsam.

Das angeborene Fehlen der Ovarien führt zur Intersexualität (s. S. 610).

Zu den Fehlbildungen der Ovarien sind weiterhin Syndrome zu rechnen, welche Folge einer abnormen Gonadenentwicklung sind, und zwar die reine Gonadendysgenesie (Swyer-Syndrom) und insbesondere die XO-Gonadendysgenesie, das Turner-Syndrom (Abb. 26 c), (s. S. 629).

3.4.1 Ovarien im Inguinalkanal (Leistenovarien)

Unter den dislozierten Ovarien kommen nicht selten *inguinale Ovarien* vor. Die Mädchen zeigen ein weibliches äußeres Genitale. Die starke Häufung im 1. Lebensjahr deutet auf deren kongenitalen Charakter hin. Hierbei liegt eine indirekte Hernie vor, die zu ⅔ der Fälle linksseitig, bei einem Zehntel beidseits auftritt. *Klinisch* findet sich lediglich ei-

Kindergynäkologie

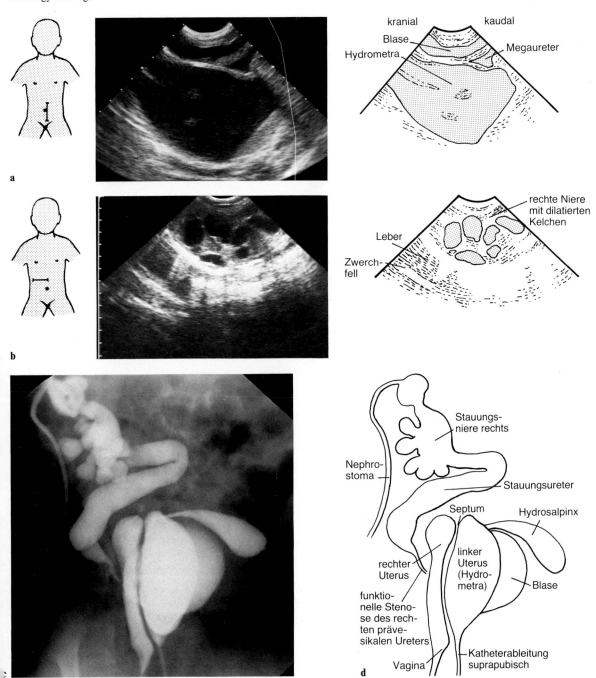

Abb. 25 a–c. Uterus septus mit linksseitiger Hemiatresie, Hydrometra und Hydrosalpinx (4 Wochen altes Mädchen). **a** Sonogramm im Längsschnitt: große flüssigkeitsgefüllte Zyste (Hydrometra). **b** Sonogramm im Querschnitt: rechts Stauungsniere mit dilatierten Kelchen (links fand sich eine dystope hypoplastische Niere). **c** Retrograde und antegrade Kontrastdarstellung: rechte elongierte Uterushälfte durch die (normale solitäre) Vagina, linke erweiterte Uterushälfte durch einen suprapubischen Katheter, rechte gestaute harnableitenden Wege durch Nephrostoma gefüllt. Prävesikale Ureterstenose, die nach der Operation verschwunden war. (Aufnahmen der RöAbt. d. Städt. Kinderkrankenhauses Köln-Riehl, Prof. Dr. Kl.-D. EBEL und Priv.-Doz. Dr. J. BLIESENER). **d** Situationsskizze zu c

Tabelle 2. Radioanatomische Klassifikation der Uterusmißbildungen (Nach VINCENZONI et al. [95]

Mißbildung	Röntgenbild (Hysterosalpingographie)	Embryogenese
Agenesie	Fehlen des Zervikalkanals und des Uteruskavum	
Hypoplasie	Zervikalkanal. Kleines und deformiertes Kavum. 2 Tuben	fehlende bzw. anomale Entwicklung der Müllerschen Gänge
Uterus unicornis oder pseudounicornis	Zervikalkanal. Ein spindelförmiges Uteruskavum 1 Tube	
Uterus bicornis-bicollis mit septierter Vagina oder mit Einzelvagina	2 Zervikalkanäle. 2 fusiforme Uteruskava. 2 Tuben	anomale Fusion der Müllerschen Gänge
Uterus bicornis-unicollis	1 Zervikalkanal, 2 fusiforme Uteruskava, 2 Tuben	
Uterus septus oder subseptus	1 Zervikalkanal. Doppeltes (geteiltes) Uteruskavum. 2 Tuben.	anomale Resorption des medianen Septums
Uterus arcuatus Uterus communicans	2 Kommunizierende Uteruskava, (H-förmiger Uterus) 2 Tuben	

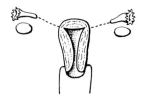
a) Partielle Tubenaplasie

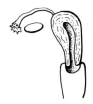
b) Einseitige Tubenaplasie mit Uterus unicornis

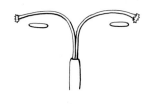
c) Ovardysgenesie

Abb. 26 a–c. Mißbildungen des Ovar und der Tuben.

ne oft plötzlich auftretende Schwellung der Leiste oder große Labie, welche erst bei Torsion oder Inkarzeration Schmerzen verursacht und eine Operation erforderlich macht.

Ovarialhernien lassen sich *sonographisch* ausgezeichnet darstellen [30]: unter Anwendung eines 7,5 mHz-Schallkopfes sind sie von Darm oder Hoden gut zu unterscheiden. Innerhalb des Ovariengewebes finden sich multiple Zysten in einer soliden Struktur, die gut von der homogenen Echotextur der Hoden abzugrenzen sind.

3.4.2 Torsion des Ovar

Diese läßt sich ebenfalls sonographisch diagnostizieren. Klinisch führen Unterbauchschmerzen, Fieber, Erbrechen oder ein tastbarer Tumor zur Untersuchung. Im Ultraschallbild ist das Ovar vergrößert mit geringer Echogenität. Auf seiner Oberfläche finden sich multiple zystische Strukturen, im Douglasraum gelegentlich Exsudat. Die Untersuchung sollte in 3 Schnittrichtungen bei gefüllter und bei entleerter Blase erfolgen [33]. Während und nach der Torsion verursachen Nekrosen und Einblutungen das sonographische Bild einer gemischt zystisch-soliden Raumforderung, die später zur Zyste werden kann. Es muß aber differentialdiagnostisch auch die Torsion einer Ovarialzyste (Stieldrehung) erwogen werden, die sich bei Lagewechsel als wandernder Prozeß erweisen kann [5].

Spätzustände nach Torsion des Ovar sind mehrfach in der Literatur beschrieben. Hierzu zählt vor allem das *„amputierte wandernde Ovar"*, bei dem die Torsion unter rezidivierenden Leibschmerzen oder auch symptomlos verläuft, somit zunächst unerkannt bleibt. Durch die Drehung kommt es zur hämorrhagischen Infarzierung mit dem Ergebnis einer bizarren Verkalkung im kleinen Becken, die röntgenologisch einen Zufallsbefund darstellen kann und ihre Position bei Lagewechsel des Patienten ändert (Abb. 27). Diese Verkalkungen kommen einseitig, seltener jedoch beidseitig in jedem Lebensalter, somit auch bei Säuglingen, vor [22]. Zur

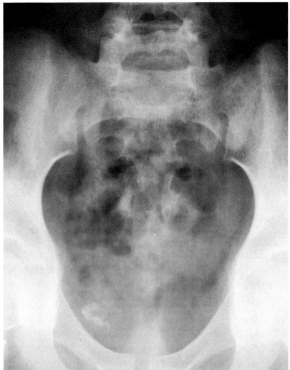
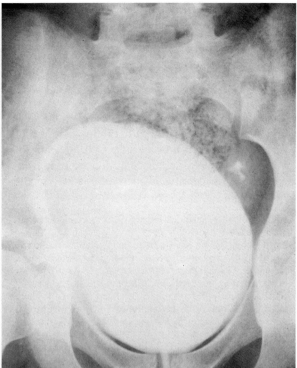
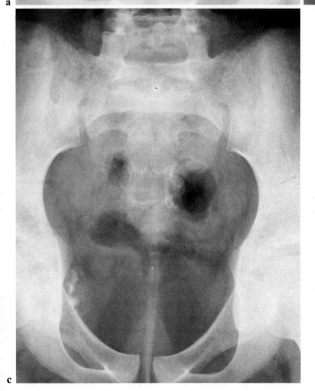

Abb. 27 a–c. Amputiertes wanderndes Ovar: Spätfolge der Torsion des Ovars. **a** Bizarre S-förmige Verkalkung im rechten unteren Quadranten des kleinen Beckens als Zufallsbefund bei 7 Jahre altem Mädchen (Abdomenübersichtsaufnahme im Rahmen einer i. v. U. wegen Pyelonephritis). **b** MCU 2 Jahre später: Die Verkalkung ist jetzt im linken oberen Quadranten des kleinen Beckens außerhalb der gefüllten Harnblase sichtbar. **c** 14 Tage nach Aufnahme der Abb. 27 b) vor erneutem i. v. U. im Alter von 9 Jahren: der Kalkschatten liegt jetzt unterhalb des rechten Azetabulum. (Laparatomie wegen Tumorverdachtes: kein rechtes Ovar nachweisbar, stattdessen tumoröses, in das große Netz eingebettetes Gebilde mit Kalkeinlagerung, das sich histologisch als hämorrhagisch-infarziertes Ovar nach früherer Torsion erweist.) (Aufnahme der Kinder-RöAbt. des Bezirks-Krankenhauses Potsdam/DDR, Frau Dr. Chr. SCHULTZ-WERNITZ)

Abgrenzung von Tumoren, wie Dysgerminomen oder Teratomen, läßt sich die ovale Form der Verkalkung heranziehen [85].

3.5 Intersexualität

Unter Intersexualität wird ein äußeres Genitale verstanden, das weder eindeutig männlich noch weiblich ist. Im weiteren Sinne lassen sich alle Störungen der pränatalen Geschlechtsdifferenzierung dazu rechnen. Die Häufigkeit beträgt 1:1500 Geburten.

Zur Untersuchung gelangen bereits Neugeborene, deren äußeres Genitale Schwierigkeiten in der Geschlechtszuordnung bereitet, ferner bilden eine Indikation inguinale oder labiale Vorwölbungen, besonders bei fehlendem Hodendeszensus, oder die Frage nach dem Vorhandensein von Ovarien, eine Klitorishypertrophie oder ein Mikropenis, Salzverlust und Genitalanomalien in der Familie. Bei Kindern über 4 Jahren ist die Harninkontinenz das klinische Leitsymptom bei bis dahin nicht erkanntem Sinus urogenitalis, oft als Enuresis fehlgedeutet.

Die allgemeinen und speziellen diagnostischen Maßnahmen bei Intersexualität sind aus Tabelle 3 ersichtlich.

Die klinische Symptomatik des adrenogenitalen Syndroms (AGS; s. a. S. 613) ist altersabhängig. Beim Neugeborenen führt das intersexuelle Genitale wegen der phallusähnlichen Klitoris oft zu falscher Geschlechtsbestimmung. Leitsymptom sind das Erbrechen mit konsekutiver Exsikkose, Gewichtsverlust und Lethargie. Allein die Inspektion des Genitale kann das Kind vor einer nichtindizierten Röntgenuntersuchung des Magen-Darm-Traktes bewahren. Die 17-Ketosteroide sind immer erhöht. Unerkannt führt das angeborene AGS zum Tode.

Tabelle 3. Diagnostische Maßnahmen bei Intersexualität

1. Klinische Untersuchung: Anamnese, Genetik, äußeres Genitale, Habitus.
2. Laboruntersuchung: Chromatin- und Kerngeschlechtsbestimmung, Serumelektrolyte.
3. Endokrinologische Untersuchung: Hormonuntersuchungen, Serum- und Urinsteroide, HCG-Test, ACTH-Test, Gonadotropinbestimmung.
4. Untersuchung des inneren Genitale mit bildgebenden Methoden: Ultraschalldiagnostik, i. v.-Urographie, Miktionszystourethrographie, Hysterosalpingographie, Kolpozystographie.
5. Skelettuntersuchungen: Handaufnahme zur Bestimmung des Knochenalters, selten Schädeluntersuchung.
6. In Zweifelsfällen diagnostische Biopsie durch Laparotomie bzw. Laparoskopie.
7. Psychologische Untersuchung zur Feststellung der für das Kind günstigsten Geschlechtsrolle.

Die erworbene Form wird durch Nebennieren- oder virilisierende Ovarialtumoren hervorgerufen. Sie kann unbehandelt zu körperlicher Vermännlichung mit Klitorishypertrophie führen. Es kommt dann zu beschleunigtem, jedoch zu früh sistierendem Wachstum, kräftiger Muskelentwicklung, Minderwuchs, kurzen Extremitäten und bei akzeleriertem Knochenalter zum vorzeitigen Epiphysenschluß.

3.5.1 Morphologie (pathologische Anatomie und Ultraschalldiagnostik)

Der Sinus urogenitalis stellt eine gemeinsame Mündung von Harnblase und Wolffschen Gängen dar, bei denen sich aus dem oberen Bereich bei Mädchen die Urethra, bei Jungen die Prostata bildet, während aus dem unteren Bereich das Vestibulum vaginae entsteht. Die wichtigsten Krankheitsbilder bei Intersexualität und deren klinisch-laboratorische Merkmale sind in Tabelle 4 zusammengestellt.

Da der pathologisch-anatomische Befund morphologisch weitgehend mit dem der Ultraschalldiagnostik korreliert, sollen beide gemeinsam abgehandelt werden.

Schon beim Neugeborenen lassen sich sonographisch wertvolle Hinweise zur Geschlechtsbestimmung gewinnen durch den Nachweis oder das Fehlen einer Vagina und eines Uterus, bei älteren Kindern auch der Ovarien. Ein Sinus urogenitalis ist sonographisch durch eine Verbindung zwischen Harnblase und Vagina zu diagnostizieren [2].

Beim *Hermaphroditismus verus* sind bei einem Drittel der Patienten sonographisch der Hoden auf der einen Seite, das Ovar auf der anderen, meist linken Seite zu erwarten. Im Ovar finden sich reife Eizellen, die endokrine Funktion beider Keimdrüsen ist erhalten, die Spermiogenese fehlt jedoch. Die Müllerschen und Wolffschen Gänge sind entsprechend der Ausprägung der Gonade der jeweiligen Seite differenziert oder zurückgebildet. Bei einem Fünftel der Patienten finden sich Testes und Ovarien auf beiden Seiten („Ovotestes") und bei der Hälfte Testis und Ovar auf der einen, ein Hoden *oder* Eierstock auf der anderen Seite. Der Uterus ist meist hypoplastisch, die Vagina normal bis verengt [50].

Die *testikuläre Feminisierung* stellt eine Entwicklungshemmung der Wolffschen Gänge dar, betrifft somit chromosomal und gonadal männliche Individuen. Das Vorhandensein von Hoden verhindert die Differenzierung des oberen Anteils der Müllerschen Gänge (Uterus, Tuben, Abb. 29 b). Wegen der fehlenden Androgenstimulation entwickeln sich phänotypisch weibliche Individuen. Im Kindesalter kommen diese häufig wegen Leistenhernien zur Behandlung, in der Pubertät bleibt die Scham- und Achselbehaarung aus, ebenso die Menarche, es kommt jedoch zum Brustwachstum. Die Vagina endet blind, der Uterus fehlt, Tuben und Ovarien sind sonographisch und laparaskopisch nicht nachweisbar. Bei 60%

Tabelle 4. Zuordnung der verschiedenen Intersexualitätstypen zum morphologischen Typ

Syndrom	Äußeres Genitale	Gonade	Chromatin	Kerngeschlecht	Röntgenolog. Typ nach SHOPFNER (bzw. PRADER)
Pseudohermaphroditismus masculinus	intersexuell	Testes	negativ	männlich	III+IV (IV)
Testikuläre Feminisierung	weiblich-intersexuell	Testes	negativ	männlich	III–IV (IV)
Pseudohermaphroditismus femininus	intersexuell	Ovar	positiv	weiblich	II (III)
AGS bei Mädchen	männlich-intersexuell	Ovar	positiv	weiblich	II+III (III–IV)
Echter Hermaphroditismus	intersexuell	Mischgonade	meist positiv	XX, XY XX-XY	III+IV (IV)

der Patienten lassen sich Hoden sonographisch im Leistenkanal, bei je 20% auch in den großen Labien und im Abdomen nachweisen [50]. Sind die Hoden deszendiert, so ist das Aussehen eher zwittrig mit penisähnlicher Klitoris als weiblich (Abb. 29b). Auch die tumorige Entartung fehlgelagerter Hoden ist sonographisch zu erfassen.

Beim *Pseudohermaphroditismus masculinus* sind Hoden angelegt, das Kerngeschlecht ist negativ, der Karyotyp zeigt normale XY-Konfiguration. Die Ausprägung der Zwitterform umfaßt morphologisch ein breiteres Spektrum als es Tabelle 4 wiedergibt: Es kann ein vorwiegend weibliches Genitale mit einem den großen Labien ähnlichen Skrotum, einem stummelartig verkürzten Penis, mit enger Vagina und einem hypoplastischen Uterus mit Tuben vorkommen (Abb. 9). Hierbei sind die Hoden meist schwach deszendiert im Leistenkanal, die Entwicklung der Brüste fehlt, die Behaarung ist spärlich und wirkt weiblich. Es gibt jedoch auch vorwiegend männliche Genitalia mit männlichem äußeren Aspekt einschließlich der Behaarung, normal großem Penis und Hypospadie, mit fast normal großer Vagina und Uterus mit Tuben. Die fehlgebildeten Testes befinden sich am Ort der Ovarien.

Beim *Pseudohermaphroditismus femininus* existieren als Gonaden Ovarien, das Kerngeschlecht ist positiv. Der Karyotyp ist mit XX-Konfiguration normal. Anstelle der Klitoris findet sich ein kleiner Penis. Die Urethramündung befindet sich an der Basis des Penis, dahinter sind die großen Labien mit nur kleiner Öffnung für die Urethra und den Introitus vaginae bzw. Sinus urogenitalis erkennbar. Uterus, Tuben und Ovarien sind sonographisch normal [38]. Es bestehen weibliche Behaarung und Brustentwicklung. Im Gegensatz zu der Amenorrhö des männlichen Pseudohermaphroditismus ist die Menstruation hier auch oft regelrecht.

Assoziierte Mißbildungen der Harnorgane oder am Magen-Darm-Trakt sind häufig.

Das *adrenogenitale Syndrom* ist die häufigste Ursache von intersexuell entwickelten Genitalien bei weiblichen Individuen. Es handelt sich um eine angeborene Hyperplasie der Nebennierenrinde, die man auch als hormonal induzierten Pseudohermaphroditismus definieren kann. Chromosomen und weibliches Kerngeschlecht entsprechen den Gonaden, jedoch führt eine genetisch bedingte Enzymopathie schon embryonal zu einer Nebennierenrindenhyperplasie infolge pathologischer Nebennierenrindenhormonbildung mit gegengeschlechtlicher Entwicklung beim weiblichen Feten. Diese adrenale Hyperplasie ist schon früh sonographisch faßbar und ermöglicht zusammen mit den oben angegebenen klinischen Symptomen (s. S. 610) eine frühe Diagnose und Behandlung.

3.5.2 Radiologische Symptome

Während PRADER 1972 5 intersexuelle Grundtypen, welche vom rein weiblichen bis zum rein männlichen Aussehen reichen, nach *klinischen* Gesichtspunkten beschrieb [75], stellte bereits 1970 SHOPFNER 6 Typen nach röntgenmorphologischen Gesichtspunkten heraus, die an der Unterteilung zwischen dem weiblichen und dem männlichen Typ festhalten und teilweise Zwischenstufen der Praderschen Typen darstellen [84]. Sie sind in Abb. 28–34 dargestellt und für die Röntgendiagnostik ebenso wie für die nachfolgende Operationsplanung noch heute zweckmäßig [16, 32]. (Die Praderschen Typen sind zum Vergleich mit angegeben). Die hierbei einzuschlagende Untersuchungstechnik ist auf Seite 593 und in Abb. 7 wiedergegeben. Für den Operateur bedeutet die Bleimarkierung der äußeren Öffnung des Sinus urogenitalis eine wertvolle Hilfe (Abb. 28c, 32b, 35b).

Im *Typ I* (Abb. 28) sind alle Formen enthalten, die bei normal entwickeltem weiblichen Genitale lediglich eine Klitorishypertrophie aufweisen. Diese wird aus kosmetischen Gründen chirurgisch korrigiert.

Beim *Typ II* tritt erstmalig ein Sinus urogenitalis auf, der eng und trichterförmig ist. Die Urethra mündet hoch, bei testikulärer Feminisierung (Abb. 29) auch tiefer in den Sinus.

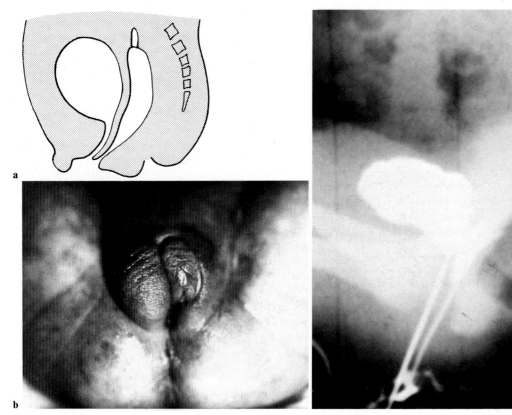

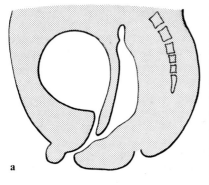

△ **Abb. 28 a–c.** Intersexuelles Genitale, Typ I nach SHOPFNER. **a** Situationsskizze: Klitorishypertrophie, gemeinsames Orificium vestibuli ext., getrennte Mündungen von Urethra und Vagina. **b** Photo des Genitale: Palpabler Hoden in der rechten Labie bei 6 Jahre altem Kind. **c** Kolpozystographie in Mehrfachkathetertechnik: Sondierung in 2 Öffnungen mit gemeinsamem Orificium (Bleimarkierung). Vagina mittels Kunststoffkatheters, Blase mit Metallkatheter gefüllt. Verlängerte weibliche Urethra

Abb. 29 a–c. Intersexuelles Genitale Typ II nach SHOPFNER (= Typ III nach PRADER). **a** Situationsskizze. Weiblicher Pseudohermaphroditismus: Sinus urogenitalis mit normaler Vagina, hoher Urethramündung Uterus und Ovarien. **b** Photo des äußeren Genitale: Klitorishypertrophie mit beiderseitigen Hoden. Testikuläre Feminisierung. Männliches Kerngeschlecht. (Aus WILLICH [102 a]). **c** Vagina nur mit Metallkatheter sondierbar, hohe Urethramündung in einen Sinus urogenitalis bei 11 Monate altem Kind. (Aus WILLICH u.
▽ BENZ [103])

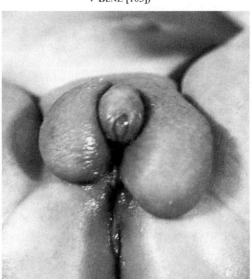

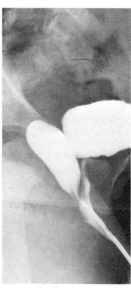

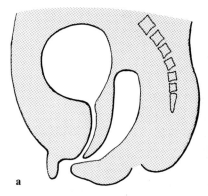 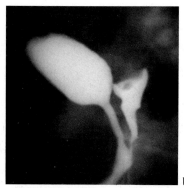

Abb. 30 a, b. Typ III des intersexuellen Genitale nach SHOPFNER (Typ IV nach PRADER). Echter Hermaphroditismus und männlicher Pseudohermaphroditismus: **a** Situationsskizze: Sinus urogenitalis mit tiefer gemeinsamer Mündung von Vagina und Urethra. Uterus. Testikuläres Gewebe. **b** Kolpozystographie: tiefe Mündung von Vagina und Urethra in einen gemeinsamen Sinus urogenitalis. Impression der Vagina durch die Cervix uteri. (Aufnahme der RöAbt. der Univ.-Kinderklinik Köln, Prof. Dr. G. BENZ-BOHM). (Abb. b aus WILLICH [102 a])

Typ III wird mit Typ IV am häufigsten bei echten Zwittern, aber auch beim männlichen Pseudohermaphroditismus angetroffen. Mit den folgenden beiden Typen ist er Folge der unvollständigen sekundären Induktion, die übrigen Typen (I, II und VI) sind Folge der unvollständigen tertiären Induktion. Hier mündet die Urethra tief (Abb. 30).

Typ IV zeigt bereits eine männliche, ins Perineum mündende Urethra, Vagina und Uterus sind hypoplastisch (Abb. 31), letzterer kann auch fehlen. Er ist in den Praderschen Typen nicht enthalten.

Typ V führt weiter in Richtung der Maskulinisierung. Die Urethra ist männlich und normal angelegt, mündet aber an der Peniswurzel (ventral; „Hypospadia penis"), erscheint daher verkürzt. Der zugehörige Utriculus prostaticus hat insofern eine diagnostische Bedeutung, weil dessen Nachweis echte Hermaphroditen ausschließt, wohingegen bei diesen Hypospadie und Leistenhoden auch vorkommen können (Abb. 32).

Typ VI unterscheidet sich vom Praderschen Typ V durch die noch bestehende Hypospadie (Abb. 33).

Radiologische Symptome beim adrenogenitalen Syndrom

Sie sind variabel, entsprechen denen des Pseudohermaphroditismus femininus sowie dem Typ II nach SHOPFNER (Abb. 34), reichen aber bis zum Typ IV oder – je nach Alter und fehlender Behandlung – auch noch weiter in Richtung der Maskulinisierung.

Beim *Neugeborenen mit AGS* zeichnet sich die Abdomenübersichtsaufnahme durch ein luftleeres Abdomen aus, hervorgerufen durch Brechattacken. Wird in Unkenntnis des Genitalbefundes trijodiertes wasserlösliches Kontrastmittel zur oralen Passage angewandt, so kann sich die Dehydratation verstärken und das Kind in Lebensgefahr bringen. Die Kontrastmittelretention im Magen täuscht dann eine Pylorusstenose vor. Die Nebennierenvergrößerung wird weder durch die Abdomenübersichtsaufnahme noch durch die i. v. Urographie, am besten jedoch durch die Ultraschalluntersuchung aufgedeckt.

Dennoch ist diesbezüglich eine bildgebende Diagnostik zunächst überflüssig, weil sich die Diagnose durch klinische und biochemische Befunde sichern läßt.

Die *Genitographie* ist die einzige Röntgenuntersuchung mit absoluter Indikation. Sie wird bei *Knaben* erst vor dem Schulalter, bei *Mädchen* in der Präpubertät erforderlich. Aus ihrem Ergebnis leitet sich die Frage eines chirurgischen Eingriffes zur völligen Korrektur des Genitale ab (Abb. 34). Regelmäßig sind Knochenalterbestimmungen durch Röntgenaufnahmen der Hand unter der langfristigen Substitutionstherapie erforderlich. Wird das Knochenalter auf dem Stand des chronologischen Alters erhalten, so bleibt das Längenwachstum des Patienten zurück, richtet sich die Therapie nach der Normalisierung des Längenwachstums, so akzeleriert das Knochenalter.

Die *differentialdiagnostische Abgrenzung* des adrenogenitalen Syndroms gegenüber dem seltenen Pseudohermaphroditismus femininus erfolgt durch die erhöhten 17-Ketosteroide.

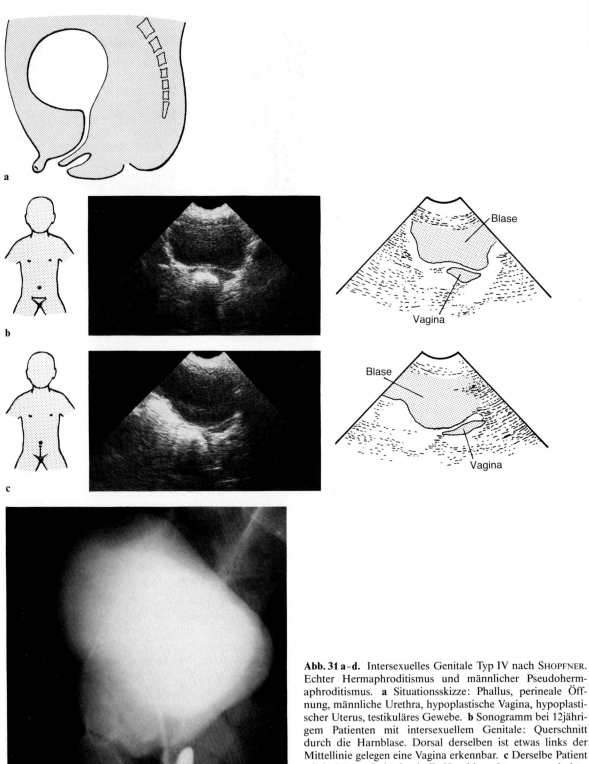

Abb. 31 a–d. Intersexuelles Genitale Typ IV nach SHOPFNER. Echter Hermaphroditismus und männlicher Pseudohermaphroditismus. **a** Situationsskizze: Phallus, perineale Öffnung, männliche Urethra, hypoplastische Vagina, hypoplastischer Uterus, testikuläres Gewebe. **b** Sonogramm bei 12jährigem Patienten mit intersexuellem Genitale: Querschnitt durch die Harnblase. Dorsal derselben ist etwas links der Mittellinie gelegen eine Vagina erkennbar. **c** Derselbe Patient wie b. Längsschnitt durch die Harnblase. Längs angeschnittene Vagina. Kein Uterus nachweisbar. (Sonogramme Dr. K. SCHNEIDER, Univ.-Kinderklinik, München. **d** MCU bei 4 Jahre altem Patienten mit intersexuellem Genitale: dorsal der Blase läßt sich eine hypoplastische Vagina füllen. Kein Uterus (äußeres Genitale dieses Patienten s. Abb. 9)

Kindergynäkologie

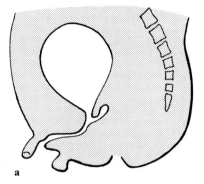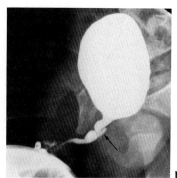

Abb. 32 a, b. Intersexuelles Genitale Typ V nach SHOPFNER. **a** Situationsskizze: Utriculus prostaticus, Hypospadie, lange Urethra, Leistenhoden. **b** MCU bei 3¾ Jahre altem Knaben mit Leistenhoden und Hypospadie: verkürzte männliche Urethra. Meatus externus markiert, Utriculus prostaticus

Ferner müssen auch virilisierende Nebennierenrindentumoren und Formen ohne angeborene Nebennierenrindenhyperplasie (mit peniler Urethra und extragenitalen Mißbildungen) sowie exogene Formen infolge Hormonbehandlung der Mutter in der Schwangerschaft oder endogene Formen infolge hormonaktiver Tumoren während der Schwangerschaft mit induzierter Virilisierung in utero berücksichtigt werden.

3.6 Gartner-Gangreste

Wenn sich die Wolffschen Gänge im Fetalleben nicht völlig zurückbilden, entstehen die nach dem dänischen Anatomen GARTNER genannten Gänge als Reste des Ductus mesonephricus, die seitlich des Uterus im Ligamentum latum und in der Vaginalwand gelegen sind und als blind endende Kanälchen oder als Zysten vorkommen können (Abb. 35).

Klinisch sind die Patientinnen entweder beschwerdefrei oder sie klagen über Druck- und Schweregefühl im Unterbauch. Größere Zysten können durch Kompression der benachbarten Organe zu Defäkations- oder Miktionsstörungen, später auch zu Schwierigkeiten bei der Kohabitation oder Geburt führen. Durch die Assoziation mit Nierenagenesien, -hypoplasien oder -dysplasien, kommen auch Harnwegsinfektionen vor. Im Bereich der Scheide, gelegentlich auch im Scheideneingang als „zystischer Tumor" von Kirschgröße sichtbar, kommen die Gartner-Zysten schon vom Säuglingsalter an [25], jedoch auch in späteren Perioden der Kindheit vor [17].

Bildgebende Diagnostik: Als Zysten können sie in jedem Abschnitt des Ganges (Abb. 35 a) gefunden werden, und zwar als „Parovarialzysten", wenn sie im Ligamentum latum liegen, als Gartner-Zysten, wenn in Höhe der Zervix gelegen, und als „angeborene Scheidenzysten" bei Lage an der Vagina.

In der Regel lassen sich diese Zysten gut mittels der *Ultraschalldiagnostik* darstellen [50, 80]. Sie erscheinen an typischer Stelle, dünnwandig, echogen mit guter Schalldurchlässigkeit. Nur bei Torsion oder Einblutung entstehen auch Zelltrümmer anzeigende Binnenechos.

Mittels der *Kolposkopie* sind die Zysten in der Scheidenwand in bis zu Birnengröße zu erkennen.

Bei der *Kolpographie* verursachen sie in der Vagina auffällige tubuläre oder rundliche wandständige Füllungsdefekte oder auch nur Konturunregelmäßigkeiten, z. B. in Form einer Lappung der Wand. Hierbei kann eine Kommunikation mit der Vagina und auch mit dem gleichseitigen Ureter erkennbar werden.

Bei der *Hysterosalpingographie* werden die Gartner-Gänge als feine, parallel zur Außenkontur der Vagina und des Uterus verlaufende, blind endende Kontrastmittelstreifen als Zufallsbefund erkannt [101].

Bei der *Miktionszysto-Urethrographie* kann es zu postmiktionellem Influx in die Vagina kommen, deren Deformierung durch die Zyste angezeigt wird.

Die klinisch-radiologische Bedeutung besteht in der auffallend hohen Frequenz von *Begleitfehlbildungen am Harntrakt:* Kommunikation mit blind

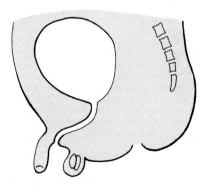

Abb. 33. Intersexuelles Genitale Typ VI nach SHOPFNER. Unvollständige Maskulinisierung. Hypospadie, kurze männliche Urethra, oft nicht deszendierte Hoden

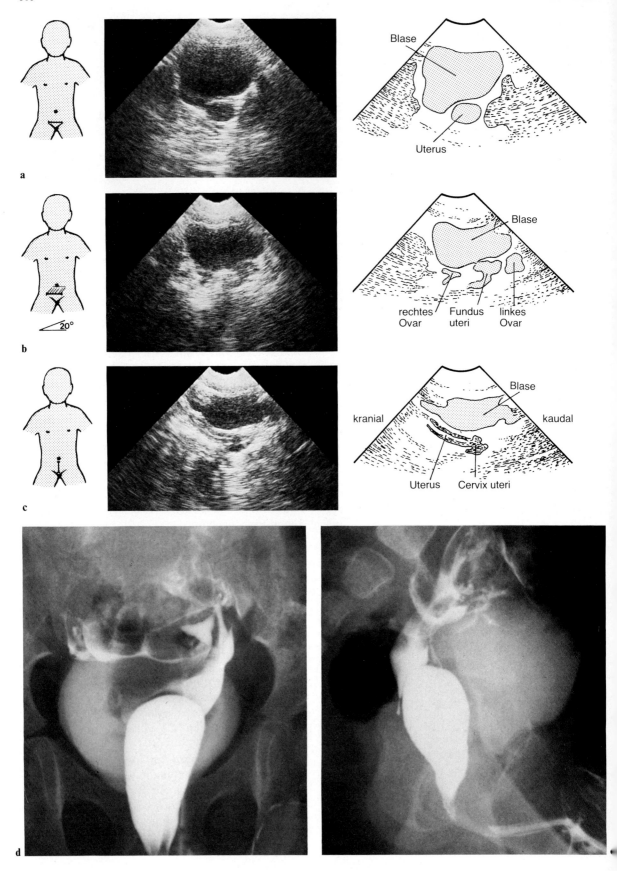

Kindergynäkologie

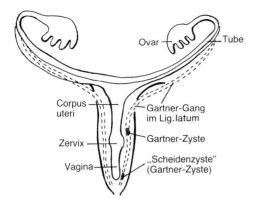

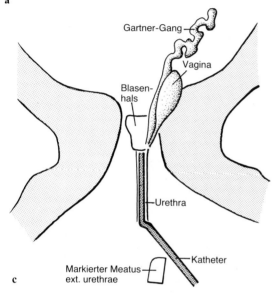

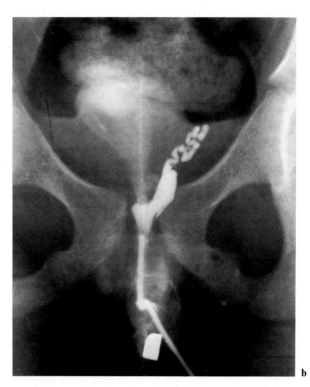

Abb. 35 a–c. Gartner-Gangreste. **a** Sitz der Gartner-Gänge- und -Zysten; **b** Gartner-Gangresiduen bei echtem Hermaphroditen (7 Jahre alter Knabe mit Hypospadie 2. Grades). Retrograde Urethrographie: kurze männliche Urethra und hypoplastische Vagina, gleichzeitig Füllung von Gartner-Gängen, **c** Situationsskizze zu **b**

◁─────────────

Abb. 34 a–e. Adrenogenitales Syndrom bei 2jährigem Mädchen. Intersexuelles Genitale Typ II nach SHOPFNER. **a** Sonographie mit Querschnitt durch die Harnblase: geringe Impression der dorsalen Blasenwand durch den normal großen Uterus. **b** Sonographischer Querschnitt durch die Harnblase 20° nach kranial gekippt: links der Mittellinie gelegener Fundus uteri. Beiderseits lateral davon die Ovarien. **c** Derselbe Patient wie a) und b), Längsschnitt durch die Harnblase: am dorsal der Harnblase gelegenen Uterus ist die unterschiedliche Dicke der Zervix und des Corpus uteri erkennbar. Das Cavum uteri ist als echoreiche lineare Struktur kontrastmittelgefüllt dargestellt. **d, e** Kolpozystographie in 2 Ebenen a. p. und seitlich: normale Vagina, von dieser ist die Cervix uteri imprimiert mit Sinistroflexion. Übertritt des Kontrastmittels in die Bauchhöhle. Hohe Mündung der Vagina in einen Sinus urogenitalis (Beobachtung Dr. K. SCHNEIDER, Univ.-Kinderklinik, München)

endenden Ureteren, gleichseitige Nierenhypoplasie, Nierenagenesie [24], Nierendysplasie, solitäre vaginale Ureterektopie [17], auch Uterusaplasie [25] wurden beschrieben.

Insofern erfordert jedes der obigen klinischen und radiologischen Symptome eine subtile uroradiologische Abklärung.

4 Assoziation von Mißbildungen des Genitaltraktes mit solchen anderer Organabschnitte

Bei allen Fehlbildungen des Genitale muß mit assoziierten Fehlbildungen angrenzender Organabschnitte gerechnet werden, insbesondere des Harntraktes, des Magen-Darm-Traktes, aber auch des Skelettes.

4.1 Assoziierte Mißbildungen des Harntraktes

4.1.1 Blasenekstrophie

Es handelt sich um die Verlagerung des vorderen Blasenanteiles nach ventral in Form der sogenannten „Spaltblase" bei einem gleichzeitigen Bauchwanddefekt, der vom Nabel bis zum Anus bei fehlender Symphyse reichen kann (Abb. 36 a).

Die Häufigkeit wird mit 1:30 000 Geburten angegeben. In der Regel ist die Blasenekstrophie mit Genitalanomalien vergesellschaftet. Häufig kommen bei männlichen Patienten undeszendierte Hoden und mangelhafte Skrotalentwicklung vor.

Die hierbei häufige Intersexualität des Genitale macht bei Kindern mit derartigen Blasenveränderungen eine Untersuchung des weiblichen Genitale mit bildgebenden Methoden erforderlich: Die *Beckenübersichtsaufnahme* läßt das sogenannte Spalt-

becken erkennen, eine pathologische Dehiszenz der Symphyse infolge Außenrotation des Sitz- und Schambeines (Abb. 36 b).

Bei der *intravenösen Urographie* sind in der Regel die distalen Ureteren kurz vor dem Ostium zwiebelartig aufgeweitet (Abb. 36 b).

Die nach außen gestülpte Blase erscheint sehr klein, das Kontrastmittel läuft nach außen ab. Der Harntrakt bedarf im Verlauf der operativen Behandlung laufender klinischer Überwachung und sonographischer Kontrollen, um Abflußstörungen rechtzeitig zu erfassen. Zur Geschlechtsbestimmung ist die *Genitographie* eine wesentliche diagnostische Maßnahme.

4.1.2 Nierenagenesie

Das Fehlen einer Niere geht bei 75 bis 90% der weiblichen Patienten mit Mißbildungen des Genitale einher, weshalb in solchen Fällen obligat nach derartigen Genitalfehlbildungen gesucht werden muß [28, 96]. Umgekehrt genügt jedoch beim Nachweis von Genitalmißbildungen zunächst die sonographische Untersuchung des Harntraktes, da zum Beispiel bei Uterusduplikaturen nur bei ca. ¼ der Patienten mit Nierenmißbildungen, besonders Age-

Abb. 36 a, b. Blasenekstrophie. **a** Situs bei Neugeborenem. **b** Bauchübersichtsaufnahme mit i. v. Urogramm 45 min p. i.: Spaltbecken mit erheblicher Symphysendehiszenz. Prästenotische Abflußstörung der distalen Ureterostien mit Rückstau in die oberen Harnwege. 2¾ Jahre altes Kind

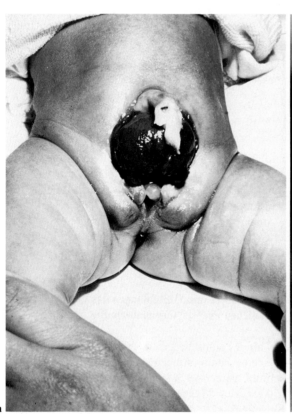
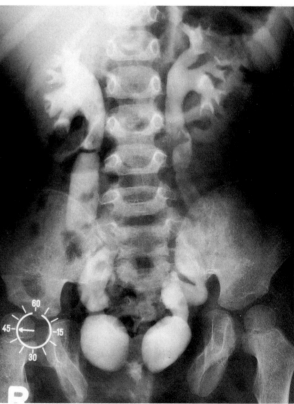

nesie, zu rechnen ist [41, 28]. Noch seltener kommen Nierenmißbildungen bei isolierten angeborenen Vaginalaplasien vor, zum Beispiel solitäre Bekkennieren [14] oder gekreuzte Dystopie [12]. Die assoziierte Genitalfehlbildung, welche neben dem Uterus auch die Vagina betreffen kann, ist immer auf der Seite der Nierenagenesie gelegen, die Fertilität ist erhalten (Abb. 19).

50 Fälle mit Duplikatur des Uterus und der Vagina sind bisher beschrieben, bei denen die Atresie oder das Septum einer Vaginalhälfte zum Hämatokolpos in der Pubertät geführt hatten. Klinisch lagen jeweils Dysmenorrhö, Bauchschmerzen und ein palpabler Bauchtumor vor. Da die kontralaterale Hälfte in der Funktion erhalten ist, kann die Menstruation normal sein.

Auf die vesikovaginalen Fisteln wurde bereits oben hingewiesen (s. S. 599).

4.2 Assoziierte Mißbildungen des Darmtraktes

Die häufigste Begleitfehlbildung stellen die anorektalen Anomalien dar, insbesondere die *Analagenesie,* der *ektopische Anus* und die *rektovaginale Fistel*. Nach der internationalen Klassifikation der anorektalen Anomalien wird letztere als Typ 24 deklariert, bei der es als Untertypen den normalen anorektalen Verlauf, eine Fistel mit Analstenose, Fistel mit Analagenesie (Abb. 22b) oder mit Blasenekstrophie gibt. Typ 25 stellt eine Fistelverbindung zwischen dem Rektum und einem Sinus urogenitalis dar, welche meist mit Analagenesien gekoppelt ist [42]. Die Genitalmißbildung betrifft hier häufiger die Vagina (Duplikatur oder Septum) als den Uterus (Uterus bicornis). Bei Analagenesie ist in 14% der Fälle mit Genitalmißbildungen zu rechnen [18].

4.3 Assoziierte Mißbildungen des Harn- und Darmtraktes

Die häufigste mit Genitalfehlbildungen einhergehende Anomalie ist die *rektokloakale Fistel,* die auf einer weitgehenden Entwicklungsschwäche des Urorektalseptums beruht. Der in der Folge persistierende Sinus urogenitalis hat eine schmale Verbindung zum Rektum, nach der diese Entwicklungshemmung genannt wird. Hierbei existiert nur *eine* äußere Öffnung für Urin, Zervixschleim und Fäzes, die an der hinteren Hälfte des Vestibulum gelegen ist. Desweiteren gehört hierzu die sogenannte *persistierende Kloake,* von der bisher 60 Fälle publiziert sind. Die Kombination mit Genitalmißbildungen beträgt nach CHENG 77% [15].

Auch hier findet sich eine gemeinsame Öffnung für Harn-, Genital- und Darmtrakt.

Auf die Assoziation von Duplikaturen des äußeren Genitale mit Mißbildungen des Harn- und Darmtraktes wurde bereits oben hingewiesen (s. S. 595 ff.)

Zur Diagnostik ist außer der eingehenden klinischen Untersuchung mit Differenzierung aller Grübchen und Falten sowie der Prüfung ihrer Sondierbarkeit eine *radiologische Untersuchung* aller 3 Organsysteme erforderlich: bei unperforiertem Anus eine Aufnahme nach WANGENSTEEN u. RICE [98] in Kopfhängelage und seitlicher Position mit Markierung des Analgrübchens, ferner eine Abdomenübersichtsaufnahme im Liegen zur Prüfung, inwieweit Luft in anderen Eingeweiden vorhanden ist, schließlich auch zur Beurteilung möglicher Fehlbildungen des Kreuzbeines. Luft in der Blase ist ein sicherer, Luft in der Vagina ein möglicher Hinweis auf eine Fistelbildung, z. B. bei rektovaginaler Fistel.

4.4 Assoziierte Mißbildungen des Skelettes

Die Auswertung größerer Patientenkollektive mit Uterus- und Vaginamißbildungen ergab in 6–25% assoziierte Mißbildungen am Skelett, besonders an der Wirbelsäule in Form von Blockwirbeln, Hals- und Spaltwirbeln, Sakralisation von L 5, Skoliose, Spina bifida, seltener an den Extremitäten und Rippen, ferner Hüftdysplasien. Ausgangskollektiv waren jeweils Aplasien der Vagina [14] und Duplikaturen des Uterus [41, 28].

Das sog. *kaudale Regressionssyndrom* oder dessen milde Form, die *Sakralagenesie,* gehen häufig mit einer Agenesie des Wolffschen oder Müllerschen Ganges, fehlender Hälfte eines Uterus, Ovarialagenesie oder rektovaginaler Fistel einher (Abb. 37).

Das *Klippel-Feil-Syndrom* (kurzer Hals infolge Halb-, Block- und Keilwirbeln, besonders an der Halswirbelsäule) kann ebenfalls mit Genitalmißbildungen einhergehen: beschrieben sind Agenesien der Vagina, Uterus bicornis und Uterus unicornis [107].

Auf das *Turner-Syndrom* (XO-Gonadendysgenesie), bei welchem multiple Skelettanomalien obligat sind, ist an anderer Stelle eingegangen (siehe Seite 631 f.).

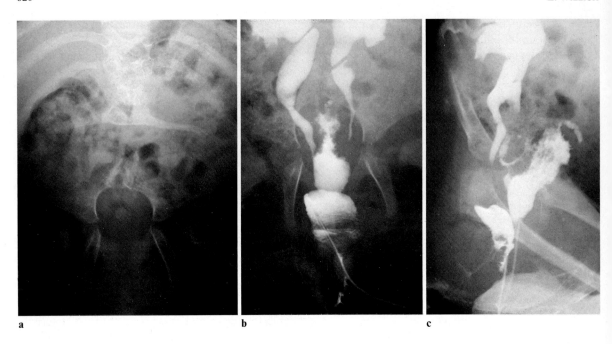

Abb. 37 a–c. Kaudale Regression. 1¼ Jahre altes Mädchen. **a** Beckenübersicht. Die Brustwirbelsäule endet mit einem Spaltwirbel und horizontal gestellten Rippen. Lendenwirbelsäule fehlt. Beckenschaufeln bis auf eine schmale Rinne verschmolzen. **b, c** Kolpozystographie in 2 Ebenen a. p. und seitlich in Mehrfachkathetertechnik: gemeinsames Orificium externum, auffallend große und dilatierte Vagina, länglich oval geformte Blase mit schwerem vesiko-uretero-renalen Reflux; am Fundus Füllung eines blind endenden Ductus omphaloentericus

5 Tumoren und Zysten des Genitale

2% aller gynäkologischen Tumoren entfallen auf das Kindes- und Jugendalter. Von allen Tumoren des Kindesalters machen die gynäkologischen nur 3% aus [103]. Die Häufigkeitsgipfel in der Diagnosestellung liegen in der Neugeborenenperiode und am Übergang von der Präpubertät zur Pubertät, zwischen 9 und 14 Jahren. An erster Stelle stehen die Ovarialtumoren, gefolgt von den Geschwülsten des Uterus, der Vagina und der Vulva im Mengenverhältnis von 10:6:5:3.

Klinisch manifestieren sich Genitaltumoren in unklarer Bauchsymptomatik, als Bauchschmerz, Vorwölbung des Abdomens oder einem palpablen Bauchtumor. Weiterhin finden sich Vaginalblutungen, Miktions- oder Defäkationsschwierigkeiten (Harnretention, Nierenkolik, Obstipation), Subileus, bei hormonal aktiven Tumoren auch Pubertas praecox oder Virilisierung. Durch die hohe Lage der Ovarien bei Neugeborenen können bei diesen auch Atembeschwerden und ein gespannter Leib mit hochgelegener palpabler Resistenz vorliegen.

Ursprungsorgan, Histologie, Topographie, Dignität und Frequenz der kindlichen Genitaltumoren sind aus Tabelle 5 ersichtlich.

5.1 Taktisches Vorgehen in der klinischen und bildgebenden Diagnostik

Nach dem durch die klinischen Symptome hervorgerufenen Verdacht oder dem Zufallsbefund ist heutzutage die *Ultraschalldiagnostik* die erste diagnostische Maßnahme [39]. Das weitere Vorgehen richtet sich nach dem sonographischen Primärbefund:

Bei *soliden Tumoren* kann die Computertomographie diagnostisch weiterbringen. Sie sollte jedoch echten Tumoren vorbehalten bleiben, deren Charakter, Ausdehnung, Lage und Ursprungsort eingeengt werden. Am häufigsten sind zu erwarten Rhabdomyosarkome, Non-Hodgkin-Lymphome und Dysgerminome. Zur Differentialdiagnostik gegen die Torsion des Ovars trägt die Computertomographie nicht wesentlich bei, hier sind klinische Daten, wie Fieber, Blutbildveränderungen und Blutsenkungserhöhung maßgeblich, die zur sofortigen Operation führen (s. Tabelle 6).

Zystische Tumoren bei Kindern sind meistens benigne. Die Therapie richtet sich nach dem Ausgangspunkt (Organ oder Organsystem). Bestehen

Kindergynäkologie

Tabelle 5. Genitaltumoren im Kindesalter nach Topographie, Dignität, Häufigkeit und Histologie (Nach WILLICH u. BENZ [103])

Tumorart	Organ				
	Vulva	Vagina	Uterus (Zervix u. Korpus)	Ovar	
Funktionelle u. Retentionszysten	+ +	+ +	+	+	
Follikelzysten	∅	∅	∅	+ +	
Dysontogenet. Zysten	+	–	∅	∅	
Hautgeschwülste	+	∅	∅	∅	
Fibrom	∅	–	–	–	
Polypen (Papillome)	∅	–	+	∅	benigne
Angiom	∅	–	∅	∅	
Kystadenom	∅	∅	∅	+ +	
Parovarialzysten	∅	∅	∅	+	
Lipoidzelltumoren	∅	∅	∅	+	
Thekazelltumoren	∅	∅	∅	–	
Teratome	+	∅	∅	+ +	semimaligne
Dysgerminome	∅	∅	∅	+	oder
Granulosazelltumoren	∅	∅	∅	+	fraglich
prim. u. embryon. Karzinom	∅	–	–	–	
Adeno-Karzinom	–	–	–	–	
mal. Teratom	–	∅	∅	+	
Sarkom	–	∅	∅	+	
Rhabdomyosarkom	∅	+ +	–	–	maligne
Arrhenoblastom			–	–	
entoderm. Sinustumor	∅	∅	∅	–	
Chorioepitheliom	∅	∅	∅	–	

+ + = relativ häufig, + = durchschnittliches Vorkommen, – = selten, ∅ nicht vorkommend

sonographische Hinweise auf den Harntrakt, so werden die uroradiologischen Untersuchungen (i. v. Urographie, MCU) eingesetzt, evtl. die Kolpographie oder Computertomographie mit Kontrastmittel (s. Tabelle 7). Geht der Tumor vom Ovar aus, so besteht keine dringliche Operationsindikation. Man sollte beobachten und Kontrollsonogramme mit 2–4 Wochen Intervall vornehmen, da die Zyste ihren Charakter verändern oder ganz verschwinden kann (z. B. bei Follikelzysten, Corpus-luteum-Zysten oder hämorrhagischen Ovarialzysten), insbesondere bei Neugeborenen und Säuglingen [68]. Bleibt die Raumforderung jedoch unverändert, so muß entschieden werden über das konservative Vorgehen mit weiteren Kontrollen, über die Hormonbehandlung zur Prüfung der Reaktion der Zyste (Schrumpfung) oder über die chirurgische Intervention wegen der Frage der Torsion.

Zu den *gemischt zystisch-soliden Tumoren,* den sog. komplexen Raumforderungen, oder solchen, die sich sonographisch nicht eindeutig differenzieren lassen, gehören die Torsion des Ovars, das benigne zystische Teratom, die Perityphlitis und die hä-

Tabelle 6. Ultraschalldiagnostik

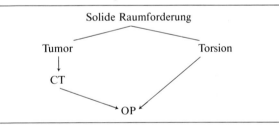

morrhagische Ovarialzyste. In jedem Verdachtsfall ist außerdem mittels Schwangerschaftstestes eine Gravidität auszuschließen (s. Tabelle 8).

Mit der *Abdomenübersichtsaufnahme* läßt sich die Frage nach Kalkstrukturen oder Zähnen im Tumorbereich klären (benignes zystisches Teratom). Fehlen solche, so müssen klinische Daten herangezogen werden: *Fieber*, Blutbildveränderungen, BSG-Erhöhung und andere entzündliche Zeichen, die auf die Torsion eines Tumors, einer Ovarialzyste oder normaler Adnexe, ferner auf Abszesse im Douglasraum, der Tuben, des Ovars oder auf eine Perityphlitis schließen lassen, sollten zur sofortigen Operation führen. *Ohne Fieber* und bei normalem Blutbild kann konservativ vorgegangen, abgewartet und eine

Tabelle 7. Ultraschalldiagnostik

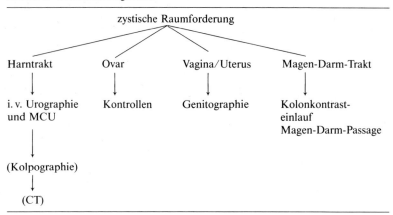

Tabelle 8. Ultraschalldiagnostik: gemischt solide-zystische Raumforderung

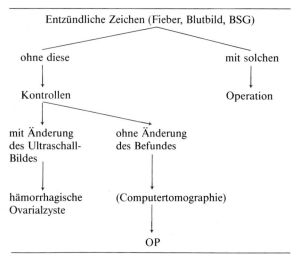

sonographische Kontrolle nach wenigen Tagen vorgenommen werden. Ein typisches sonographisches *Verlaufsbild* bieten die hämorrhagischen Ovarialzysten, die durch ihre Blutfüllung von einer schwachen Hyperechogenität in ein semizystisches septiertes Stadium übergehen und sich dann zu einem völlig zystischen Gebilde entwickeln. Tritt *keine Änderung* ein, so muß ein benignes oder malignes Neoplasma angenommen und die Patientin entweder der Computertomographie zugeführt oder sofort operiert werden.

Hierzu kommen *differentialdiagnostisch* in Frage: benignes zystisches Teratom, nekrotisiertes Malignom, Kystadenom.

Mit der *Kernspintomographie* wurde neuerdings eine präzise Diagnostik von Tumoren des weiblichen Genitale möglich [13].

5.2 Vagina

Wie aus Tabelle 5 ersichtlich, sind Retentionszysten relativ häufig, seltener die von den Gartnerschen oder Müllerschen Gängen herrührenden dysontogenetischen Zysten (Abb. 35), selten Fibrome, Angiome und Polypen. Der häufigste maligne Tumor ist das *Rhabdomyosarkom,* ein mesenchymaler Mischtumor, der wegen seines traubenförmigen Aussehens auch „Sarcoma botryoides" genannt wird.

Von allen Rhabdomyosarkomen kommen die im Urogenitalbereich lokalisierten bis zu 20% vor und betreffen alle Altersstufen bei Kindern mit einem Durchschnittsalter von 6 Jahren. Die Metastasierung erfolgt in die Lungen und das Skelett [106], selten in Leber, Haut, Zwerchfell, Herz, Magen und Rektum. Häufig geht das Rhabdomyosarkom von der Blase aus und wächst in die Vagina ein oder umgekehrt. Die klinischen Zeichen sind dann Blutungen aus der Blase (Makrohämaturie) oder aus der Vagina.

Die *Röntgendiagnose* ist typisch, ja pathognomonisch: bei der Kolpographie finden sich innerhalb des Vaginalumens polyzyklische traubenförmige Füllungsdefekte (Abb. 38), bei der Zystographie auch in der Blase oder in einem der beiden Hohlorgane. Liegen die Tumoren in der Nähe der Uretermündung, so kann bei der i. v.-Urographie eine einseitige Harntraktobstruktion mit Defekten im Kontrastmittelschatten der Blase bestehen (Abb. 39).

Adenokarzinome in der Vagina wurden bisher bei Kindern ca. 20mal beschrieben. Differentialdiagnostisch lassen sich die Ureterozelen leicht abgrenzen: Sie verursachen einen rundlichen größeren solitären Füllungsdefekt im Blasenlumen und sind bei Kindern meist mit einer Doppelniere vergesellschaftet, gehen dann vom duplizierten Ureter aus.

Kindergynäkologie

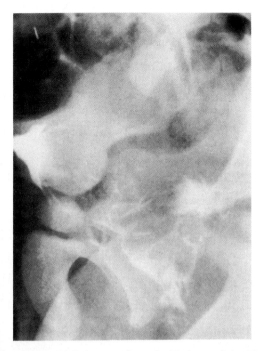

Abb. 38. Rhabdomyosarkom der Vagina und des Uterus bei 2 Jahre altem Mädchen. Kolpozystographie mit Doppelkontrast: erheblich aufgetriebene Vagina mit multiplen rundlichen Füllungsdefekten. Katheterspitze in der dislozierten Blase. (Aus WILLICH u. BENZ [103])

5.3 Uterus

Geschwülste des Uterus sind bei Kindern sehr selten (s. Tabelle 5). Die Cervix uteri wird von benignen Papillomen (Polypen) oder Retentionszysten bevorzugt. Von Adenokarzinomen der Zervix und des Korpus wurden bisher über 60 Fälle unter 14 Jahren beschrieben [43]; auch Rhabdomyosarkome kommen, meist unter Einbeziehung der Vagina, vor. 1981 wurde der erste Fall eines Wilms-Tumors beschrieben [8].

5.4 Ovarien

Zysten und Tumoren des Ovars stellen mit Abstand die größte Gruppe aller Genitalgeschwülste bei Kindern (Tabelle 5). Ein Drittel aller Fälle sind aus anderen Indikationen als dem Tumorverdacht in die Klinik eingewiesen, so z. B. als Appendizitis, oder es haben Unfälle eine Zystenruptur oder Stieldrehung und Infarzierung verursacht.

5.4.1 Follikelzysten bei Neugeborenen

Bei Neugeborenen überwiegen die Follikelzysten, seröse und Corpus luteum-Zysten; sie sind rechts etwas häufiger als links gelegen und lassen sich bereits pränatal sonographisch nachweisen [108]. Bis 1984 wurden 91 Fälle beschrieben [57].

Diese meist *unkomplizierten Zysten* bedürfen, sofern ihr Durchmesser nicht über 5 cm beträgt, lediglich sonographischer Kontrolle, da sie sich überwiegend innerhalb von Monaten zurückbilden [68]. Größere Zysten, besonders wenn sie als Raumforderung des Abdomen imponieren, können Atemstörungen oder Darmverschluß verursachen. Sie tendieren auch eher zu *Komplikationen,* wie Ruptur, Blutung oder Torsion, müssen daher operiert werden [34, 69, 108].

Diese sog. *komplizierten Zysten* sind sonographisch zystisch, septiert mit oder ohne Binnenechos, oder solide. Sie enthalten Flüssigkeit oder

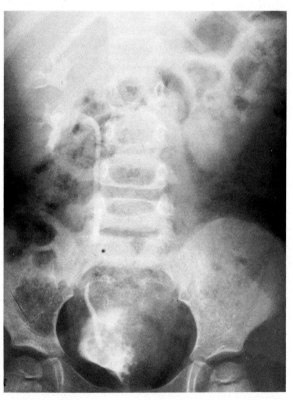

Abb. 39. Rhabdomyosarkom der Vagina mit Einwachsen in die Harnblase bei 5 Jahre altem Mädchen. i. v. Urographie 5 min p. i.: nahezu pathognomonisches Bild mit traubenförmigen Füllungsdefekten der rechten Blasenhälfte; linke Hälfte vom Tumorschatten eingenommen. Blockade der Kontrastmittelausscheidung aus der linken Niere. Geringe Abflußstörung des rechten, fehlende Darstellung des linken Ureters

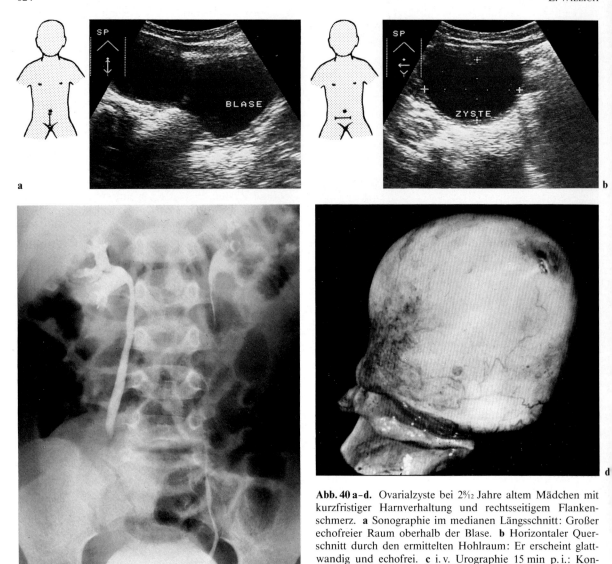

Abb. 40 a–d. Ovarialzyste bei 2 8/12 Jahre altem Mädchen mit kurzfristiger Harnverhaltung und rechtsseitigem Flankenschmerz. **a** Sonographie im medianen Längsschnitt: Großer echofreier Raum oberhalb der Blase. **b** Horizontaler Querschnitt durch den ermittelten Hohlraum: Er erscheint glattwandig und echofrei. **c** i.v. Urographie 15 min p.i.: Kontrastunterbrechung der distalen Hälfte und Aufstauung der oberen Hälfte des rechten Ureters und der rechten Niere. **d** Operationspräparat. Histologie: Benigne Dermoidzyste (=zystisches Teratom) des rechten Ovars

ein in Organisation befindliches Hämatom, besitzen eine dünne, aber echoreiche Wand. Die Zyste kann sowohl die Folge einer Torsion des Ovar darstellen, wie umgekehrt jede Zyste durch eine Torsion kompliziert sein kann. Letzteres kommt üblicherweise in utero vor und ist sonographisch zu diagnostizieren. Solche Kinder sind postpartal asymptomatisch [69].

Röntgenuntersuchungen des Harn- oder Magen-Darmtraktes bringen hierbei diagnostisch kaum weiter. Sind sonographisch Lymphangiome, Mesenterial- und Nierenzysten sowie retroperitoneale Tumoren nicht sicher abzugrenzen, so kann eine uroradiologische Untersuchung indiziert sein.

5.4.2 Ovarialzysten im weiteren Kindesalter

Die Ovarialzysten im weiteren Kindesalter sind dorsal der Harnblase im kleinen Becken gelegen; größere Zysten imponieren als mittelständige Raumforderung im Unterbauch. Ihre histologische Differenzierung ist sonographisch nur bedingt möglich aufgrund der strukturellen Differenzierung (Abb. 40), des Nachweises von Begleitergüssen oder Aszites und des Alters des Kindes.

Kindergynäkologie

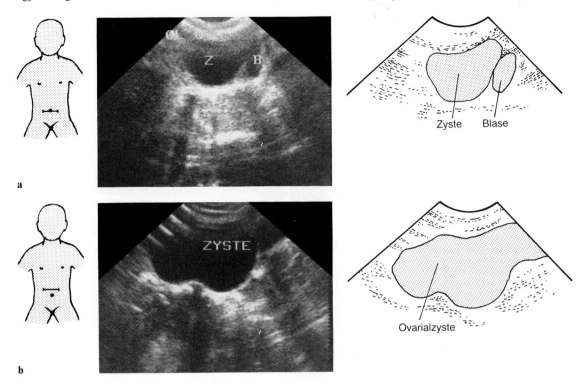

5.4.3 Gutartige Ovarialzysten

Gutartige Ovarialzysten erscheinen sonographisch dünn- und glattwandig, queroval, können kleine Flüssigkeitsmengen enthalten und septiert sein. Im letzteren Fall oder bei unregelmäßiger Wandbegrenzung ist eine Malignität nicht auszuschließen. Bei entsprechender Größe können sie eine Harnblase vortäuschen (Abb. 40, 41). Blasenentleerung bringt dann ähnlich wie beim Hydrokolpos die Klärung (Abb. 19 b + c). Wegen der Möglichkeit einer bilateralen Entwicklung sollte die Ultraschalldarstellung immer beide Ovarien einschließen. Da Verkalkungen vorkommen, sollte man zumindest eine Abdomenübersichtsaufnahme anfertigen.

5.4.4 Ovarialzysten vor der Pubertät

Ovarialzysten vor der Pubertät sind meist *Teratome*. Sie machen 25% aller Ovarialtumoren aus. 5-10% sind davon maligne, enthalten Elemente aller 3 Keimblätter und sind sehr strahlenresistent. Vorwiegend treten sie nach dem Säuglingsalter auf, die Altersprädilektion liegt in der Zeit der Pubertät. Die häufigeren zystischen Teratome tendieren zur Benignität, die soliden zur Malignität.

Abb. 41 a, b. Riesenzyste des Ovar bei 9jährigem Mädchen. Klinisch akutes Abdomen. **a** Sonographie im Querschnitt in Höhe des oberen Blasenpols: große echofreie Raumforderung oberhalb der Blase (Cave Verwechslung mit gefüllter Blase!), *Z* Zyste, *B* Harnblase, (nach links verdrängt). **b** Querschnitt oberhalb der Blase: riesiger echofreier Raum. Dünnwandige Zyste. Operation: Entfernung der Zyste. Histologie: mit Talg, Hornmassen, Haaren und zahnartigem Material durchsetzter 7 cm großer Hohlraum. Zystisches adultes Teratom des Ovars. (Aufnahme Priv.-Doz. Dr. J. A. BLIESENER, Städt. Kinderkrankenhaus, Köln-Riehl)

Klinisch imponieren sie als palpabler Bauchtumor oder sie verursachen lediglich Bauchschmerzen, besonders bei Torsion. Auch zufällige Entdeckung wird nicht selten beschrieben. Die typischen Kalkelemente im Tumor finden sich bei 50-70%, Zähne bei 22-30% der Patientinnen.

Sonographisch gibt es für die benignen zystischen Teratome typische Befunde: Es finden sich in einer zystischen Raumforderung diskrete, stark echogene Areale, die durch Fett- oder Hautbestandteile verursacht werden. Die Verteilung von zystischen und soliden Anteilen ist variabel, letztere sind durch die Teratomhöcker verursacht. Feine Reflexlinien sind durch Haare, stärkere Schallschatten durch knöcherne und kalkhaltige Elemente hervorgerufen. Teratome liegen oberhalb der Blase, zu 10% bilateral. Das nicht betroffene Ovar sollte aufgesucht werden.

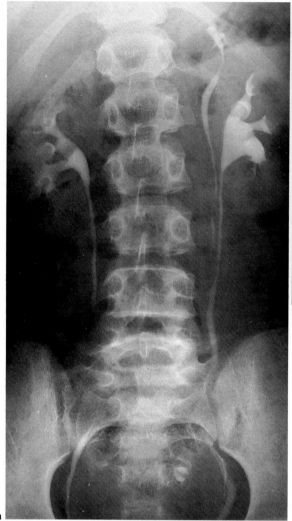

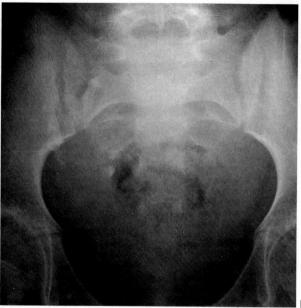

Abb. 42 a, b. Teratom des Ovars. 11jähriges Mädchen nach Appendektomie wegen eines akuten Bauches. Operationsbefund: vom linken Ovar ausgehender Tumor. a i. v. Urographie 15 min p.i.: Duplikatur von Niere und Ureter links mit Abdrängung des letzteren in das kleine Becken nach lateral. Weichteilschatten im kleinen Becken mit Zahnbestandteilen. b Abdomenübersicht 2 Jahre später: Multiple Verkalkungen (Zähne) beiderseits und unterhalb des rechten Sakroiliakalspaltes. Erneute Operation: Entwicklung eines zystischen Teratoms auch des rechten Ovars. (Beobachtung Frau Dr. M. Braune, Kinderkrankenhaus Park Schönfeld, Kassel)

Röntgenologisch lassen sich auf der Übersichtsaufnahme des Abdomens Zeichen der Raumforderung mit Verdrängung von Darmschlingen, krümelige oder knochenähnliche Verkalkungen und Zähne nachweisen. Manche Teratome unterscheiden sich in der Dichte nicht von ihrer Umgebung, andere zeigen vermehrt transparente (fetthaltige) Bestandteile. Sie dehnen sich häufiger intraabdominal als ins Becken aus (Abb. 42). Tumorinfarzierung unter dem Bild der „wandernden Verkalkung" ist selten [85]. Die Abgrenzung vom sog. „amputierten wandernden Ovar" [65, 102] kann schwierig sein. Bei diesem handelt es sich um klinisch oft stumm verlaufene Torsionen mit Infarzierung und Verkalkung des Ovars (s. Abschn. 3.4., Abb. 27, S. 608f.). Mit der Computertomographie ist die Diagnostik bedeutend präziser geworden [40].

Auswirkungen auf den Harntrakt und Abgrenzung von Nierentumoren lassen sich gleichzeitig im CT oder urographisch belegen: die Nieren können aufgestaut, die Ureteren lateralwärts abgedrängt oder komprimiert werden, die Blase von kranial her imprimiert sein (Abb. 40 c).

Die Differenzierung benigner von malignen Formen ist schwierig: das Vorkommen von Metastasen, vorwiegend in den Lymphknoten des Bauchraumes, und ein Aszites deuten auf Malignität, Verkalkungen können hierbei fehlen, sich aber in Metastasen finden.

Als *Dermoidzysten* werden gutartige, hochdifferenzierte zystische Teratome bezeichnet (Abb. 40).

Kindergynäkologie

5.4.5 Solide Ovarialteratome

Solide Ovarialteratome haben zur Zeit der Diagnosestellung oft schon erheblichen Umfang. Durch ihre Tendenz zur Malignität sind sie meist schon in anliegende Bauchorgane infiltriert. 45% der befallenen Patientinnen überleben. Prädilektionsalter ist die Präpubertät.

Sonographisch treten hierbei zystische Strukturen gegenüber den echogenen soliden zurück. Da sie mit anderen Schallverstärkungen im Becken durch Binde- und Fettgewebe verbunden sind, lassen sie sich gelegentlich schwierig diagnostizieren. Wichtig zur Orientierung sind die Blasenkonturen, die durch solide Teratome deformiert werden, nicht aber durch normales retroperitoneales Gewebe. Auch hochgradige Schallabschwächung kann beim soliden Ovarialteratom vorkommen. Diagnostisch wichtig ist dann die Feststellung des Grades der Schallpenetranz [50].

Derartige Teratome sind von endodermalen Sinustumoren, Dysgerminomen, Ovarialkarzinomen und -sarkomen kaum zu unterscheiden, wenn nicht ektodermale Bestandteile vorhanden sind. Ebenso lassen sich komplexe Teratome und endodermale Sinustumoren sonographisch nur durch die Verlaufsbeobachtung von hämorrhagischen Corpus luteum- oder Follikelzysten differenzieren.

Mit der Computertomographie und der Sonographie zusammen lassen sich 80–85% der gynäkologischen Tumoren diagnostizieren [97], bei Kindern bringt aber erstere über die Ausdehnung, Dichte und Struktur hinaus diagnostisch oft nicht viel weiter [58].

5.4.6 Seltenere Ovarialtumoren (s. Tabelle 5)

Embryonale Karzinome treten erst ab 14 Jahren auf. Der sonographische Befund unterscheidet sich nicht von dem der Adenokarzinome des Erwachsenen: gemischt zystisch-solide Raumforderungen von Aszites in Form von freier Flüssigkeit im Douglasraum oder Oberbauch begleitet. Eine sichere Differenzierung der Echotextur von entzündlichen Beckenprozessen, Endometriose oder gemischten Ovarialtumoren ist nicht möglich.

Dysgerminome kommen in allen Altersstufen (Durchschnittsalter 12 Jahre), zu 25% erst in der Adoleszenz als maligne Tumoren vor, wachsen rapide, oft symptomlos und zeigen ein deutlich pathologisches solides Echobild, gelegentlich mit Aszites. Metastasierung erfolgt ins Retroperitoneum und in die paraaortalen Lymphknoten. Der Tumor kann Nieren und Ureteren erheblich dislozieren und komprimieren. Er führt zu Dysmenorrhö und wächst bei 10% der Patientinnen bilateral.

Kystadenokarzinome. Seröse Tumoren dieser Art sind häufiger als muköse. Sie kommen erst ab 14 Jahren vor. Die Tumorvergrößerung im Oberbauch geht meist ohne klinische Symptome einher. Erst bei bestimmter Größe kommt es zur Vorwölbung des Bauches, Blasenirritation und Druckbeschwerden, später auch Lymphknotenbefall. Der Darmtrakt wird nicht tangiert. Das Ultraschallbild ist charakteristisch: septierte Zysten wechseln mit soliden Arealen, darüber hinaus finden sich bizarre Strukturen.

Granulosa - Theka-Zelltumoren. Hormonproduzierender, potentiell maligner Tumor in allen pädiatrischen Altersstufen. Isosexuelle Pseudopubertas praecox, vaginale Blutungen, Mammawachstum, Schambehaarung, verstärktes Körperwachstum sind die klinischen Merkmale. Zusammen mit Hydrothorax und Aszites ist der Tumor als „Meigs-Syndrom" bekannt. Er kann erhebliche Größe erreichen, weshalb Miktionsstörungen resultieren. Die sonographischen Befunde zeigen bei diesen Granulosatumoren vorwiegend solide, aber auch zystische Strukturen, bei den Theka-Zelltumoren alle Übergänge vom Soliden bis Zystischen.

Arhenoblastom (= Androblastom, Sertoli-Leydig-Zelltumor). Typisches Merkmal dieses Tumors ist die Maskulinisierung. Er ist teils hormoninaktiv, teils östrogenproduzierend. In Ausbreitungstendenz und Spätrezidiven ist er den Granulosazelltumoren ähnlich. Die Struktur ist solide, weniger als 5% sind bilateral gelegen.

Endodermaler Sinustumor (Dottersacktumor, Yolc-Sac-Tumor). Extraembryonaler maligner Tumor, oft mit Komponenten des embryonalen Karzinoms oder Teratoms. Vorkommen bei Mädchen im Schulalter mit sehr raschem Wachstum im Becken und Absiedelungen auf das Peritoneum und Retroperitoneum und deren Organe. Im Ultraschallbild finden sich entweder solide oder gemischt solide-zystische Strukturen.

Gonadoblastome. Diese kommen meist bei dysgenetischen Ovarien vor. Die Patienten erscheinen intersexuell und sind primär amenorrhoisch. Der Tumor tritt oft nach Torsion des Ovars mit hämorrhagischer Infarzierung und Verkalkung („wanderndes amputiertes Ovar") als Spätfolge auf. Typische Röntgenveränderungen sind die lokalisierten Verkalkungen im kleinen Becken.

5.5 Lymphatische Leukämie

Diese kann ebenfalls die Ovarien befallen. Im Rahmen der Grundkrankheit ist sie durch die Vergrößerung des Ovars auf 10–15 cm Durchmesser und mehr zu diagnostizieren. Die leukämische Infiltration der Ovarien verursacht im Ultraschallbild eine feine Echotextur geringer Echogenität [7] als Ausdruck einer Raumforderung im Becken. Sie tritt meist erst zum Zeitpunkt der Knochenmarksremission, also Monate nach der Erstmanifestation in Erscheinung. Die klinische Symptomarmut und die bisherigen diagnostischen Schwierigkeiten erklären die seltenen Fallbeschreibungen im Gegensatz zur Häufigkeit bei Sektionen (bis zu 80%). Daher ist die routinemäßige sonographische Untersuchung des Beckens bei weiblichen Patienten (entsprechend der bekannten relativen Häufigkeit des Hodenbefalls bei männlichen Kindern) mit Leukämie auch in therapeutischer Hinsicht erforderlich.

6 Syndrome mit Beteiligung des weiblichen Genitale

Die Zahl der Syndrome mit Beteiligung des Genitale ist unübersehbar. Zu den Syndromen mit fakultativer Beteiligung gehören die fetale Alkoholembryopathie, die Thalidomidembryopathie, das Syndrom der kaudalen Regression und das Klippel-Feil-Syndrom.

Letztere beiden wurden bereits bei den assoziierten Mißbildungen des Genitale mit dem Skelett erwähnt (s. S. 619). Im übrigen sei auf das Syndromenwörterbuch von LEIBER-OLBRICH [59] und auf „Radiology of Syndromes" [90] verwiesen. Im folgenden werden die wichtigsten Syndrome mit obligater Beteiligung des weiblichen Genitale dargestellt.

6.1 Kaufman-Syndrom

Das 1964 von MCKUSIK [63] und 1972 von KAUFMAN [52] bei Neugeborenen beschriebene Syndrom besteht aus

Hydrometrokolpos infolge Vaginalatresie (queres Septum), postaxialer Polydaktylie (symmetrisch oder asymmetrisch) auch mit Syndaktylie.
Fakultativ sind zusätzlich beschrieben ein Sinus urogenitalis, anorektale Anomalien (Rektovaginalfistel, Analagenesie), Duplikatur der Vagina oder des Uterus, unilaterale Hemihypertrophie, angeborener Herzfehler (Ventrikelseptumdefekt oder gemeinsamer Vorhof), weibliche Hypospadie und das Ellis-van Creveld-Syndrom. Autosomal-rezessiver Erbgang kommt vor. Bisher sind 46 Fälle publiziert [11, 29].

6.2 Pubertas praecox-Syndrom

Hierunter versteht man eine vorzeitige Geschlechtsreife bei Mädchen vor dem 8., bei Knaben vor dem 10. Lebensjahr. Zu unterscheiden sind 2 Formen, die *echte Pubertas praecox* und die *Pseudopubertas praecox*.

Zur ersten Form werden die zentralen und die idiopathischen Fälle gerechnet. Erstere sind bedingt durch den fehlenden Hemmechanismus der Zirbeldrüse und des Hypothalamus auf die Gonadotropinproduktion der Hypophyse. Es resultiert eine isosexuelle vollständige Geschlechtsreife mit Ovulation oder Spermatogenese. Die Knochenkernentwicklung an der Handwurzel ist leicht bis mäßig beschleunigt, kann jedoch auch bisweilen im oberen Normbereich liegen. Den Großteil macht die sog. idiopathische Form mit 75% der Fälle aus, bei der regelmäßig eine Ossifikationsbeschleunigung vorliegt (Abb. 43 a).

Werden die Pubertätssymptome durch hormonproduzierende Tumoren der Keimdrüsen oder der Nebennierenrinde („erworbenes adrenogenitales Syndrom", ca. 20% aller Fälle) oder exogen durch hohe Dosen von Hormonpräparaten ausgelöst, so spricht man von *Pseudopubertas praecox*. Ovulation oder Spermatogenese bleiben aus, Knochenkernentwicklung kann normal bis erheblich beschleunigt sein. Die Handlänge entspricht meist der normalen Körpergröße, d.h. sie bleibt im Falle einer Akzeleration weit hinter der Handwurzeldifferenzierung zurück (Abb. 43 b).

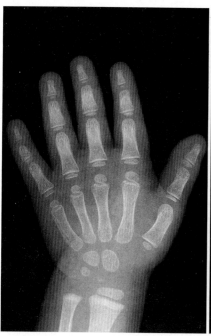
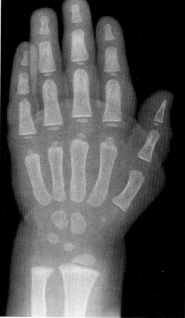

Abb. 43 a, b. Pubertas praecox. Röntgenaufnahmen der Hand. **a** 1 Jahr 8 Monate altes Mädchen mit echter Pubertas praecox. Skelettalter 2 Jahre 9 Monate, somit 13 Monate akzeleriert. **b** 1 Jahr 3 Monate altes Mädchen mit Pseudopubertas praecox. Skelettalter 3 Jahre 6 Monate, somit Akzeleration von 2 Jahren und 3 Monaten. (Aus WILLICH u. BENZ [103])

Da bei beiden Formen – je nach Ursache – die Handskelettentwicklung normal bis stark beschleunigt sein kann, sind eventuelle Rückschlüsse nur in Zusammenhang mit der Handgrößenbestimmung möglich (s. SCHMID u. MOLL [81]).

In der Regel sind Mädchen mit vorzeitiger Pubertät in der frühen Kindheit viel größer als andere Kinder desselben Alters. Ein früher Schluß der Epiphysenfugen bewirkt jedoch, daß sie bezüglich der Endgröße kleiner als Mädchen desselben Alters bleiben. Die Epiphysenfugen schließen sich um so früher, das Wachstum sistiert um so mehr und der Betroffene bleibt um so kleiner, je früher die vorzeitige Entwicklung beginnt und je schneller sie fortschreitet.

Zur *bildgebenden Diagnostik* bei Pubertas praecox bei Kindern gehören:
 die Handskelettaufnahme zur Feststellung und Verlaufskontrolle des Skelettalters (Abb. 43),
 die Schädelaufnahme in 2 Ebenen zum Ausschluß der zentralen Form (Schädeltumor), im positiven oder Verdachtsfall auch
 die Computertomographie,
 die Ultraschalluntersuchung des Abdomens einschließlich des Genitale:
  Vergrößerung von Vagina, Uterus und des Ovar, die dem Stadium der sexuellen Entwicklung und den erhöhten Östrogenwerten entspricht.
  Ausschlußdiagnostik von Nebennierentumoren, Ovarialzysten und Ovarialtumoren als mögliche Ursachen einer Pseudopubertas praecox.
 I. v. Urographie zur Feststellung von Nierenveränderungen bei von der Norm abweichendem Ultraschallbefund.

Jede weiterführende Diagnostik und die Therapie richten sich bei der ätiologischen Vielfalt dieses Syndroms nach klinischen und laborchemischen, sowie nach den aus der bildgebenden Diagnostik gewonnenen Befunden.

6.3 Potter-Syndrom

Bei diesem Syndrom liegen Mißbildungen der Nieren, des Gesichts, der Lungen (Hypoplasie), des äußeren und inneren Genitale sowie der Extremitäten vor. Der Mißbildungskomplex führt meistens kurze Zeit postnatal zum Tod, wenige Überlebende werden als „Formes frustes" betrachtet. Die Ätiologie ist unbekannt. Familiäre Fälle sind selten. Über chromosomale Aberrationen bei solchen Patienten bestehen wenige Mitteilungen. Die Genitalmißbildungen betreffen den Uterus (Uterus bicornis, Atresie oder Aplasie), während Tuben und Ovarien normal angelegt sind.

6.4 Hand-Fuß-Genital-Syndrom

Es handelt sich um ein 1970 von STERN beschriebenes hereditäres Syndrom, das durch Hand- und Fuß-Anomalien in Kombination mit solchen des Genitale charakterisiert ist [87].

Äußerlich fallen diese Kinder durch kurze Daumen und hypoplastische Daumenballen, ferner durch einen kurzen 5. Finger mit Klinodaktylie auf. Die Füße erscheinen klein, die Großzehen kurz.

Die Skelettanomalien bestehen aus einem kurzen Metakarpale bzw. Metatarsale I, Pseudoepiphysen, Brachymesophalangie, Klinodaktylie, Fusion oder abnorme Gestalt von Hand- und Fußwurzelknochen, gespaltenen Epiphysen, Fusion von Mittel- und Endphalangen an den Füßen, verzögerter oder beschleunigter Ossifikation der Hand- und Fußwurzelkerne. Im Bereich des Genitale finden sich Duplikaturen des Uterus (mit Zervix) und der Vagina und – bei männlichen Individuen mit gleichartigen Skelettbefunden – auch eine Hypospadie [27].

6.5 Turner-Syndrom (XO-Gonadendysgenesie)

Es handelt sich um eine von TURNER [93] beschriebene Symptomentrias des sexuellen Infantilismus mit Minderwuchs, Pterygium colli und des Cubitus valgus, die bei 0,1–0,4% aller Neugeborenen gefunden wird.

Phänotypisch handelt es sich immer um weibliche Individuen mit hypoplastischen inneren und äußeren Genitalorganen. Die Gonaden sind meist nur als bindegewebige Stränge ohne Follikel angelegt. Die Gonadotropinausscheidung im Urin ist entsprechend dem durch die Gonadendysgenesie bedingten Hypogonadismus mit Fehlen der ovariellen Produktion von Östrogenen erhöht. Zytogenetisch läßt sich meist das Fehlen eines Geschlechtschromosomes, eine x-chromosomale Monosomie und damit ein 45-x-Chromosomensatz nachweisen. Das Kerngeschlecht ist hierbei männlich (100% chromatinnegative Zellen). Das klinische Bild ist variabel und nicht eindeutig durch den Karyotyp bestimmt. Im Neugeborenenalter imponieren zunächst Hand- und Fußrückenödeme, eine Cutis laxa und das sog. Flügelfell am Hals mit tiefem Haaransatz. Die klinisch obligaten Symptome des hypergonadotropen Hypogonadismus treten erst nach dem 12. Lebensjahr in den Vordergrund: primäre Amenorrhö, fehlende Brustentwicklung, Hypoplasie der Geschlechtsorgane, verspätet einsetzende und spärlich ausgeprägte Sexualbehaarung, Sterilität. Bis auf die kleinen Schamlippen ist das äußere weibliche Genitale normal angelegt.

Ultraschalldiagnostik: Die dysgenetischen Ovarien lassen sich in der Regel sonographisch nicht oder nur als streifenförmige, dysplastisch wirkende Organe darstellen [60]. Der Uterus ist hypoplastisch,

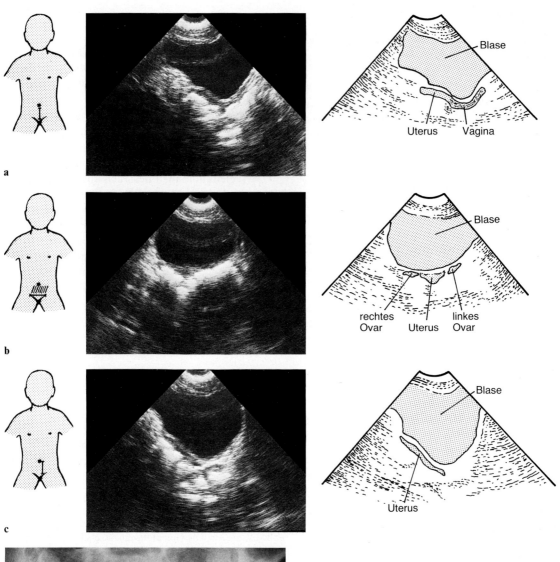
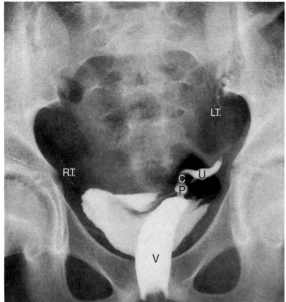

Abb. 44 a–d. Turner-Syndrom bei 12jährigem Mädchen. **a** Sonogramm mit Längsschnitt durch die Harnblase. Hypoplastischer Uterus, normale Vagina. **b** Sonographischer Querschnitt durch die Harnblase 20° nach kranial gekippt: beiderseits des Fundus uteri sind hypoplastische Ovarien erkennbar. **c** Längsschnitt durch die Harnblase: hypoplastischer relativ echoreicher Uterus. (Vergleiche hierzu die normalen Sonogramme eines gleichaltrigen Mädchens in Abb. 4!). (Dr. K. SCHNEIDER, Univ.-Kinderklinik, München). **d** Hysterosalpingographie: Relativ weite Vagina *(V)* sinistroponierter hypoplastischer Uterus *(U)* mit Portio *(P)*, langer Zervix *(C)* bei doppelseitigen Tuben *(RT, LT)*. (Abb. d aus WILLICH u. BENZ [103])

Kindergynäkologie

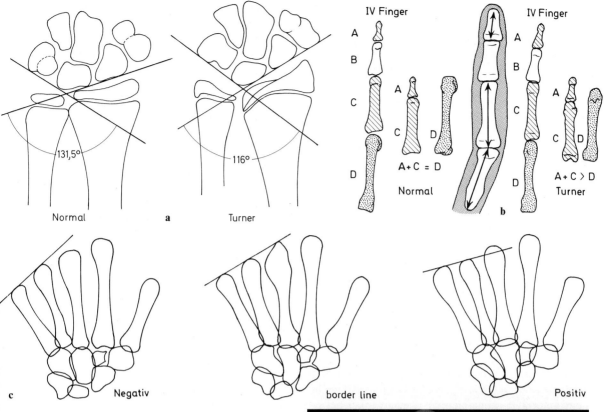

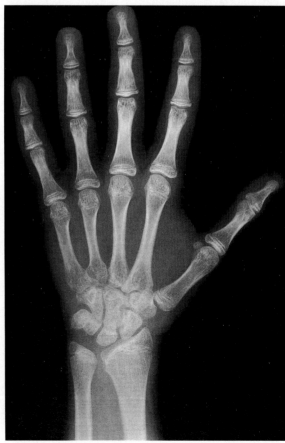

Abb. 45 a-d. Turner-Syndrom. **a** Karpalzeichen (schematisch), **b** Metakarpalzeichen (schematisch). Negativ: eine vom distalen Ende des Metakarpale V zum Metakarpale IV gezogene Tangente berührt das Metakarpale III nicht (Normalbefund). Border line: das Metakarpale III wird tangential berührt. Positiv: das distale Ende des Metakarpale III wird geschnitten. **c** Zeichen der prädominierenden Phalangen (schematisch), **d** Röntgenaufnahme der Hand: positives Karpal- und Metakarpalzeichen bei 15½ Jahre altem Mädchen. (Aus WILLICH u. BENZ [103])

liegt somit unter dem altersentsprechenden Normalwert (Abb. 44). Dessen Vergrößerung unter der Östrogentherapie ist gut zu verfolgen.

Die wesentlichsten *Röntgensymptome* betreffen das Skelett, weisen jedoch eine enorme Variabilität auf.

Der Östrogenmangel bewirkt eine vom Kindes- bis zum Erwachsenenalter zunehmende *Osteoporose* aller Skelettabschnitte.

Am *Schädel* finden sich folgende Veränderungen:

Verminderung der Schädelgröße, relative Verkleinerung des Gesichtsschädels im Vergleich zum Hirnschädel, Verkleinerung des Oberkiefers gegenüber einer relativen Vergrößerung und Verdickung der Unterkieferknochen, kleine Sella, Verkalkung des Ligamentum petroclinoideum schon unterhalb des 20. Lebensjahres, Hyperpneumatisation der Keilbeinhöhle, gelegentlich auch der Stirnhöhle, Hypopneumatisation der Warzenfortsatzzellen und ein vergrößerter Basiswinkel des Schädels von 136–146° (Normalwert 131–135°) [78].

An der *Hand* treten typische Veränderungen erst mit zunehmendem Alter auf: die Bälkchenstruktur der Handwurzelknochen erscheint rarefiziert und bekommt mit weiteren klinischen und röntgenologischen Symptomen einen hohen Spezifitätsgrad (Abb. 45). Das *positive Karpalzeichen* besteht aus einem unter 120° abgeflachten Karpalwinkel bei einem Normalwert von 131,5°. Ferner kann es zur radiokarpalen Winkelbildung kommen, ähnlich dem Blount-Syndrom, als Folge eines Mangelwachstums und einer frühen Fusion der inneren Hälfte der distalen Radiusepiphyse anzusehen (Abb. 45 a). Beschrieben sind ferner Fusion von Handwurzelknochen, abnorme Form der distalen Phalanx, des Daumens und Trommelschlegelfinger. Das *positive Metakarpalzeichen,* bestehend aus einer Verkürzung des 4., gelegentlich auch des 5. Metakarpale, wird erst mit zunehmender Handskelettentwicklung manifest [104]. Die veränderten Relationen in der Länge von Phalangen und Metakarpalia sind aus Abb. 45 b und c ersichtlich. Das *Knochenalter* ist bis zur Pubertät normal bis leicht retardiert, vom 13.–14. Lebensjahr an sistiert es regelmäßig und bleibt hinter dem Lebensalter zurück. Der Epiphysenschluß erfolgt deutlich verzögert, und zwar zwischen dem 20. und 26. anstatt zwischen dem 14. und 16. Lebensjahr.

Am *Ellenbogen* besteht ein Cubitus valgus, am *Kniegelenk* bei ⅔ der Patienten das sog. Kosowicz'sche Zeichen: Verbreiterung und Deformierung der medialen Femurkondylen bei entsprechender Abflachung der gegenüberliegenden Tibiakondylen (Abb. 46). Im lateralen Anteil der distalen Femurepiphysen können sich punktförmige Strukturverdichtungen, unregelmäßige Metaphysen- und Epiphysenbegrenzungen finden.

Die Veränderungen der *Fußwurzel* ähneln denen der Hand: positives Metatarsalzeichen, Fusion von Tarsalia oder Phalangealgelenken und ein Pes cavus.

Am *knöchernen Thorax* lassen sich Mißbildungen und Überzahl von Rippen, Fusion der Sternumelemente oder Hühnerbrust nachweisen. Die lateralen Enden der Claviculae können hypoplastisch sein. An der *Wirbelsäule* werden beobachtet Fusion von Halswirbeln, Skoliose und Kyphose, quadratische Lendenwirbelkörper, Hypoplasie des Wirbelbogens von C_1 und der Kreuzbeinquerfortsätze, Platyspondylie, später Osteochondrose und Scheuermannsche Krankheit.

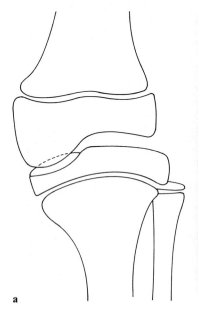
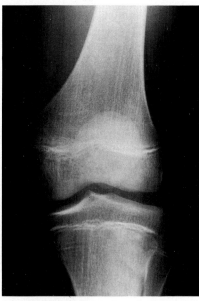

Abb. 46 a, b. Turner-Syndrom. **a** Kosowiczsches Zeichen (schematisch). **b** Röntgenaufnahme des Kniegelenks bei 12jährigem Mädchen. (Aus WILLICH u. BENZ [103])

Die *innere Kontur des Beckens* zeigt eine männliche Konfiguration. Darüber hinaus kommt es zum verzögerten Epiphysenschluß an den Femurköpfen und verspäteten Auftreten der Darmbeinapophysen durch den Einfluß der gonadalen Steroide. Fehlte deren Sekretion völlig, so unterbleibt die Apophysenossifikation. Diese beginnt normalerweise spätestens 6 Monate nach der Menarche, und die Fusion ist mit dem 21. Lebensjahr beendet. Schließlich dient die Beckenaufnahme auch der Erfassung von Kalkherden im Bereich der rudimentären Gonaden, ein Hinweis auf ein Gonadoblastom, das sich damit röntgenologisch bedeutend früher als klinisch manifestiert und Anlaß zu alljährlichen Kontrollröntgenaufnahmen darstellen sollte [62].

An den *langen Röhrenknochen* fällt die relative Länge der oberen Extremitäten im Vergleich zu den unteren als Ausdruck des unproportionierten Minderwuchses auf.

An *Begleitmißbildungen des Herzens und der großen Gefäße* werden Aortenisthmusstenose und Ventrikelseptumdefekt beobachtet.

Die *Mißbildungen des Harntraktes* bleiben klinisch meistens stumm. Ihre Häufigkeit wird zwischen 30 und 100% angegeben [4], weshalb eine Sonographie und ggfls. i. v. Urographie unumgänglich werden. Beobachtet werden Rotationsanomalien, Hufeisenniere und Doppelniere, Nierenagenesie, Nierenhypoplasie, polyzystische Nierenerkrankungen und Hydronephrosen.

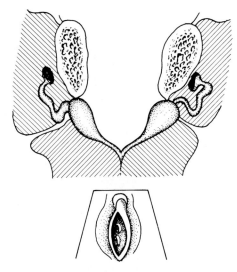

Abb. 47. Schematische Darstellung des inneren und äußeren Genitale beim Mayer-von Rokitansky-Küster-Syndrom (Nach SCHÄRLI u. AUFDERMAUER [79])

6.6 Mayer-von Rokitansky-Küster-Syndrom

Es handelt sich um eine besondere Form der Hemmungsmißbildung der Müllerschen Gänge mit dem Leitsymptom der *Vaginalaplasie* bei äußerlich weiblichem Habitus und normal ausgebildeten sekundären Geschlechtsmerkmalen.

Klinisch besteht eine Amenorrhö. Anstelle des Uterus sind 2 Muskelwülste oder auch nur ein einseitig ausgebildeter Wulst ohne Kanalisierung vorhanden, die Tuben sind schlank, die Ovarien normal groß oder vergrößert (Abb. 47). Das Chromosomengeschlecht ist weiblich, die Hormonwerte sind normal. Meist bestehen Kombinationen mit anderen Mißbildungen, vorwiegend des Harntraktes: Nierenagenesie oder -duplikatur, Hufeisenniere, Beckenniere. Sporadisch wurden Mißbildungen auch anderer Organsysteme mitgeteilt: Aortenaneurysmen, Thoraxdeformitäten, Aplasie oder Hypoplasie von Rippen, Sakralisation des 5. Lendenwirbelkörpers, Ellenbogengelenkdysplasie, Hypophalangie des 5. Strahls, unvollständige Rotation des Mesokolon.

Neben den erforderlichen klinischen Daten läßt sich die Sicherung der Diagnose insbesondere bezüglich des inneren weiblichen Genitale durch die Ultraschalldiagnostik erheblich vereinfachen. Damit kann eine exploratorische Laparotomie umgangen werden. Da ¾ dieser Patienten eine Agenesie oder Ektopie der Nieren aufweisen [35], ist eine uroradiologische Abklärung unerläßlich.

6.7 Stein-Leventhal-Syndrom

Es handelt sich um polyzystische Veränderungen des Ovars in Assoziation mit Amenorrhö und einer endokrinen Störung.

In der Regel erst bei jungen Frauen auftretend, sind jedoch auch Fälle bei pubertierenden Mädchen und Adoleszenten beschrieben [73]. Es bestehen Sterilität, ferner gelegentlich Virilisierungserscheinungen (Hirsutismus) bei normaler Mammaentwicklung. Obstipation, Kopfschmerz, Fingerkribbeln, Adipositas und Unterleibsbeschwerden kommen hinzu. Die 17-Ketosteroid-Ausscheidung kann erniedrigt sein, die hypophysären Gonadotropine verhalten sich unterschiedlich, 17-Hydroxyprogesteron und Androstendiol sind vermehrt.

Zur Diagnosestellung ist die *Ultraschalldiagnostik* verläßlich: Pathognomonisch ist das um das 2-3fach vergrößerte Ovar (pathologisch-anatomisch „großes weißes Ovar") mit feinen horizontalen echogenen Linien als Ausdruck kleiner Zysten (Follikel), die unterhalb der Auflösungsgrenze liegen. Der Uterus ist hypoplastisch [50].

Diesbezüglich verdächtige Patientinnen mit normalem Ovarialvolumen machen eine Untersuchung der Hypophyse und der Nebennieren erforderlich, um eine extragonadale Androgenproduktion zu eruieren.

6.8 Adrenogenitales Syndrom (siehe Seite 610 u. 613 unter „Intersexualität")

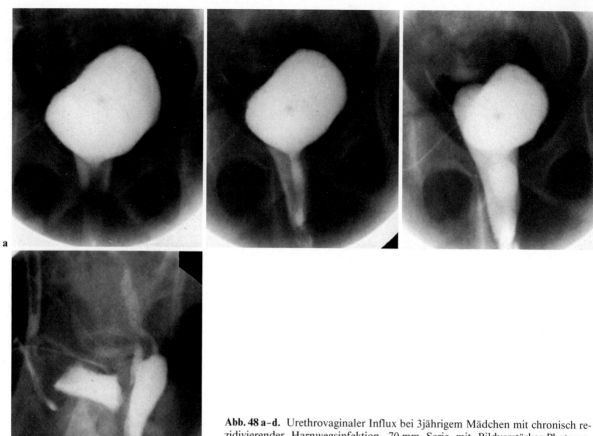

Abb. 48 a–d. Urethrovaginaler Influx bei 3jährigem Mädchen mit chronisch rezidivierender Harnwegsinfektion. 70 mm Serie mit Bildverstärker-Photographie. a Blasenprallfüllung vor Miktion: bereits geringe Kontratmittelmengen in der Vagina b, c während Miktion verstärkt sich die Vaginafüllung. d Seitenaufnahme nach Miktion: Blasenrestharn. Noch kräftige Vaginafüllung. Vesikoureteraler Reflux Grad II von der Miktion an

7 Urethrovaginaler Influx

Bei Mädchen jedes Alters kann es während der Miktion zum Einfließen von Urin in die Scheide, seltener auch in Uterus und Tuben kommen. Bei einem Teil der Mädchen wird der Urin am Ende der Miktion völlig ausgepreßt, teilweise verbleiben jedoch Reste unterschiedlichen Volumens in der Vagina (Abb. 48). In diesem Falle kommt es bei einem Drittel der Patientinnen durch Ansiedlung pathogener Keime zur Bakteriurie, Zystitis oder auch chronisch-rezidivierenden Harnwegsinfektion unter den klinischen Symptomen einer Dysurie, Pollakisurie, übermäßigen Harndranges, Pruritus, Bauchschmerzen, Mikrohämaturie oder einer Enuresis. Bekannt wurde dieses Phänomen durch die Kontrastmitteluntersuchung der Blase mit anschließender Miktion (MCU). Fehldeutungen sind nicht selten [56]. Für die Diagnostik der Harnwegsinfektionen ist außer Sonographie und i.v.-Urographie ohnehin ein MCU unumgänglich.

Ursachen sind morphologische Veränderungen, funktionelle Gesichtspunkte, Lageabhängigkeit bei der Miktion und Gründe der Maturation.

An *organischen Ursachen* ist zu suchen nach folgenden Anomalien des äußeren Genitale (Abb. 49): hohe hintere Kommissur (zu hohe Ausbildung des Frenulum labiorum pudendi bzw. der Commissura labiorum dorsalis [99], seitlich verzogener stenosierter Meatus externus urethrae mit unilateral hohem Hymenalansatz [83], Clitoris bifida, Labiensynechie [6], weibliche Hypospadie und anteriore Verlängerung der Urethra mit schnabelartig klitoriswärts hochgezogenem Meatus urethrae externus und ein Sinus urogenitalis. Diese Befunde erfordern beim Nachweis eines urethrovaginalen Influxes die genaue Inspektion des äußeren Genitale.

Funktionelle Momente spielen im Zusammenhang mit der Änderung des Blasen-Harnröhren-Winkels und der daraus resultierenden Veränderung der Harnstrahlprojektion unter der Miktion und mit der unterschiedlichen Frequenz in den verschiedenen Altersstufen eine Rolle: der physiologische Blasenhochstand beim Säugling und Kleinkind dürfte mit

Abb. 49 a-d. Urethrovaginaler Influx infolge Anomalien des äußeren Genitale. (Nach WEISSENBACHER u. WILTSCHKE [99], ferner nach SCHROTT [83] **a** Normalbefund, **b** hohe hintere Kommissur, **c** weibliche Hypospadie (verkürzte Harnröhre), **d** seitlich verzogener stenosiver Meatus

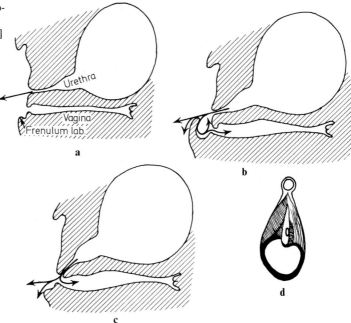

dem 6mal häufigeren Auftreten des Influxes in den ersten 3 Lebensjahren gegenüber dem Beginn der Pubertät in kausalem Zusammenhang stehen. Mit dem Blasendeszensus und der Verlängerung und Lageveränderung der Urethra nimmt der urethrovaginale Influx mit zunehmendem Alter ab [20].

Die Haltung der Patientin bei der Miktion wird ebenfalls vielfach für die Mitfüllung der Vagina beim MCU verantwortlich gemacht: Dessen Durchführung in der (unphysiologischen) Rückenlage führt naturgemäß leichter zum Influx als in stehender oder (physiologischer) sitzender Position. Hieraus erklären sich auch die erheblich differierenden Angaben zur Häufigkeit, die von 20% [1] bis zu 70% [26] aller Untersuchungen variieren. Zur Beurteilung des Krankheitswertes unterteilen manche Autoren den urethrovaginalen Influx in 4 Schweregrade [26, 47, 89].

Schließlich muß auch berücksichtigt werden, daß der Influx bei aneinandergepreßten Labien und Beinen [9] und bei adipösen Mädchen auftritt, so z. B. bei zu tiefer Lage des Gesäßes im Toilettenbecken, und daß er bei auseinandergespreizten Labien verschwindet [86]. Damit ergibt sich auch der sehr unterschiedliche Krankheitswert: Meist handelt es sich um einen harmlosen Nebenbefund, der durch Änderung der Position oder durch Beinspreizung behoben werden kann [21, 74], andererseits wurden jedoch von anderen Autoren bei ca. der Hälfte aller Mädchen schwerwiegende organische Störungen wie vesikoureteraler Reflux, pyelonephritische Nierenveränderungen und Hydronephrose angetroffen [47].

Literatur

1. Allen RP (1970) The lower urinary tract. In: Kaufmann HJ (ed) Progress in pediatric radiology, Vol 3: Genito-urinary tract. Karger, Basel München Paris New York, p 139
2. Alzen G, Jakobi R, Dinkel E, Weitzel D, Schönberger W (1981) Sonographischer Beitrag zur Diagnostik gynäkologischer Erkrankungen im Kindesalter. Ultraschall 2: 135-140
3. André C, Le Bihan B (1982) Echographie pelvienne. In: Kalifa G (ed) Echographie pédiatrique. Vigot, Paris, p 242
4. Auguigha G, Buchinger B, Gekle D (1976) Nierenanomalien bei Ullrich-Turner-Syndrom. Klin Pädiatr 188: 116
5. Avni EF, Godart S, Israel C, Schmitz C (1983) Ovarian torsion cyst presenting as a wandering tumor in a newborn: antenatal diagnosis and postnatal assessment. Pediatr Radiol 13: 169-171
6. Ben-Ami T, Boichis H, Hertz M (1978) Fused labia. Clinical and radiological findings. Pediatr Radiol 7: 33-35
7. Bickers GH, Siebert JJ, Anderson JC, Golladay S, Berry DL (1981) Sonography of ovarian involvement in childhood acute lymphocytic leukemia. AJR 137: 399-401
8. Bittencourt AL, Britto JF, Fonseca LE (1981) Wilms-tumor of the uterus: The first report of the literature. Cancer 47: 2496-2499

9. Brodeur AE (1965) Urinary system and genital tract. In: Brodeur AE (ed) Radiologic diagnosis in infants and children. Mosby, Saint Louis
10. Bundscherer F, Deeg KH (1988) Die sonographische Beurteilung der Uterusentwicklung im Kindesalter. Monatsschr. Kinderheilk. 136: 246–250
11. Caillé G, Michel P, Migeon J, Chartier JR, Sorin Y (1983) A propos de deux cas d'hydrocolpos par atrésie vaginale associés a une polydactylie. Ann Radiol 26: 477–482
12. Caldamone AA, Rabinowitz R (1981) Crossed confused renal ectopia, orthotopic multicystic dysplasia and vaginal agenesis. J Urol 126: 105–107
13. Chang YCF, Hricak H, Thurnher S, Lacey CG (1988) Vagina: Evaluation with MR imaging. Part II: Neoplasms. Radiology 169: 169–174
14. Chawla S, Bery K, Indra KJ (1966) Abnormalities of urinary tract of skeleton associated with congenital absence of vagina. Br med J 1: 1398–1400
15. Cheng GK, Fisher JH, O'Hare KH, Retik AB, Darling DB (1974) Anomaly of the persistent cloaca in femal infants. AJR 120: 413–423
16. Cremin BJ (1974) Intersex states in young children: The importance of radiology in making a correct diagnosis. Clin Radiol 25: 63–73
17. Currarino G (1982) Single vaginal ectopic ureter and Gartner's duct cyst with ipsilateral renal hypoplasia and dysplasia (or agenesis). J Urol 128: 988–993
18. Duhamel B (1961) From the mermaid to anal imperforate: The syndrome of caudal regression. Arch Dis Child 36: 152–155
19. Ebel K-D, Willich E (1979) Die Röntgenuntersuchung im Kindesalter. Springer, Heidelberg Berlin New York
20. Engel D, Stobbe G (1978) die Bedeutung des vaginalen Refluxes in der Diagnostik der Harnwegsinfektion. Kinderärztl Prax 46: 594–597
21. Fauré C, Neuenschwander S (1976) L'opacification du vagin, phénomène physiologique au cours de la cystouréthrographie mictionnelle chez la fillette. Arch Fr pédiatr 33: 993–995
22. Fletcher RM, Boal DKB, Karl SR, Gross GW (1988) Ovarian torsion: An unusual cause of bilateral pelvic calcifications. Pediatr Radiol 18: 172–173
23. Fortier-Beaulieu M (1976) Les ambiguités sexuelles. Méthode d'exploration intérêt du rayon horizontal. In: Matériel et techniques en radiologie pédiatrique. Jouve P, Huguet JF (Hrsg) Expansion Scientifique Française, Paris, p 159
24. Gadbois WF, Duckett J (1974) Gartner's duct cyst and ipsilateral agenesis. Urology 4: 720–723
25. Geisz J, Sandhage K, Brandau H (1982) Angeborene Scheidenzyste - Leitsymptom einer komplexen Urogenitalmißbildung. Pädiatr Prax 26: 629–635
26. Genton N, Kohler A, Queloz J (1976) Incidence of urethrovaginal reflux in recurrent urinary tract infection. Response to hymenotomy. Boston, Congress of Society of Pediatric Surgeons (Paper)
27. Giedion A, Prader A (1976) Hand-foot-uterus-(HFU) syndrome with hypospadias: The hand-foot-genital-(HFG) syndrome. Pediatr Radiol 4: 96–102
28. Gilsanz V, Cleveland RH (1982) Duplication of the Müllerian ducts and genitourinary malformations. Radiology 144: 793–796
29. Goecke T, Dopfer R, Huenges R, Conzelmann W, Feller A, Majewski F (1981) Hydrometrocolpos, postaxial polydactyly, congenital heart disease, and anomalies of the gastrointestinal and genitourinary tracts: a rare autosomale recessive syndrome. Eur J Pediatr 136: 297–305
30. Goske MJ, Emmens RW, Rabinowitz R (1984) Inguinal ovary in children demonstrated by high resolution realtime ultrasound. Radiology 151: 635–636
31. Gotoh T, Morita H, Tokunaka S, Koyanagi T, Tsuji J (1983) Single ectopic ureter. J Urol 129: 271–274
32. Grabenwöger F, Grabenwöger M, Dock W, Karnel F, Gherardini R (1988) Aussagekraft und Bedeutung der Genitourographie in der Diagnostik der Intersexualität und anderer Malformationen des Urogenitaltraktes. Röfo 149: 298–302
33. Graif M, Shalev J, Strauss S, Engelberg S, Mashiach Sh, Itzchak Y (1984) Torsion of the ovary: Sonographic features. AJR 143: 1331–1334
34. Grapin C, Montagne J Ph, Sirinelli D, Silbermann B, Gruner M, Fauré Cl (1987) Diagnosis of ovarian cysts in the perinatal period and therapeutic implications (20 cases). Ann Radiol 30: 497–502
35. Griffin IE, Edwards C (1976) Congenital absence of the vagina: the Mayer-Rokitansky-Küster-Hauser syndrome. Ann Intern Med 85: 224–236
36. Grimes ChK, Rosenbaum DM, Kirkpatrick JA (1982) Pediatric gynecologic radiology. Semin Roentgenol 17: 284–301
37. Grob M (1957) Lehrbuch der Kinderchirurgie. Thieme, Stuttgart S 554
38. Haller JO, Schneider M, Kassner EG, Staiano ShJ, Noyes MB, Campos EM, Mc Pherson H (1977) Ultrasonography in pediatric gynecology and obstetrics. AJR 128: 423–429
39. Haller JO, Bass JS, Friedman AP (1984) Pelvic masses in girls: an 8 year retrospective analysis stressing ultrasound as the prime imaging modality. Pediatr Radiol 14: 363–368
40. Haney PhJ, Whitley NO (1984) CT of benign cystic abdominal masses in children. AJR 142: 1279–1281
41. Hanimann B, Lüscher KP, Morger R (1985) Uterusdoppelmißbildungen mit einseitiger Nierenagenesie, ein Bericht über 5 Fälle. Z Kinderchir 40: 299–302
42. Hendren H (1980) Urogenital sinus and anorectal malformation: Experience with 22 cases. J Pediatr Surg 15: 628–641
43. Herzog B, Bangerter H, Dostalova L (1977) Karzinom des Corpus uteri bei einem 5-jährigen Mädchen. Z Kinderchir 22: 360–368
44. Hricak H, Chang YCF, Thurnher S (1988) Vagina: evaluation with MR imaging. Part I. Normal anatomy and congenital anomalies. Radiology 169: 169–174
45. Huber A, Hiersche HD (1977) Praxis der Gynäkologie im Kindes- und Jugendalter. Thieme, Stuttgart S 211
46. Ivarsson SA, Nilsson KO, Persson PH (1983) Ultrasonography of the pelvic organs in prepubertal and postpubertal girls. Arch Dis Childh 58: 352–354
47. Janda J, Abraham J, Straňáhová J (1977) Der vaginale Reflux während der Miktionszystourethrographie bei Mädchen. Monatsschr Kinderheilk 125: 881–884
48. Jones HW, Scott WW (1958) Hermaphroditism, genital anomalies, and related endocrine disorders. Williams and Wilkins, Baltimore
49. Jones HW (1968) Anomalies of the female genitalia. In: Amer AD, Culp OS, Farman F, Hutch JA, Jones HW, Marshall VF, Mc Roberts JW, Muecke EC, Murphy JJ, Prentiss RJ, Tristan ThA, Waterhouse K (eds) Malfor-

mations. Handbuch der Urologie, Bd VII/1, Springer, Berlin Heidelberg New York S 348
50. Kangarloo H, Sample WF (1980) Ultrasound of the pediatric abdomen and pelvis. Year Book Med Publ, Chicago London p 317 ff
51. Kangarloo H, Sarti DA, Sample WF (1980) Ultrasonography in pediatric pelvis. Semin Ultrasound 1: 51–55
52. Kaufmann RL, Hartman AF, Mc Alister WH (1972) Family studies in congenital heart disease: a syndrome of hydrometrocolpos, postaxial polydactyly and congenital heart disease. Birth Defects, Orig Art Ser, March of Dimes 8: 85–87
53. Kern G (1973) Gynäkologie. Ein kurzgefaßtes Lehrbuch. Thieme, Stuttgart
54. Kirks DR (1983) Genital hypertrophy: a neonatal pseudotumor in females. Pediatr Radiol 13: 244–245
55. Kondo A, Sahashi M, Mitsuya H (1982) A rare variant of ureteric ectopia: opening in vagina and vesiso-uretero-vaginal communication. Br J Urol 54: 486–490
56. Kovařík V, Hrdina R, Uhlik F (1978) Über ein ungewöhnliches Röntgenbild während der Miktionsurethrographie bei Mädchen. Röfo 129: 274–275
57. Kühl G, Heep J, Paulski HJ, Schütze U (1984) Die pränatale ultrasonographische Diagnose von Ovarialzysten und deren Häufigkeit bei Neugeborenen. Z Kinderchir 39: 344–346
58. Kullendorff CM (1983) Malignant ovarian teratoma in childhood. Z Kinderchir 38: 350–352
59. Leiber B, Olbrich G (1981) Die klinischen Syndrome, 6. Aufl. Urban u Schwarzenberg, München Wien Baltimore
60. Lippe BM, Sample WF (1978) Pelvic ultrasonography in pediatric and adolescent endocrine disorders. J Pediatr 92: 897–902
61. Little HK, Crawford B, Meister K (1978) Hematocolpos: diagnosis made by ultrasound. J Clin Ultrasound 6: 341–343
62. McDonough PG (1972) Gonadal dysgenesis and its variants. Pediatr Clin North Am 19: 631–652
63. McKusick VA, Bauer RL, Koop CE, Scott RB (1964) Hydrometrocolpos as a simply inherited malformation. JAMA 189: 813–816
64. Mintz MC, Thickman DJ, Gussman D, Kressel HY (1987) MR evaluation of uterine anomalies. AJR 148: 287–290
65. Nixon GW, Condon VR (1977) Amputated ovary: a cause of migratory abdominal calcification. AJR 128: 1053–1055
66. Nussbaum AR, Lebowitz RL (1983) Interlabial masses in little girls: Review and imaging recommendations. AJR 141: 65–71
67. Nussbaum AR, Sanders RC, Jones MD (1986) Neonatal uterine morphology as seen on real-time US. Radiology 160: 641–643
68. Nussbaum AR, Sanders RC, Benator RM, Haller JA, Dudgeon DL (1987) Spontaneous resolution of neonatal ovarian cysts. AJR 148: 175–176
69. Nussbaum AR, Sanders RC, Hartmann DS, Dudgeon DL, Parmley TH (1988) Neonatal ovarian cysts. Sonographic-pathologic correlation. Radiology 168: 817–821
70. O'Connor JF, Neuhauser EBD (1963) Total body opacification in conventional and high dose intravenous urography in infancy. AJR 90: 63–67
71. Pedersen KD, Jensen J, Hertz H (1978) CT wholebody scanning in pediatric radiology. Pediatr Radiol 6: 222–229
72. Peter R, Veselý K (1966) Kindergynäkologie. Thieme, Leipzig, S 29
73. Petrus M, Claveri J, Vancina S, Becue J, Dutau G, Rochiccioli P (1981) Étude clinique, biologique, anatomique de 6 syndromes de Stein-Leventhal de l'adolescente. Arch fr Pédiatr 38: 417–422
74. Pompino HJ (1979) Bei Kindern: „schwache" Blase. Monatsk ärztl Fortb 29: 522–525
75. Prader A (1972) Pathologie des Wachstums und der endokrinen Drüsen In: Fanconi G, Wallgren A (Hrsg) Lehrbuch der Pädiatrie 9. Aufl. Schwabe, Basel, S 354–413
76. Ravikumar R, Lakshmanan D (1983) A solitary neurofibroma of the clitoris masquerading as intersex. J Pediatr Surg 18: 617
77. Riebel T, Bonorden K, Willig RP (1984) Der Wert der Ovar-Sonographie für den Nachweis der Fertilität bei hochwüchsigen Mädchen nach hochdosierter Östrogentherapie. 21. Tagg Ges f. Pädiatr Radiologie, Lübeck-Travemünde
78. Rzymski K, Kosowicz J (1975) The skull in gonadal dysgenesis. A roentgenometric study. Clin Radiol 26: 379–383
79. Schärli AF, Aufdermaur M (1976) Vaginalaplasie mit rudimentären Uterushörnern und urologischen Mißbildungen (Syndrom von Mayer-Rokitansky-Küster-Hauser). Z Kinderchir 18: 188–199
80. Scheible FW (1978) Ultrasonic features of Gartners duct cyst. J Clin Ultrasound 6: 438–440
81. Schmid F, Moll H (Hrsg) (1960) Atlas der normalen und pathologischen Handskelettentwicklung. S. 11
82. Schneider K, Fendel H (1984) Lage und Größe der Ovarien und des Uterus – eine sonographische Untersuchung bei gesunden Mädchen. 21 Tagg Ges f Pädiatr Radiologie, Lübeck Travemünde
83. Schrott KM (1976) Deformitäten der Harnröhre kleiner Mädchen als häufige Ursache von Harninfektion und Dysurie. Z Kinderchir 19: 59–65
84. Shopfner CE (1970) Genitography in intersex problems. In: Kaufmann HJ (ed) Progress in pediatric radiology, vol 3: Genitourinary tract. Karger, Basel München Paris New York, p 97
85. Siegel MJ, McAlister WH, Shackelford GD (1978) Radiographic findings in ovarian teratomas in children. AJR 131: 613–616
86. Stannard MW, Lebowitz RL (1978) Urography in the child who wets. AJR 130: 959–962
87. Stern AM, Gall JC, Perry BL, Stimson CW, Weitkamp LR, Poznanski AK (1970) The hand-foot-uterus-syndrome. A new hereditary disorder characterized by hand and foot dysplasia, dermatoglyphic abnormalities, and partial duplication of the females genital tract. J Pediatr 77: 109–116
88. Suarez GM, Burden JJ (1983) Isolated congenital vesicovaginal fistula. J Urol 129: 368–370
89. Tamburrini O, Palescandolo P, Bartolomeo-De Juri A, Dolezalova H, Porta E (1984) Il reflusso uretro-vaginale. Radiol med (Torino) 70: 11–15
90. Taybi H (1976) Radiology of syndromes. Year Book Med Publ, Chicago
91. Togashi K, Nishimura K, Ito K, Fujisawa I, Nakano Y, Torizuka K, Ozasa H, Ohshima M (1987) Vaginal agene-

sis: Classification by MR imaging. Radiology 162: 675–677
92. Tsuchida Y, Saito S, Honna T, Makino Sh, Kaneko M, Hazanna H (1984) Double termination of the alimentary tract in females: a report of 12 cases and a literature review. J Pediatr Surg 19: 292–296
93. Turner HH (1938) A syndrome of infantilism, congenital webbed neck, and cubitus valgus. Endocrinology 23: 566–574
94. Utsunomiya M, Itoh H, Yoshioka T, Okuyama A, Itatani H (1984) Renal dysplasia with a simple vaginal ectopic ureter: the role of computerized tomography. J Urol 132: 98–100
95. Vincenzoni M, La Vecchia G, De Cingue M, Valentini AL (1983) Normal radiologic anatomy, uterine displacements and malformations shown by hysterosalpingography. Rays 8: 13–25
96. Vinstein AL, Franken EA (1972) Unilateral hematocolpos associated with agenesis of the kidney. Radiology 102: 625–627
97. Walsh JW, Rosenfield AT, Jaffe CC, Schwartz PE, Simeone J, Dembner AG, Taylor KJW (1978) Prospective comparison of ultrasound and computed tomography in the evaluation of gynecologic pelvic masses. AJR 131: 955–960
98. Wangensteen OH, Rice CO (1930) Imperforate anus. A method of determining the surgical approach. Ann Surg 92: 77–82
99. Weissenbacher G, Wiltschke H (1974) Chronischer Harnwegsinfekt und Vulvitis bei Mädchen mit hoher hinterer Kommissur. Pädiatr Pädol 9: 60–65
100. Weitzel D, Dinkel E, Dittrich M, Peters H, Graf R, Kupferschmid C, Lang D (Hrsg) (1984) Pädiatrische Ultraschalldiagnostik. Springer, Berlin Heidelberg New York
101. Wepfer JF, Boese RM (1978) Mesonephric duct remmants, (Gartner's Duct). AJR 131: 499–500
102. Wernitz Ch, Richter H (1979) Spätzustand nach Ovarialtorsion beim Kind. RöFo 130: 249–250
102 a. Willich E (1982) Röntgendiagnostik bei Intersexualität. Mschr Kinderhk 130: 436–440
103. Willich E, Benz G (1980) Die gynäkologische Röntgendiagnostik in der Pädiatrie. In: Heuck F, Breit A (red von) Röntgendiagnostik des Urogenitalsystems, Teil 2: Weibliches Genitale. Springer, Berlin Heidelberg New York (Handbuch der medizinischen Radiologie, Bd XIII/2, S 47–112)
104. Willich E, Englert M (1973) Das Metakarpalzeichen. Röfo 119: 443–450
105. Willich E, Oppermann HC (1979) Der Stellenwert röntgenologischer Methoden in der pädiatrischen Onkologie unter besonderer Berücksichtigung der Kavographie. Kinderarzt 10: 1439–1444
106. Willich E, Appell RG, Brandeis WE (1985) Skelettmanifestationen von malignen nichtossären Tumoren im Kindesalter. Radiologe 25: 166–176
107. Yoder IC, Pfister RC (1976) Unilateral hematocolpos and ipsilateral renal agenesis: report of two cases and review of the literature. AJR 127: 303–308
108. Zachariou Z, Roth H, Daum R, Schmidt W, Hofmann W, Hauf-Zachariou K (1987) Ovarialpseudozysten bei weiblichen Neugeborenen: Pränatale ultrasonographische Diagnose und chirurgische Konsequenz. Z Kinderchir 42: 126–130
109. Zanetti E, Ferrari LR, Rossi G (1978) Classification and radiographic features of uterine malformations: hysterosalpingographic study. Br J Radiol 51: 161–170

Thoraxdiagnostik in der neonatalen Intensivmedizin

H. C. OPPERMANN

INHALT

Einleitung	639
1 Katheter und Drainagen	640
1.1 Endotrachealintubation und ihre Komplikationen	640
1.2 Nahrungssonden und Absaugkatheter	642
1.3 Nabelarterien- und Nabelvenenkatheter	643
1.4 Zentrale Venenkatheter	645
1.5 Pleuradrainagen und ihre Komplikationen	647
2 Pulmonale Erkrankungen	649
2.1 Aspirationssydrom	649
2.2 Die perinatalen Pneumonien	649
2.3 Transitorische Neugeborenen-Tachypnoe („wet lung disease")	652
2.4 Atemnotsyndrom (Surfactant-Mangel)	654
2.5 Persistierender Ductus arteriosus Botalli beim Atemnotsydrom	656
2.6 Bronchopulmonale Dysplasie	656
3 Barotraumen	660
3.1 Entstehungsmechanismen	660
3.2 Pulmonales interstitielles Emphysem	660
3.3 Pneumothorax	661
3.4 Pneumomediastinum	665
3.5 Pneumoperikard	667
3.6 Systemische intravaskuläre Luftembolie	667
4 Pleuraerkrankungen	669
4.1 Hydrothorax	669
4.2 Chylothorax	670
4.3 Hämothorax	670
5 Kongenitale Zwerchfellhernien	673
Literatur	675
6 Schädelsonographie bei akut erkrankten Neugeborenen und Säuglingen F. K. TREFZ	683

Einleitung

Während der letzten 15 Jahre hat die zunehmende Kenntnis komplexer physiologischer und pathologischer Vorgänge der Perinatalzeit die Überlebenschance von Früh- und Neugeborenen erheblich verbessert. Auch die fortschreitende Entwicklung moderner Beatmungstechniken und präziser Überwachungsgeräte, die speziell für Früh- und Neugeborene entwickelt wurden, haben zu einer wesentlich günstigeren Lebensprognose diese Kinder beigetragen.

Die postpartale Versorgung schwerkranker und atemgestörter Neugeborener besteht im Absaugen der Atemwege, einer Endotrachealintubation und dem Legen von Gefäßkathetern. In den meisten Fällen wird eine mechanische Ventilation dieser Kinder mit intermittierend positivem und positivendexspiratorischen Druck notwendig. Neuere Beatmungstechniken haben auf der einen Seite deutliche Fortschritte in der Behandlung von Neugeborenen erbracht. Auf der anderen Seite können bei diesen Kindern durch die Beatmung akute wie auch chronische Komplikationen, besonders nach Langzeitbeatmung, entstehen.

Für die Diagnostik von Erkrankungen Neugeborener, die einer Intensivbehandlung bedürfen, kommen Röntgennativaufnahmen und der Sonographie eine entscheidende Rolle zu. Die letztere Untersuchungsmethode ist besonders geeignet zum Nachweis perinataler Hirnblutungen, intracerebraler Fehlbildungen und Anomalien des Urogenitalsystems.

Dieses Kapitel soll sich vornehmlich mit röntgenmorphologischen Befunden bei primären und sekundären Notsituationen in der Neugeborenenperiode befassen.

1 Katheter und Drainagen

1.1 Endotrachealintubation und ihre Komplikationen

Die Endotrachealintubation hat sehr häufig eine Tubusfehlposition zur Folge. Daher ist eine röntgenologische Positionskontrolle des Endotrachealtubus nach jeder Intubation unbedingt notwendig. Jede Rotation und Flexion des Kopfes führt zu einer Verschiebung des Tubus bis zu maximal 1,5 cm.

Der laryngopharyngeale Übergang stellt hierbei das Hypomochlion dar. Die Röntgenaufnahme zur Tubuskontrolle sollte daher in der Kopfposition vorgenommen werden, die der aktuellen Beatmungssituation entspricht. Damit läßt sich ausschließen, daß das Tubusende der Tracheawand anliegt und durch diese verlegt wird [2, 12, 15].

Im optimalen Fall sollte das distale Ende des Trachealtubus 1 cm oberhalb der Carina, d. h. in Höhe des IV. Brustwirbelkörpers liegen. Nach kranial sollte das Tubusende auf keinen Fall das Niveau der Sternoklavikulargelenke überschreiten [1, 12, 20] (Abb. 1).

Der Endotrachealtubus kann zu hoch, zu tief oder intraoesophageal gelegen sein. – Die *häufigste* Tubusfehlposition ist die Dislokation desselben in den rechten Stammbronchus oder Intermediärbronchus (Abb. 2). Als Folge hiervon entwickelt sich eine Atelektase des rechten Oberlappens, eventuell auch des Mittellappens mit kompensatorischer Überblähung der übrigen Lungenabschnitte. Hier-

Abb. 1. Trachealtubus in richtiger Position bei Frühgeborenem mit Atemnotsyndrom Stadium III. – Das distale Ende des Trachealtubus liegt 1 cm oberhalb der Tracheabifurkation. Neben den Trachealtubus projiziert sich die Magensonde

Abb. 2. Fehlposition des Trachealtubus im rechten Stammbronchus bei Frühgeborenem mit Atemnotsyndrom Stadium IV

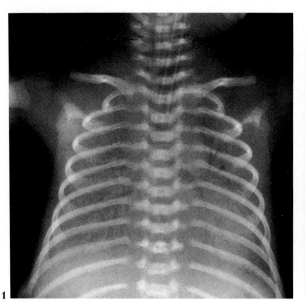
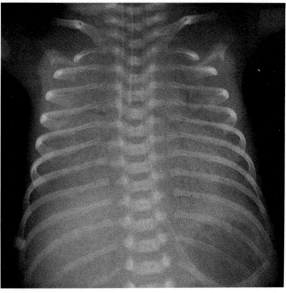

bei besteht die Gefahr einer Alveolarruptur mit nachfolgender Entwicklung extraalveolärer Luftansammlungen, vornehmlich eines Pneumothorax. Die Verlagerung des Endotrachealtubus in den Hypopharynx führt zu einer unzureichenden Ventilation und stellt die zweithäufigste Tubusfehlposition dar.

Eine intraösophageale Fehllage des Tubus muß dann vermutet werden, wenn im sagittalen Thoraxübersichtsbild Trachealtubus und Luftsäule der Trachea nicht exakt übereinander projiziert sind, der Ösophagus aufgeweitet ist und Magen und Dünndarm ungewöhnlich überbläht erscheinen [11, 15, 22] (Abb. 3).

Bei jeder Endotrachealintubation sind oberflächliche Larynx- und Trachealäsionen möglich. Hierbei kann es zu einer Beeinträchtigung der Zilienfunktion und später zur Metaplasie der Tracheaschleimhaut kommen, sowie nachfolgend die Bildung von Granulationsgewebe mit sekundärer Vernarbung resultieren. Als Spätfolge einer Endotrachealintubation können sich Granulome, eine umschriebene Tracheastenose oder auch Mukosazysten entwickeln, die sich dann oft erst monatelang nach bereits erfolgter Extubation manifestieren [6, 13, 14, 16, 19] (Abb. 4a/b).

Nach *Extubation* entwickelt sich sehr häufig eine Atelektase, vornehmlich im Bereich des rechten Oberlappens. Röntgenologisch stellt sich die Lobäratelektase als flächenhaft homogene Verschattung dar, die sich gegen die benachbarten Lungenabschnitte scharf abgrenzt. Je nach Ausdehnung und

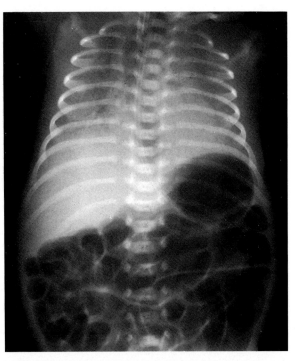

Abb. 3. Intraösophageale Fehlposition des Trachealtubus. - Wenige Stunden altes Frühgeborenes mit hypoventilierten Lungen bds. Auffallend starke Luftfüllung des Oesophagus und des Magen-Darm-Traktes. Die Magensonde ist in regelrechter Position

Abb. 4. a Umschriebene sekundäre Tracheastenose in Höhe des 2. Thorakalwirbels. 3½ Monate altes Frühgeborenes nach Langzeitbeatmung. **b** Die umschriebene Tracheastenose wird in der Tracheo-Bronchographie noch deutlicher sichtbar

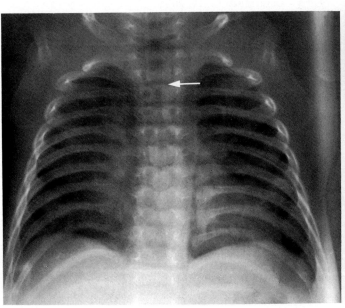
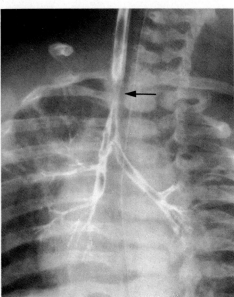

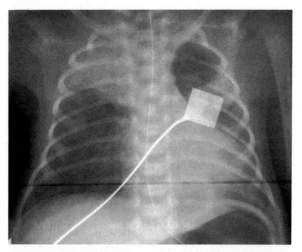

Abb. 5. Typische Postextubationsatelektase im rechten Oberlappen. - 10 Tage altes Frühgeborenes. Status nach Extubation

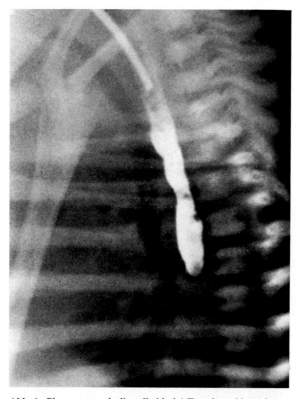

Abb. 6. Pharynxpseudodivertikel bei 1 Tag altem Neugeborenen. - Die Sondierung des Patienten gestaltete sich schwierig. Dorsal der Trachea und im deutlichen Abstand zu dieser stellt sich das lange Pharynxpseudodivertikel mit unregelmäßigen Wandkonturen dar. (Aus RICHTER u. LIERSE [15]; für die freundliche Überlassung des Bildes danke ich Herrn Prof. Dr. med. E. RICHTER, Hamburg)

Dauer der Atelektase weisen die angrenzenden Lungenabschnitte infolge kompensatorischer Überblähung eine vermehrte Strahlentransparenz auf [3, 9, 17, 21, 23] (Abb. 5).

Differentialdiagnostisch ist bei Vorliegen einer Oberlappenatelektase im Neugeborenenalter auch an eine Postaspirationsatelektase zu denken, besonders bei Patienten mit einer Ösophagusatresie mit oder ohne Ösophagotrachealfistel [5]. - Bei Persistenz der Oberlappenatelektase muß auch an seltenere Ursachen, z. B. an Fehlbildungen des Tracheobronchialsystems gedacht werden [4, 7, 8, 18]. - Als weitere differentialdiagnostische Möglichkeit einer Oberlappenatelektase ist ein akzessorischer Thymuslappen in Erwägung zu ziehen [10].

1.2 Nahrungssonden und Absaugkatheter

Schwerkranke Früh- und Neugeborene sind oft unfähig zu saugen, zu trinken und zu schlucken. Sie müssen daher mit Nahrungssonden und Absaugkathetern versorgt werden. Eine röntgenologische Lagekontrolle von Nahrungssonden und Absaugkathetern ist im Gegensatz zu einer obliagaten röntgenologischen Positionskontrolle eines Endotrachealtubus nicht zwangsläufig notwendig. -

Beim Einführen der Absaug- oder Nahrungskatheter auf orotrachealem bzw. oroösophagogastralem oder nasotrachealem bzw. nasoösophagealem Wege kann es zu traumatischen Läsionen des Pharynx oder des Ösophagus kommen. Hierbei sind vor allem eine Perforation der hinteren Pharynxwand sowie im mittleren Ösophagusanteil zu befürchten [2, 16, 20].

An die Möglichkeit einer *Pharynxperforation* oder im Oesophagus ist immer dann zu denken, wenn die Sondierung nicht einwandfrei vorgenommen werden kann und die Kinder eine Hypersalivation zeigen. GIRDANY [5] vermutet, daß eine Verletzung der posterioren Pharynxwand zunächst zu einem Cricopharyngealspasmus führt, welcher die Symptome einer hohen Ösophagusobstruktion hervorruft. Erst sekundär kommt es dann vermutlich zur traumatischen Perforation beim Absaugen bzw. beim Legen von Nahrungssonden. Diese Hypothese hat sich jedoch nicht sicher beweisen lassen [10].

Im Röntgennativbild muß eine Pharynxperforation dann vermutet werden, wenn Luft in der hinteren Pharynxwand nachweisbar ist. Die Diagnose läßt sich nur durch Kontrastmittelfüllung des Pseudodivertikels, am besten mit kleinen Mengen niederosmolarer Kontrastmittel, z. B. Amipaque oder Omnipaque, bestätigen (Abb. 6).

Das Pharynxpseudodivertikel muß von dem wesentlich seltener vorkommenden kongenitalen Pharynxdivertikel wie auch von einer Ösophagusatresie unterschieden werden [3, 4, 7, 10, 12]. Von einer kongenitalen Ösophagusatresie ist das Pharynxpseudodivertikel u. a. dadurch zu differenzieren, daß das Pseudodivertikel einige Millimeter dorsal der Trachea liegt, während der Ösophagus normalerweise der hinteren Trachealwand unmittelbar anliegt. Im Gegensatz zu den sehr seltenen echten kongenitalen Pharynxdivertikeln weist das Pharynxpseudodivertikel in der Regel unregelmäßige Wandkonturen auf, ist ungewöhnlich lang und hat ein kleines Lumen. In Abhängigkeit von der Divertikelgröße resultiert eine mehr oder weniger ausgeprägte Ventraldislokation in Höhe des Pseudodivertikels [1, 3, 7, 10, 19].

Als weitere Differentialdiagnose gegen ein Pharynxpseudodivertikel ist eine Ösophagusduplikatur auszuschließen, welche sehr selten vorkommt [17].

Eine weitere, wesentlich seltenere Perforationsstelle im Pharynxbereich ist die Vorderwand des Hypopharynx, welche entweder durch einen Laryngoskopspatel oder durch den Finger des Geburtshelfers beim Veit-Smellieschen Handgriff verletzt werden kann [5, 18].

Prädilektionsstelle für eine *Ösophagusperforation* ist die Mitte des Ösophagus, das entspricht etwa der Höhe der Tracheabifurkation. In diesem Abschnitt hat der Ösophagus Kontakt mit der rechtsseitigen Pleura parietalis, so daß diese bei einer Ösophagusperforation leicht einreißen kann [2, 4, 16].

Spontane Ösophagusrupturen (Boerhaave-Syndrom) mit nachfolgender Entwicklung einer ösophagopleuralen Fistel gelten im Neugeborenenalter als ausgesprochen selten [6, 8, 13].

Wenn sich die über die Pharynxwand oder über den Ösophagus erfolgte Perforation bis in das Mediastinum oder weiter bis in den Pleuraraum ausdehnt, kann sich ein Pneumothorax entwickeln, welcher meistens rechtsseitig gelegen ist. Bei fortlaufender Ernährung des Patienten über die fehlpositionierte Nahrungssonde entsteht dann ein iatrogener Hydrothorax, der einen Pleuraerguß vortäuschen kann [9].

Pharynx- und Ösophagusperforation lassen sich in der Regel durch eine konservative Behandlung mit Breitbandantibiotika ausreichend beherrschen. Entwickelt sich dagegen ein Pneumothorax oder Hydropneumothorax, muß dieser drainiert werden. Eine operative Therapie der genannten Perforationen ist nur dann notwendig, wenn sich sekundär ein Halsabszeß, eine Mediastinitis oder ein Pneumoperikard mit Herztamponade entwickelt [11, 14].

Sehr selten kann eine Nahrungssonde – besonders wenn sie kleinkalibrig ist – über die Trachea in einen Stammbronchus, meistens in den rechten, gelangen. Diese Fehllage der Nahrungssonde läßt sich auch ohne Röntgenbild leicht vermuten, da die Patienten bereits beim Vorführen der Sonde in die Luftwege zu husten beginnen.

1.3 Nabelarterien- und Nabelvenenkatheter

Nabelvenen- und Nabelarterienkatheter sowie zentrale Gefäßkatheter finden bei Früh- und Neugeborenen vornehmlich Anwendung zur postpartalen Erstversorgung. Später dienen sie zur Überwachung der Sauerstoffkonzentration, der Druckverhältnisse, der Elektrolyte und des Blutzuckerspiegels, letztlich auch für die parenterale Ernährung [32, 38].

In diesem Abschnitt sollen die normalen Gefäßkatheterpositionen und die Komplikationen besprochen werden, welche aus Fehlpositionen der Gefäßkatheter resultieren.

Die Anwendung eines *Nabelvenenkatheters* wurde 1947 durch DIAMOND [6] inauguriert, welcher erstmalig über einen Nabelvenenkatheter Blutaustauschtransfusionen vornahm. Seitdem finden Nabelvenenkatheter in allen neonatalogischen Intensivabteilungen eine breite Anwendung. Wegen der hohen Quote von Fehlpositionen ist die korrekte Lage eines Nabelvenenkatheters nach Einführen desselben in jedem Fall röntgenologisch oder sonographisch zu objektivieren [14, 15, 19, 29, 35].

SCOTT [30] konnte in einer retrospektiven Analyse an Autopsien von 200 Neugeborenen, die mit einem Nabelvenenkatheter versorgt worden waren, eine Komplikationsrate von ca. 20% nachweisen.

Die ideale Lokalisation des distalen Nabelvenenkatheterendes ist der Übergangsbereich zwischen Vena cava inferior und rechtem Vorhof (Abb. 2). Bei korrekter Lage des Nabelvenenkatheters stellt sich dieser im sagittalen Übersichtsbild von Thorax und Abdomen nach kranialwärts gerichtetem Umbiegen in Beckenhöhe parallel rechts der Wirbelsäule verlaufend dar. Nach Durchtritt durch den Ductus venosus Arantii verläuft er in flachem Boden nach links bis zur Mittellinie. Im seitlichen Strahlengang projiziert sich der Nabelvenenkatheter bei regelrechter Lage entlang des unteren Leberrandes von ventrokaudal nach dorsokranial verlaufend [2, 4, 25, 38].

Der Nabelvenenkatheter kann zu hoch, zu tief oder extravaskulär gelegen sein.

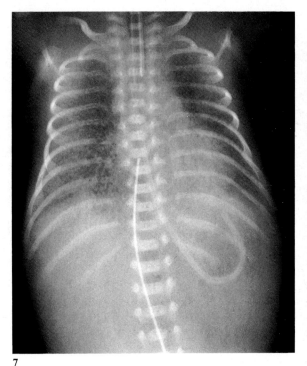

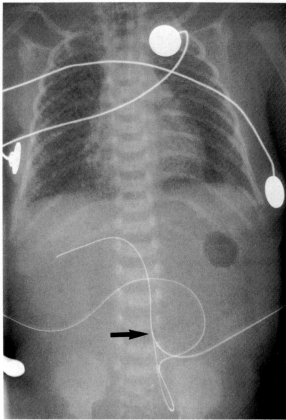

Abb. 7. 15 Stunden altes Frühgeborenes mit Atemnotsyndrom und beginnendem pulmonalen interstitiellen Emphysem rechts. – Regelrechte Lage des Trachealtubus, der Magensonde und des Nabelvenenkatheters

Abb. 8. 1 Tag altes Neugeborenes mit pulmonalem interstitiellen Emphysem. – Zu hohe Lage des Trachealtubus. Fehlposition des Nabelvenenkatheters in der Pfortader. Richtige Position des Nabelarterienkatheters (s. *Pfeil*)

Bei zu weitem Vorschieben des Katheters nach kranial kann dieser über den rechten Vorhof via Vena cava superior bis in eine Halsvene hineingelangen. Außerdem besteht die Möglichkeit, daß der Katheter über ein offenes Foramen ovale in den linken Vorhof und von hier aus in eine Pulmonalvene gelangt. Bei Verbleiben des Katheters im linken Vorhof kann sich eine arterielle Embolie entwickeln. Liegt das distale Katheterende in einer Pulmonalvene, kann diese obstruiert werden [11].

Wesentliche Komplikationen resultieren vor allem aus einer zu tiefen Position des Nabelvenenkatheters besonders dann, wenn dieser im Leberhilusbereich bzw. Pfortadersystem liegt. In Abhängigkeit von der Dauer der Fehlposition besteht die Gefahr einer Gefäßwandblutung mit oder ohne Thrombusbildung; außerdem kann es zur Gefäßwandruptur kommen [16, 35, 36] (Abb. 8).

Als Spätfolge einer Nabelvenenkatheterfehllage in der Pfortader oder einer ihrer Äste ist die Entwicklung einer Pfortaderthrombose oder auch Milzvenenthrombose bekannt. Sekundär kann sich eine portale Hypertension mit all ihren bekannten Komplikationen entwickeln [16, 18, 28]. Darüberhinaus kann auf dem Boden einer Thrombose der Pfortader oder ihrer intrahepatischen Äste eine Lebernekrose entstehen [37]. Schließlich besteht die Möglichkeit eines Lufteintrittes in das Kathetersystem mit nachfolgender Entwicklung einer systemischen Gasembolie [25, 33].

Die Fehlposition von *Nabelarterienkathetern* kann ebenfalls zu erheblichen Komplikationen führen. Von COCHRAN [5] wird eine Komplikationsrate von 4,6–10,4% angegeben, OPPENHEIMER [24] berichtet über eine Komplikationsrate von 3,5–23% nach Nabelarterienkatheterisierung.

Zwei unterschiedliche Positionen des distalen Nabelarterienkatheterendes werden heute bevorzugt [7, 8, 22, 26, 35].

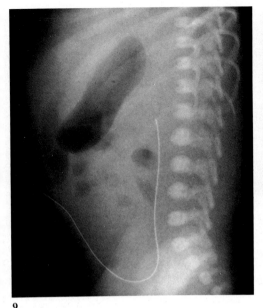
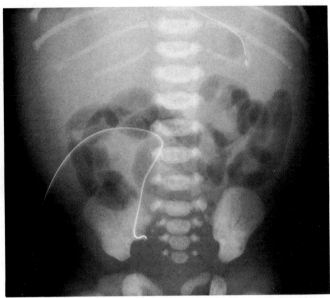

Als optimal tiefe Position gilt der Bereich unmittelbar oberhalb der Aortenbifurkation zwischen 3. und 4. Lendenwirbelkörper (Abb. 8). Als sog. hohe Position gilt die Lage des Katheterendes im Bereich der mittleren Aorta in Höhe des 6. bis 10. Thorakalwirbels [12, 13].

Bei richtiger Lage des Nabelarterienkatheters folgt dieser im sagittalen Abdomenübersichtsbild vom Nabelring aus der A. umbilicalis kaudalwärts bis ins kleine Becken mit geringer Abweichung von der Mittellinie nach lateral.

Nach sehr enger Schleifenbildung mit nach kranialwärts gerichtetem Verlauf erkennt man den Katheter von lateral her kommend in die Arteria iliaca interna einmündend, in seinem weiteren Verlauf projiziert er sich auf die Mittellinie der Wirbelsäule. Im seitlichen Strahlengang zeigt der Katheter beim Eintritt in die Arteria iliaca interna eine weite Schleifenbildung in Höhe des 2.-3. Sakralwirbels nach kranial und verläuft dann ventral der Wirbelsäule nach kranial weiter (Abb. 9). Beim Einführen oder unmittelbar nach Legen des Nabelarterienkatheters kann es zu einem passageren Gefäßspasmus kommen. – Die häufigste Fehlposition des Nabelarterienkatheters ist die Katheterlage in der Arteria iliaca interna oder externa. Darüberhinaus kann sich der Nabelarterienkatheter in der Arteria mesenterica inferior, in den Arteriae renales, in der Arteria mesenterica superior und im Truncus coeliacus verfangen (Abb. 10). Eine der gefährlichsten Komplikationen liegender Nabelarterienkatheter ist

Abb. 9. Richtiger Verlauf des Nabelarterienkatheters im seitlichen Strahlengang. Zu hohe Position des Katheterendes (L 1)

Abb. 10. Fehlposition eines Nabelarterienkatheters in der Arteria iliaca interna rechts. (Für die freundliche Überlassung des Röntgenbildes danke ich Herrn Prof. Dr. med. E. RICHTER, Hamburg)

die Entwicklung von Thromben, die in ca. 95% der Patienten dann zu erwarten sind, wenn der Katheter länger als 24 Std. liegt [10, 12, 13, 16, 23, 34].

Als Spätkomplikationen der Fehlposition eines Nabelarterienkatheters sind zu nennen eine nekrotisierende Enterokolitis, Blutungen, Entwicklung von Aneurysmen und eine Hypertension [1, 3, 9, 16, 20, 21, 24, 31].

1.4 Zentrale Venenkatheter

Zentrale Venenkatheter werden für langfristige Infusionsbehandlungen, vornehmlich für eine parenterale Ernährung angewandt. Als Eintrittspforten für die zentralen Gefäßkatheter dienen die Vena jugularis in- oder externa, die Vena subclavia, Vena basilica oder Vena cephalica, außerdem die Vena supramalleolaris oder Vena saphena magna. Falsches oder unzureichendes Vorschieben der Gefäßkatheter kann unmittelbare oder Spätkomplikationen zur Folge haben. Daher muß eine röntgenolo-

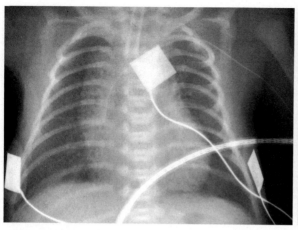 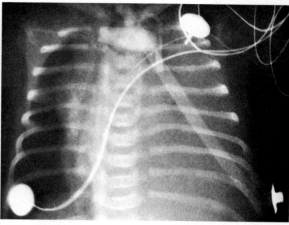

Abb. 11. a Wenige Stunden altes Neugeborenes mit Atemnotsyndrom, Stadium II. - Richtige Position des zentralen Venenkatheters. **b** Neugeborenes im Alter von 10 Std. - Fehlposition des zentralen Venenkatheters mit Ausbildung eines iatrogenen Hydrothorax (Infusothorax)

gische Positionskontrolle der zentralen Venenkatheter in jedem Fall vorgenommen werden. Die optimale Lage des distalen Katheterendes ist bei Einführen des Katheters von kranial der Übergangsbereich zwischen Vena cava superior und dem rechten Vorhof (Abb. 11 a). Bei Einführen des Katheters über die untere Extremität sollte das distale Katheterende im Übergangsbereich zwischen Vena cava inferior und dem rechten Vorhof liegen.

Unmittelbare Komplikationen der Gefäßkatheterisierung sind eine Katheterfehllage, eine Gefäßperforation und möglicherweise eine Pleura- oder Peritonealverletzung. Zu den Spätkomplikationen gehören eine Thrombose, die Infektionsgefahr mit nachfolgender Sepsis, eine Embolie und ein Katheterabriß [1, 5, 8, 10, 11, 12, 16].

Besonders bei Katheterisierung der Femoralvenen ist nach den Untersuchungen von SZTANKAY [15] mit Katheterfehllagen zu rechnen. Dieser Autor fand in einer umfangreichen autoptischen Studie in mehr als 20% kongenitale Anomalien im iliokavalen Übergangsbereich in Form von Stenosen, Septen und Diaphragmen.

Diese Fehlbildungen können einen falschen Verlauf der Katheter verursachen, wobei der Katheter besonders leicht in die Vena lumbalis ascendens gelangt. -

Außer der Fehlposition der Gefäßkatheter gehört vor allem die Gefäßperforation zu den unmittelbaren Komplikationen nach Einführen der Katheter. Erfolgt die Gefäßperforation im Thoraxraum kann sich ein extra- oder intrapleuraler Erguß in Form eines Infusothorax (iatrogener Hydrothorax) oder eines Hämothorax entwickeln. An das Vorliegen eines iatrogenen Hydro- bzw. Infusothorax muß dann gedacht werden, wenn die punktierte Pleuraflüssigkeit mit der Infusionsflüssigkeit identisch ist und die Zunahme des Pleuraergußvolumens der Infusionsrate pro Zeiteinheit entspricht. Bei abdominaler Gefäßperforation kann eine Peritonealblutung resultieren [2, 3, 4, 5, 6, 9, 11, 12] (Abb. 11 b).

Als wichtigste und zugleich gefürchtetste Spätkomplikation nach Einführen zentraler Venenkatheter über die Vena jugularis oder Vena subclavia gilt die Kavathrombose; beim Einführen des Katheters von kaudal her die Nierenvenenthrombose [2, 7, 9].

Die Kavathrombose ist mit einer hohen Mortalität belastet. Röntgenologisch und klinisch kann die Kavathrombose zunächst in Form rezidivierender bilateraler Pleuraergüsse in Erscheinung treten. Diese sind manchmal auch in umschriebener Form vorhanden. Vermutlich entstehen diese pleuralen Flüssigkeitsansammlungen infolge einer Obstruktion des Lypmphabflusses durch die bestehende Kavathrombose [2, 7].

Die generelle Komplikationsrate zentraler Venenkatheter wurde von RYAN in einer prospektiven Studie an 200 parenteral ernährten Patienten aller Altersgruppen mit 4% angegeben [13].

GROFF et al. [4] fanden bei insgesamt 103 eingeführten Vena-subclavia-Kathetern bei 28 Neugeborenen und Kleinkindern in 4 Fällen Komplikationen. Seit der Anwendung von Silastic-Kathetern ist die Komplikationshäufigkeit deutlich zurückgegangen [9, 14].

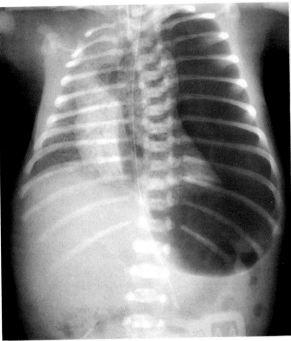
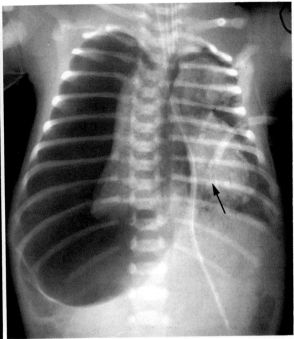

Abb. 12. a Ausgedehnter Spannungspneumothorax links bei Frühgeborenem mit Atemnotsyndrom. Die kollabierte Lunge wird deutlich erkennbar, Herz und Gefäßband sind zur Gegenseite abgedrängt. **b** Status nach Anlegen einer linksseitigen Pleuradrainage, die in richtiger Position liegt (s. *Pfeil*). Gute Rückbildung des linksseitigen Spannungspneumothorax bis auf einen kleineren medioanterioapikalen Anteil. – Ausgeprägter Ventilpneumothorax rechts

1.5 Pleuradrainagen und ihre Komplikationen

Ebenso wie Gefäßkatheter und Nahrungssonden müssen auch Pleuradrainagen auf ihre korrekte Lage mittels Thoraxaufnahmen in zwei Ebenen überprüft werden, da eine Fehlposition der Drainage zu ungewollten Komplikationen führen kann.

Die korrekte Position des distalen Drainageendes richtet sich im Einzelfall nach der Lokalisation des Pneumothorax. In der Regel wird die Pleuradrainage von der vorderen Axillarlinie des 4. Interkostalraumes hinter die Thoraxwand gelegt. Die Drainage verläuft dann im sagittalen Thoraxbild von lateral nach medial, wobei sie die Mittellinie nicht überschreiten darf. Im lateralen Strahlengang ist der Verlauf der Drainage von ventral nach dorsal. Eine ausreichende Saugwirkung der Drainage ist nur dann gewährleistet, wenn die Seitenlöcher des Drains innerhalb des Intrapleuralraumes liegen [5] (Abb. 12).

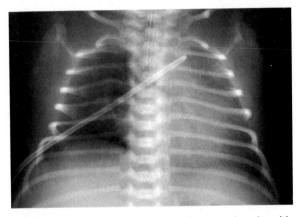

Abb. 13. 2 Tage altes Frühgeborenes. Status nach rechtsseitigem Spannungspneumothorax. – Fehlposition der Pleuradrainage über die Mittellinie nach links

In Einzelfällen sind mehrere Drainagen in einem Hemithorax oder beidseitig notwendig, um eine ausreichend gute Lungenentfaltung zu erzielen. Die gefürchtetste Komplikation bei Anwendung von Pleuradrainagen stellt eine Lungenperforation dar. Diese Gefahr besteht vor allem bei unreifen Frühgeborenen mit idiopathischem Atemnotsyndrom, einer perinatalen Pneumonie oder einer Lungenblutung, da solche Lungen keine normale Elastizität aufweisen. Außerdem können die Lungen durch ein dem Pneumothorax vorangehendes pulmonales interstitielles Emphysem „versteift" werden und dadurch zu einer Perforation geradezu prädisponieren. Nach erfolgter Lungenperforation kann das air-leak durch die bronchopleurale Fistel bei gleichzeitiger Anwendung einer mechanischen Ventilation mit positiv end-exspiratorischem Druck so verstärkt werden, daß unter Umständen eine Notfallthorakotomie erforderlich wird [2]. – Weitere Komplikationen durch fehlpositionierte Pleuradrainagen sind pulmonale Blutungen, Hämothorax und eine arteriovenöse Fistel [3, 4].

Eine äußerst seltene, aber gefährliche Komplikation durch eine Pleuradrainage entsteht dann, wenn die Drainage zu weit nach medial vorgeschoben wird. Hierbei kann eine umschriebene Obstruktion der Aorta resultieren, die ihrerseits Zirkulationsstörungen zur Folge hat [1] (Abb. 13).

2 Pulmonale Erkrankungen

2.1 Aspirationssyndrom

Die pulmonalen Veränderungen nach Aspiration von Amnionflüssigkeit und/oder Mekonium werden als Aspirationssyndrom bezeichnet. Obwohl bei etwa 10-20% aller Geburten mit einer Mekoniumpassage in das Fruchtwasser gerechnet werden muß, liegt die Häufigkeit der Mekoniumaspiration nur bei etwa 0,09% aller Geburten [4, 9].

Bei Frühgeborenen und Neugeborenen wird die Aspiration in den meisten Fällen durch eine fetale Hypoxie ausgelöst. Über eine Vagusstimulation kommt es zur Intensivierung der Peristaltik im Magen-Darm-Kanal, die zu einer vorzeitigen Mekoniumentleerung führt. Durch Forcierung der Atemexkursion intrauterin gelangt das Aspirat bis in die Ductuli alveolares und verstopft diese, was die Entwicklung multipler kleiner Atelektasen zur Folge hat [3, 6].

Die röntgenologisch nachweisbaren Lungenveränderungen nach Aspiration von Fruchtwasser und Mekonium sind abhängig vom Ausprägungsgrad der Aspiration, sowie von dem Zellgehalt, bzw. Mekoniumanteil des Aspirates. So kann bei nur geringer Fruchtwasseraspiration des Thoraxbild völlig normal aussehen. –

Im Gegensatz dazu finden sich bei massiver Aspiration meistens sehr dichte, grobfleckige, noduläre, z. T. konfluierende Eintrübungen, welche von zystoiden Aufhellungszonen umgeben sind. Die Verdichtungen sind das Korrelat fokaler Atelektasen, während die zystoiden Aufhellungszonen das sie umgebende, überdehnte Lungengewebe repräsentieren. Meistens sind beide Lungen erheblich überbläht (Abb. 14a, b).

Wenn die Verdichtungsherde nach wenigen Stunden bereits nicht mehr nachweisbar sind, kann man unterstellen, daß das Aspirat überwiegend aus Amnionflüssigkeit bestand. In der Regel bilden sich die aspirationsbedingten Lungenveränderungen innerhalb von 2-3 Tagen vollständig zurück. Kommt es dagegen sekundär zur Infektion des Aspirates, sind die pulmonalen Eintrübungen noch nach mehreren Tagen nachweisbar [1, 5, 6, 8, 9, 10, 11]. Ausgeprägte Aspirationen können kompliziert werden durch Alveolarrupturen der aspiratfreien Lungenareale infolge Überdehnung derselben. Auf diese Weise kann sich ein pulmonales interstitielles Emphysem entwickeln und sekundär sehr rasch ein Pneumothorax und/oder Pneumomediastinum entstehen. Eine weitere, gefürchtete Komplikation einer massiven Aspiration ist die Entwicklung einer pulmonalen Hypertension [2, 3, 4, 9].

In die Differentialdiagnose des Aspirationssyndroms sind einzubeziehen: eine perinatale Pneumonie, eine Lungenhämorrhagie, eine Lungenvenenfehlmündung mit venöser Obstruktion und als seltenes Krankheitsbild eine kongenitale pulmonale Lymphangiektasie.

2.2 Die perinatalen Pneumonien

Unter diesem Begriff sind die intrauterin, sub partu und post partum entstandenen Lungenentzündungen zu verstehen. Intrauterin kann eine Pneumonie dia-placentar übertragen werden (z. B. Listeriose, Zytomegalie) oder nach Aspiration von infiziertem Fruchtwasser entstehen. Unter oder nach der Geburt können sich Pneumonien ebenfalls auf dem Boden einer Aspiration entwicklen oder durch Infektion mit Bakterien, Viren, Protozoen und Pilzen, sowie im Rahmen einer Sepsis entstehen. Bakterielle Pneumonien kommen im Neugeborenenalter wesentlich häufiger vor als viral bedingte [2, 12, 13, 17, 24].

Die röntgenologisch nachweisbaren Lungenveränderungen bei perinatalen Pneumonien sind sehr variabel. Da die Abwehrmechanismen des Neugeborenen noch unreif sind und das Lungeninterstitium gegenüber dem Lungenparenchym relativ überwiegt, reagiert die Neugeborenenlunge auf ver-

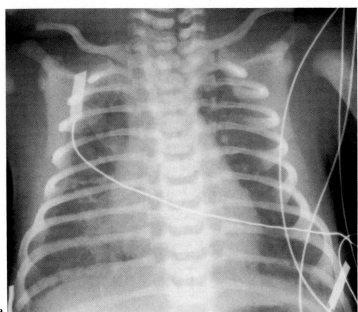

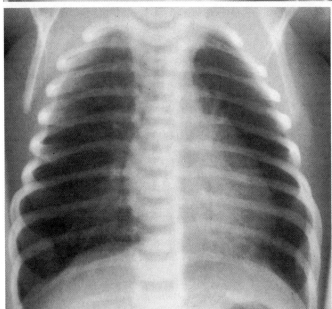

Abb. 14. a 3 Stunden altes Neugeborenes mit massiver Mekoniumaspiration. – Grobfleckige, z. T. konfluierende Verdichtungsherde, vornehmlich rechts. Schmaler Pleurabegleitsaum rechts. **b** Das Kontrollbild desselben Patienten nach 3 Tagen zeigt einen normalen Thoraxbefund. (Aus OPPERMANN [7])

schiedenste Noxen vornehmlich mit einer Strukturveränderung des Lungeninterstitium. Daher findet man bei perinatalen Pneumonien meistens ein interstitielles Lungenmuster im Thoraxbild. Zusätzlich disponieren beim Neugeborenen die kleinen Bronchiallumina und ihre große Kollapsneigung zu obstruktiven Veränderungen. Sekundär werden die nichtinfiltrierten Lungenabschnitte kompensatorisch überbläht [9, 13, 17].

Zu den wichtigsten bakteriellen Erregern der perinatalen Pneumonie gehören die B-Streptokokken und die Staphylokokken.

Weitere Pneumonieerreger in dieser Altersperiode sind E. coli, Klebsiella aerobacter, Pseudomonas und Pneumokokken. Selten sind in dieser Altersgruppe die bakteriellen Pneumonien durch eine Abszedierung kompliziert. – Die neonatale bzw. konnatale Tuberkulose spielt heute – zumindest im europäischen Raum – nur noch eine untergeordnete Rolle [1, 2, 3, 10, 14, 17, 20, 22, 23].

Virale Krankheitserreger, die im Neugeborenenalter zu einer Pneumonie führen, sind Zytomegalie-Viren, Coxsackie-Viren, Echo-Viren, Influenza-Viren, Herpes simplex – und Varizella-Viren. Ebenso

Abb. 15. 10 Stunden altes Frühgeborenes mit bakteriologisch gesicherter B-Streptokokkenpneumonie. – Das Röntgenbild täuscht ein idiopathisches Atemnotsyndrom mit retikulogranulärem Lungenmuster vor. Beachte die Seitendifferenz der Lungenveränderungen. (Aus OPPERMANN [16])

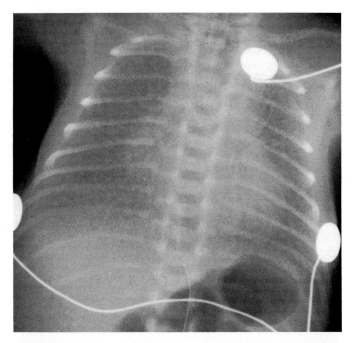

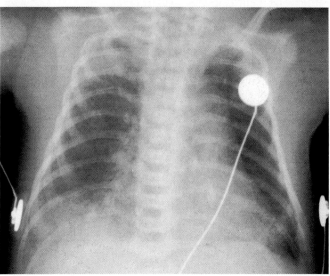

Abb. 16. 8 Stunden altes Neugeborenes mit bakteriologisch gesicherter B-Streptokokkenpneumonie. – Grobfleckige, teilweise konfluierende pulmonale Verdichtungen, besonders rechts. (Aus OPPERMANN [16])

wie die bakteriellen Pneumonien zeigen auch die viralen Pneumonien keine röntgenmorphologisch pathognomonischen Lungenveränderungen. Meistens findet man ein interstitielles oder gemischt interstitiell – alveoläres Lungenbild [5, 16, 18, 24, 25]. Als sehr seltene Pneumonieformen in der Perinatalperiode sind die Listeriose, die Pneumocystis carinii-Pneumonie und die meistens erst im späteren Säuglingsalter vorkommende Chlamydienpneumonie zu erwähnen [7, 8, 18, 27, 28] (Abb. 18, 19, 20).

B-Streptokokken-Pneumonie. Diese Pneumonieform ist in ihrem Erscheinungsbild ausgesprochen variabel und deswegen im Einzelfall nicht immer leicht diagnostizierbar. Im Frühgeborenenalter imitiert die B-Streptokokken-Pneumonie sehr oft das Bild eines idiopathischen Atemnotsyndroms Stadium II–III (Abb. 15). Bei detaillierter Bildanalyse ist jedoch in den meisten Fällen ein fleckiges Lungenmuster nachweisbar.

Gleichzeitig bestehen oft kleinere pleurale Flüssigkeitsansammlungen, welche aber nicht pathognomonisch für eine B-Streptokokken-Pneumonie sind. Beim reifen Neugeborenen ruft die B-Streptokokken-Pneumonie eher grobfleckige, z. T. konfluierende Verdichtungen hervor oder stellt sich in Form lobärer oder segmentaler Infiltrationen mit Überblähung der nichtinfiltrierten Lungenbezirke dar. Zusätzlich kann sich eine Kardiomegalie entwickeln, welche vermutlich Ausdruck einer toxischen Myokardschädigung ist [1, 10, 21, 22] (Abb. 16).

Nach ABLOW (1977) lassen sich röntgenmorphologisch vier verschieden Typen der B-Streptokokken-Pneumonie voneinder unterschieden. Gleiche Beobachtungen machten OPPERMANN u. WILLE [25] an 61 Patienten mit bakteriologisch gesicherter B-Streptokokken-Pneumonie. Als schwerste Form dieser Pneumonieart gilt diejenige, welche im Röntgenbild ein retikulogranuläres Lungenmuster, d. h. ein atemnotsyndromähnliches Bild zeigt. – In Ausnahmefällen kann die B-Streptokokken-Pneumonie mit dem verspäteten Auftreten einer kongenitalen Zwerchfellhernie einhergehen. Die Ursache hierfür ist bis jetzt nicht eindeutig geklärt [15].

Differentialdiagnostisch ist die B-Streptokokken-Pneumonie gegen ein idiopathisches Atemnotsyndrom (Stadium II–III), eine transitorische Tachypnoe, eine Lungenhämorrhagie und gegen eine Pneumonie durch andere Bakterien abzugrenzen [12, 17, 24, 26].

Staphylokokkenpneumonie. Die Staphylokokkenpneumonie kommt heute im Neugeborenenalter wesentlich seltener vor als die B-Streptokokken-Pneumonie. Sie nimmt in der Regel einen sehr fulminanten Verlauf. Röntgenologisch ist diese Pneumonieform vornehmlich durch alveolär-grobfleckige Eintrübungen charakterisiert, die unter Umständen innerhalb von Stunden konfluieren können. Auch die interstitielle Lungenzeichnung kann verstärkt sein. Gleichzeitig besteht oft ein Pleuraerguß. Die pneumonischen Infiltrationen sind meistens einseitig lokalisiert, sekundär erscheint die Lunge der Gegenseite kompensatorisch überbläht. – Innerhalb weniger Tage können die Infiltrationen einschmelzen und sich dann in Form von intraparenchymatösen oder subpleuralen zystenähnlichen Gebilden, sogenannten Pneumatozelen, darstellen (Abb. 17). Die Pneumatozelen können ruptieren und dann extraalveoläre Luftansammlungen (z. B. einen Pneumothorax) zur Folge haben. Andererseits persistieren die Pneumatocelen manchmal über Wochen, haben letztlich aber eine gute Rückbildungs- bzw. Heilungstendenz. Pneumatozelen sind nicht spezifisch für eine Staphylokokkenpneumonie, sie können auch im Rahmen anderer bakterieller Pneumonien beobachtet werden [4, 6, 9, 14, 14, 23, 25]. Nur selten ist eine Staphylokokkenpneumonie der Perinatalperiode durch ein Pleuraempyem kompliziert. In diesen Fällen sollte unbedingt nach dem Vorliegen einer Rippenosteomyelitis gefahndet werden [2, 14, 17, 23].

Differentialdiagnostisch sind bei den Staphylokokkenpneumonien alle anderen bakteriellen Pneumonien in Betracht zu ziehen.

2.3 Transitorische Neugeborenen-Tachypnoe („wet lung disease")

Die transitorische Tachypnoe entsteht durch eine verzögerte Resorption der fetalen Lungenflüssigkeit. Man findet diese Erkrankung bei Frühgeborenen häufiger als bei reifen Neugeborenen. Besonders sind auch durch sectio caesarea geborene Kinder zu dieser Lungenerkrankung disponiert, weil bei ihnen das Auspressen der Lungenflüssigkeit aus den Lungen beim Durchtritt durch den Geburtskanal entfällt [1, 3, 5].

Der größte Anteil der fetalen Lungenflüssigkeit wird über das Lungeninterstitium via Lymphgefäße und via Kapillaren resorbiert. (Abb. 21).

Neuere Untersuchungen wiesen darauf hin, daß ein passageres Linksherzversagen bei der Entwicklung der transitorischen Tachypnoe eine wichtige Rolle spielt [2].

Röntgenologisch findet sich meistens eine symmetrische Zeichnungsvermehrung des Lungeninterstitium in der Perihilärregion mit schleieriger Lungeneintrübung und erheblicher Lungenüberblähung (Abb. 22 a/b). Auch kleine Pleuraergüsse oder intraseptale Flüssigkeitsansammlungen können nachweisbar sein. Manchmal finden sich auch umschriebene grobfleckige Eintrübungen, die primär von pneumonischen Infiltraten schwer zu unterscheiden sind. Bilden sich diese Eintrübungen innerhalb von 12–24 Std. zurück, kann man davon ausgehen, daß es sich um umschriebene Ansammlungen fetaler Flüssigkeit gehandelt hat, andernfalls entsprechen die Verdichtungen in der Regel pneumonischen Infiltraten. Spätestens nach 72 Lebensstunden sollten alle durch fetale Lungenflüssigkeit bedingten Lungenveränderungen zurückgebildet sein.

In Ausnahmefällen kann die fetale Lungenflüssigkeit auch als eine totale Verschattung einer oder beider Lungenseiten imponieren [6, 7, 8].

Differentialdiagnostisch ist die transitorische Tachypnoe abzugrenzen von einem Atemnotsyndrom.

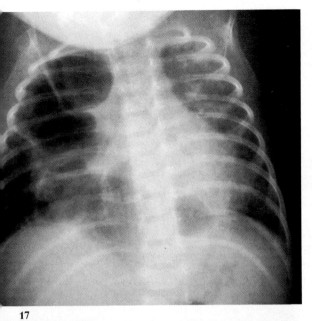

17

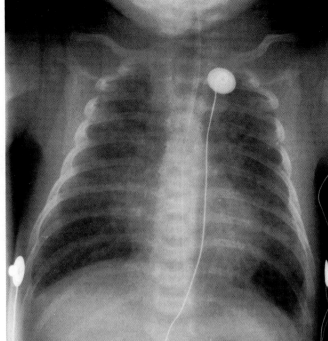

19

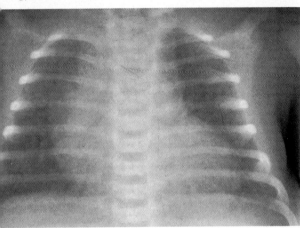

18

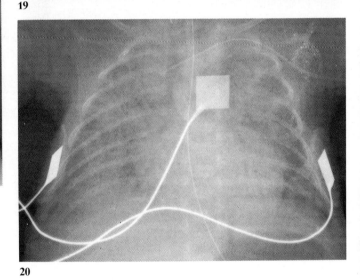

20

Abb. 17. Wenige Tage altes Neugeborenes mit Staphylokokkenpneumonie. – Grobstreifige Infiltrationen retrokardial bds. Multiple, zystoide Aufhellungszonen in der rechten Lunge und links in Überprojektion mit dem Herzen (Pneumatozelen). (Aus OPPERMANN [16])

Abb. 18. 2 Tage altes Neugeborenes mit Listerienpneumonie. – Noduläre Infiltrate in der rechten Lunge, diskrete Infiltrationen links. (Aus OPPERMANN [16])

Abb. 19. 3 Wochen alter Säugling mit bakteriologisch gesicherter Chlamydienpneumonie. – Grobnetzige, z. T. fleckig-konfluierende Verschattungen parahilär bds. Erhebliche, bilaterale Lungenüberblähung. (Aus OPPERMANN [16])

Abb. 20. 8 Tage altes Frühgeborenes mit primär idiopathischem Atemnotsyndrom. – Bakteriologisch gesicherte pulmonale Candidiasis. – Subtotale Eintrübung beider Lungen mit konfluierenden Verdichtungen, rechts ausgeprägter als links. (Aus OPPERMANN [16])

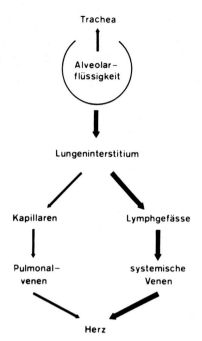

Abb. 21. Resorptionsmechanismus der fetalen Lungenflüssigkeit

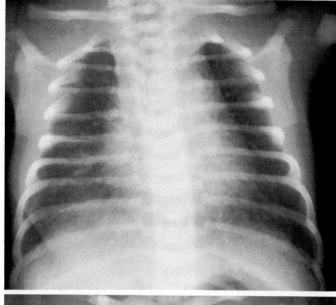

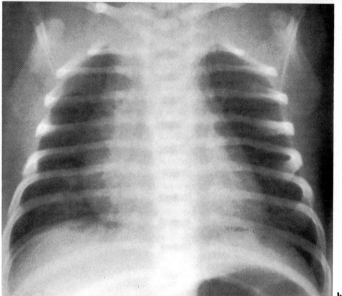

Abb. 22. **a** 4 Stunden altes Neugeborenes nach Sektio mit transitorischer Tachypnoe. Schleierige Eintrübung beider Lungen, die erheblich überbläht sind. Grobstreifige Verdichtungen perihilär, rechts betont. Normal großes Herz, Hautfaltenüberlagerung der rechten Lunge. **b** Nach 14 Std. hat sich die fetale Lungenflüssigkeit vollständig resorbiert. (Aus OPPERMANN [4])

Bei diesem findet sich eine generelle Unterbelüftung der Lungen, welche infolge diffuser Mikroatelektasen eine granuläre Struktur zeigen. Schwer unterscheidbar ist die transitorische Tachypnoe von der neonatalen Plethora und von Herzvitien mit Lungenüberdurchblutung [9]. Weitere wichtige Differentialdiagnosen der transitorischen Tachypnoe sind ein persistierender Ductus arteriosus Botalli, eine perinatale Pneumonie und die äußerst selten vorkommende kongenitale pulmonale Lymphangiektasie.

2.4 Atemnotsyndrom (Surfactant-Mangel)

Das Atemnotsyndrom ist fast ausschließlich eine Erkrankung von Frühgeborenen, die durch die funktionelle Unreife ihrer Lungen bedingt ist. Auf Grund einer inkompletten Enzymreifung kommt es zu einer verminderten Phospholipidsynthese in den Alveolardeckzellen (Typ II) was zu einem Surfactant-Faktor-Mangel führt. Die Folge des Surfactant-Mangels ist eine alveoläre Instabilität mit sekundärem Alveolarkollaps während der Exspiration [7, 8, 11, 12].

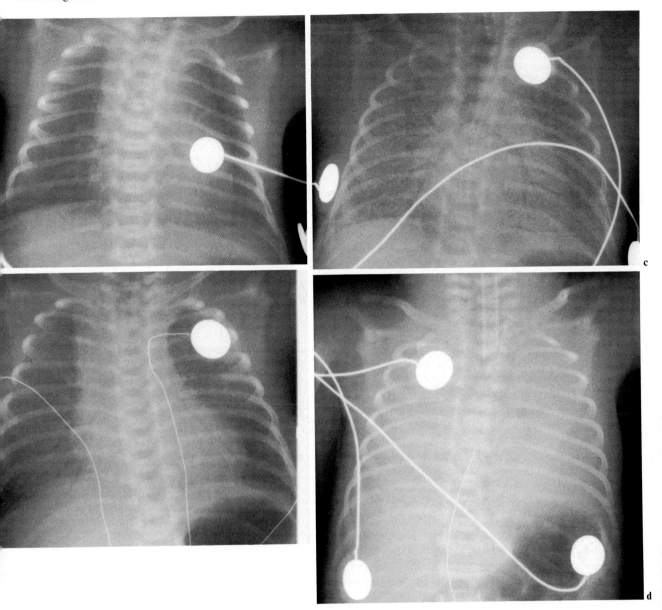

Röntgenologisch imponieren die Lungen beim Atemnotsyndrom durch eine generelle Unterbelüftung. Beide Lungen zeigen eine schleierige Grundeintrübung und diffuse granuläre Verdichtungen, welche Mikroatelektasen entsprechen. Zusätzlich findet sich ein ausgeprägtes Aerobronchogramm, welches die Herzgrenzen überschreitet. Vier Schweregrade lassen sich nach röntgenmorphologischen Gesichtspunkten unterscheiden: Stadium I ist durch eine schleierige Lungeneintrübung mit retikulogranulärer Lungenstruktur gekennzeichnet. Im Stadium II findet sich zusätzlich ein Aerobronchogramm, welches die Herzgrenzen überschreitet. Im

Abb. 23. a Frühgeborenes mit Atemnotsyndrom Stadium I. – Diffus schleierige Lungeneintrübung mit retikulogranulärem Lungenmuster. **b** Frühgeborenes mit Atemnotsyndrom Stadium II. Schleierige, diffuse Lungeneintrübung; diffus retikulogranuläres Lungenmuster, ausgeprägtes Aerobronchogramm, welches die Herzgrenzen überschreitet. **c** Frühgeborenes mit Atemnotsyndrom Stadium III. Ausgeprägte diffuse Lungeneintrübung, Unschärfe der Herz- und Zwerchfellgrenzen, besonders rechts. **d** Frühgeborenes mit Atemnotsyndrom Stadium IV. – Beide Lungen sind total verschattet, Herz und Zwerchfell sind nicht mehr gegeneinander abgrenzbar. (Sogenannte „weiße Lunge"). (Aus OPPERMANN [9])

Stadium III sind die Herz- und Zwerchfellkonturen nurnoch unscharf abgrenzbar.

Das Stadium IV ist charakterisiert durch eine totale homogene Verschattung beider unbelüfteter Lungen (sog. „weiße Lunge") – [3, 4, 6, 7, 8, 10, 13]. Die beschriebenen Lungenstrukturveränderungen sind in den Unterlappen meistens stärker ausgeprägt als in den Oberlappen, da die letzteren eine frühere Reifung erfahren (Abb. 23 a–d).

Auch seitendifferente Ausprägungsgrade sind möglich. Diese werden jedoch oft nur durch eine einseitige Lagerung der Patienten über längere Zeit artefiziell hervorgerufen. Durch mechanische Ventilation der Lungen kann infolge Überdehnung der terminalen Luftwege und Alveolen eine Befundbesserung bzw. ein günstigeres Stadium vorgetäuscht werden, was bei der Bildanalyse unbedingt zu berücksichtigen ist [1, 2, 5, 6].

Kommt es unter Beatmung nach vorübergehender Lungenaufhellung innerhalb der ersten Lebenstage erneut zu einer pulmonalen Eintrübung, muß an das gleichzeitige Vorkommen eines persistierenden Ductus Botalli gedacht werden (s. Abb. 24 a, b).

Folgende Differentialdiagnosen sind beim Atemnotsyndrom zu berücksichtigen:

Im Stadium I und II ist das Atemnotsyndrom abzugrenzen gegen eine transitorische Tachypnoe und eine B-Streptokokken-Pneumonie. Im Stadium III kommt differentialdiagnostisch in Frage eine Lungenvenenfehlmündung mit venöser Obstruktion, pulmonale Hämorrhagie, ein hypoplastisches Linksherzsyndrom und eine Pulmonalvenenatresie. Im Stadium IV ist differentialdiagnostisch an eine massive, bilaterale Lungenblutung zu denken. Ferner muß ausgeschlossen werden, daß die Aufnahmeexposition nicht während der maximalen Exspirationsphase erfolgte oder daß eine Diskonnektion des Trachealtubus vorliegt.

2.5 Persistierender Ductus arteriosus Botalli beim Atemnotsyndrom

Ein persistierender Ductus arteriosus Botalli kann den Verlauf eines Atemnotsyndroms prolongieren und erheblich komplizieren. Je unreifer das Frühgeborene ist, umso eher muß mit dem Persistieren des Ductus arteriosus Botalli gerechnet werden. Nach SIASSI [8] ist bei Frühgeborenen mit einem Gestationsalter von 28–30 Wochen in etwa 77% ein persistierender Ductus arteriosus Botalli nachweisbar, bei Frühgeborenen mit einem Gestationsalter von mehr als 34 Wochen sinkt die Häufigkeit auf etwa 21%. ELLISON et al. [3] konnten in einer multizentrischen Studie in 40% aller Frühgeborenen mit einem Geburtsgewicht von weniger als 1500 g einen offenen Ductus arteriosus Botalli feststellen. Die wichtigsten pathogenetischen Faktoren für das Offenbleiben des Ductus arteriosus sind eine hohe Syntheserate von Prostaglandin E1 und seine verminderte Clearance [2, 5, 6, 11].

Röntgenologisch ist das gleichzeitige Vorkommen eines Atemnotsydroms mit einem offenen Ductus arteriosus Botalli dann zu vermuten, wenn ein pulmonales Ödem, eine pulmonale Plethora und eine wechselnde Herzgröße oder kontinuierliche Herzgrößenzunahme im Verlauf der ersten Lebenstage nachweisbar sind. Das pulmonale Ödem äußert sich in einer ausbleibenden Lungenaufhellung bis zum 5. Lebenstag oder in einer wiedereintretenden Lungeneintrübung nach vorangehender Lungenaufhellung. Die pulmonale Plethora ist erkennbar an einer verstärkten Perihilärzeichnung durch eine vermehrte Gefäßstruktur und partiell durch ein interstitielles Lungenödem, welche meistens um den 3. Lebenstag herum nachweisbar sind. Die wechselnde Herzgröße und kontinuierliche Herzgrößenzunahme sind etwa ab dem 4. Lebenstag zu erwarten (Abb. 24 a–c).

Grundsätzlich muß immer dann an die Möglichkeit eines offenen Ductus arteriosus Botalli gedacht werden, wenn das Atemnotsyndrom länger als fünf Lebenstage andauert [1, 4, 8, 10].

Folgende Differentialdiagnosen kommen beim persistierenden Ductus arteriosus Botalli in Kombination mit einem Atemnotsyndrom in Frage: Überinfusion, ein Lungenödem anderer Genese, eine ausgedehnte Pneumonie oder eine diffuse Lungenblutung. Außerdem sind andere Shuntvitien und eine Kardiomegalie im Rahmen einer Sepsis differentialdiagnostisch auszuschließen.

2.6 Bronchopulmonale Dysplasie

Die bronchopulmonale Dysplasie ist eine sekundäre pulmonale Erkrankung, die erstmals 1967 von NORTHWAY et al. [5] beschrieben wurde. Sie kann sich im Gefolge eines Atemnotsyndroms und anderer neonataler Atemstörungen entwickeln, welche eine mechanische Ventilation über mindestens 24 Std. erforderlich machen [3, 5, 7, 8, 10, 15].

Die wesentlichen pathogenetischen Faktoren für die Entstehung der bronchopulmonalen Dysplasie sind eine hohe Sauerstoffkonzentration von 80–100%, intermittierend positiver Druck, ein pul-

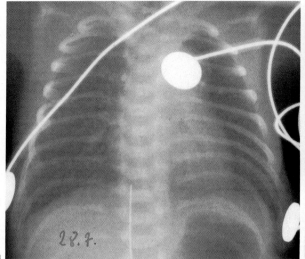
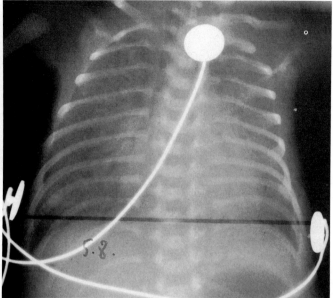
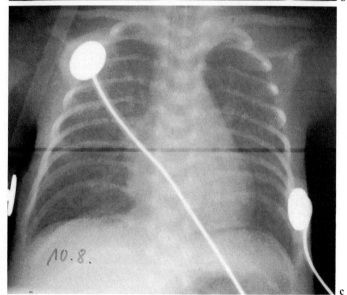

Abb. 24a–c. Frühgeborenes mit Atemnotsyndrom und persistierendem Ductus arteriosus Botalli. **a** Atemnotsyndrom Stadium I. **b** Am 8. Lebenstag zunehmende, diffuse Lungeneintrübung und deutliche Herzgrößenzunahme. Rechts zentral vermehrte Gefäßzeichnung. **c** Am 13. Lebenstag Rückbildung der diffusen Lungeneintrübung, Normalisierung der Herzgröße. In beiden Lungen noch etwas fleckigstreifige Zeichnung (Status nach medikamentösem Ductusverschluß). (Aus Oppermann [7])

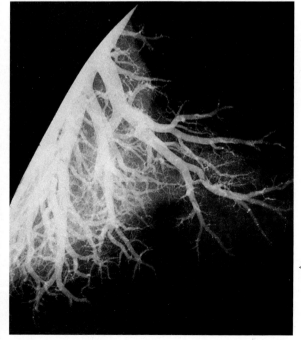

◁ **Abb. 25.** Postmortales Lungenangiogramm eines im Alter von 2 Wochen verstorbenen Patienten mit bronchopulmonaler Dysplasie. – Mediobasaler Lungenabschnitt in Frontalprojektion (3fache Vergrößerung). Deutliche Rarefizierung peripherer Pulmonalarterienäste. Geschlängelter Verlauf einiger peripherer Lungenarterien. (Aus Oppermann [6])

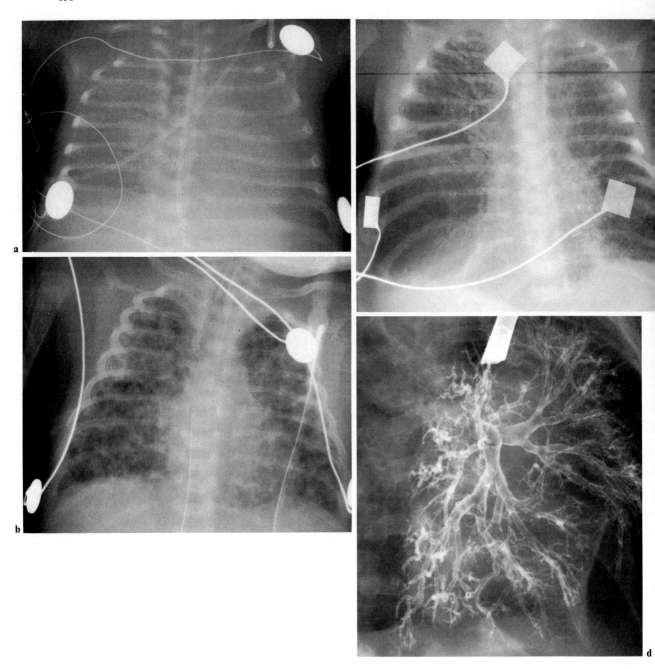

Abb. 26. a Bronchopulmonale Dysplasie Stadium II. Dicht schleierige, diffuse Lungeneintrübung bds. am 6. Lebenstag. **b** Bronchopulmonale Dysplasie Stadium III. Neugeborenes mit Langzeitbeatmung am 16. Lebenstag. Grobnetzige Lungenstruktur bds. mit multiplen pseudozystischen Strukturen („Schwamm-Muster"). **c** Bronchopulmonale Dysplasie Stadium IV. Exzessive Lungenüberblähung, besonders der Unterlappen. Grobstreifige, fibrotische Veränderungen in den para- und subhilären Abschnitten – rechts ausgeprägter als links –. Relative Mikrokardie. **d** Bronchographie einer 15 Monate alten Patientin mit bronchopulmonaler Dysplasie. – Aufnahme im rechten Schrägdurchmesser. Starke Büschelung der Segmentbronchien im Unterlappen und Verziehung mehrerer peripherer Bronchialäste, die z. T. einen korkenzieherähnlichen Verlauf zeigen. Besonders ausgeprägt sind die Veränderungen im Segment 9 und 10. Das Röntgenbild wurde mir freundlicherweise von Dr. med. E. SCHIRG, Medizinische Hochschule, Hannover, überlassen.

monales Ödem bei gleichzeitig vorhandenen Shuntvitien oder infolge einer Überinfusion, sowie Barotraumen, die meistens therapieinduziert sind. Diese Faktoren führen einzeln und in Kombination zur Schädigung der Bronchialschleimhaut, Alveolen und auch der Lungengefäße. Die Folgen sind Nekrosen der Bronchialschleimhaut und Alveolen, Ausbildung eines interstitiellen Lungenödems, Epithelmetaplasien und die Entwicklung herdförmiger Fibrosen. Auch an den Lungengefäßen kann es zu erheblichen Strukturveränderungen im Bereich der Intima und Media kommen, vornehmlich in den peripheren Pulmonalarterienästen. Dies kann sekundär eine pulmonale Hypertension zur Folge haben [1, 2, 4, 7, 8, 11] Abb. 25).

Nach röntgenmorphologischen Kriterien und ihrem zeitlichen Auftreten wurden von NORTHWAY [5] ursprünglich 4 Stadien der bronchopulmonalen Dysplasie unterschieden:

Im Stadium I finden sich Veränderungen wie beim Atemnotsyndrom mit diffusem retikulogranulären Lungenmuster, schleieriger Eintrübung und prominentem Aerobronchogramm. Es umfaßt den Zeitraum bis zum 3. Lebenstag. Das Stadium II als sog. Regenerationsphase zeigt eine vollständige Eintrübung beider Lungen mit weitgehender Auslöschung der Herzkonturen. Dieses Stadium umfaßt den Zeitraum vom 4.–10. Lebenstag (Abb. 26a). Im Stadium III, der sog. Übergangsphase, finden sich diffus, meist über beide Lungen verteilte, grobblasige bzw. pseudozystische Lungenaufhellungen, die von einem Verdichtungssaum umgeben sind („Schwammuster"). Dieses Stadium ist in dem Zeitraum vom 10.–20. Lebenstag nachweisbar (Abb. 26b). Das Stadium IV stellt die chronische Phase der bronchopulmonalen Dysplasie dar. Hier findet man eine Vergrößerung der in Stadium III nachgewiesenen grobblasigen, pseudozystischen Lungenaufhellungen, zusätzlich grobstreifige, meistens perihilär angeordnete Verdichtungen, welche Fibrosen entsprechen, sowie möglicherweise eine Kardiomegalie. Dieses Stadium wird jenseits des 30. Lebenstages beobachtet (Abb. 26c, d) [4, 5, 7, 13].

Neuere Untersuchungen über die bronchopulmonale Dysplasie zeigen, daß die ursprünglich von NORTHWAY angegebenen 4 Stadien heute in der Regel nicht mehr beobachtet werden. Das Stadium II wird nur noch selten gesehen, es entspricht vermutlich einem pulmonalen Ödem bei persistierendem Ductus Botalli. Die Stadien III und IV sind in der Regel nicht mehr so ausgeprägt vorhanden, wie aus den früheren Untersuchungen her bekannt. Oft finden sich als Hinweise auf eine bronchopulmonale Dysplasie nur feinstreifige Verdichtungen, die bis in die Peripherie hineinreichen können. Der Stadienablauf steht in Abhängigkeit zum Gestationsalter der Patienten, je kleiner das Gestationsalter ist, um so schneller werden die einzelnen Stadien durchlaufen [2, 6, 8, 9].

Der Ausbildungsgrad der bronchopulmonalen Dysplasie kann asymmetrisch sein. Dieser Befund ließ sich u. a. bei den Patienten nachweisen, bei denen eine Lungenhälfte oder ein Lungenteilabschnitt durch eine Atelektase oder Pneumothorax über eine Zeitlang vor der Entwicklung einer bronchopulmonalen Dysplasie „geschützt" war [12].

Die pseudozystischen Formationen im Stadium III und IV finden sich in besonders starker Ausprägung in den basalen Lungenabschnitten, da diese leichter überdehnbar sind. Sie zeigen eine atemphasenabhängige Größe und kollabieren bei Exspiration [13].

Das kritische Stadium der bronchopulmonalen Dysplasie ist offenbar das Stadium III, in diesem Stadium sterben die meisten Patienten [9]. Die überlebenden Patienten mit einer bronchopulmonalen Dysplasie neigen in den ersten 2 Lebensjahren vermehrt zur Entwicklung spastischer bzw. asthmatoider Bronchitiden. Ad longitudinem haben die Patienten mit bronchopulmonaler Dysplasie eine gute Prognose.

Die Differentialdiagnose der bronchopulmonalen Dysplasie ist abhängig von den jeweiligen Stadien. Das Stadium I ist vom Atemnotsyndrom nicht zu unterscheiden. Im Stadium II muß eine Überwässerung bzw. Überinfusion berücksichtigt werden. Im Stadium III und IV kommt differentialdiagnostisch in Frage ein persistierendes pulmonales interstitielles Emphysem, eine Lungenvenenfehlmündung mit venöser Obstruktion, ein Mikity-Wilson-Syndrom und die sehr seltene kongenitale pulmonale Lymphangiektasie. Darüberhinaus kann auch eine virale Pneumonie und eine kongenitale Tuberkulose an das Bild einer bronchopulmonalen Dysplasie erinnern. Entscheidend für die Diagnosestellung ist gerade bei dieser Erkrankung die Berücksichtigung des zeitlichen Ablaufes der röntgenologisch nachweisbaren Lungenstrukturveränderungen und die Anamnese hinsichtlich einer vorangehenden mechanischen Ventilation.

3 Barotraumen

3.1 Entstehungsmechanismen

Die Anwendung moderner Beatmungstechniken in der Neonatalogie hat die Überlebenschancen von Früh- und Neugeborenen mit Atemstörungen wesentlich verbessert. Andererseits können durch die mechanische Ventilation erhebliche, unter Umständen lebensbedrohliche Komplikationen auftreten, die der Radiologe rechtzeitig erkennen muß. Unter diesen Komplikationen spielen die Barotraumen, die zu pathologischen extra-alveolären Luftansammlungen führen können, eine wesentliche Rolle. Barotraumen entstehen vor allem leicht bei mechanischer Ventilation mit positiv-endexspiratorischem Druck (PEEP), insbesondere bei unreifen Lungen.

Das Prinzip der mechanischen Beatmung besteht in der Aufrechterhaltung eines Druckgefälles zwischen Atmosphäre und Alveolen, die sonst kollabieren würden. Infolge ungleichmäßiger Belüftung der Alveolen in den verschiedenen Lungenabschnitten kommt es durch Einwirkung hoher transpulmonaler Drucke zur Überdehnung einiger terminaler Bronchiolen und Alveolen, welche dann rupturieren. Die aus den Bronchioli terminales und Alveoli bzw. Sacculi alveolares entwichende Luft breitet sich in das Lungeninterstitium aus (extra-alveoläre Luftansammlung) und führt zur Ausbildung eines pulmonalen interstitiellen Emphysems (PIE).

Neuere Untersuchungen haben gezeigt, daß die alveoläre Luft auf Grund eines Druckgefälles zwischen Lungeninterstitium und Lymphgefäßen in den intralymphatischen Raum übertreten und dort lange gefangen bleiben kann. Aus diesem Grund kann das pulmonale interstitielle Emphysem über längere Zeit persistieren und zu einer erheblichen Beeinträchtigung der Blutzirkulation in dem betroffenen Lungenabschnitt führen [1, 8, 10, 12, 13, 15].

Etwa 30%-40% aller beatmeten Früh- und Neugeborenen entwickeln ein pulmonales interstitielles Emphysem, welches als Vorläufer und Schrittmacher weiterer nachfolgender Barotraumen anzusehen ist. Im einzelnen können sich aus einem pulmonalen interstitiellen Emphysem ein Pneumothorax, Pneumomediastinum, Pneumoperikard, Pneumoperitoneum und letztendlich eine systemische Luftembolie entwickeln, die fast immer letal endet (Abb. 27) [9, 11, 12].

3.2 Pulmonales interstitielles Emphysem

Vorläufer des pulmonalen interstitiellen Emphysems ist eine alveoläre Überdehnung. Diese ist röntgenologisch erkennbar durch uniforme, in der Regel über beide Lungen diffus verteilte, kleine runde Aufhellungen von ca. 1-1,5 mm Durchmesser, welche überdehnten Ductuli alveolares und Bronchioli terminales entsprechen. Der Nachweis dieser Veränderungen ist nur in der Inspirationsphase möglich, da die Luft aus den ductuli alveolares und Bronchioli terminales während der Exspiration entweicht, was die intraalveoläre Lokalisation der Luft beweist.

Nach Rupturieren einiger Alveolen mit nachfolgendem Übertritt der Luft aus dem intra- in den extra-alveolären Raum finden sich als Zeichen des pulmonalen interstitiellen Emphysems multiforme, überwiegend zystoide Aufhellungszonen von etwa 2 mm Durchmesser, die oft auch meander- oder wurmartig konfiguriert sind. Diese Veränderungen sind sowohl während der In-, wie auch während der Exspirationsphase nachweisbar, weil sie extraalveolär gelegener Luft entsprechen. Das pulmonale interstitielle Emphysem kann sowohl bi-, wie auch unilateral auftreten (Abb. 28, 29, 30) [2, 3, 5, 6, 12, 13, 14, 16].

Aus den zystoiden Aufhellungszonen können im weiteren Verlauf größere Pseudozysten von unterschiedlicher Ausprägung und Form entstehen, vor

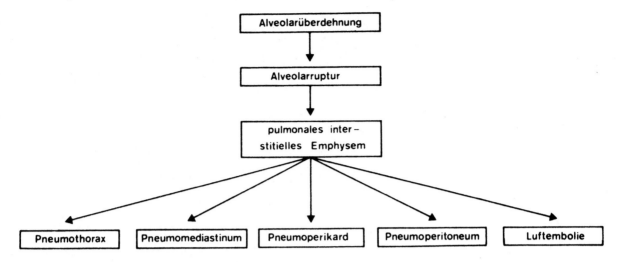

Abb. 27. Entwicklungsmechanismus der Barotraumen

allem dann, wenn das pulmonale interstitielle Emphysem subpleural oder entlang den Septen lokalisiert bleibt. Diese Pseudozysten entwickeln sich in der Regel innerhalb der ersten Lebenswoche. In Abhängigkeit von der Größe und Lokalisation des Pseudozysten nehmen diese einen unterschiedlichen Verlauf. Meistens bilden sich die Pseudozysten spontan innerhalb von Wochen, in Ausnahmefällen erst nach Monaten spontan zurück. Die Ruptur von Pseudozysten kann zur Entwicklung eines Pneumomediastinum und/oder Pneumothorax führen. Schließlich kann die kontinuierliche Größenzunahme von Pseudozysten zu einer Kompression der benachbarten Lungenabschnitte führen, was sich sowohl auf die Ventilation, wie auch auf die Zirkulation ungünstig auswirkt. Diese letztere Komplikation ist selten (Abb. 31) [4, 7, 11, 12].

Beim Nachweis von Pseudozysten sind differentialdiagnostisch zu berücksichtigen eine Pneumatozele, ein Lungenabszeß, eine kongenitale Lungenzyste sowie die umschriebene Form eines Pneumomediastinum (z. B. Luftansammlung im Ligamentum pulmonale inferior).

3.3 Pneumothorax

Eine Luftansammlung zwischen Pleura parietalis und Pleura visceralis wird als Pneumothorax bezeichnet. Die häufigsten Ursachen eines Pneumothorax im Neugeborenenalter sind eine perinatale Aspiration, ein Atemnotsyndrom, eine forcierte Reanimation und eine mechanische Ventilation. Hierbei geht in der Regel dem Pneumothorax ein pulmonales interstitielles Emphysem voraus.

Seltene Ursachen für einen Pneumothorax im Neugeborenenalter sind eine Lungenhypoplasie, eine Lungenperforation durch Absaug- und/oder Drainagekatheter, eine Amniozentese, eine Lungenblutung und besonders selten eine ösophagopleurale Fistel (spontane Ösophagusruptur) [1, 2, 3, 10, 11, 16, 17, 20].

Die wichtigsten pathogenetischen Faktoren bei der Entstehung eines Pneumothorax sind ein hoher transpulmonaler Druck und die ungleichmäßige Belüftung der zunächst noch luftlosen Alveolen [5]. So kann ein normales Neugeborenes bereits mit dem ersten Atemzug einen transpulmonalen Druck bis zu 100 cm H_2O entwickeln. Diese Tatsache erklärt die Neigung zur Alveolarruptur. Im Vergleich zu allen anderen Altersperioden ist die Pneumothoraxinzidenz in der Neugeborenenperiode am höchsten. So ist das Auftreten eines Spontanpneumothorax bei ca. 1,5% aller Neugeborenen zu erwarten, hiervon sind etwa 0,5% asymptomatisch [5, 19]. - Unter mechanischer Ventilation steigt die Pneumothoraxfrequenz erheblich an, je nach angewandter Beatmungstechnik und Krankenmaterial liegt sie bei ca. 20-40% [7, 9, 21].

Beim röntgenologischen Nachweis eines Pneumothorax im Neugeborenenalter ist zu berücksichtigen, daß die Thoraxaufnahmen unter Intensivbedingungen meistens in Rückenlage des Patienten vorgenommen werden. Dadurch bedingt ergibt sich eine andere intrapleurale Luftverteilung als in aufrechter Position, so daß sich der Pneumothorax sehr unterschiedlich darstellen kann. Zudem wird der Pneumothorax bei Rückenlage des Patienten in

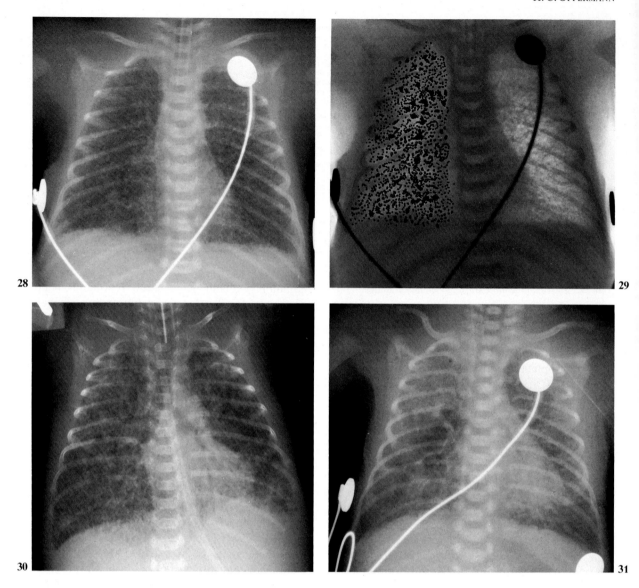

Abb. 28. 5 Tage altes Frühgeborenes mit bilateralem ausgeprägten pulmonalen interstitiellen Emphysem. – Multiple, vornehmlich zystoide Aufhellungszonen in bds. erheblich überblähten Lungen

Abb. 29. Schematische Darstellung der Lungenstrukturveränderungen bei pulmonalem interstitiellen Emphysem. Zystoide und wurmartige bzw. meanderförmige Aufhellungszonen

Abb. 30. 14 Tage altes Frühgeborenes mit persistierendem bilateralen pulmonalen interstitiellen Emphysem. – Erhebliche Überblähung beider Lungen mit grobzystoiden Aufhellungszonen. Beachte auch das große Tracheakaliber

Abb. 31. Frühgeborenes mit Entwicklung von Pseudozysten in der rechten Lunge bei pulmonalem interstitiellen Emphysem. – Man erkennt rechts parahilär deutlich die großen zystoiden Veränderungen. Fehllage des zentralen Venenkatheters und zu hohe Position des Trachealtubus. Oberlappendystelektase rechts

der Regel in seinem Volumen erheblich unterschätzt [8, 12].

Die häufigste Form des Pneumothorax ist der lateral bzw. laterobasal gelegene Pneumothorax. Dieser stellt sich auf der betroffenen Seite im sagittalen Thoraxbild als eine Zone vermehrter Strahlentransparenz mit fehlender Lungengefäßstruktur dar, welche nach medial hin durch den Rand der kollabierten, nunmehr weichteildichten Lunge abgegrenzt ist (Abb. 32).

Steht der Pneumothorax unter starker Spannung (Spannungspneumothorax) werden das seitengleiche Zwerchfell weit nach kaudal abgedrängt und zugleich Herz und Gefäßband zur Gegenseite verschoben (Abb. 33).

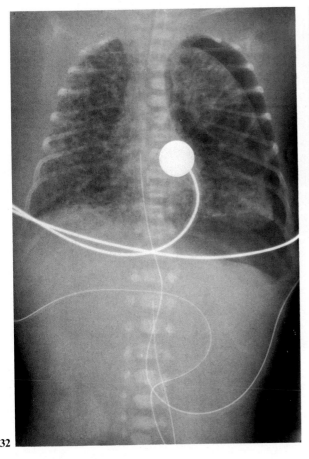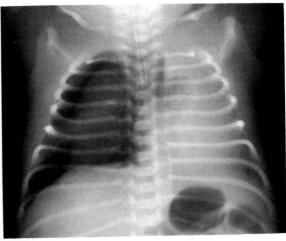

Abb. 32. Mantelpneumothorax und subpulmonaler Pneumothorax links bei noch bestehendem, ausgeprägten, pulmonalen interstitiellen Emphysem. – Die Kontur der Lunge hebt sich deutlich gegen den Pneumothoraxsaum ab. Zu hohe Position des Nabelarterienkatheters, relativ hohe Nabelvenenkatheterposition

Abb. 33. Spannungspneumothorax rechts mit Mediastinalabdrängung nach links. – Die Kontur der rechten Lunge ist noch deutlich gegen den Pneumothorax, der über das vordere Mediastinum nach links herniert, erkennbar

Entsprechend der Lokalisation unterscheidet man als weitere Form des Pneumothorax einen anterioren, einen apikalen, einen medialen und einen subpulmonalen bzw. basalen Pneumothorax.

Der anteriore Pneumothorax imponiert im sagittalen Thoraxbild bei Rückenlage des Patienten durch eine einseitig helle, d. h. transparenzvermehrte Lunge. Oft findet sich gleichzeitig eine auffallend scharfe Herzkontur auf der Pneumothoraxseite („sharp edge sign") (Abb. 34a, b; 35; 36) [6, 12, 13, 18].

Der apikale Pneumothorax stellt sich im sagittalen Thoraxbild in Form einer Lufthaube mit Abflachung der seitengleichen Lungenspitze dar. Das Volumen sowohl des apikalen als auch des anterioren Pneumothorax wird oft erst in der seitlichen Aufnahme erkennbar.

Der mediale Pneumothorax imponiert röntgenologisch als einseitige oder beidseitige, bandförmige, paramediastinale Aufhellung. Im Gegensatz zum Pneumomediastinum kommt es jedoch beim medialen Pneumothorax nicht zu einer Abhebung des Thymus nach kranial. Auch beim medialen Pneumothorax wird das Volumen in der sagittalen Thoraxaufnahme bei Rückenlage des Patienten fast immer unterschätzt und ist erst durch die Aufnahme in der zweiten Ebene erfaßbar [12].

Der basale bzw. subpulmonale Pneumothorax ist röntgenologisch erkennbar in Form einer sichelförmigen bzw. apfelsinenschalenförmigen, subpulmonalen Luftansammlung, die in Abhängigkeit von der Ausprägung schmal oder breit erscheinen kann (Abb. 34a/b/c) [15].

Die Differentialdiagnose des Pneumothorax ist abhängig von seiner Lokalisation und seiner Ausprägung.

Beim lateralen und laterobasalen Pneumothorax ist differentialdiagnostisch an ein kongenitales, lobäres Lungenemphysem, eine kongenitale Lungenzyste und an ein kompensatorisches Lungenemphysem zu denken. Ein falsch positiver Pneumothorax im Laterobasalbereich kann durch überlagernde Hautfalten oder durch den großen Lappenspalt vorgetäuscht werden.

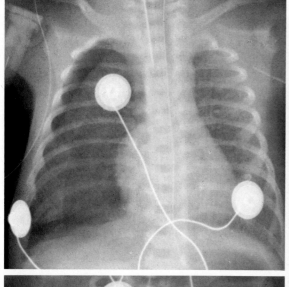
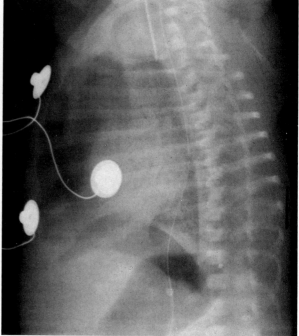
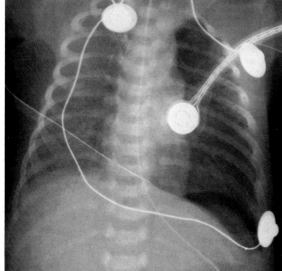

Abb. 34. a Lateraler, medioanteriorer und subpulmonaler Pneumothorax rechts. Die rechte Herzkontur hebt sich scharf gegen den Pneumothorax ab. **b** Im Seitbild wird die anteriore Luftansammlung und die subpulmonale Luftsichel noch deutlicher. **c** Medioanteriorer und subpulmonaler Pneumothorax links. Einseitig helle Lunge mit supradiaphragmaler Luftsichel

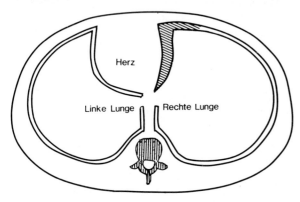

Abb. 35. Schematische Darstellung des medioanterioren Pneumothorax (nach MOSKOWITZ u. GRISCOM [13]) bei Rückenlage des Patienten. – In dieser Position wandert die Luft nach medial und vorne. Der scharfe Kontrast zwischen intrapleuraler Luft und der Dichte des Herzschattens führt zum „sharp edge sign"

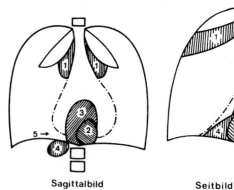

Abb. 36. Schematische Darstellung der verschiedenen Pneumomediastinumformen. (Aus OPPERMANN [14]). *1* Anteriores „klassisches" Pneumomediastinum, *2* Luftansammlung im Ligamentum pulmonale inferior, *3* Infraazygos-Pneumomediastinum, *4* „Extrapleural air sign", *5* „Continous diaphragm sign"

Der anteriore Pneumothorax kann vorgetäuscht werden durch eine Verdrehung der Thoraxaufnahme, eine Lungenhypoplasie und eine Totalatelektase auf der kontralateralen Seite.

Beim medialen Pneumothorax kommt in erster Linie ein Pneumomediastinum differentialdiagnostisch in Frage. Ist der mediale Pneumothorax bilateral lokalisiert, muß ein Pneumoperikard in die Differentialdiagnose einbezogen werden.

3.4 Pneumomediastinum

Eine Luftansammlung im Mediastinum wird als Pneumomediastinum bezeichnet. Dieses kann spontan entstehen, entwickelt sich aber bei Früh- und Neugeborenen meistens aus einem pulmonalen interstitiellen Emphysem nach Einriß der Pleura mediastinalis. -

Beim primären, geburtstraumatisch bedingten oder ätiologisch ungeklärten Pneumomediastinum muß an assoziierte Fehlbildungen gedacht werden, besonders an das gleichzeitige Vorliegen einer Lungenhypoplasie und/oder renaler Malformation [1, 4, 8, 10, 14].

Das Pneumomediastinum kann sich in unterschiedlicher Lokalisation, Form und Größe darstellen, dementsprechend variiert die Röntgensymptomatik der verschiedenen Pneumomediastinumformen stark.

Im klassischen Fall ist das Pneumomediastinum im oberen vorderen Mediastinum lokalisiert. Es stellt sich röntgenologisch im sagittalen Strahlengang durch eine unter dem Thymus gelegene Aufhellung dar, welche den Thymus zugleich nach kranial abhebt („spinnaker sign") [12, 16]. Im seitlichen Strahlengang ist das Pneumomediastinum als umschriebene Aufhellung im Retrosternalbereich sichtbar (Abb. 37a, b).

Bei hohem Druckgefälle zwischen Lungeninterstitium und Mediastinalraum kann die im Mediastinum gelegene Luft sich in andere Mediastinalabschnitte verteilen bzw. ausbreiten. Hierbei lassen sich nach Lokalisation oder mediastinalen Luftansammlung folgende Formen unterscheiden:

1. Das Luftdepot kann in einer Pleuraduplikatur, die vom Hilus zum Zwerchfell zieht, gefangen bleiben. Diese Duplikatur wird auch als Ligamentum pulmonale inferior bezeichnet. Röntgenologisch stellt sich diese Pneumomediastinumform als ovaläre oder runde, meist scharf begrenzte, oberhalb des Zwerchfells gelegene Aufhellungsfigur dar. Sie projiziert sich im sagittalen Thoraxbild paravertebral rechts oder links auf das Herz, während sie im seitlichen Strahlengang retrokardial sichtbar ist. Meistens ist dieses Luftdepot unilateral nachweisbar, kann aber auch bilateral vorkommen [2, 15] (Abb. 36, 38, 39).

2. Ein weiterer Raum, in dem sich die mediastinale Luft fangen kann, ist die sog. Infraazygosregion. Dieser Raum wird dorsal von der Prävertebralfaszie, ventral vom Perikard, kranial durch die ösopha-

Abb. 37. a Typisches (klassisches) Pneumomediastinum mit Abhebung beider Thymuslappen („spinnaker sail sign"). **b** Im seitlichen Bild wird die Luftansammlung im vorderen, oberen Mediastinum besonders deutlich, welche zur Abdrängung des Thymus nach kranial führt

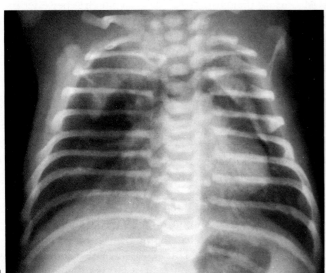
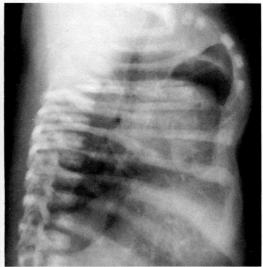

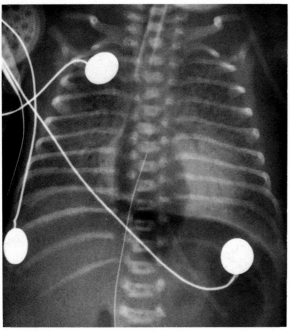
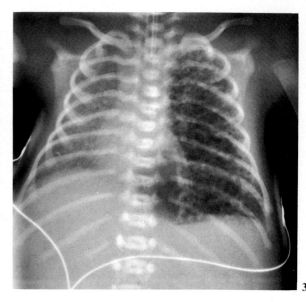

Abb. 38. „Atypisches" Pneumomediastinum. – Die Luft findet sich im Ligamentum pulmonale inferior, welches sich auf die Mitte der unteren Brustwirbelsäule projiziert. Gleichzeitig besteht ein bilaterales pulmonales interstitielles Emphysem. Zusätzlich ausgedehntes Pneumoperitoneum

Abb. 39. Ausgeprägtes unilaterales pulmonales interstitielles Emphysem mit atypischem Pneumomediastinum. Hierbei findet sich die Luft im Ligamentum pulmonale inferior

geale Perifaskulärfaszie und kaudal vom Zwerchfell begrenzt. Im sagittalen Thoraxbild stellt sich das infraazygär lokalisierte Luftdepot als oväläre, medial gelegene Aufhellungsfigur dar. Im Seitenbild ist diese im hinteren Mediastinum abgrenzbar. In Abhängigkeit von dem Ausprägungsgrad des Infraazygospneumomediastinum kann dieses zur Ösophagusdislokation nach ventral führen. Diese Pneumomediastinumform neigt besonders zur Ausbreitung in die Zervikalregion mit Ausbildung eines Zervikalemphysems wie auch nach kaudal mit Entwicklung eines Pneumoperitoneums [5, 6, 11] (Abb. 36).

3. ein Pneumomediastinum kann sich auch in Form einer zentralen Luftinterposition zwischen Herz und Zwerchfell zu erkennen geben. Hierbei erscheint das Herz deutlich vom Zwerchfell abgehoben („continous diaphragm sign") [7] (Abb. 36).

4. Eine weitere Ausbreitungsmöglichkeit der im Mediastinum gelegenen Luft ist durch eine direkte Verbindung zwischen Mediastinum und dem zwischen der Fascia endothoracalis und Pleura thoracalis gelegenen Extrapleuralraum gegeben. In diesem Fall läßt sich röntgenologisch im sagittalen Thoraxbild eine runde oder sichelförmige Aufhellungsfigur nachweisen, die sich auf eine Zwerchfellhälfte projiziert. Im seitlichen Bild ist diese Luftsammlung hinter der Zwerchfellkuppel mit nach kranial konvex-bogig gewölbtem Pleurasaum erkennbar [9] (s. Abb. 36).

Die Differentialdiagnose des Pneumomediastinum ist abhängig von seiner Lokalisation. – Die „klassische" Form des Pneumomediastinum ist leicht diagnostizierbar. Bei asymmetrischer oder bilateraler Lokalisation kann das Pneumomediastinum mit einem medialen Pneumothorax verwechselt werden, der in der Regel aber weiter nach kaudal reicht als das Pneumomediastinum. Durch eine Trichterbrust kann ein anteriores Pneumomediastinum vorgetäuscht werden [3, 13].

Bei der mediastinalen Luftansammlung im Ligamentum pulmonale inferior ist differentialdiagnostisch eine Hiatushernie, eine Ösophagusperforation, ein Infraazygos-Pneumomediastinum und eine systemische Luftembolie mit intrakardialem Luftdepot abzugrenzen.

Die Differentialdiagnose zu einem Infrazygos-Pneumomediastinum umfaßt eine solitäre Pseudozyste, eine Luftansammlung im Ligamentum pulmonale inferior, eine Ösophagusperforation und systemische Luftembolie mit intrakardialer Luft.

Ist die Luft zwischen Herz und Zwerchfell interponiert („continous diaphragm sign") muß differentialdiagnostisch ein Pneumoperikard in Erwägung gezogen werden.

Wenn die Luft im Extrapleuralraum lokalisiert ist, („extra pleural air sign") kommen differentialdiagnostisch eine Pseudozyste, eine kongenitale Lungenzyste und ein subpulmonaler Pneumothorax in Betracht [9].

3.5 Pneumoperikard

Das Pneumoperikard ist definiert als eine Luftinterposition zwischen parietalem Perikard und Herz. Spontan wird das Pneumoperikard nur selten beobachtet, häufiger entwickelt es sich im Rahmen anderer Barotraumen nach mechanischer Ventilation, z. B. nach einem Pneumomediastinum oder auch nach einem Pneumothorax [4, 5, 6, 9].

Man vermutet, daß die Luft über die perikardiale Umschlagfalte im Bereich der Aorta und Pulmonalarterie in den Perikardraum eindringt oder über die perivenösen Gefäßscheiden in den Perikardraum gelangt [1, 2, 5, 6, 7, 9, 10]. Dringt die Luft sehr schnell und massiv in den Perikardraum ein, kann es zu einer lebensbedrohlichen Herztamponade kommen [3, 5]. Ein primärer Perikarddefekt als Eintrittspforte für die Luft in den Perikardraum konnte nur bei einem Patienten autoptisch bewiesen werden [8].

Im Röntgenbild stellt sich das Pneumoperikard in Form einer zirkulären, das Herz vollständig umgreifenden Aufhellungsfigur dar, die nach kranial in Höhe des Abgangs der großen Gefäße abbricht. Nach lateral hin hebt sich der Aufhellungssaum durch das relativ dicht erscheinende parietale Perikard gegen die Umgebung ab (Abb. 40).

Die wichtigste Differentialdiagnose zum Pneumoperikard ist das Pneumomediastinum. Bei diesem und auch beim medialen Pnemothorax fehlt der Verdichtungssaum des parietalen Perikards.

3.6 Systemische intravaskuläre Luftembolie

Die systemische Luftembolie ist eine ausgesprochen seltene Komplikation unter mechanischer Ventilation von Früh- und Neugeborenen mit Atemstörungen. In nahezu allen Fällen endet diese Komplikation letal. Vorläufer einer systemischen Luftembolie sind beinahe immer ein persistierendes interstitielles Lungenemphysem, ein Pneumomediastinum,

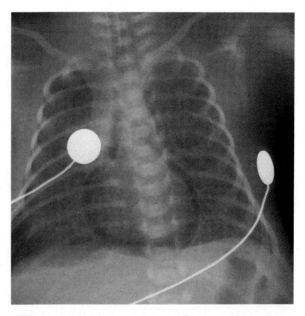

Abb. 40. Ausgedehntes Pneumoperikard. – Man erkennt deutlich den zirkulären Luftsaum, der das Herz zangenartig umgreift. Gleichzeitig besteht ein Mantelpneumothorax rechts

Pneumothorax und auch ein Pneumoperikard [4, 6, 7]. Auf welchem Wege die Luft in das Gefäßsystem eindringt, ist bis heute nicht eindeutig geklärt. Folgende Eintrittspforten für die Luft in das Gefäßsystem sind möglich:

1. Luft kann direkt aus den Alveolen in die Kapillaren übertreten.
2. Aus den Alveolen kann Luft über die Lymphgefäße in die Lungenvenen oder in die systemischen Venen gelangen,
3. Aus den Bronchien kann Luft direkt in die Lungenvenen übertreten.
4. Artefiziell kann Luft über Gefäßkatheter, z. B. über einen Nabelarterienkatheter, Nabelvenenkatheter oder zentrale Gefäßkatheter in das Gefäßsystem gelangen [1, 2, 3, 5, 8]

Die Luftembolie ist röntgenologisch nachweisbar durch die Erkennbarkeit systemischer Arterien und Venen auf Grund ihres Luftgehaltes. Zudem lassen sich in den meisten Fällen intrakardiale Luftansammlungen nachweisen. Weiterhin wird das Lebervenen- und Pfortadersystem durch den Luftgehalt erkennbar. Hierbei lassen sich die Pfortaderäste von den intrahepatischen Venen dadurch unterscheiden, daß die ersteren im Leberhilusbereich ein stärkeres Kaliber aufweisen als in der Peripherie [10] – (Abb. 41 a, b).

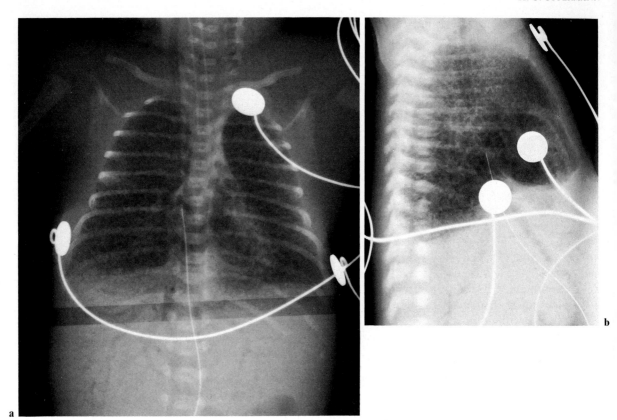

In einigen Fällen mit systemischer Luftembolie läßt sich Luft auch in den Basalzisternen und Hirnventrikeln nachweisen. Es ist zu vermuten, daß die Luft durch Einriß der Plexus chorioidei in diese Hohlräume gelangt [8,9].

Die Differentialdiagnose der systemischen Luftembolie ist abhängig von der Lokalisation der intravaskulär nachgewiesenen Luft. Bei Nachweis von Luft im Leberpfortadersystem muß u. a. an eine nekrotisierende Enterokolitis gedacht werden. Luftansammlungen im Herzen können durch ein Infraazygos-Pneumomediastinum wie auch durch eine Luftansammlung im Ligamentum pulmonale inferior vorgetäuscht werden.

Abb. 41. a Systemische Luftembolie. – Ausgedehntes, bilaterales pulmonales interstitielles Emphysem. Luftnachweis intrakardial, intrahepatisch und in den systemischen Gefäßen. – **b** Im seitlichen Strahlengang wird die intrakardial gelegene Luft noch deutlicher sichtbar. Das Ende des Nabelvenenkatheters befindet sich im rechten Vorhof

4 Pleuraerkrankungen

Pleuraergußbildungen im Neugeborenenalter sind als eigenes Krankheitsbild sehr selten. Meistens treten sie als Begleitsymptom anderer Erkrankungen auf, z. B. beim Hydrops fetalis, bei einer Polyzythämie, kongenitalen Vitien, Lungenvenenobstruktion, polyzystischen Nieren vom infantilen Typ sowie bei einem M. Turner.

Der Ausprägungsgrad der Pleuraergußbildung beeinflußt den Grad der respiratorischen Insuffizienz. Akut gefährdet sind Neugeborene besonders beim kongenitalen Hydrothorax.

4.1 Hydrothorax

Eine intrapleurale Flüssigkeitsansammlung, die nicht aus Chylos, Sanguis oder Pus besteht, ist als Hydrothorax zu bezeichnen.

Diese Form der Flüssigkeitsansammlung im Pleuralraum kann kongenital vorhanden sein, oder sekundär – meistens artefiziell – entstehen.

Der kongenitale Hydrothorax ist als lebensbedrohlich anzusehen, weil er bei starker Ausprägung unmittelbar post partal oder innerhalb der ersten Lebensstunden zu einer hochgradigen Ateminsuffizienz führen kann. Je länger der kongenitale Hydrothorax bereits intrauterin besteht, um so eher ist mit einer begleitenden Lungenhypoplasie zu rechnen. Oft kann nur eine sofortige Thorakozentese zu einer ausreichenden Entfaltung der Lungen führen und somit eine dramatische Besserung der bedrohlichen Situation herbeiführen [3, 4, 8].

Geburtstraumata, Entwicklungsanomalien des lymphatischen Systems, Ruptur intrathorakaler Lymphgefäße und kongenitale Defekte des Ductus thoracicus werden als Ursache des Hydrothorax diskutiert [1, 2, 6, 8, 11].

Der sekundäre (iatrogene) Hydrothorax entsteht in der Regel artefiziell, meistens nach Gefäßperforation durch einen intrathorakalen Gefäßkatheter [5, 9].

Im Extremfall eines kongenitalen Hydrothorax stellt sich dieser röntgenologisch als sog. „weiße Lunge" dar, welche manchmal nur noch zentral eine geringe Belüftung aufweist. Hierbei findet sich der Thorax in maximaler Inspirationsstellung, die ventralen Rippenenden der ersten Rippenpaare sind nach kranial aufgebogen („Krabbenfußzeichen") (Abb. 42).

Das Aufwärtsbiegen der ersten Rippenpaare ist vermutlich durch die Inanspruchnahme der Atemhilfsmuskulatur bedingt, wobei das Neugeborene leicht in eine Lordosehaltung gerät.

In der Mehrzahl der Fälle stellt sich der Hydrothorax als mantelförmige Ergußverschattung oder basale Ergußansammlung dar. Bei stärkerer Ausdehnung des Ergusses kommt es zum Abflachen des seitengleichen Zwerchfells und zur Abdrängung von Herz und Gefäßband zur Gegenseite.

Während der kongenitale Hydrothorax ein- und beidseitig vorkommen kann, ist der sekundäre Hydrothorax immer nur einseitig [1, 2, 3, 10, 11].

Bei einem einseitigen Hydrothorax kommt differentialdiagnostisch in Frage ein kongenitales, flüssigkeitsgefülltes lobäres Lungenemphysem, eine kongenitale Zwerchfellhernie mit noch nicht belüfteten Darmschlingen, eine zystisch-adenomatoide Malformation, ein Hämothorax und ein intrathorakaler Tumor.

Weiterhin sind abzugrenzen eine Atelektase sowie eine Lungenagenesie. Hierbei ist das Mediastinum zur kranken Seite hin verschoben. Besteht ein beidseitiger Hydrothorax sind folgende Differentialdiagnosen zu berücksichtigen: Ein Atemnotsyndrom Stadium IV, eine verzögerte Resorption fetaler Lungenflüssigkeit und eine primäre Lungenatelektase. Bei der letzteren steht das Zwerchfell in mittlerer Inspirationsstellung im Gegensatz zur maximal ausgeprägten Inspiration beim kongenitalen Hydrothorax. Ferner ist gegen den bilateralen Hydrothorax eine bilaterale Lungenaplasie abzugren-

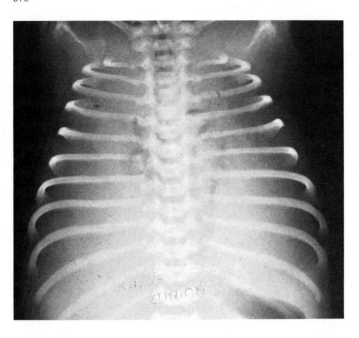

Abb. 42. Bilateraler, kongenitaler Hydrothorax. Der Thorax ist homogen verschattet, nur zentral geringe Luft. Herz, Lungen und Zwerchfell nicht abgrenzbar. Rippen in maximaler Inspirationsstellung. (Für die freundliche Überlassung des Röntgenbildes danke ich Herrn Prof. Dr. A. GIEDION, Zürich). (Aus OPPERMANN [7])

zen, wobei meistens assoziierte Fehlbildungen vorliegen. Außerdem kann eine kongenitale pulmonale Lymphangiektasie einen Hydrothorax vortäuschen.

4.2 Chylothorax

Unter einem Chylothorax versteht man die Ansammlung von Chylos im extra- oder intrapleuralen Raum. Der kongenitale Chylothorax ist vom sekundären Chylothorax zu unterscheiden. Bei der kongenitalen Form ist die chylöse Flüssigkeit primär extrapleural lokalisiert, erst später kann diese durch Ruptur der Pleura mediastinalis in den Pleuraraum gelangen.

Die genaue Pathogenese des primären Chylothorax ist nicht geklärt. Nur in seltenen Fällen lassen sich geburtstraumatisch bedingte Lymphgefäßverletzungen oder eine Entwicklungsstörung bzw. Anomalien der Lymphgefäße nachweisen [1, 5, 6, 7, 9].

Die sekundäre Chylothoraxform kann als Komplikation von intrathorakalen Operationen oder infolge eines erhöhten intrapulmonalen Venendrucks entstehen. Seltener entwickelt sich der sekundäre Chylothorax als Folge einer Thrombose im Bereich der Vena cava superior. Diese Komplikation ist besonders nach langfristiger parenteraler Ernähung zu befürchten und stellt immer eine lebensbedrohliche Situation dar [2, 3, 5].

Röntgenologisch stellt sich der Chylothorax als homogene oder mantelförmige Eintrübung dar, im Extremfall auch als totale Verschattung der betroffenen Thoraxseite. Selten ist der Chylothorax auch nur als subpulmonale Ergußbildung nachweisbar. Die kongenitale Form des Chylothorax unterscheidet sich - bedingt durch die retropleurale Lokalisation des Chylos und durch den hohen Fettgehalt von allen anderen Pleuraergußbildungen.

Hierbei lassen sich nach WILLICH [8] einige besondere Röntgensymptome nachweisen: Die Ergußlamelle zeigt bei aufrechter Position des Patienten eine Verbreiterung nach kranial („paradoxes Ergußverhalten"). Bei Kopftieflage oder Rückenlage des Patienten verbreitert sich die Ergußlamelle nach kaudal (Abb. 43). Die Ergußbildung liegt im dorsalen Mediastinum. Kleiner und großer Lappenspalt sind nicht obligat verbreitert, die Sinus phrenikokostales bleiben meistens ergußfrei.

Der kongenitale Chylothorax ist durch sein paradoxes Ergußverhalten von allen anderen Pleuraergußformen leicht zu unterscheiden. Beim sekundären Chylothorax kommen differentialdiagnostisch alle anderen Pleuraergußformen in Frage.

4.3 Hämothorax

Eine Blutansammlung im Pleuraraum tritt im Neugeborenenalter ausgesprochen selten auf. Sie ist meistens nur einseitig vorhanden und kommt links häufiger als rechts vor. Die häufigste Ursache eines Hämothorax beim Neugeborenen ist ein Vitamin-

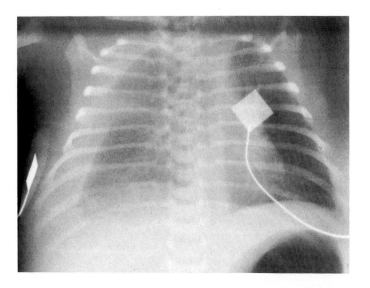

Abb. 43. Kongenitaler, unilateraler Chylothorax. – Rechtsseitige Pleuraergußverschattung mit Verbreiterung der Ergußlamelle nach kaudal (Aufnahme in Rückenlage des Patienten). (Aus OPPERMANN [4]

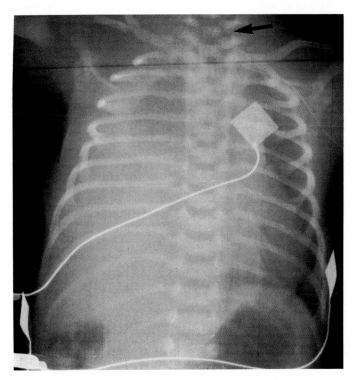

Abb. 44. Hämothorax bei verspätet auftretender rechtsseitiger Zwerchfellhernie am 4. Lebenstag. – Fehlende Abgrenzbarkeit der rechten Zwerchfellhälfte. Massive Ergußverschattung rechts mit Abdrängung des Mediastinum nach links. Nur noch geringe Belüftung im rechten Oberlappen. – Klavikulafraktur rechts. – Fehlposition des zentralen Venenkatheters. (Aus OPPERMANN [4])

K_1-Mangel (Morbus hämorrhagicus neonatorum). Ferner kann ein Hämothorax nach Ruptur eines Aneurysma des Ductus arteriosus Botalli sowie im Gefolge einer Herzkatheterisierung auftreten. Weitere Ursache für einen neonatalen Hämothorax sind Rippenfrakturen im Rahmen von Geburtstraumen oder bei einer Osteogenesis imperfecta sowie pleurale Gefäßfehlbildungen. In seltenen Fällen wird ein Hämothorax zusammen mit einer kongenitalen Zwerchfellhernie beobachtet. Eine extrem seltene Ursache für einen Hämothorax stellt eine intrauterine Transfusion dar [1, 2, 3, 5, 6]. Der Hämothorax kann nicht allein aus dem Thoraxbild diagnostiziert werden. Die Diagnosestellung gelingt nur durch eine Thorakozentese. Röntgenologisch stellt sich ein Hämothorax wie jede andere Pleuraergußbildung als homogene, relativ dichte, meistens mantelförmige Verschattung dar, welche bei starker

Ausprägung eine totale Eintrübung des betroffenen Hemithorax hervorrufen kann. Dann sind in der Regel auch Herz und Gefäßband zur Gegenseite abgedrängt [5] (Abb. 44).

Nach röntgenmorphologischen Kriterien kommen beim Hämothorax differentialdiagnostisch ein Pleuraempyem und ein Hydrothorax in Frage. Auszuschließen ist ferner eine kongenitale Zwerchfellhernie bei der die hernierten Darmanteile noch nicht belüftet sind oder die sog. Spätform einer Zwerchfellhernie (s. Abschn. 5). Eine massive Lungenblutung ist röntgenologisch nicht unterscheidbar von einem Hämothorax.

5 Kongenitale Zwerchfellhernien

Entwicklungsstörungen im Ablauf der Zwerchfellgenese können eine kongenitale Zwerchfellhernie zur Folge haben. Der Ausprägungsgrad der Hernie ist abhängig vom Zeitpunkt der fetalen Entwicklungsstörung. Je früher dieser Zeitraum liegt, umso mehr muß mit einer assoziierten Lungenhypoplasie – sowohl auf der Hernienseite wie auch auf der Gegenseite – gerechnet werden. Die klinischen und röntgenologischen Symptome bei einer Zwerchfellhernie sind neben ihrem Ausprägungsgrad besonders auch von der Hernienlokalisation und vom Zeitpunkt der Diagnosestellung abhängig. Man unterscheidet die Bochdaleksche Hernie (posterolateral) von der retro- bzw. parasternalen Hernie (Morgagni- bzw. Larreysche Hernie). Meistens sind die Zwerchfellhernien linksseitig lokalisiert, in seltenen Fällen kommen sie bilateral vor [3, 10, 11, 14, 22]. Eine Sonderstellung unter den Zwerchfellhernien nimmt die sog. Spätform bzw. verzögert auftretende Form der Zwerchfellhernie ein („late onset hernia") [6, 8, 12, 15, 16, 19].

Ein fehlerhafter Verschluß der Foramina pleuroperitonealia oder eine ungenügende Durchsetzung des Zwerchfells mit muskulären Elementen sind die wesentlichen pathogenetischen Ursachen für die Entstehung einer Herniation. die häufigste Form ist die posterolaterale Hernie (Bochdaleksche Hernie), sie ruft in der Regel unmittelbar post partum schon eine erhebliche Atemstörung des Neugeborenen hervor.

Dagegen finden sich die retro- oder parasternalen Hernien (Morgagni- bzw. Larreysche Hernie) in der Regel erst später und sind oft nur ein röntgenologischer Zufallsbefund [11, 20, 22].

Die wichtigste assoziierte Fehlbildung einer Zwerchfellhernie ist eine Lungenhypoplasie, die sowohl auf der Hernienseite als auch auf der gesunden Thoraxseite resultieren kann. Sekundär ist die Entwicklung einer pulmonalen Hypertonie möglich [1, 7, 22]. Die Neugeborenen mit einer kongenitalen Zwerchfellhernie und assoziierter Lungenhypoplasie sind besonders dadurch gefährdet, daß unter Beatmung die hypoplastischen Lungen leicht rupturieren und sich ein Pneumothorax entwickeln kann [7]. Neben der Lungenhypoplasie sind beim Vorliegen einer Zwerchfellhernie begleitende kardiovaskuläre Anomalien, zystische Lungenveränderungen und Skelettanomalien möglich [2, 4, 5, 9, 21].

Für die Entstehung einer verzögert auftretenden Zwerchfellherniation („late onset hernia") ist der Entstehungsmechanismus nicht exakt bekannt. Diese Form tritt rechtsseitig häufiger als links auf. Es wird vermutet, daß die Leber auf der rechten Seite und entsprechend die Milz auf der linken Seite zunächst eine Herniation von Magen-Darmanteilen in den Thorakalraum verhindern, später jedoch infolge der Zunahme des intraabdominalen Druckes die Herniation doch entsteht. Weiterhin kann die verzögerte Form der Hernie im Zusammenhang mit einer B-Streptokokken-Pneumonie beobachtet werden. Auch hierbei ist der Pathomechanismus nicht genau bekannt [6, 8, 15, 19]. Röntgenologisch stellt sich die Bochdaleksche Hernie, welche meistens links lokalisiert ist, unmittelbar post partum als weichteildichte Verschattung im betroffenen Hemithorax dar. Die seitengleiche Zwerchfellhälfte ist nicht abgrenzbar. Das Abdomen erscheint auffällig luftarm. Oft ist nur der Magen als lufthaltiges Gebilde deutlich disloziert erkennbar. Mit zunehmender Belüftung der hernierten Darmanteile mehrere Stunden post partum lassen sich die hernierten Darmanteile dann als großzystische Areale erkennen (Abb. 45, 46).

Wenn die Hernie rechtsseitig besteht, imponiert auf dieser Seite die fehlende Abgrenzbarkeit des Leberschattens durch Verlagerung der Leber in den Thorakalraum („absent liver sign") [18]. Die Morgagnische und Larreysche Hernie sind rechts häufiger als links nachweisbar. Sie stellen sich im Sagittalbild als weichteildichtes Gebilde in Projektion auf den Herz-Zwerchfell-Rippenwinkel dar. Im seitlichen Thoraxbild fehlt der vordere Anteil des Zwerchfells auf der Hernienseite. Die Hernie selbst

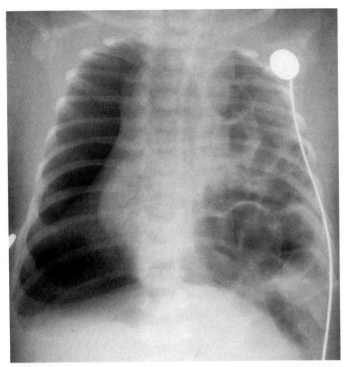

Abb. 45. Ausgedehnte Bochdaleksche Hernie links. Die hernierten Darmschlingen nehmen den gesamten Hemithorax links ein. Ausgedehnter, rechtsseitiger Pneumothorax, wobei die rechte kollabierte Lunge deutlich sichtbar wird. (Aus OPPERMANN [17])

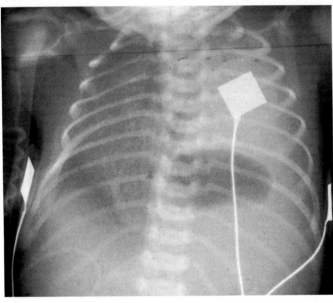

Abb. 46. Bochdaleksche Hernie links. – Fehlende Abgrenzbarkeit des linken Zwerchfellschenkels. Totale Verschattung der linken Lunge, Abdrängung des Mediastinum nach rechts. Luftleeres Abdomen. (Aus OPPERMANN [17])

imponiert als retrosternaler Verschattungsbezirk [13]. Bei der Spätform der Zwerchfellhernie ist der Thoraxbefund zunächst unauffällig. Tritt innerhalb der ersten Lebenstage unvermittelt eine einseitige Thoraxverschattung auf, muß auch an die Möglichkeit einer verzögert auftretenden Zwerchfellhernie gedacht werden (Abb. 44).

Die Bochdaleksche Hernie ist differentialdiagnostisch abzugrenzen gegen ein flüssigkeitsgefülltes lobäres Lungenemphysem, gegen Pleuraergußbildungen, gegen eine zystisch adenomatoide Malformation, einen intrathorakalen Tumor und eine Zwerchfellhypoplasie. Bei allen hier aufgezählten differentialdiagnostischen Möglichkeiten ist jedoch – anders als bei einer Zwerchfellhernie – das abdominale Belüftungsmuster normal. Bei der para- bzw. retrosternalen Hernie ist differentialdiagnostisch ein tumoröser Prozeß im vorderen unteren Mediastinum zu berücksichtigen [2, 5, 11, 13, 14].

Literatur

1.1 Endotrachealintubation und ihre Komplikationen

1. Bednarek FJ, Kuhns LR (1975) Endotracheal tube placement in infants determined by suprasternal palpation: A new technique. Pediatrics 56: 224
2. Donn SM, Kuhns LR (1980) Mechanism of endotracheal tube movement with change of head position in the neonate. Pediatr Radiol 9: 37
3. Finer NN, Moriarty RR, Boyd J, Phillips HJ, Steward AR, Ulan O (1979) Post extubation atelectasis: a retrospective review and a prospective controlled study. J Pediatr 94: 110
4. Forster-Carter AF (1946) Broncho-pulmonary abnormalities. Br J Tuberc 40: 111
5. Girdany BR (1963) The esophagus in infancy: Congenital and acquired diseases. Radiol Clin North Am 1: 557
6. Gregory G, Willis M (1976) Complications of prolonged endotracheal intubation. Pediatr Res 12: 561
7. Harris JH (1958) The clinical significance of the tracheal bronchus. AJR 79: 228
8. Iannacconne G, Capocaccia P, Colloridi V, Roggini M (1983) Double right tracheal bronchus. A case report in an infant. Pediatr Radiol 13: 156
9. Johnson JF, Robinson LH, Stark P (1984) Peripheral right upper lobe collapse in the newborn. RÖFO 140: 421
10. Kabelka M, Sintáková B, Zitková M (1977) Dysontogenetic accessory lobe of the thymus. A new clinical entity. Z Kinderchir 20: 116
11. Köteles GY (1982) X-ray diagnosis in neonates. Akadémiai Kiadó, Budapest
12. Kuhn LR, Poznanski AK (1971) Endotracheal tube position in the infant. J Pediatr 78: 991
13. Miller KE, Edwards BK, Hilton S, Collins D, Lynch F, Williams R (1981) Acquired lobar emphysema in premature infants with bronchopulmonary dysplasia: an iatrogenic disease? Radiology 138: 589
14. Nagaraj HS, Shott R, Fellow R et al. (1980) Recurrent lobar atelctasis due to acquired bronchial stenosis in neonates. J Pediatr Surg 15: 411
15. Oppermann HC, Wille L, Ulmer HE (1982) Der Neugeborenenthorax. Springer, Berlin Heidelberg New York
16. Papsidero MJ, Pashley NR (1980) Acquired stenosis of the upper airway in the neonate: an increasing problem. Ann Otol Rhinol Laryngol 89: 512
17. Reither M (1978) Der Wandel der Lungenstrukturen in der radiologischen Verlaufsbeobachtung von atemgestörten Früh- und Neugeborenen. Radiologe 18: 337
18. Siegel MJ, Shackelford GD, Francis RS, McAlister WH (1979) Tracheal bronchus. Radiology 130: 353
19. Striker TW, Stool S, Downes JJ (1967) Prolonged nasotracheal intubation in infants and children. Arch Otolaryngol 85: 210
20. Tochen ML (1979) Orotracheal intubation in the newborn infant: a method for determining depth of tube insertion. J Pediatr 95: 1050
21. Von Brenndorff AI, Hieronimi G, Hauke H (1979) Rezidivierende Atelektasen der Lunge, ein Problem bei der Behandlung von beatmeten Früh- und Neugeborenen. Therapiewoche 29: 8564
22. Wille L, Obladen M (1979) Neugeborenen-Intensivpflege, 2. Aufl. Springer, Berlin Heidelberg New York
23. Wyman ML, Kuhns LR (1977) Lonar opacification of the lung after tracheal extubation in neonates. J Pediatr 91: 109

1.2 Nahrungssonden und Absaugkatheter

1. Brintnall ES, Kridelbaugh WW (1950) Congenital diverticulum of the posterior hypopharynx simulating atresia of the esophagus. Ann Surg 131: 564
2. Clarke ThA, Coen RW, Feldman B, Papile L (1980) Esophageal perforations in premature infants and comments on the diagnosis. Am J Dis Child 134: 367
3. Ducharme JC, Bertrand R, Debie J (1971) Perforation of the pharynx in the newborn. A condition mimicking esophageal atresia. Can Med Assoc J 104: 785
4. Eklöf O, Lohr G, Okmian L (1969) Submucosal perforation of the esophagus in the neonate. Acta Radiol (Diagn) (Stockh.) 8: 187
5. Girdany BR, Sieber WK, Osman MZ (1969) Traumatic pseudodiverticulum of the pharynx in newborn infants. NEJM 280: 237
6. Harell GS, Friedland GW, Daily WJ, Cohn RB (1970) Neonatal Boerhaave's syndrome. Radiology 95: 665
7. Heller RM, Kirchner SG, O'Neill JA (1977) Perforation of the pharynx in the newborn: A near look alike for esophageal atresia. AJR 129: 335
8. Iannaccone G, Cozzi F, Roggini M, Capocaccia P (1982) Idiopathic esophagopleural fistula in the newborn. RÖFO 137: 88
9. Kassner EG, Baumstark A, Balsam D, Haller JO (1977) Passage of feeding catheters into the pleural space: A radiographic sign of trauma in the pharynx and esophagus in the newborn. AJR 128: 19
10. Lucaya J, Herrera M, Salcedo S (1979) Traumatic pharyngeal pseudodiverticulum in neonates and infants. Pediatr Radiol 8: 65
11. Lynch FP, Coran AG, Seymour RC, Lee FA (1974) Traumatic esophageal pseudodiverticula in the newborn. J Pediatr Surg 9: 675
12. Montagne JPW, Firmin F, Gruner M (1976) Implications radiologiques des accidents iatrogenes en pathologie chirurgicale néo-natale. J Radiol Electrol Med Nucl 57: 711
13. Nicholas JL (1972) Spontaneous perforation of the oesophagus in a neonate. Z Kinderchir 11: 465
14. North J, Emanuel B (1975) Mediastinitis in a child caused by perforation of pharynx. Am J Dis Child 129: 962
15. Richter E, Lierse W (Hrsg) (1986) Röntgen- und Ultraschallanatomie. Urban & Schwarzenberg, München
16. Schröder H (1984) Pharynx- and Oesophagusperforationen bei Neugeborenen. Monatsschr Kinderheilkd 132: 615
17. Sidaway M (1964) Duplication of the esophagus. Ann Radiol (Paris) 7: 400
18. Stein RT, Wall PM, Kaufman RA, Lamprecht C, Roloff DW (1977) Neonatal anterior esophageal perforation. Pediatrics 60: 744
19. Theander G (1973) Congenital posterior midline pharyngoesophageal diverticula. Pediatr Radiol 1: 153
20. Touloukian RJ, Beardsley GP, Ablow RC, Effmann EL (1977) Traumatic perforation of the pharynx in the newborn. Pediatrics 59: 1019

1.3 Nabelarterien und Nabelvenenkatheter

1. Aziz EM, Robertson AF (1973) Paraplegia. A complication of umbilical artery catheterization. J Pediatr 82: 1051
2. Baker DB, Berdon WF, James LS (1969) Proper localization of umbilical arterial and venous catheters by lateral roentgenograms. Pediatrics 43: 34
3. Brill PW, Winchester P, Levin AR, Griffith AY, Kazam E, Zirinsky K (1985) Aortic aneurysm secondary to umbilical artery catheterization. Pediatr Radiol 15: 199
4. Campbell RE (1971) Roentgenologic features of umbilical vascular catheterization in newborns. AJR 112: 68
5. Cochran WD, Davis HT, Smith CA (1968) Advantages and complications of umbilical artery catheterization in newborns. Pediatrics 42: 769
6. Diamond LK (1947) Erythroblastosis foetalis of haemolytic disease of newborn. Proc Roy Soc Med 40: 546
7. Dunn PM (1966) Localization of the umbilical catheter by postmortem measurement. Arch Dis Child 41: 69
8. Egan E, Leitzmann DV (1971) Umbilical vessel catheterization. Am J Dis Child 121: 213
9. Fays J, Bretagne MC (1980) Unusual evolution of a myotic hypogastric arterial aneurysm after arterial umbilical catheterization. Pediatr Radiol 9: 50
10. Goetzmann VW, Stadalnik RC, Bogren HC, Blankenship WJ, Ikeda RM, Thayer J (1975) Thrombotic complications of umbilical artery catheters: a clinical and radiographic study. Pediatrics 56: 374
11. Harris GB (1983) Radiographic features of thoracic complications occuring in infants in the intensive care nursery. In: Herman PG (ed) Iatrogenic thoracic complications. Springer, New York Heidelberg Berlin (Radiology of iatrogenic disorders, pp 111-139)
12. Henriksson P, Wesstrom G, Hedner U (1977) Umbilical artery catheterization in newborns. I. Thrombosis in relation to catheter type and position. Acta Paediatr Scand 68: 575
13. Henriksson P, Wesstrom G, Hedner U (1979) Umbilical artery catheterization in newborns. III. Thrombosis - a study of some predisposing factors. Acta Paediatr Scand 68: 719
14. Hirche U, Roloff D (1974) Radiologische Aspekte der Nabelvenenkatheterisierung. RÖFO 120: 307
15. Keuth U (1972) Zur Position des Nabelvenenkatheters (Röntgenanalyse von 200 Fällen aus dem klinischen Routinebetrieb). Monatsschr Kinderheilkd 120: 175
16. Köteles GY (1982) X-ray diagnosis in neonates. Akadémiai Kiadó, Budapest
17. Krishnamoorthy KS, Fernandez RJ, Todres ID, De Long GR (1976) Paraplegia associated with umbilical artery catheterization in the newborn. Pediatrics 58: 443
18. Kulkarni PB, Dorand RD (1979) Hydrothorax: a complication of intracardiac placement of umbilical venous catheters. J Pediatr 94: 813
19. Kunad T, Oertel WH (1970) Entfernungsmessungen für die Nabelvenenkatheterisierung, bezogen auf Körperlänge und -gewicht. Kinderärztl Prax 38: 319
20. Marsh JL, King W, Barrett C, Fonkalsrud EW (1975) Serious complications after umbilical artery catheterization for neonatal monitoring. Arch Surg 110: 1203
21. Merten DF, Vogel JM, Adelmann RD, Goetzmann BW, Bogren HG (1978) Renovascular hypertension as a complication of umbilical arterial catheterization. Radiology 126: 751
22. Mokrohisky StT, Levine RL, Blumenhagen JD, Wesenberg LL, Simmons MA (1978) Low positioning of umbilical artery catheter increases complications in newborn increases complications in newborn infants. NEJM 299: 361
23. Neal WA, Reynolds JW, Jarvis ChW, Williams HJ (1972) Umbilical artery catheterization: demonstration of arterial thrombosis by aortography. Pediatrics 50: 6
24. Oppenheimer DA, Carroll BA, Garth KE (1982) Ultrasonic detection of complications following umbilical arterial catheterization in the neonate. Radiology 145: 667
25. Oppermann HC, Wille L, Ulmer HE (1982) Der Neugeborenenthorax. Springer, Berlin Heidelberg New York
26. Phelbs DL, Lachmann RS, Keak RD, Oh W (1972) The radiologic localization of major aortic tributaries in the newborn infant. J Pediatr 81: 336
27. Plumer LB, Kaplan GW, Mendoza StA (1976) Hypertension in infants- a complication of umbilical arterial catheterization. J Pediatr 89: 802
28. Purohit DM, Levkoff AH (1977) Pericardial effusion complicating umbilical venous catheterization. Arch Dis Child 52: 520
29. Rosen MS, Reich SB (1970) Umbilical venous catheterization in newborn: identification of correct positioning. Radiology 95: 335
30. Scott JM (1965) Iatrogenic lesions in babies following umbilical vein catheterization. Arch Dis Childhood 40: 426
31. Spangler TG, Kleinberg F, Gulton RE et al. (1977) False aneurysm of the descending aorta. Am J Dis Child 131: 1258
32. Symansky MR, Fox A (1972) Umbilical vessel catheterization: indications, management and evaluation of technique. J Pediatr 80: 820
33. Swaim TJ, Usaf MC and Gerald B (1974) Hepatic portal venous gas in infants without subsequent death. Radiology 94: 343
34. Tooley WH (1972) What is the risk of an umbilical artery catheter? Pediatrics 50: 1
35. Weber AL, DeLuca S, Shannon DC (1974) Normal and abnormal position of umbilical catheters in the roentgenogram. AJR 120: 361
36. Weisenbacher B and Hayek HW (1969) Unexpected location of umbilical vein catheters at radiography. Ann Radiol 12: 321
37. Wigger HJ, Bransilver BR and Blanc WA (1970) Thromboses due to catheterization in infants and children. J Pediatr 76: 1
38. Wille L, Obladen M (1979) Neugeborenen-Intensivpflege, 2. Aufl. Springer, Berlin Heidelberg New York

1.4 Zentrale Venenkatheter

1. Ahme N, Payne RF (1976) Thrombosis after central venous cannulation. Med J Aust 1: 217
2. Dhande V, Kattwinkel J, Bennett A (1983) Recurrent bilateral pleural effusion secondary to superior vena cava obstruction as a complication of central venous catheterization. Pediatrics 72: 109
3. Frisch H, Schabel F (1979) Der Hydrothorax in der Neonatalperiode. Monatschr Kinderheilkd 127: 207
4. Groff DB, Ahmed N (1974) Subclavian vein catheterization in the infant. J Pediatr Surg 9: 171
5. Harris GB (1983) Radiographic features of thoracic com-

plications occuring in infants in the intensive care nursery. In: Herman PG (ed) Iatrogenic thoracic complications. Springer, New York Heidelberg Berlin (Radiology of iatrogenic disorders, pp 111–139)
6. Knight L, Tobin J jr, L'Heureux P (1974) Hydrothorax: A complication of hyperalimentation with radiologic manifestations. Radiology 111: 693
7. Kramer SS, Taylor GA, Garfinkel DJ (1981) Lethal chylothoraces due to superior vena cava thrombosis in infants. AJR 137: 559
8. Motin J, Fischer G, Evreux J (1964) Interest de la voie sousclaviculaire en reanimation prolongee. Lyon Med 212: 583
9. Lalama MCH, Lentze MJ, Versmold HT (1980) Der Silastic-Katheter nach SHAW zur parenteralen Ernährung des Neugeborenen. Pädiat Prax 23: 205
10. Oppermann HC, Wille L, Ulmer HE (1982) Der Neugeborenen-Thorax. Springer, Berlin Heidelberg New York
11. Oppermann HC, Wille L (1980) Hemothorax in the newborn. Pediatr Radiol 129: 314
12. Querfeld U, Sandbrink H, Oppermann HC (1984) Iatrogener Hydrothorax bei einem Frühgeborenen und seine Behandlung. Monatsschr Kinderheilkd 132: 186
13. Ryan JA jr, Abel RM, Abbott WM, Hopkins CC, Chesney TN, Colley R, Philips K, Fischer JE (1974) Catheter complications in total parenteral nutrition. NEJM 290: 757
14. Shaw JCL (1973) Parenteral nutrition in the management of sick low birth weight infants. Pediat Clin N Am 20: 333
15. Sztankay CS (1968) Az alsó végtag véna-rendszerének fejlödési rendellenessége In: Braun P, Ritka Kórképek (eds) Medicina 2.
16. Wille L, Obladen M, Ulmer HE (1979) Neugeborenen-Intensivpflege. Springer, Berlin Heidelberg New York

1.5 Pleuradrainagen und ihre Komplikationen

1. Gooding ChA, Kerlan RK, Brasch RC, Brito AC (1980) Medially deployed thoracostomy tubes: Cause of aortic obstruction in newborns. AJR 136: 511
2. Grosfeld IL, Lemons JJ, Ballantine TVM et al. (1980) Emergency thoracotomy for acquired bronchopleural fistula in the premature infant with respiratory distress. J Pediatr Surg 15: 146
3. Jung AL, Minton SD, Roan Y (1980) Pulmonary hemorrhage secondary to chest tube placement for pneumothorax in neonates. Clin Pediatr 19: 624
4. Oppermann HC, Wille L (1980) Hemothorax in the newborn. Pediatr Radiol 9: 129
5. Oppermann HC, Wille L, Ulmer HE (1982) Der Neugeborenenthorax. Springer, Berlin Heidelberg New York

2.1 Aspirationssyndrom

1. Avery ME, Fletcher BD (1974) The lung and its disorders in the newborn infant, 3rd edn. Saunders, Philadelphia London Toronto
2. Bacsik RD (1977) Meconium aspiration syndrome. Pediat Clin N Am 24: 463
3. Fox WW, Gewitz MH, Dinwiddie R, Drummond WH, Peckham GJ (1977) Pulmonary hypertension in the perinatal aspiration syndromes. Pediatrics 59: 205
4. Gooding CA, Gregory GA (1971) Roentgenographic analysis of meconium aspiration of newborns. Radiology 100: 131
5. Hoffmann RR, Campbell RE, Decker JP (1974) Fetal aspiration syndrome: clinical, roentgenologic and pathologic features. AJR 122: 90
6. Neuhauser EBD, Griscom NT (1967) Aspiration pneumonitis in children. Progr Pediatr Radiol 1: 265
7. Oppermann HC (1989) Die Thoraxerkrankungen des Neugeborenen. In: Heuck F (Hrsg) Röntgendiagnostik der oberen Speise- und Atemwege, der Atemorgane und des Mediastinums. Springer, Berlin Heidelberg New York Tokyo (Handbuch der medizinischen Radiologie, Bd IX/ 5b, S. 1–61
8. Oppermann HC, Wille L, Ulmer HE (1982) Der Neugeborenenthorax. Springer, Berlin Heidelberg New York
9. Peterson HG, Pendleton ME (1955) Contrasting roentgenographic patterns of the hyaline membrane and fetal aspiration syndromes. AJR 74: 800
10. Weisenbach J, Schultz K, Sarlós P, Noth A (1982) Über die Röntgendiagnostik der Meconiumaspiration. Klin Pädiat 194: 100
11. Swischuk LE (1980) Radiology of the newborn and young infant. Williams & Wilkins, Baltimore London

2.2 Die perinatalen Pneumonien

1. Ablow RC, Driscoll SG, Effmann EL, Gross I, Jolles CJ, Warshaw JB (1976) Comparison of early-onset group B streptococcal neonatal infection and the respiratory distress syndrome of the newborn. NEJM 294: 65
2. Avery ME, Fletcher BD, Williams RG (1981) The lung and its disorders in the newborn infants. Saunders, Philadelphia London Toronto
3. Baumgärtner W, van Calker H, Eisenberg W (1980) Konnatale Tuberkulose. Monatsschr Kinderheilkd 128: 563
4. Boisset GF (1972) Subpleural emphysema complicating staphylococcal and other pneumonias. J Pediatr 81: 259
5. Dixon BK, Houston CS (1978) Radiographic exhibit; fatal neonatal pulmonary candidiasis. Radiology 129: 132
6. Dunken J (1927) Mediastinale Pneumatozele nach Pneumonie bei einem Säugling. Z Kinderheilkd 43: 339
7. Ebel KD, Fendel H (1967) The roentgen changes of pneumocystis pneumonia and their anatomical basis. Progr Pediatr Radiol 1: 177
8. Frommell GT, Rothenberg R, Wang S, McIntosh K (1979) Chlamydia infection of mothers and their infants. J Pediatr 95: 28
9. Griscom NT, Wohl MEB, Kirkpatrick JA (1978) Lower respiratory infections: how infants differ from adults. Radiol Clin N Am 26: 367
10. Hammersen G, Bartholomé K, Oppermann HC, Wille L, Lutz P (1977) Group B streptococci: A new threat to the newborn. Europ J Pediatr 126: 189
11. Highman JH (1969) Staphylococcal pneumonia and empyema in childhood. AJR 106: 103
12. Hilton S, Edwards DK, Hilton JW (1984) Practical pediatric radiology. Saunders, Philadelphia London Toronto
13. Köteles GY (1982) X-ray diagnosis in neonates, Akadémiai Kiadó, Budapest
14. Kuhn JP, Lee SB (1973) Pneumatoceles associated with escherichia coli pneumonias in the newborn. Pediatrics 51: 1008
15. McCarten K, Rosenberg HK, Borden SP, Mandell GA (1981) Delayed appearance of right diaphragmatic hernia

associated with group B streptococcal infection in newborns. Radiology 139: 385
16. Oppermann HC (1989) Die Thoraxerkrankungen des Neugeborenen. In: Heuck F (Hrsg) Röntgendiagnostik der oberen Speise- und Atemwege, der Atemorgane und des Mediastinums. Springer, Berlin Heidelberg New York Tokyo (Handbuch der medizinischen Radiologie, Bd IX/5b, S 1-61)
17. Oppermann HC, Wille L, Ulmer HE (1982) Der Neugeborenenthorax, Springer, Berlin Heidelberg New York
18. Peuckert W, Huys J, Pringsheim W, Reinwein H (1981) Chlamydien-Pneumonie im jungen Säuglingsalter Monatsschr Kinderheilkd 129: 575
19. Philip AGS, Larson EJ (1973) Overwhelming neonatal infection with ECHO 19 virus J Pediatr 82: 391
20. Polansky SM, Frank A, Ablow RC, Effmann EL (1978) Congenital tuberculosis. AJR 130: 994
21. Roos R, Peller P, Fendel H, Linderkamp O, Belohradsky BH (1979) Radiologische Befunde bei Neugeborenen mit B-Streptokokken-Sepsis. Herzgröße, Lungenbefunde und ihre klinische Bedeutung. Klin Pädiatr 191: 305
22. Schröder H, Paust H (1979) B-Streptokokken als häufigste Erreger der Neugeborenen-Sepsis. Monatsschr Kinderheilkd 127: 720
23. Siegel JD, McCracken GH (1979) Neonatal lung abscess. Am J Dis Child 133: 947
24. Swischuk LE (1980) Radiology of the newborn and young infant, Williams & Wilkins, Baltimore London
25. Wesenberg RL (1973) The newborn chest, Harper & Row, New York Evanston San Francisco
26. Wille L, Oppermann HC (1979) Das röntgenologische Spektrum der B-Streptokokken-Sepsis im Thoraxbild bei Neugeborenen. 16. Tagung der Gesellschaft für Pädiatrische Radiologie, Krefeld, Wiss Information Milupa AG, Friedrichsdorf
27. Willich E (1967) The roentgenologic appearance of pulmonary listeriosis. Progr Pediatr Radiol 1: 160
28. Zach M, Ritschl E (1982) Das chlamydienbedingte subakute Pneumoniesyndrom junger Säuglinge. Pädiatr Prax 26: 57

2.3 Transitorische Neugeborenen-Tachypnoe („wet lung disease")

1. Avery ME, Gatewood OB, Brumley G (1966) Transient tachypnea of the newborn; possible delayed resorption of fluid at birth. Am Dis Child 111: 380
2. Halliday HL, McClure G, McC Reid M (1981) Transient tachypnea of the newborn: two distinct clinical entities? Arch Dis Child 56: 322
3. Milner AD, Saunders RA, Hopkin IE (1978) Effects of delivery by caesarean section on lung mechanism and lung volume in the human neonate. Arch Dis Child 53: 545
4. Oppermann HC (1989) Die Thoraxerkrankungen des Neugeborenen. In: Heuck F (Hrsg) Röntgendiagnostik der oberen Speise- und Atemwege, der Atemorgane und des Mediastinums. Springer, Berlin Heidelberg New York (Handbuch der medizinischen Radiologie, Bd IX/5b, S 1-61)
5. Rimmer S, Fawcitt J (1982) Delayed clearance of pulmonary fluid in the neonate. Arch Dis Child 57: 63
6. Swischuk LE (1970) Transient respiratory distress of the newborn-TRND: a temporary disturbance of a normal phenomenon. AJR 108: 557
7. Swischuk LE, Hayden CK, Richardson CJ (1981) Neonatal opaque right lung: Delayed fluid resorption. Radiology 141: 671
8. Wesenberg RL, Graven SN, McCabe EB (1971) Radiological findings in wet lung disease. Radiology 98: 69
9. Wesenberg RL, Rumack CM, Lubchenco LO, Wirth FH, McGuinness GA, Tomlinson AL (1977) Thick blood syndrome. Radiology 125: 181

2.4 Atemnotsyndrom (Surfactant-Mangel)

1. Ablow RC, Orzalesi MM (1971) Localized roentgenographic pattern of hyaline membrane disease: evidence that the upper lobes of human lung mature earlier than the lower lobes. AJR 112: 23
2. Cleveland RH, Todres ID (1981) Patterns of evolution of X-ray changes in respiratory distress syndrome. Helv Pediatr Acta 34: 43
3. Couchard M, Polge J, Bomsel F (1974) Hyaline membrane disease; diagnosis, radiological observation, treatment, and complications. A radiological study of 589 cases. Ann Radiol 17: 669
4. Donald I, Steiner RE (1953) Radiography in the diagnosis of hyaline membrane disease. Lancet 2: 846
5. Ellis K, Nadelhaft J (1957) Roentgenographic findings in hyaline membrane disease in infants weighing 2000 grams and over. AJR 78: 444
6. Giedion A, Haefliger H, Dangel P (1973) Acute pulmonary X-ray changes in hyaline membrane disease treated with artificial ventilation and positive end-expiratory pressure (PEEP). Pediatr Radiol 1: 145
7. Howatt WF, Avery ME, Humphreys PW, Normand ICS, Reid L, Strang LB (1965) Factors affecting pulmonary surface properties in the fetal lamb. Clin Sci 29: 239
8. Obladen M (1979) Tracheale Phospholipid-Zusammensetzung und Atemnotsyndrom des Neugeborenen. Fortschr Med 97: 403
9. Oppermann HC (1989) Die Thoraxerkrankungen des Neugeborenen. In: Heuck F (Hrsg) Röntgendiagnostik der oberen Speise- und Atemwege, der Atemorgane und des Mediastinums. Springer, Berlin Heidelberg New York Tokyo (Handbuch der medizinischen Radiologie, Bd IX/5b, S 1-61)
10. Peterson HG Jr, Pendleton ME (1955) Contrasting roentgenographic pulmonary patterns in hyaline membrane and fetal aspiration syndrome. AJR 74: 800
11. Reynolds EOR (1970) Hyaline membrane disease. Am J Obst Gynecol 106: 780
12. Rudolph AJ, Smith CA (1960) Idiopathic respiratory distress syndrome of the newborn. J Pediatr 57: 905
13. Wolfson SL, Frech R, Hewitt C, Shanklin DR (1969) Radiographic diagnosis of hyaline membrane disease. Radiology 93: 339

2.5 Peristierender Ductus arteriosus Botalli bei Atemnotsyndrom

1. Burney B, Smith WL, Franken EA, Klatte EC (1978) Chest film diagnosis of patent ductus arteriosus in infants with hyaline membrane disease. AJR 130: 1149
2. Coceani F, Olley PM, Lock JE (1980) Prostaglandins,

ductus arteriosus, pulmonary circulation: current concepts and clinical potential. Eur J Clin Pharmacol 18: 75
3. Ellison RC, Peckham GI, Lang P, Talner NS, Lerer TJ, Lin L, Dooley NJ, Nadas AS (1983) Evaluation of the preterm infant for patent ductus arteriosus. Pediatrics 71: 364
4. Higgins CB, Rausch J, Friedmann WF, Hirschklau MJ, Kirkpatrick SE, Goergen TG, Reinke RT (1977) Patent ductus arteriosus in preterm infants with idiopathic respiratory distress syndrome. Radiology 124: 189
5. Jones RWA, Pickering D (1977) Persistent ductus arteriosus complicating the respiratory distress syndrome. Arch Dis Child 52: 274
6. Olley PM, Coceani F (1981) Prostaglandins and the ductus arteriosus. Ann Rev Med 32: 375
7. Oppermann HC (1989) Die Thoraxerkrankungen des Neugeborenen. In: Heuck F (Hrsg) Röntgendiagnostik der oberen Speise- und Atemwege, der Atemorgane und des Mediastinums. Springer, Berlin Heidelberg New York Tokyo (Handbuch der medizinischen Radiologie, Bd IX/5b, S 1–61)
8. Oppermann HC, Ulmer HE, Wille L (1983) Radiographic assessment of patent ductus arteriosus in preterm infants. Ped Cardiol (Suppl II) 4: 43
9. Siassi B, Blanco C, Cabel LA, Coran AG (1976) Incidence and clinical features of patent ductus arteriosus in low-birth-weight infants. A prospective analysis of 150 consecutively born infants. Pediatrics 57: 347
10. Slovis ThL, Shankaran S (1980) Patent ductus arteriosus in hyaline membrane disease: Chest radiography. AJR 135: 307
11. Thibeault DW, Emmanouilides GC, Nelson RJ, Lachman RS, Rosengart RM, Oh W (1975) Patent ductus arteriosus complicating the respiratory distress syndrome in preterm infants. J Pediatr 86: 120

2.6 Bronchopulmonale Dysplasie

1. Brown ER, Stark A, Sosenko I, Lawson EE, Avery ME (1978) Bronchopulmonary dysplasia: Possible relationship to pulmonary edema. J Pediatr 92: 982
2. Edwards DK, Dyer WM, Northway WH Jr (1977) Twelve year's experience with bronchopulmonary dysplasia. Pediatrics 59: 839
3. Milner AD (1980) Annotation: Bronchopulmonary dysplasia. Arch Dis Child 55: 661
4. Monset-Couchard M, Henry E, Larroche JCL, Moriette G, Bomsel F (1980) Dysplasie broncho-pulmonaire. Analyse de 565 cas de ventilation artificielle chez le nouveau-né. Ann Radiol 24: 55
5. Northway WH Jr, Rosan RC, Porter DY (1967) Pulmonary disease following respiratory therapy of hyaline-membrane disease: Bronchopulmonary dysplasia. N E J M 276: 357
6. Oppermann Hc (1989) Die Thoraxerkrankungen des Neugeborenen. In: Heuck F (Hrsg) Röntgendiagnostik der oberen Speise- und Atemwege, der Atemorgane und des Mediastinums. Springer, Berlin Heidelberg New York Tokyo (Handbuch der medizinischen Radiologie, Bd IX/5b S 1–61)
7. Oppermann HC, Wille L, Bleyl U, Obladen M (1977) Bronchopulmonary dysplasia in premature infants: a radiological and pathological correlation. Pediatr Radiol 5: 137

8. Oppermann HC (1983) Die Lungengefäßstruktur bei der bronchopulmonalen Dysplasie. Habilitationsschrift, Medizinische Fakultät der Ruprecht-Karls-Universität Heidelberg
9. Oppermann HC, Wiens A, Wiens St, Wille L (1985) Ist die röntgenmorphologische Stadieneinteilung der bronchopulmonalen Dysplasie nach Northway noch sinnvoll? Vortrag 11. Internationales Symposium für Neonatologie und Pädiatrische Intensivmedizin, Linz
10. Philips AGS (1975) Oxygen plus pressure plus time: the etiology of bronchopulmonary dysplasia. Pediatrics 55: 44
11. Reid L (1979) Bronchopulmonary dysplasia - pathology. J Pediatr 95: 836
12. Sickles EA, Gooding CA (1976) Asymmetric lung involvement in bronchopulmonary dysplasia. Radiology 118: 379
13. Swischuk LE (1977) Bubbles in hyaline membrane disease. Bronchopulmonary dysplasia associated with oxygen therapy in infants with respiratory distress syndrom. Radiology 122: 417
14. Tomashefski JF, Oppermann HC, Vawter GF, Reid LM (1984) Bronchopulmonary dysplasia: A morphometric study with emphasis on the pulmonary vasculature. Pediatr Pathol 2: 369
15. Tsai SH, Anderson WR, Strickland MB, Pliego M (1972) Bronchopulmonary dysplasia associated with oxygen therapy in infants with respiratory distress syndrome. Radiology 105: 107

3.1 Barotraumen: Entstehungsmechanismen und
3.2 Pulmonales interstitielles Emphysem

1. Bachy A, Gerard P, Gillerot Y (1979) Emphysème interstitiel persistant du nouveauné. Ann Pediatr 26: 612
2. Bomsel F, Larroche JCL (1972) L'emphysème interstitiel pulmonaire du nouveau-né. J Radiol Electrol 54: 505
3. Campbell RE (1970) Intrapulmonary interstitial emphysema: A complication of hyaline membrane disease. AJR 110: 449
4. Clarke ThA, Edwards DK (1979) Pulmonary pseudocysts in newborn infants with respiratory distress syndrome. AJR 133: 417
5. Fletcher BD, Outerbridge EW, Dunbar JS (1970) Pulmonary interstitial emphysema in the newborn. J Can Assoc Radiol 21: 273
6. Gamarra E de, Moriette G, Toubas PL, Relier JP (1978) Emphysème interstitiel unilateral du nouveau-né. Arch Fr Pediatr 35: 707
7. Harris H (1977) Pulmonary pseudocysts in the newborn infants. Pediatrics 59: 199
8. Leonidas JC, Bhan I, McCauley RKG (1979) Persistent localized pulmonary interstitial emphysema and lymphangiectasia. A causal relationship? Pediatrics 64: 165
9. Macklin MT, Macklin C (1944) Malignant interstitial emphysema of the lungs and mediastinum as an important occult complication in many respiratory diseases and other conditions: An interpretation of the clinical literature in the light of laboratory experiment. Medicine 23: 281
10. Maligner AD, Capitanio MA, Wertheimer I, Burko H (1974) Persistent localized intrapulmonary interstitial emphysema: An observation in three infants. Radiology 111: 379

11. Oppermann HC, Wille L (1979) Röntgendiagnostik pulmonaler Komplikationen des Atemnotsyndroms unter Beatmung. Therapiewoche 29: 8579
12. Oppermann HC, Wille L, Ulmer HE (1982) Der Neugeborenenthorax, Springer, Berlin Heidelberg New York
13. Plenat F, Vert P (1978) Pulmonary interstitial emphysema. Clin Perinatal 5: 351
14. Swischuk LE (1977) Bubbles in the hyaline membrane disease. Radiology 122: 417
15. Wood BP, Anderson VM, Mauk JE, Merritt TA (1982) Pulmonary lymphatic air. Locating pulmonary interstitial emphysema of the premature infant. AJR 138: 809
16. Wyman ML, Kuhn LR (1976) Unilateral pulmonary interstitial emphysema. J Pediatr 86: 902

3.3 Pneumothorax

1. Anderson KD, Chandra R (1976) Pneumothorax secondary to perforation of segmental bronchi by suction catheters. J Pediatr Surg 115: 687
2. Bartolozzi G, Pogiolesi C, Ridi F, Vichi GF (1979) Su 59 casi di pneumotorace e/o pneumomediastino del neonato. Minerva Pediatr 31: 283
3. Campbell RE, Hoffmann RR Jr (1974) Predictability of pneumothorax in hyaline membrane disease. AJR 120: 274
4. Chasler CN (1964) Pneumothorax and pneumomediastinum in the newborn. AJR 91: 550
5. Chernick V, Avery ME (1963) Spontaneous alveolar rupture in newborn infants. Pediatrics 32: 816
6. Fletcher BD (1978) Medial herniation of the parietal pleura: A useful sign of pneumothorax in supine neonates. AJR 130: 469
7. Frisch H (1980) Pulmonale Veränderungen, Komplikationen und Folgen der Beatmungstherapie in der Neonatalperiode. Pädiatr Prax 23: 371
8. Giedion A (1977) Radiology of respiratory distress in the newborn. A „gamut of pattern" approach. In: Eklöf O (ed) Current concepts in pediatric radiology. Springer, International (Current diagnostic pediatrics, vol 1, p 1)
9. Hall RT, Rhodes PG (1975) Pneumothorax and pneumomediastinum in infants with idiopathic respiratory distress syndrome receiving continuous positive airway pressure. Pediatrics 55: 493
10. Moessinger AC, Driscoll JM Jr, Wigger HJ (1978) High incidence of lung perforation by chest tube in neonatal pneumothorax. J Pediatr 92: 635
11. Monin P, Vert P (1978) Pneumothorax. Clin Perinatol 2: 335
12. Moskowitz PS, Griscom NT (1976) The medial pneumothorax. Radiology 120: 143
13. Oestreich A (1977) The sharp edge sign in neonatal pneumothorax. Ann Radiol 20: 94
14. Oppermann HC, Wille L (1982) Erkrankungen der Lunge. In: Oppermann HC, Wille L, Ulmer HE Der Neugeborenenthorax. Springer, Berlin Heidelberg New York, S. 63 (Hrsg)
15. Schulman A, Dalrymple RB (1978) Subpulmonary pneumothorax. Brit J Radiol 51: 494
16. Steel RW, Metz JR, Bass JW, DuBois JJ (1971) Pneumothorax and pneumomediastinum in the newborn. Radiology 98: 629
17. Stern L, Fletcher BD, Dunbar JS, Levant MN, Fawcett JS (1972) Pneumothorax and pneumomediastinum associated with renal malformations in newborn infants. AJR 116: 785
18. Swischuk LE (1976) Two lesser known but useful signs of neonatal pneumothorax. AJR 127: 623
19. Versmold HT (1977) Pneumothorax. Pädiatr Prax 19: 11
20. Wilkinson RH, Wheeler DB (1973) Pneumothorax and renal disease in a newborn. Ann Radiol 16: 235
21. Yu VYH, Liew SW, Robertson NRC (1975) Pneumothorax in the newborn. Changing pattern. Arch Dis Child 50: 449

3.4 Pneumomediastinum

1. Bashour BN, Balfe JW (1977) Urinary tract anomalies in neonates with spontaneous pneumothorax and/or pneumomediastinum. Pediatrics (Suppl) 59: 1048
2. Bowen AD, Quattromani FL (1980) Infraazygous pneumomediastinum in the newborn. AJR 135: 1017
3. Bowen AD, Dominguez R (1981) Sternal depression simulating mediastinal emphysema in neonates with respiratory distress. Radiology 139: 599
4. Franken EK Jr (1970) Pneumomediastinum in newborn with associated dextroposition of the heart. AJR 109: 252
5. Heitzman ER (1977) The mediastinum: Radiologic correlations with anatomy and pathology. Mosby, St. Louis, pp 237–322
6. Kleinmann RK, Brill PW, Whalen JP (1978) Anterior pathway for transdiaphragmatic extension of pneumomediastinum. AJR 131: 271
7. Levin B (1973) The continuous diaphragma sign. A newly-recognized sign of pneumomediastinum. Clin Radiol 24: 337
8. Liberman MM, Abraham JM, France NE (1969) Association between pneumomediastinum and renal anomalies. Arch Dis Child 44: 471
9. Lillard RL, Allen RP (1965) The extrapleural air sign in pneumomediastinum. Radiology 85: 1093
10. Lucaya J, Morreiras M (1976) Pneumothorax and or pneumomediastinum in newborn infants with renal malformations. Ann Radiol 19: 103
11. Marchand P (1951) the anatomy and applied anatomy of the mediastinal fascia. Thorax 6: 359
12. Moseley JE (1960) Loculated pneumomediastinum in the newborn. A „spinnaker" sign. Radiology 75: 788
13. Moskowitz PS, Griscom NT (1976) The medial pneumothorax. Radiology 120: 143
14. Stern L, Fletcher BD, Dunbar JS, Levant MN, Fawcett JS (1972) Pneumothorax and pneumomediastinum associated with renal malformations in newborn infants. AJR 116: 785
15. Volberg FM Jr, Everett CJ, Brill PW (1979) Radiologic features of inferior pulmonary ligament air collections in neonates with respiratory distress. Radiology 130: 357
16. Wille L, Oppermann HC (1976) Das idiopathische Atemnotsyndrom: Pulmonale Veränderungen und Komplikationen unter Respiratortherapie bei Frühgeborenen. Röntgenbl 29: 278

3.5 Pneumoperikard

1. Burt TB, Leister PD (1982) Neonatal pneumopericardium. Radiology 142: 81
2. Grosfeld JL, Kilman JW, Frye TR (1970) Spontaneous pneumopericardium in the newborn infant. J Pediatr 76: 614
3. Higgins ChB, Broderick ThW, Edwards DK, Shumaker A (1979) The hemodynamic significances of massive pneumopericardium in preterm infants with respiratory distress syndrome. Radiology 133: 363
4. Kunze J (1970) Pneumoperikard and Spontanpneumothorax in der Neugeborenenperiode. Pädiatr Prax 9: 377
5. Lange H, Kemperdick H, Gauchel FD (1974) Spontanes Pneumoperikard beim Neugeborenen. Klin Pädiatr 186: 264
6. Lawson EE, Gould JD, Taeusch HW (1980) Neonatal pneumopericardium: current management. J Pediatr Surg 15: 181
7. Löhrer AC (1972) Zur Pathogenese des Pneumoperikard beim Neugeborenen Schweiz Med Wochenschr 102: 1248
8. Siplovich L, Bar-Ziv J, Karplus M, Mares AJ (1979) The pericardial „Window": A rare etiological factor in neonatal pneumopericardium. J Pediatr 94: 975
9. Varano LA, Maisels JM (1974) Pneumopericardium in the newborn: Diagnosis and pathogenesis. Pediatrics 53: 941
10. Weingärtner L (1969) Pneumoperikard im Neugeborenenalter. Pädiatr Pädol 5: 212

3.6 Systemische intravaskuläre Luftembolie

1. Baur M, Otten A, Briner J (1978) Plötzlicher Tod durch massive Luftembolie bei Respiratorbeatmung im Neugeborenenalter. Helv Paediatr Acta 34: 147
2. Brazy JE, Blackmon RL (1977) Hypotension and bradycardia associated with airblock in the neonate. J Pediatr 90: 789
3. Brown ZA, Clark JM, Jung AL (1977) Systemic gas embolus. Am J Dis Child 131: 984
4. Faer M, Messerschmidt GL (1978) Nonfatal pulmonary air embolism: Radiographic demonstration. AJR 131: 705
5. Gregory GA, Tooley WH (1970) Gas embolism in hyaline membrane disease. NEJM 282: 1141
6. Gwinn JL, Lee FA (1973) Radiological case of the month: Massive air embolism. Am J Dis Child 126: 63
7. Kogutt MS (1978) Systemic air embolism secondary to respiratory therapy in the neonate: Six cases including on survivor. AJR 131: 425
8. Oppermann HC, Wille L, Obladen M, Richter E (1979) Systemic air embolism in the respiratory distress syndrome of the newborn. Pediatr Radiol 8: 139
9. Ponté C, Remy J, Lequien P (1974) Spontaneous air embolism in the newborn: A complication of pulmonary interstitial emphysema. Pediatr Radiol 2: 231
10. Vinstein AE, Gresham EL, Lim MO, Franken EA (1972) Pulmonary venous air embolism in hyaline membrane disease. Radiology 105: 627

4.1 Hydrothorax

1. Berger G (1968) Zur Differentialdiagnose des Atemnotsyndroms im Neugeborenenalter unter besonderer Berücksichtigung des Hydrothorax. Monatsschr Kinderheilkd 116: 507
2. Dietzsch HJ, Berger G (1970) Röntgenschaukasten: Zur Differentialdiagnose des Röntgensymptoms „Weißer Thorax" beim Neugeborenen. Kinderärztl Prax 38: 137
3. Frisch H, Schabel F (1979) Der Hydrothorax in der Neonatalperiode. Monatsschr Kinderheilkd 127: 207
4. Giedion A (1965) Beidseitiger Hydrothorax als Ursache schwerster initialer Atemnot des Neugeborenen. RÖFO 102: 29
5. Knight L, Tobin J Jr, L'Heureux Ph (1974) Hydrothorax: A complication of hyperalimentation with radiologic manifestations. Radiology 111: 693
6. McKendry JB, Lindsay WL, Gerstein MC (1957) Congenital defects of lymphatics in infancy. Pediatrics 19: 21
7. Oppermann HC (1989) Die Thoraxerkrankungen des Neugeborenen. In: Heuck F (Hrsg) Röntgendiagnostik der oberen Speise- und Atemwege, der Atemorgane und des Mediastinums. Springer, Berlin Heidelberg New York Tokyo (Handbuch der medizinischen Radiologie, Bd IX/5b, S 1-61)
8. Oppermann HC, Ulmer HE, Wille L (1984) Die Atemnot des Neugeborenen aus radiologischer Sicht. Monatsschr Kinderheilkd 132: 378
9. Querfeld U, Sandbrink H, Oppermann HC (1984) Iatrogener Hydrothorax bei einem Frühgeborenen und seine Behandlung. Monatsschr Kinderheilkd 132: 186
10. Swischuk LE (1980) Radiology of the newborn and young infant, 2nd edn. Williams & Wilkins, Baltimore London, p 153
11. Wagner IU, Zweymüller E (1973) Chylothorax and Hydrothorax beim Neugeborenen. Bruns' Beitr Klin Chir 220: 588

4.2 Chylothorax

1. Avery ME, Fletcher BD, Williams RG (1981) The lung and its disorders in the newborn infant. Saunders, Philadelphia London Toronto Sydney
2. Holm AL, Söderlund S (1975) Experiences of postoperative chylothorax in children. Pediatr Radiol 4: 10
3. Kramer SS, Taxlor GA, Garfinkel DJ, Simmons MA (1981) Lethal Chylothoraces due to superior vena caval thrombosis in infants. AJR 137: 559
4. Oppermann HC (1989) Die Thoraxerkrankungen des Neugeborenen. In: Heuck F (Hrsg) Röntgendiagnostik der oberen Speise- und Atemwege, der Atemorgane und des Mediastinums. Springer, Berlin Heidelberg New York Tokyo (Handbuch der medizinischen Radiologie, Bd IX/5b, S 1-61)
5. Oppermann HC, Wille L, Ulmer HE (1982) Der Neugeborenenthorax, Springer, Berlin Heidelber New York
6. Randolph JG, Gross RE (1975) Congenital chylothorax. Arch Surg 74: 405
7. Tischer W (1967) Der Chylothrorax im ersten Trimenon. Z Kinderchir 5: 53
8. Willich E, Kundert JG (1971) Chylothorax in the newborn. Radiological features. Ann Radiol 14: 155
9. Yancy WS, Spick A (1967) Spontaneous neonatal pleural effusion. J Pediatr Surg 2: 313

4.3 Hämothorax

1. Aaron BL, Dooben DJ (1970) Spontaneous hemothorax in the newborn. Ann Thorac Surg 9: 258
2. Dippel WF, Doty DB, Ehrenhaft JL (1973) Tension hemothorax due to patent ductus arteriosus. NEJM 288: 353
3. Gwinn JL, Lee FA (1974) Radiological case of the month. Intrauterine transfusion of donor blood into right thorax of fetus. Am J Dis Child 128: 521
4. Oppermann HC (1989) Die Thoraxerkrankungen des Neugeborenen. In: Heuck F (Hrsg) Röntgendiagnostik der oberen Speise- und Atemwege, der Atemorgane und des Mediastinums. Springer, Berlin Heidlberg New York Tokyo (Handbuch der medizinischen Radiologie, Bd IX/5b, S 1–61
5. Oppermann HC, Wille L (1980) Hemothorax in the newborn. Pediatr Radiol 129: 134
6. Stoker JA, Pyko BE (1978) Congenital hernia of right side of diaphragm associated with hemothorax. J Am Optom Assoc 77: 789

5 Kongenitale Zwerchfellhernien

1. Berdon WE, Baker DH, Amoury R (1968) The role of pulmonary hypoplasia in the prognosis of newborn infants with diaphragmatic hernia and eventration. AJR 103: 413
2. Campbell DP, Raffensperger JG (1972) Congenital cystic disease of the lung masquerading as diaphragmatic hernia. J Thorac Cardiovasc Surg 64: 592
3. Conde J, Mendoza E, Rafel E, Parra DM (1979) Congenital bilateral posterolateral and anterior diaphramatic defects. J Pediatr Surg 14: 185
4. Davies MRQ, Rode H, Cywes S (1977) „Thoracoschisis" associated with an ipsilateral distal phocomelia and an anterolateral diaphragmatic hernie. J Pediatr Surg 12: 755
5. Ekkelkamp S, Vos A (1980) A newborn with congenital diaphragmatic hernia and congenital cystic adenomatoid malformation of the lung. Z Kinderchir 31: 65
6. Fauré C, Sauvegrain J, Bomsel F (1971) Hernie congénitale du diaphragme droit avec coupole diaphragmatique en place normale à la naissance. Ann Radiol 14: 305
7. Fliegel CP, Kaufmann HJ (1972) Problems caused by pneumothorax in congenital diaphragmatic hernia. Ann Radiol 15: 159
8. Glasson MJ, Barter W, Cohen DH (1975) Congenital left posterolateral diaphragmatic hernia with previously normal chest x-ray. Pediatr Radiol 3: 201
9. Greenwood RD, Rosenthal A, Nadas AS (1976) Cardiovascular abnormalities associated with congenital diaphragmatic hernia. Pediatrics 57: 92
10. Hüner H, Mahmoudi I (1970) Die „Zwerchfellhernien" als Ursache lebensbedrohlicher Zustände der Neugeborenenperiode. Geburtsh Frauenheilkd 4: 327
11. Irle U, vd Oelsnitz G, Schwede N, Willich E (1969) Zwerchfellbrüche beim Kind. Fortschr Med 31: 1270
12. Kirchner SG, Burko H, O'Neill JA (1975) Delayed radiographic presentation of congenital right diaphragmatic hernia. Radiology 115: 155
13. Lanuza A (1971) The sign of the cane. Radiology 101: 293
14. Levy JL, Guynes WA, Louis JE, Linder LH (1969) Bilateral congenital diaphragmatic hernias through the foramina of Bochdalek. J Pediatr Surg 4: 557
15. McCarten K, Rosenberg HK, Borden SP, Mandell GA (1981) Delayed appearance of right diaphragmatic hernia associated with group B streptococcal infection in newborns. Radiology 139: 385
16. Nielsen HC, Cloherty H, Harris GBC (1980) Group B streptococcal infection with delayed onset right diaphragmatic hernia (DH): Correlation of clinical course and radiographic findings. Pediatr Res 14: 516
17. Oppermann HC (1989) Die Thoraxerkrankungen der Neugeborenen. In: Heuck F (Hrsg) Röntgendiagnostik der oberen Speise- und Atemwege, der Atemorgane und des Mediastinums. Springer, Berlin Heidelberg New York Tokyo (Handbuch der medizinischen Radiologie. Bd IX/5b, S 1–61)
18. Riggs W, Herschman AA (1970) Absent liver sign in congenital diaphragmatic hernia. Med J 63: 265
19. Siegel MJ, Shackelford GD, McAlister WH (1981) Left-sided congenital diaphragmatic hernia: Delayed presentation. AJR 137: 43
20. Töndury G (1967) Über die Entwicklung und Anatomie des Zwerchfells beim Menschen. Arch Klin Chir 319: 722
21. Walther A (1975) Ungewöhnlicher radiologischer Befund bei rechtsseitiger Zwerchfellhernie und Sequestration des rechten Lungenunterlappens. Z Kinderchir 16: 97
22. Wiseman NE, McPherson RI (1977) „Acquired" congenital diaphragmatic hernia. J Pediatr Surg 12: 657

6 Schädelsonographie bei akut erkrankten Neugeborenen und Säuglingen

F. K. TREFZ

INHALT

6.1 Untersuchungstechnik und Normalbefunde	683
6.2 Diagnostik zerebraler Blutungen	684
6.2.1 Milde zerebrale Blutung (Grad I; subependymale Blutung der Keimschicht)	686
6.2.2 Zerebrale Blutung mittleren Schweregrades (Grad II, III)	686
6.2.3 Zerebrale Blutung schweren Grades (Grad III, IV)	687
6.2.4 Periventrikuläre Leukomalazie	687
6.2.5 Posthämorrhagischer Hydrozephalus	689
6.2.6 Blutungen bei reifen Neugeborenen	689
6.3 Diagnostik von Hirnmißbildungen	690
6.4 Diagnostik hirnatrophischer Prozesse	691
6.5 Entzündliche Veränderungen	692
6.5.1 Parenchymatöse Veränderungen	692
6.5.2 Intraventrikuläre Veränderungen	693
6.6 Zusammenfassung	693
Literatur	694

Die Schädelsonographie ist zu einer leicht durchführbaren Routineuntersuchung auf jeder Neugeborenen-Intensivstation geworden.

Die wichtigsten Indikationen zur Schädelsonographie sind:

- Verdacht auf eine zerebrale Blutung
- Nachweis eines Hydrozephalus internus/externus
- Abklärung einer ungeklärten zerebralen Symptomatik (zerebrale Krampfanfälle, Atemstörungen etc.)
- Verlaufskontrolle bei entzündlichen zerebralen Erkrankungen

6.1 Untersuchungstechnik und Normalbefunde

Soweit verfügbar empfiehlt sich die Verwendung eines Sector-Scanners mit 5-7,5 MHz-Schallkopf. Es ist unbedingt auf einen guten Kontakt zwischen Schallkopf und Kopfhaut durch Vorgabe von reichlich Kontaktgel zu achten. Koronar- und Sagittalschnitte werden durch die vordere Fontanelle als Schallfenster durchgeführt (Abb. 1a, b). In den Koronarschnitten (Abb. 2a-c, 3a-d) stellt man sich durch Kippen des Schallkopfes nach frontal bzw. okzipital möglichst viele Schnittebenen dar. Mindestens 3 Schnittebenen werden dokumentiert:

a) Die Vorderhörner mit Nucleus caudatus und vorderer Schädelgrube (Abb. 2a, 3a).
b) Die Pars centralis der Seitenventrikel mit symmetrischer Einstellung der Seitenventrikel mit dem echogenen Plexus chorioideus, der Thalamus- und Hippocampusregion (Abb. 2b, 3b). Wenn möglich sollte dieser Schnitt durch den 3. Ventrikel gehen, der sich jedoch häufig nicht erkennen läßt (Abb. 2b, 3c).

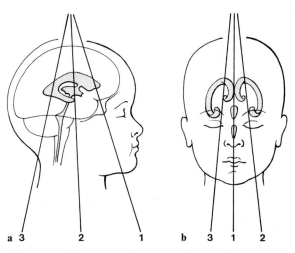

Abb. 1a, b. Schematische Darstellung der zu dokumentierenden Schnittebenen bei der Schädelsonographie. a Coronarschnitte: frontal *(1)*, zentral *(2)* und okzipital *(3)*. b Sagittalschnitte: median *(1)*, parasagittal links *(2)* bzw. rechts *(3)*

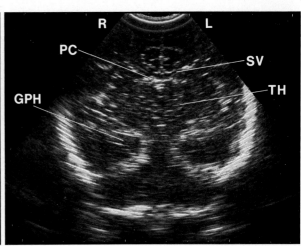
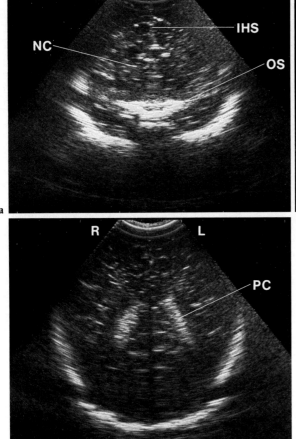

Abb. 2a–c. Koronarschnitte, Normalbefunde. **a** *Frontalschnitt* mit sehr engen, nicht darstellbaren Seitenventrikeln, mit echoreichem Os sphenoidale *(Os)* und der Interhemisphärenstruktur *(IHS)* sowie dem Bereich des Nucleus caudatus *(NC)*. **b** *Zentraler Koronarschnitt* mit schlitzförmigen, echoarmen Seitenventrikeln *(SV)*, dem typisch bogenförmig begrenzten Gyrus parahippocampus *(GPH)* sowie der lateralen „Gabel" der Fissura Sylvii *(SF)* (Abb. 3b). Unterhalb des Seitenventrikels der echoreiche Plexus chorioideus *(PC)* sowie darunter der Thalamusbereich *(TH)*. **c** Okzipitaler Koronarschnitt mit typisch divergierenden Plexus chorioidei *(PC)*

c) Die Hinterhörner mit den charakteristisch nach lateral divergierenden echogenen Plexus chorioidei und dem zeltförmig sich darstellenden Kleinhirn (Abb. 2c, 3d).

In den *Sagittal- bzw. Parasagittalschnitten* (Abb. 1b) werden ebenfalls 3 Schnittebenen dokumentiert:

a) Mittellinien-Sagittalschnitt mit Darstellung des 3. und evtl. 4. Ventrikels (Abb. 4a).

b, c) Ca 15° nach links bzw. rechts gekippte Parasagittalschnitte mit Darstellung des echofreien Seitenventrikels und des echoreichen Plexus chorioideus. Am Boden des Seitenventrikels erkennt man häufig die kaudothalamische Kerbe zwischen dem relativ echoarmen Thalamus und dem Nucleus caudatus. Im Schrägschnitt angeschnitten ist okzipital das Kleinhirn erkennbar (Abb. 4b). Parietale bzw. axiale Schnitte sind gelegentlich sinnvoll bei kleiner Fontanelle bzw. zur Ergänzung von Koronar- und Sagittalschnitten insbesondere bei ausgedehnten intrakraniellen Raumforderungen (vgl. Abb. 12a, b). Eine ausführliche Darstellung von Normalbefunden findet sich z. B. bei PETERS et al. [16].

6.2 Diagnostik zerebraler Blutungen

Zerebrale Blutungen finden sich bei Frühgeborenen mit weniger als 1500 g, bzw. bei Frühgeborenen mit einem Gestationsalter von weniger als der 35. Schwangerschaftswoche in bis zu 70%, wenn weite-

Abb. 4a, b. Sagittalschnitte, Normalbefunde. **a** Medianer Sagittalschnitt. Deutlich erkennbar der Clivs *(CL)*. Der III. und IV. Ventrikel sind echoärmer, jedoch häufig nicht eindeutig abgrenzbar. Die Gyri stellen sich scharf markiert dar. *CB*, Kleinhirn; *CC*, Corpus callosum. **b** Parasagittalschnitt. Der schlitzförmige Seitenventrikel *(SV)* stellt sich echoarm dar mit dem stark echoreichen Plexus chorioideus *(PC)*. *TH*, Thalamus; *NC*, Nucleus caudatus; *CB*, Kleinhirn

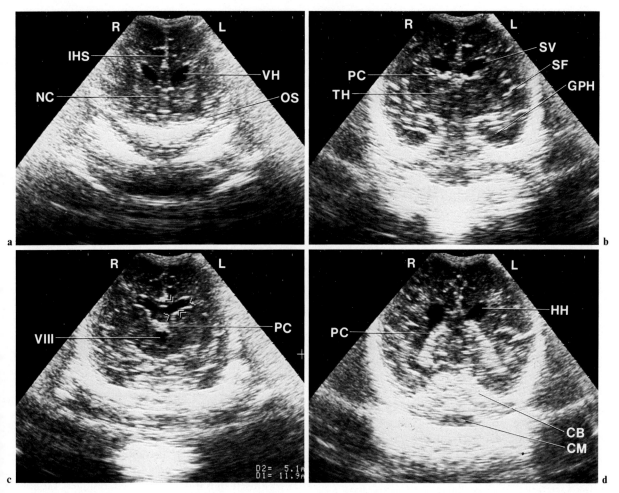

Abb. 3a–d. Koronarschnitte, Normalbefunde mit leicht erweitertem Ventrikelsystem. **a** Frontaler Koronarschnitt. *VH*, Vorderhörner; *OS*, Os sphenoidale; *IHS*, Interhemisphärenstruktur; *NC*, Nucleus caudatus. **b** Zentraler Koronarschnitt. *SV*, Seitenventrikel; *PC*, Plexus chorioideus; *TH*, Thalamus; *GPH*, Gyrus parahippocampus; *SF*, Fissura Sylvii. **c** Zentraler Koronarschnitt mit Darstellung des III. Ventrikels (VIII). *PC*, Plexus chorioideus. **d** Okzipitaler Koronarschnitt. Im Vergleich zu Abb. 2c ist bei diesem Kind deutlich das echoreiche zeltförmige Kleinhirn *(CB)* über einer echoarmen Cysterna magna *(CM)* zu erkennen

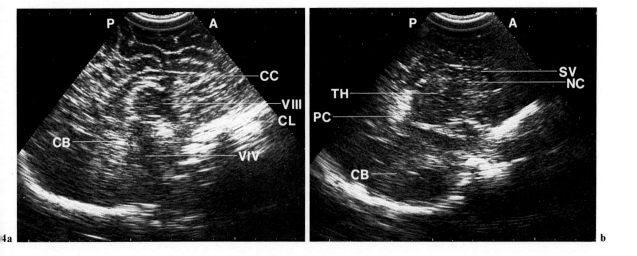

Tabelle 1. Stadieneinteilung zerebraler Blutungen (Nach SHANKARAN et al [18]

milde zerebrale Blutung	subependymale Blutung der Keimschicht Grad I
zerebrale Blutung mittleren Schweregrades	durch Zunahme der subependymalen Blutung kommt es zu einem Durchbruch in einen erweiterten Ventrikel (Grad II, III)
zerebrale Blutung schweren Grades	Bluttamponade eines erweiterten Ventrikels und/oder Ausdehnung der Blutung in das Hirnparenchym (Grad III, IV)

re Risikofaktoren wie Atemnotsyndrom, Asphyxie, Azidose etc. hinzutreten [12]. Bei reiferen Frühgeborenen (älter als 35. SSW) und reifen Neugeborenen sind zerebrale Blutungen selten [3]. 95% der Blutungen bei Frühgeborenen treten in den ersten drei Lebenstagen auf [15].

Die Einteilung der verschiedenen Schweregrade zerebraler Blutungen leitet sich ursprünglich von computertomographischen Befunden ab, die mit den sonographischen sehr gut übereinstimmen. Die klinische Wertigkeit dieser von I bis IV reichenden Skala ist umstritten [11, 22], zumal in den bislang durchgeführten sonographisch-klinischen Studien die Problematik der periventrikulären Leukomalazie bzw. hämorrhagischen Infarzierung (s. Kap. 6.3) zu wenig beachtet wurde [20]. In der klinischen Praxis der Intensivstation ist die Einteilung von SHANKARAN et al. [18] sinnvoll (Tabelle 1).

6.2.1 Milde zerebrale Blutung (Grad I; subependymale Blutung der Keimschicht)

Die Blutung stellt sich als echogener Bezirk im Bereich des Nucleus caudatus dar. Im Koronarschnitt (Abb. 5a) erkennt man inferolateral der Seitenventrikel eine Echoverdichtung, die sich im Parasagittalschnitt (Abb. 5b) dem Bereich des Nucleus caudatus zuordnen und von dem okzipital gelegenen, ebenfalls echogenen Plexus chorioideus gut abgrenzen läßt. Die Blutung kann uni- oder bilateral sein und sich in die (nicht erweiterten) Ventrikel vorwölben. Das Ausmaß der Blutung kann innerhalb weniger Stunden fortschreiten, was sich klinisch in Krampfanfällen, Hyperglykämien, Hämoglobinabfall, Elektrolytimbalanzen etc. äußern kann.

6.2.2 Zerebrale Blutung mittleren Schweregrades (Grad II, III)

Bei Zunahme der subependymalen Blutung kann es zu einem Durchbruch in den Ventrikel kommen. Bei kleineren Blutmengen ist die Diagnose meist nur klinisch durch den Nachweis blutigen Liquors zu objektivieren, sodaß allein die sonographische Diagnostik für eine Abgrenzung von einer milden Grad-I-Blutung nicht ausreicht [6]. Ein sicherer Hinweis auf eine ventrikuläre Blutung Grad II ist der Nachweis von Blutkoageln in einem erweiterten Ventrikelsystem (Abb. 6a–c, 7c, 7d, 8a). Im weite-

Abb. 5a, b. Milde zerebrale Blutung v. a. im Bereich des rechten Seitenventrikels, Frühgeborenes der 34. Schwangerschaftswoche. **a** Der sich infralateral des rechten Seitenventrikels darstellende echoreiche Bezirk läßt sich im Parasagittalschnitt, **b** in den Bereich des nucleus caudatus lokalisieren und damit von dem ebenfalls echoreichen Plexus chorioideus abgrenzen. *SB* subependymale Blutung; *NC,* Nucleus caudatus; *GPH,* Gyrus parahippocampus

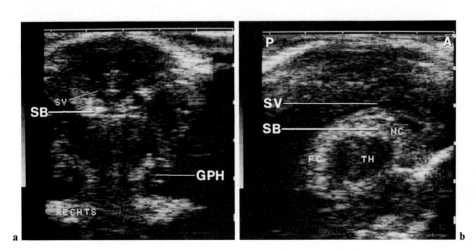

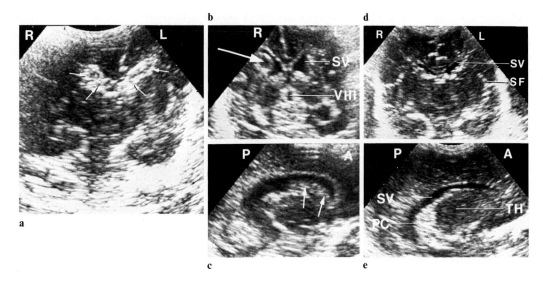

ren Verlauf kann sich die intraventrikuläre Blutung resorbieren (Abb. 6d, 6e, 8b) oder weiter fortschreiten (Abb. 7e, 7f).

6.2.3 Zerebrale Blutung schweren Grades (Grad III, IV)

Eine schwere, intraventrikuläre-intrazerebrale Blutung zeigt sich sonographisch durch eine „gipsähnliche" Ausfüllung eines erweiterten Ventrikels (Abb. 7c) und/oder eine Ausdehnung der Blutung in das Hirnparenchym (Abb. 7e, 7f). Beides ist prognostisch als ungünstiges Zeichen zu werten [18] obwohl im Hinblick auf die Langzeitprognose keine dieser sonographischen Zeichen eine prospektive Bewertung im Einzelfall ermöglicht [11]. Die Ausdehnung der parenchymatösen Blutung kann kaudal den Bereich des Thalamus bzw. supraventrikulär in die gesamte Hemisphäre reichen (Abb. 7e, f). Die Resorption der Blutung ist sonographisch erkennbar an einer zunehmenden zentralen Verflüssigung mit einem typischen echogenen Ring. Zurück bleibt ein zystischer, meist mit dem Ventrikel kommunizierender Substanzdefekt (Abb. 7g).

6.2.4 Periventrikuläre Leukomalazie

Der Nachweis periventrikulärer Echoverdichtungen im Sinne einer Leukomalazie gewinnt zunehmende Bedeutung [4]. Unter einer periventrikulären Leukomalazie wird eine vermehrte Echogenität in der periventrikulären Region definiert, die zu einer zystischen Degeneration führt [23]. Typischerweise liegen diese Echoverdichtungen im Gegensatz zu den

Abb. 6a–e. Verlauf einer zerebralen Blutung mittleren Schweregrades bei einem Frühgeborenen der 26. Schwangerschaftswoche. **a** 5. Lebenstag, Koronarschnitt: peri- und intraventrikuläre Echoverdichtungen im Bereich beider Seitenventrikel *(Pfeile)*. **b** 14. Lebenstag, Koronarschnitt: mäßige Aufweitung beider Seitenventrikel. Resorption eines kleinen Blutkoagels im rechten Seitenventrikel *(SV)*. Typische ringförmige Struktur mit echodichtem Rand und echoärmerem Zentrum *(Pfeil)* („Halo"). Deutlich ist auch der III. Ventrikel mit periventrikulärer Echoverdichtung zu sehen (VIII). **c** 14. Lebenstag, Parasagittalschnitt rechts. Echoverdichtung in der Pars centralis und frontalis des rechten Seitenventrikels als Ausdruck des intraventrikulär gelegenen Blutkoagels *(Pfeile)*. **d** 28. Lebenstag, Koronarschnitt: Normalisierung der Ventrikelweite, Resorption der intraventrikulären Blutung. *SV*, Seitenventrikel; *SF*, Fissura Silvii. **e** 28. Lebenstag, Parasagittalschnitt rechts, Normalbefund

Blutungen der Keimschicht im superolateralen Winkel des Seitenventrikels (Abb. 7a u. b). Sie finden sich bei Frühgeborenen als auch bei Reifgeborenen nach schwerer Asphyxie [19]. Pathoanatomische Vergleichsstudien zeigten, daß häufig eine sekundäre hämorrhagische Infarzierung vorliegt [5, 17]. Allerdings ist mit Hilfe der Sonographie eine Unterscheidung zwischen hypoxämischer oder hämorrhagischer Läsion nicht möglich [13]. Der endgültige Beweis einer hypoxisch bedingten Läsion zeigt sich jedoch erst im weiteren Verlauf durch Entstehung einer periventrikulär gelegenen Zyste (Abb. 8b) bzw. bei größeren Bezirken durch den Nachweis multipler Zysten (Abb. 7g). Da dies mit einem Untergang funktional bedeutsamen Hirngewebes verbunden ist, finden sich bei diesen Kindern häufig spastische Diplegien (meist der unteren Extremitäten), Hemiplegien, visuelle Probleme und

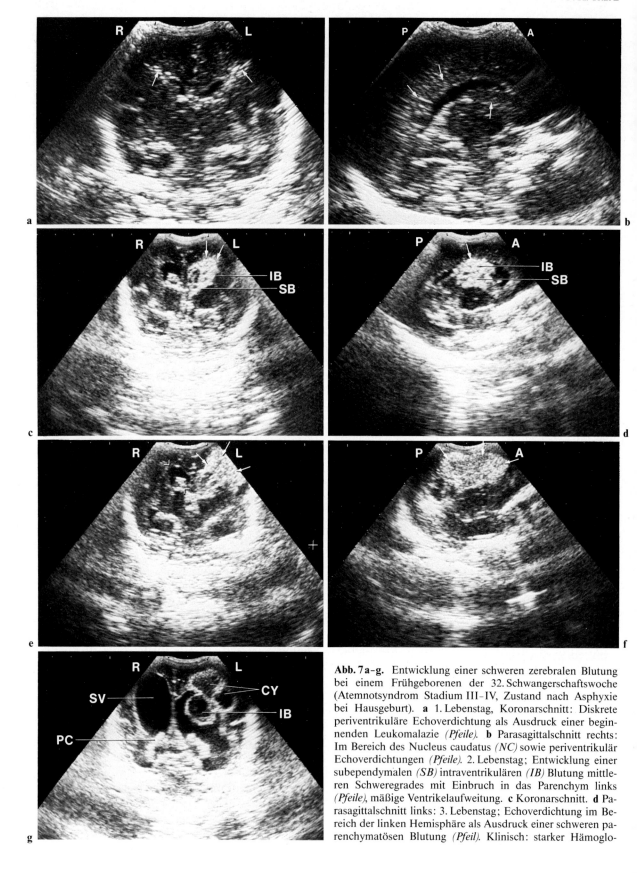

Abb. 7a–g. Entwicklung einer schweren zerebralen Blutung bei einem Frühgeborenen der 32. Schwangerschaftswoche (Atemnotsyndrom Stadium III–IV, Zustand nach Asphyxie bei Hausgeburt). **a** 1. Lebenstag, Koronarschnitt: Diskrete periventrikuläre Echoverdichtung als Ausdruck einer beginnenden Leukomalazie *(Pfeile)*. **b** Parasagittalschnitt rechts: Im Bereich des Nucleus caudatus *(NC)* sowie periventrikulär Echoverdichtungen *(Pfeile)*. 2. Lebenstag; Entwicklung einer subependymalen *(SB)* intraventrikulären *(IB)* Blutung mittleren Schweregrades mit Einbruch in das Parenchym links *(Pfeile)*, mäßige Ventrikelaufweitung. **c** Koronarschnitt. **d** Parasagittalschnitt links: 3. Lebenstag; Echoverdichtung im Bereich der linken Hemisphäre als Ausdruck einer schweren parenchymatösen Blutung *(Pfeil)*. Klinisch: starker Hämoglo-

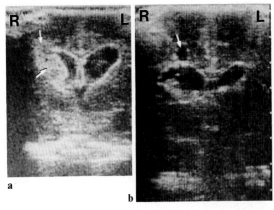

Abb. 8a, b. Leukomalazie und intraventrikuläre Blutung mittleren Schweregrades bei Drillingsfrühgeborenem der 32. Schwangerschaftswoche. **a** 7. Lebenstag; Koronarschnitt: intra-/periventrikuläre Echoverdichtung *(Pfeil)*, erweiterte Seitenventrikel. **b** 30. Lebenstag; Koronarschnitt: fast vollständige Resorption der intraventrikulären Blutung. Periventrikuläre Zyste als Ausdruck einer Leukomalazie

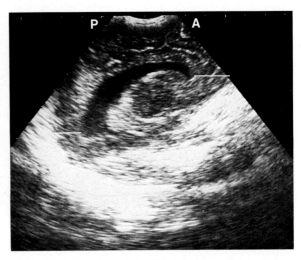

Abb. 9. Mäßiger Hydrocephalus internus. Der okzipitale Hirnmantel sollte im (Para) Sagittalschnitt mindestens 50% des frontalen Hirnmantels betragen (Nach SLOVIS u. SHANKARAN [20])

zerebrale Bewegungsstörungen [20]. Das Auftreten solcher zystischen Leukomalazien ist prognostisch ungünstig [7, 19, 23].

6.2.5 Posthämorrhagischer Hydrozephalus

Definitionsgemäß sind intraventrikuläre Blutungen mittleren und schweren Ausmaßes von einer Ventrikelerweiterung begleitet. Durch Liquorzirkulationsstörungen kommt es in über 60% der Fälle zum shuntpflichtigen Hydrocephalus internus [18]. Allerdings kann es in einem Teil der Fälle zu einer spontanen Rückbildung des Hydrozephalus kommen (z. B. in 33% der Fälle von FLEISCHER et al [8]) (Abb. 6a-e). Sonographisch läßt sich naturgemäß ein unter Druck stehender Hydrocephalus occlusus von einem Hydrocepahlus e vacuo nicht unterscheiden. Außerdem gibt es bislang keine klare sonographische Definition für eine Hydrocephalus internus. Am frühesten zeigt sich ein beginnender

◁──────
binabfall, zerebrale Krampfanfälle. **e** Koronarschnitt. **f** Parasagittalschnitt links; 20. Lebenstag; Posthämorrhagischer Hydrocephalus internus. Klinisch: zunehmendes Kopfwachstum, vorgewölbte Fontanelle. **g** Massive Aufweitung beider Seitenventrikel *(SV)*, stark echodichte, hypertrophierte Plexus chorioidei. Im linken Seitenventrikel in Resorption befindliche intraventrikuläre Blutung *(IB)*. Im Bereich der parenchymatösen Blutung zwei Resorptionszysten *(CY)*, beginnende Porenzephalie

Hydrocephalus internus an einer Erweiterung der Hinterhörner. Zur Objektivierung empfiehlt sich eine Messung des okzipitalen gegenüber dem frontalen Hirnmantel im Parasagittalschnitt (Abb. 9): Beträgt der okzipitale Hirnmantel weniger als 50% des frontalen Hirnmantels liegt eine Erweiterung der Hinterhörner vor [20]. Fehlt diese Erweiterung, liegt keine generalisierte Ventrikelerweiterung vor.

Durch wiederholte Lumbalpunktionen läßt sich möglicherweise eine Rückbildung eines posthämorrhagischen Hydrozephalus erreichen. Diagnostisch ergibt sich mit Hilfe der Schädelsonographie die Möglichkeit, vor und nach Lumbalpunktion durch Nachweis der Rückbildung der Ventrikelerweiterung einen kommunizierenden Hydrocephalus internus nachzuweisen (Abb. 10a, 10b).

6.2.6 Blutungen bei reifen Neugeborenen

Blutungen bei reifen Neugeborenen sind eher selten und häufig traumatischer Natur. Abbildung 11 zeigt diskrete Echoverdichtungen als Zeichen einer parenchymatösen Einblutung im Bereich des rechten Temporallappens bei einem Reifgeborenen nach Forzepsentbindung und einem subgaleatischen Hämatom rechts okzipitoparietal (nicht dargestellt). In jüngerer Zeit fanden sich häufiger – evtl. auch infolge eines Vitamin-K-Mangels parenchymatöse Massenblutungen bei Neugeborenen und jungen Säuglingen. Die auf die Intensivstation

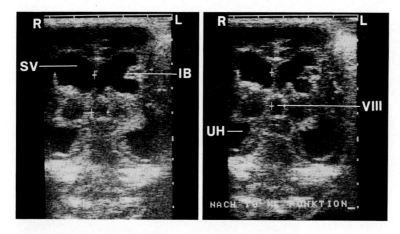

Abb. 10. Schwerer posthämorrhagischer kommunizierender Hydrocephalus internus, Koronarschnitte: **a** vor und **b** nach 10 ml Liquorentnahme durch Lumbalpunktion *SV,* Seitenventrikel; *UH,* Unterhorn der Seitenventrikel; *IB,* Reste der intraventrikulären Blutung

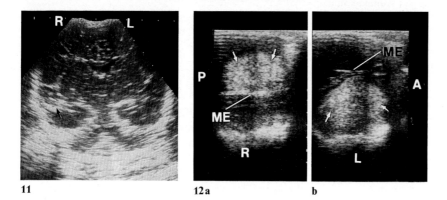

Abb. 11. Kleinere parenchymatöse Blutung *(Pfeil)* in Höhe des rechten Gyrus parahippocampus *(GPH).* Neugeborenes, 2. Lebenstag, Zustand nach Zangenextraktion mit subgaleatischer Blutung und Schädelfraktur rechts parietal

Abb. 12. Axialschnitt von **a** parietal links, **b** parietal rechts. Große Echoverdichtung *(Pfeile)* im Bereich der linken Hemisphäre mit Mittelechoverschiebung *(ME)* nach rechts. 6 Wochen alter Säugling mit ätiologisch ungeklärter intrazerebraler Massenblutung (computertomographisch bestätigt)

z. B. wegen einer plötzlich aufgetretenen Bewußtseinsstörung aufgenommenen Säuglinge zeigen sonographisch eine umschriebene Echoverdichtung und Mittelechoverschiebung, die sich evtl. am besten im Axialschnitt von links und rechts parietal erkennen läßt (Abb. 12a, b). In 50% der Fälle bleibt die Ätiologie solcher Blutungen bislang jedoch unklar [3]. Differentialdiagnostisch ist an einen zerebralen Infarkt oder eine Ammoniakintoxikation (z. B. bei angeborenen Aminosäuren-Stoffwechselerkrankungen, eigene Beob.) zu denken. Eine weitere computertomographische Abklärung ist anzuraten [9].

6.3 Diagnostik von Hirnmißbildungen

Im Bereich der intensivmedizinischen Versorgung von atemgestörten Früh- und Neugeborenen ergibt sich häufig die Indikation zur Schädelsonographie bei Mißbildungssyndromen zum Ausschluß zerebraler Veränderungen. Ein angeborener Hydrocephalus internus wird zunehmend auch pränatal diagnostiziert [10], so daß häufig bereits Vorbefunde existieren, die der weiteren, evtl. auch computertomographischen Abklärung bedürfen. Die Abb. 13a, b zeigen den sehr typischen Befund einer Corpus callosum-Agenesie bei einem Neugeborenen mit unklarem Dysmorphiesyndrom. Neben erweiterten Seitenventrikeln zeigt sich im Koronar- als auch im medianen Sagittalschnitt ein erweiterter, interponierter und nach kranial dislozierter 3. Ventrikel [1].

Sehr häufig finden sich periventrikulär gelegene zystische Raumforderungen im Rahmen komplexer Hirnmißbildungen, die meistens einer computertomographischen Abklärung bedürfen. Die Abb. 14a–c zeigt ein Beispiel einer zystischen Raumforderung anderer Art: Die Einordnung der

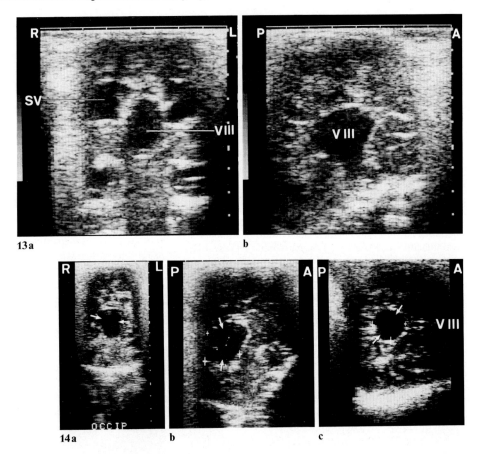

mittelständig kaudal des 3. Ventrikels gelegenen Zyste läßt sich im Rahmen des gesamten klinischen Bildes vornehmen; bei einem Neugeborenen bestand von Geburt an eine schwere Herzinsuffizienz ohne Nachweis eines Vitium cordis mit einem lauten Gefäßgeräusch über der gesamten Kalotte. Die Bestätigung, daß es sich bei diesem zystischen Gebilde um eine gefäßbedingte, aneurysmatische Erweiterung der Vena Galeni handelt, gelingt sehr elegant mit Hilfe der Doppler-Sonographie [21, 14]. Bei einem in unserem Fall gleichzeitig bestehenden Rechts-links-Shunt auf Vorhofebene über ein offenes Foramen ovale ist auch eine „Kontrastdarstellung" möglich: Nach Injektion von 2-3 ml NaCl 0,9% oder Glukose 5% über eine periphere Vene erkennt man im Bereich der Zyste multiple kleine Echos ähnlich einem „Schneegestöber".

6.4 Diagnostik hirnatrophischer Prozesse

Der sonographische Nachweis hirnatrophischer Prozesse äußert sich - gewissermaßen als Endzustand - durch einen Hydrozephalus externus und

Abb. 13a, b. Corpus callosum-Agenesie. **a** Koronarschnitt: Hydrocephalus internus mit auffallend großem, zwischen den Seitenventrikeln *(SV)* interponiertem III. Ventrikel *(VIII)*. **b** Medianer Sagittalschnitt: Vergrößerter und nach kranial dislozierter III. Ventrikel *(VIII)*

Abb. 14a-c. Aneurysma der Vena Galeni; 2 Wochen altes Neugeborenes Klinisch: schwere Herzinsuffizienz. **a** Okzipitaler Koronarschnitt: Rundliche echofreie, mediane Raumforderung. **b** Medianer Sagittalschnitt: Okzipital des III. Ventrikels gelegene echofreie Raumforderung (Durchmesser 3,2 cm). **c** Axialer Schnitt von links parietal: Echoleere, runde Raumforderung in der Mittellinie okzipital des III. Ventrikels

internus. Bislang fehlen genaue pathoanatomische Korrelate zwischen Ultraschallbefund und histologischem Befund. Hinweise für einen beginnenden hirnatrophischen Prozeß ergeben sich durch diffuse oder umschriebene Echoverdichtungen des ansonsten eher echoarmen Hirnparenchyms [19]. Abbildung 15a zeigt ein solches Beispiel bei einem neurologisch schwer auffälligen, 14 Tage alten Neugeborenen: diffuse Echoverdichtung mit Aufhebung der normalen Hirnarchitektur. Selbst eine Abgren-

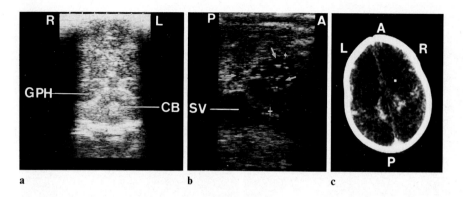

Abb. 15 a–c. Verlauf eines ungeklärten hirnatrophischen Prozesses bei einem Neugeborenen mit schwerer neurologischer Symptomatik. a 4 Wochen; Koronarschnitt: Diffuse Echoverdichtung mit Auslöschung der normalen Hirnarchitektur. *GPH*, Gyrus parahippocampus; *CB*, Kleinhirn. b 12 Wochen; Parasagittalschnitt links: Noch erkennbar ist ein Ausschnitt des Seitenventrikels *(SV)*. Darüber findet sich eine kleinzystisch-wabige Struktur im Sinne einer multizystischen Degeneration *(Pfeile)*. c Computertomogramm: Das Hirnparenchym ist so stark hypodens, daß die Seitenventrikel nicht mehr abgrenzbar sind

Echoverdichtungen und eine Betonung der Grenzschicht zwischen grauer und weißer Substanz sind möglicherweise sonographische Zeichen einer solchen Cerebritis [2]. Nicht zu übersehen sind Abszesse des in Abb. 17 a, b dargestellten Ausmaßes: Die periventrikulären Echoverdichtungen stellen sich im CT als hypodens dar (Zustand nach Proteusmeningitis).

zung der Mittellinie mit dem rechtwinkelig abgehenden echodichten Markrindengrenzen der Gyri ist nicht sicher möglich.

2 Monate später finden sich bei diesem Kind multiple kleinzystische Veränderungen im Bereich beider Großhirnhemisphären (Abb. 15 b). Im Computertomogramm sind diese Strukturen derart hypodens, daß sie von dem leicht erweiterten Ventrikelsystem nicht zu unterscheiden waren (Abb. 15 c).

Bei einem anderen, 2 Monate alten, durch eine plötzlich einsetzende Bewußtseinsstörung und durch Krampfanfälle auffällig gewordenen Kind finden sich symmetrische Echoverdichtungen des ansonsten echoarmen Thalamusbezirkes (Abb. 16 a, b). Im Unterschied zu einer Blutung ist dieser Bezirk im Computertomogramm hypodens (Abb. 16 c). Im weiteren Verlauf ergab sich ein diffuser hirnatrophischer Prozeß ungeklärter Ätiologie mit schwerem zerebralem Defektzustand.

6.5 Entzündliche Veränderungen

6.5.1 Parenchymatöse Veränderungen

Im Rahmen einer eitrigen Meningitis beim Neugeborenen kann es zu einer raschen Ausbreitung der entzündlichen Veränderungen im Sinne einer Zerebritis und Ventrikulitis kommen. Umschriebene

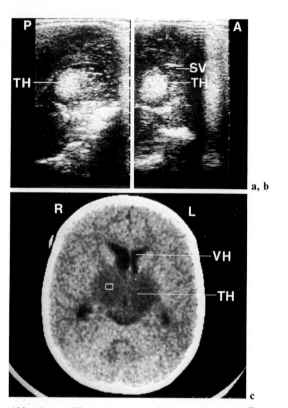

Abb. 16 a–c. Hirnatrophischer Prozeß ungeklärter Ätiologie. 6 Monate alter Säugling mit akut auftretenden Bewußtseinsstörungen und Krampfanfällen. a, b Parasagittalschnitte rechts und links: Symmetrische Echoverdichtung des Thalamus *(TH)*. *SV*, Seitenventrikel. c Computertomogramm: Hypodense Zone im Thalamusbereich *(TH)*. *VH*, Vorderhörner der Seitenventrikel

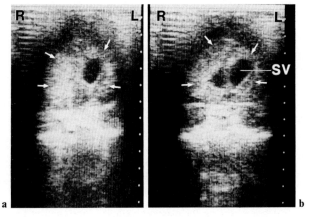 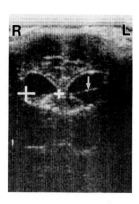

Abb. 17a, b. Hirnabszeß bei einem 4 Wochen alten Neugeborenen (Zustand nach Proteusmeningitis). a Frontaler Koronarschnitt, b mehr nach zentral gekippter Koronarschnitt. Periventrikuläre, ausgedehnte Echoverdichtung *(Pfeile)* bei hydrozephalen Seitenventrikeln. (Im Kontrastmittel-CT: hypodenser Bezirk mit hyperdensem Randwall)

Abb. 18. Hydrocephalus internus mit Ventrikulitis bei Neugeborenenmeningitis. Koronarschnitt: Strangförmige Echoverdichtung im linken Seitenventrikel *(Pfeil)*

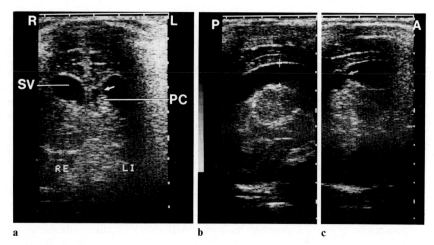

Abb. 19a-c. Hydrocephalus internus mit Ventrikulitis bei Neugeborenenmeningitis. a Koronarschnitt: Im linken Seitenventrikel vergrößerter Plexus chorioideus *(PC)* mit strangförmiger Verklebung zum Dach des linken Seitenventrikels *(Pfeil)*, Hydrocephalus internus. b, c Parasagittalschnitte rechts und links: Deutlich ist im linken Seitenventrikel die Verklebung des Plexus chorioideus mit dem Ependym des Ventrikeldaches zu erkennen *(Pfeil)*

6.5.2 Intraventrikuläre Veränderungen

Der Nachweis einer Ventrikulitis ist von prognostischer und therapeutischer Bedeutung. Sonographisch findet sich u. a. eine periventrikuläre Echoverdichtung sowie - bei einer häufig gleichzeitig bestehenden Ventrikelerweiterung - der Nachweis intraventrikulärer Echoverdichtungen. Diese können strangförmig sichtbar (Abb. 18) oder direkt als Ependymverklebung nachweisbar sein, wie in Abb. 19a-c dargestellt. In beiden Fällen kam es trotz ausreichender antibiotischer Behandlung zu einem shuntpflichtigen postmeningitischen Hydrocephalus internus.

6.6 Zusammenfassung

Die Schädelsonographie beim akut erkrankten Neugeborenen bzw. Säugling auf der Intensivstation erlaubt den Nachweis und die Graduierung intraventrikulärer und intrazerebraler Blutungen. Eine Einteilung dieser Graduierung in ein mildes, mittleres und schweres Ausmaß scheint sinnvoll. Von besonderer prognostischer Bedeutung sind nachgewiesene periventrikuläre Leukomalazien, die sich differentialdiagnostisch von einer Blutung nur im späteren Verlauf durch Entwicklung einer oder mehrerer zystischer Veränderungen bestätigen lassen. Von besonderer Bedeutung ist die Schädelsonographie zum Nachweis eines Hydrocephalus internus, entweder posthämorrhagisch oder auch als primäre Mißbildung. Kleinere subdurale Hygrome bzw. Hämatome sind unter Umständen zu übersehen. Die Schädelsonographie ist bei akut erkrankten Säuglingen ebenfalls leistungsfähig im Bereich der Frühdiagnostik von hirnatrophischen Prozessen sowie im Nachweis einer Ventrikulitis.

Literatur

1. Babcock DS (1984) The normal, absent and abnormal corpus callosum: sonographic findings. Radiology 151: 449-453
2. Babcock DS, Han BK (1985) Sonographic recognition of gyral infarction in meningitis. AJR 144: 833-836
3. Bergman J, Bauer RE, Barmada MA, Latchaw RE, Taylor HG, David R, Painter MJ (1985) Intracerebral hemorrhage in the full-term neonatal infant. Pediatrics 75: 488-496
4. Bowerman RA, Donn SM, Silver TM, Jaffe MH (1984) Natural history of neonatal periventricular hemorrhage and its sonographic observations. AJR 143: 1041-1052
5. Chukwuma GN, Pape KE, Martin DJ, Becker LE, Fitz CR (1984) Periventricular infarction diagnosed by ultrasound: a postmortem correlation. J Pediatr 105: 106-110
6. Donn SM, Goldstein GW, Silver TM (1981) Real time ultrasonography. Its use in the evaluation of neonatal intracranial hemorrhage and post hemorrhagic hydrocephalus. Am J Dis Child 135: 319-321
7. Dubowitz LMS, Bydder GM, Mushin J (1985) Developmental sequence of periventricular leukomalacia. Correlation of ultrasound, clinical and nuclear magnetic resonance functions. Arch Dis Child 60: 349-355
8. Fleischer AC, Hutchinson AA, Bundy AL (1983) Serial sonography of posthemorrhagic ventricular dilatation and porencephaly after intracranial hemorrhage in the preterm neonate. ANJR 4: 971-975 AJR 141: 451-455
9. Hermanez-Schulmann M, Cohen W, Genieser NB (1985) Sonography of cerebral infarction in infancy. AJR 150: 897-902
10. Hidalgo H, Bowie J, Rosenberg ER, Panol CR, Ford K, Lepsit E (1982) In utero sonographic diagnosis of fetal cerebral anomalies. AJR 139: 143-148
11. Kuban K, Teele RL (1984) Rationale for grading intracranial hemorrhage in preterm infants. Pediatrics 74: 358-363
12. Lee BCP, Grassi AE, Scheduer S, Auld PAM (1979) Neonatal intraventricular hemorrhage: a serial computed tomography study. J comput Assist Tomogr 3: 483-490
13. Martin DJ, Hill A, Fitz CR, Daneman A, Huvill DA, Bekker LE (1983) Hypoxic/ischiaemic cerebral injury in the neonatal brain. A report of sonographic features with computed tomographic correlation. Pediatr Radiol 13: 307-312
14. Mullaart RA, Daniels O, Hopman JWC, Kirggsman JB, Kollee LAA, Rotteveel JJ, Stoelinga GBA, Slooff JL, Thijssen HOM (1982) Ultrasound detection of congenital arteriovenous aneurysm of the great cerebral vein of Galen. Eur J Pediatr 139: 195-198
15. Partridge JC, Babcock DS, Steiden JJ, Han BK (1983) Optimal timing for diagnostic cranial ultrasound in low birth-weight infants. Detection of intracranial hemorrhage and ventricular dilatation. J Pediatr 102: 281-287
16. Peters H, Deeg KH, Weitzel D (1987) Die Ultraschalluntersuchung des Kindes. (Ultraschallseminar). Springer, Berlin Heidelberg New York Tokyo, S 31-78
17. Schellinger D, Grant EG, Manz HJ, Patronas NJ (1988) Intraparenchymal hemorrhage in preterm neonates: a broadening spectrum. AJR 150: 1109-1115
18. Shankaran S, Slovis TL, Bedard MP, Poland RL (1982) Sonographic classification of mortality, morbidity and short-term neurologic outcome. J Pediatr 100: 469-475
19. Siegel MJ, Shackelford GD, Perlman JM, Fulling KH (1984) Hypoxic-ischemic encephalopathy in term infants: Diagnosis and prognosis evaluated by ultrasound. Radiology 152: 395-399
20. Slovis TL, Shankaran S (1984) Ultrasound in the evaluation of hypoxic-ischemic injury and intracranial hemorrhage in neonates: the state of the art. Pediatr Radiol 14: 67-75
21. Straßburg HM, Sauer M (1982) Morphologische Darstellung und Identifizierung eines Aneurysma der Vena Galeni beim Säugling mit der Duplex Scan Technik. Klin Pädiat 194: 84-87
22. Trefz FK, Kühl G, Oppermann HC, Wille L (1983) Ultrasonographische Befunde bei Frühgeborenen mit zerebraler Blutung. In: Haller U und Willer C (Hrsg) Diagnostik intrakranieller Blutungen beim Neugeborenen. Springer, Berlin Heidelberg New York Tokyo, S 25-32
23. de Vries LS, Dubowitz V, Lary S, Whitelaw A, Dubowitz CMS, Kaiser A, Silverman M, Wiggleswath JS (1985) Predictive value of cranial ultrasound in the newborn baby: a reappraisal. Lancet II, 1: 137-140

Sachregister

Abdomen, Raumforderung 591
Abrißfraktur
  Epicondylus radialis 104
  Lig. patellae 138
Absprengungen, metaphysäre (Corner signs) 46, 131, 236, 252
Abszeß
  Hals 643
  Hirn 413, 440
  paravertebraler 481
  subduraler 441
  subperiostaler 146, 147
  Verkalkungen 212
  Weichteile 573
Abt-Letterer-Siwesche Erkrankung 205, 320
Acheiropodie 64
Achondrogenesis
  LANGER-SALDINO, Typ II 259
  PARENTI-FRACCARO, Typ I 259
Achondroplasie 260, 267, 372, 379
Adaktylie 64
ADAM-Chondrodysplasie 272
Adenoide 373, 358
Adenoma sebaceum 407
Adoleszentenkyphose (Morbus Scheuermann) 139
Adrenogenitales Syndrom 591, 595, 610, 611
Adrenogenitales Syndrom
  Radiologische Symptome 613
Aitken II- oder III-Fraktur 564
Akromegalie 209
Akromikrie 260
Akrozephalosyndaktylie 63, 68
Akrozephalus 337
„akutes Abdomen" 591
Albers-Schönbergsche Krankheit 293
Albright-Mc Cune-Syndrom 208, 288
Alkoholembryopathie 628
Alveolarrupturen 649
Amelie 64
Amenorrhoe 591
Amyotonia congenita 73
Anämie 313
  aplastische 305
  radiologische Besonderheiten 313
  Skelettfehlbildungen 318
Androgene 47
Anenzephalie 391, 392
Aneurysma, Vena Galeni 415

Anfallsleiden 441
Angioblastom 412
Angiographie, zerebrale 388, 393
Angiom 182
Angiomatose (Cobb-Syndrom), kutanomeningospinale 413
Angiomatose (van Bogaert), zerebromeningeale 413
Angiomatose (Wyburn-Mason) 413
Ankylose 569, 580
anorektale Anomalien 618
anterior unsegmented bar 468
Anus, ektopischer 593
Aortenruptur, traumatische 116
Apert-Syndrom 61, 68, 70, 366
Aphalangie 64
Aplasie
  Radius 63
  Ulna 63
Apophysen 45, 79, 96
Apophysenabrisse 83
Apophysenkerne 41
Apophysitis 46
Apophysitis calcanei 138
Aquäduktstenose 402
Arachnodaktylie 234
Arachnoidalblutung 425, 426
Arachnoidalzysten 391, 393, 398, 413
  spinale 445
Arhenoblastom 627
Arhinenzephalie 364, 393
Arnold-Chiari-Fehlbildung 344, 371, 377, 391, 402, 442
Artefakte, Schädel 336
Arteria meningica media 98
arterielle Verschlußerkrankungen, Ursachen 419
arteriovenöse Fehlbildungen 68, 413
Arthritis 558
  bakterielle 560
  juvenile rheumatoide 305
  oligoartikuläre 561
  polyartikuläre 561
  rheumatoide 531, 550
Arthrographie 527, 554
Arthrogryposis 519, 557
Arthroophthalmopathie 267
Arthro-Osteo-Onycho-Dysplasie 302
Arthropathie
  chronische 569
  sekundäre 136

Arthroskopie 141
aseptische Knochennekrosen, Kortisonbehandlung 309
Askin-Tumor 195
Asphyxie 392
asphyxierende Thoraxdysplasie 68, 272
Aspirationssyndrom 649
Astrozytom 435, 448
  pilozytäres 413, 428, 430
  supratentorielles 435
Atelektase 641
Atemnotsyndrom 654
  idiopathisches 647, 652
Atlantookzipitalregion, Anomalien 460
Aufhellungsbänder, submetaphysäre 305
Aufhellungszonen, metaphysäre 253
Aufnahme
  gehaltene 126
  „halbaxial" 358
  nach ALTSCHUL-UFFENORDE 370
  nach ANDRÉN und VON ROSEN 511
  nach CALDWELL 358
  nach HIRTZ 354, 358, 370
  nach LAUENSTEIN 512
  nach E. G. MAYER 373
  nach SCHÜLLER 373, 375
  nach STENVERS 99, 373
  nach TOWNE 339
  nach WANGENSTEEN und RICE 619
  nach WATERS 358
Ausriß, Eminentia intercondylica 122
Azetabulumfrakturen 118

Babixhüllen 3
„Babygramm" 259
„Bajonetthand" 283
Baker-Zyste 561, 569
Balkenlipom 396
Balkenmangel 396
Bandläsionen 126
Barotraumen 660
  Entwicklungsmechanismus 661
Basion 327
Basiswinkel, nach WELCKER 372
Bathrozephalus 337
„Battered-Child-Syndrom" s. auch Kindesmißhandlung
Baty-Vogtsches Aufhellungsband 305

Bauchschmerzen 591
Bauchtraumen, stumpfe 112
„Bauchzysten" 592
Becken, quadratische Form 268
Beckenfraktur 117
Beckenhörner-Nagel-Patella-Syndrom 302
Beckenmessung, Schema 521
Beckenrandbrüche 117
Beckenringfrakturen 117
„BENNETT-Fraktur" 109
Bestrahlung, stereotaktische 415
Biegungsfraktur 81
Bildspeicher 9
Bildverstärkerfotographie 7
Blasenekstrophie 591, 593, 618
„Blasenhirn" 392
Blasenstörungen, neurogene 474
Bleivergiftung 309
Blockwirbel 402, 468
Blow-out Fraktur 100, 366
Blutgefäßversorgung 144
Blutung
　epidurale 421
　extrazerebrale 425
　Gehörgang 99
　intraartikuläre 568
　intrakranielle 98, 417
　intraventrikuläre 423
　intrazerebrale 421, 422
　Nase 99
　periostale 178
　subarachnoidale 422
　subdurale 422
　subperiostale 250
　Vagina 592
　zerebrale 684
Bochdaleksche Hernie 673
Boerhaave-Syndrom s. Ösophagusrupturen
Bogenfortsätze, Apophysen 454
Bogenschlußdefekte 464
Bogenwurzel, Hypoplasie 464
Bogenwurzelabstände 270
　Normgrenze 456
20-Bone-Score 52
bony interorbital distance = BIOD 363
„Boxer-Fraktur" 109
Brachydaktylie 243
　Klassifizierung 61
Brachymesophalangie 61, 271, 557
Brachymetakarpie 243, 271
Brachytelephalangie 61
Brachyzephalus 336
brauner Tumor 202
Brodie-Abszeß 202
Bronchopulmonale Dysplasie 656
Bronchuseinriß 116
Brown-Sequard-Syndrom 446
Brüche (s. auch Frakturen) 82
　Beckenrand 117
　„BENNETT-Fraktur" 109
　„Boxer-Fraktur" 109
　Felsenbein 127
　Malleolengabel 126

Metakarpalknochen 109
Oberkiefer 100
Oberschenkelschaft 120
Rippen 112
Steißbein 118
Unterarm 106
Unterkiefer 100
Unterschenkel 124
Verlaufskontrolle 128
Wirbelkanten- 111
Zehen 127
Burnett-Syndrom 580
Bursitis 561
Bürstenschädel 313

Café-au-lait-Flecke 208, 576
Caffey-Syndrom 253
„Caffeysche-Synchondrose" 379
Calcinosis
　circumscripta 579
　universalis 579
Campomelie 366
Camurati-Engelmann-Erkrankung 295
Canalis craniopharyngens 370
Caput Collum-Diaphysenwinkel (CCD-Winkel) 511
Carpenter-Syndrom 68, 366
Cavum veli interpositi 394
Cavum Vergae 394
Chassaignac 562
Cherubismus 368
Chiasmagliom 433
Chlamydienpneumonie 651
Choanalatresie 363
Cholesteatom 374, 436
Chondroblastom 160, 174, 178, 201, 202
　benignes 174
　epiphysäres 174
Chondrodysplasia punctata 464
　CONRADI-HÜNERMANN-Typ 263, 264
　rhizomele Form 263
„3 MN-Chondrodysplasie" (Malabsorption) 272
Chondrodystrophia fetalis 267
Chondrodystrophia punctata 66
chondroektodermale Dysplasie 262, 274
chondrogene Tumoren 168
Chondrom 157, 168, 172, 183
　epiexostotisches 168
　juxtakortikales 172
　Metakarpalia 172
　multiples 174
　periostales 172
　Phalangen 172
　solitäres 172
Chondromatose 174
Chondromyxoidfibrom 173, 175, 199, 202, 204
Chondrosarkom 171, 174-176
Chylothorax 116, 670
Clivus 377
„codfish-vertebrae" 234
Codman-Dreieck 162, 174, 188, 193, 201

Computertomographie 13, 354
　Gelenke 554
　Knochentumoren 165
　Schädelhirntrauma 80, 339
　spinale 442
　zerebrale 339, 388, 390
„continous diaphragm sign" 666, 667
Conus medullaris 474
„convolutional markings" 332
Cornelia de Lange-Syndrom 61, 68, 557
Corner signs s. Absprengungen
coronal-cleft 263, 464
Corpus luteum-Zysten 623
Coxitis fugax 531, 533, 537, 559
Cranium bifidum occultum 380
Crouzon-Syndrom 366
CRST-Symtomenkomplex 579
Crush-Trauma 563
Cushing-Syndrom 209
　iatrogen 494

Dandy-Walker-Syndrom s. Fehlbildungen
Dandy-Walker-Zysten 377
Darmstörungen, neurogene 474
Demenz 224
Dens
　Hypoplasie 274, 461
　Querfraktur 462
Dentinogenesis imperfecta 288
Dermatomyositis 580
Dermoide 396, 436, 444
Dermoidzysten 626
Destruktionen
　osteolytische 185
De Toni-Debré-Fanconi-Syndrom 254
Diabetes insipidus 322, 432
Diabetes mellitus 209
„Dialyseosteopathie" 254
Diaphysäre Dysplasie 295
Diaphyseal aclasis 283
Diastematomyelie 443, 476
diastrophische Dysplasie 276
diastrophischer Zwergwuchs 70
Diphenylhydantoin, Langzeittherapie 336
Diploe-Venen 335
DMC-Dysplasie 283
Dolichozephalus 336
Dopplersonographie 691
Dosisleistung 8
„doughnut-lesion" 335
Down-Syndrom 461
Dreieckschädel s. Trigonozephalus
„Dreizackhand" 267
Drucksella 373
Ductus Botalli, persistierender 656
Dyggve-Melchior-Clausen-Syndrom 283
Dyschondroplasie 174
　hereditäre deformierende 171
Dyschondrosteose 302
Dysgerminome 627
Dysosteosklerose 297

Sachregister

Dysostosen 258
Dysostosis cleidocranio-digitalis 300
Dysostosis multiplex 224, 227, 231, 232
Dysostosis pelvico-cleido-cranialis 300
Dysplasia spondyloepiphysaria congenita 229, 274
Dysplasia spondyloepiphysaria tarda 276
Dysplasie
  frontometaphysäre 297
  frontonasale 365
  kampomele 71
  Meyersche 544
  multiple epiphysäre 537
  spondyloepimetaphysäre 234
  spondyloepiphysäre 229
  spondylothorakale 473
Dysproteinämie 322
Dysraphiekomplex 473
Dystelephalangie
  Kirner Deformität 62

„Egerländer-Läsion" 336
Ehlers-Danlos-Syndrom 579
Ekchondrom 168
Ekchondrose, ossifizierende 168
Ellis-van Creveld-Syndrom 68, 274
Embolie, arterielle 644
Embolisationstherapie 415
Emphysem
  interstitielles 649
  pulmonales interstitielles 660
Enchondromatose (Morbus Ollier) 159, 174, 285
Enchondrome 159, 172, 173, 202, 210, 285
Endgrößenbestimmung 55
  chronische Erkrankungen 55
  Fehlerbreite 57
  Pubertätsverlauf 55
  Wachstum 55
Endodermaler Sinustumor (Dottersacktumor) 627
endokrine Erkrankungen 68
Endotheliom, diffuses 192
Endotrachealintubation 640
Enteritisformen, chronische 248
Enterokolitis, nekrotisierende 668
Entwicklungsprognose 56
Enzephalitis 439
  nekrotisierende 440
Enzephalozele 353, 391, 396
Enzymdefekte 224
Enzymdiagnose, pränatal 224
eosinophiles Granulom 159, 195, 205, 210, 320, 486
  multiples oder multifokales 205
  Rippen 206
  Schädeldach 206
Ependymom 428, 435, 448
Epicondylus radialis, Abrißfrakturen 104
Epidermoide 380, 436, 444
Epidurale Abszesse 441

Epidurale Hämatome 339
Epilepsie 407, 409
Epiphysäre Destruktion 148
Epiphysen 79
Epiphysenfrakturen 83, 126
Epiphysenfugenschluß 42
Epiphysenlösung 83, 102, 253, 566
Epiphysenverletzungen, geburtstraumatisch 96
Epiphyseolysis 563
  capitis femoris 591
  capitis coxae juvenilis 137
Epispadie 591
  weibliche 596
Epitheliome, verkalkende 576
Ermüdungsbrüche 83, 124, 138, 178
Ewing-Sarkom 159, 162, 178, 189, 192, 206, 213, 322, 484
  Fernmetastasen 196
  Polychemotherapie 195
  radiologische Verlaufsbeurteilung 196
Exostose 168, 169, 300
  kartilaginäre 159, 168, 169, 171, 283
  maligne Entartung 171
  pilzförmige 169
  sessile 169
„extra pleural air sign" 667
Extremitätenfehlbildungen
  angeborene 60
  Fehlbildungssyndrome 74

Fairbanksche Krankheit 266
Fanconi Panmyelopathie 64
Fanconi-Syndrom 68, 238, 255
Fehlbildungen
  anorektal 592
  arteriovenöse 423
  Dandy-Walker 371, 391, 396, 400, 413
  intracerebrale 639
Fehlbildungstumoren 448
  des Spinalkanales 444
Felsenbeinfraktur 127, 374
Femurepiphyse, Ossifikationszentrum 509, 517
Femurepiphysenlösung, geburtstraumatische 560
Femur-Fibula-Ulna Komplex 64
Femurkopfnekrose, posttraumatische 546
Fernmetastasen 196
Fibrodysplasia ossificans progressiva Münchmayer 211
Fibrom
  nichtossifizierendes 89, 184, 201, 202
  nichtosteogenes 202
  osteogenes 179
  subperiostales 202
fibröse Dysplasie 159, 173, 183, 184, 199, 201, 204, 208, 286, 368
fibröser Kortikalisdefekt 202
Fibulafrakturen 124
Film-Folien-Kombination 2

Filterung 2
  Zusatzfilterung 4, 8
Fischwirbel 289, 290, 316, 494, 506
Fistel
  rektokloakale 619
  urethrovaginale 599
  vesikovaginale 599
Flake fractures 566
fokal-dermale Hypoplasie 68
Folien 94
Follikelzysten 623
Fontanellen 327, 329
Foramen occipitale magnum 377
Foramina Monroi 394
Foramina parietalia magna (permagna) 335
Forensische Indikation 131
Fraktur (s. auch Brüche) 198, 232, 253, 288, 297
  abgeheilte 87
  Abriß- 104, 108
  Aitken II oder III 564
  Azetabulum 118
  Becken 117
  Beckenring 117
  Blow-out 100
  Condylus radialis 106
  Dens 110
  Differentialdiagnose 330
  Ellenbogengelenk 104
  Epiphysen 563
  Felsenbein 374
  Fibula 124
  forensische Indikation 131
  frische 85
  Galeazzi 85, 108
  Gesichtsschädel 99
  Halswirbelsäule 110
  Hangman 110
  Harris-Salter II 102
  heilende 85
  Impression 96, 98
  Jefferson 110
  Karpalknochen 108
  Klavikula 96, 101, 562
  Kompressions- 112
  Kreuzbein 118
  Metatarsalknochen 127
  Monteggia 85, 106, 562
  Nasenbein 366
  Oberarm 102, 103
  Oberschenkel, suprakondylär 121
  offene 88, 96, 153
  Patella 122
  pathologische 89, 79, 130, 147, 188
  Ping-Pong-Ball 96
  Ruhigstellung 87
  Schädel 96, 131, 338, 330
  Schädelbasis 99, 374
  Schenkelhals 120
  sekundäre 91
  Sternum 112
  Talus 127
  Tibia, proximal metaphysär 124
  Toddler's fracture 124

Fraktur
    Überbauung 130
    Übergang 127
    wachsende 101
    Wirbel 109
    Wirbelbogen 491
Franceschetti-Syndrom 366
Frontalnaht 329
Fruchtwasseraspiration 649
Fukosidose 355

Gadolinium-DPTA
    Nebenwirkungen 390
Galaktorrhoe 591
Galeazzi-Fraktur 85, 108
Gammakamera 17
Ganglien 569
G_{M1}-Gangliosidosen 223, 231, 266
„Gargoylismus" 224
Gartner-Gangreste 615
Gartner-Zysten 615
Gasembolie 644
Gaumenspalte 276, 278, 400
Geburtstrauma 343, 488
Gefäßkatheter
    Fehlposition 643
    zentraler 643, 645
Gefäßtumoren 576
Gehirnschädel
    Schädelkalotte 327
    Schädelkapsel 327
Gelenkaplasie 556
    Computertomographie 554
    Dislokationen 556
    Erguß 559, 568
    Erguß, eitriger 147
    Luxationen 556, 562
    röntgenologische Darstellung 554
    Schwellung, traumatische 561
    Sonographie 554
    Veränderungen, degenerative 569
    Veränderungen, tumoröse 569
Gelenkbeschwerden 176
Gelenkleiden, chronisch-entzündliche 267
Gelenkmäuse 140
Genitale
    Anomalien 592
    Duplikaturen des äußeren 597
    Hypertrophie 596
    Indikationen und Kontraindikationen für bildgebende Diagnostik 595
    röntgenologische Untersuchungsmethoden 593
    Rupturen 591
    Tumoren 620
    Tumoren, Topographie 621
    Zysten 620
Genitographie 592, 613
Genschädigung 2
Genu recurvatum 557
Germinome 433
Geschlechtsentwicklung, Störungen 591
Geschlechtsorgane, Anomalien 591

Gesichtsschädel 327, 353
    Fehlbildung 394
    Frakturen 99
Glioblastome 435
Gliome 396, 407
Glomeruläre Funktion 22
Glykogenose 254
Glykoproteinosen 223
Goldenhar-Sequenz 366
Goltz-Syndrom 68
Gonadendysgenesie (Swyer-Syndrom) 606
Gonadoblastome 627
Granulom
    histiozytisches 205
Granulosa-Theka-Zelltumoren 627
Großwuchsbehandlung 54
Grünholzfrakturen 245, 81
Gynäkographie 592, 618
Gynäkologie
    Kindesalter 585
    Krankheitsspektrum 586
Gynatresien 600

Halbwirbel 468
Halsabszeß 643
Halswirbelsäule, Fraktur 110
Hämangiektasia hypertrophicans
    (Klippel-Trénaunay) 572
Hämangiom 182, 68
    kavernöses oder kapilläres 182
    Verkalkungen 212
Hämarthros 119, 534, 568
Hamartom 182
    mesenchymales 197
Hämatokolpos 599
Hämatom
    Verkalkungen 212
    intrazerebrales 423
    subgaleales 343
    subgaleatisches 689
    subperiostales 131
    traumatisches 560
    verkalkendes subperiostales 567
Hämatomediastinum 116
Hämatopoese 192
Hämatothorax 112, 646
Hämatotympanon 99
Hämoglobinopathien 550
Hämoglobinopathien, Sekelettveränderungen 315
Hämophilie 568
Hämorrhagie, pulmonale 656
Hämothorax 670
Hand-Fuß-Genital-Syndrom 629
Hand-Schüller-Christiansche Erkrankung 205, 321, 486
Hangman-Fraktur 110
Harmatome, Tuber cinereum 399
Harntrakt, assoziierte Fehlbildungen 592
Harnwegsinfektionen, therapieresistente 591
Harris-Salter II-Fraktur 102
Hautemphysem 116

Haverssche Kanäle 146
Hemihypertrophie 67
hepatogene Osteopathie 248
Hereditary Deforming Dyschondroplasia 283
Hermaphroditismus verus 610
Herzfehler, zyanotische 329
Herztamponade 667
Heteroglykanosen 223, 231
    Gangliosidosen 223
    Glykoproteinosen 223, 231
    Mukopolysaccharidosen (MPS) 223
    Oligosaccharidosen 231
    Sphingolipidosen 223
    Übersicht 225
Heterotopien 396, 400
Hirn
    Abszeß 413, 440
    Atrophie 438
    Atrophie, Diagnostik 691
    Blutung, perinatale 639
    Druck, erhöhter 344
    Entwicklung, fetal 390
    Entwicklung, Störungen 391
    Infarkt 418
    Mißbildungen, Diagnostik 690
    Ödem 421
    Ödem, malignes 424
    Ödem, posttraumatisches 424
Hirnsequenzszintigraphie 419
Hirnszintigraphie
    Indikationen 18
    Liquorzirkulation 18
Hirsutismus 591
histiozytisches Xanthogranulom 202
Histiozytosis X 139, 183, 202, 205, 320, 486, 487
Histiozytose, idiopathische 205
„Hitch-Hiker's thumb" 276
Hohlfuß 73
Holoprosenzephalie 344, 353, 364, 391, 393, 398
Holt-Oram Syndrom 64, 66, 68
Homozystinurie 234, 355, 497
Hüftbefunde, Typisierung 524
Hüftdysplasie
    Klassifikation 520
    kongenitale 519
Hüftgelenk, entzündliche Affektionen 531
    Erguß 531
    Vakuumphänomen 556
Hüftgelenksluxation, traumatische 119
Hüftgelenksveränderungen
    angeborene 517
    Dysplasie 519
    Luxation 519
Hüftkopf, Reposition 527
Hüftkopfnekrose 538
Hüftluxation, kongenitale 557
Hüftpfanne 509
    Wachstum 514
Hüftschmerzen
    akute 534
    unklare 117

Sachregister

Hydraenzephalie 391, 392
Hydrocephalus communicans 394
  occlusus 391
Hydrocephalus internus
  angeborener 690
Hydrokolpos 599
Hydrometrokolpos 592, 596, 599, 602
Hydropneumothorax 643
Hydrosyringomyelie 444
Hydrothorax 643
  iatrogener 646, 669
  kongenitaler 669
  sekundärer 669
Hydrozephalus 372, 344, 402, 438
  posthämorrhagischer 689
  posttraumatischer 426
  Ursachen 404
Hygrom 441
Hymenalatresie 591, 597
Hymen imperforatum 597
Hyperostose 176
  diaphysäre 296
  Gesichtsschädelknochen 295
  infantile kortikale 252
  kortikale 131, 252
Hyperostosis corticalis deformans
  juvenilis 298
Hyperostosis corticalis generalisata 297
Hyperparathyreoidismus 209, 232, 580
  sekundärer 247
Hyperphenylalaninämie 233
Hyperphosphatasämie 298
Hypersalivation 642
Hypertelorismus 365
Hypertension
  portale 644
  pulmonale 649
Hyperthyreoidismus 209
Hypervitaminose D 246
Hypochondroplasie 269
Hypophosphatasie, chronische idiopathische 298
Hypophyse
  Adenom 433
  Tumoren 372
Hypophosphatämische Rachitis 236
Hypophosphatasie 71, 239
Hypoplasie
  Ulna 63
  Radius 63
Hypospadie, weibliche 596
Hypotelorismus 354, 364
Hypothalamusgliom 430
Hypothyreose 224, 247, 266, 372, 537
Hypoxie, fetale 649
Hysterogramm 594

iatrogene Rachitis 249
idiopathische juvenile Osteoporose 505
Ileosakralgelenke, Sprengungen 117
Impressiones digitatae 332, 336, 426
Impressionsfraktur 341
Incisura ischiadica 268
  verkürzte 272

„infantile kortikale Hyperostose" 252
Infektarthritis 531
Infektionen, intrauterine 437
Influx
  urethrovaginaler 586
Infraktion, Buckle oder Torus fracture 80
Infundibulom 430
Infusothorax 646
Inion 327
Injektionen, paravenöse 579
Inkabein 330
Intensivbehandlung, Neugeborene 639
Interlabiale Weichteilvorwölbung 596
Interorbitalabstand 364
Interpedunkularabstand, erweiterter 443
Intersexualität 591, 593, 595
  Diagnostische Maßnahmen 610
  Typen 611
interstitielles Emphysem 649
intestinale Osteopathie 248
Intoxikation, Vitamin D 578
intrakranielle Verkalkungen s. Verkalkungen
Iridozyklitis 561
Ischämie 392
Isotopennephrogramm 21

Jaffe-Lichtensteinsche Krankheit 286
Jarcho-Levin-Syndrom 473
Jefferson-Fraktur 110
Jeune-Syndrom 272
juvenile Knochenzyste s. Knochenzyste

Kahnschädel s. Skaphozephalus
Kalkaneus 138
Kallusbildung 98
Karotisangiographie 393
Karpal-Score 52
Karpalsynostosen 70
Karpalzeichen 632
Karzinome, embryonale 627
Katheterfehllage 646
kaudale Regression 628, 471
Kaufmann-Syndrom 628
Kavathrombose 646
Keilbeinhöhle 356
Keilwirbel 467
Kephalhämatom 343
Kephalometrie 354, 365
Kephalostat 365
Kernspintomographie 15, 167, 311, 319, 352, 354, 388, 442, 606
  Gadolinium-DPTA 389
  Spektroskopie 571
Kieferhöhlen 356
Kindergynäkologie, Ultraschalldiagnostik 590
Kindesmißhandlung 112, 131, 133, 236, 270, 343, 489, 491, 565
  s. auch „Battered-Child-Syndrom"
  „corner signs" 252
  Diagnostik 133
  Differentialdiagnostik 133

Häufigkeit 131
Verdacht 341
Kinky-Hair-Syndrom 234
Klavikula, Hypoplasien 300
Klavikulafraktur 101, 96, 562
Kleeblattschädel 261
kleidokraniale Dysplasie 300, 353
Kleinhirnhypoplasie 391
Kleinwuchs, konstitutionell 269
Klinefelter-Syndrom 47
Klinodaktylie 61, 557
Klippel-Feil-Syndrom 366, 400, 619, 628, 471
Klitorishypertrophie 595
Kloake 593
  persistierende 619
Klumpfuß 73, 276
Kniest-Syndrom (-Dysplasie) 278, 464
Knochenabsprengungen s. Absprengungen
Knochenalter s. Skelettalter
Knochenalterbestimmung s. Skelettalterbestimmung
Knochenerkrankungen, entzündliche
  (s. auch Osteomyelitis)
Knochengeschwülste s. Knochentumoren
Knochenhypoplasien 258
Knocheninfarkt 173, 315, 316
Knochenkerne 50
Knochenlymphom 197
  malignes 207
Knochenmark 29
  Biopsie 311
  Infarkt 316
  Szintigraphie 315
Knochenmetastasen 195
Knochenneubildung 147
  periostale 305
Knochenschmerzen 305
Knochenszintigraphie s. Skelettszintigraphie
Knochentumoren
  angiogene Tumoren 182
  Angiographie 166
  benigne 168-184
  Biopsiestelle 166
  Chemotherapie 190
  chirurgische Therapieplanung 166
  Chondroblastom (s. unter Chondroblastom)
  chondrogene Tumoren 168
  Chondrom (s. unter Chondrom)
  Codman-Dreieck 162, 188, 193, 201
  Computertomographie 165
  diagnostisches Vorgehen 167
  eosinophiles Granulom 205
  Ewing-Sarkom (s. u. Ewing-Sarkom)
  Hämangiom 182
  Histologie 167
  Klassifikation 158
  Lamellen 193, 201
  Lokalisation 159
  Lungenmetastasen 190
  Magnetresonanztomographie 167

Knochentumoren
  maligne 153, 184–197
  des Markraumgewebes 192
  metaphysärer fibröser Defekt 202
  Metastasen 213
  Mikrometastasen 190
  mottenfraßartige Knochendestruktionen 160
  Myositis ossificans 211
  Neurofibrom 183
  neurogene Tumoren 183
  Oberkiefer 368
  Osteoblastom (s. unter Osteoblastom)
  Osteochondrome (s. unter Osteochondrome)
  osteogenes Sarkom, multiples metachromes 191
  osteogene Tumoren 176, 184
  Osteoidosteom (s. u. Osteoidosteom)
  Osteosarkom (s. unter Osteosarkom)
  periostale Knochenneubildungen 162
  periostale Lamellen 162
  „permeative" (penetrierende) Expansion 160
  Plasmozytom (multiples Myelom) 157
  primäre maligne 157
  primär malignes Lymphom des Knochens 197
  Probeexzision 167
  Riesenzelltumor 181
  röntgenologische Befundkriterien 159
  sekundäre 213–216
  Sklerosen 160
  spez. radiolog. Untersuchungstechniken 164
  Spiculae 162, 193
  Szintigraphie 166, 190
  Therapieeffekte im Röntgenbild 190
  Therapieplanung 165
  tumorähnliche Läsionen 158, 197–213
  unbekannten Ursprungs 181
  Unterkiefer 368
  Verlaufsbeurteilung 166
  Wachstumsgeschwindigkeit 160
  WHO-Klassifikation 158
Knochenzysten 178, 183, 200
  aneurysmatische 176, 182, 189, 198, 200, 201, 484
  einkammerige 197
  juvenile 89, 176, 197, 204, 210
  solitäre 197
Knorpel-Haar-Hypoplasie 270
Kollagenosen 579
Kondylusabrisse 564
Kolpographie 587
Kopfumfang, pathologische Veränderungen 392
kortikaler Defekt, benigner 202
Kortikalis, Verdünnung 313
Kortikalisdefekt 184
  subperiostaler 202

kostomandibulares Syndrom 366
Koxitis
  akute 531
  septische 531, 534
„Krabbenfußzeichen" 669
kraniale Computertomographie s. Computertomographie, zerebrale
kraniometaphysäre Dysplasie 295
Kraniopharyngeom 347, 349, 372, 432
Kraniostenosen 237, 332, 366, 372
Kreuzbandläsionen 122
Kreuzbeinfrakturen 118
Kupfermangel-Syndrom, iatrogen 236
„Kurzdarmsyndrom" 248
Kurzripp-Polydaktylie-Syndrom 261
Kwashiokor 248
Kyphose 467, 468
Kystadenokarzinome 627

Labiensynechie 597
Labrum acetabulare 509, 512
Lamellen, periostale 188
Längenwachstum 55
Langer-Giedion-Syndrom, Typ I 300
Langerhanszell-Histiozytose (LZH) 320
Langzeitbeatmung 639
Larreysche Hernie 673
Larsen-Syndrom 267, 557
„late onset hernia" 673
Laurence-Moon-Biedel-Syndrom 68
„Leontiasis ossea" 209
Leptomeningealzyste 101
Léri-Weill-Krankheit 302
Letterer-Siwe-Erkrankung
  s. Abt-Letterer-Siwe-Erkrankung
„leucemic lines" 305
Leukämie 369, 487
  akute lymphoblastische (ALL) 304
  akute myeloische (AML) 304
  chronische myeloische (CML) 304
leukämiebedingte Skelettveränderungen 304
  prognostische Bedeutung 308
leukämisches Infiltrat 195
Leukoenzephalopathie 407
Leukomalazie, periventrikuläre 686, 687
Leukosen 304
Lilakrankheit 580
Linksherzsyndrom, hypoplastisches 656
Lipidosen 231
Lipoidgranulomatose 205
Lipokalzinogranulomatose 580
Lipom, gutartiges 574
Lipomatose 68
  lumbosakrale 443
Liponekrosis neonatorum 579
Liquorrhoe 99
Lissenzephalie 391
Listeriose 651
„loop-the-loop"-Zeichen 235
Loosersche Umbauzonen 237, 245
Lowe-Syndrom 254

Lückenschädel 402
Lues 392
Luftansammlung, extraalveoläre 641
Luftembolie, systemische 660, 667
Lumbalisation 466
Lunge, Trauma 112
Lungenaufhellungen, pseudozystische 659
Lungenbeteiligung, Langerhanszell-Histiozytose 324
Lungenblutung 112, 647, 656
Lungenemphysem
  kompensatorisches 663
  kongenitales, lobäres 663
Lungenhämatom 112
Lungenhypoplasie 661, 665, 669, 673
Lungenkontusionssyndrom 112
Lungenmetastasen 190
Lungenödem
  alveoläres 116
  interstitielles 116
Lungenperforation 647, 661
Lungenvenenfehlmündung 656
Lungenzyste
  kongenitale 663
  traumatische 112
Luxationen
  Ellenbogenbereich 106
  traumatische 85
Luxations-Perthes 546
Lymphangiektasie 248
Lymphangiome 68
lymphoblastische Leukämie, Chemotherapie 141
Lymphome 487
Lymphom des Knochens, primär malignes 197
Lysosomen 223

Mandelungsche Deformität 73, 302
Maffucci-Syndrom 174, 286
Magnetresonanztomographie s. Kernspintomographie
Majewski-Syndrom, Typ II 261
Makrogyrie 391
Makrozephalie 392
Malformation, zystisch-adenomatoide 669
„malignant malnutrition"-Erkrankungen 248
malignes parostales Osteom 191
Marfan-Syndrom 497
Mark II 57
Markraum, Erweiterung 313
Marmorknochenkrankheit 293
Mastoiditis 374
Mayer-von Rokitansky-Küster-Syndrom 600, 633
McCune-Albright-Syndrom 208, 288
„median cleft face"-Syndrom 365
Mediastinitis 643
Medulloblastom 426, 430, 437, 448
Mekoniumaspiration 649
Melnick-Needles-Syndrom 297
Menarche 47

Meningeom 407
  hyperostotisches 210
Meningitis 439
  beim Neugeborenen 692
  tuberkulöse 349
Meningo-(Enzephalo-)zele 365, 373
Meningomyelozele 332, 377, 442, 474, 519
Meningozele 442
  intrathorakale 183
Menkes-Syndrom 134, 234
„Mermaid-Syndrom" 471
Mesozephalus 336
Metakarpalzeichen 631, 632
Metaphysäre Chondrodysplasien
  Typ Jansen 270
  Typ McKusick 270
  Typ Schmid 270
Metaphysäre Dysostosen 270
methaphysäre Dysplasie (PYLE) 297
metaphysärer fibröser Defekt 202, 210
Metaphysen, Becherform 245
Metastasen
  intramedulläre 448
  ossäre 213
  osteolytische 183
Metatrope Dysplasie 278
Meyersche Dysplasie 544
Mikity-Wilson-Syndrom 659
Mikroatelektasen 655
Mikrogyrie 391
Mikromelie
  akromele 259
  mesomele 259
  rhizomele 259
Mikrometastasen 190
Mikrophthalmus 363
Mikrozephalie 391
Mikrozephalus 438
Milch-Alkali-Syndrom 580
Milkmann-Pseudofrakturen 245
Milzvenenthrombose 644
Minderwuchs 258, 272, 288, 432
  dysproportionierter 260, 274
  hypophysärer 373
  primordialer 57
  psychosozialer 347
  rhizomeler 263, 267, 278
Mißbildungen, dysraphische 474
Mißbildungstumoren 401
Möller-Barlowsche Erkrankung 250
Monteggia-Fraktur 85, 106, 562
Morbus Bechterew 561
Morbus Friedreich 74
Morbus Gaucher 233, 486, 496, 497
Morbus Hodgkin 322
  Chemotherapie 141
Morbus Hunter 227
Morbus Jaffe-Lichtenstein 208
Morbus Köhler I, Os naviculare pedis 138
Morbus Köhler II, Os metatarsale 138
Morbus König s. Osteochondrosis dissecans
Morbus Maroteaux-Lamy 229

Morbus Niemann-Pick 232
Morbus Ollier 159, 174, 285
Morbus Osgood-Schlatter 46, 137
Morbus Paget 298
  Erwachsenentyp 300
Morbus Panner 137
Morbus Perthes 137, 233, 266, 300, 528, 560
  Differentialdiagnose 546
  Röntgenfrühzeichen 538
  Spätprognose 539
Morbus Pfaundler-Hurler 224
Morbus Sanfilippo 227
Morbus Scheie 225
Morbus Scheuermann 112, 139, 499
Morbus-Sinding-Larsen-Johansson 138
Morbus Turner 302
Morbus Uehlinger 208
Morbus van Neck s. Synchondrosis ischiopubica
Morgagni Hernie 673
Morquiosche Krankheit 228
Morsier-Syndrom 364
MPS I-H, Morbus Pfaundler-Hurler 224
MPS I-S, Morbus Scheie 225
MPS II, Morbus Hunter 227
MPS III, Morbus Sanfilippo 227
MPS IV (Morquio) 274
MPS IV, Morquiosche Krankheit 228
MPS VI, Morbus Maroteaux-Lamy 229
MPS VII 231
Mukolipidosen 497
Mukolipidose II (I-cell disease) 231, 232
Mukopolysaccharidosen 223-225, 227-229, 231, 274, 497
Mukosazysten 641
Mukoviszidose 355
Müllersche Gänge 599
multiple Enchondromatose 285
multiple epiphysäre Dysplasien 266
multiple exostoses dysplasia (trapme dysplasia) 300
Muskelatrophie
  neurale 581
  spinale 581
Muskeldystrophie 582
  Duchenne 582
Muskelhämatom 573
Myelodysplasie 73
Myelographie 442, 447
Myelomeningozele 402
Myokardschädigung, toxische 652
Myopie 267, 274, 278
Myositis ossificans 211
Myositis ossificans circumscripta 211, 581
Myositis ossificans localisata 211
Myositis ossificans
  neuropathica 212
Myositis ossificans, posttraumatische 211, 212
Myositis ossificans progressiva 580

Nabelarterienkatheter 643
  Fehlposition 645
Nabelvenenkatheter 643
Naevus flammeus 409
Nager-Syndrom 366
Nahterweiterung 306
Nahtsynostose 363
Nasenbeinfraktur 366
Nasennebenhöhlen 441
  Aplasie 358
  Aufnahmen 355, 358
  Hypoplasie 358
  komplette Verschattung 359
  Pneumatisation 355
  Spiegelbildung 358
  umschriebene Verschattung 359
Nasion 327
Nebennierentumoren 610
Nekrosen, juvenile 137
Netzhautablösung 274
Netzhautblutungen 131
Neurinom 407
Neuroblastom 159, 166, 195, 213, 306, 322
Neurofibrom 183, 577
Neurofibromatose 68, 72, 183, 349, 407, 445, 497
neurogene Tumoren 183
Neurologische Störungen, Bildgebende Diagnostik 388
Neuropathie, periphere 224
Neutropenie 272
Nierenagenesie 618
Nierenclearence, Indikationen 23
Niereninsuffizienz 253
Nierentransplantation 254
Nierenvenenthrombose 646
Nierenverletzung 112
Noak Syndrom 68
Non-Hodgkin-Lymphom 304, 487, 620
  des Knochens 197
Nucleus pulposus 502
Nuklid-Lymphographie 37

Oberarmfraktur, subkapitale 102
Oberlappenatelektase 642
Oberschenkelschaftbrüche 120
observation hip 537
Ohrmuschel „Schwellung" 276
Oligodaktylie 63
Oligodendrogliom 435
Olliersche Krankheit 174, 285
Omphalitis, purulente 560
Opisthion 327
Optikusatrophie 398
Optikus-Chiasmagliom 430
Orthopantomographie 354, 101
Os ilium, Ossifikationskerne 514
Os Incae bipartitum 331
Os ischii, Ossifikationskerne 514
Os Kerckringi 379
Os metatarsale s. Morbus Köhler II
Os naviculare pedis s. Morbus Köhler I
Os pubis, Ossifikationskerne 514

Ösophagus
  Atresie 642, 643
  Duplikatur 643
  Perforation 642, 643
  spontane Rupturen 643
Ossifikation
  enchondrale 40
  heterotope 211, 578
  perichondrale 40
Ossifikationsverläufe 47
Ossifikationszentren 41, 42, 43, 45
Ossifizierendes parostales Sarkom 191
Osteitis fibrosa disseminata 286
Osteitis fibrosa juvenilis 286
Osteoblasten 40
Osteoblastom 159, 179, 182, 201, 202, 483
Osteochondrodysplasien 258, 545
  s. auch Osteodysplasien und Skelettdysplasien
  durch anarchische Gewebsentwicklung 283
  mit vermehrter Knochendichte 293
  mit verminderter Knochendichte 288
  segmental betonte 300
Osteochondromatose s. Exostose
Osteochondrome 157, 159
  Exostose s. unter Exostose
  multiple 171
  multiple kartilaginäre Exostosen 169
  Prognose 171
  solitäre 168
  Vererbungsmodus 171
Osteochondronekrosen
  Apophysitis calcanei 138
  aseptische 136-143
  Epiphyseolysis capitis coxae juvenilis 137
  Morbus Köhler I 138
  Morbus Köhler II 138
  Morbus König 140
  Morbus Osgood-Schlatter 137
  Morbus Panner 137
  Morbus Perthes (Osteochondrosis deformans coxae juvenilis) 137
  Morbus Scheuermann 112, 139, 499
  Morbus-Sinding-Larsen-Johansson 138
  Morbus van Neck 139
  Osteochondrosis deformans juvenilis vertebrae 139
  Osteochondrosis dissecans 140
  Osteopathia patellae juvenilis 138
  Tibiaapophyse 137
  Vertebra plana Calvé 139
  Wirbelsäule 139
Osteochondrosis
  deformans juvenilis 136
  dissecans 140, 545
Osteochondrosis deformans juvenilis vertebrae, Morbus Scheuermann 139
Osteodysplasien s. auch Osteochondrodysplasien u. Skelettdysplasien 258

früh manifeste, meist nicht letale 263
frühletale Formen 259
„Pariser Nomenklatur" 259
vorwiegend epiphysäre 266
vorwiegend metaphysäre 267
vorwiegend spondyläre 274
Osteodysplastie 297
Osteoektasie mit Hyperphosphatasie 298
Osteofibrosis deformans juvenilis 208
osteogene Tumoren 176, 184
osteogenes Sarkom, multiples metachromes 191
Osteogenese 40
Osteogenesis imperfecta 71, 133, 353
  Klassifikation 289
  Typ Lobstein 288
  Typ Vrolik 288
Osteoidosteom 158, 159, 165, 176, 483
  Nidus 159, 177
  spinale Lokalisation 177
Osteoklasten 40
Osteoklastom 181
Osteolysen 147, 160, 305
Osteom, malignes parostales 191
Osteomalazie 244
Osteomyelitis 90, 96, 144-156, 160, 175, 193, 195, 204, 206, 210, 306, 315, 560, 572
  akute hämatogene 144
  BCGitis 153
  Bildgebende Diagnostik 153
  Blutgefäßversorgung 144
  Brodieabszeß 151
  chronische 178
  chronische hämatogene 151
  dentogene 369
  Differentialdiagnose 153
  epiphysäre Destruktion 148
  exogene 153
  hämatogene 146
  hämolysierende Streptokokken 144
  des Jugendlichen 146, 150
  des Kindes 146, 147
  der Klavikula, chronische 151
  Knochenneubildung 147
  maligne Knochentumoren 153
  Oberkiefer 293
  Oberschenkel 539
  offene Fraktur 144, 153
  plasmazelluläre 151
  Prognose 146
  Pyarthros 148
  Rötelinfektion 153
  des Säuglings 146, 148, 150
  Schenkelhals 531
  Sepsis 144
  Skelettszintigraphie 148, 153
  sklerosierende (Garré) 152
  Spätschäden 144, 146
  Staphylococcus aureus 144
  Stirnbein 361
  „Totenlade" 147
  tuberkulöse 152, 153

Unterkiefer 293
Virus 153
Osteonekrose
  Bestrahlung 141
  Gefäßerkrankungen 141
  medikamentöse Therapie 141
  Nierentransplantationen 141
  sekundäre 136, 141
  steroidinduzierte 141
  Trauma 141
Osteo-Onychodysplasie 302
Osteopathia patellae juvenilis 138
Osteopathia striata 248
Osteopathien
  hepatogene 248
  Heteroglykanosen 223
  iatrogene 252
  intestinale 248
  primär metabolische Anomalien Ca- und/oder Phosphor-Stoffwechsel 236
  primäre, genetisch bedingte 223
  sekundäre bei Niereninsuffizienz 253
  sekundäre, durch exogene Ursachen 243
  sklerosierende 353
  Störungen im Aminosäurestoffwechsel 233
  Störungen im Kupferstoffwechsel 234
  Störungen im Lipidstoffwechsel 232
  Störungen komplexer Kohlenhydrate 223
Osteopenie 289
Osteopetrosis acro-osteolytica 293
Osteopetrosis
  frühmanifeste Form 293
  spätmanifeste Form 293
Osteoporose 288, 506, 632
  generalisierte 305
  idiopathische transitorische 290
  juvenile idiopathische 290, 505
Osteopsathyrosis 288
Osteosarkom 157, 159, 162, 174, 178, 184, 188-190, 210, 213, 484
  Chemotherapie 190
  chondroblastisches 176
  Codman-Dreieck 188
  hochdifferenziertes 184
  kleinzelliges 184
  multifokales 191
  multiples (multizentrisches) 184, 191
  multizentrisches sklerosierendes 191
  parossales (juxtakortikales) 171, 184, 191, 581
  Skip-Läsionen 165, 189
  Spiculae 188
  teleangiektatisches 184, 202
  WHO-Klassifikation 184
  zentrales 184
Osteosklerose 294
  benigne Form 293
  endostale 305
  vom infantilen malignen Typ 293

Sachregister

Östrogene 47
Otitis media, chronische 374
oto-kranio-faziale Syndrome 366
Ovar
   amputiertes wanderndes 608
   leukämische Infiltration 627
   polyzystische Veränderungen 633
   Teratom 625, 626
   Torsion 608, 621
   Tumoren 623
   Zysten 623
Ovarialhernien 608
Ovarialteratome, solide 627
Ovarialtumoren 610, 620
Ovarialzyste 608
   hämorrhagische 621
Ovarien
   inguinale 606
   Mißbildungen 606
   Strahlenbelastung 588
   Topographie 588

Pacchionische Granulationen 332
Pachygyrie 399
Pankreasinsuffizienz, exokrine 272
„Papageien-Nase" 293
Papillom 435
Parinaud-Syndrom 433
Pariser Nomenklatur 259
„Parovarialzysten" 615
Patella 138
   Chondropathie 563
   Quer- oder Trümmerfrakturen 122
pathologische Frakturen 89, 130, 195, 198, 204, 206, 209, 293
Patienten, polytraumatisierte 99
periostale Knochenneubildungen 162
periostale Lamellen 162
Periostaufbau 145
Periostosen, lamelläre 252
Periostreaktionen
   „zwiebelschalenartige" 193
Perityphlitis 621
Perodaktylie 63
Pes
   adductus congenitus 73
   plano valgus congenitus 73
Pfannendach 509
Pfannendachwinkel, Mittelwerte 514
Pfeiffer-Syndrom 366
Pfortaderthrombose 644
Phakomatosen 349, 352
Phalangen, „Zuckerhutform" 225
Pharynxdivertikel
   kongenitales 643
Pharynxperforation 642
Pharynxpseudodivertikel 643
Phenylketonurie (Fölling-Syndrom) 233, 392
Phlebektasie, subcutane 572
Phlebolithen 574
Phokomelien 60
Phosphatdiabetes 236
Phosphoäthanolamin 239
Pierre-Robin-Syndrom 267, 366

Pinealoblastom 433, 437
Pinealom 348
   ektopisches 433
Pineozytom 433
Ping-Pong-Ball-Fraktur 96
Plagiozephalus 337, 363
Plasmozytom (multiples Myelom) 157
Platyspondylie 229, 274, 278
Pleuradrainagen 647
   fehlpositionierte 648
Pleuraempyem 652
Pleuraerguß 669
Plexuslähmung 557
Plexuspapillom 348
Pneumatozelen 652
Pneumenzephalographie 388
Pneumocystis carinii-Pneumonie 651
Pneumomediastinum 116, 660, 661, 665
   Differentialdiagnose 666
Pneumonie, perinatale 647, 649
Pneumoperikard 643, 660, 667
Pneumoperitoneum 660
Pneumothorax 641, 660, 661
   Spannungs- 116
   traumatischer 116
Pneumozephalus 99
Poland-Syndrom 64, 70
Polychemotherapie 195
Polydaktylie 68, 261, 274
Polymyositis 580
Polysyndaktylie 68
Ponsgliom 432
Porenzephalie 391, 396
Positronen-Emissions-Tomographie (PET) 18
„POTT-puffy"-Tumor 361
Potter-Syndrom 629
progressive diaphysäre Dysplasie 295
Progressive pseudorheumatoid arthritis in Childhood (PPAC) 283
Progressive pseudorheumatoide Chondroplasie (PPCR) 283
Prostaglandin E, Langzeittherapie 329
Prostaglandinhyperostose 252
Proximal femoral local deficiency 66
proximale metaphysäre Tibiafraktur 124
Pseudarthrose 88
   connatale 577
Pseudoachondroplasie 276
Pseudohermaphroditismus femininus 595, 611
Pseudohermaphroditismus masculinus 599, 611
Pseudhypoparathyreoidismus 241
Pseudo-Mangelrachitis 238
Pseudo-Pseudo-Hypoparathyreoidismus 241
Pseudopubertas praecox 592, 628
Pseudotumor cerebri 347, 392
Pubertas praecox 208, 399, 628
Pubertät 50
   verspätete 591
   vorzeitige 56, 591

Pubertätsentwicklung, Störungen 588
Pulmonalvenenatresie 656
punktförmige Verkalkungen 263
Pubertätsfischwirbelkrankheit 290
Pyarthros 148, 557
Pyknodysostose 293

Querschnittslähmung 179, 229, 446, 474

Rachitis 232, 237–239, 244
   iatrogene 249
   renale 253
Rachitis antiepileptica 248
Rachitisschädel 337
Radionuklid-Miktionszystographie 24
Radius, Ulna und Short-finger, s. RUS-Score
Radiusköpfchenluxation 85
Raumforderung
   intraspinale 445
   intrazerebrale 348
von Recklinghausen s. Neurofibromatose
Refraktur 88
Regressionssyndrom, kaudales 619
Rektovaginalfistel 599
renale Osteodystrophie 238, 253, 255
Reposition, Kontrolluntersuchung 93
Retardierung, geistige 407
Retentionszysten 622
retikuloendotheliales System 192
Retikuloendotheliose 205
Retikulosarkom 197
Retikulumzellsarkom 197
Retinoblastom 213
Retrovaginalfistel 604
Rhabdomyolysen 573
Rhabomyosarkom 159, 213, 368, 577, 620, 622
   Blase 596
   Uterus 596
   Vagina 596
„rheumatische" Schmerzen 192, 198
rheumatoide Arthritis 483, 560
   juvenile 560
Ribbingsche Krankheit 266
Riesenosteoidosteom 179
Riesenzellastrozytom 408, 430
Riesenzelltumor 173, 175, 183, 200
   „benigner" 181
Rippenbrüche 112
Röhrenknochen
   Breitenwachstum 42
   Gefäßkanäle 96
   Längenwachstum 42
Röntgenverordnung 9
Röteln 153, 349, 392
Rubinstein-Taybi Syndrom 61
Rückenmark 442
   posttraumatische Läsionen 448
   Tumoren 447
Rückenmarksverletzungen 488
„Ruderblattrippen" 225
RUS-Score 52

Saethre-Chotzen-Syndrom 366
Sakralagenesie 619
Sakraldefekte 471
Sakralisation 466
Sakrum, Pseudozyste 467
Saldino-Noonan-Syndrom 272
  Typ I 261
„Sarcoma botryoides" 622
Sarkoidose 580
Säuglingsskoliose 502
Schädel
  Asymmetrie 361, 441
  Impressionsfraktur 96, 98
  Längen-Breiten-Index 336
  Normvarianten 327
  Raumforderung 592
Schädelaufnahme
  forensische Gründe 342
  nach ALTSCHUL-UFFENORDE 339
  nach TOWNE 339
Schädelbasis 327, 353
Schädelbasisaufnahme, nach HIRTZ 370, 358, 354
Schädelbasisfraktur 99, 374
Schädeldach, verzögerte Ossifikation 300
Schädelformen, pathologische 372
Schädelhirntraumen 421
  Computertomographie 80, 339
Schädelindex, Cronqvist 371
Schädelkalotte 327
  akzessorische Nähte 96
  Asymmetrie 411
Schädelkapsel 327
  Plagiozephalus 363
  Wachstumsstörungen 363
Schädelmeßmethoden 336
Schädelnähte 329, 346
  des Neugeborenen 327
  prämature Synostose 241
Schädelnativaufnahmen
  Indikation 339
„Schädelreife" 355
Schädelverformungen 337
Schaltknochen 329, 331, 353
Schambein, Ossifikationsrückstand 300
Scheidenzysten, angeborene 615
Schenkelhalsfrakturen 120
Scheuthauer-Marie-Sainton-Syndrom 300
Schiefhals, posttraumatischer 488
Schilddrüsenhormone 47
Schizenzephalie 391
Schleudertrauma 111
Schlüsselbein s. Klavikula
Schlüsselbeinfraktur s. Klavikulafraktur
„Schmetterlingswirbel" 468
Schmorlsche Knorpelhernien 500
Schocklunge 116
Schulterblatthochstand, Sprengelsche Deformität 471
Schultergelenk, Vakuumphänomen 555
Schütteltrauma 131

Schwannom 407, 445
Schwerhörigkeit 278, 288
Sekundärfraktur 91
Sella turcica, Drucksella 347
Sellavolumen, nach di CHIRO und NELSON 372
Sepsis 144, 480
Septum pellucidum-Zyste 391, 394
Sequester 90, 147
„sharp edge sign" 663
Sharpeysche Fasern 162
Short-rib-polydaktylie-Syndrom (SRPS) 261
Sialographie 354
Sichelzellanämie 496, 550
Siebbeinzellen 356
Single-Photon-Emissions-Computertomographie (SPECT) 18
Sinus urogenitalis 593, 595, 597, 610
Sinusitis 358
Sinusitis ethmoidalis 359
Sinusitis sphenoidalis 358
Skaphozephalus 337
Skelettalter 47
  Grenzbereich des Normalen 51
  Hand 48
  Knie 48
Skelettalterbestimmung 591
  DE ROO und SCHRÖDER 53
  ERASMIE und RINGERTZ 54
  GREULICH und PYLE 50
  VON HARNACK (bei Früh- und Neugeborenen) 53
  PYLE und HOERR 54
  SÉNÉCAL et al. 54
  TANNER, WHITEHOUSE 52
Skelettdysplasien s. auch Osteochondrodysplasien und Osteodysplasien 258, 365
  Wirbelsäulenveränderungen 476
Skelettreifung 55
Skelettreifungsstörungen 47
Skelettveränderungen
  Anämien 313
  leukämiebedingte 304
  Leukosen 304
  Methotrexat 309
Skip-Läsionen 189
Skleren, blaue 288
Sklerose, Schädelbasis 295
sklerosierende osteogene Sarkomatose 191
Sklerosierungen
  Frontalnaht 336
  Koronarnaht 336
  Schädelkapsel 336
Skoliose 468
  idiopathische 497, 501
  progrediente 469
  nach COBB 502
Skorbut 236
  infantiler 250
  röntgenologische Zeichen 250
Smith-Lemli-Opitz-Syndrom 266

Sonographie 1, 9, 571
  Gelenke 554
  Hüfte 538
  Kindergynäkologie 590
  Schädel 329, 683
  Uterus 586
  Vagina 586
sonographisches Screening 13, 343
Spaltbecken 618
„Spaltblase" 618
Spaltfuß 64
Spalthand 64
Spätrachitis 243, 246
Sphärozytose 496
Sphingolipidosen 223
Sphingomyelinlipidose 232
Spiculae 162, 188, 234, 253
Spiegelfuß 68
Spiegelhand 68
Spin-Echo-Sequenz-Verfahren (SE) 388
Spina bifida 73, 443, 465, 473
„spinnaker sign" 665
Spiralfissur der Tibia 81
Spondylarthritis, juvenile 561
Spondylitis 448, 468
  TBC 481
Spondylodiszitis, bakteriell oder viral 480
Spondyloenchondrodysplasie 288
spondyloepiphysäre Dysplasie 229, 537
  pseudoachondroplastische Form 276
Spondylolisthesis 294, 493
Spondylolyse 294, 493
spondylometaphysäre Dysplasie 288
Spondyloptose 467
Spongioblastom 430
Spontanfrakturen s. auch pathologische Frakturen
Spontanosteonekrose 136
Spontanpneumothorax 661
Sprengelsche Deformität 471
Staphylococcus aureus 144
Staphylokokkenpneumonie 652
Stein-Leventhal-Syndrom 633
Steroidtherapie 141, 550
Stickler-Syndrom 267, 366
Still-Syndrom 561
Stirnhöhlen 356
Strahlenbelastung, nuklearmedizinische 17
Strahlenhygiene 2
Streptokokken, hämolysierende 144
B-Streptokokken-Pneumonie 651
Streustrahlenraster 94
Sturge-Webersche Erkrankung 348, 349, 409
Subarachnoidalblutung 404
subdurales Hämatom 101, 131, 339, 425
  chronisches 398, 441
subgaleales Hygrom 343
subkapitale Oberarmfraktur 102
Subluxatio capituli radii (Chassaignac) 562

Sachregister

Suprakondyläre Oberschenkelfrakturen 121
Surfactant-Mangel 654
Sutura 553
Sutura mendosa 327
Symphalangien 70
Symphyse 553
Synchondrose 553
 neurozentrale 455, 488
Synchondrosis
 frontosphenoidalis 370
 innominata 370
 intersphenoidalis 370
Synchondrosis ischiopubica 139
Synchondrosis sphenooccipitalis 370
Syndaktylie 68
Syndesmose 553
Synostose kongenitale 556
Synostosierung, prämature 329
Synovia 554
Synovialsarkom 581
Synovitis, Hüfte 559
Szintigraphie
 Knochenmark 315
 Knochentumoren 166, 190
 Leber 35
 Liquorraum 398
 Lungenperfusion 20
 Metastasen 189
 Milz 35
 Nieren 22, 26
 Ovarien 559, 589
 Schilddrüse 19
 Skelett 17, 26, 31, 27, 80, 112, 124, 148, 153, 166, 214, 309, 315, 318, 480, 486, 487, 537, 545
Szintimetrie 28

Tarsalsynostosen 70
Teleangiektasie Louis-Bar, zephalookulokutane 413
„Telephonhörer"-Zeichen 261
Temporallappenaplasie 398
Teratom 433, 436, 444, 591
 benignes zystisches 621
testikuläre Feminisierung 610
„Tethered Conus" 443
Thalassämia major 496
Thalassämie 550
 Skelettveränderungen 316
Thalidomidembryopathie 60, 64, 66, 628
thanatophore Dysplasie 260, 268, 379
„Thetered cord" 474
Thoracic-pelvic-phalangeal dystrophy 272
Thoraxdystrophie, asphyxierende 272
Thoraxform
 enge 261
 schmale 274
Thymuslappen, akzessorischer 642
Tibiaapophyse 137
Toddler's fracture 124
Tomographie, konventionelle 79
Tonsillen 358

„Totenlade" 147
Touraine-Syndrom 302
Toxoplasmose 392, 438, 349
Trabekel, Rarefizierung 313
Trachealtubus, Fehlposition 640
Tracheastenose 641
Tränenfigur, Köhlersche 531, 526
Transitorische Neugeborenen-Tachypnoe („wet lung disease") 652
„Transplantationsosteopathie" 254
Traumatisierung, psychische, s. Kindesmißhandlung
Traumatologie, bildgebende Verfahren 78
Treacher Collins-Syndrom 366
Trichopoliodystrophie 234
Trichorhinophalangeales Syndrom
 Typ I Tricho-rhino-phalangeal Syndrome (Giedion) 300
 Typ II Tricho-rhino-auriculo phalangeal 300
Trigonozephalus 337
Triphalangie 68
Trisomie 13 68
Trisomie 18 266
Trisomie 21 266
Trisomie 22 471
Trochanter major, Ossifikationszentrum 517
Tuben, Mißhandlungen 606
Tuberkulose, konnatale 650
tuberöse Hirnsklerose (Morbus Bourneville-Pringle) 348, 349
tuberöse Sklerose 407
tubuläre Azidose 238
Tubusfehlposition 640
„tumoral calcinosis" 580
Tumoren
 gynäkologische 592
 hormonproduzierende 591
 synoviale zystische 569
Tumorkalzinose, Verkalkungen 212
Turmschädel s. Turrizephalus
Turner-Kieser-Syndrom 302
Turner-Syndrom 47, 56, 591, 606, 619, 629
 Karpalzeichen 631
Turrizephalus 337
TW height prediction 57

Übergangsfraktur 83, 127, 565
Ultraschalluntersuchung s. Sonographie
unilateral unsegmented bar 469
Unterbauchregion, Trauma 591
Unterbauchtumor 591, 598
 Differentialdiagnose 604
Unterschenkelpseudoarthrose, angeborene 71
Ureter, ektopische Mündung 599
Ureterozele, ektopische 596
Urethraöffnung, Dislokation 593
Urethrovaginaler Influx 634
Urogenitalsystem
 Anomalien 639

Uterusentwicklung, sonographische Daten 588
Uterusfehlbildungen 604, 594
 Kernspintomographie 606
 radioanatomische Klassifikation 608
Uterusgröße 586
Uterusvolumen 587

Vagina
 Agenesie 594
 Aplasie 600, 633
 Atresie 598, 599, 603
 Blutung 592
 duplex 601
 Duplikaturen 594, 599, 600
 Fluor 592
 Hypoplasie 599, 600
 septa 600
 Verdacht auf Fremdkörper 592
Vaginalfehlbildungen 598
Vaginalöffnung, Dislokation 593
Vaginitis 592
Vater Syndrom 64
Venenkatheter
 zentraler 645
Ventilationsszintigraphie, Indikationen 21
Ventrikulitis 692, 693
Ventrikulographie 388, 403
Verdichtungsband, metaphysär 309
Verkalkungen
 Corpus pineale 348
 epiphysäre 232
 extraossäre 254
 Falx cerebri 348
 Hyoid 265
 intrakranielle 348, 351, 438, 441
 Larynxknorpel 265
 Nucleus pulposus 464
 periventrikuläre 438
 Plexus chorioideus 348
 punktförmige 265
 Trachealknorpel 265
 Zwischenwirbelscheiben 502
Verletzungen
 Epiphysenfugen 82
 geburtstraumatische 96
 Halswirbelsäule 110
„Verma-Naumoff-Syndrom" 262
Vertebra plana 139, 206, 324, 486
Vitamin C-Mangel 250
Vitamin D-Mangelrachitis 237, 243
Vitamin D-resistente Rachitis 236
Volkmannsche Kanäle 146

„wachsende Fraktur" 343
Wachstum, durchschnittliches Ende 47
Wachstumshormon 47
Wachstumsprognose 55
Wachstumsstillstandlinien 309
Wachstumsstörungen 591
 Einteilungen 83
 Extremität 177

"Warfarin-Embryopathie" 266
Weichteilabszeß 573
Weichteilemphysem 574
Weichteilentzündung 572
Weichteilsarkom 577
Weichteiltumoren 574
  Oberkiefer 368
  Unterkiefer 368
Weichteilverkalkungen 578
"weiße Lunge" 656, 669
Weissenbacher-Zweymüller-Syndrom 366
Wiedemann-Beckwith-Syndrom 596
Wildervauck-Syndrom 366
Wirbelkörper 463
  "bone in Bone" 293
  Einkerbungen 463
  Kompression 489
  Mineralsalzgehalt 506
  Randleisten 454
  "Sandwich" 293, 463

Wirbelsäule
  Ossifikationszentren 454
  Trauma 455
  Tumoren und tumorartige Läsionen 483
Wirbelsäulenveränderungen
  bei endokrinologischen Erkrankungen 494
  nach Strahlentherapie 493
Wirbelspalte, frontale 464
Wolffsche Gänge 610
Wolkenschädel 332
"Wormian bones" 289, 294, 331
Wulstbruch 80

Xanthome, tuberöse 576

Zahnalter 47
Zähne, schwimmende 322
Zapfenepiphysen 241, 271, 300
Zellweger-Syndrom 266

zerebrale Blutungen 684
  Stadieneinteilung 686
Zerebralparese, infantile 519
Zerebritis 692
Zöliakie 248
Zwerchfellhernie
  kongenitale 652, 671, 673
  Spätform 674
  traumatische 116
Zwergwuchs, "brachymetakarpaler" 243
Zygodaktylie 68
Zyklopie 364
Zysten
  epidermale 442
  neuroepitheliale 399
  paraurethrale 596
  posttraumatische leptomeningeale 343
Zystinose 238, 254
zystisch-adenomatoide Malformation 66
Zytomegalie 349, 392, 438

F. Willgeroth, Universität Erlangen;
A. Breit, Passau (Hrsg.)

Weibliches Genitale – Mamma – Geburtshilfe

Diagnostik mit bildgebenden Verfahren

Geleitwort von H. Graeff

Unter Mitarbeit zahlreicher Fachwissenschaftler

1989. XV, 522 S. 542 Abb. 31 Tab. (Klinische Radiologie)
Geb. DM 398,–. **Subskriptionspreis DM 358,–**
(Der Subskriptionspreis gilt bei Abnahme des Gesamtwerkes).
ISBN 3-540-19494-0

Der Band behandelt die radiologische Diagnostik in Frauenheilkunde und Geburtshilfe. Schwerpunkte hierbei sind die Diagnostik von Veränderungen im Bereich des weiblichen Genitale, der weiblichen Brust und die Darstellung bildgebender Verfahren in der Geburtshilfe unter besonderer Berücksichtigung der Strahlenexposition durch radiologisch-diagnostische Maßnahmen. Über die Sonographie als etablierte Methode der bildgebenden Verfahren hinaus, werden die Computertomographie (CT), die Kernspintomographie (MR) sowie Nuklearmedizinische Methoden besprochen. Mit der Darstellung der derzeit anwendbaren bildgebenden Methoden sowie der szintigraphischen Verfahren einschließlich der Immunszintigraphie wird deutlich, auch mit nichtinvasiven Methoden mit nur geringer oder meist völlig fehlender Schmerzbelastung des Patienten weitgehende diagnostische Informationen zu erlangen. In diesem Sinne hat gerade der technologische Ansatz in der Diagnostik einen wesentlichen Beitrag zur Humanität in der Medizin geleistet.
Der Band vermittelt dem Gynäkologen und Geburtshelfer die diagnostischen Möglichkeiten und die Leistungsfähigkeit bildgebender Verfahren, dem Radiologen spezielle Fragestellungen des Frauenarztes.

Springer-Verlag
Berlin Heidelberg New York
London Paris Tokyo Hong Kong

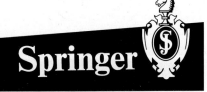

F. Heuck, Stuttgart; G. Kauffmann, Freiburg (Hrsg.)

Leber · Gallenwege · Pankreas · Milz

Diagnostik mit bildgebenden Verfahren

Bearbeitet von H.-K. Deininger, H. Frommhold, F. Heuck, G. Kauffmann, D. zur Nedden, G. Nöldge, G. Stampfel

1986. XI, 243 S. 328 Abb. (Klinische Radiologie) Geb. DM 160,–
ISBN 3-540-16120-1

H.-F. Fuchs, Johann Wolfgang-Goethe-Universität, Frankfurt;
M. W. Donner, Baltimore, MD (Hrsg.)

Gastrointestinaltrakt

Diagnostik mit bildgebenden Verfahren

Bearbeitet von D. Beyer, M. W. Donner, H.-F. Fuchs, A. Hellstern, K. Hofmann-Preiß, K. Jessen, B. Jones, R. Köster, K. Mathias, Ch. Nitz, J. W. A. J. Reeders, M. Reichel, W. Rödl, G. Rosenbusch, D. Rübesam, B. Swart, E. Trüber, H. Worlicek

1989. Etwa 580 S. 693 Abb. (Klinische Radiologie) Geb. In Vorbereitung. ISBN 3-540-17406-0

In diesem Band werden *alle* Teile des Gastrointestinaltraktes gleichermaßen durch erfahrene und international anerkannte Spezialisten behandelt und alle modernen bildgebenden Verfahren berücksichtigt.

Neben dem Schwerpunkt der konventionellen Röntgendiagnostik werden die neuen bildgebenden Verfahren wie Ultraschall, Computer- und Kernspintomographie ihrer Wertigkeit gemäß einbezogen. Dies gibt dem Leser die Möglichkeit, den Aussagewert der bekannten und bewährten Untersuchungsverfahren einerseits und der neuen bildgebenden Untersuchungsmethoden andererseits kennenzulernen.

Besonderer Wert wurde auf die Bedeutung des Doppelkontrastverfahrens bei allen Abschnitten des Gastrointestinaltraktes gelegt. Auch die Belange der modernen Endoskopie werden gewertet. Besonderheiten im Kindesalter werden, wo sie relevant sind, berücksichtigt.

Springer-Verlag
Berlin Heidelberg New York
London Paris Tokyo Hong Kong

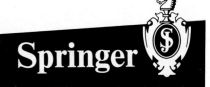